U0839645

新编实用
妇产科超声学

Ultrasonics on Obstetrics and Gynecology

主　编　吴钟瑜

副主编　焦　彤

特约作者　田志云

资料收集　吴　晶　王玲红　李慧东

摄　影　张桃英　张大卫

绘　图　刘达芳　晓　燕

天津科技翻译出版公司

图书在版编目(CIP)数据

新编实用妇产科超声学／吴钟瑜主编．—天津：天津科技翻译出版公司，2007.1（2009.4重印）
ISBN 978-7-5433-2087-1

Ⅰ.新… Ⅱ.吴… Ⅲ.妇产科病-超声波诊断 Ⅳ.R710.4

中国版本图书馆CIP数据核字(2006)第129773号

出　　版：天津科技翻译出版公司
出 版 人：蔡　颢
地　　址：天津市南开区白堤路244号
邮政编码：300192
电　　话：022-87894896
传　　真：022-87895650
网　　址：www.tsttpc.com
印　　刷：山东新华印刷厂临沂厂
发　　行：全国新华书店
版本记录：889×1194　1/16开本　26印张　600千字
2007年1月第1版　2009年4月第2次印刷
定价：98.00元

前　言

《实用妇产科超声诊断学》(修订版) 自1990年出版至今已16年，承蒙全国超声工作者的厚爱收到了良好的效果，在某些地区已人手一册作为有益的参考资料。在此笔者对超声界同行的大力支持表示深深的感谢。

随着当前超声设备性能的飞速发展，超声检查的内容及病种的大量拓宽，加之大量高级医师的介入，超声诊断水平也得到显著的提高，已与国际先进水平接轨。超声新技术如彩色多普勒经腹及经阴道三维超声、造影技术等水平大为提高，解决了大量以前不能解决的难题，例如，胎儿畸形与染色体的密切关系，与染色体有关疾病的胎儿微小异常——NT的测量、唇腭裂、小耳畸形、鼻骨缺损、脉络丛囊肿等均可由新技术显示；三维及动态图像可显示胎儿在子宫内活动及胎儿表面图像，经阴道三维超声检查可显示二维图像不能显示的子宫冠状切面，并展示其立体图像；卵巢肿瘤内部立体结构的显示，使人们对预测肿瘤的良、恶性及种类有了进一步认识；血管频谱的阻力指数，对预测肿瘤的性质有一定价值。十余年来超声诊断技术突飞猛进的发展，促成超声诊断目前已成为不可缺少的临床诊断手段。本书在新编过程中做了以下工作：

1.增添了新技术内容、新设备的性能及其优越性。

2.增添了新病种及新概念。

3.增添了彩页以补充彩色超声及标本的图片，使读者增强理解。

鉴于对本书的内容做了较大增添，故更名为《新编实用妇产科超声学》。惟限于编者的水平，错误、缺点之处在所难免，恳请超声界同道予以指正。

吴钟瑜

2006年6月于天津

目　录

第一篇　基础知识

第一章　超声成像原理及临床应用基础

第二章　超声检查的途径及方法

第三章　盆腔器官与组织的超声图像

第二篇　产　科

第四章　生理产科

第五章　病理产科

第六章　胎儿超声心动图检查

第三篇　妇　科

第七章　妇科疾病的超声诊断

第八章　妇科肿瘤

1

第一篇

基础知识

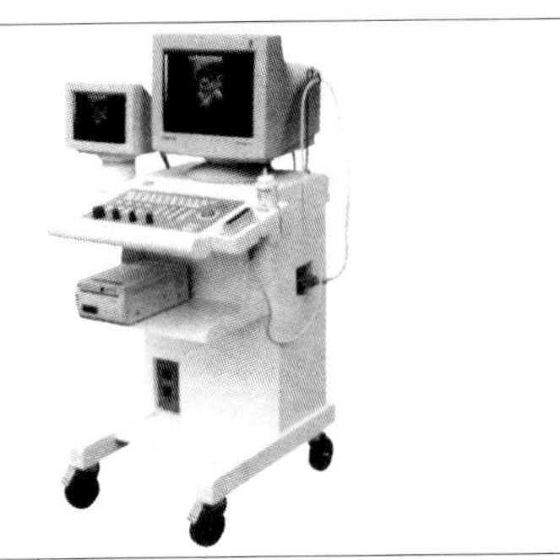

第一章 超声成像原理及临床应用基础

- 超声波的基本概念
- 医用超声成像原理及特性
- 医用超声仪的显像方式
- 超声的生物效应及安全阈值
- 超声图像的表现内容
- 超声伪像的识别和利用
- 超声图像的阅读

第一节　超声波的基本概念

一、声波与超声波的定义

波是日常生活中常见的现象，声波是其中的一种。物体的振动通过介质（固体、液体、气体）的传播，如音叉被敲击后产生振动，振动作用于周围空气分子，由于空气分子间弹性力的作用，连续交替地产生空气压缩区与稀疏区，使音叉振动产生的声波传递出去，到达人们的听觉器官，产生声音的感觉。这种能够在听觉器官引起声音感觉的波动称为声波，人类能够感觉到的声波频率范围在20～20 000Hz之间。频率＜20Hz的波动称为次声波；频率＞20 000Hz的波动称为超声波，超声波与次声波均不能被人耳感知。医用超声仪应用的超声波频率甚高，称为高频超声，常用范围在2～10MHz之间。（$1MHz=10^6Hz$，即每秒振动100万次。）

二、超声的物理量

1.波长、频率、声速　超声波在液体和气体中的传播方式以纵波为主，即介质质点的振动方向与波的传播方向平行。沿着波的传播方向，两个相邻的同相质点间的距离称为超声波的波长（λ）。声速（c）为超声波在某种介质中传播的速度。在单位时间内，介质质点振动的次数称为频率（f）。三者有以下关系：

$$c=f\cdot\lambda \text{ 或 } \lambda=c/f$$

在一定温度下，同一介质中声速是固定的，因此频率和波长的关系是倒数关系，频率越高，波长越短。声波向传播方向移动一个波长所需时间，称为声波的周期（T）。

$$\because T=1/f$$

$$\therefore \lambda=c\cdot T \text{ 或 } c=\lambda/T$$

2.声压与声强　超声波在介质中传播，单位面积上介质受到的压力称为声压（P）。

$$P=\rho\cdot c\cdot v$$

式中ρ为介质密度，c为声速，v为质点振动的速度。

衡量超声强弱的另一个物理量是声强。声波在单位时间内，通过垂直于传播方向单位面积上的超声能量称为超声强度，简称声强（I）。

对平面波，声强为$I=P^2/(2\rho c)$

声强的单位是W/cm^2、mW/cm^2、$\mu W/cm^2$。其中W为功率的单位瓦特。

这里$1W/cm^2=10^3mW/cm^2=10^6\mu W/cm^2$。

对于平面波来说，超声总功率为声强与面积的乘积，即$W=I\cdot S$，式中I为声强，S为超声通过某截面的总面积。

声强的大小很重要，一般说超声诊断无害，但这是有条件的。声强小时超声对人体无害，但声强超过一定限度，则对人体产生伤害。目前国际上认为超声对人体的安全阈值为$10mW/cm^2$，即超声的声强小于$10mW/cm^2$时，对人体无害。故做超声检查时，尤其对孕妇及小孩，应尽可能将超声功率调小。

3.声阻抗率 超声波在介质中以一定速度c传播时，介质对它的阻力称声阻抗率（Z），它是说明介质的声学性质的一个重要物理量。

$$Z=\rho \cdot c$$

式中，Z为声阻抗率，ρ为介质的密度（单位为g/cm^3），c为声速（单位为cm/s）。Z的单位为瑞利〔$g/(cm^2 \cdot s)$〕①。人体正常组织的声阻抗率见表1-1所示。

表1-1 人体正常组织的密度、声速、声阻抗率

组织器官	密度 (g/cm³)	声速 (m/s)	声阻抗率 〔g/(cm²·s)〕
大脑	1.038	1540	1.588
血液	1.055	1570	1.656
肌肉	1.037	1585	1.70
脂肪	0.952	1450	1.38
肝脏	1.065	1549	1.65
肾脏	1.038	1561	1.62
水晶体	1.136	1620	1.84
颅骨	1.912	4080	7.80
水	0.9973	1484	1.48
肺及肠腔气体	0.00121	331	0.0004

由于各种物质或介质不同，其密度、声速、声阻抗率也不同：

密度：固体＞液体＞气体

声速：固体＞液体＞气体

声阻抗率：固体＞液体＞气体

三、超声的传播

超声波在均匀的介质内沿直线传播，遇不同介质的分界面时，则产生反射和折射，使一部分声能反射回第一种介质中，另一部分能量穿过界面在第二种介质中传播，其反射性能受介质特性阻抗的影响。人体各组织的声阻抗率不同，导致超声波在其内传播的速度不同，产生的反射波的强弱也不同。

超声在介质传播过程中，声强随着距离的增加而减弱，这种现象称为声能的衰减。衰减的原因主要是：a.介质对超声波的吸收作用：一部分声能转化为另一种能（热能），使声强减弱；b.反射与散射作用：超声波在传播过程中，由于反射和散射，使部分声能偏离探测方向，而使探测方向的声能减弱。因此，衰减为反射、散射和吸收三者的总和。由于介质对超声能量的这种吸收和衰减作用，同样的组织在不同的距离所得到的回声强度也就不同。因此，在分析不同深度界面回声强度时，应加以注意。衰减的强弱度，通常用衰减系数来表示，其单位为dB/cm。不同介质有不同的衰减系数。不同频率的超声波，介质对它的衰减也是不一样的。人体软组织的衰减系数与频率成正比。频率低的超声波穿透力强，频率高的超声波穿透力弱。

第二节 医用超声成像原理及特性

1880年Pierre等发现，天然晶体石英受到外力的压击或牵拉时，在晶体的两个表面出现电位差，这种现象称为压电效应。如在两个表面上加以电压，根据电场方向，可使晶体产生厚薄的急速变化（伸缩）而发生超声波。具有压电效应的晶体称为压电晶体。

近年来发生超声的晶体，改由塑性较强的人工压电陶瓷代替：如钛酸钡、锆钛酸铅、钛酸铅、铌镁酸铅等，其中以锆钛酸铅较常用。压电晶体加以交变电流时即可产生兆赫级的超声波，适用于人体诊断。将压电晶体装入各种形式外壳，加上适当的面材及背材，引出电缆线即为换能器。医用超声诊断仪通过换能器（即探头）将声信号转变为电信号，向人体发射超声波，并将经组织界面反射回来的信息接收。

两种不同的组织间声阻抗之差＞1 /1 000时，超声通过时在其界面上即可产生反射。B型超声图像则以回声大小、辉度来显示各种图像。声阻抗相差越大，反射越多，所表现的回声越强。界面多则反射回波多，回声点密集。人体各种组织的声阻抗各有不同，故反射回声亦不相同。正常组织之间、正常组织与病理组织之间、各种不同病理组织之间，其声阻抗皆有不同程度差异。因而构成众多界面，形成明暗不等、疏密不等的多种回声，构成了各种组织和脏器的剖面图。

超声成像要求解决两个命题：a.显示脏器及病变（灶）的轮廓、大小、形态、部位；b.显示

①声阻抗率的SI单位是Pa·s/m，1 $g/(cm^2 \cdot s)$ = 10 Pa·s/m。

脏器或病变（灶）内部结构。

第三节　医用超声仪的显像方式

一、A 型超声显像法

即幅度调制型，为一维图像，以脉冲波的幅度来显示回声的强弱，可用以测量组织界面的深度和组织的基本特征。其缺点是遇有复杂病变，一维图像难以诊断，其优点是测量距离正确。目前已很少使用。

二、B 型超声显像法

辉度调制型，为二维图像，由辉阶表示回声的强弱。其优点是能显示组织的平面图像，直观性好。目前应用的二维成像有电子线阵扫描、电子凸阵扫描和电子扇形扫描。

三、M 型超声显像法

用于心脏检查，为单声束超声心动图，显示心脏各层的运动回波曲线。图像垂直方向代表人体深度，水平方向代表时间。多与B型及D型联合应用。

四、D 型超声显像法

也称多普勒超声显像法，利用多普勒效应的原理对运动的脏器和血流进行探测，多与B型超声联合应用，用于检测血流速度和方向。频谱多普勒为一速度／频移－时间显示图，图上横轴代表时间，纵轴代表血流速度，血流方向可通过频谱资料相对零位线显示的位置决定。彩色多普勒显像根据红细胞移动的方向、速度、分散情况，调配红蓝基色，叠加在二维图像上。通常将朝向探头方向的血流用红色表示，背向探头方向的血流用蓝色表示，颜色的深度表示血流速度的快慢，流速越快的血流色彩越明亮。

五、三维超声成像技术

三维超声成像是在二维超声成像基础上，应用计算机图像重建技术显示人体内部三维结构的方法，包括静态三维重建成像、动态三维重建成像和实时三维重建成像。采集二维图像是三维重建的关键。利用连续平行、拖动和斜向切割等方式，对感兴趣区进行连续图像采集，虚拟数字化形成按时序储存采用高速计算机对回声信息进行数据处理，加工为实时数字化图像。二维图像无法显示人体结构的冠面图，而三维图像可从不同视角显示器官的空间解剖结构，包括冠状面的立体形态。

第四节　超声的生物效应及安全阈值

超声波是一种机械能，当其在生物体内传播时，由于组织的声阻抗、摩擦等可将一部分能量转换为热能，使组织升温，声强越大，辐照时间越长组织升温越高。另外，超声能量对局部组织产生的压力变化所致的空化现象，可造成组织破坏性变形，甚至坏死。超声诊断的安全辐照剂量及阈值一直是国内外学者关注的焦点。大量的研究认为声强低于 $10mW/cm^2$ 的超声辐照不会引起生物体组织明显的生物效应。超声检查是产科诊断的重要手段，在超声仪器不断更新、功能日益增加的今天，超声辐照对胚胎的安全性更是人们不能忽视的问题。但至今仍没有明确的使用原则。多数学者认为，不应将超声检查作为孕早期胎儿常规检查内容，对胎儿头、眼等敏感组织慎用彩色多普勒、频谱多普勒模式，探头不应在一个固定位置不必要地停留时间过长。争取以最小的剂量，在尽可能短的时间内，获得可靠的诊断依据。正确控制超声功率及辐照时间，安全是有保障的。

第五节　超声图像的表现内容

各器官及病变因其组织结构不同，其内部回声亦不相同。声像图主要描述回声形态、分布及强弱。人体组织反射回声强度分为高回声、等回声、低回声、无回声，也可分为高回声、较高回声、等回声、较低回声、低回声、无回声，以利于描述更详细。以纤维组织为主要成分的组织，如血管、皮肤等为高回声，脂肪组织为低回声，尿液、胸腹水等为无回声。后方出现声影的骨骼、钙化组织等称为强回声，正常器官多有清晰的边界回声，为轮廓整齐的强回声。肿物的边界回声强度不等，为高边界回声、低边界回声和无边界回声。

第六节　超声伪像的识别和利用

超声伪像为超声断面图像与相应的解剖断面图出现的差异，正确识别超声伪像可避免误诊和漏诊，提高正确诊断率。

一、混响伪像

为多次反射造成的假波，超声扫查平滑大界面时，声波在探头与界面间来回多次反射，出现多条等距回声，成带状，回声强度逐次减弱，多见于膀胱前壁（腹壁下方）、羊水或囊肿的表浅部位。

二、声影

声束通过声衰减系数大的结构时其后方的区域声束几乎不能到达，紧随强回声结构后方的无回声区称为声影。如在骨骼、结石后方伴有声影。由此，可利用声影作为标记，寻找某些结构或病变。

三、后壁增强效应

声束在传播过程中能量随深度的增加而衰减，为使图像显示均匀而加入了深度增益补偿（DGC）调节系统。当正常补偿的整体图像中出现声衰减极小的区域时，则回声在此区后方补偿过大，造成超声图像表现出此区后壁及后方较同等深度的周围组织明亮的现象。后壁增强效应是指在常规调节的DGC系统下所发生的图像显示效应，而不是声能量在后壁有所增强。

四、彗尾征

超声在高密度物体内来回反射，其后方形成彗尾状强回声。例如，超声波遇金属避孕环、金属异物或胃肠气体时，由于声的混响而在强回声后方，尾随一串由宽变窄的强回声，似彗星尾状。

五、回声失落

探查较大界面结构时，两侧壁出现缺失暗区，是因角度关系，致使反射回声接收不到造成。

六、侧壁效应

亦称为边缘声影、折射声影，即在球形含液结构的两侧侧后方，各出现一条细窄的纵行声影，称为侧壁效应，由声束的全反射现象引起，例如，胆囊常出现此现象。

七、旁瓣伪像

由旁瓣反射造成的回声，如子宫两侧出现的“纱状披肩”图像。

八、切面厚度伪像

或称部分容积效应，由超声切面图的切片厚度引起病灶回声与周围正常组织的回声重叠。例如，胆囊内形成假泥沙状图像。

第七节　超声图像的阅读

超声图的切面：超声图是沿扫查方向的切面图。纵行放置探头，得到纵切面图；横行放置探头，得到横切面图。因此，探头放置的位置、方向、角度不同，可获得各种切面图像，使检查者从多个切面综合获得一个立体的概念。对病变的定位，一般常用的是纵切面、横切面、十字交叉等定位法。

一、盆腔超声图

1.下腹正中纵切面　图上方为膀胱，图下方为直肠及盆后壁，图左为子宫底，图右为宫颈及阴道。

2.下腹正中横切面　图上方为膀胱，图下方为直肠及盆后壁，图左为子宫左角及左附件，图右为子宫右角及右附件。

3.下腹斜切面　可见相应左右侧髂窝三角。

二、胎儿超声图

根据孕妇纵轴和胎儿纵轴的关系以及胎儿先露指示点与孕妇骨盆前后左右的关系决定胎儿的胎产势、胎位以及胎方位。

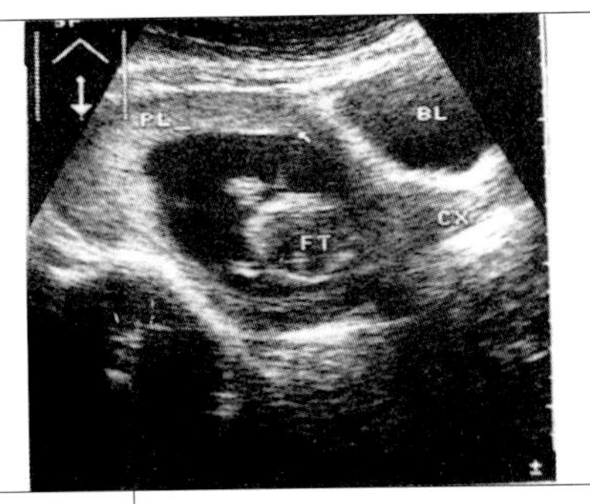

第二章 超声检查的途径及方法

妇产科超声检查适应证

妇产科超声检查途径

第一节 妇产科超声检查适应证

一、妇科

(1) 内生殖器官先天性发育异常及后天器质性、功能性病变。

(2) 妇科肿瘤。

(3) 计划生育。

二、产科

1.早期妊娠

(1) 确定妊娠并估算孕龄。

(2) 诊断异常早孕

①流产；

②异位妊娠；

③滋养细胞肿瘤；

④妊娠合并盆腔占位。

2.中期妊娠

(1) 诊断正常妊娠并估算胎龄。

(2) 诊断异常妊娠

①胎儿先天畸形；

②胎儿附属物异常；

③胎儿生长受限；

④宫颈机能不全；

⑤滋养细胞肿瘤；

⑥妊娠合并盆腔占位；

⑦超声引导下介入性诊断与治疗。

3.晚期妊娠

(1) 诊断正常妊娠

①估算胎龄；

②确定胎方位；

③胎盘定位定级。

(2) 诊断异常妊娠

①胎儿先天畸形；

②胎儿附属物异常；

③胎儿生长受限及巨大儿；

④妊娠合并盆腔占位；

⑤超声引导下介入性诊断与治疗。

第二节 妇产科超声检查途径

因患者不同、检查目的不同，使检查途径有所选择。检查途径包括：经腹壁超声检查、经阴道超声检查、经直肠超声检查、经会阴超声检查。

一、经腹壁超声检查

此方法是最常用的检查途径，适用于绝大多数患者。受检者取仰卧位，皮肤局部置适量耦合剂，移动探头行纵切面、横切面、斜切面按顺序扫察，适当改变探头与皮肤角度以取得良好图像，避免遗漏有价值的信息。

充盈膀胱为妇科和部分产科检查前的常规准备。充盈的膀胱可作为声窗，有利于显示盆腔器官。

1.膀胱充盈的适应证

(1) 所有需要检查盆腔脏器的病人。

(2) 早期妊娠者。

(3) 妊娠中晚期阴道流血、疑为前置胎盘者。

(4) 妊娠合并宫颈疾患者，例如，宫颈机能不全，宫颈肌瘤等。

2.充盈膀胱的目的 适度充盈膀胱，可达到以下目的。

适度充盈膀胱，可将肠管推开，给声束通过创造一个声窗，以便辨认盆腔脏器的结构。一般在膀胱后方即为子宫。

适度充盈的膀胱使宫旁邻近的组织移开、扩展，并提高子宫位置，以便充分显示子宫轮廓、肌壁、子宫内膜以及卵巢、输卵管和部分阴道（图 2-2-1）。

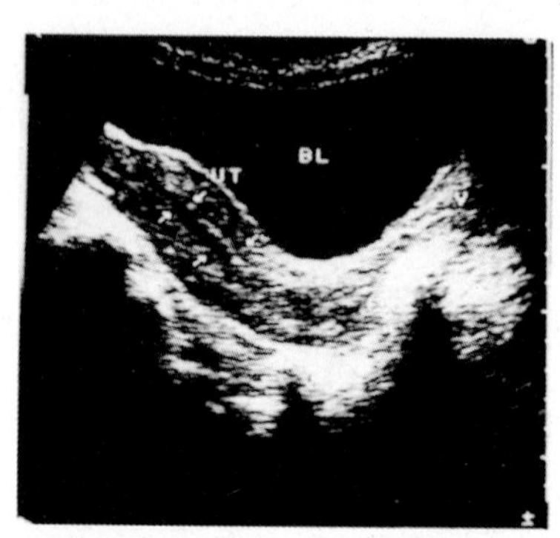

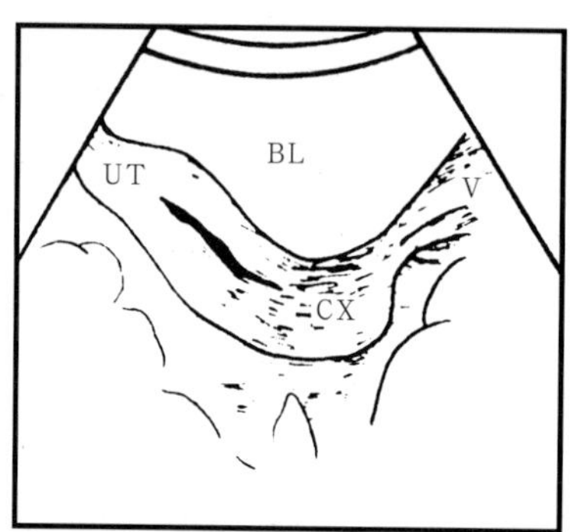

膀胱充盈量适当，为探查子宫及附近良好的声窗，包括子宫、宫颈及部分阴道均可看清。这是检查盆腔脏器的标准图像

BL- 膀胱　UT- 子宫

CX- 宫颈　V- 阴道

图 2-2-1 膀胱充盈适当

3.充盈膀胱的方法

(1) 嘱病人自行憋尿：检查前2～3小时，饮温茶水600～800ml，至病人有明显尿意。

(2) 目测法：病人仰卧位，如见下腹部向下凹陷说明膀胱充盈不佳；如见下腹部轻微隆起为适度充盈；如见下腹高度膨隆，张力大则说明膀胱过度充盈。

少数不能憋尿的病人或短期内憋尿不能凑效者，如急症病人、年老体弱者及大量腹水者，可在常规消毒后插导尿管，注入生理盐水300～500ml。

4.膀胱充盈程度对盆腔脏器图像的影响

(1) 膀胱空虚或充盈不佳：膀胱排空后，充气的肠管充满盆腔。声像图上只见白茫茫一片，无法探查盆腔脏器。如充盈欠佳，盆器不能充分暴露，可出现错诊或漏诊（图 2-2-2，图 2-2-3）。

(2) 膀胱过度充盈

①对正常盆腔脏器的影响：过度充盈的膀胱可造成盆腔脏器的变形及移位。由于膀胱的压迫和推挤，使子宫前后径变小，子宫颈伸长变细，子宫向后倾倒移位。也可使宫颈移位和倾斜，对正确诊断不利（图 2-2-4）。

②对早孕期间的盆腔脏器的影响：子宫和胎囊常被高度充盈的膀胱压扁，使子宫及胎囊前后径缩小，宫颈牵长（图 2-2-5）。

③对妊娠中期的影响：过度充盈的膀胱使子宫变形，这点对于羊水量较多者及胎儿较小者尤为明显。高度充盈膀胱，压迫子宫下截，使宫内口上提，宫颈变细变长。因此，当胎盘实际距宫内口还有一段距离时，在声像图中却显示胎盘下缘接近宫内口或覆盖宫内口，造成胎盘低置的假象。当充盈度减低后，则可见胎盘向上移，露出了子宫内口。高度充盈的膀胱将胎儿上推成横位，充盈度减低后，胎儿回复纵轴位。在进行羊膜腔穿刺定位时，应保持一致的膀胱充盈度。最好经超声定位后即进行穿刺（图 2-2-6～2-2-8）。

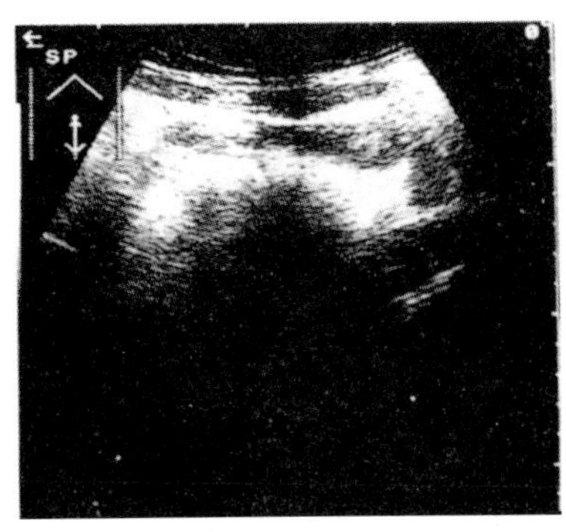

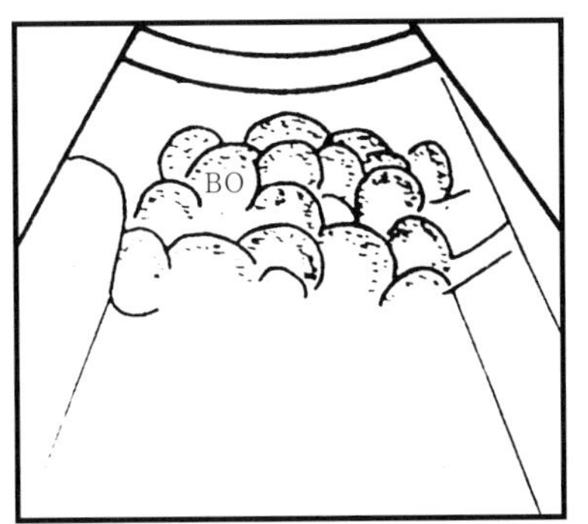

图 2-2-2　膀胱空虚

排空膀胱后盆腔内充满肠管，因此盆腔表现白云雾状，盆腔脏器一无所见

BO- 肠管

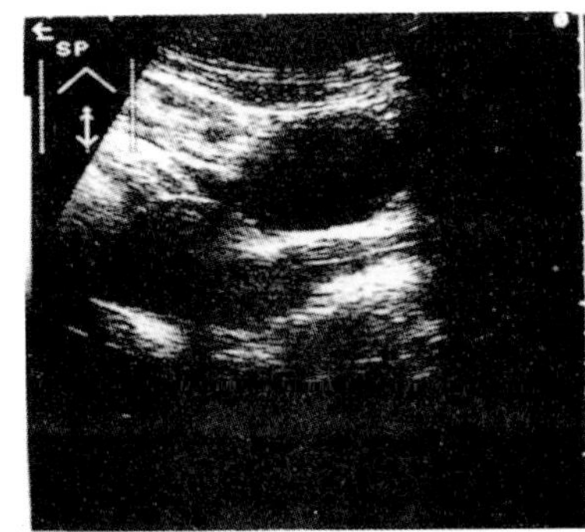

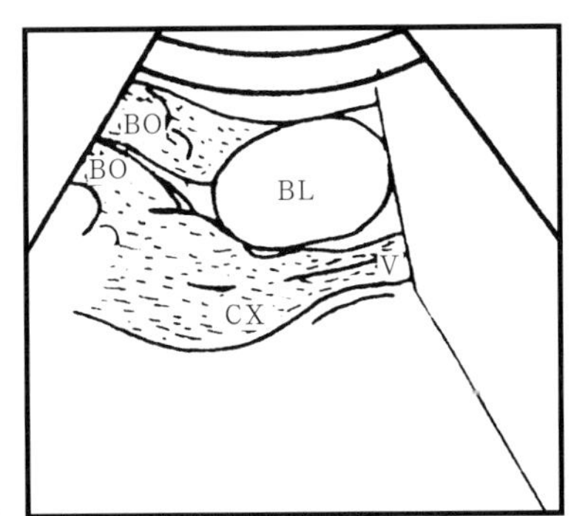

图 2-2-3　膀胱充盈欠佳

膀胱内尿量少，可见部分阴道及宫颈，子宫体及底部均看不到，不符合标准图像要求，不能做诊断

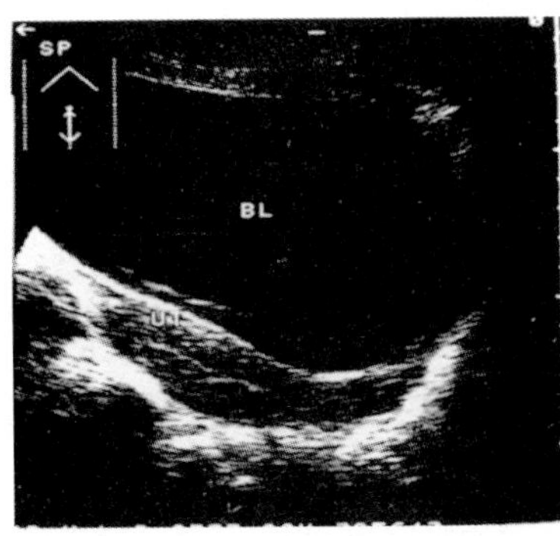

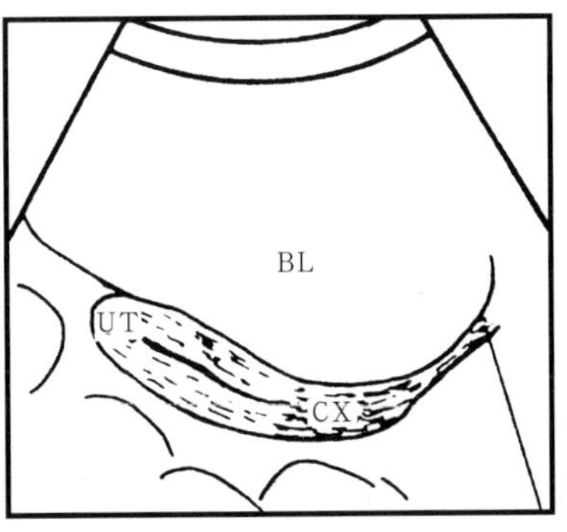

图 2-2-4　膀胱过度充盈

膀胱过度充盈，将子宫压向后方，子宫受压变薄

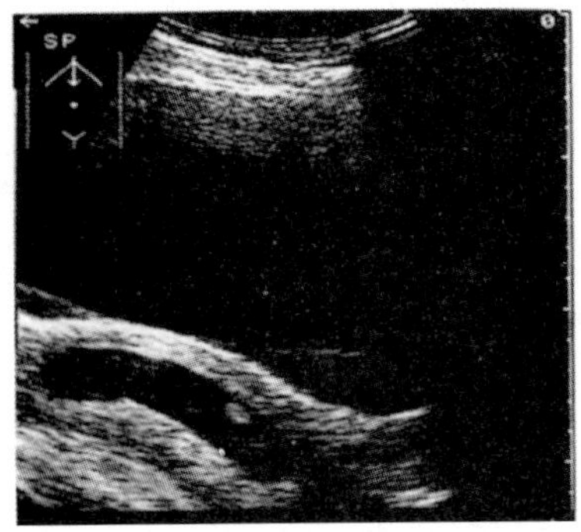

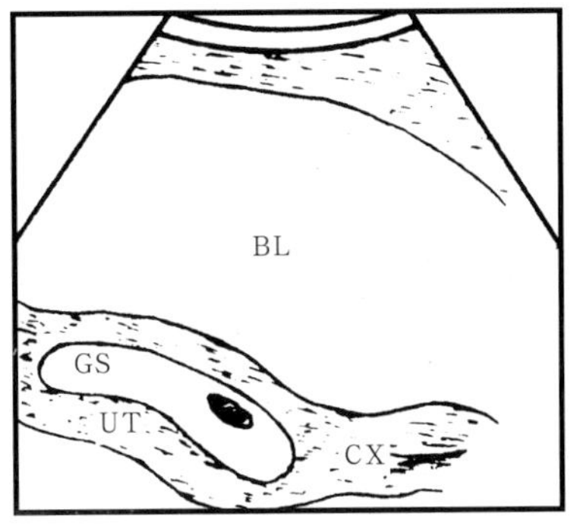

图 2-2-5　膀胱过度充盈

孕60天，膀胱过度充盈使子宫压扁细长，子宫向后移位，胎囊被压扁呈长囊状，可见胎芽

BL- 膀胱　UT- 子宫

GS- 胎囊　CX- 宫颈

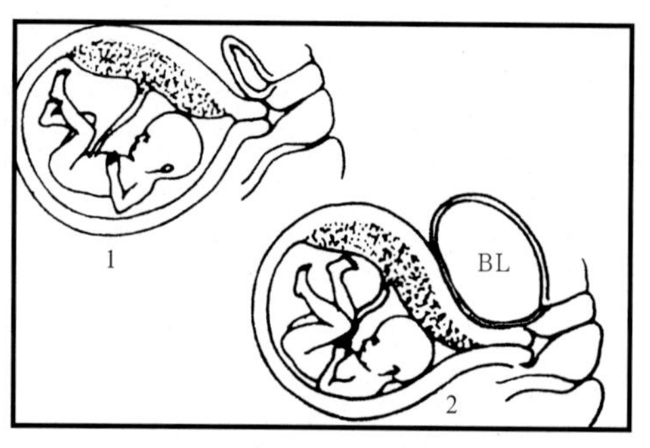

1.膀胱不充盈时，前壁胎盘距离宫内口尚有距离

2.当膀胱充盈时，宫颈被牵长，内口上提，胎盘向下牵引而成低置胎盘的假象

图 2-2-6 过度充盈膀胱对中期妊娠胎盘的影响

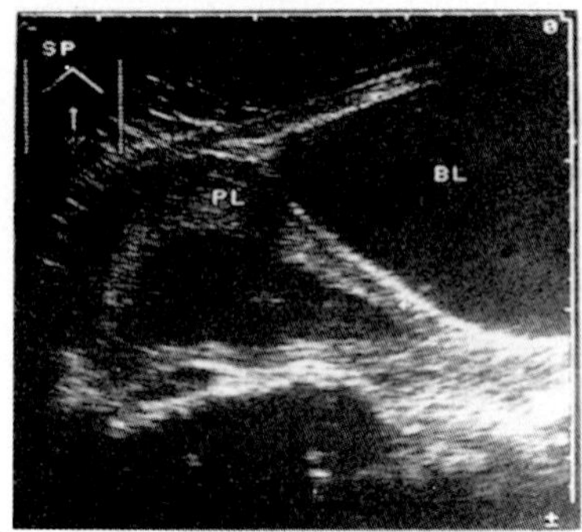

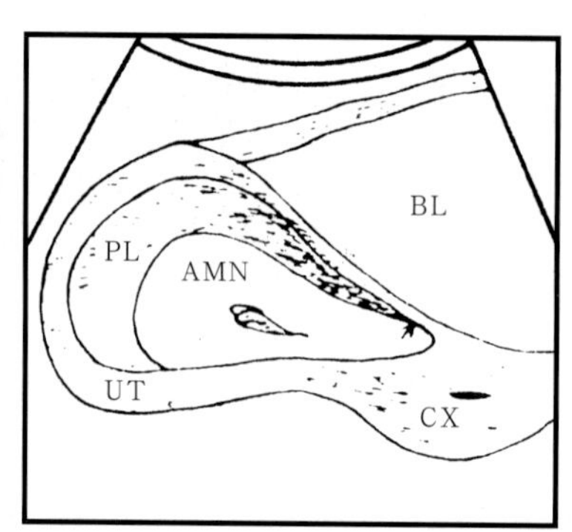

中期妊娠，当膀胱过度充盈后，宫颈被抻长，内口上提，前壁胎盘被牵下，造成前置胎盘的假象

BL-膀胱　UT-子宫

CX-宫颈　PL-胎盘

AMN-羊水

↑-所指为胎盘下缘

图 2-2-7 膀胱过度充盈

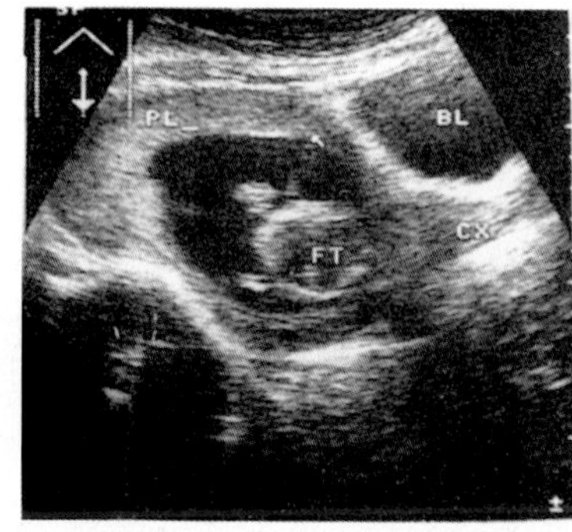

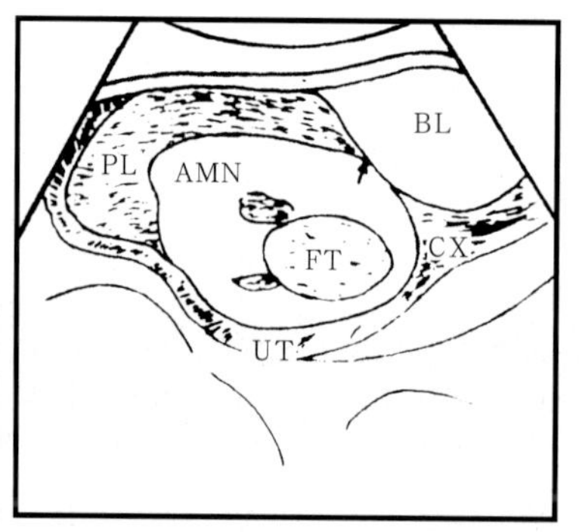

排除部分尿液后，胎盘上缩，前置胎盘假象消失

UT-子宫　BL-膀胱

PL-胎盘　CX-宫颈

FT-胎体　AMN-羊水

↑-所指为上缩胎盘下缘

图 2-2-8 膀胱适度充盈

二、经阴道超声检查

经阴道超声检查是妇产科超声检查中很重要的途径之一，常规使用的探头频率为5～10MHz不等。行经阴道超声检查时，患者无须充盈膀胱，膀胱内少许尿液可协助盆腔器官定位，患者取膀胱截石位，将探头套上加入少许耦合剂的消毒套，缓放入阴道。阴道探查特点：a.可扫查到宫腔的冠状切面。b.阴道探查最适宜探查子宫本身疾患及其附件脏器。探头顶端达穹窿部，行子宫矢状切面扫查，清晰显示宫颈管及宫内膜线，以膀胱为邻者为子宫前壁，远离膀胱的部分为子宫后壁，了解子宫肌层的回声，测量子宫长径及前后径，将探头左右移动观察附件区影像。将探头旋转90°，并将探头上下移动，分别观察子宫底、子宫体及子宫颈回声，全面观察盆腔器官的回声变化。经阴道超声可更清晰地显示子宫各部位，尤其是宫腔内微小病变，提高对卵巢内较小病变的检出

率，诊断早期异位妊娠。经阴道超声引导穿刺被用于盆腔囊肿、脓肿的治疗，异位妊娠的非手术治疗及试管婴儿穿刺取卵等。在应用经阴道超声检查时，要掌握适应证，对未婚女性、阴道畸形及严重盆器炎者禁用，对子宫出血者应注意无菌操作，肿物较大、位置较高时应用经腹超声检查以避免漏诊。

三、经直肠超声检查

经直肠超声检查常用于经腹超声检查效果不佳、且不适宜经阴道超声检查者，如肥胖且不能充盈膀胱的未婚女性、阴道畸形者，检查体位可为膀胱截石位，也可为左侧卧位。检查方法与经阴道超声相同。

四、经会阴超声检查

经会阴超声检查是将探头放于会阴部，观察会阴部皮下、阴道部组织回声变化、局部占位性病变及与周围组织的关系，观察妊娠宫颈内外口情况，检查时不须充盈膀胱，但应注意探头的清洁消毒。

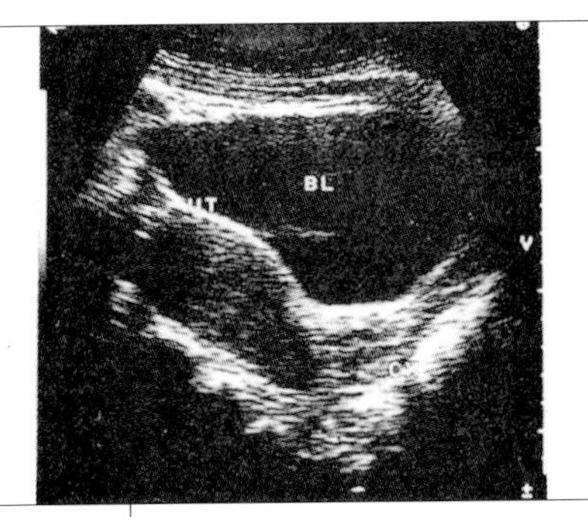

第三章 盆腔器官与组织的超声图像

- 盆腔器官的应用解剖
- 内生殖器官的超声图像
- 盆腔内其他器官组织的超声图像

第一节 盆腔器官的应用解剖

超声影像诊断是20世纪70年代发展起来的新兴学科，经过30余年来的技术革新，超声仪性能的改进发展日新月异，在灰阶及实时技术出现后相继又出现了彩色多普勒和阴道探头扫描三维超声，使超声在妇产科方面的应用范围不断拓宽，检查内容越加丰富。超声图像的观察基础为内脏与病灶的形态，作为妇产科超声工作者，必须熟悉盆腔脏器的生理解剖和病理解剖，现就应用范围做一简介。

一、女性内生殖器官

女性内生殖器官是超声检查的主要盆腔脏器，包括子宫、部分阴道、输卵管和卵巢。子宫居于盆腔内中央，形如倒置的梨，子宫前靠膀胱，后依直肠，下端与阴道相连。子宫表面覆盖以腹膜，其后方下部与直肠之间形成一深凹，称为子宫直肠窝，此窝为盆腔最低处，盆腹腔内积水、积液、积脓常聚于此处。正常子宫略向前屈，直立时子宫体几乎与水平面平行。子宫俯伏于膀胱之上（图3-1-1，图3-1-2）。

1.子宫 子宫为厚肌壁的器官，内含一空腔。子宫分为三部分（图3-1-3）：即子宫底、子宫体、子宫颈。输卵管水平以上部分为子宫底部，呈圆顶状；子宫体位于宫底与宫颈之间，横切面呈三角形，前表面平坦，后表面略突出；宫体下部为子宫颈，呈圆柱形（图3-1-4）。宫体与宫颈之间有子宫峡部，长约1cm，其前表面形成一角度，此

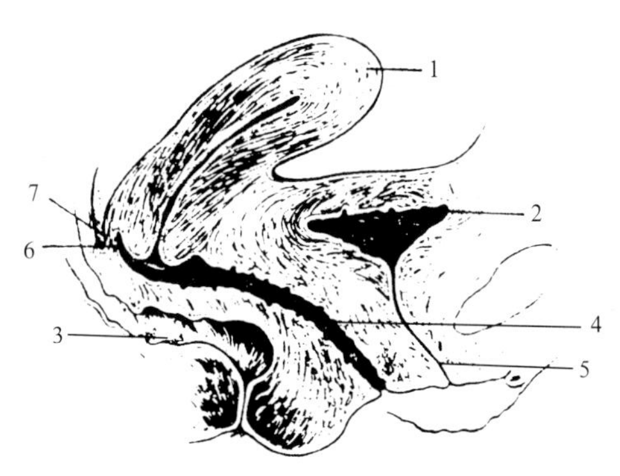

图3-1-1 子宫、膀胱与直肠关系
1.子宫 2.膀胱 3.直肠 4.阴道 5.尿道 6.后穹窿 7.子宫直肠窝

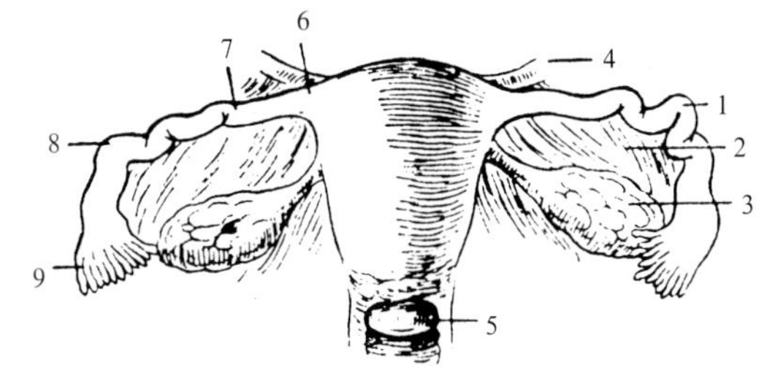

图3-1-2 子宫后面观：子宫、输卵管及卵巢的关系
1.输卵管 2.输卵管系膜 3.卵巢 4.圆韧带 5.宫颈 6.输卵管间质部 7.输卵管峡部 8.输卵管壶腹部 9.输卵管伞部

角后方为子宫内口，故子宫正常时呈前屈位。子宫颈内口至外口间为宫颈管，管内黏膜有纵行皱襞，宫颈为结缔组织及弹力纤维构成，外包以坚韧的筋膜。

将子宫做矢状和冠状切面，从外向里分为三层：外为浆膜层（即腹膜）；中间为较厚肌层，宫底部肌层最厚，含肌组织及纤维组织，纵横交错，并有血管贯穿其间；内层为黏膜层，内膜厚薄随月经周期变化而不同（图 3-1-5 a,b）。

2.阴道 为管状器官，由薄层肌肉与黏膜组成，长约10～12cm。上端与子宫颈相连接，连接处呈一环状沟，环绕子宫颈称为穹窿，分前后及两侧穹窿，以后穹窿较深。阴道下端通外阴。正常阴道前后壁相接贴，阴道与子宫相接处呈一锐角（图 3-1-1）。

3.卵巢 卵巢为一对扁椭圆体，呈灰白色，表面凹凸不平，其形状、大小随年龄而异。青春前期1～2岁卵巢容积约为0～0.7ml；2～12岁卵巢容积约为0.13～0.9ml，平均0.46ml；青春期后13～20岁，卵巢容积平均为4ml，其大小约4cm × 2cm × 1cm，重量约5～6克，绝经期后缩小（图 3-1-6）。

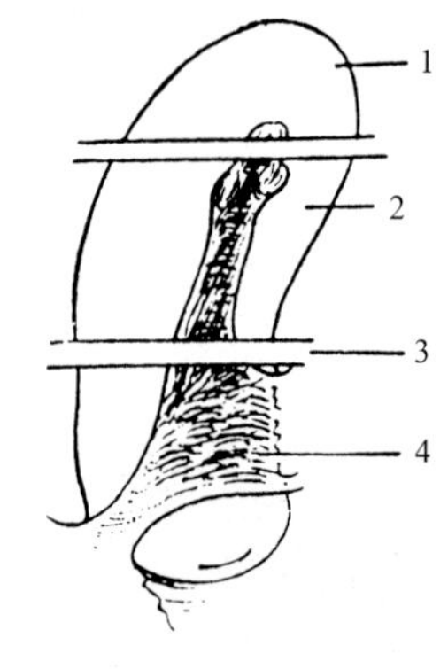

图 3-1-3 子宫侧面观：分为宫底、体、颈部三部分
1.子宫底部 2.子宫体部
3.子宫峡部 4.子宫颈部

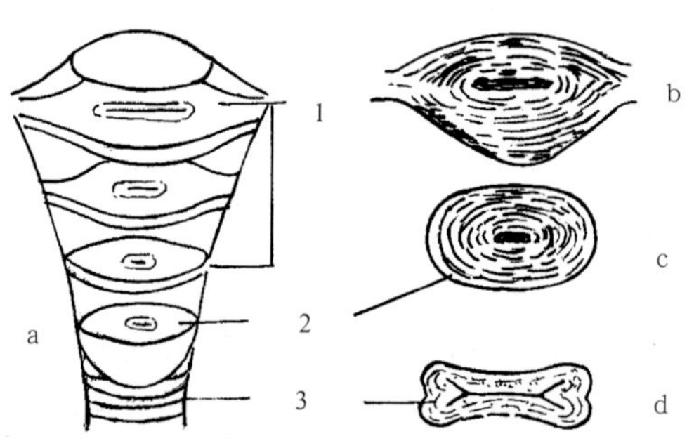

图 3-1-4 子宫体、子宫颈及阴道的横切面图
a.子宫多个横切面
b.子宫体（输卵管水平）横切面
c.子宫颈横切面 d.阴道上段横切面

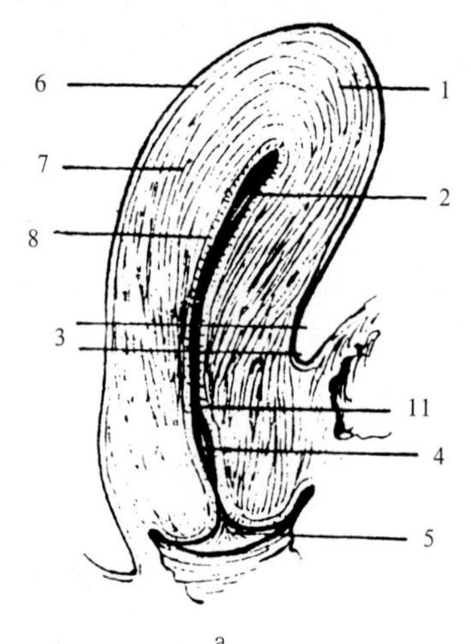

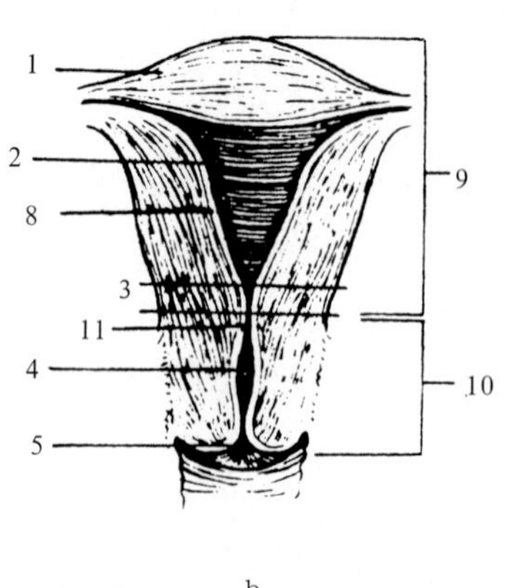

图 3-1-5 a.子宫矢状切面：从外向内可见浆膜层、肌层、黏膜层
b.子宫冠状切面：可见三角形的子宫腔及梭状子宫颈管
1.子宫底部 2.子宫腔 3.子宫峡部 4.子宫颈管 5.宫颈外口
6.浆膜层 7.肌层 8.黏膜层 9.宫体，占2/3 10.宫颈，占1/3 11.宫内口

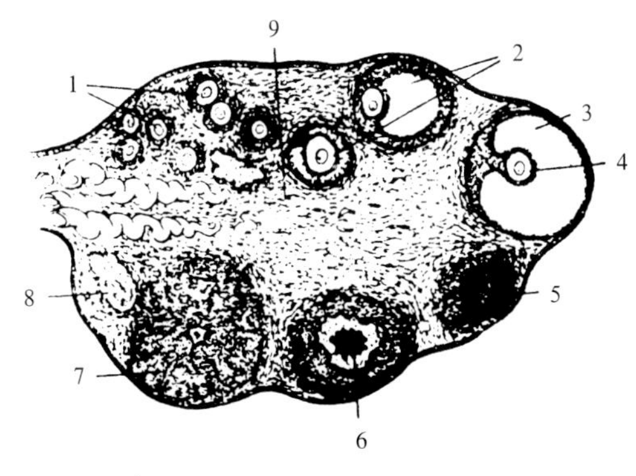

图 3-1-6　卵巢矢状切面及卵泡发育过程图

1.原卵　2.接近成熟卵胞　3.成熟卵泡　4.卵丘　5.卵泡破裂（排卵后）　6.初成黄体　7.成熟黄体　8.白体　9.髓质

4.输卵管　呈圆柱形细长弯曲的管状器官，左右各一。近端与子宫角通连，远端游离，管长约12cm。输卵管分为四个部分：

（1）间质部亦称子宫角部，为输卵管子宫壁内部分，此处管腔甚细。

（2）峡部，与间质部毗连，管腔略变大。

（3）壶腹部为管腔最大部分。

（4）伞部开口于腹腔呈喇叭状（图 3-1-7）。

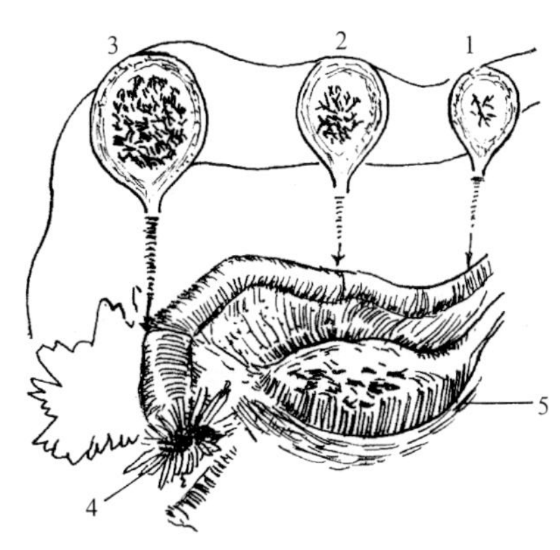

图 3-1-7　输卵管的几个横断面

1.间质部　2.峡部　3.壶腹　4.伞部　5.卵巢

二、盆腔内其他器官与组织

盆腔内除内生殖器外尚有泌尿器官（如输尿管、膀胱、尿道）和消化器官（如结肠、直肠、部分小肠等），它们皆与内生殖器官有密切关系。此外在盆腔内尚可看见血管、肌肉、骨界等图像。识别盆腔中的这些器官同样重要，否则易发生误诊。

1.膀胱　位于耻骨联合之后，上方为膀胱顶部，其前方状如舟首，下方为基底部与阴道密切接触，上方为前倾前屈的子宫。膀胱前中部有闭锁的脐尿管，后侧两旁有输尿管插入。膀胱向下逐渐缩小，在耻骨联合后方、盆膈膜穿孔处，形成膀胱颈，以下连接尿道。膀胱颈与两输尿管入口三点形成膀胱三角（图 3-1-8，图 3-1-9）。

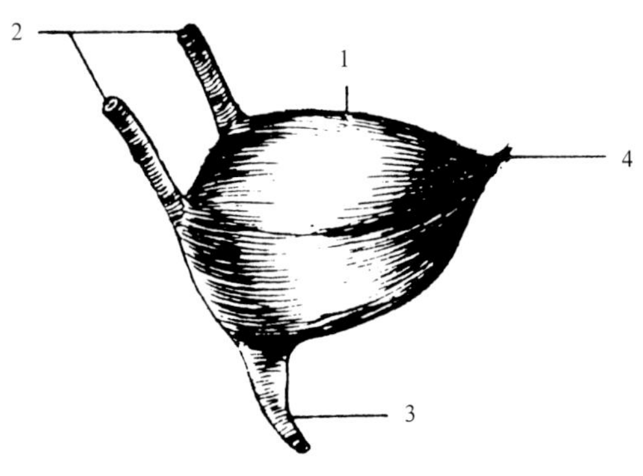

图 3-1-8　膀胱侧面外观

1.膀胱　2.输尿管　3.尿道　4.脐尿管

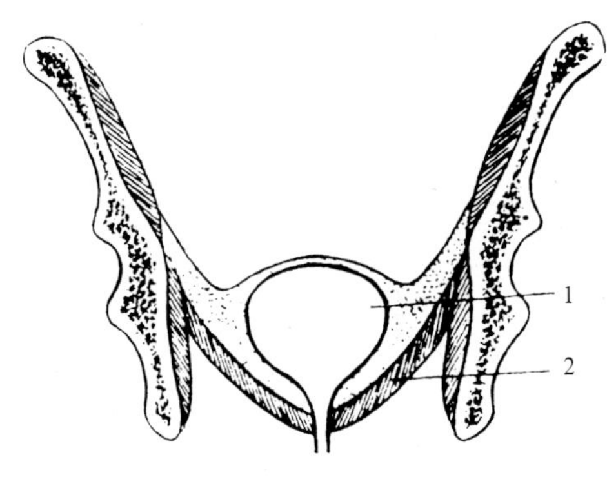

图 3-1-9　膀胱冠状切面

1.膀胱　2.盆膈膜

2.输尿管 输尿管长约25cm，进入盆腔时与髂外动脉交叉，进入盆腔后，输尿管继续向中下行，至坐骨棘上约1cm处，进入阔韧带底部，向前向内走行，接近子宫内口处，在子宫动脉下与之相交叉，然后在阴道前穹窿左右侧端穿入膀胱，正常超声检查时不易看到输尿管，但遇有宫颈或宫颈旁占位性病变时，可因输尿管受压而在宫颈旁看到扩张的输尿管。

3.盆腔内肠管 当膀胱排空后小肠进入盆腔，超声图像为白茫一片（图2-2-2）。盆腔脏器被肠管遮掩，当膀胱充盈后小肠被推开，盆腔脏器暴露，借着充盈膀胱这个声窗可以认清盆腔内脏器。即使膀胱充盈后小肠被推开，但直肠、结肠仍留在盆腔内，充气、充便时在子宫旁边可见强回声团伴声影。直肠为肠管的下端，位于左侧骶髂关节处，长约13～20cm。直肠位于子宫与阴道后方，上连乙状结肠，下接肛门。直肠充气时可影响左侧附件图像的辨认。

4.盆腔内肌肉 盆腔内侧壁有三群肌肉，组成了真骨盆的衬里（图3-1-10），了解盆腔内肌肉组织亦很重要，尤其髂腰肌常被误认为肿块。

（1）髂腰肌：构成骨盆内面前侧界，为一对扇形肌肉。起源于髂凹，向上插入腰肌腱的前方。

（2）闭孔内肌：扇面形肌肉，覆盖于小骨盆的内侧面。

（3）梨状肌：三角形肌肉，覆盖于小骨盆后壁。

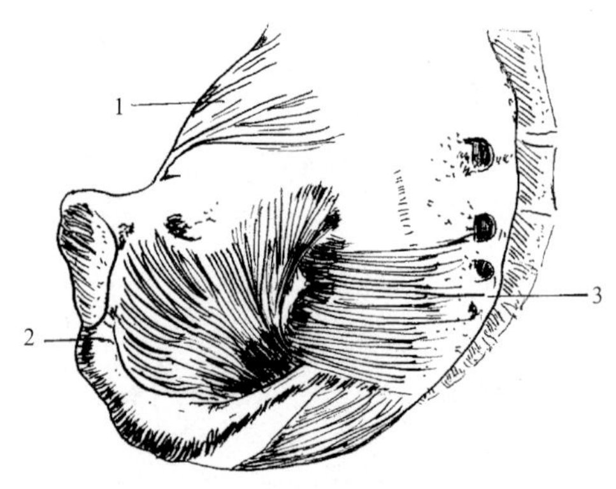

图 3-1-10 骨盆内壁肌肉

1.髂腰肌　2.闭孔内肌　3.梨状肌

第二节 内生殖器官的超声图像

超声检查应用于妇科临床晚于产科。近年来，灰阶、实时及彩色多普勒与三、四维技术的出现，使超声图像质量提高，充盈膀胱是个良好的声窗，其透声性能良好，可以看清盆腔脏器。目前超声检查已广泛应用于妇科临床，并取得良好效果。

超声检查盆腔疾患，首先须做检查前准备，即适当充盈膀胱，以便通过声窗观察盆腔脏器（参考第二章的超声检查前的准备工作）。

盆腔内生殖器，包括子宫、阴道及附件。在正常情况下除输卵管及阴道下段看不清外，其余均可清晰显示。

一、子宫

1.子宫切面显像

（1）子宫纵切面：病人取仰卧位，在充盈的膀胱下方可见子宫。子宫呈倒置梨状，其表面大部分覆盖一层腹膜，因而子宫外轮廓很光滑，围绕子宫表面似为一线样强回声包膜，此为浆膜层；其下方为较厚的肌层，中等回声，表现为均质细小密集光点；子宫的中央部分为宫腔及宫内膜，呈回声较强的线样、条状或梭状回声，此为宫腔波。此波所以表现不同是因为它随月经周期而变化。前位子宫的宫腔波容易识别，因为声束垂直于子宫内膜，内膜腔可清晰显示，正常妇女约90%～100%可看到宫腔波。少数后倾后屈子宫腔与声束平行，宫腔波不易被查见。宫腔波可作为识别子宫的重要标志，特别是在盆腔有肿物、有粘连或炎性包块与子宫粘连严重的患者，盆腔正常解剖关系已被打乱，何为肿块，何为子宫，就需依靠宫腔波来判断。一旦识别出宫腔波所在，则肿物与子宫关系即可了然。宫腔波不易查见原因有以下情况：a.后倾后屈子宫；b.造成宫腔变形的疾病，如多发肌瘤、内膜病变等。如子宫极度偏斜时，则正中纵切面膀胱后方查不到子宫长轴，这时必须移动探头寻找，如还有困难时则需应用横切面，从耻骨联合上先找出子宫颈，向上移动探头，寻踪扫查可寻找子宫所在。有相当一部分正常妇女，子宫常偏向一侧，并非均为异常，因为子宫的位置常受体位、直肠、膀胱充盈度以及腹压的影响。子宫的大小与形态亦随年龄的增长而不同，其大小可从纵、横、厚径测知。

子宫的下部分为子宫颈。宫体与宫颈相接处，于子宫前表面可见一轻微角度（图3-2-1），此处为子宫峡部，亦为子宫内口所在水平。子宫颈呈圆柱形，纵切面观察，宫颈回声比宫体强（图3-2-2），这是因为宫颈结缔组织多，且其外面包裹一层质密坚韧的宫颈筋膜。宫颈管波亦可由超声查见。有时可见梭状宫颈管及其内纵行皱襞（图3-2-3）。

（2）子宫横切面：子宫最大横切面位于输卵管进入子宫水平。子宫最大横切面呈三角形，前表面平坦，后表面略突。子宫两角部突出如鸟嘴状，包含有阔韧带的一部分，测量子宫横径，用此平面（图3-2-4～3-2-7）。

2.子宫大小的测量

（1）子宫的测量方法：子宫的测量通常测量子宫体不包括宫颈，因宫颈易受膀胱、直肠充盈度影响，如直肠窝内有肿物或手术后宫底与腹壁

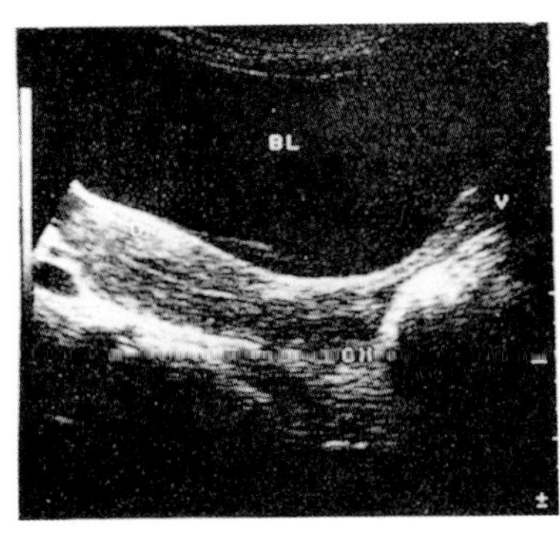

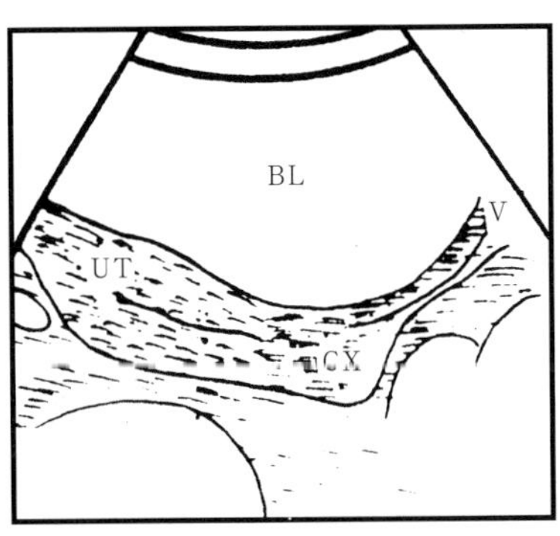

膀胱下方可见前倾的子宫，子宫全貌及阴道上部均可见到，子宫表面光滑，围绕子宫为一条亮线，宫肌为中等回声，有细密光点，中央一条亮线为宫腔波，反光强，此外宫体、宫颈交界处有轻微角度，其后方为了宫内口，宫颈与阴道之间亦有一角度

BL- 膀胱 UT- 子宫
CX- 宫颈 V- 阴道

图 3-2-1 **子宫正中纵切**

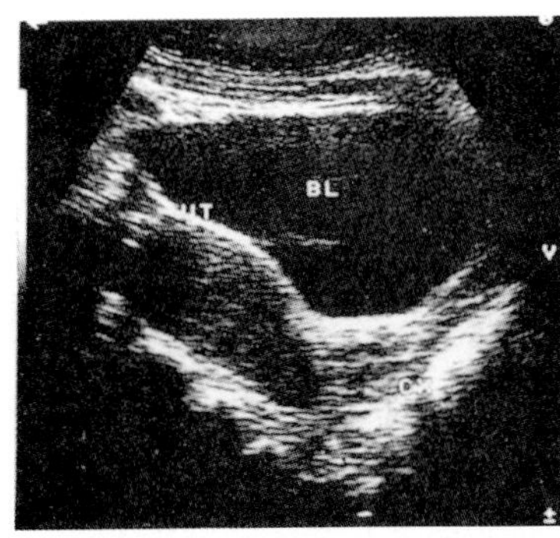

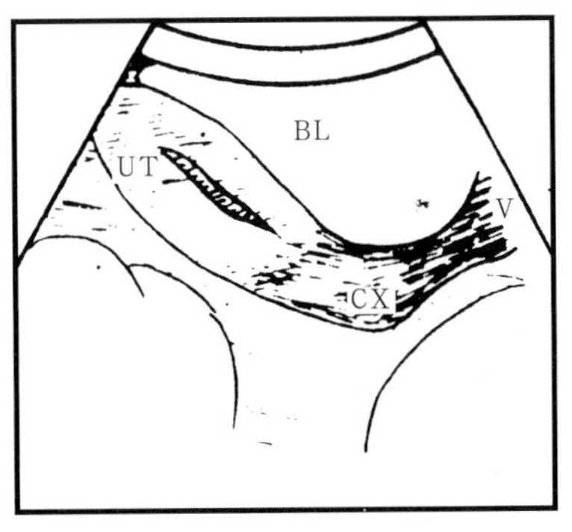

宫颈回声强，宫体与子宫颈回声不同，宫体回声较低，宫颈回声较强

BL- 膀胱 UT- 子宫
CX- 宫颈 V- 阴道

图 3-2-2 **子宫纵切面宫颈回声较强**

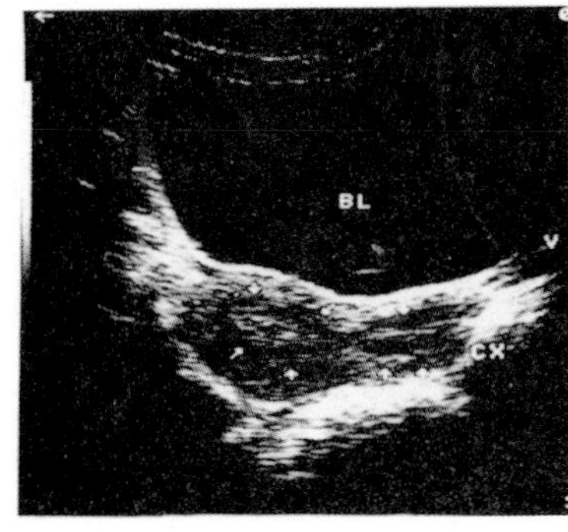

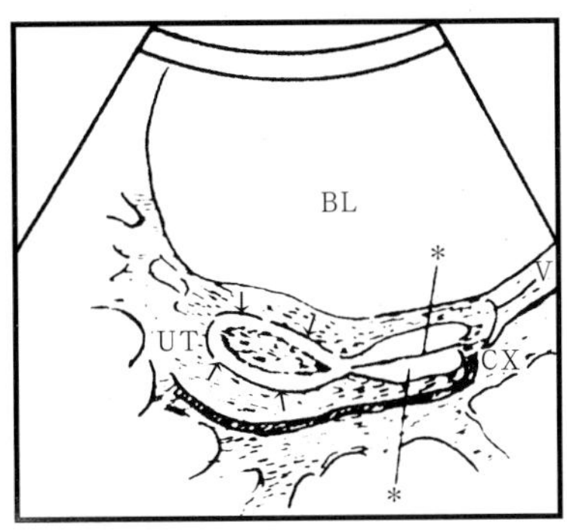

宫腔波为梭形（分泌期）其周围有衰减晕内口紧缩，子宫颈管亦呈梭状，中央可见纵行亮线为纵行皱襞

BL- 膀胱 UT- 子宫
CX- 宫颈 V- 阴道
↓ - 为衰减晕
＊ - 为纵皱襞及宫颈管腔

图 3-2-3 宫颈管（**梭状**）

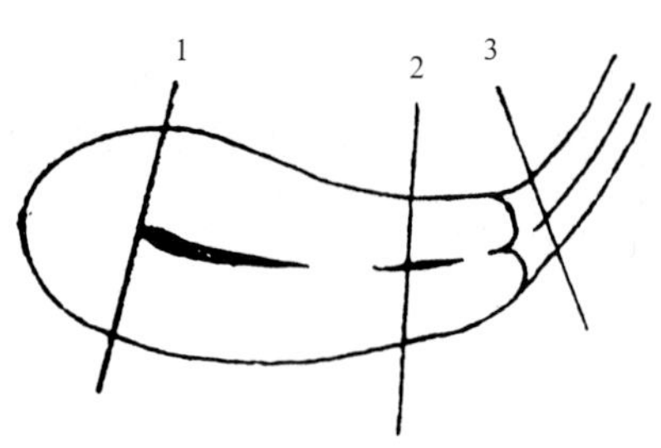

1.宫体最大横切面（输卵管水平及测量水平）

2.宫颈横切面

3.阴道横切面

图 3-2-4 子宫、宫颈、阴道的横切面

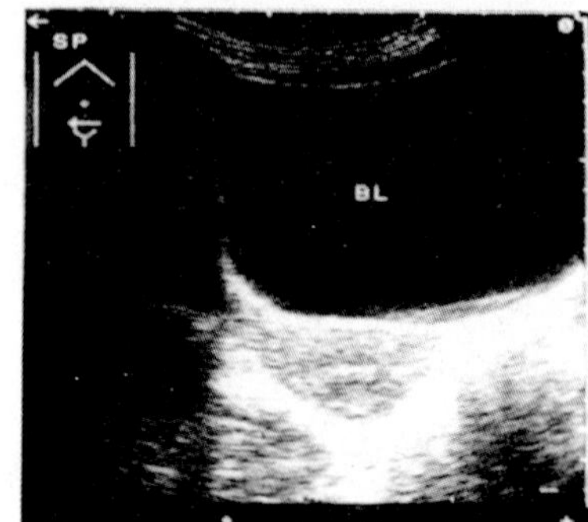

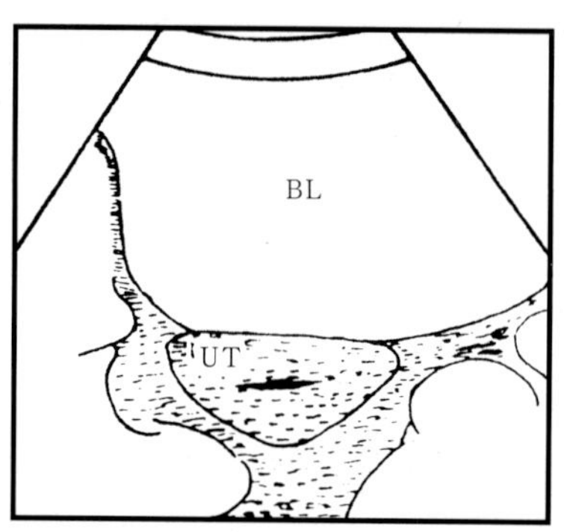

此平切面位于输卵管水平，子宫前表面平坦，后表面突出呈三角形。子宫两侧突出如鸟嘴状，为阔韧带的一部分，宫腔波居中

BL-膀胱　UT-子宫

图 3-2-5 子宫体最大横切面

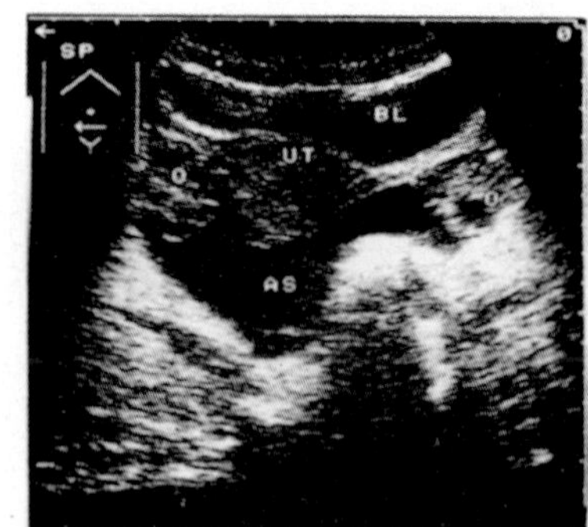

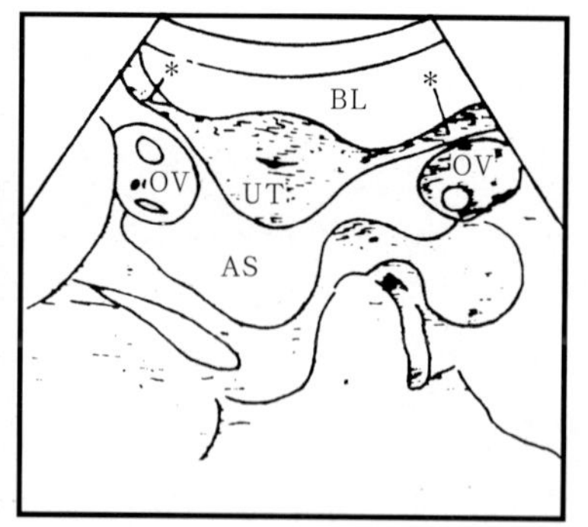

子宫周围为膀胱及腹水包围，可清楚看到子宫、阔韧带、卵巢之间的关系

UT-子宫　BL-膀胱

OV-两侧卵巢　AS-腹水

* -阔韧带

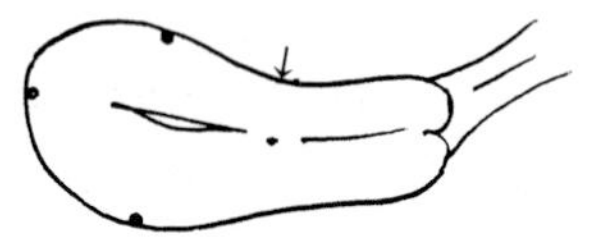

子宫体长径与前后径的测量

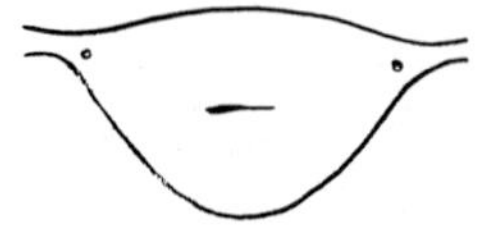

子宫体横径的测量

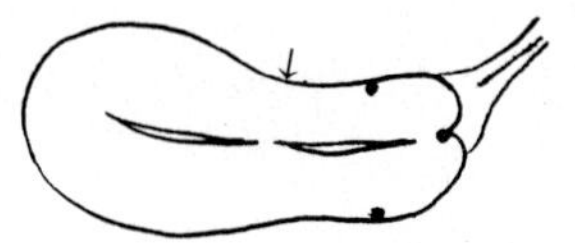

子宫颈的测量

图 3-2-7 子宫体、宫颈的测量示意图

（↓所指处为宫体宫颈交界处，其下方即为宫内口）

粘连均会将宫颈牵引得又细又长。因此，测量子宫大小仅测量宫体的长、横、厚。

子宫体长径为子宫底圆顶部外缘至子宫内口之间距离；子宫体横径为子宫体最大横径，即两鸟嘴开始收缩部位之间的距离；子宫厚度为子宫体的最大前后径（图3-2-8，图3-2-9）。

（2）子宫颈的测量方法：子宫颈横切面为圆形，纵切面为柱形，回声略比子宫体强。一般子宫颈居盆腔正中，在宫颈中央可见宫颈波，此波在妊娠期尤为明显（图3-2-10），在某种情况下须测量之。

3.正常阴道

（1）纵切面：阴道的上部约1/3可从超声图像中看到，有时需将纵行探头向尾部倾斜则可看到阴道上部分。阴道前后壁紧贴，中央为阴道腔，常因含有少量气体而表现一含气亮线贯穿阴道。亮线上下为阴道壁（图3-2-11）。阴道壁为薄层衰减回声。前后阴道壁可借助充盈的膀胱和充气的直肠来估计阴道前后壁的厚薄。

（2）横切面：阴道横切面为一较短的横行衰减条块，中央有一横行亮线为阴道腔。膀胱与阴道腔之间为阴道膀胱膈，直肠与阴道腔之间为阴道直肠膈，此膈经常受子宫内膜异位症病灶侵犯（图3-2-12）。

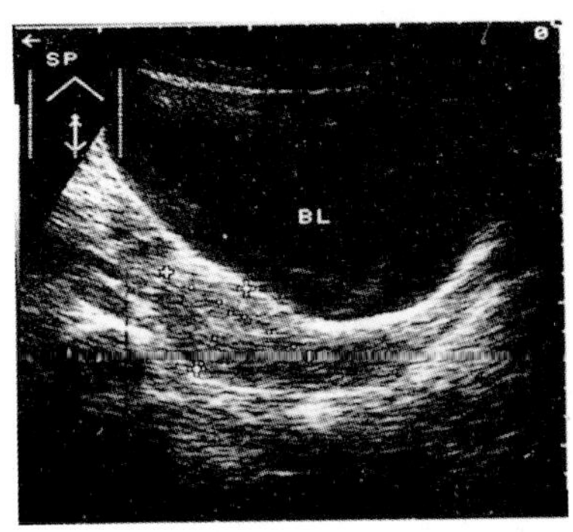

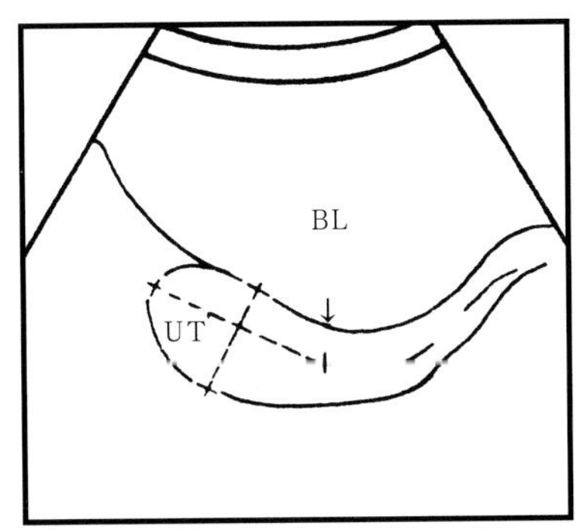

自宫底至子宫内口为子宫长度；子宫前壁外缘至子宫后壁外缘的最大距离为子宫的厚度

BL-膀胱　UT-子宫

图3-2-8　子宫体的测量

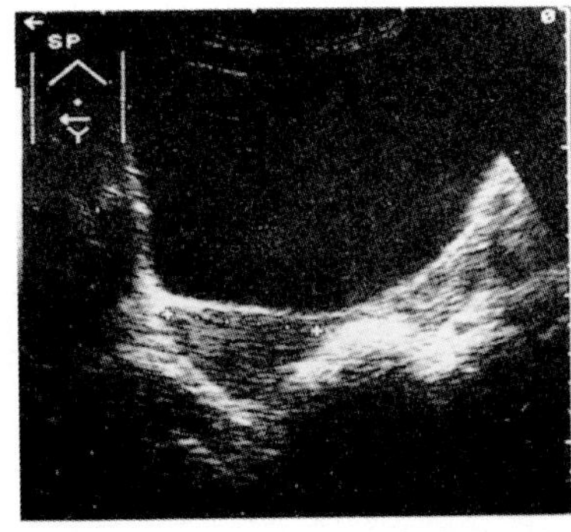

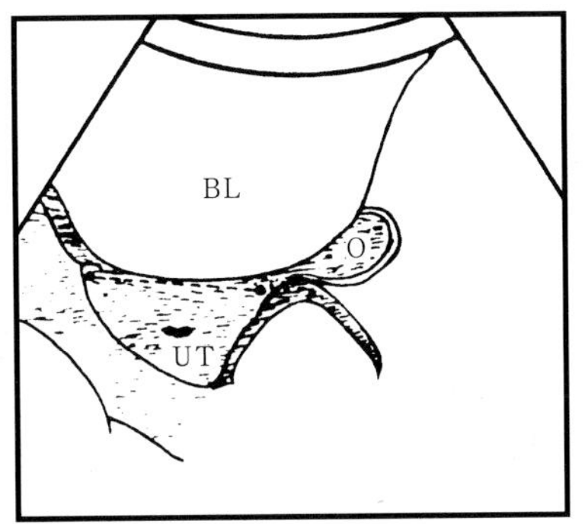

所示为子宫体最大横径。测量两侧突出鸟嘴处之间的距离，此即为子宫横径（相当于输卵管插入子宫的水平）

BL-膀胱　UT-子宫

O-卵巢

图3-2-9　子宫横径的测量

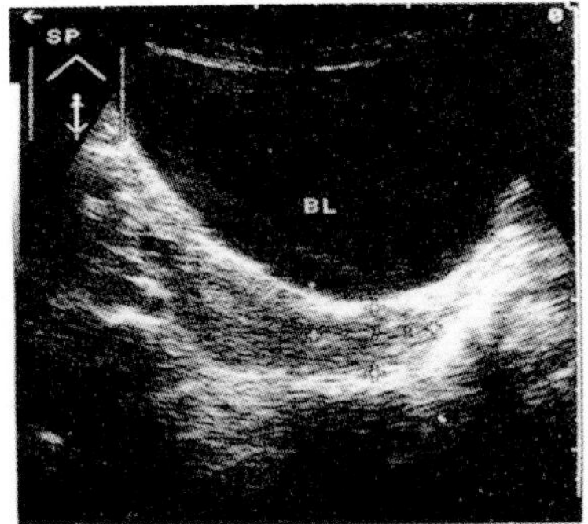

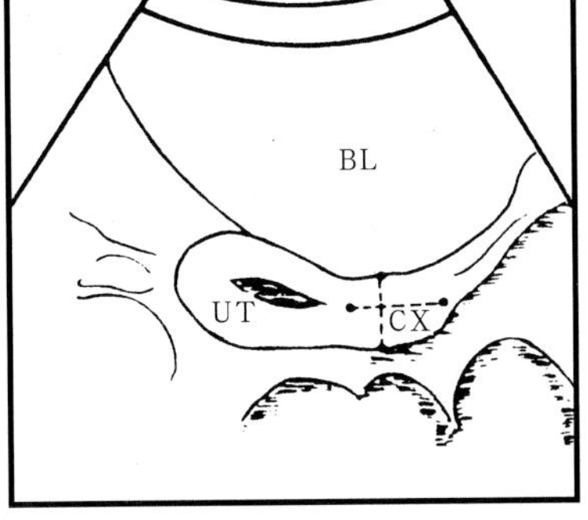

自子宫内口至宫颈外口之间的距离为宫颈长度；宫颈前壁至后壁外缘之间距离为宫颈厚度

BL-膀胱　UT-子宫

CX-宫颈

图3-2-10　子宫颈之测量

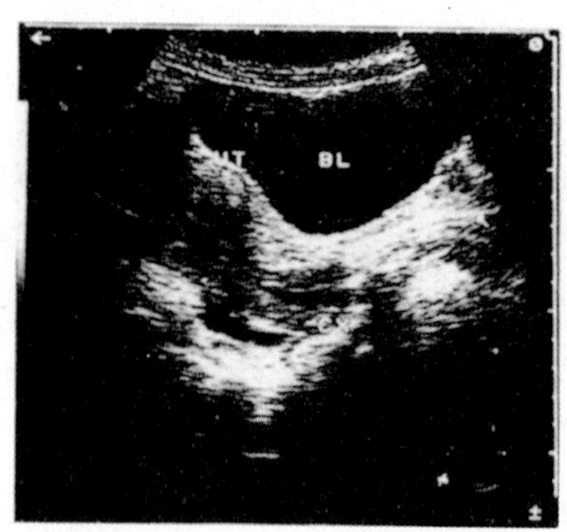

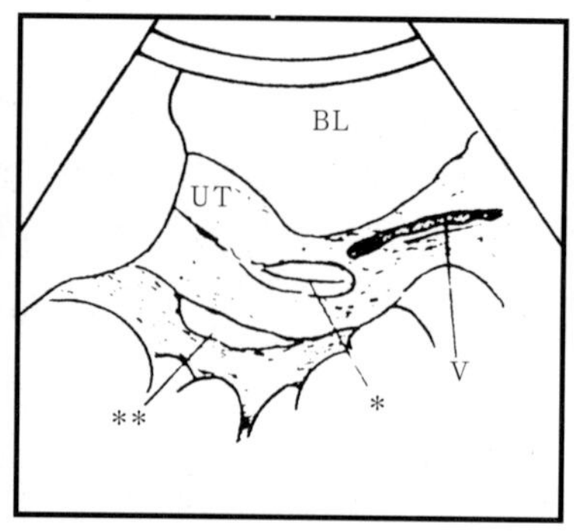

此图为一经产妇，做子宫纵切，可见阴道前后壁之间有一光亮长条为阴道气线

BL- 膀胱　UT- 子宫

V- 阴道气线

＊ - 宫颈管腔

＊ ＊ - 直肠窝内少量液体

图 3-2-11 阴道的气线

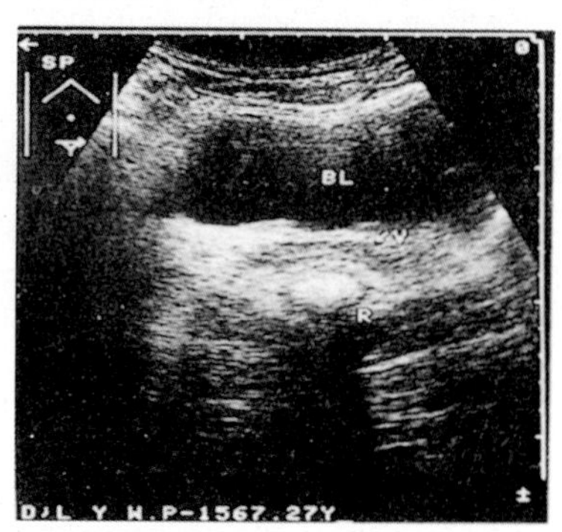

膀胱后方见一长条状衰减结构，其中央有一横线（气线），此为阴道横切，气线上方为阴道膀胱膈，气线下方为阴道直肠膈

BL- 膀胱　V- 阴道

R- 直肠

** - 阴道直肠膈

＊ - 膀胱阴道膈

图 3-2-12 阴道横切面

4.不同年龄的子宫形态超声图像 子宫随年龄的增长和内分泌的影响，其大小、形态、宫体与宫颈的比例及内回声均有明显的变化（图3-2-13）。

(1) 幼稚子宫（图3-2-14）：新生儿子宫很小，但受母体内分泌影响，其形态很像成人样子宫，此后内分泌影响消退而转成幼稚子宫形态。幼稚子宫长约 2～3cm，宫体与宫颈之比为 1∶2。

(2) 成人子宫：未产型子宫长约5.5～8cm，宫体与宫颈之比为1∶1，子宫形态出现曲线（图3-2-15）；经产型子宫长约9～9.5cm，宫体与宫颈之比为2∶1，子宫形态显得粗壮（图3-2-16）。

(3) 绝经期子宫逐渐萎缩（图3-2-17），尤其在60岁后回复到幼稚型子宫形态，轮廓不甚光滑。

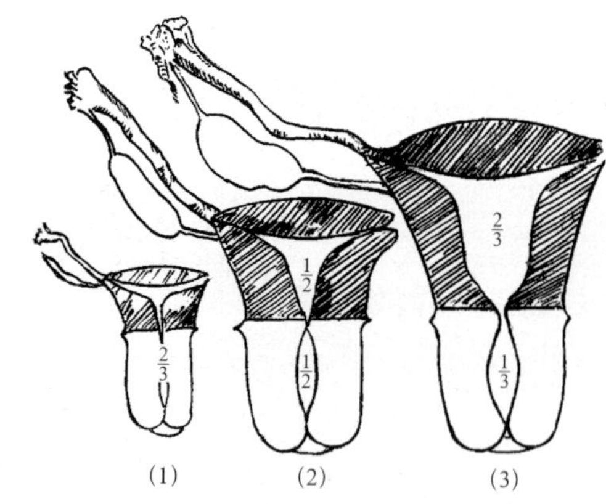

图 3-2-13 不同年龄的子宫形态示意图

(1)幼稚子宫　(2)成年未产型子宫　(3)经产型子宫

5.子宫内膜周期性变化的超声图像 子宫内膜自宫颈内口开始覆盖了整个宫腔。子宫内膜受卵巢激素的刺激，随卵巢周期而变化。内膜周期性改变所形成的形态基本是恒定的，其变化可分为三期。

(1) 增生期：接前次月经，以基底层为起点，内膜再生。一般从月经后第三天起，发展迅速，覆盖全子宫腔。整个增生期约为两周，分早晚两期：增生早期，内膜平坦，粉色，厚约1～2mm；增生晚期，因卵泡素刺激子宫内膜继续增生，于排

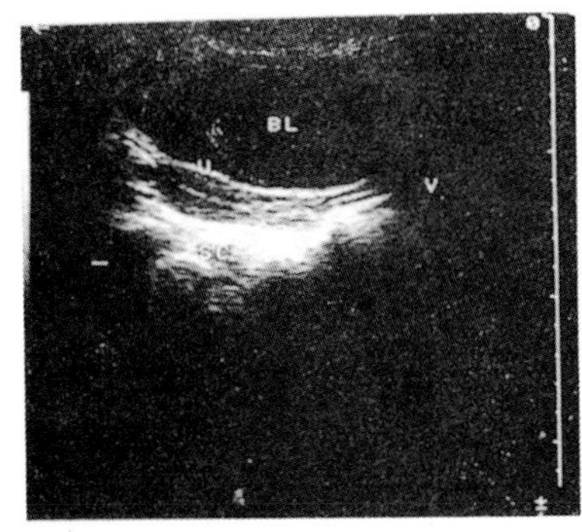

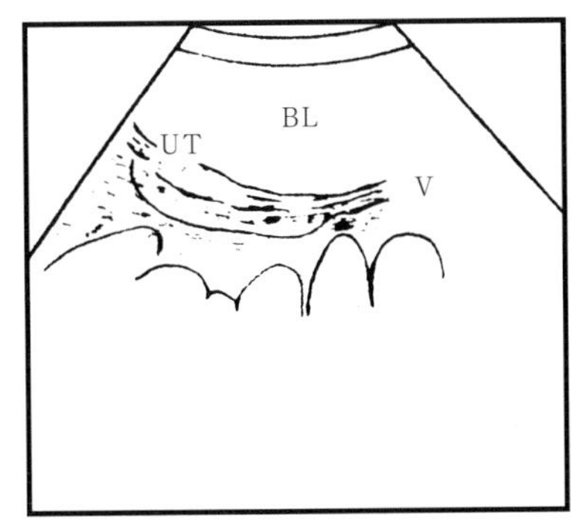

纵切面，子宫较小，子宫腔波及宫颈部均清晰可见，并见到阴道气线

BL- 膀胱　UT- 子宫

V- 阴道

图 3-2-14　**幼稚型子宫**

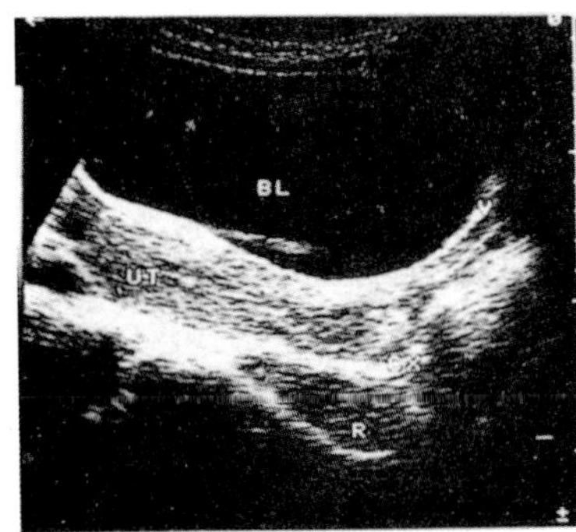

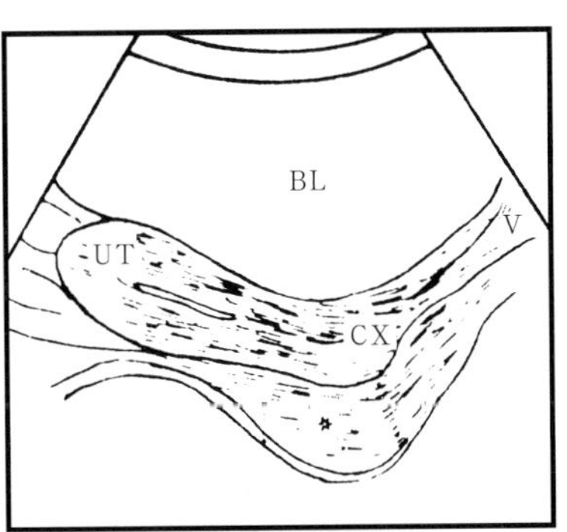

此图为28岁未产型子宫，子宫曲线完好，宫体与宫颈之间界限可由子宫前表面轻度角度分开

BL- 膀胱　UT- 子宫

CX- 宫颈　V- 阴道

图 3-2-15　**成年未产型子宫**

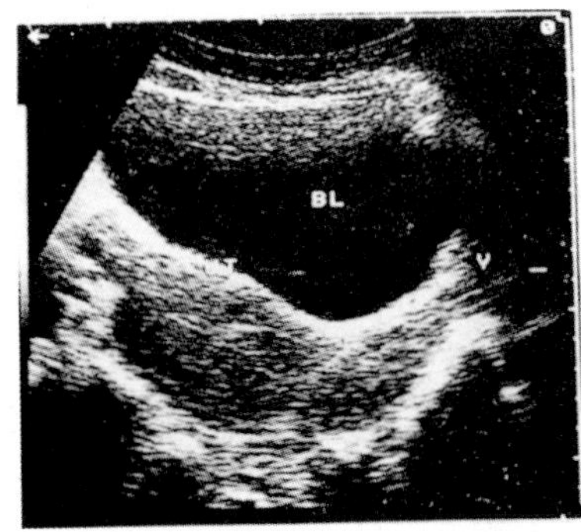

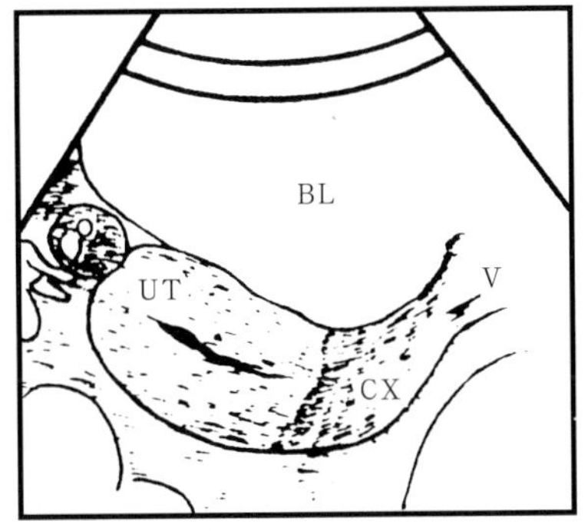

此图为32岁已产型子宫，形态较粗壮。宫体：宫颈=2：1

BL- 膀胱　UT- 子宫

CX- 宫颈　V- 阴道

图 3-2-16　**成年已产型子宫**

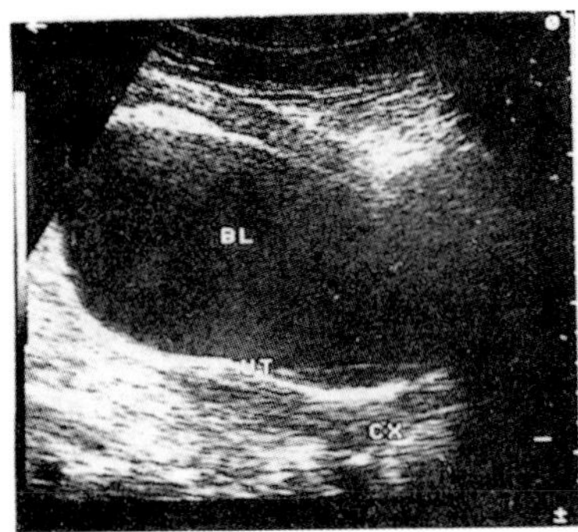

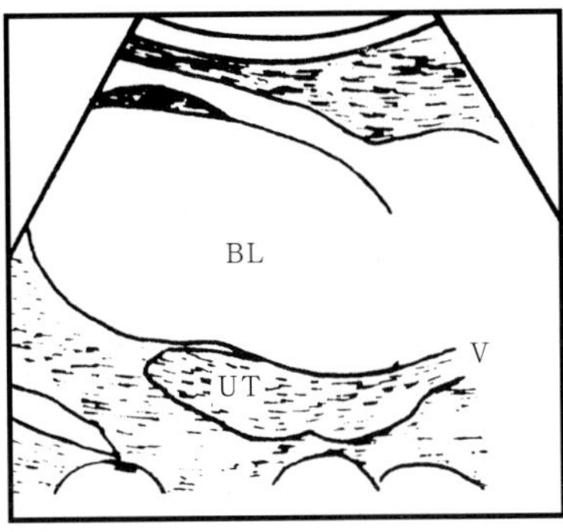

此图为62岁、绝经后12年子宫，子宫萎缩变小，已回复到幼稚形态，宫波不清

BL- 膀胱　UT- 子宫

V- 阴道

图 3-2-17　**绝经后子宫萎缩**

卵前其厚度约3mm。

（2）分泌期：受黄体素影响，分泌早期的子宫内膜即已分为基底层和功能层。功能层生长增厚，呈绒样，厚可达4～5mm。分泌晚期为黄体功能全盛时期，内膜分泌现象达高峰，内膜柔软似丝绒，表面不平，厚可达6～10mm。月经周期中，基本都是功能层的变化，基底层几无改变。

（3）行经期：如未受精，黄体激素及卵泡素浓度突然下降，内膜皱缩，缺血坏死，内膜开始脱落，子宫出血，月经来潮。月经期子宫内膜首先在宫腔内剥离隆起，随后坏死成粉碎状脱落，月经后第三天，功能层基本脱净，仅留极薄的基底层，在此基础上，内膜又开始增生，进入下一次月经周期。

（4）内膜周期变化的声象图：随着超声诊断技术的进展，声象图可反映子宫内膜各阶段的形态变化，现就超声对子宫内膜周期性变化的观察分为五期，叙述如下：

①增生早～中期：月经第6～11天，宫内可见一线样宫腔波（图3-2-18，图3-2-19）。

②增生晚期：月经第12～14天，宫腔波变厚可达2～4mm（图3-2-20）。

③分泌早期：月经第15～19天，宫腔继续增厚可达5～6mm呈梭形，因内膜腺体增生，分泌黏液使子宫内膜周围产生一簿层衰减的晕（图3-2-21）。

④分泌中～晚期：月经20天以后，宫腔波厚度达高峰，增厚的宫内膜呈椭圆形，回声强，厚可达7～10mm，其周围衰减的晕很显著，内膜中可见衰减小点状回声，此为腺体（彩图3-2-22）。

⑤月经期：行经期后第1～5天，宫内膜开始剥脱，有时可见内膜分离得模糊不清或见小暗区（出血）（彩图3-2-23）。

应用彩色多普勒可见子宫动脉及其分支，参见彩图3-2-22，彩图3-2-23。

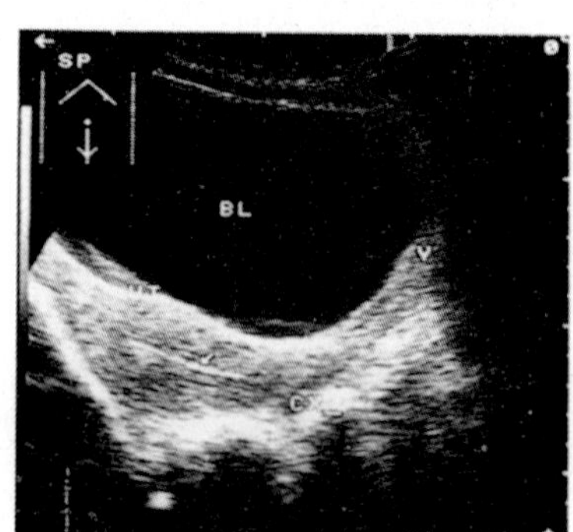

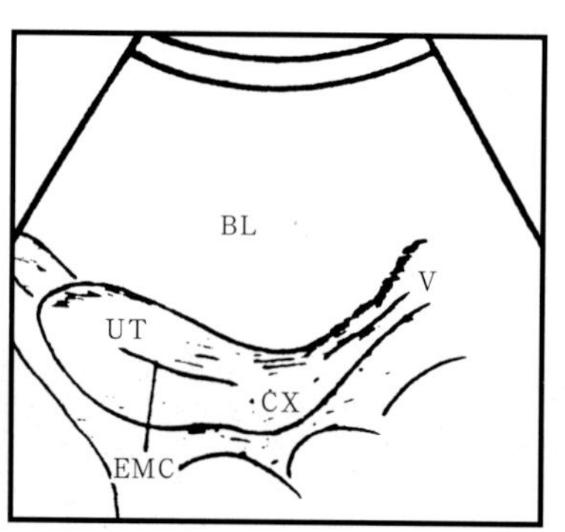

月经第7天，可见线样宫腔波（即内膜很薄）
BL-膀胱　UT-子宫
CX-宫颈　V-阴道
EMC-宫内膜

图 3-2-18 子宫内膜增殖早期

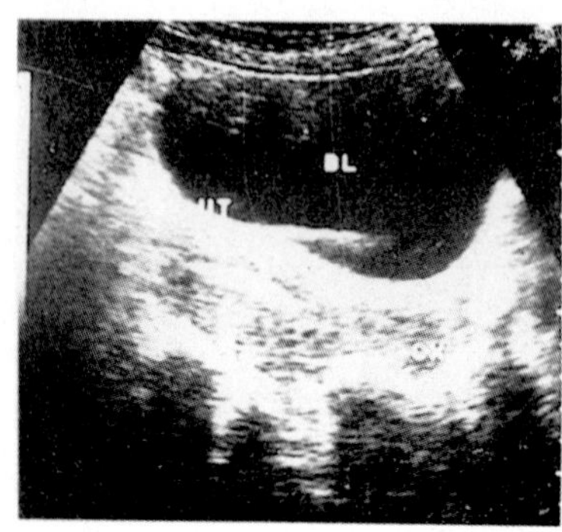

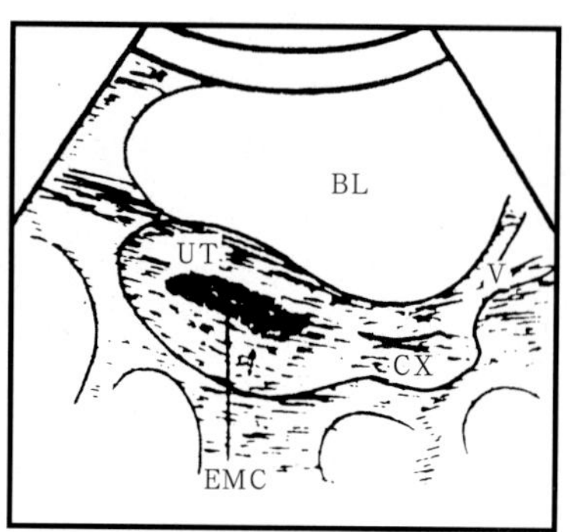

月经第13天，内膜增厚，其周围有衰减晕
BL-膀胱　UT-子宫
CX-宫颈　V-阴道
EMC-宫腔内膜

图 3-2-19 子宫内膜增殖晚期

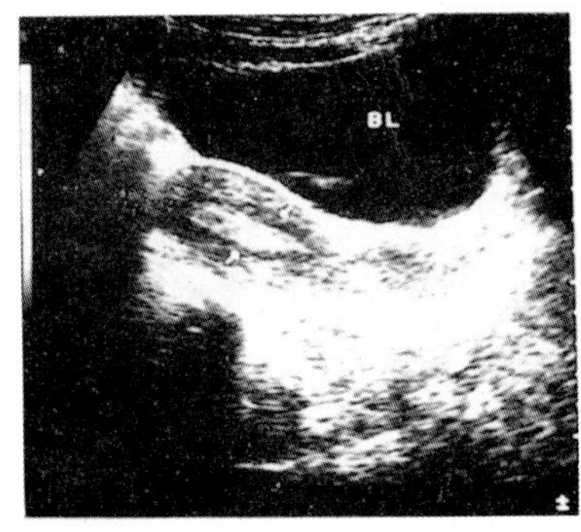

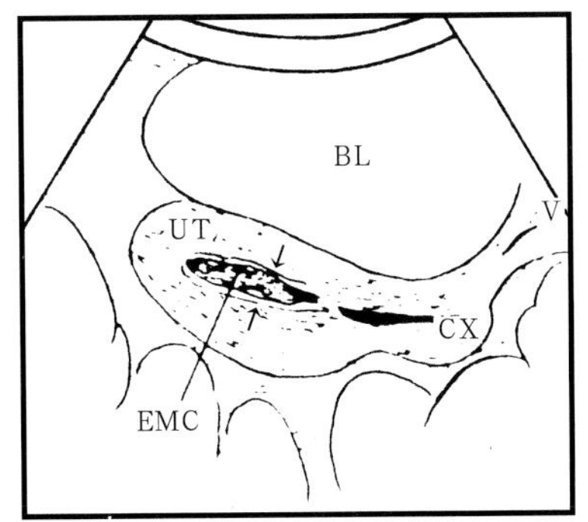

月经第17天，子宫内膜增厚，反光强，其周围有明显衰减晕（箭头所示）

BL- 膀胱　UT- 子宫

EMC- 宫腔内膜　CX- 宫颈

V- 阴道

图 3-2-20　**子宫内膜分泌早期**

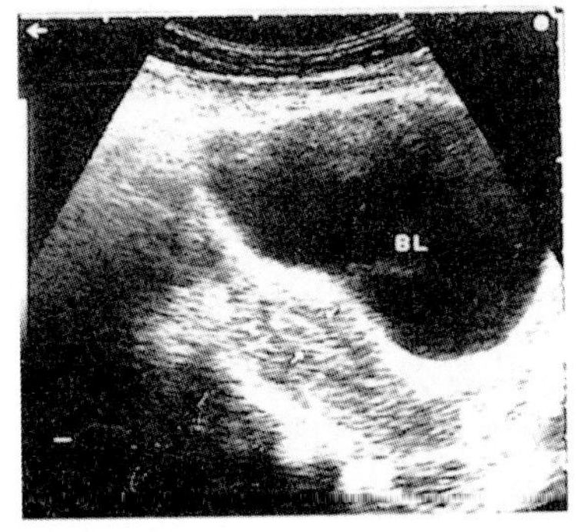

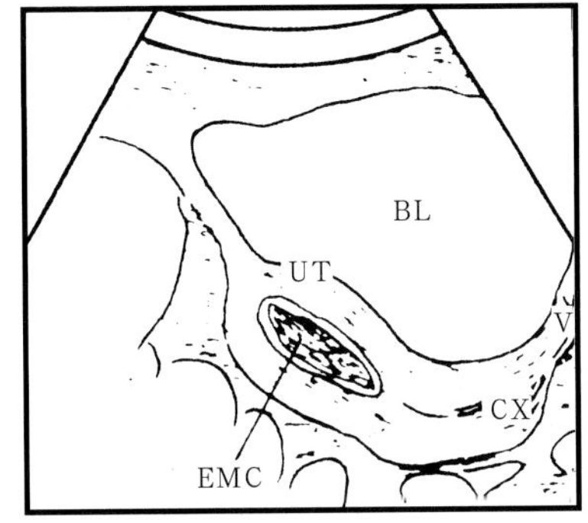

月经第26天，内膜增厚呈梭状，其周围有明显衰减晕

BL- 膀胱　UT- 子宫

EMC- 宫腔内膜

CX- 宫颈　V- 阴道

图 3-2-21　**子宫内膜分泌晚期**

二、输卵管

输卵管为一对细长的管状器官，长约12cm，管腔直径约0.5cm。正常情况下，在超声图像上看不到输卵管，有以下病变时才可看到：如，盆腔内有腹水的衬托（图3-2-24），输卵管水肿、输

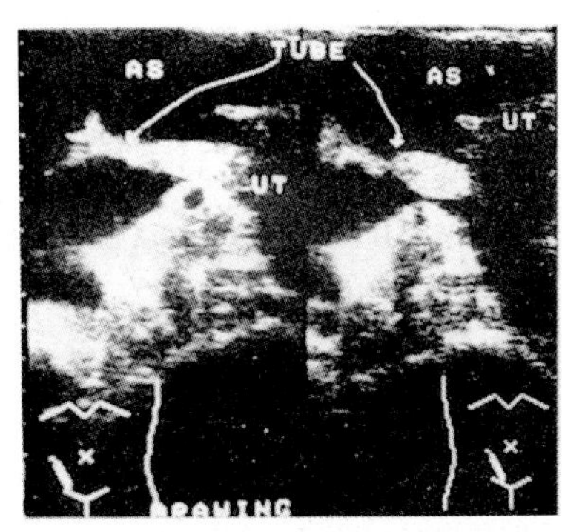

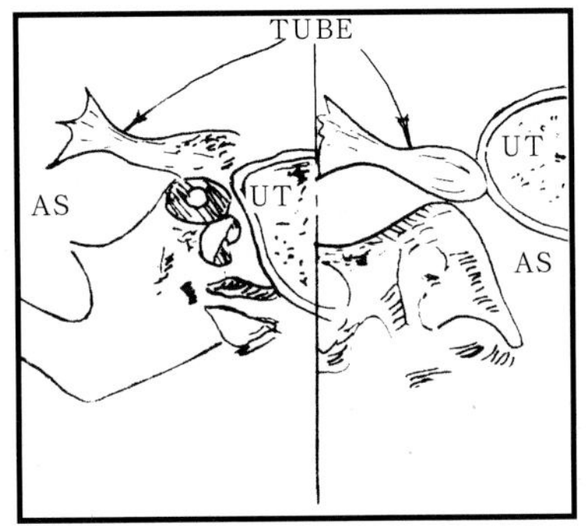

腹盆腔结核，大量腹水，腹水内可见一短而僵硬输卵管，伞端成喇叭状

TUBE- 输卵管　AS- 腹水

UT- 子宫

图 3-2-24　**输卵管**

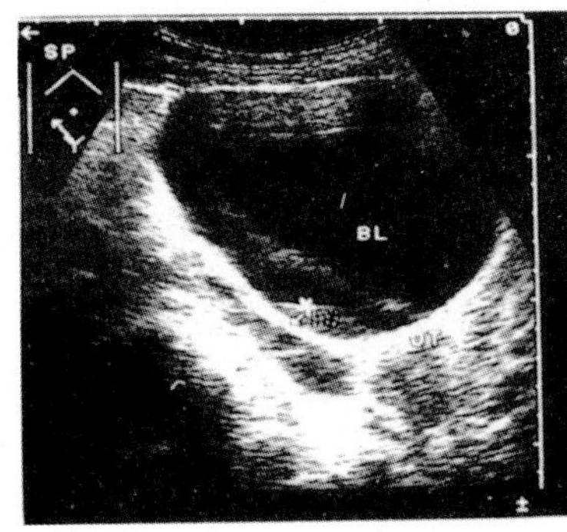

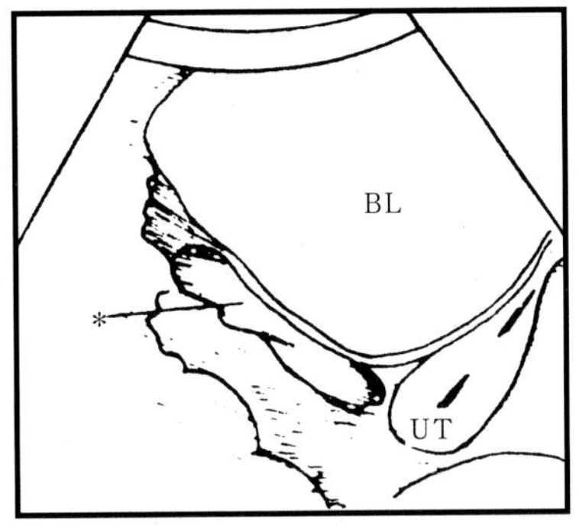

输卵管积水

BL- 膀胱　UT- 子宫

* - 输卵管轻度积水

图 3-2-25　**输卵管积水**

卵管积水、输卵管肿瘤等（图 3-2-25）。

三、卵巢

卵巢为一对扁圆形器官，左右各一，悬于阔韧带后叶，由卵巢韧带与子宫相连，其大小约为子宫的 1/4。

1.卵巢的位置大小及声像图 卵巢悬挂在阔韧带后叶，其活动度很大，故其位置不固定，一般情况下卵巢在子宫的两旁，但有时也出现在子宫上方、后方，或被充气肠管所隔远离子宫。如卵巢粘连于盆壁被充气的肠管所掩可能看不清寻不到。通常寻找卵巢并不困难，在子宫体的两旁可以找到（图 3-2-26），髂内动脉是寻找卵巢的一个重要标志，它就位于卵巢的后方。探查卵巢手法可同侧查找，如卵巢被直肠遮挡，同侧查找有困难时则可采用对侧查找。探头方向可灵活选用（图 3-2-27，图 3-2-28）。

正常情况下，卵巢的大小随年龄而变化，亦随月经周期而变化。应用斜切可测得卵巢长径，横切可测得卵巢的横径与前后径。计算卵巢的容

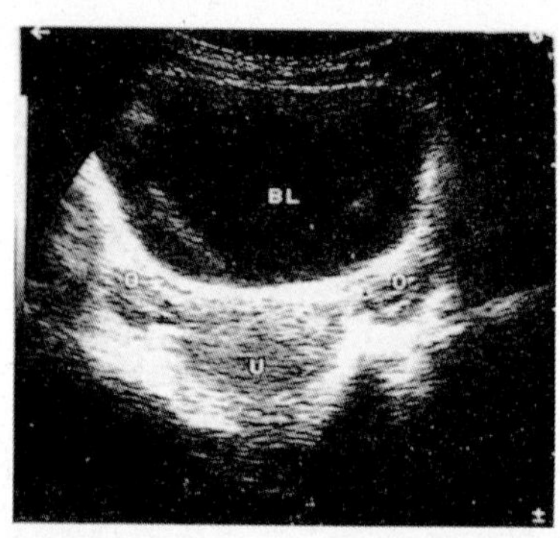

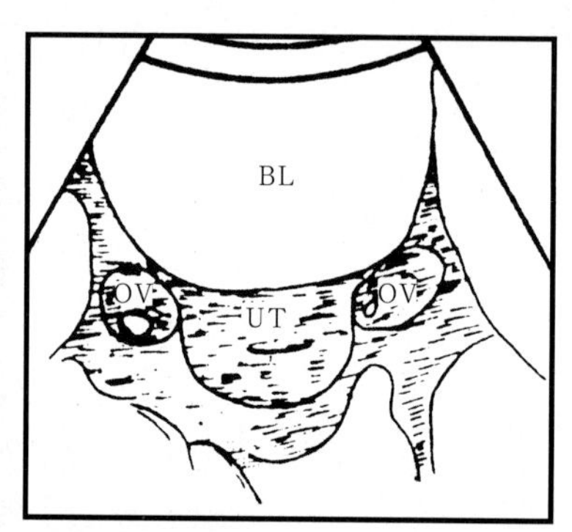

横切面，紧靠子宫两旁可见卵巢，表现为衰减影像内含卵泡
BL- 膀胱 UT- 子宫
OV- 卵巢

图 3-2-26 子宫两侧之卵巢

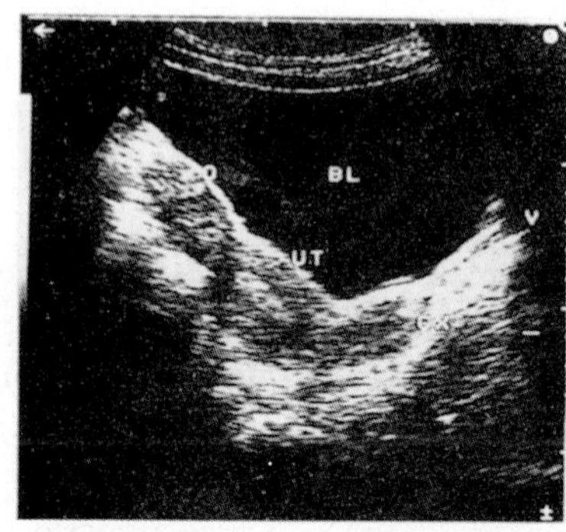

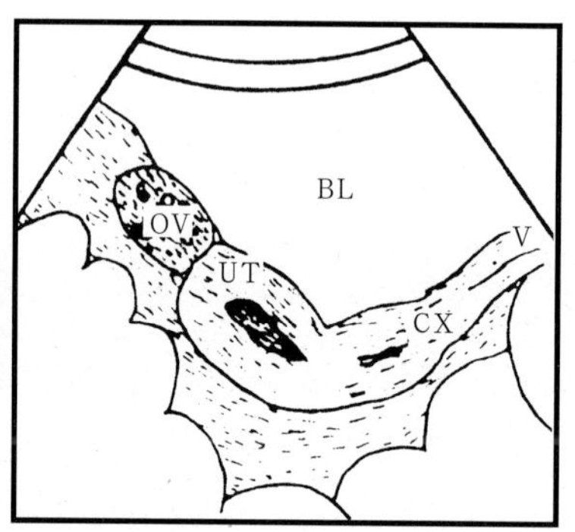

纵切面，子宫上方可见一卵巢
BL- 膀胱 UT- 子宫
CX- 宫颈 OV- 卵巢
V- 阴道

图 3-2-27 卵巢在子宫上方

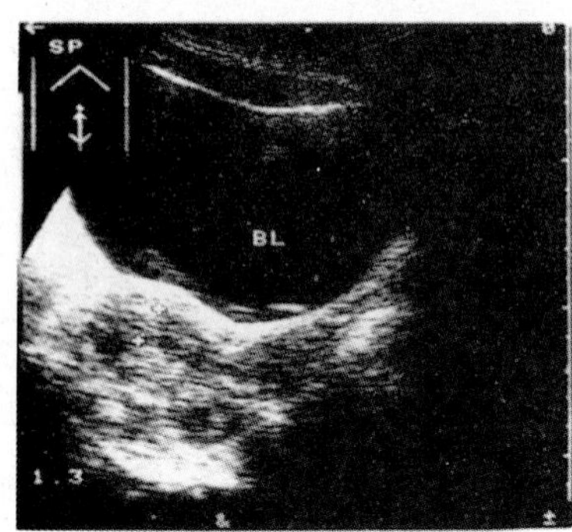

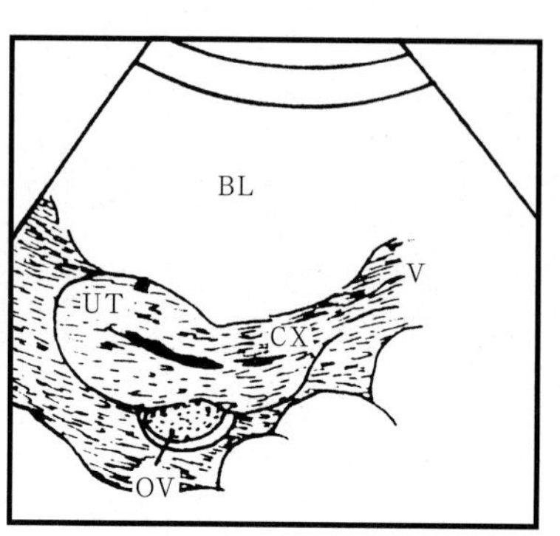

纵切面，子宫后方可见一卵巢，表现回声衰减
BL- 膀胱 UT- 子宫
CX- 宫颈 OV- 卵巢
V- 阴道

图 3-2-28 卵巢在子宫后方

积为（长×宽×高）÷2。生育年龄妇女正常卵巢为4cm×2cm×1cm大小。绝经期之后，卵巢萎缩变得很小。超声显示卵巢皮质呈低回声，可见大小不等的薄壁无回声小囊，髓质为中强回声。应用彩色多普勒超声可见卵巢动脉，并用频谱测得血流指数（彩图3-2-29）。

2.卵泡　超声给临床提供了一种直接观察卵泡生长发育、成熟及排卵的可靠手段。此外尚有许多间接的方法来预测排卵：a.基础体温(BBT)：为双相体温多数妇女排卵发生在体温开始上升的第一天；b.宫颈黏液改变：排卵前一天，黏液量最多，结晶最典型；c.排卵痛：排卵前24小时内出现压腹一侧疼痛；d.血清LH水平：LH高峰的出现意味着即将排卵。Ben Adert等报道在LH开始升高的24～48小时内发生排卵。以上临床常用预测排卵的几种方法各有其优点和局限性。我们认为超声具有直观的独特优点，以超声作为主要手段，联合应用其他指标，则预报排卵更为可靠。

(1)卵泡的发育及排卵监测：月经周期中，增生早期，许多卵泡受卵泡激素（FSH）刺激和黄体生成激素（LH）的影响，生长增大成小囊状，约0.5～1.0cm大小。月经8～9天后，其中之一迅速长大成为优势卵泡而准备排卵。一般卵泡每天以2～3mm速度增大，直径到1.8cm，即接近排卵期（图3-2-30)，其他卵泡则退化而闭锁，为纤维组织所代替。以卵泡的大小作为预测是否即将排卵是不够精确的，因排卵前卵泡的大小范围较宽（1.8～2.5cm），不易精确估算排卵日，以下现象可预示即将排卵：

①围绕卵泡边界回声减低，颗粒细胞层从黄素细胞层分离，后者变成水肿状。

②卵泡内壁成锯齿状，细胞分离而颗粒层细胞起皱褶。

③成熟的卵泡逐渐向卵巢边缘靠近，卵巢显示很饱满、张力佳，内含清亮卵泡液。

排卵前卵泡变化范围较大，应在月经第10天探测时结合卵泡的大小、张力及靠近卵巢表面的距离等因素综合分析。排卵时所见：成熟的卵泡突然缩小或消失，缩小的卵泡皱缩，卵泡内变混蚀暗区（此为血体）(图3-2-31)；排卵的另一现象是卵巢周围及直肠凹内出现液体。

（2）排卵可因多种因素而发生障碍

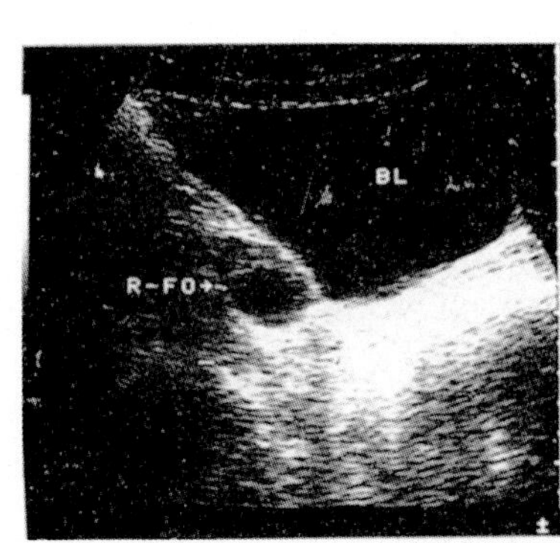

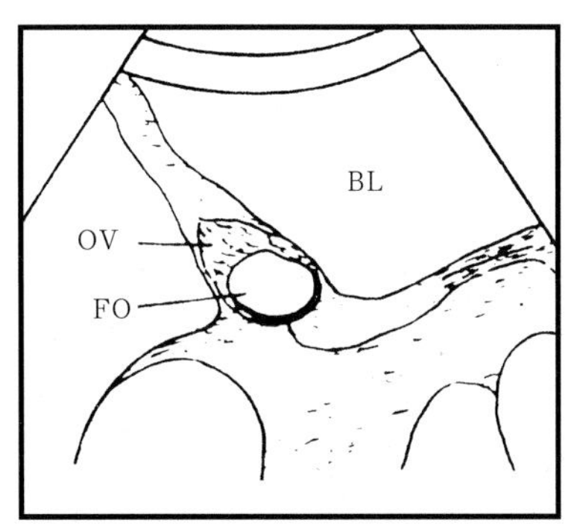

斜切面，月经后第13天，卵泡增大，直径约2cm，即将排卵
BL-膀胱　OV-卵巢
FO-卵泡

图3-2-30　**成熟卵泡**

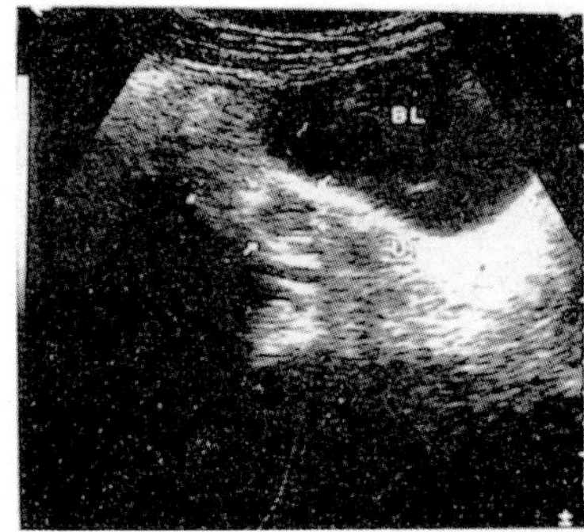

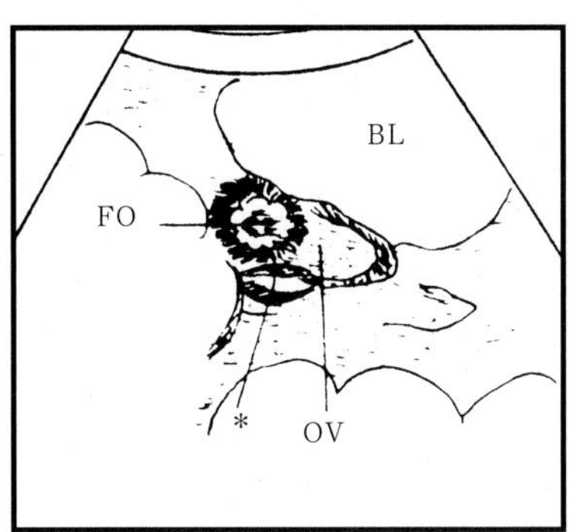

排卵后卵泡即刻皱缩变小而成血体，其周围有少量液体
BL-膀胱　OV-卵巢
FO-卵泡（皱缩）
*-排出的卵泡液

图3-2-31　**排卵后卵泡**

①黄体化卵泡不破裂综合征（图3-2-32，图3-2-33）（Luteinized unruptured follicle syndrome），是无排卵性月经的一种特殊类型，由Jewelewicz于1975年首先报道，为不孕重要原因之一，因其月经周期规律、基础体温、宫颈黏液及子宫内膜等的变化均与正常排卵周期甚为相似，给人以排卵假象，使临床误认为有排卵现象。黄体化卵泡不破裂综合征的标准为：超声监测显示卵泡长大成熟，但无排卵迹象；基础体温呈双相曲线，宫颈评分及黏液检查呈排卵性周期变化，子宫内膜呈分泌期改变。

②多发性未成熟卵泡综合征（图3-2-34），月经周期至预计排卵期发现有多个很小的卵泡，直径约1cm左右，其形状、边界、清亮度等均似未成熟卵泡，但其他辅助检查均呈孕激素作用现象，提示未成熟卵泡亦可黄体化。

③无排卵：有些疾病可致无排卵，如子宫内膜增殖症。

3.卵巢的血流显像 卵巢动脉起自腹主动脉，左侧可自左肾主动脉分出，卵巢血供来自卵巢动脉和子宫动脉卵巢支。经阴道超声可更清楚地观察卵巢血流。卵巢血流随月经周期发生交替周期性改变，月经期血流信号稀少，较难测及血流频谱。随卵泡的逐渐长大，血流量增多，血流信号丰富，可见延主导卵泡壁走行的半环状或环状血流信号，血流阻力逐渐降低。排卵后黄体形成，环

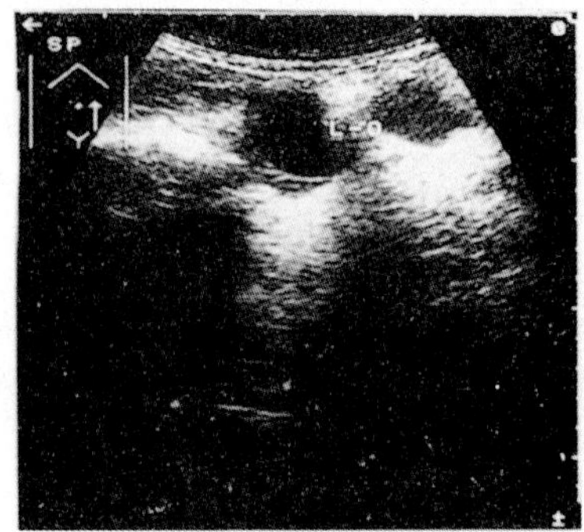

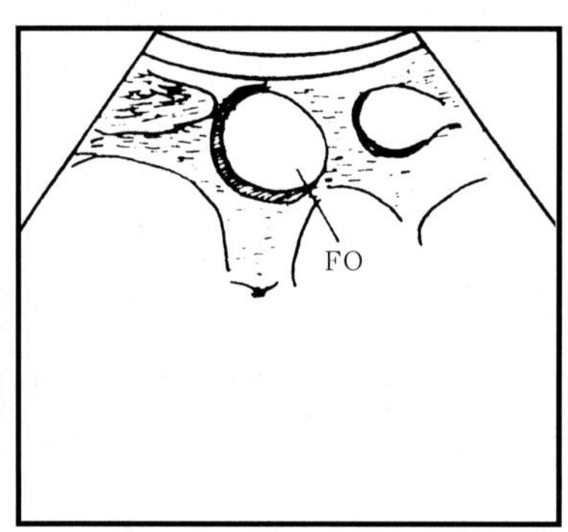

卵泡增大，至排卵期不排卵，卵泡继续长大至3cm以上持续到下次月经来潮

FO-卵泡

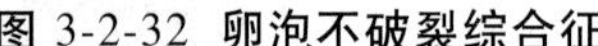
图 3-2-32 卵泡不破裂综合征

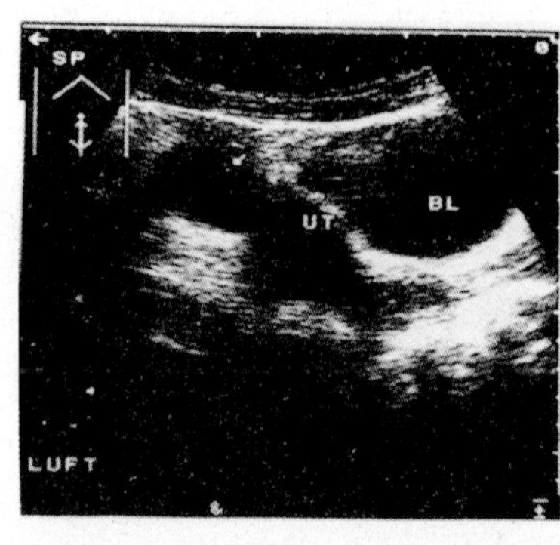

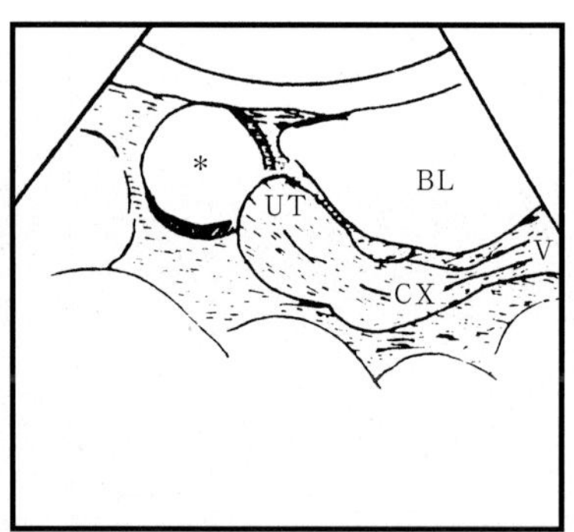

月经后15天卵泡继续增大至3.5cm，持续至下个月经周期，以后逐渐缩小消失

BL-膀胱 UT-子宫

CX-宫颈 V-阴道

＊-增大的卵泡

图 3-2-33 卵泡不破裂综合征

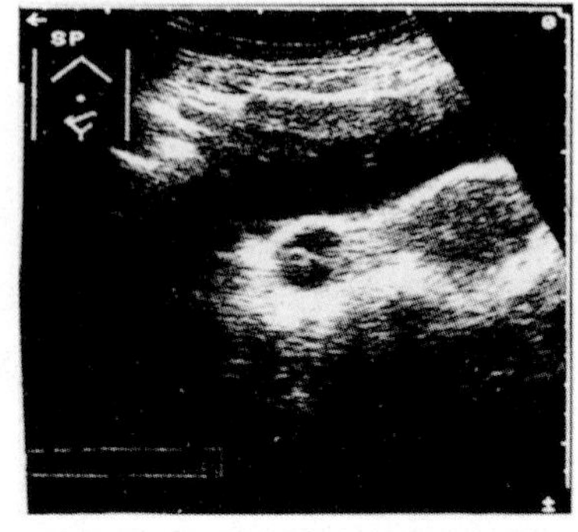

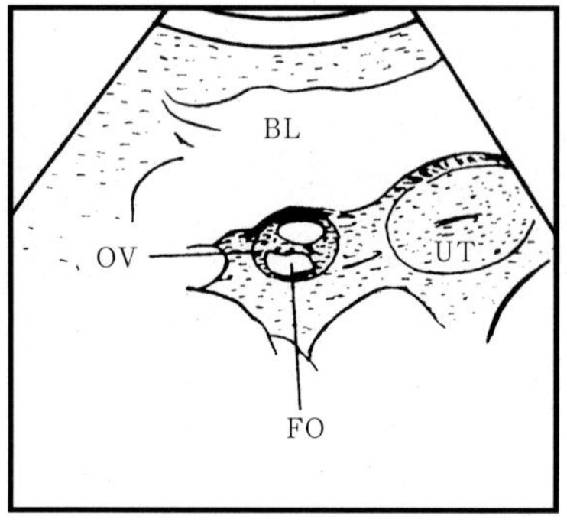

月经后13天，卵巢内含两个较小卵泡，以后逐渐缩小消失。

BL-膀胱 UT-子宫

OV-卵巢 FO-卵泡

图 3-2-34 发育失败的卵泡

绕黄体的环状血流以高速低阻为其频谱特征。

第三节 盆腔内其他器官组织的超声图像

一、盆腔内泌尿器官的超声图像

盆腔内的泌尿器官有膀胱、输尿管及尿道。正常情况下，膀胱充盈后可看清膀胱轮廓，又是窥查盆腔脏器的良好声窗。输尿管不易查见但仔细按其解剖位置查找，可能在髂内动脉附近找到其踪迹，若远端输尿管有梗阻时，输尿管扩张则在宫颈旁可见到扩张充液的输尿管并见其蠕动。尿道位置靠下，不易在超声图像上显示。

适度充盈膀胱的超声图像。

1.纵切面 膀胱位于耻骨联合之后，腹壁下方，子宫之上。呈三角形，锐角朝上，下端略呈圆囊状（图 3-3-1）。女性膀胱可因后方子宫位置或大小不同，使其形态不同，子宫可使膀胱有压迹，尤以前位的子宫明显。充盈的膀胱内表现为液性暗区，内壁光滑。在膀胱三角区常可见输尿管喷尿现象，表现为间歇性连续的一束光点从输尿管入口处喷出（图 3-3-2）。

2.横切面 充盈膀胱的横切面为方圆形

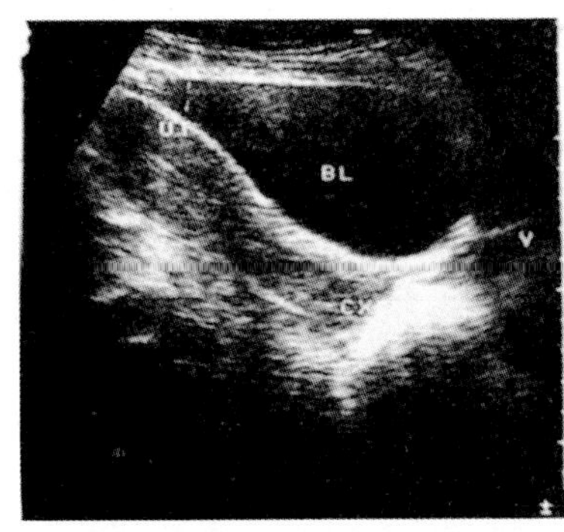

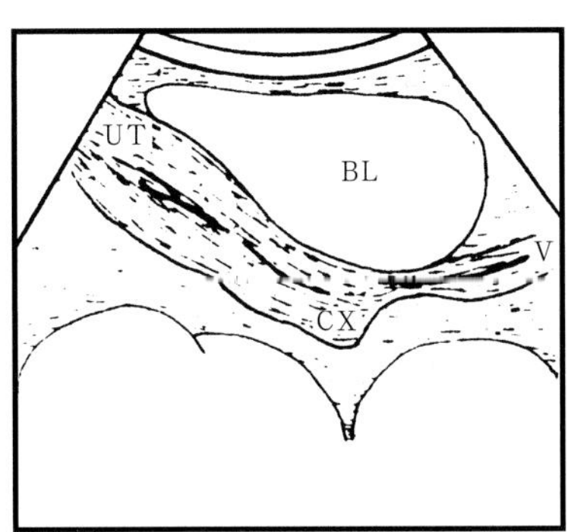

为三角形囊形结构，尖端朝上，下方为圆囊状，位于子宫前上方，是观察盆腔的良好声窗，膀胱黏膜光滑

BL-膀胱 UT-子宫

CX-宫颈 V-阴道

图 3-3-1 膀胱的纵切面

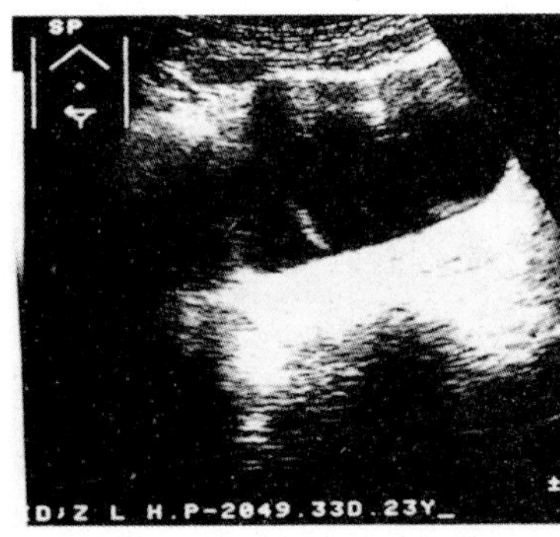

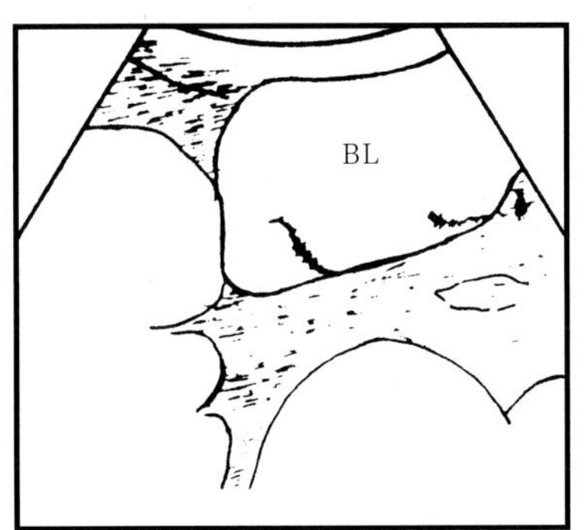

可见膀胱底三角区，两输尿管口喷尿，似喷泉样白云雾状光束，间歇状喷尿

BL-膀胱 膀胱内条样光条为喷尿

图 3-3-2 膀胱内喷尿

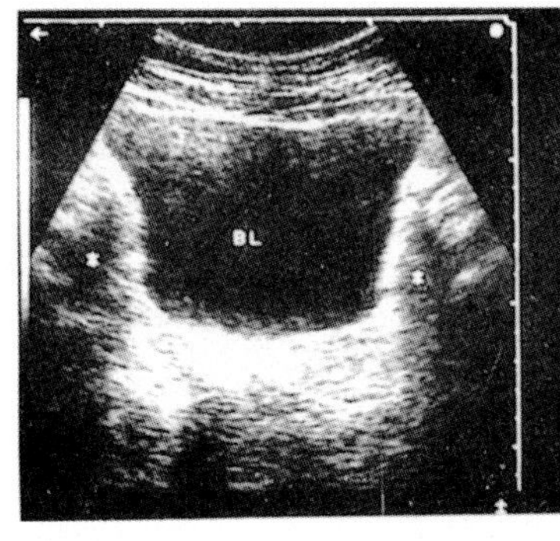

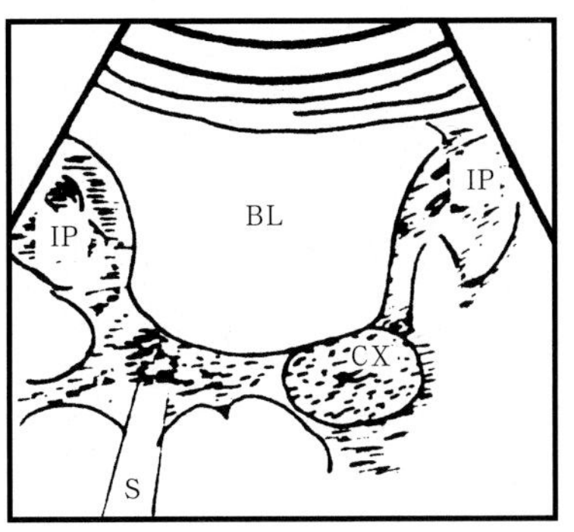

为方圆形囊性结构，两侧上方略向膀胱突出，此为两侧髂腰肌，肌上有髂外血管经过，膀胱后方可见子宫

BL-膀胱 UT-子宫

IP（*）-髂腰肌

S-声影

图 3-3-3 膀胱的横切面

(图 3-3-3)，后方可有子宫压迹。如子宫增大或有肿瘤，则向膀胱突入更为明显，其两旁可出现深深的袋状凹陷(图 3-3-4)。子宫如有偏斜，则膀胱底部呈不对称形（图 3-3-5)。膀胱的上方两侧常可见两个向膀胱突入半圆形的结构，此对结构为髂腰肌（图 3-3-3)。在充盈膀胱内其上方与腹壁平行一宽带状回声是假波，可调节增益鉴别。

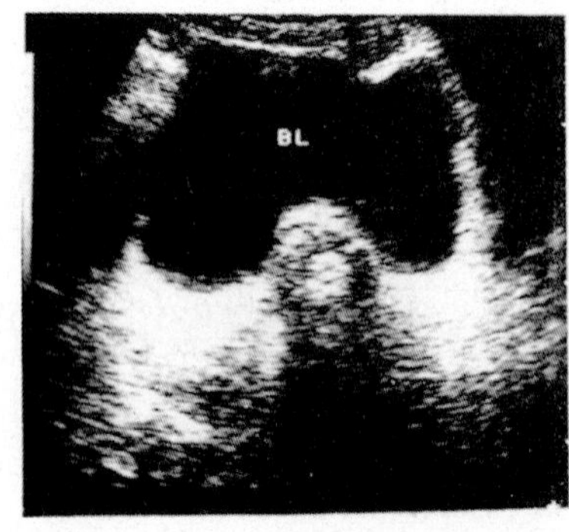

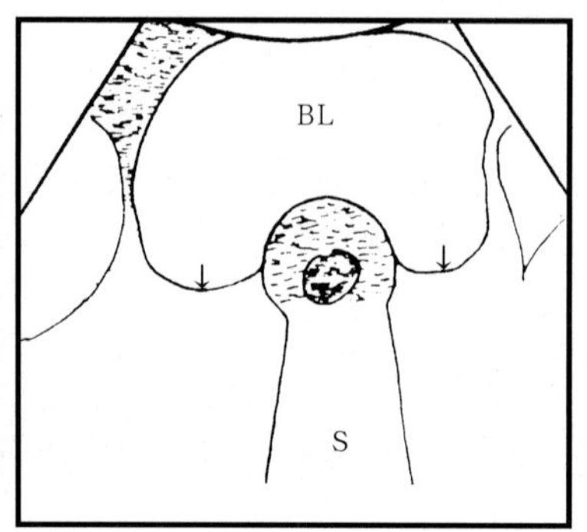

膀胱底部见明显突出包块，为宫颈，使膀胱两侧出现深袋状凹陷(如箭头所示)

BL- 膀胱　UT- 子宫

S- 声影

图 3-3-4 膀胱横切面

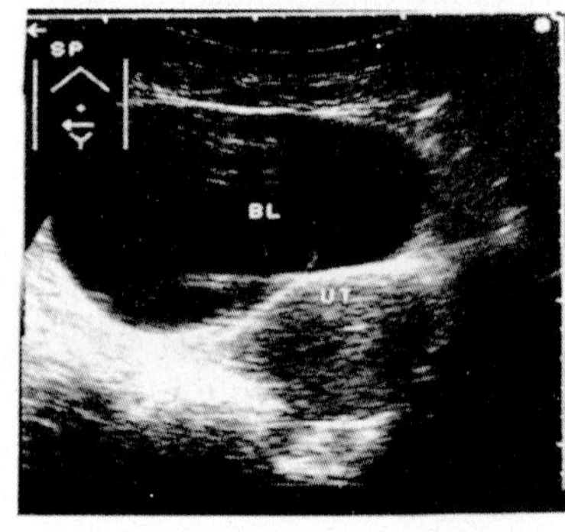

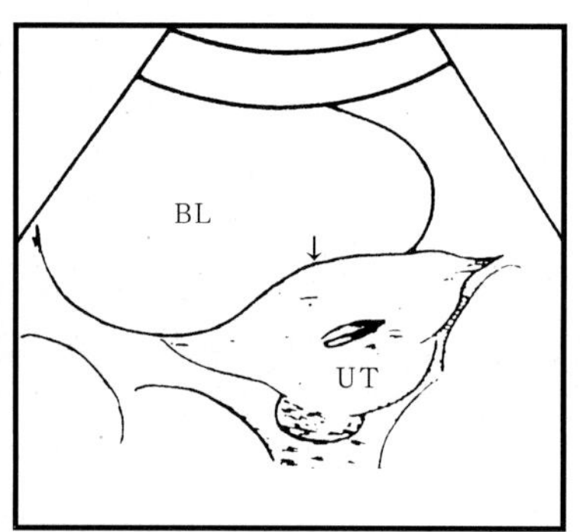

膀胱底部不对称，子宫偏左向膀胱内突进

BL- 膀胱　UT- 子宫

↓ - 为子宫突入膀胱

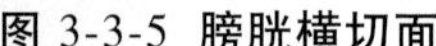

图 3-3-5 膀胱横切面

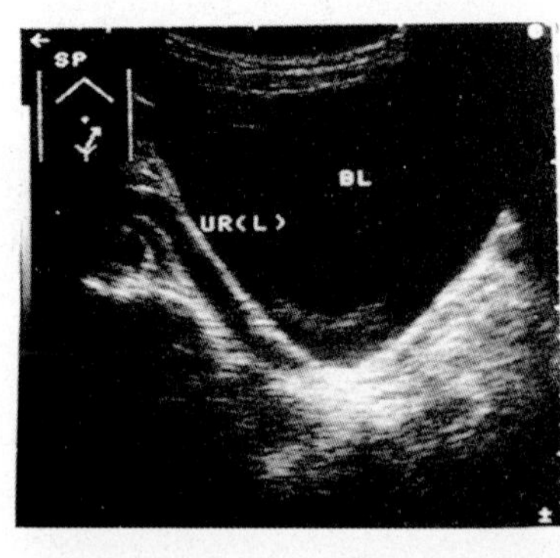

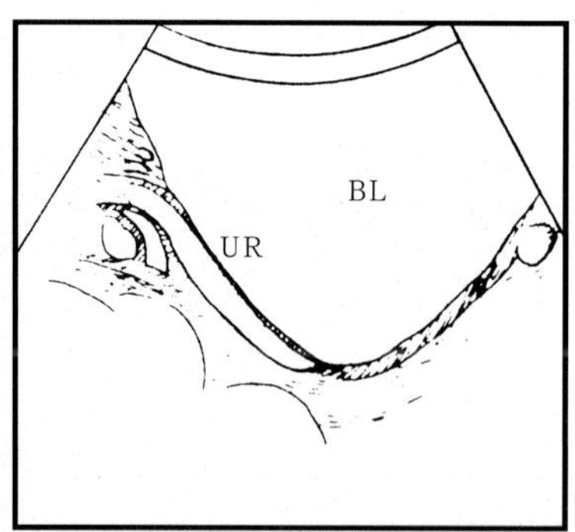

UR（L）- 左输尿管扩张

BL- 膀胱

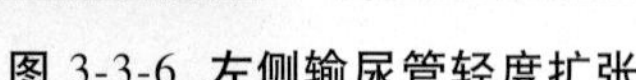

图 3-3-6 左侧输尿管轻度扩张

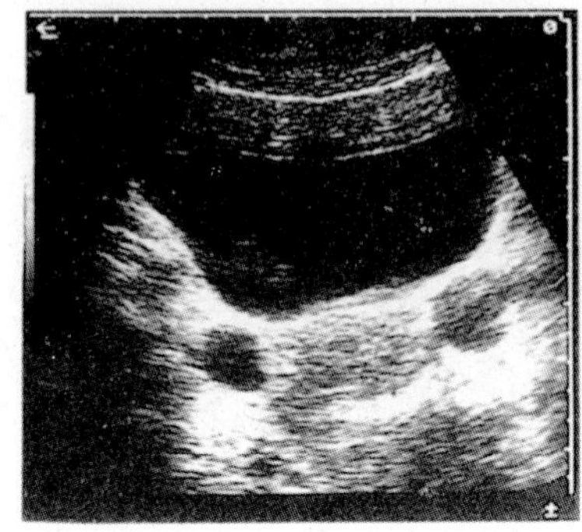

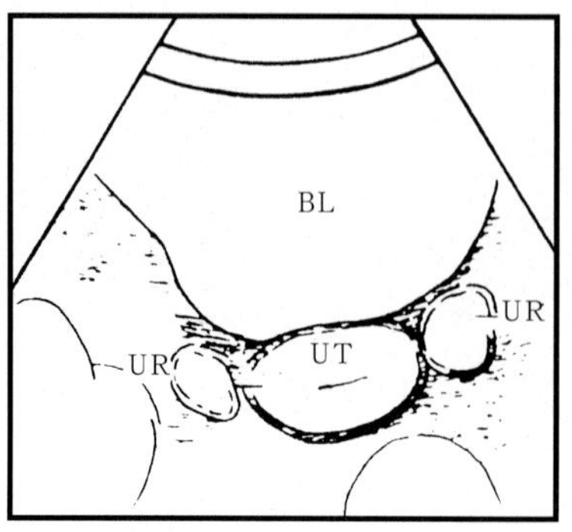

子宫两侧可见扩张而有间隙蠕动的输尿管

BL- 膀胱　UT- 子宫

UR- 有扩张的输尿管

图 3-3-7 子宫两侧扩张输尿管

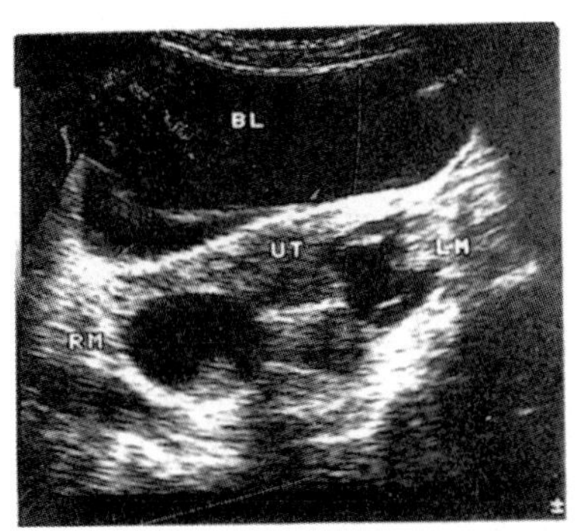

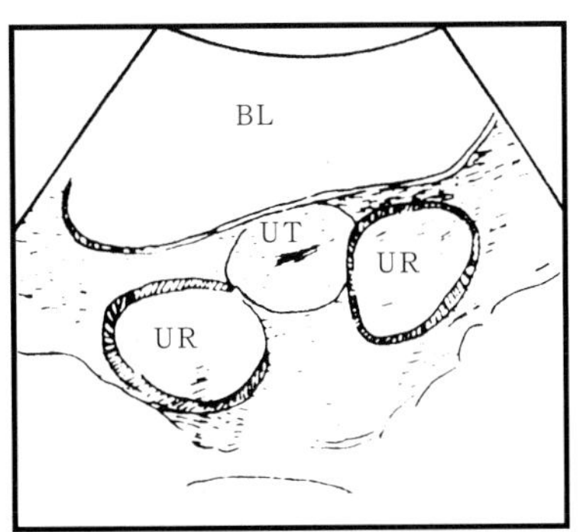

此图所见两侧输尿管继续扩张增大，并见到输尿管内尿液流动及输尿管蠕动

BL-膀胱　UT-子宫

UR-两侧扩张输尿管

图 3-3-8 **子宫两侧扩张输尿管**

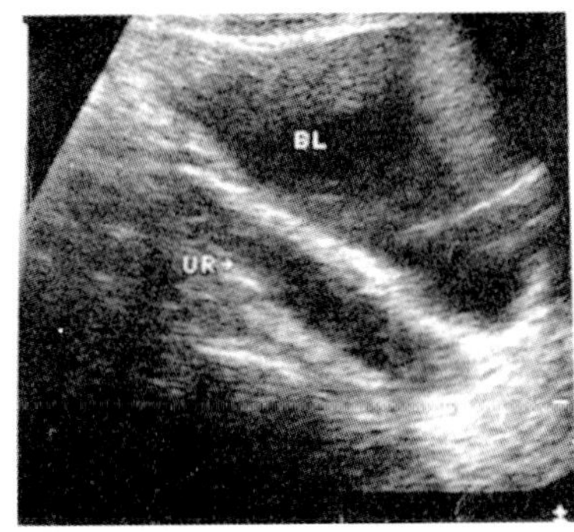

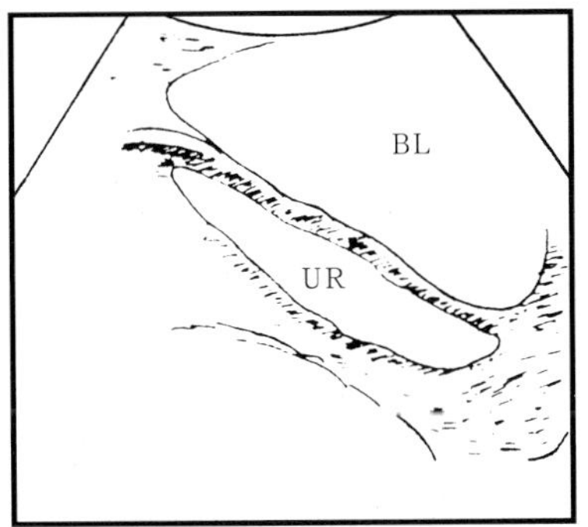

BL-膀胱　UR-扩张的输尿管

图 3-3-9 **上图扩张输尿管的纵切面**

输尿管。正常输尿管不易查到，当有扩张积水时则可看见（图 3-3-6～3-3-9）。

二、盆腔内肠管的超声图像

膀胱排空后，做盆腔扫查，不能获得任何盆腔内脏器的影像，只见云雾状一片（图 3-3-10），这是因为充气的肠管充满下腹，遮挡了盆腔内脏器。当肠管被充盈的膀胱推开后，借助这透声性良好的声窗，则可看清盆腔脏器，但部分肠管仍可在盆腔内看到。子宫的上方和两侧可看到充气或蠕动的肠管，尤其膀胱充盈欠佳时，肠管可掩盖宫底部和两侧附件（图 3-3-11，图 3-3-12）。探头搁置腹部不动，观察片刻则可见肠管的蠕动，以便与肿块鉴别。直肠常含粪便及气体，表现为反光强的团块，其后方常伴有声影，容易与盆腔肿块混淆故须排净大便或洗肠后再做检查（图 3-3-13～3-3-16）。或是将探头横置以光团中点作为中心，将探头慢慢旋转 90°，如为充气直肠则出现一长管状反射强光带，其后方有声影；如为囊性畸胎瘤则旋转后仍为圆形并可找出其囊壁界限

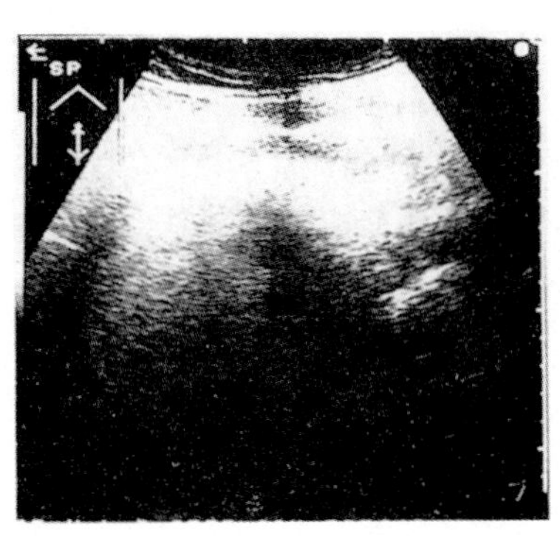

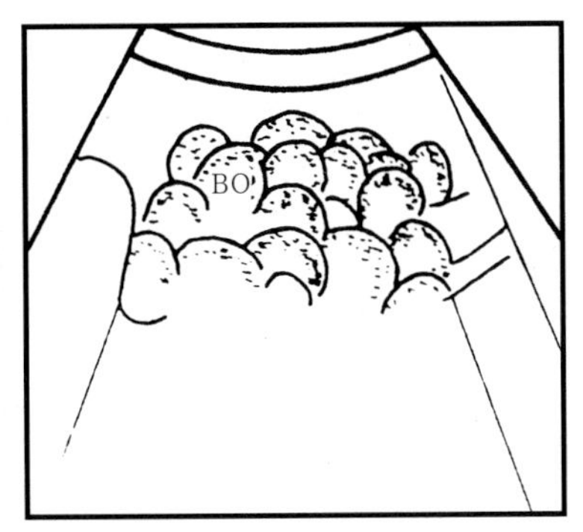

盆腔内器官完全被肠管遮挡

图 3-3-10 **盆腔充满肠管**

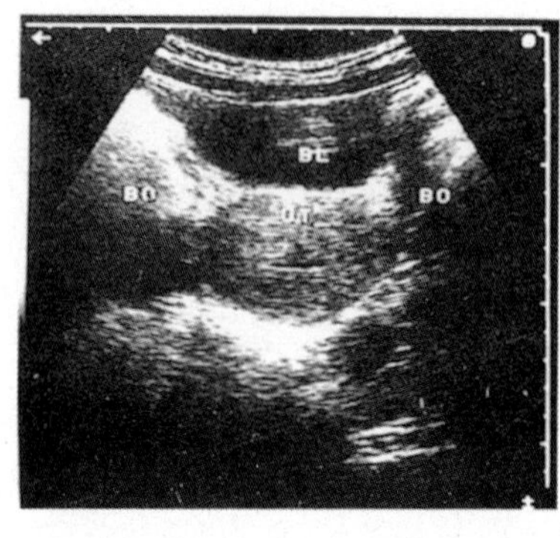

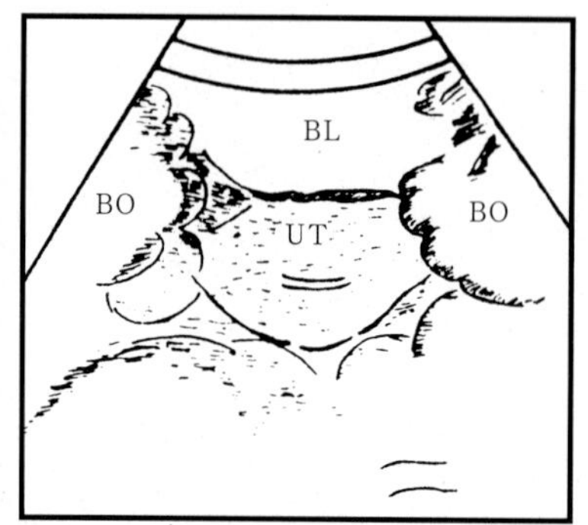

膀胱充盈不佳，未将两侧肠管推开，仅见子宫体横切面，两旁拥有肠管，看不清两侧附件情况

BL-膀胱　UT-子宫

BO-肠管

图 3-3-11　两旁附件被挡

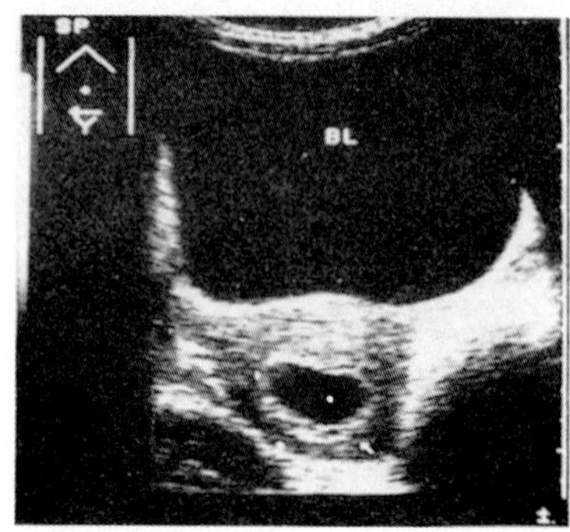

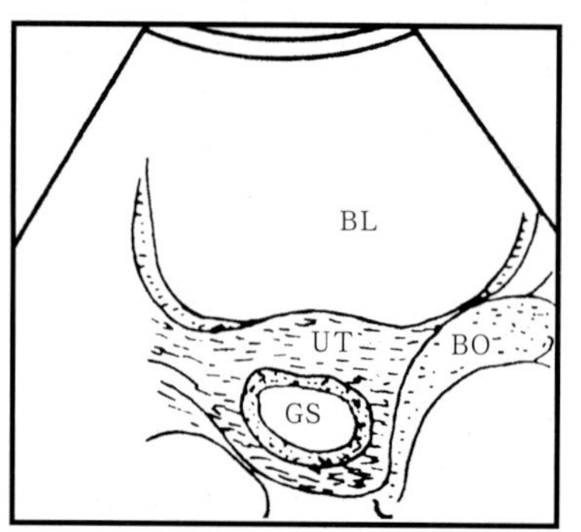

膀胱下方见子宫，内含早孕胎囊，左侧大光团为肠管

BL-膀胱　UT-子宫

GS-胎囊　BO-肠管

图 3-3-12　早孕子宫左旁肠管

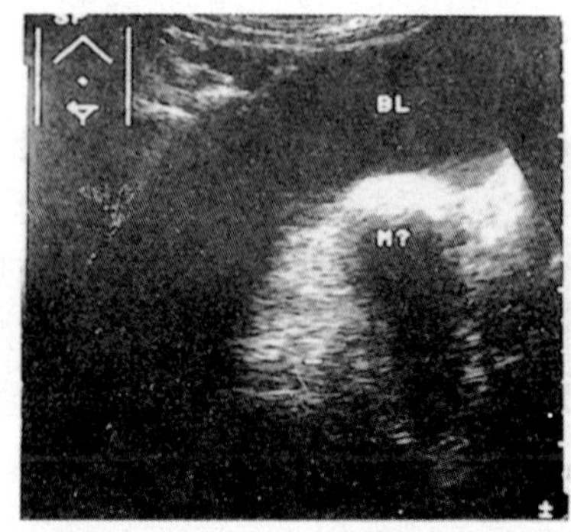

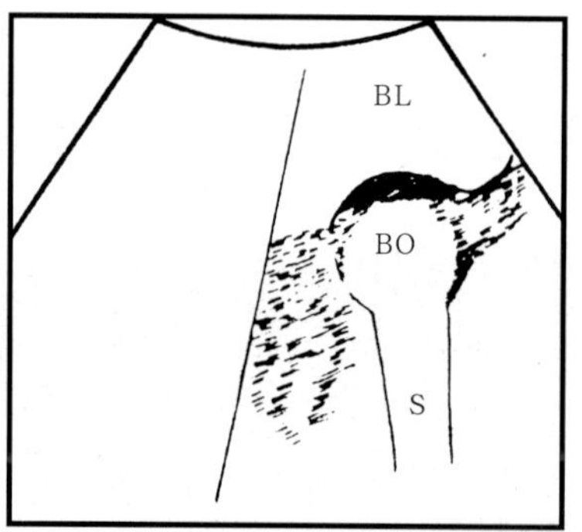

见一月芽状光团，其后方为衰减声影，排净大便后消失，此为肠管

BL-膀胱　BO（M？）-肠团

S-声影

图 3-3-13　在子宫上方横切面

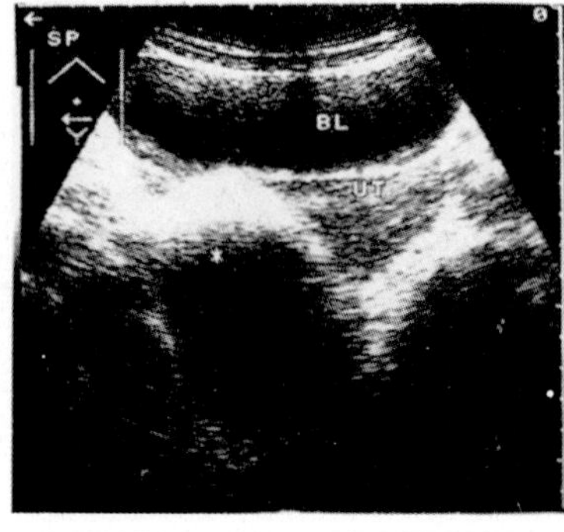

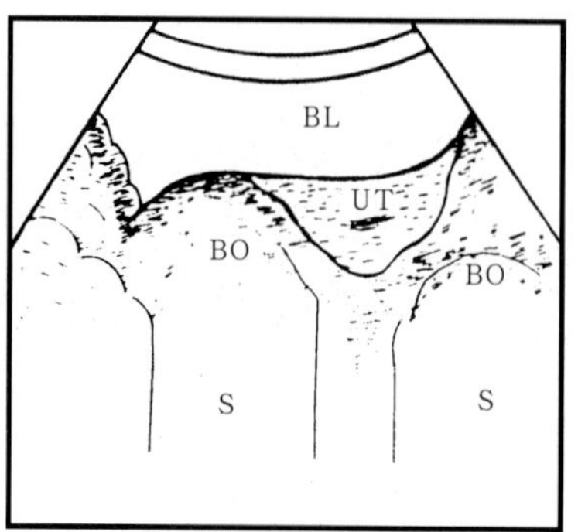

膀胱后方为子宫，偏左，呈三角形，子宫右侧可见一圆形光团，上方为月芽状亮带，其后方为衰减声影，此为充气充便肠管，须与卵巢畸胎瘤鉴别

BL-膀胱　UT-子宫

BO(＊)-肠管　S-声影

图 3-3-14　子宫右旁肠团

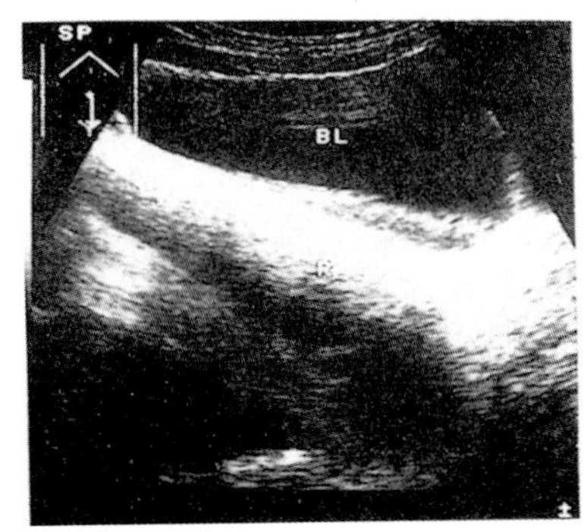

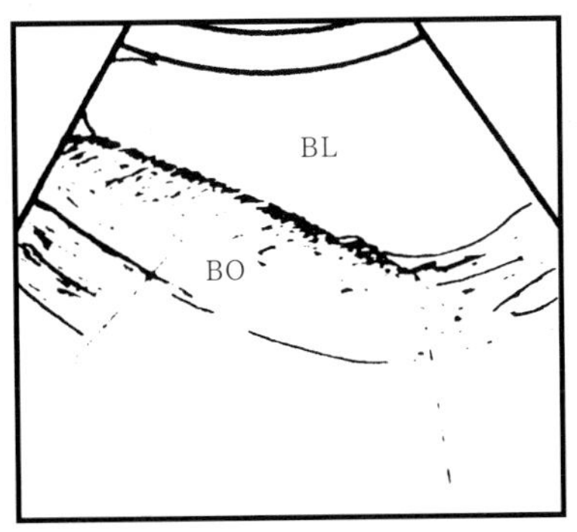

以肠团中心为支点将探头旋转90°后则可见长筒状反光亮的肠管，证实为直肠（充气）

BL-膀胱　BO-充气直肠

图 3-3-15 **充气的直肠**

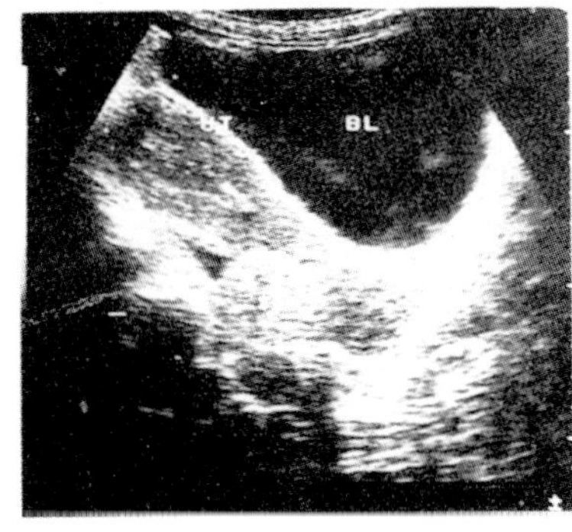

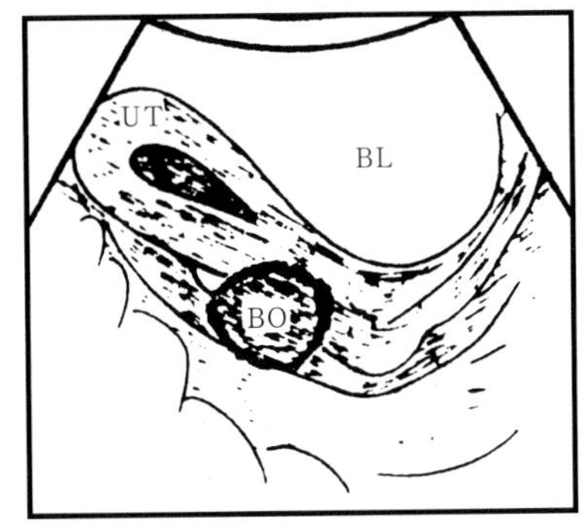

在子宫旁可见一反光较强光团，此为肠团，排便后消失

BL-膀胱　UT-子宫

*（BO）-肠团

图 3-3-16 **子宫旁小肠团**

(图3-3-14)有时在子宫后方可见到不充气的直肠。

三、盆腔内可见血管的超声图像

盆腔内血管颇多，但应用二维超声能看到的血管有髂内动脉与髂外动静脉。近年来彩色多普勒问世对盆腔内血管能查到的范围扩大，例如，子宫血管及卵巢血管均可显示。

髂内血管进入真骨盆后，分布于闭孔内肌中部，斜切时可在卵巢后方见其踪迹，实时超声可见其搏动（彩图3-3-17）。

髂外血管分布于髂腰肌的前中部，横切面检查在卵巢上方可见到，有时误认为异常增大的卵巢，实时扫查亦可见到髂外动脉的搏动（彩图3-3-18，图3-3-19）。

子宫的血流显像。子宫动脉自髂内动脉前干发出，在腹膜后延盆壁下行向内穿过阔韧带基底部；在宫颈内口约2cm处越过输尿管近子宫外侧缓，分为宫体支和宫颈阴道支。超声可见随心动周期闪灼的动脉彩色血流信号和无闪灼的静脉血流。子宫动脉的频谱为高速高阻血流，舒张期可见驼峰和小切迹。阻力指数约为0.8。宫肌内弓形动脉和放射状动脉血流，呈星点状散在分布，子宫内膜血流随月经周期呈周期性变化，晚增生期即可见较丰富螺旋动脉血流显示，分泌期达高

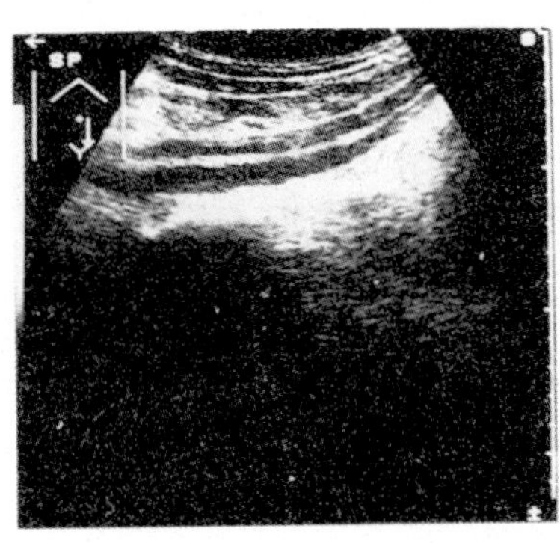

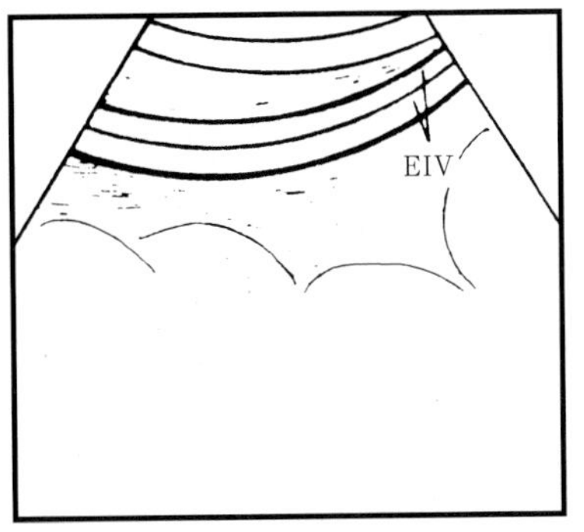

探头置于下腹部一侧，纵切可见髂外动静脉

EIV-髂外血管

图 3-3-19 **髂外血管纵切**

峰，以阴道超声显示更清晰。

四、盆腔内肌肉的超声图像

盆腔内有三对肌肉，组成了真骨盆的衬里，这群肌肉在声像图上为低回声区，可误认为盆腔器官或肿块，应注意避免错误判断（图 3-3-20）。

盆腔肌肉声像图。

1.髂腰肌 为一对扇形肌肉，它构成骨盆内的前侧界，在超声图上很容易识别，此肌中央部有一筋膜壳及神经。纵切面为一条亮线，横切面上为一小光团。

（1）纵切面：将探头斜置于下腹部两侧，探头与髂凹呈平行时，则可见髂腰肌的纵切面为一长带形衰减肌肉，中央贯穿一光条（图 3-3-21）。

（2）横切面：在充盈膀胱的上方两侧，常可见两个椭圆形结构突出，中央有反光强的光团，此为髂腰肌的横切面（图 3-3-22）。

（3）髂窝三角：髂腰肌与腹壁形成一锐角三角间隙，此三角位于髂窝又称髂窝三角，正常时此三角内充满肠管，如腹腔内出现液性物（内出血、腹水、脓液）时，常潴留于此凹内，并出现三角形液性暗区。此髂窝三角的构成：一边为腹

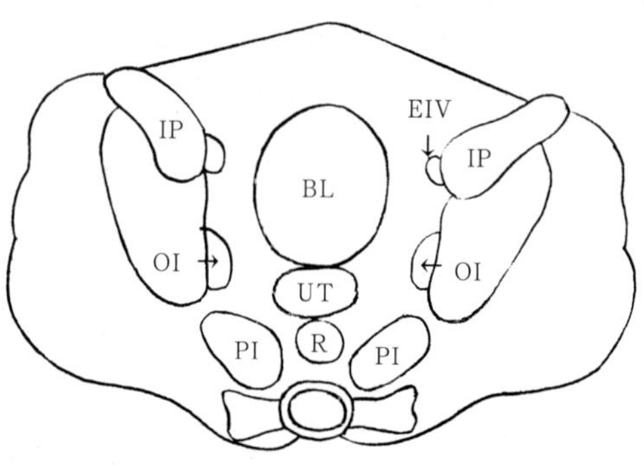

通过中骨盆在骨盆侧壁可见许多组织

BL- 膀胱 UT- 子宫
R- 直肠 IP- 髂腰肌
OI- 闭孔内肌 PI- 梨状肌
EIV- 髂外血管

图 3-3-20 CT 盆腔横切面

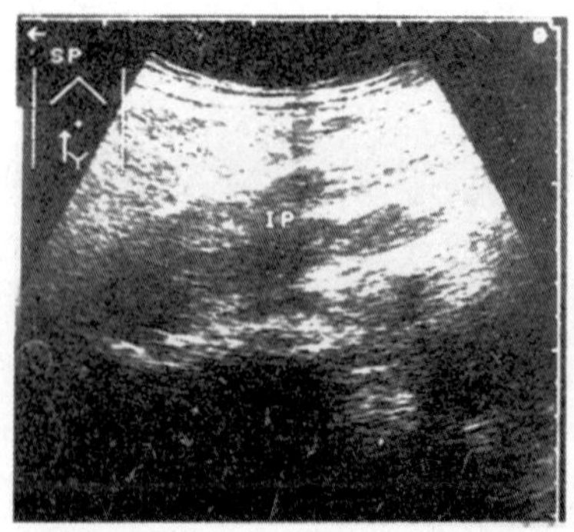

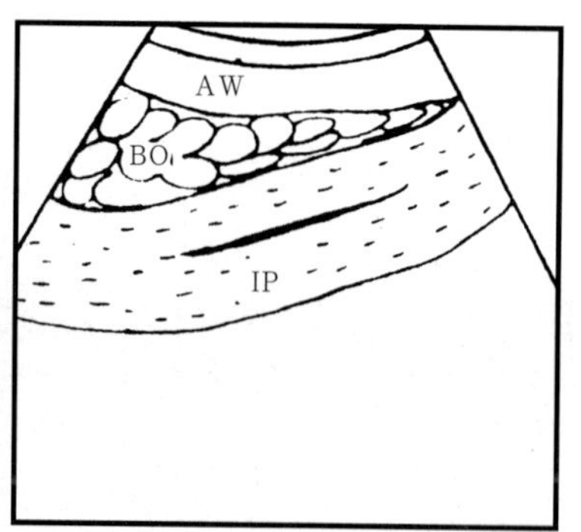

髂窝三角由腹壁与髂腰肌夹角构成，此角为一锐角，内充以肠管，当腹腔有液体时在此角内可出现液性暗区

BO- 肠管 IP- 髂腰肌
AW- 腹壁

图 3-3-21 髂腰肌纵切面及髂窝三角

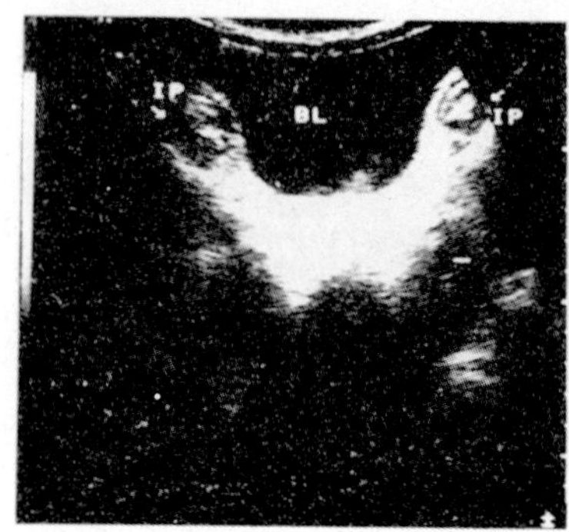

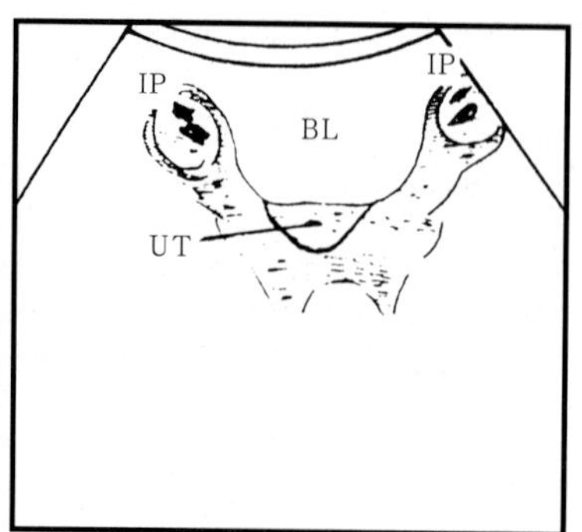

方圆形膀胱的后方可见子宫，膀胱两侧上方有两圆形结构，为髂腰肌，此患者为 5 岁女孩

BL- 膀胱 UT- 子宫
IP- 髂腰肌

图 3-3-22 髂腰肌横切面

壁，一边为髂腰肌，三角的底为漂动的肠管，请病人深呼吸时可见三角形底漂浮肠管进出此髂窝三角区（图3-3-23）。此窝对检查腹腔内有无液体很敏感，尤其卵巢恶性肿物术后复查有无腹水时，为必查区域，极少量液体均可查出（图3-3-24，图3-3-25），但需与髂窝三角内囊肿等相鉴别（图3-3-26～3-3-31）。

2.闭孔内肌 位于小骨盆内侧面，呈扇面形不易查见（图3-3-32）。横切面扫查时，向尾部倾斜10～15°，则可能见到此对肌肉。

3.梨状肌 为三角形一对肌肉，位于小骨盆的后壁。此对肌肉在超声上不易查见，并容易与卵巢相混淆（图3-3-33）。

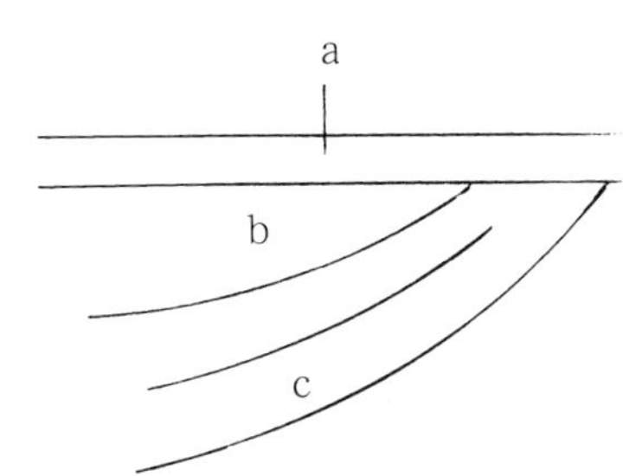

图 3-3-23 髂窝三角的构成示意图

a.腹壁（最内层为腹膜） b.髂窝三角由a.c.形成锐角，三角内充满小肠 c.髂腰肌（带状），此三角为窥测腹腔液体极敏感的地方

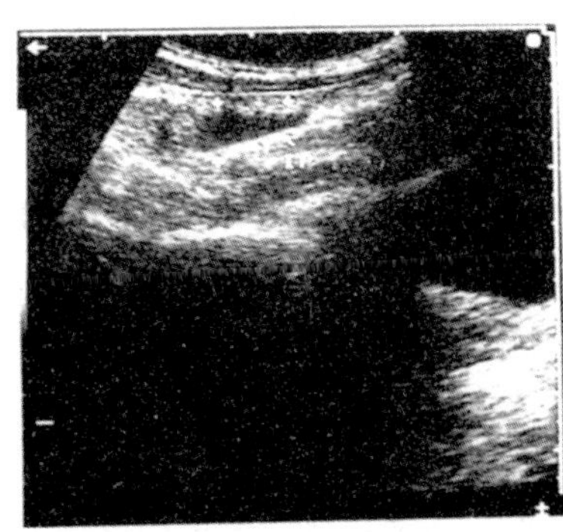

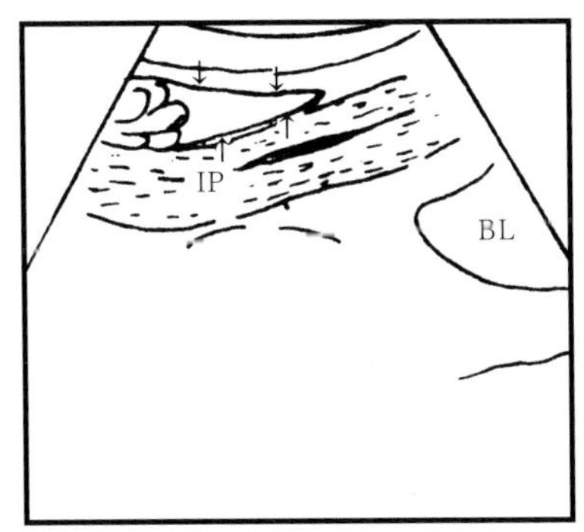

此患者为宫外孕，有少量内出血，呈一液性三角，髂窝上方为腹壁，下方为髂腰肌，底部为肠管，箭头所指为髂窝

IP-髂腰肌 BL-膀胱

↓-髂窝三角内液区为少量血液

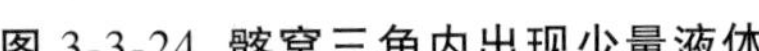

图 3-3-24 髂窝三角内出现少量液体

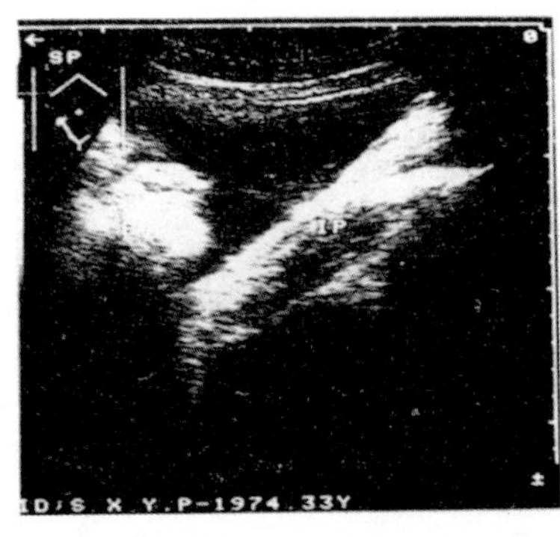

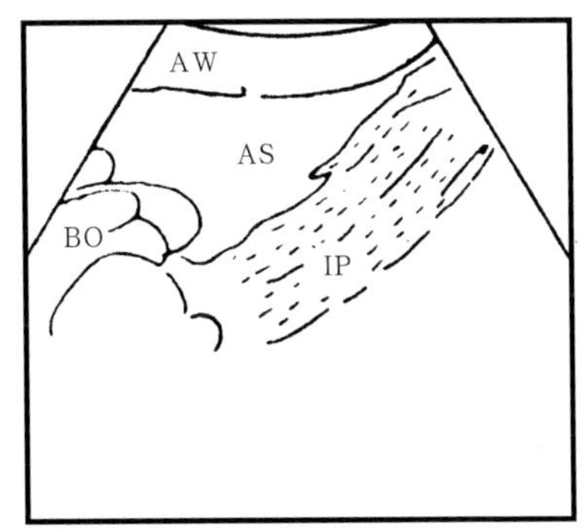

右髂窝三角发现较大量腹水，形成一三角形液性暗区，上边为腹壁，下边为髂腰肌，底部为漂动的肠管，随呼吸上下移动

IP-髂腰肌 BO-肠管

AS-腹水 AW-腹壁

图 3-3-25 右髂窝三角液体

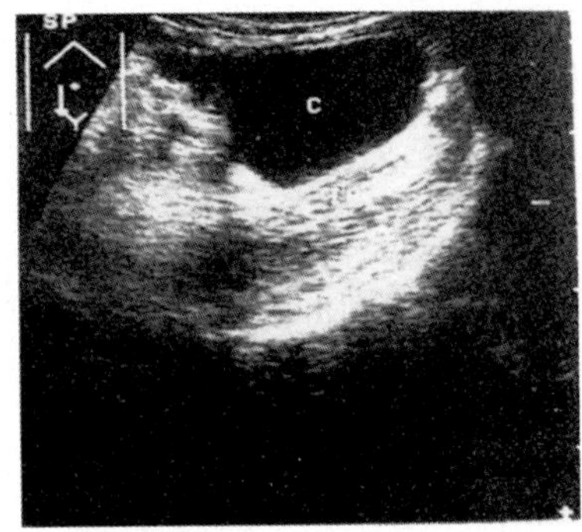

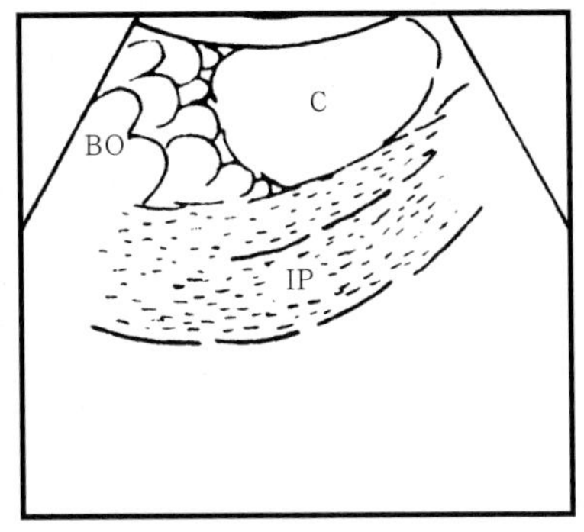

在髂窝内可见一液性囊肿，其与髂窝内液体区别在于随呼吸肠管被囊壁挡着不进入髂窝

BO-肠管 C-囊肿

IP-髂腰肌

图 3-3-26 髂窝内囊性肿物

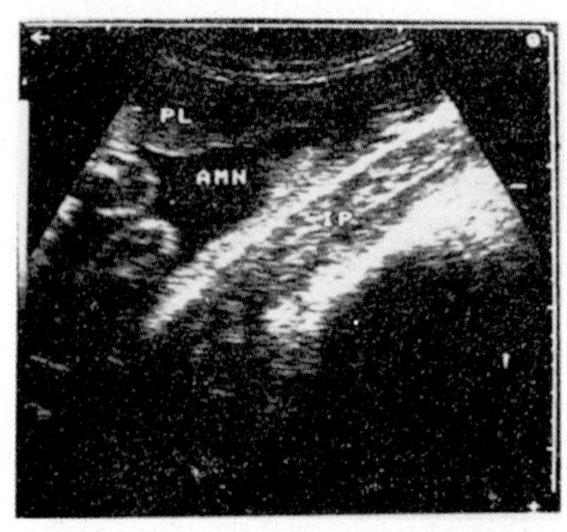

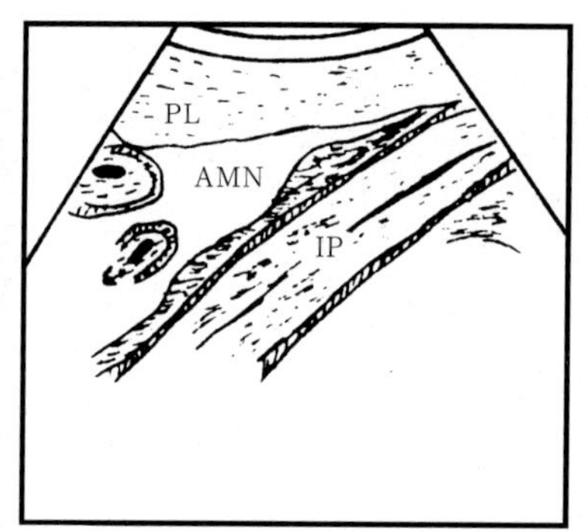

图为孕20周，可在髂窝内看见部分妊娠子宫

PL- 胎盘　AMN- 羊水

IP- 髂腰肌

图 3-3-27 髂窝三角内见部分妊娠子宫

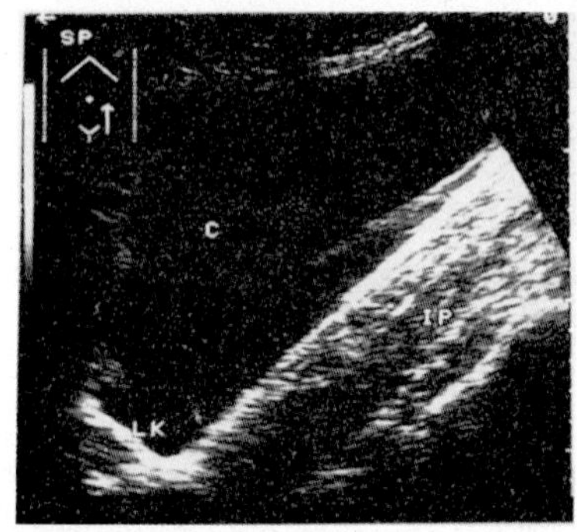

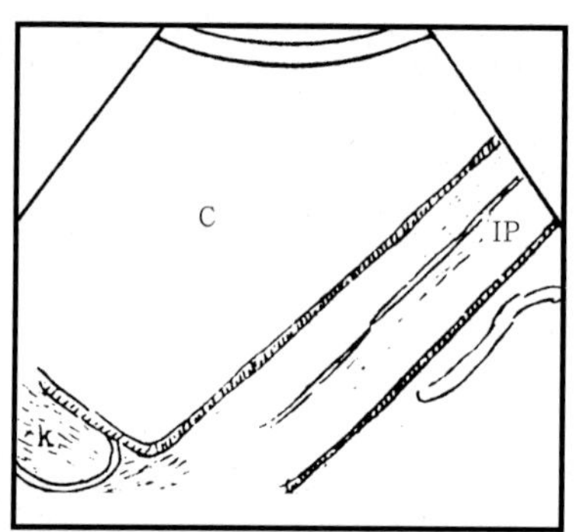

髂窝内见一大囊肿，呼吸时肠管不能进入

IP- 髂腰肌　C- 大囊肿

K- 肾

图 3-3-28 左髂窝三角内见一大囊肿

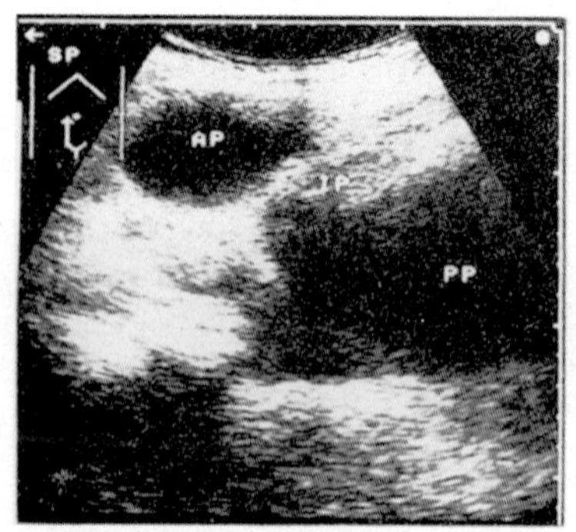

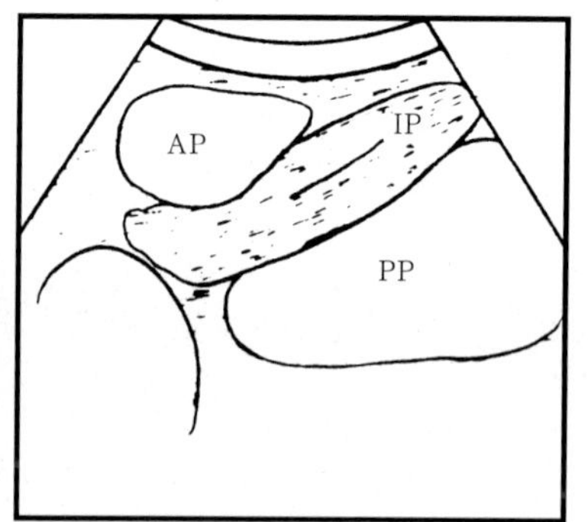

在下腹部旁侧切面，有时膀胱被髂腰肌截成两部分——前袋与后袋，易误认为髂窝内小囊肿

IP- 髂腰肌　AP- 前袋

PP- 后袋

图 3-3-29 髂腰肌将膀胱截成前袋和后袋

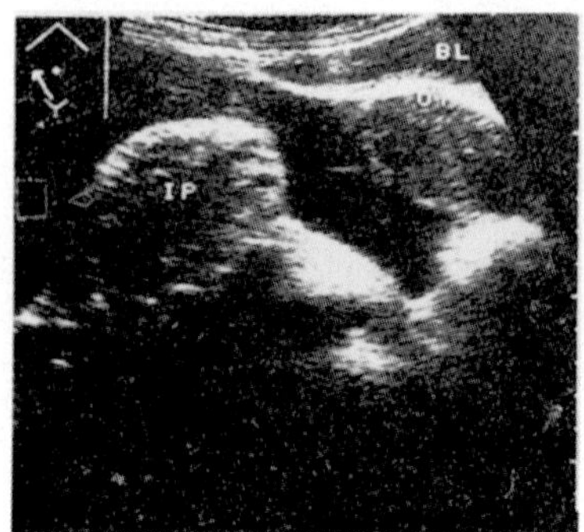

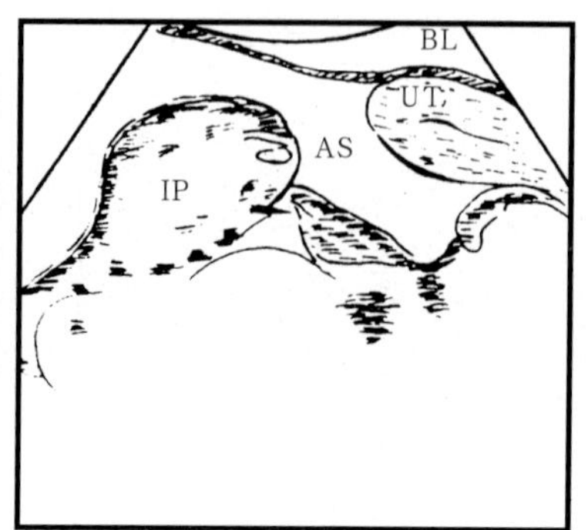

此图为一有腹水病人，在下腹斜切时，在腹水内可见左上子宫和右侧的髂腰肌（易误认为实性肿物）

BL- 膀胱　UT- 子宫

IP- 髂腰肌　AS- 腹水

图 3-3-30 髂腰肌常被误认为包块

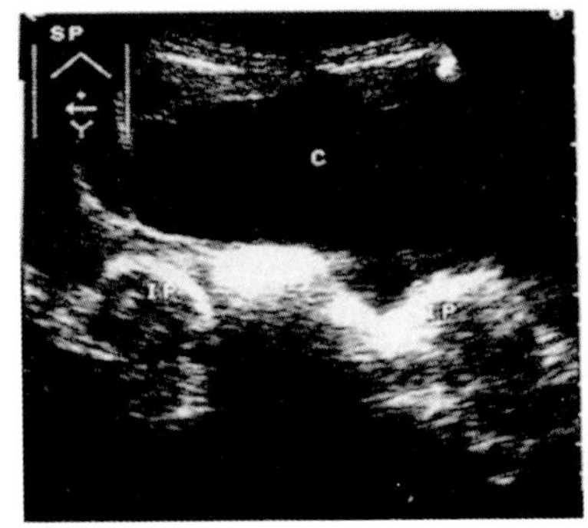

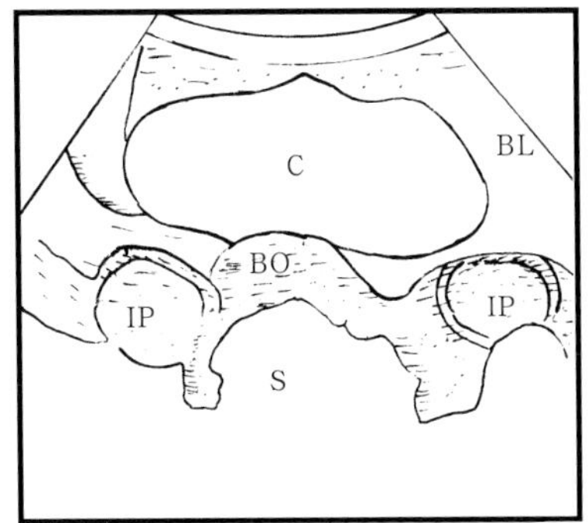

子宫上方有一囊肿，衬托出其下方两侧的髂腰肌横断面

C- 囊肿　BL- 膀胱

BO- 肠管　IP- 髂腰肌

S- 声影

图 3-3-31 **髂腰肌似包块**

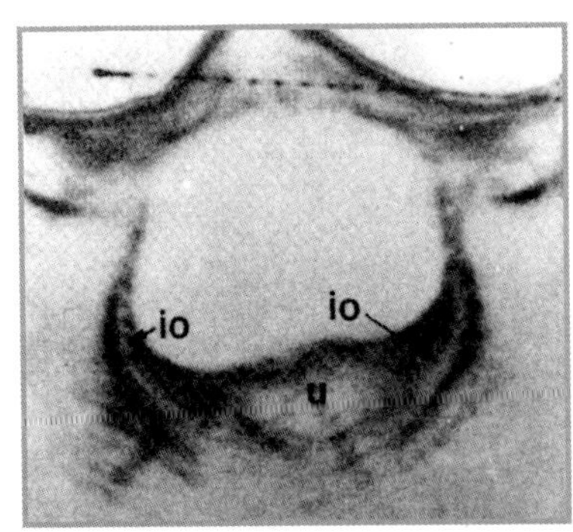

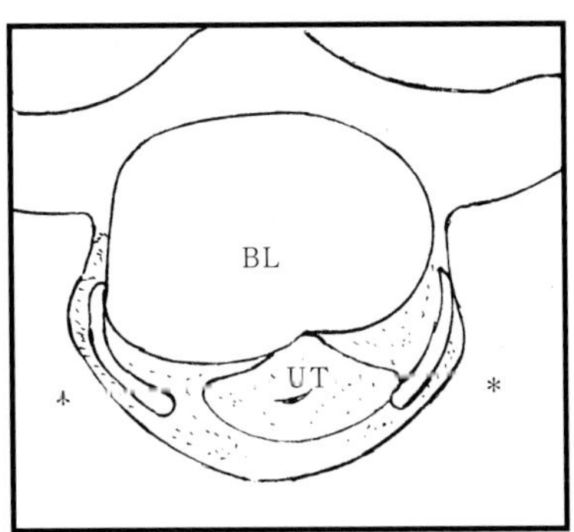

膀胱的横切面，在盆壁的两侧可见一长条形衰减肌肉，此为闭孔内肌

BL- 膀胱　UT- 子宫

IO（＊）- 闭孔内肌

图 3-3-32 **闭孔内肌**

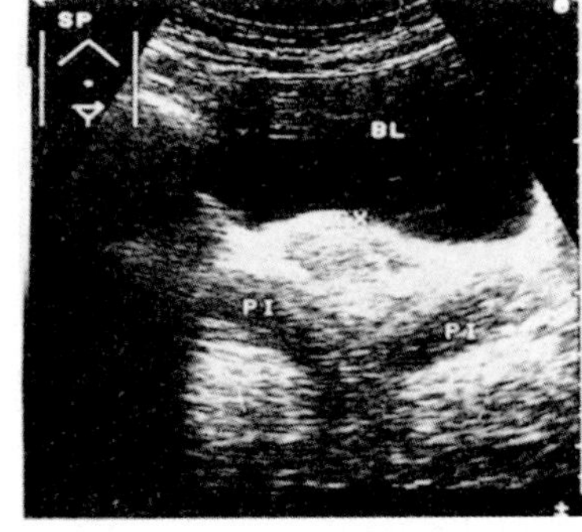

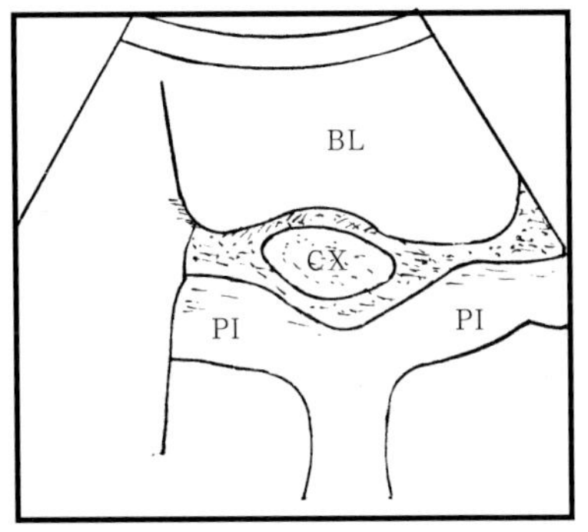

于宫颈下方两侧见两长条衰减肌肉，此为一对梨状肌

BL- 膀胱　CX- 宫颈

PI- 梨状肌

图 3-3-33 **盆腔内梨状肌**

五、盆腔内所见骨界

骶骨及脊柱。

1.纵切面　正中线纵切，子宫后方可见一弯曲反光强的S形的骨界，凹处为骶骨前表面，上行较突起处为骶骨岬，骶骨表面常见一薄层软组织（图 3-3-34～3-3-36）。

2.横切面　沿骶骨上行，越过骶岬，可见腰椎，横切呈∩字形，回声强者为腰椎，其后伴深重声影，脊柱两旁可见腰大肌横切面（图3-3-37～3-3-39）。

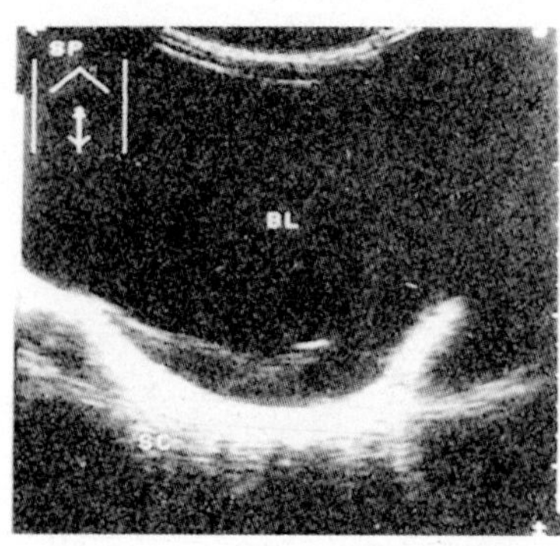

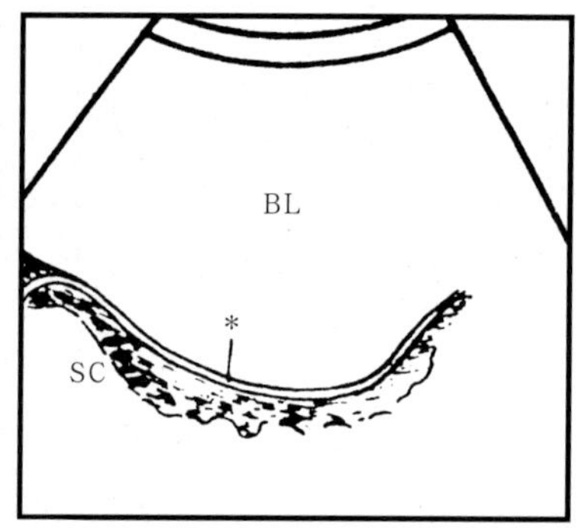

图 3-3-34 骨盆骶骨骨界

此患者为无子宫无阴道，膀胱过度充盈，可见骶骨，呈凹面，上行突起处为骶骨岬，骶骨上方无子宫痕迹可见一薄层软组织

BL-膀胱 SC-骶骨

*-骶骨上软组织

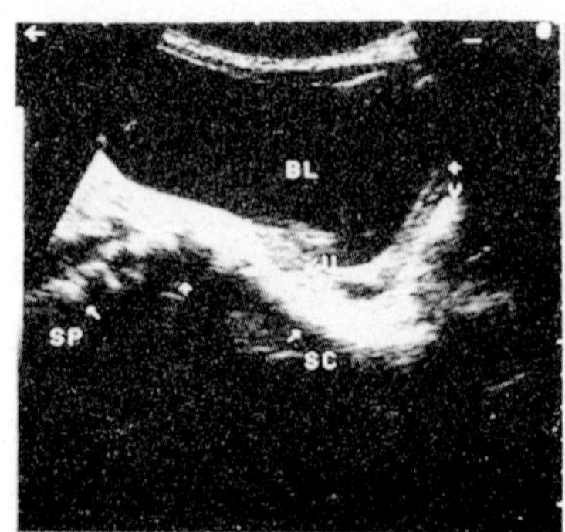

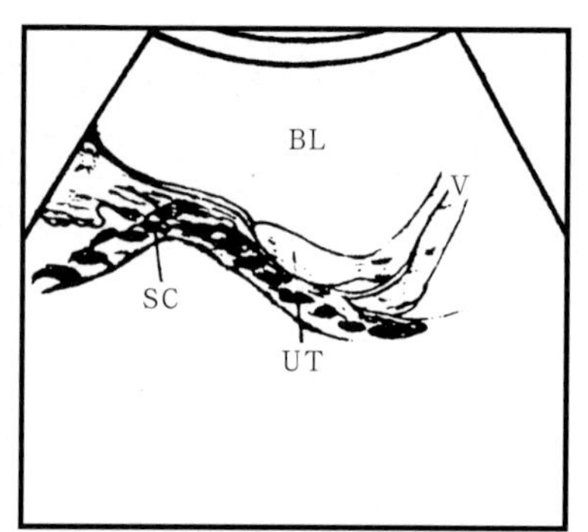

图 3-3-35 骶骨岬与骶骨骨界

患者12岁，可见一较小子宫及阴道，其后方可见隆起骶骨岬，下行为骶骨，上行为腰椎，隆起处为骶骨岬，子宫很小

SC-骶骨 SP-腰椎

UT-子宫 BL-膀胱

V-阴道

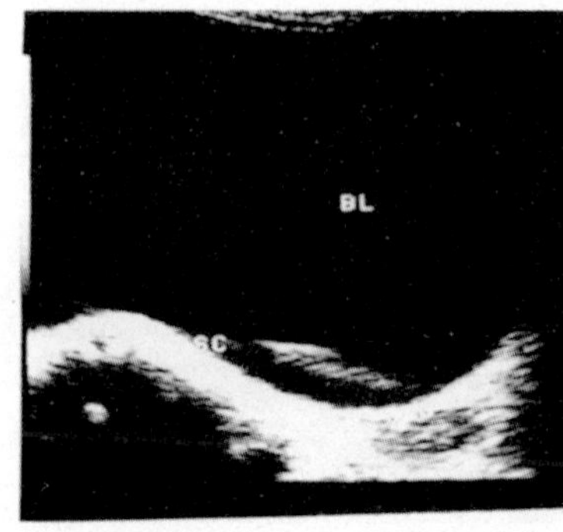

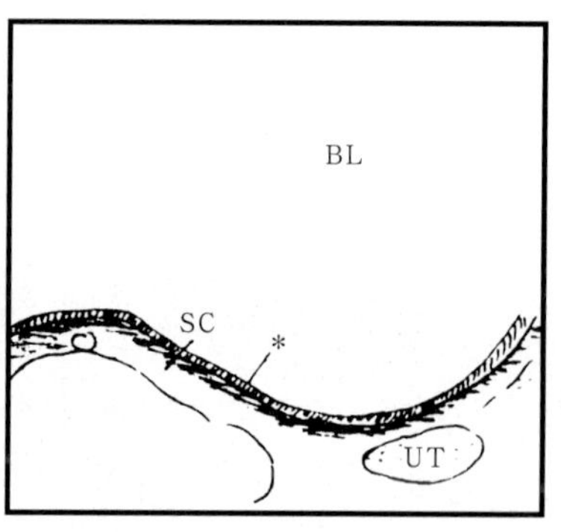

图 3-3-36 骶骨与始基子宫

过度充盈的膀胱后方可见骶骨界限，骶骨有曲度，向上越过骶骨岬呈S形，图中见始基子宫及骶骨与一层软组织

BL-膀胱 UT-子宫

SC-骶骨

*-骶骨上方一层软组织

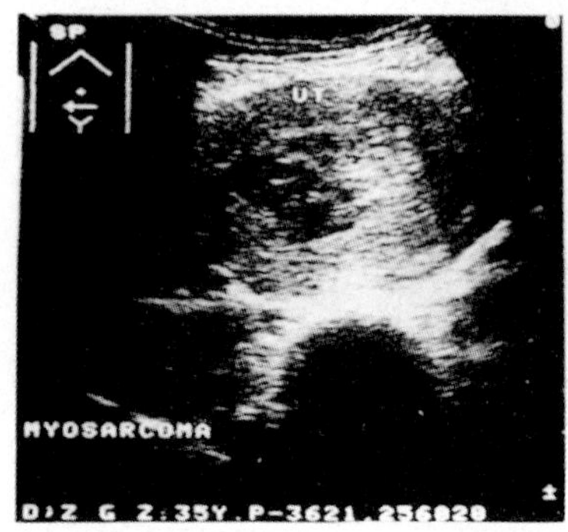

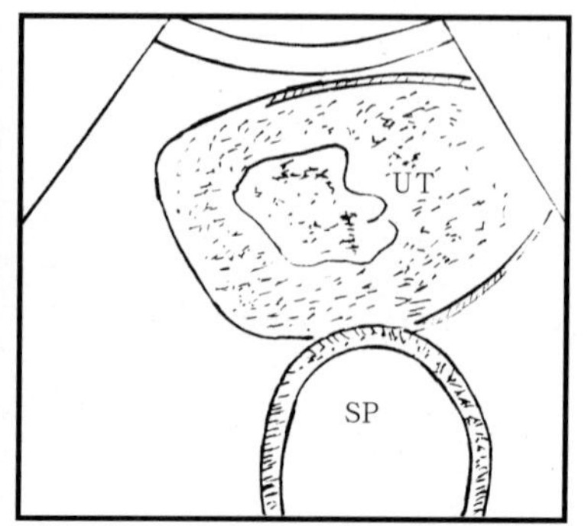

图 3-3-37 脊柱横切面

子宫增大，为子宫肉瘤

SP-脊柱

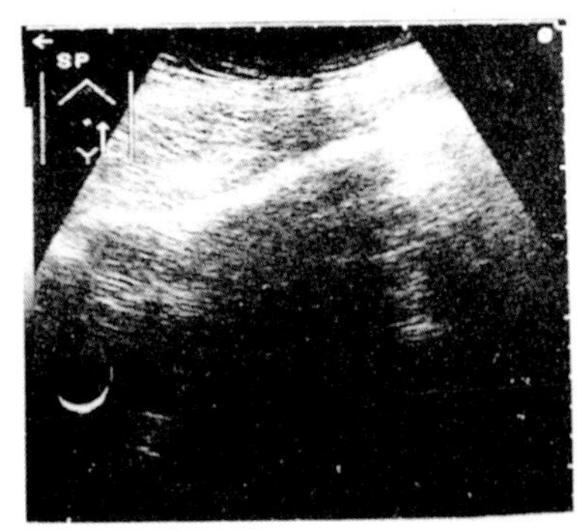

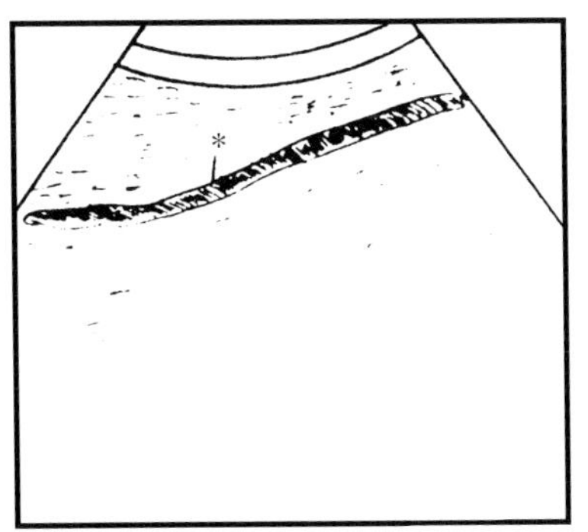

图 3-3-38　**髂骨翼骨界**

为一长条形骨界

＊ - 髂骨翼骨界

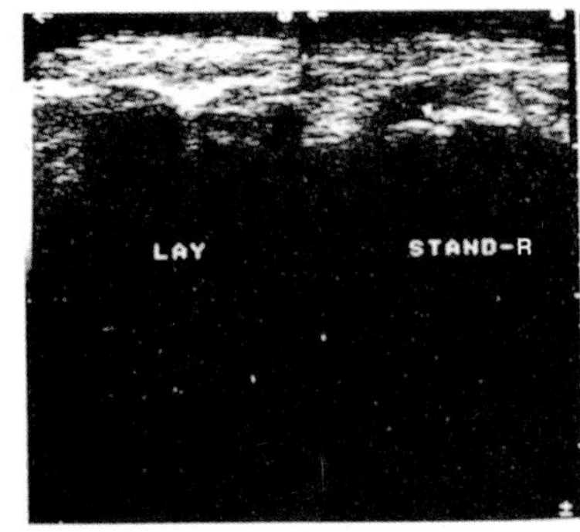

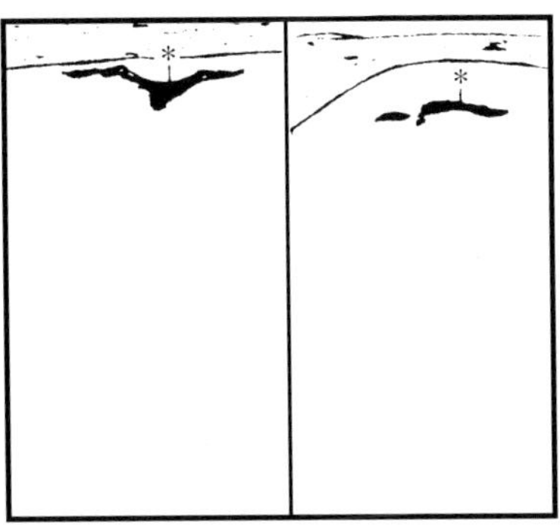

图 3-3-39　**耻骨联合**

将探头横置于耻骨联合上检查耻骨联合弛缓，上图为一晚期妊娠孕妇，有耻骨联合及腿痛，行动困难，左图为仰卧检查，耻骨联合分离大于 1 厘米。右图令孕妇右腿站立，左腿悬起，可见左耻骨升高。

LAY- 仰卧位

STAND-R- 右腿站立

＊ - 耻骨联合

2

第二篇

产　科

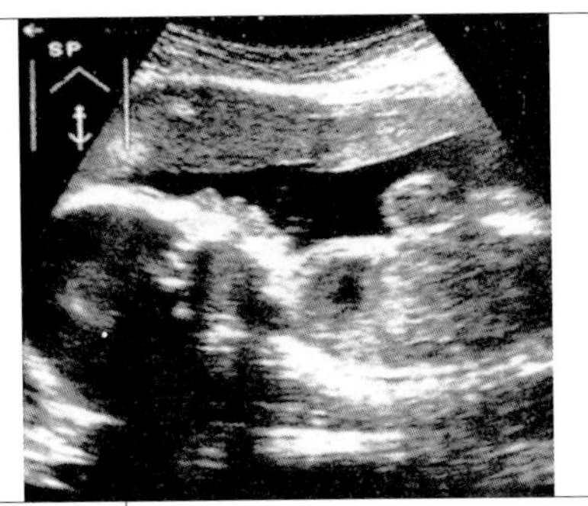

第四章 生理产科

- 早期妊娠及其超声图像
- 中晚期妊娠及其超声图像
- 超声推测胎龄的方法
- 超声诊断胎位的方法
- 胎儿附属结构的超声图像

第一节　早期妊娠及其超声图像

一、胚胎的发育

妊娠是个相当复杂的过程，卵子受精后进入宫腔，胚胎及其附属物生长发育直至成熟。胚胎的生长及各器官的发育，均受内外因素的影响。胎儿的发育异常及畸形在胚胎早期即已形成，但是往往在分娩后才被发现。近年来，随着超声检查的产前应用以及细胞遗传学的检验，开始扭转了这种局面，现已能做到早期诊断，早期中断妊娠，达到优生的目的。妊娠期的三个阶段是：

1.孕卵期　自卵子受精至孕着床称为孕卵期，约经历2周时间。卵子受精后，不断分裂，约3～4天形成桑椹胚（图4-1-1），第五天进入宫腔。接着，桑椹胎中间出现一空腔，内含少量液体称为胚外体腔（图4-1-2）。在胚外体腔外围绕一层滋养细胞，是胎盘的前身。受精卵在宫腔内游离约3～4天，开始着床。此期间在超声图像上尚不能显示。

2.胚胎期　受精卵着床后称为胚胎，此期约经历5周，为器官发育期（图4-1-3～4-1-5）。各器官开始分化发育。胚胎期易发生各种畸形。卵子受精后2周，滋养层内面细胞群迅速分裂、分化、形成两个囊腔，其中充满液体，一为羊膜囊，另一为卵黄囊。两囊相贴处的细胞层称为胚盘，此为胎体发生的始基。二囊与胚盘悬于囊胚液中。此后卵黄囊萎缩而羊膜囊扩大，充满于胚外体腔内。胚胎则悬于羊水中。此期应用超声检查已可显示早期胎囊。

3.胎儿期　自孕9周至分娩，称为胎儿期（图4-1-6）。孕9周可在声像图中看到胎头、胎体、肢体等结构。自此期后胎儿畸形发生率减少，胚胎期已形成的畸形，则在此期后逐渐表现出来。

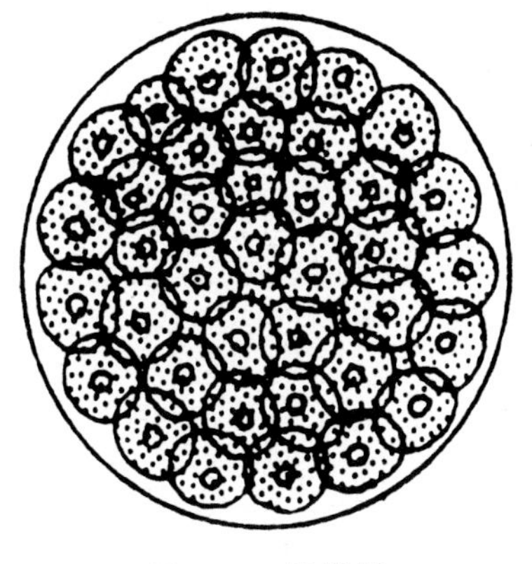

图4-1-1　桑椹期

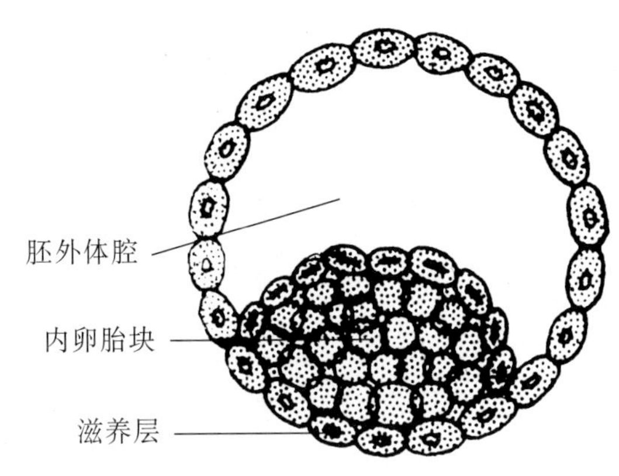

图4-1-2　囊胚期

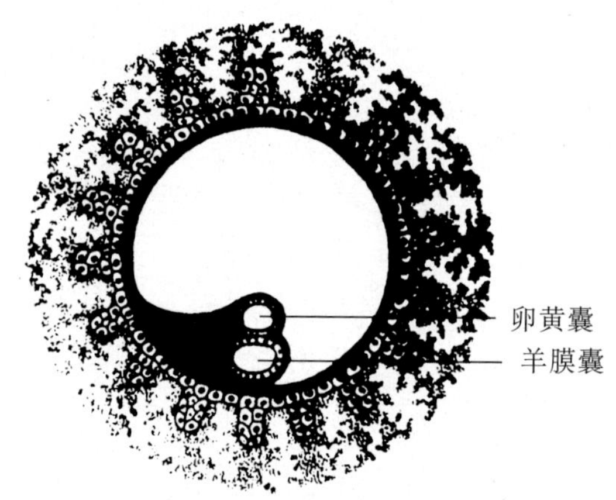

图 4-1-3 胚胎期

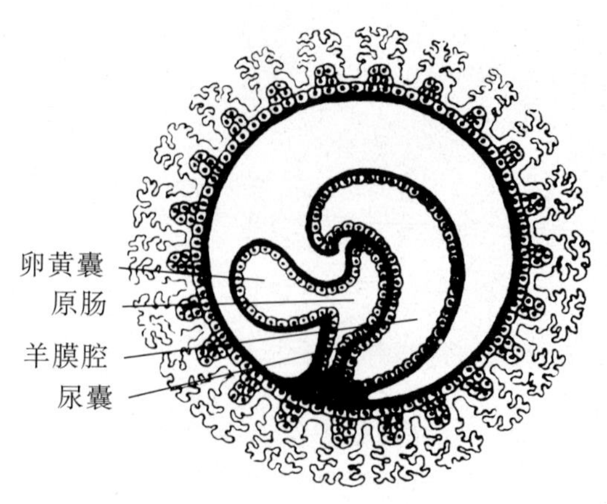

图 4-1-4 胚胎期

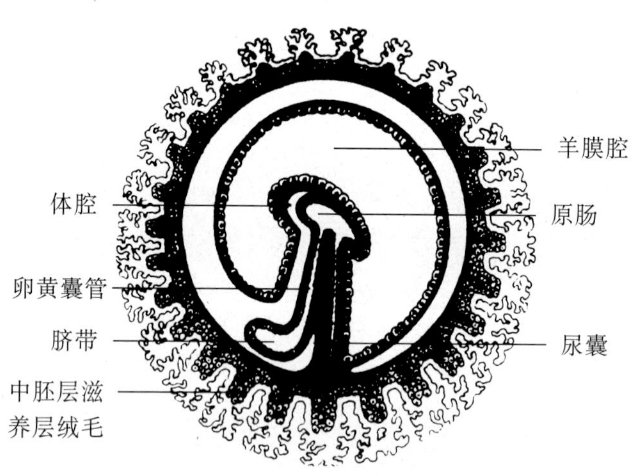

图 4-1-5 胚胎期

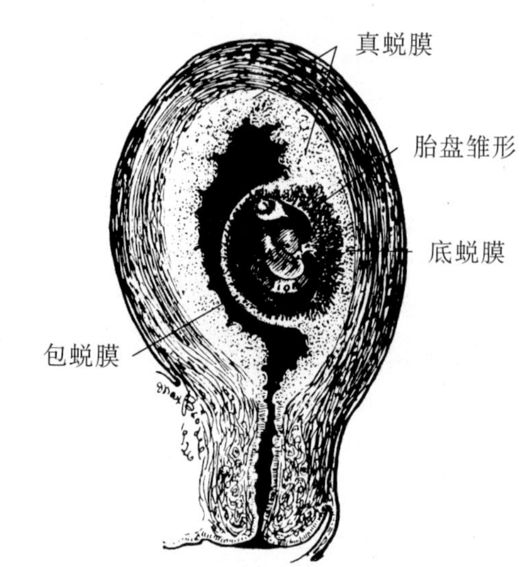

图 4-1-6 胎儿期

表 4-1 早期妊娠胎儿发育过程及超声所见

妊娠周数	胎儿大小（cm）	特 点	超声所见
4 周	0.2	受精卵刚完成着床，羊膜腔才形成，体积很小	超声看不清妊娠迹象
5 周	0.4	进入胚胎期，羊膜腔扩大，原始心血管出现，可有搏动	可看见小胎囊，胎囊约占宫腔不到1/4，或可见胎芽
6 周	0.85	胎儿头部、脑泡、颜面器官、呼吸、消化、神经等器官分化	胎囊清晰可见，并见胎芽及胎心搏动，可见卵巢囊
7 周	1.33	胚胎已具有人雏形，体节已全部分化，四肢分出，各系统进一步发育	清楚看到胎芽及胎心跳，胎囊约占宫腔的1/3
8 周	1.66	胎形已定，可分出胎头、体及四肢，胎头大于躯干	胎囊约占宫腔1/2，胎儿形态及胎动清楚可见
9 周	2.15	胎儿各部表现更清晰，头颅开始钙化、胎盘开始发育	胎囊几乎占满宫腔，胎儿轮廓更清晰，胎盘开始出现
10 周	2.83	胎儿各器官均已形成，胎盘雏形形成	可见，月芽形胎盘胎儿活跃在羊水中
11 周	3.62	胎儿各器官进一步发育，胎盘发育	胎盘清晰可见
12 周	4	外生殖器初步发育，如有畸形可以表现，头颅钙化更趋完善	颅骨光环清楚，可测双顶径，明显的畸形可以诊断

二、早期妊娠超声诊断

子宫增大，饱满，子宫动脉保持高阻力低舒张期成分的频谱特征，左右两侧血流量不一致。宫腔内近宫底部出现强回声环呈圆形或椭圆形、光亮、完整，一侧可见较丰富的血流信号。孕6周后可见胎芽。

早期妊娠各孕周出现的结构：

孕5周宫内出现胎囊，胎囊呈强回声环状，中央无回声区为羊膜腔，此期胎囊占据宫腔约1/4（图4-1-7）；孕6周胎囊占据宫腔约1/3，胎芽出现；孕7～8周胎囊占据宫腔的一半，可见原始心血管搏动及胎动，孕6周常可见卵黄囊直至孕11周消失（图4-1-8，图4-1-9）；孕9周胎盘雏形出现，彩色多普勒及能量多普勒可见丰富的血流信号（彩图4-1-10～4-1-12）。

孕10周，胎囊占据整个宫腔，胎儿心跳及胎动均可看到，胎儿头颅部可见但尚不能测量双顶径，直至孕11～12周颅骨显示清晰，可测量双顶径。内脏可见胃与膀胱，脑组织周围见液体围绕，此时彩色多普勒显示脐血流并可测得其无舒张期成分的动脉频谱。

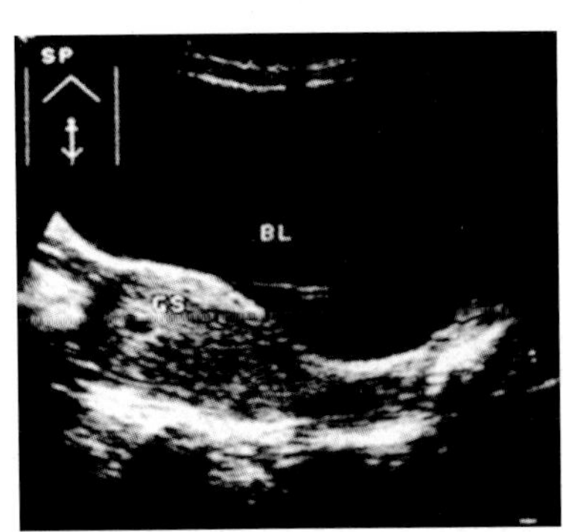

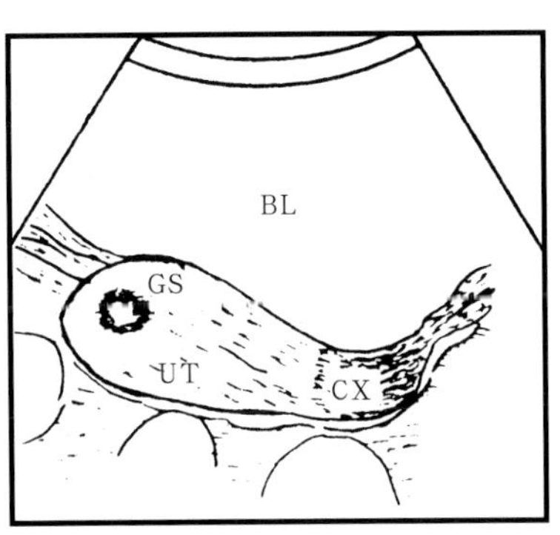

宫底见一圆环形早早期胎囊，尚未见胎芽（早早孕为孕40天以前胎芽尚未出现）

UT-子宫　GS-胎囊

CX-宫颈　BL-膀胱

图4-1-7　孕4周$^{+6}$子宫纵切面

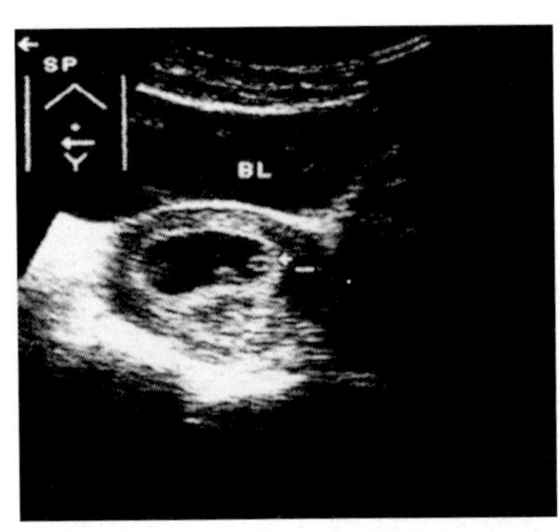

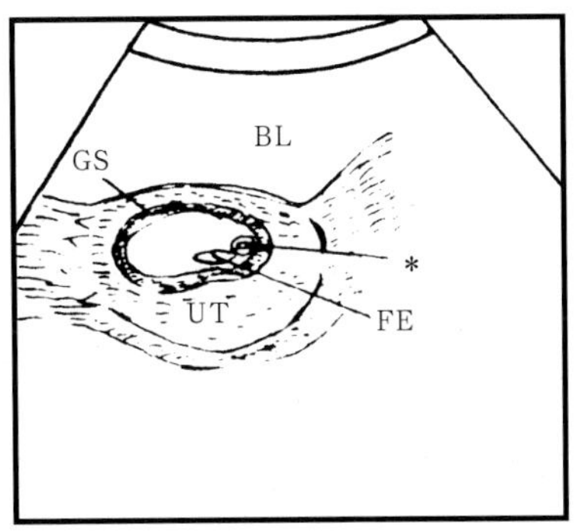

胎囊内可见胎芽及卵黄囊

BL-膀胱　GS-胎囊

UT-子宫　FE-胎芽

*-卵黄囊

图4-1-8　孕9周子宫横切面

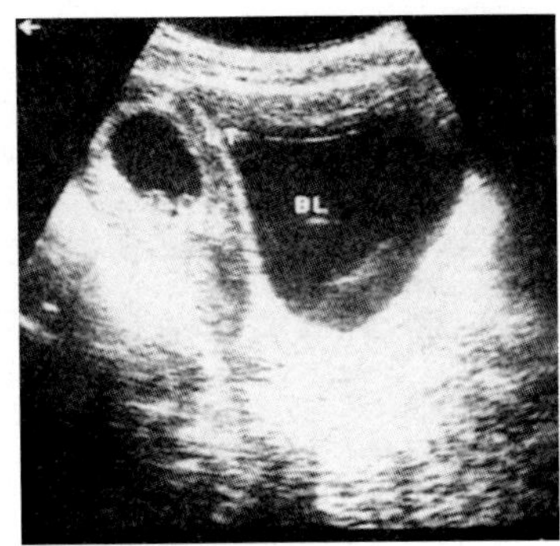

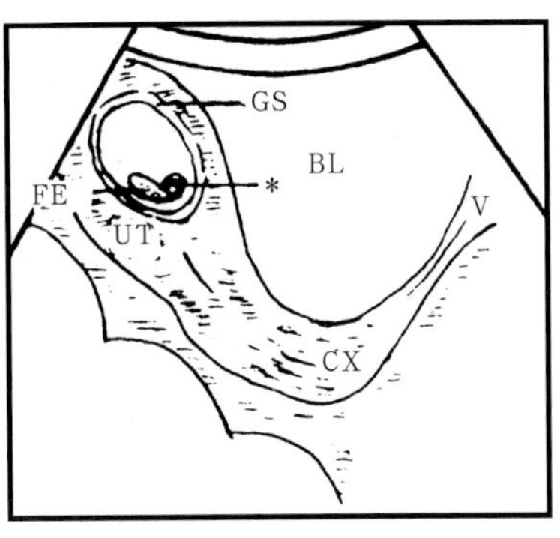

胎囊内含胎芽，其下方可见卵黄囊

UT-子宫　BL-膀胱

*-卵黄囊　FE-胎儿

CX-宫颈　GS-胎囊

V-阴道

图4-1-9　孕9周子宫纵切面

第二节 中晚期妊娠及其超声图像

随着超声图像分辨率的提高，胎儿的整体、各个部位及各个器官，多可由超声清晰显示。

应用实时超声对胎儿的发育成长可获得动态的认识。熟悉正常胎儿的解剖，对识别异常胎儿是有利的。

一、胎儿头颅

自孕9周胎儿颅骨开始钙质沉着，但声像图尚看不到清晰的颅骨头环，孕12周以后，钙化较完全，能看清头颅轮廓（图4-2-1，图4-2-2）。此时可开始测量双顶径，直至足月胎儿颅骨为一椭圆形、完整的强回声环（图4-2-3），骨壁厚度一般不超过3mm。颅内结构可见。转动探头，可见胎儿颜面骨、两眼眶及中央鼻骨（图4-2-4，图4-2-5，彩图4-2-10），当胎儿仰卧位时则可见上下颌骨，在角度合适时以羊水作为衬托则可看见头部软组织如鼻、耳、口唇（图4-2-6，图4-2-7）、头皮（图4-2-8）及胎耳（图4-2-9）。

在二维图像清晰显示双顶径平面基础上，运

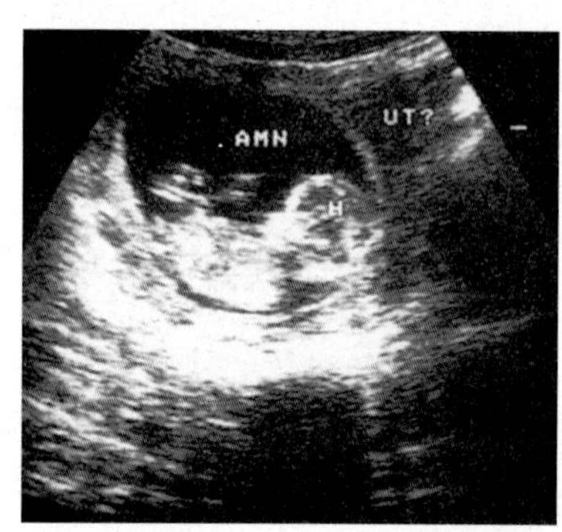

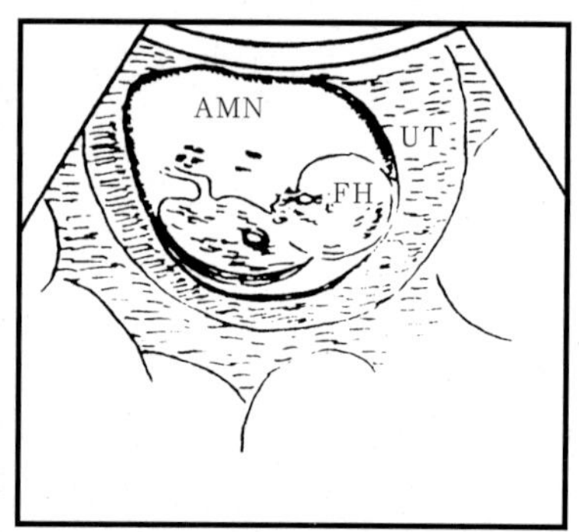

羊膜腔内可见一仰卧的胎儿，其后方为初期胎盘，可见胎儿躯体，脐带

UT- 子宫 FH- 胎头

AMN- 羊水

图4-2-1 孕13周横切面

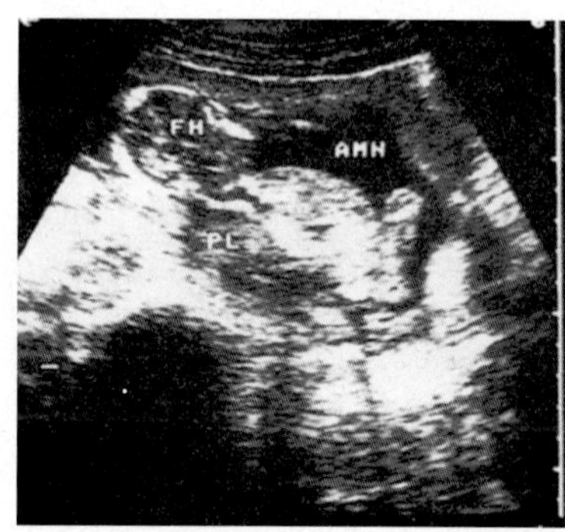

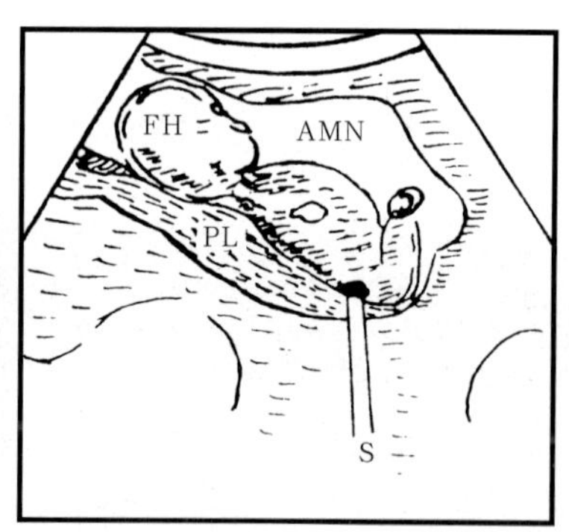

宫腔内可见一仰卧位胎儿，可见胎头、躯体、下肢

FH- 胎头 PL- 胎盘

AMN- 羊水 S- 声影

图4-2-2 孕15周纵切面

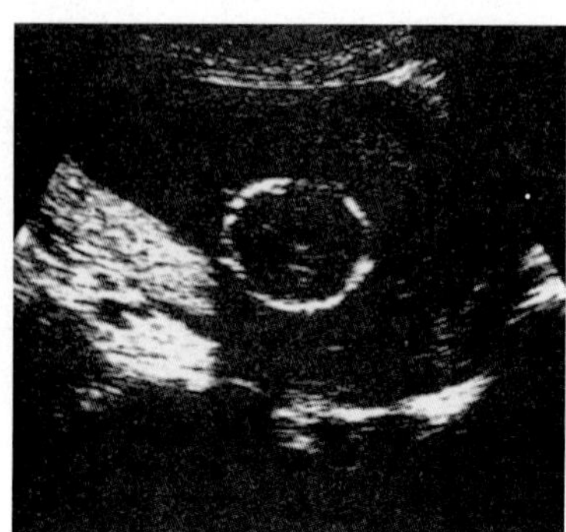
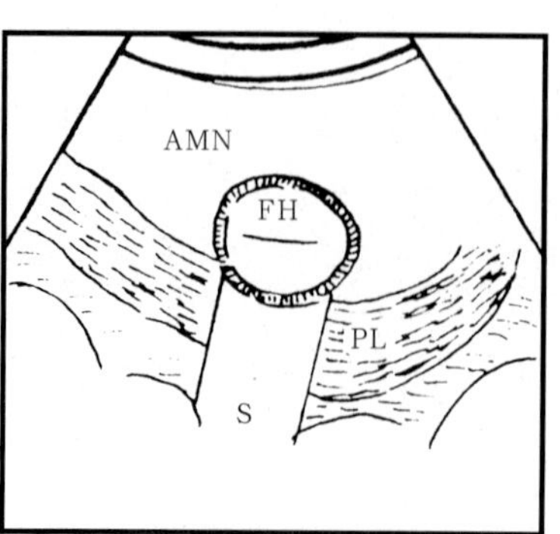

孕12周$^{+5}$宫腔内可见清晰颅骨

FH- 胎头 S- 声影

PL- 胎盘 AMN- 羊水

图4-2-3 颅骨

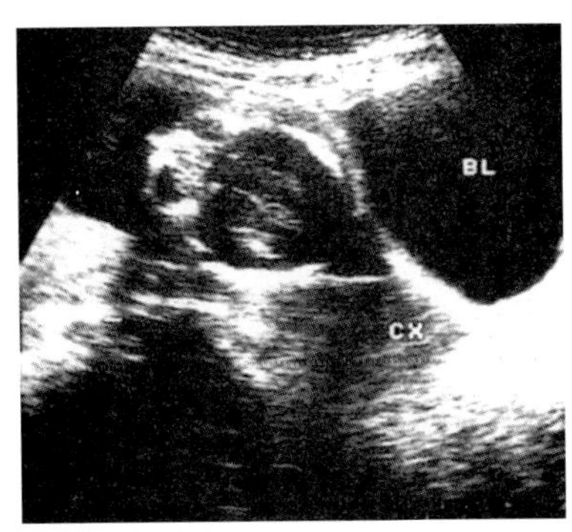

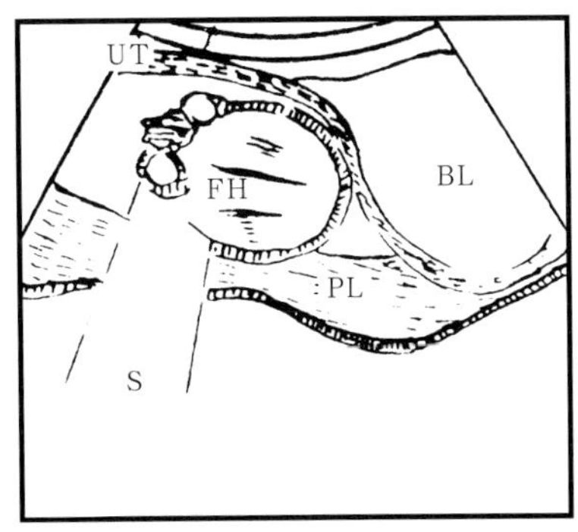

图 4-2-4　眼眶及鼻骨

孕21周，宫内可见颅骨，其侧方可见两眼眶及鼻骨

BL- 膀胱　PL- 胎盘

UT- 子宫　S- 声影

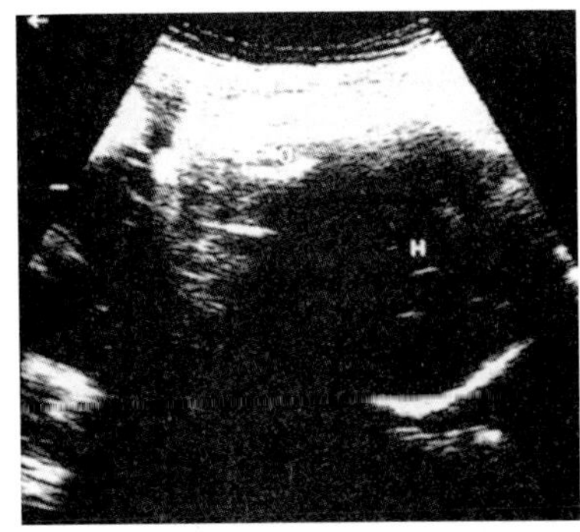

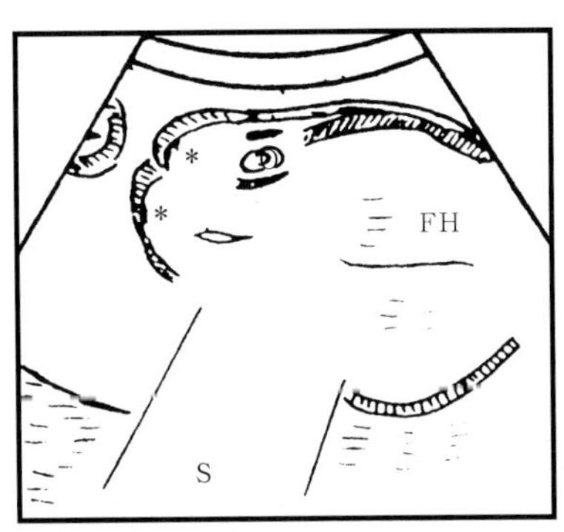

图 4-2-5　胎儿颜面

孕 40 周，宫腔内见胎头及眼眶、上颌、下颌

FH- 胎头　S- 声影

＊＊- 上颌及下颌　O- 眼眶

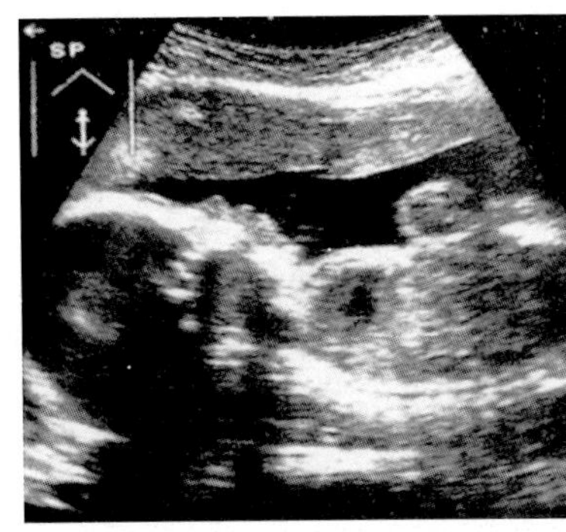

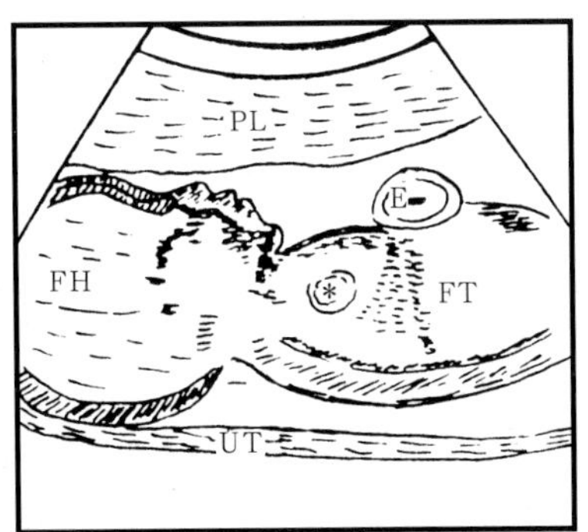

图 4-2-6　孕 25 周纵切面

宫腔内可见一仰卧位胎儿，胎儿鼻、唇等很清楚，此外胎儿躯体、脊柱、心脏、肢体均可见

FH- 胎头　PL- 胎盘

FT- 躯体　UT- 子宫

E- 肢体　＊- 心脏

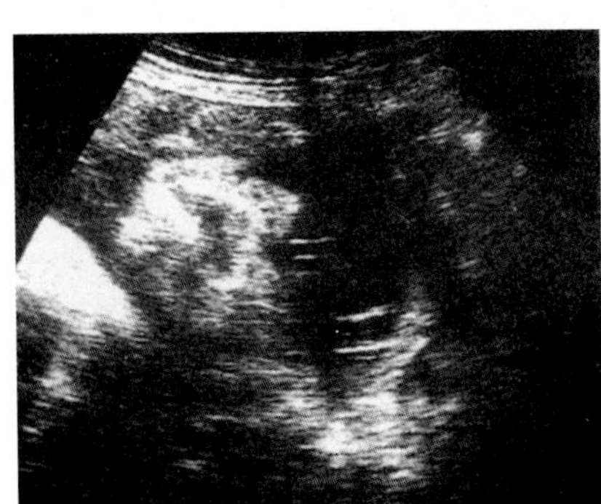

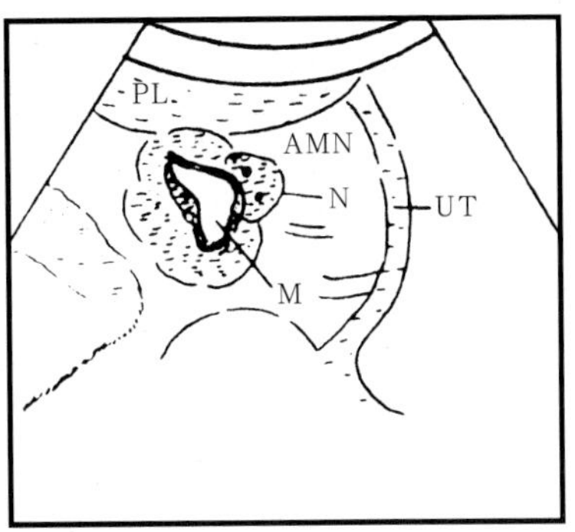

图 4-2-7　胎儿唇鼻

孕38周，在适合的角度及足够羊水衬托可见胎儿鼻、鼻孔、口唇、两颊

UT- 子宫　PL- 胎盘

N- 鼻及两鼻孔　M- 口唇

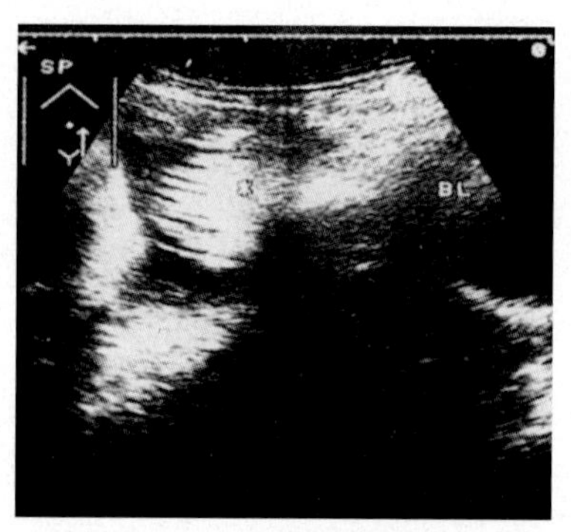

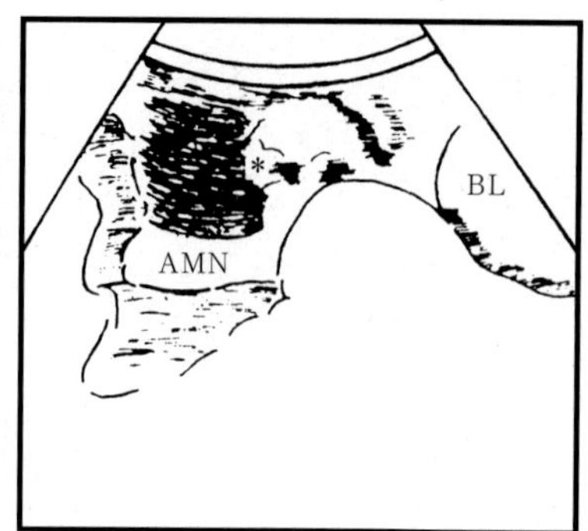

胎发漂浮在羊水内
BL-膀胱　AMN-羊水
*-胎发

图 4-2-8 孕 40 周胎儿头发

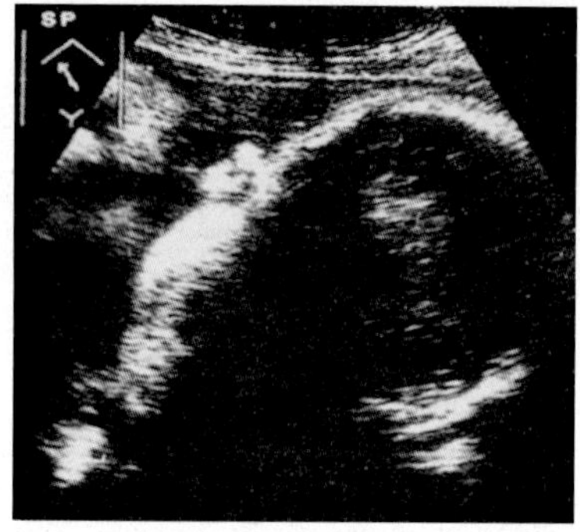

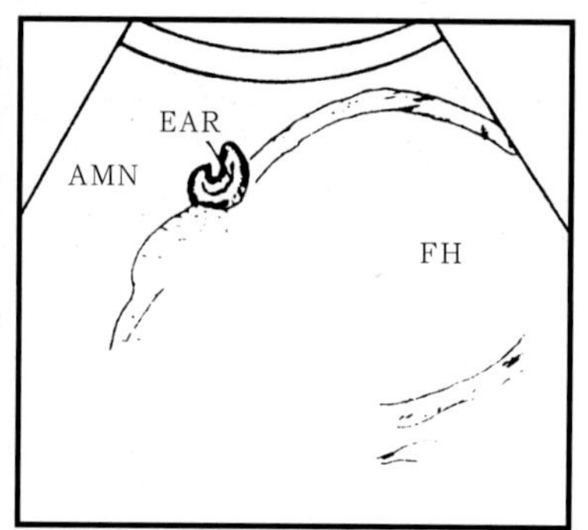

孕 41 周，宫腔内见侧卧胎头，其上方清楚见耳
FH-胎头　AMN-羊水
EAR-耳

图 4-2-9 胎儿耳朵

用彩色多普勒在脑中线两侧见大脑前、中、后动脉（组成 willis 环）多检测大脑中动脉观察脑循环情况，以协助诊断胎儿宫内生长迟缓、胎儿宫内窘迫等。

二、胎儿脊柱

孕 12 周后可见胎儿脊柱，孕 20 周可清晰分辨。胎儿脊柱须从纵切面和横切面观察。

1.纵切面　检查胎儿脊柱时，须先找到胎头，然后自胎儿颈椎开始沿脊柱走行，经颈、胸、腰、骶、尾椎做全面检查。纵切面上，胎儿脊柱为两条平行的、排列整齐的串珠样强回声带，中期妊娠时一个画面内可见脊柱的全长，有生理弯度。扫查时须仔细观察颈、胸、腰段，至骶椎处椎体变粗大，回声增强，排列仍整齐。此处病变易被忽略，须要慎重。脊柱的两条强回声带始终平行，至尾椎终点时两带合拢，并略向上翘（图 4-2-11）。晚期妊娠脊柱长轴须分段扫查（图 4-2-12，图 4-2-13）。

2.横切面　早中期妊娠期间，胎儿脊柱横切面，可看到三个骨化中心，为三个强回声的团呈品字排列，较大者为椎体（图4-2-14，图4-2-15）。

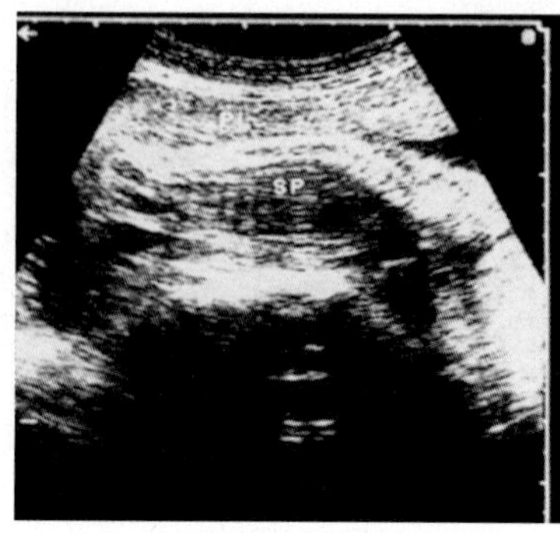

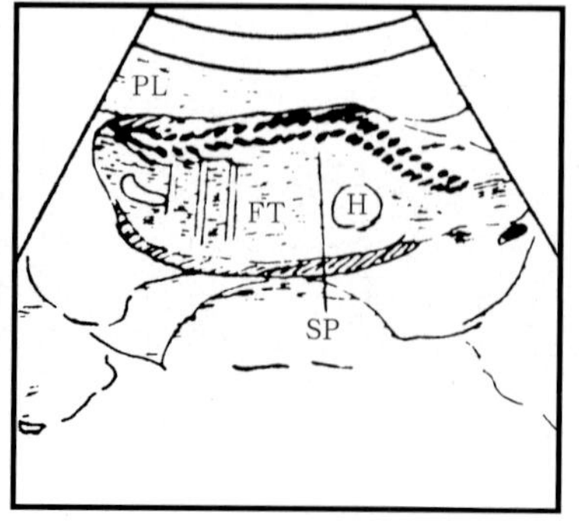

孕27周，胎儿躯体长轴，可见胎儿脊柱全长，有S形生理曲度，脊柱为两条平行带至尾端合拢
PL-胎盘　FT-胎体
H-心脏　SP-脊柱

图 4-2-11 中期妊娠胎儿脊柱纵切

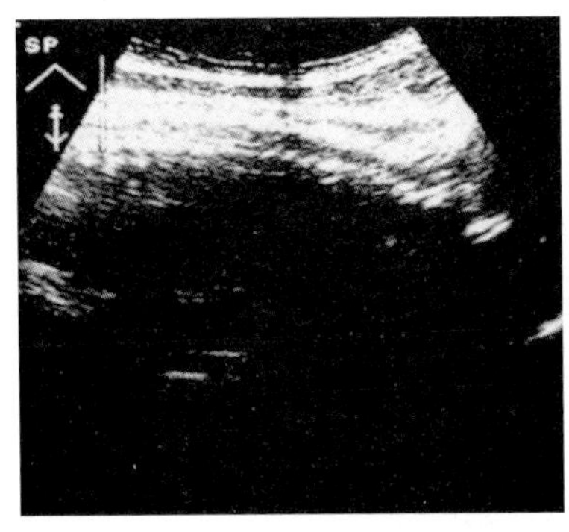

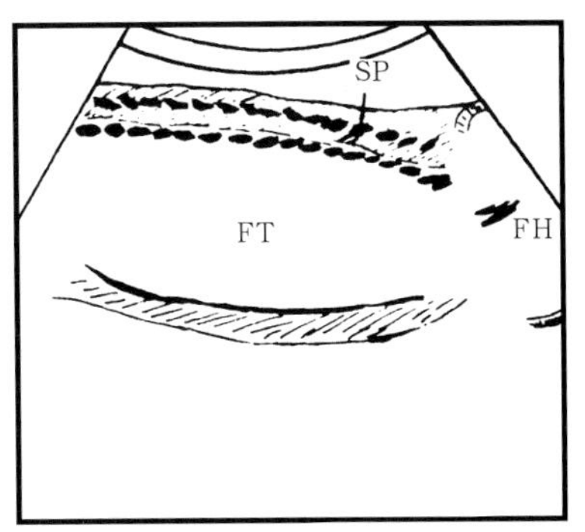

图 4-2-12　晚期妊娠胎儿脊柱胸腰段纵切面

孕35周，胎儿脊柱胸腰段呈两平行带

SP- 脊柱　FH- 胎头

FT- 胎儿躯干

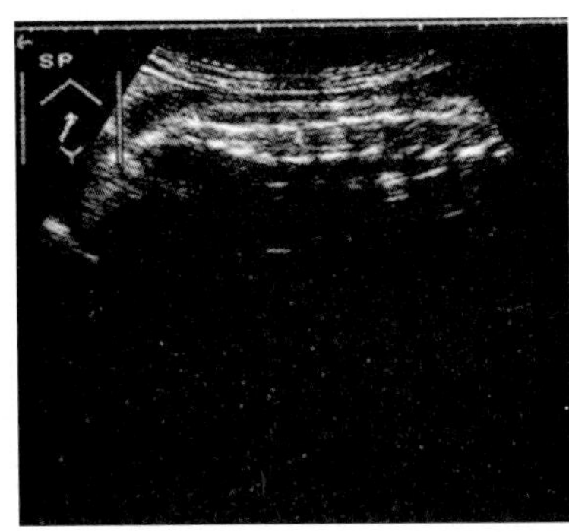

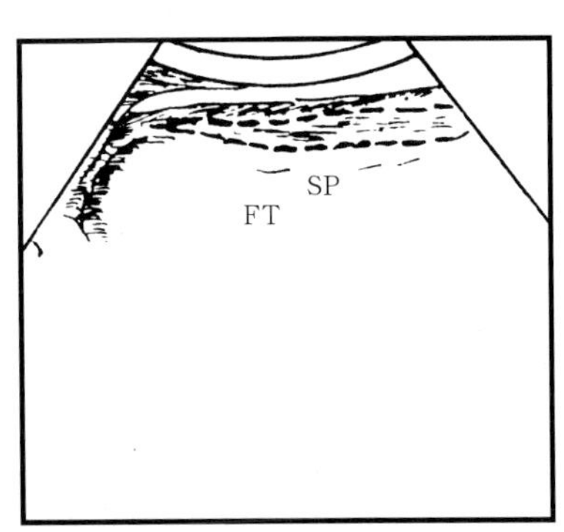

图 4-2-13　晚期妊娠胎儿脊柱腰骶段纵切面

孕36周，胎儿脊柱下段，呈平行两光带排列整齐，行至尾骨尖两光带合拢并上翘

SP- 脊柱　FT- 胎儿躯干

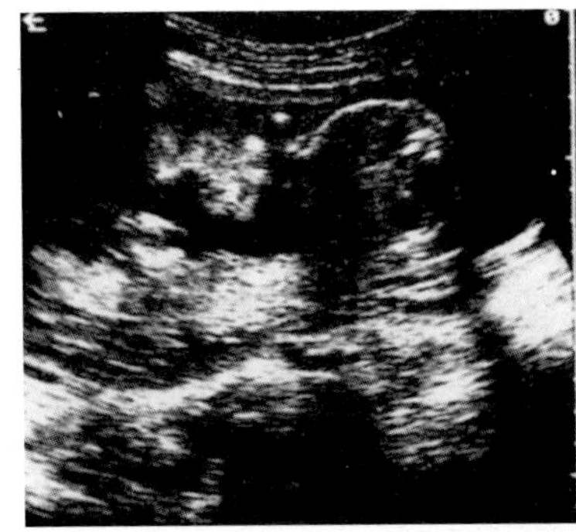

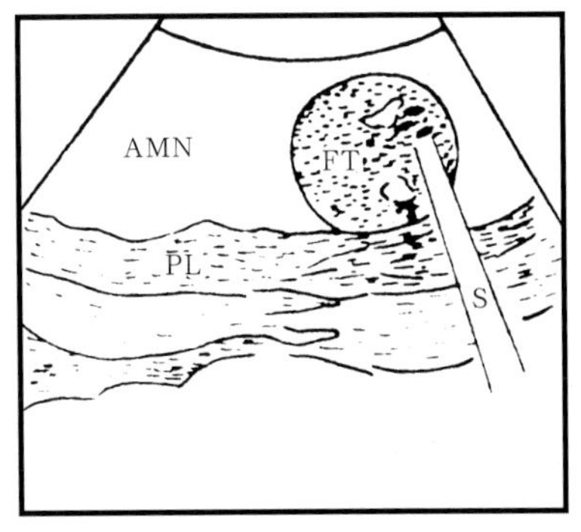

图 4-2-14　中期妊娠胎儿脊柱横切

孕24周+6，胎儿脊柱横切面为三个骨化中心（呈品字排列）伴声影

FT- 胎儿躯体　S- 声影

AMN- 羊水　PL- 胎盘

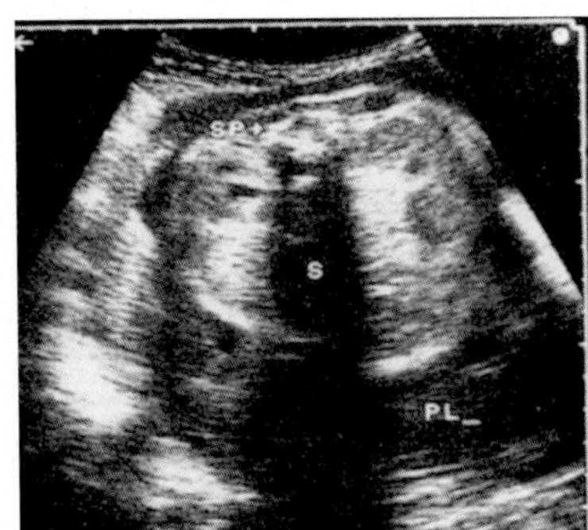

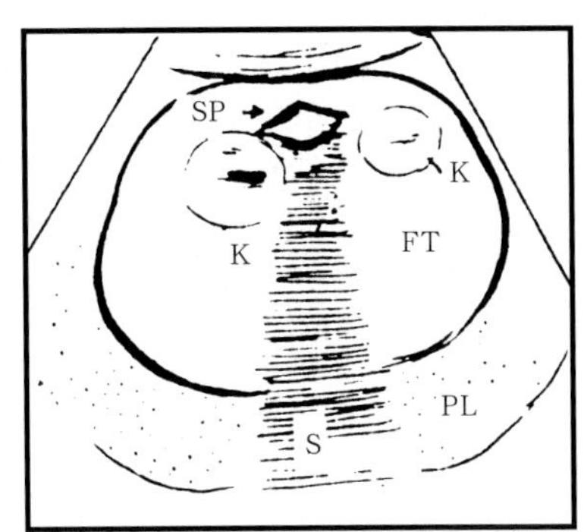

图 4-2-15　晚期妊娠胎儿脊柱横切面

孕38周+6，胎儿脊柱横切面为一类环状，其中央衰减处为脊髓，脊柱后方伴声影

SP- 脊柱　S- 声影

K- 肾　PL- 胎盘

FT- 胎体

随着胎儿的生长，骨化中心与软骨、韧带共同组成环状椎管。中央部位回声衰减，是脊髓所在处。脊柱横切面的后方伴有声影，此声影可作为寻找脊柱的标志。

三、胎儿胸部

1.胎儿心脏 受孕22天胚胎原始心管形成，孕28天开始有心管搏动。孕12周以后可观察胎心内结构，胎儿心脏位于胎儿胸腔前方一多房中空结构，有节律跳动；孕15周以后，应用高分辨的实时超声仪可准确分辨胎心长轴、短轴、心室、心房及主动脉（图4-2-16，图4-2-17，彩图4-2-18），实时超声可完成胎心率的测定（正常120～160次／分）及胎心节律的观察。除上两项内容外，胎心的结构、形态和大小亦是探查的重要内容。

2.胎儿肺脏 肺脏在胎儿心脏的两旁，中等回声，随妊娠期增长胎肺回声逐渐增强，至足月妊娠胎肺回声比肝脏回声强。可应用超声预示胎肺的成熟度。

四、胎儿腹部

在孕12周时，胎儿左上腹部出现充液的胃泡，至孕15周则更为清晰。胎儿胃呈椭圆形或牛角形，实时超声检查可见蠕动或变形（图4-2-19，图4-2-20）。妊娠中期以后，在胃泡下方可见回声

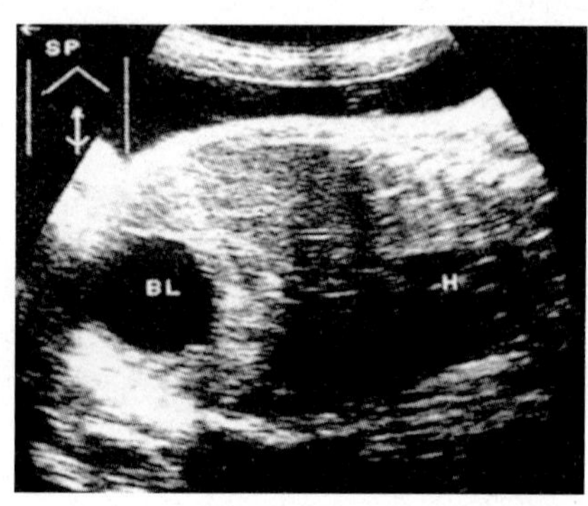

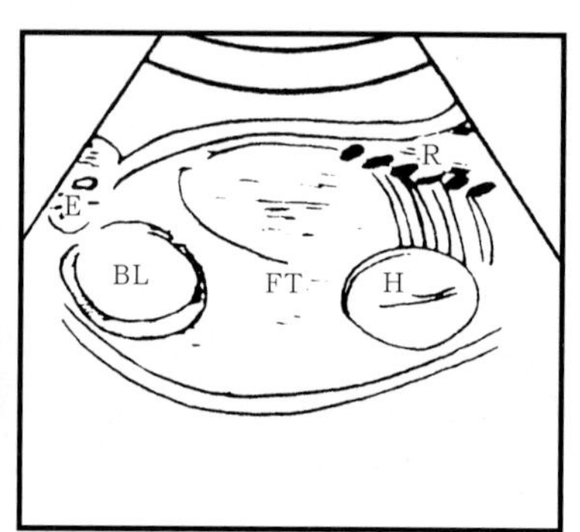

孕35周，胎儿躯体长轴内可见胎儿内脏、肝、胃、肺、膀胱等
FT-胎儿躯体 BL-膀胱
H-胎儿心脏 R-胎儿肋骨
E-肢体

图4-2-16 胎儿纵切面

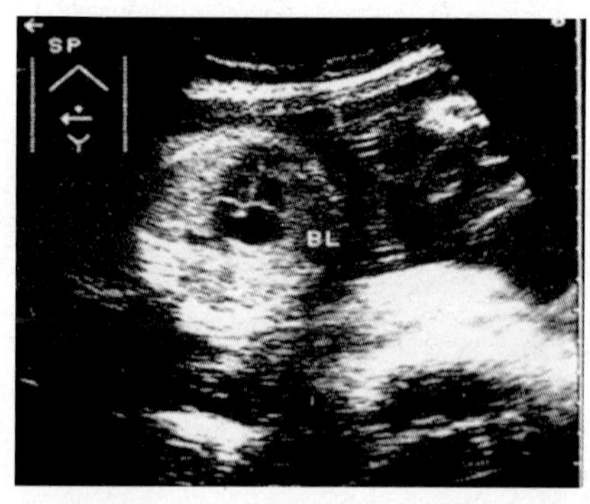

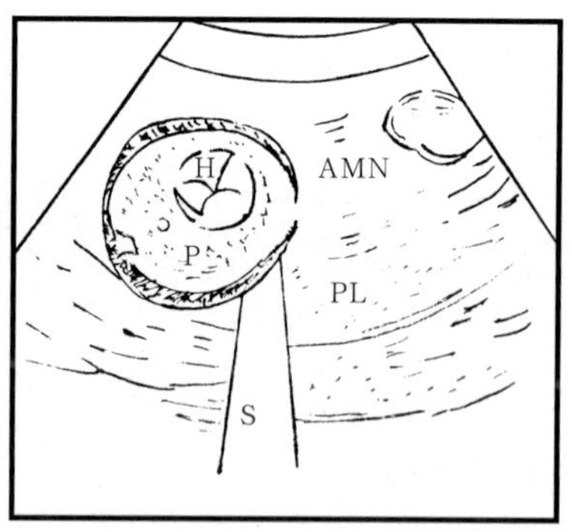

孕29周+3，胎儿心脏水平横切，可见心脏四腔室
H-胎儿心脏 AMN-羊水
PL-胎盘 P-胎儿肺脏
S-声影

图4-2-17 胎儿心脏

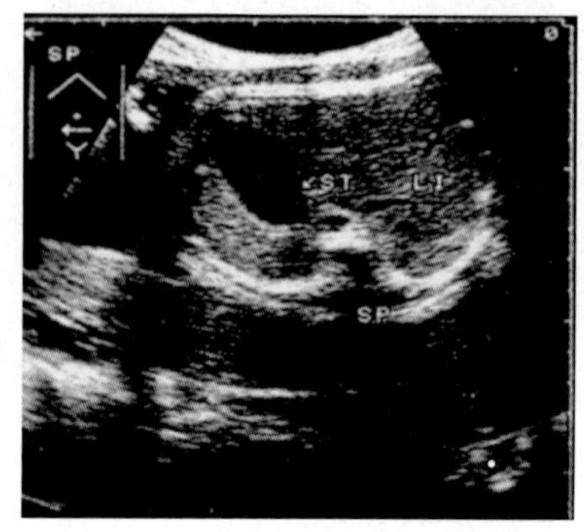

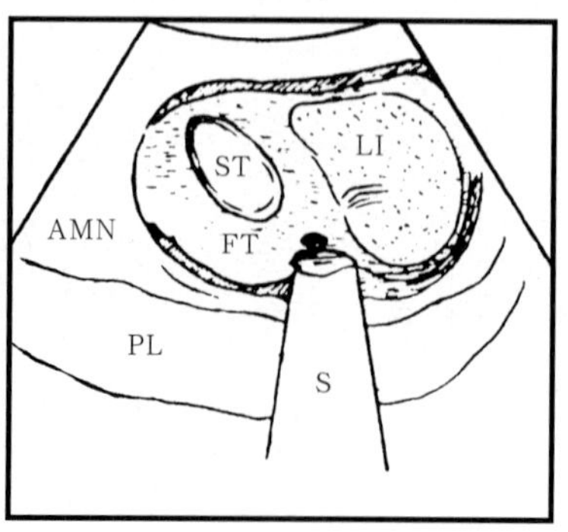

孕40周，胎儿腹部横切面
ST-胃 LI-肝脏
FT-胎体 S-脊柱声影
PL-胎盘 AMN-羊水

图4-2-19 胎儿胃、肝

较强的小肠，内含小的暗区呈蜂窝状结构，并可见其蠕动。妊娠晚期，结肠显示清楚，小肠被结肠包围（图4-2-21）。

妊娠晚期在胎儿下腹可见不规则宽带状低回声，为内存胎便的结肠，如胎便积聚产气可表现为强回声，横切面为一个孤立的圆形强回声结构，应与胎粪性肠梗阻相鉴别（图4-2-22，图4-2-23）。

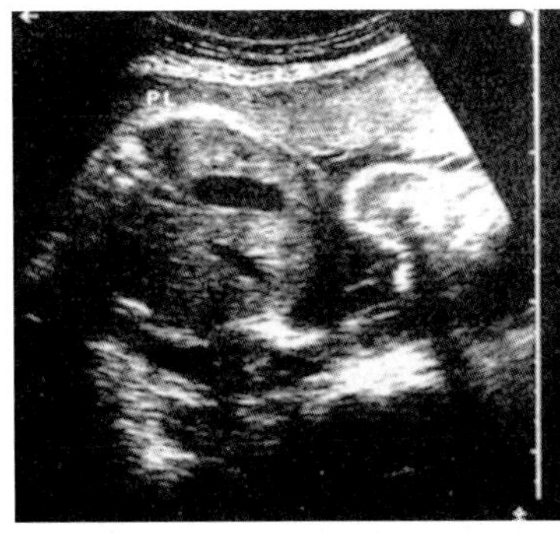

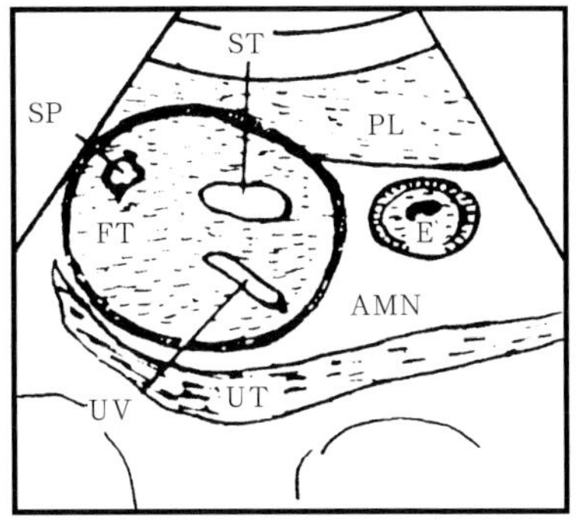

胎儿腹部标准横切面内可见脊柱、胃脏、脐静脉、肝脏等

FT-胎躯体　SP-脊柱

ST-胎胃　UV-脐静脉

UT-子宫　AMN-羊水

PL-胎盘　E-肢体

图4-2-20 **胎儿腹部横切面**

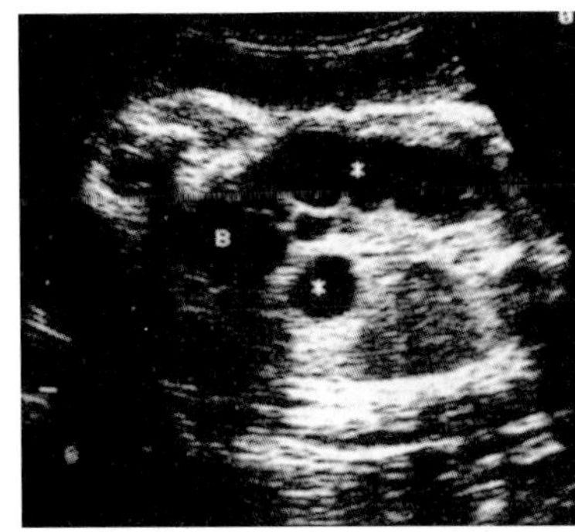

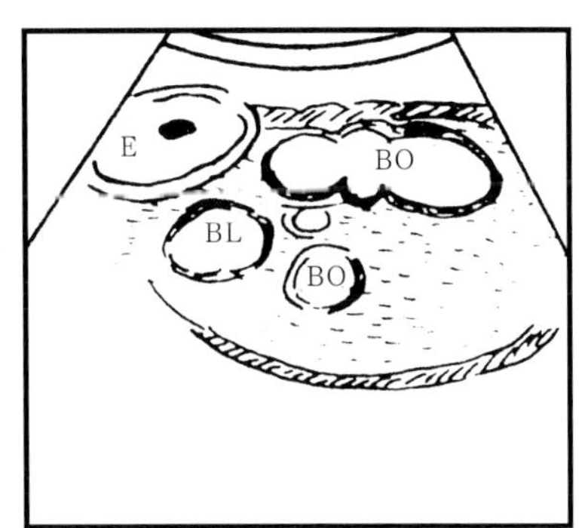

孕36周，胎儿躯体下腹部，可见充液的结肠，其下方为膀胱

BO-充液结肠　BL-膀胱

E-下肢

图4-2-21 **胎儿充液结肠**

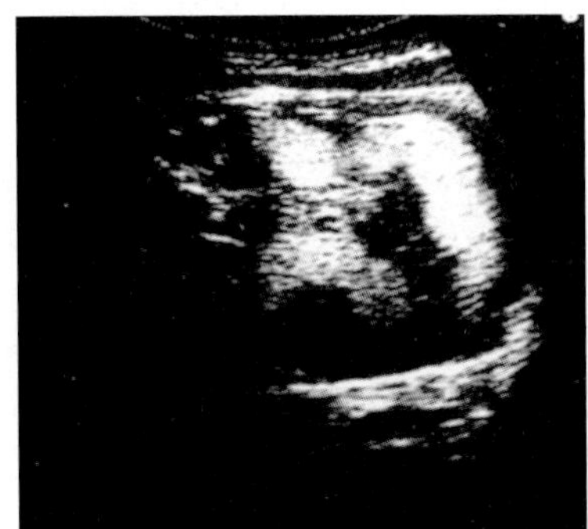

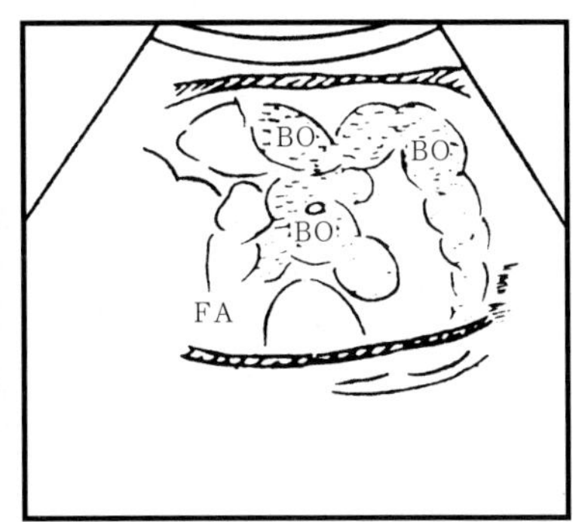

孕40周，胎儿下腹部见充气的结肠回声。

FA-胎腹　BO-结肠

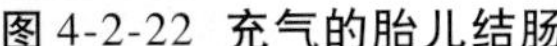

图4-2-22 **充气的胎儿结肠**

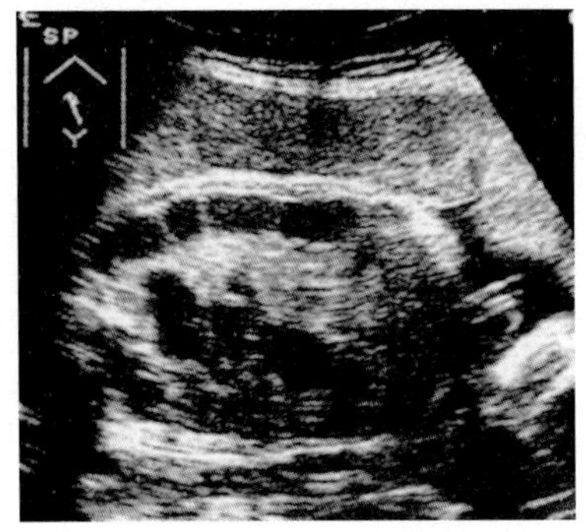

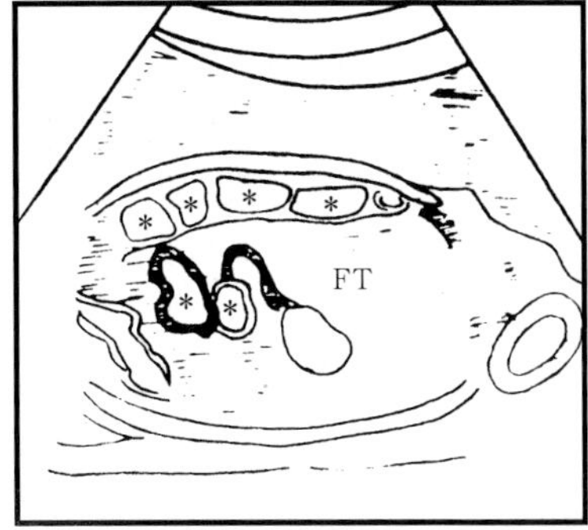

孕36周，胎儿下腹部见充液的结肠，呈腊肠状

FT-胎体　＊-结肠

图4-2-23 **胎儿结肠**

于胎儿上腹可见中低回声肝脏，形态与成人相似，回声均匀，内可见清晰胆管系统及肝动脉、门静脉，可见静脉导管于肝脏下方，所见长椭圆形无回声结构为胆囊。

孕15周后超声可见胎儿肾脏，孕20周后可清晰显示其内部结构。纵切面在脊柱腰段两侧分别见形如蚕豆中低回声影像（图4-2-24），横切面为椭圆形（图4-2-25）。肾脏外层为一强回声包膜，内回声衰减为肾实质，可见较丰富的血流信号。中央部强回声为集合系统。胎儿膀胱充盈时，可见肾盂轻微扩张。肾门部可见肾动脉信号，并可测得频谱。

孕13周可见胎儿膀胱，孕15周则清楚显示（图4-2-26）。胎儿膀胱为一圆形或椭圆形充液结构，位于胎儿下腹正中，足月胎儿膀胱最大径线为3cm × 4cm。

中晚孕期，胎儿纵切面脊柱前方可见一管状结构，可见与胎心一致的搏动，上接一弓形弯曲为腹主动脉弓，并可见向颈部的三个分支，从左至右依次为左颈总、左锁骨下及无名动脉（图4-2-27），腹主动脉左后侧可见下腔静脉，可测得静脉频谱，并且与右室相连。

胎儿脊柱的对侧脐孔水平，可见胎儿脐静脉为管状，穿过腹壁进入肝静脉（图4-2-28）。

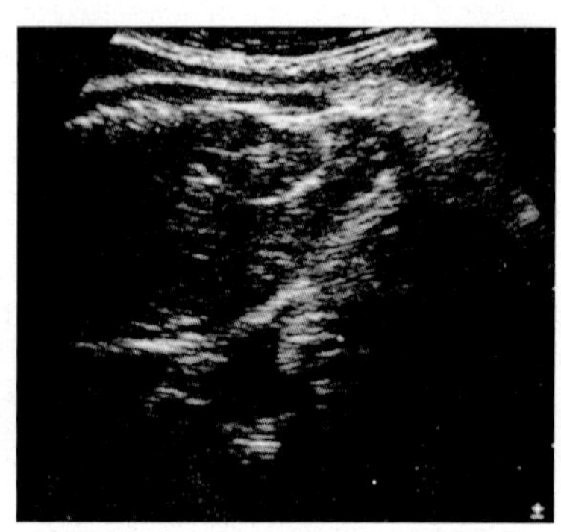

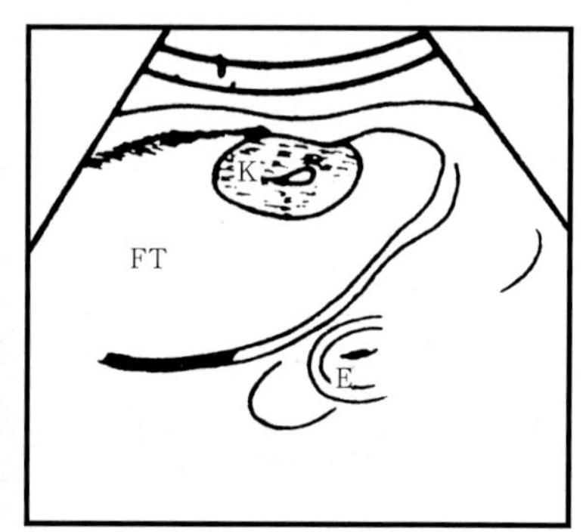

孕36周$^{+5}$，胎儿下腹部纵切面，见肾脏呈蚕豆状

FT- 胎体　K- 胎儿肾脏

E- 肢体

图 4-2-24 胎儿肾脏

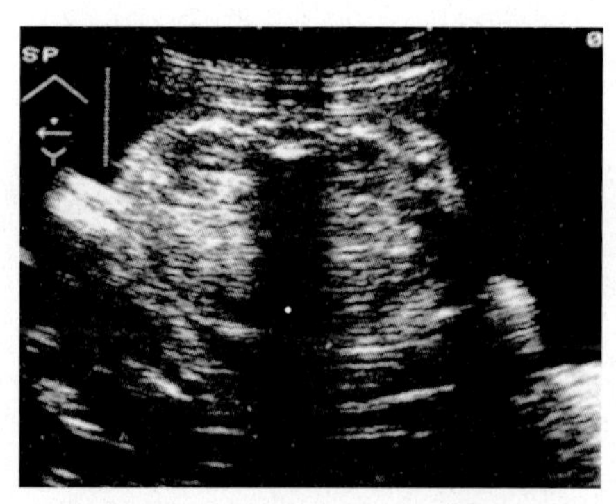

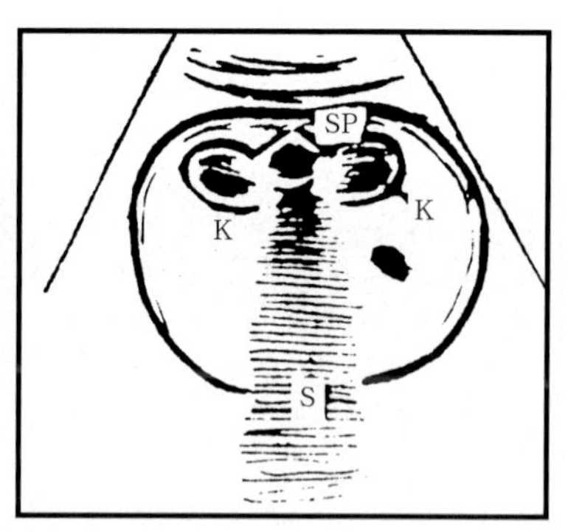

孕37周，胎儿腹部横切面，脊柱两旁可见肾脏

SP- 脊柱　S- 声影

K- 肾脏

图 4-2-25 胎儿双肾

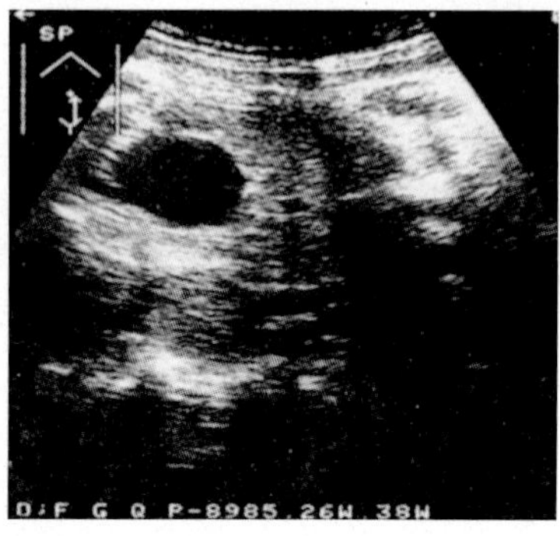

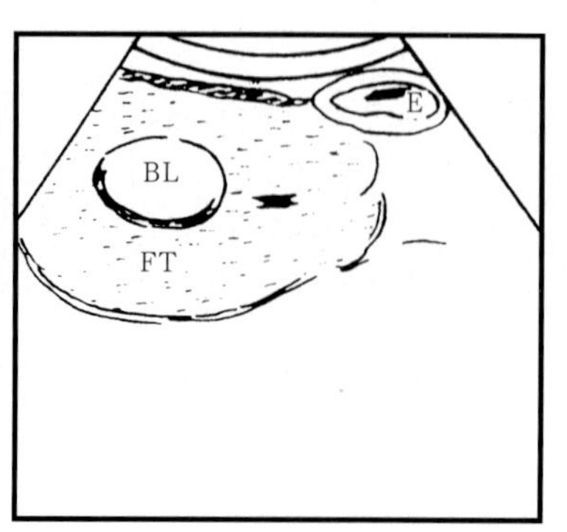

孕38周，胎儿下腹部可见圆囊状膀胱

FT- 胎儿躯体　BL- 膀胱

E- 肢体

图 4-2-26 胎儿膀胱

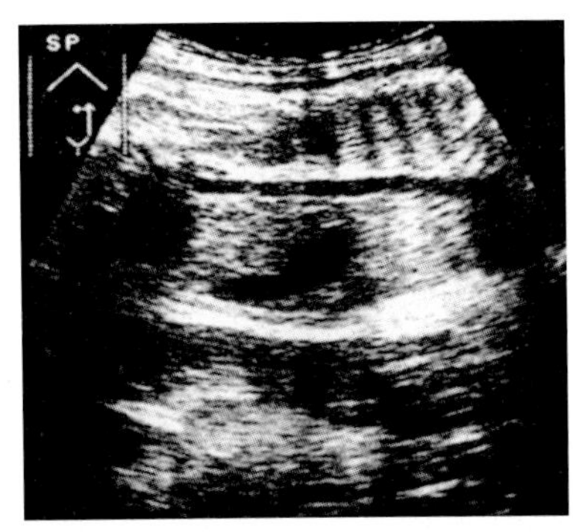

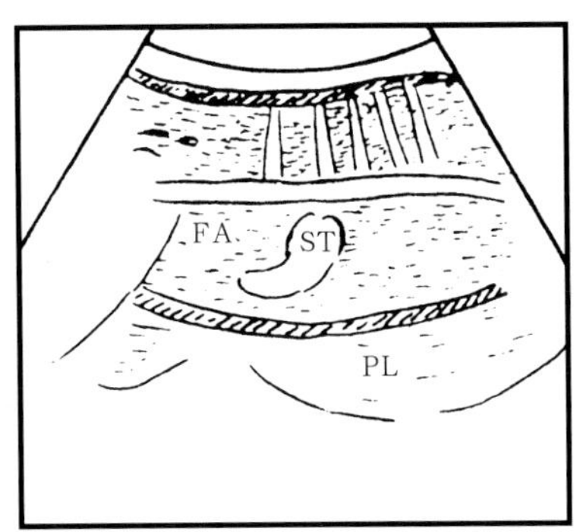

孕33周，胎儿躯体长轴，可见腹主动脉，呈长管状

FA- 胎儿腹部 PL- 胎盘

ST- 胃

图 4-2-27 胎儿腹主动脉

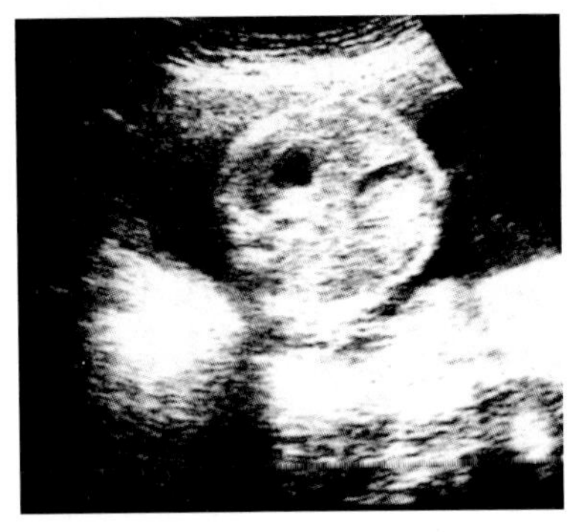

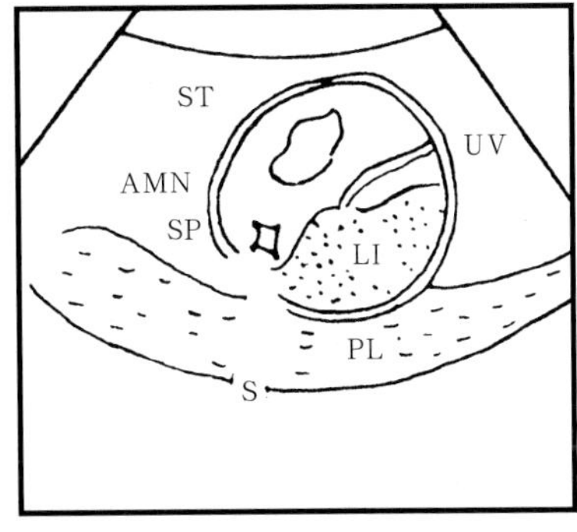

此切面包括有脊柱，肝脏、脐静脉、胎胃

SP- 脊柱 LI- 胎肝

ST- 胃 UV- 脐静脉

PL- 胎盘 S- 声影

AMN- 羊水

图 4-2-28 胎儿脐静脉腹内段

五、胎儿骨骼

胎儿骨骼是最早能用超声分辨的结构，除头颅骨、脊柱外，其他如股骨、肱骨、胫骨、腓骨、尺骨、桡骨、肩胛骨、髂骨、膑骨、肋骨及手足的骨骼，均可从超声图上显示。四肢骨的测量对发现短肢或缺肢是有效的检查方法。一般在妊娠中期羊水相对较多，胎儿活跃在羊水中，四肢较好显像。妊娠晚期胎儿充满宫腔，羊水亦相对减少，经常仅能看清上方肢体。因此，有缺肢胎儿畸形生产史者须在妊娠中期仔细检查，以免漏诊。

股骨为胎儿身体内最长的长骨。股骨分为头、颈、干三部分。寻找股骨的方法是探头循胎儿臀部两胯处寻出股骨横切面（图4-2-29），其表现为一强回声圆形光团，其后方伴声影，以此为中心探头旋转90°即可获得股骨的最长轴（图 4-2-30）。另一方法在胎儿臀部两侧寻找短棒状强回声的髂骨，其旁即为股骨(图 4-2-31)。

股骨下方可见胫腓骨，胫骨位于内侧，长于腓骨，腓骨位于外侧（图 4-2-32），其横切面为两个类圆形强回声影像伴声影，约孕16周可见较清晰的胎儿足骨，可观察足骨并测其长度（图4-2-33）。

在胎儿躯体上部两侧可见肱骨，远端为分叉状，须注意其靠近胎儿头侧，以免与股骨混淆。肱

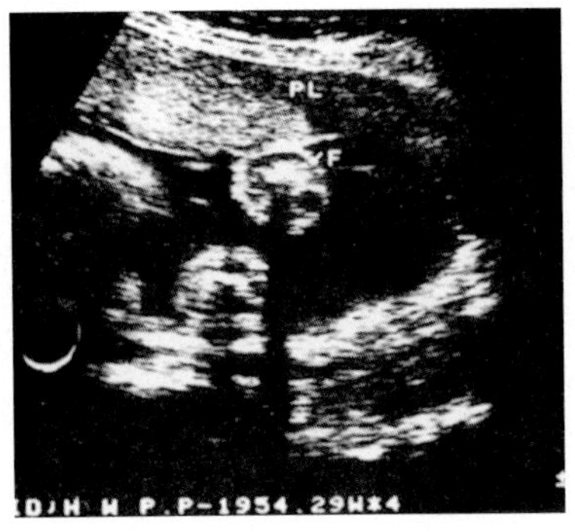

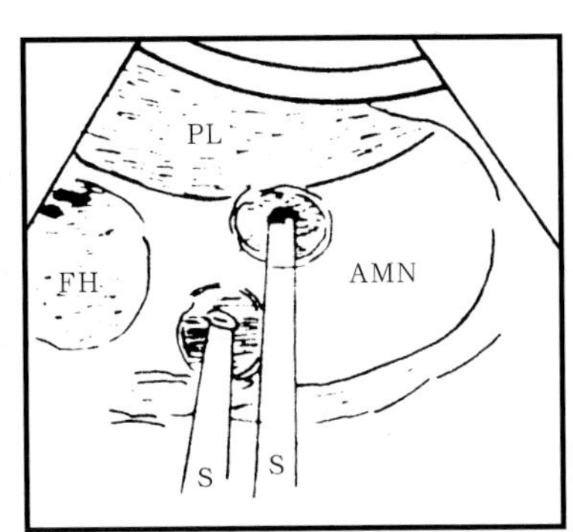

孕29周$^{+4}$，羊水中可见胎儿股骨横断面，伴声影

S- 声影 PL- 胎盘

FH- 胎头 AMN- 羊水

图 4-2-29 股骨横切面

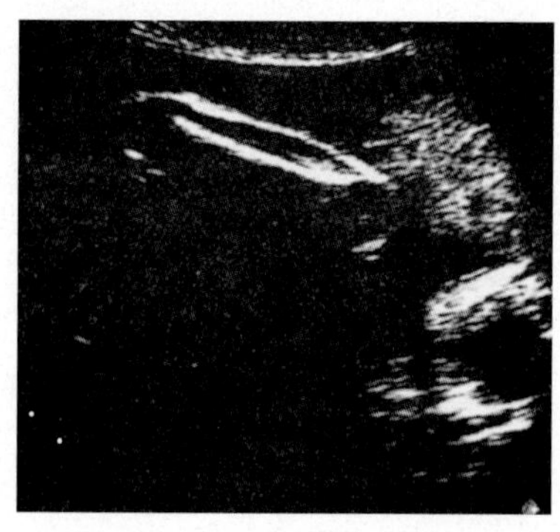
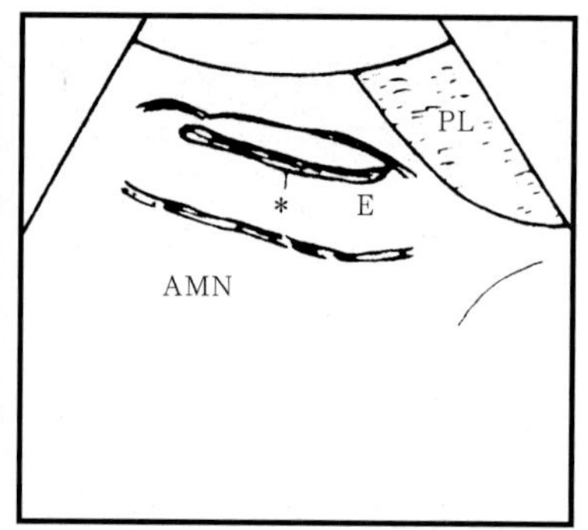

孕 31 周，胎儿股骨长轴

* - 胎儿股骨　E- 肢体

AMN- 羊水　PL- 胎盘

图 4-2-30 股骨纵切面

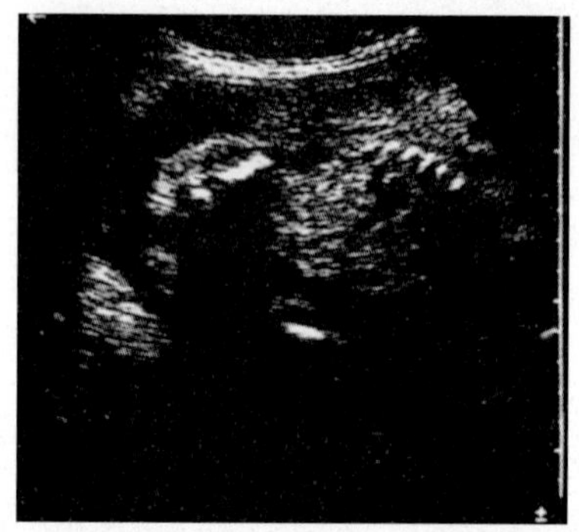
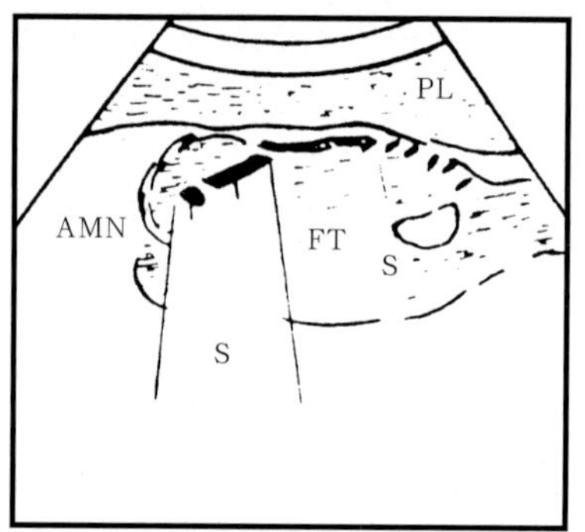

孕27周，胎儿下肢部位可见一短棒状骨骼此为髂骨伴声影，其后方为股骨横断面

FT- 胎体　PL- 胎盘

S- 声影　AMN- 羊水

图 4-2-31 髂 骨

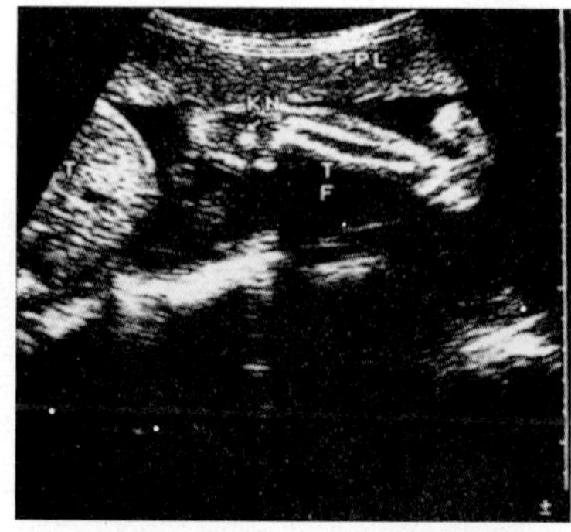

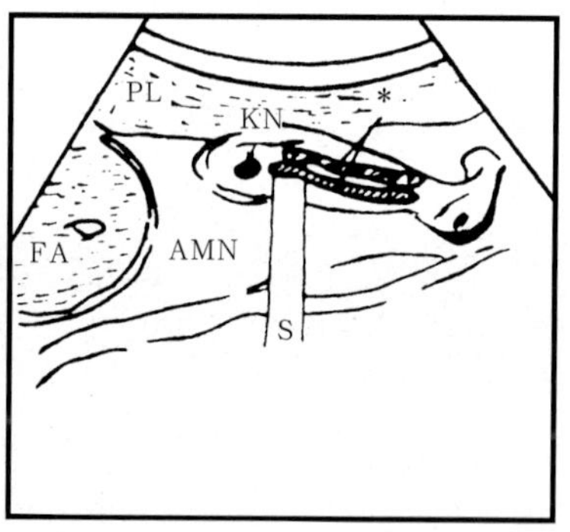

孕24周，可见胎儿胫、腓骨（T/F）

FA- 胎腹　PL- 胎盘

* - 胫腓骨　KN- 髌骨

AMN- 羊水　S- 声影

图 4-2-32 胫腓骨

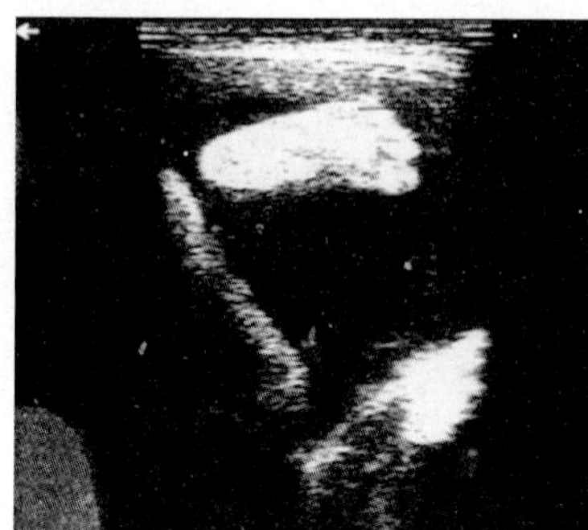
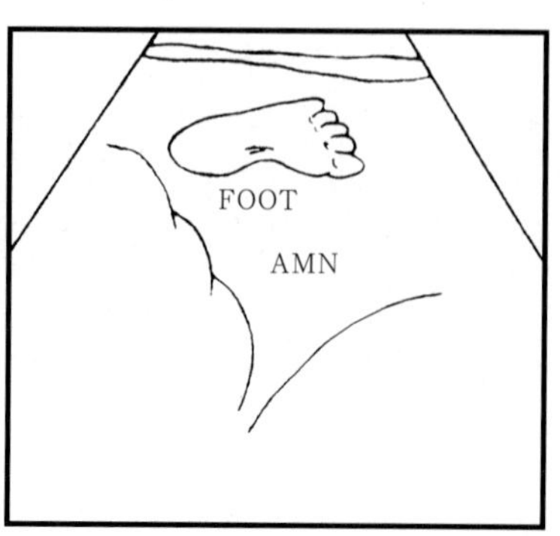

孕35周，在羊水的衬托下清楚看到胎儿足

FOOT- 胎足　AMN- 羊水

图 4-2-33 胎 足

骨内侧可见肩胛骨（图 4-2-34）。

肱骨远端肘关节下方可见尺桡骨，尺骨位于内侧，略长于桡骨，其横切面为两个强回声影像，周围包绕着低回声软组织和强回声皮肤影像（图 4-2-35）。孕 18 周后可较清晰显示胎手，充足的羊水衬托下可分清掌指骨，分辨手指数目和手的各种形态（图 4-2-36）。

肋骨位于脊柱两旁，偶可看见胎儿整条肋骨呈弓形。肋骨横切面，常表现一连串念珠状强回声影像，后方分别伴声影（图 4-2-37）。

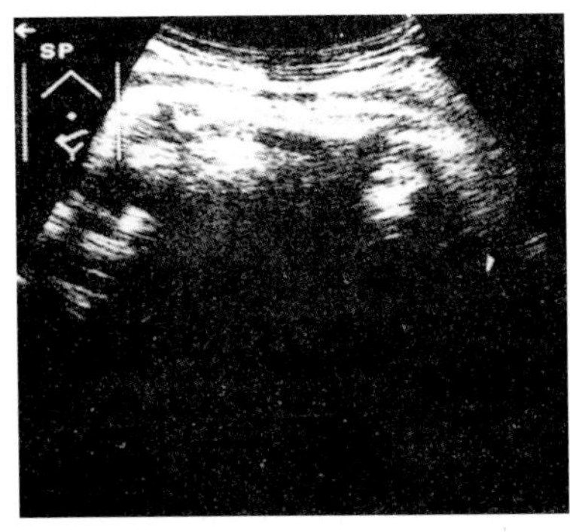

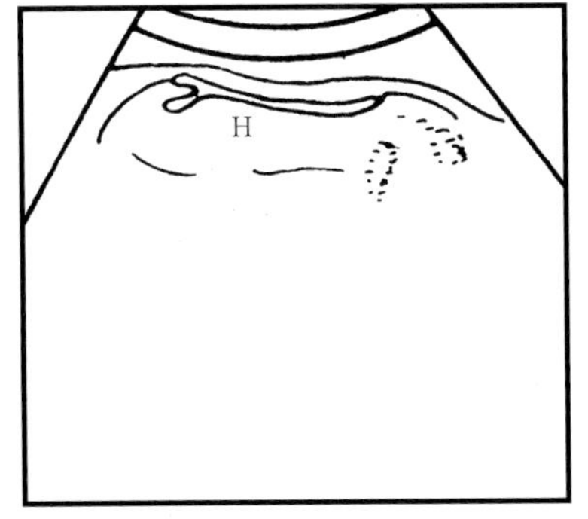

图 4-2-34　胎儿肱骨

近胎头端可见肱骨，在某个角度可见其下端分叉，其旁可见肩胛骨

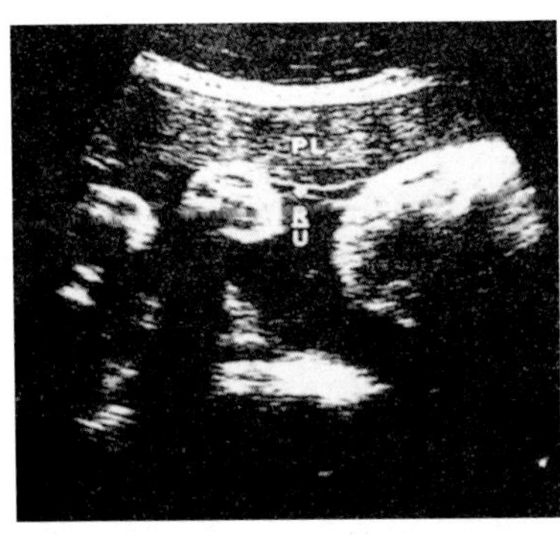

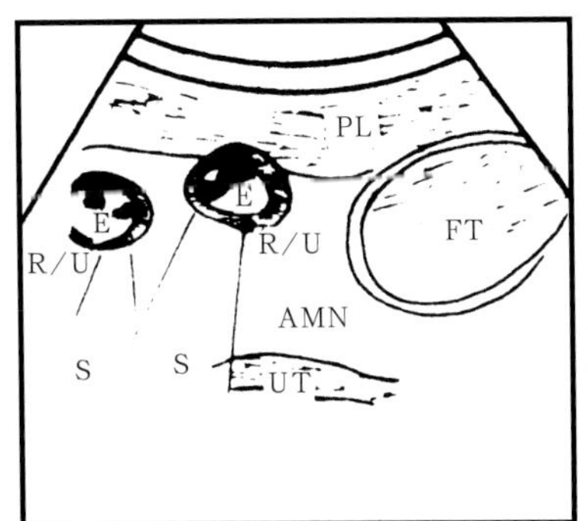

图 4-2-35　胎儿尺桡骨横切面

孕31周$^{+5}$，胎儿前臂横切面可见胎儿尺桡骨横切面，伴声影

R/U　胎儿尺桡骨横切面

PL- 胎盘　FT- 胎体

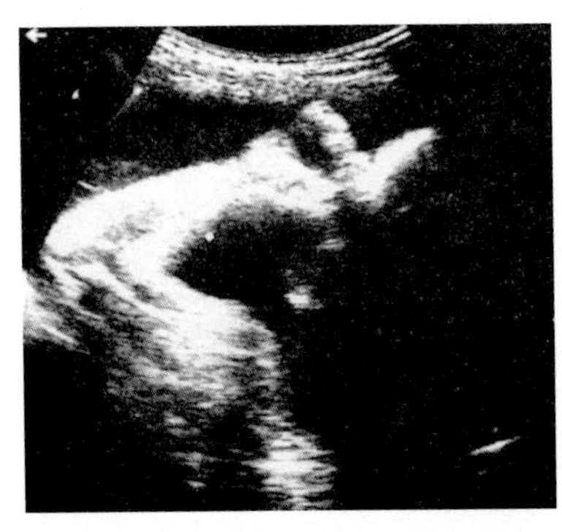

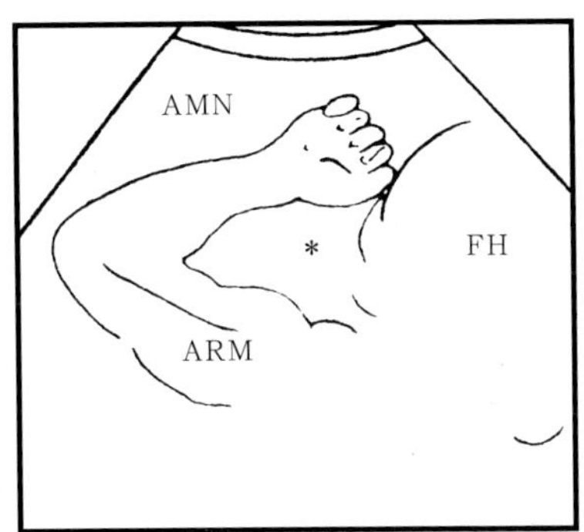

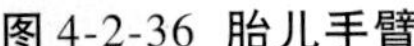

图 4-2-36　胎儿手臂

孕30周，羊水量较多，衬托出胎儿整个手臂

FH- 胎头　ARM- 胎儿上臂

AMN- 羊水

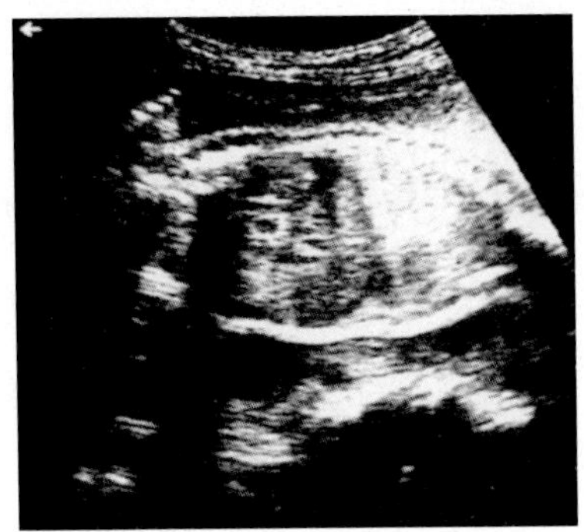

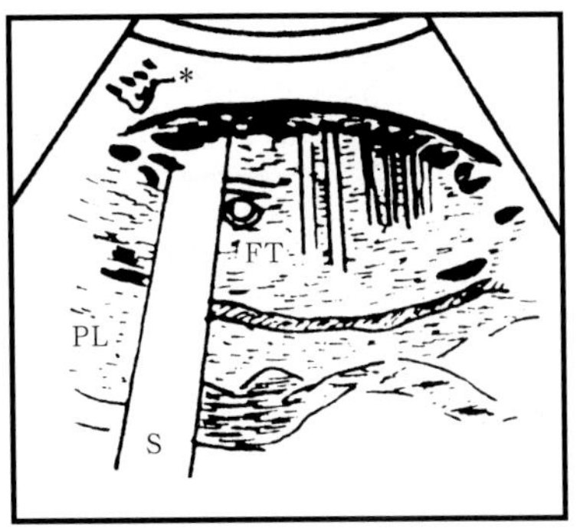

图 4-2-37　胎儿肋骨

孕32周，胎儿躯体上方呈念珠状光团为肋骨的横断面

FT- 胎体　PL- 胎盘

＊ - 胎手　S- 声影

六、胎儿外生殖器

应用超声检查，可在妊娠中期辨认胎儿性别，一般在妊娠中期羊水相对较多，胎儿在羊水中自由活动，在两大腿之间寻找外生殖器，男性可显示阴囊、阴茎；女性可显示大阴唇、小阴唇（图4-2-38，图4-2-39）。

妊娠晚期，胎儿长大塞满宫腔，胎儿活动受限，两腿多呈并拢状，故需从后臀部观察胎儿的外生殖器。有适当的羊水衬托和适当角度可看清男性胎儿的圆形阴囊，中央有纵膈并各含睾丸（呈两小光团状），尚可查见阴茎。晃动探头时阴囊随之颤动。注意脐带常挟在两腿之间切勿认做阴囊（图4-2-40）。后臀部观察如比较平坦，且分为两瓣略微突起，中央有纵膈是女性外生殖器（图4-2-41）。

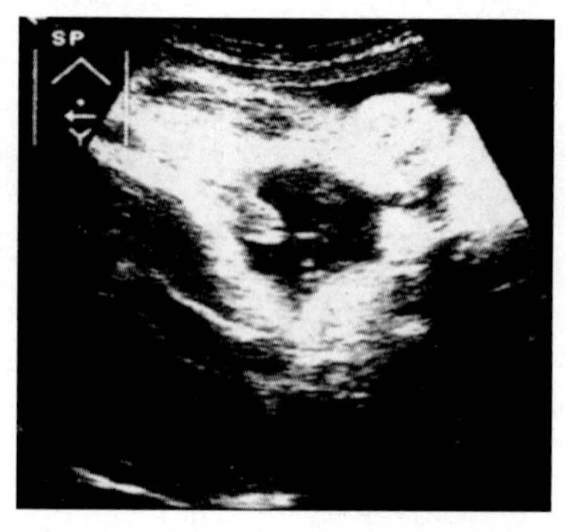

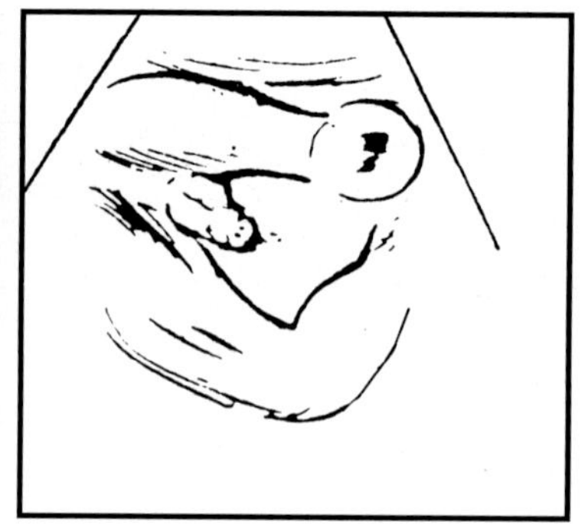

中期妊娠，在胎儿两腿之间可见外生殖器，此为男性胎儿，阴囊、阴茎均可见

图4-2-38 中期妊娠男性外生殖器

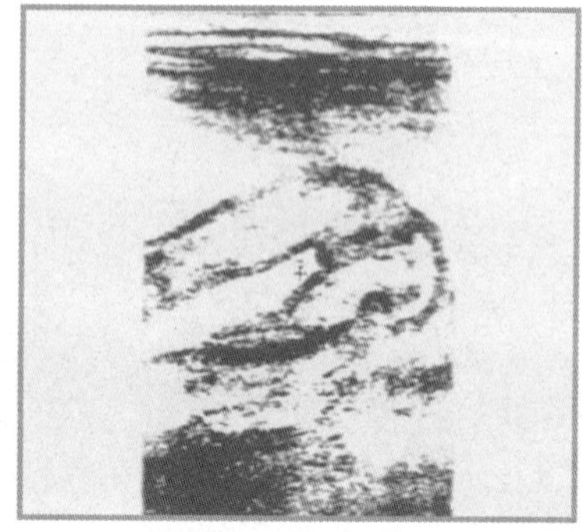

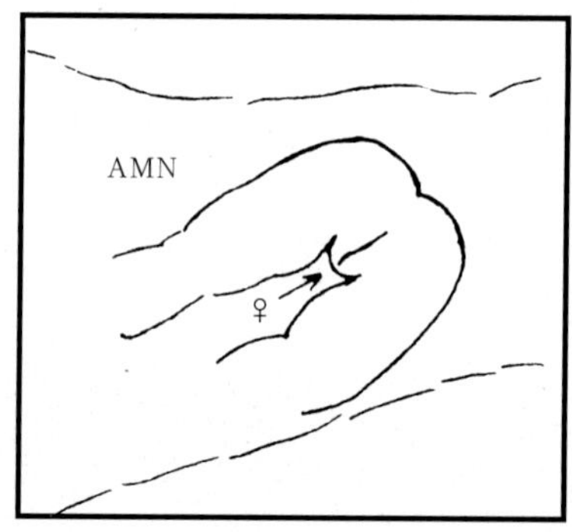

中期妊娠，在两腿之间可见女性外阴

♀ - 女性外阴　AMN- 羊水

图4-2-39 中期妊娠女性外生殖器

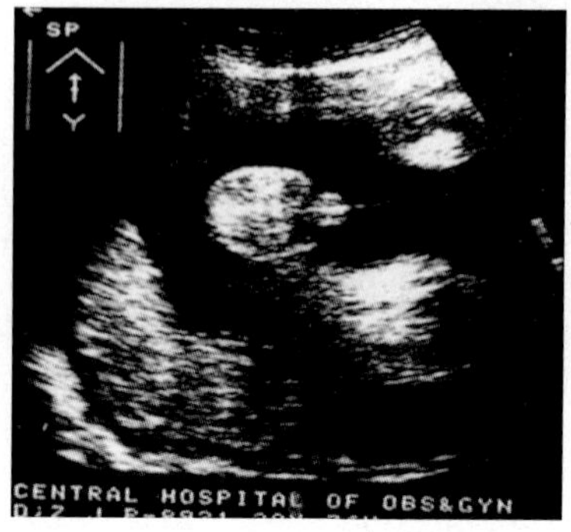

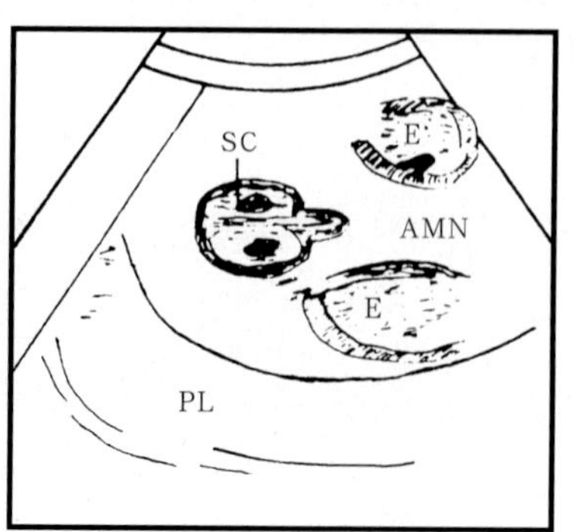

胎儿臀部后方看到外生殖器，有适当羊水衬托。

SC- 阴囊　E- 肢体断面

AMN- 羊水　PL- 胎盘

图4-2-40 男性外生殖器

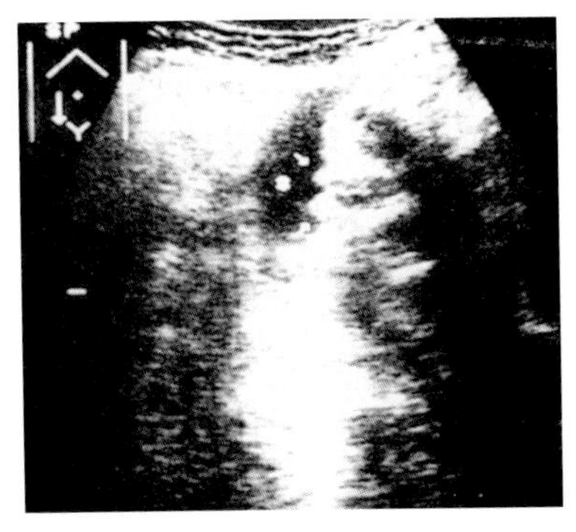

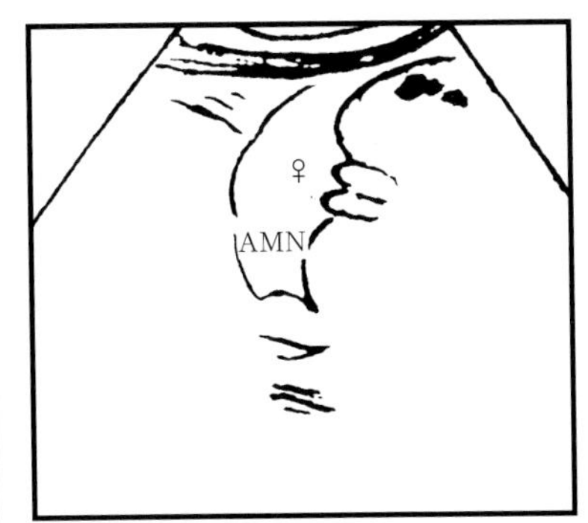

胎臀后方，在适当羊水衬托下可见女性外生殖器
♀ - 女性外阴　AMN- 羊水

图 4-2-41　女性外生殖器

检查胎儿性别不列为常规内容，仅在有性联遗传疾病的高危病例时，才列为检查内容。产前超声检查胎儿性别、其准确性虽很高，但亦可显示不清或出现误差。以下因素可影响准确率：a.羊水过少，子宫壁紧包胎儿，难以查找。b.胎儿的位置不利于探查，例如，胎儿俯伏位，外生殖器常被大腿遮挡；胎儿取臀位时，又无适当羊水衬托均影响检查结果。c.外生殖器与胎盘相抵或重叠亦影响检查。

第三节　超声推测胎龄的方法

临床可根据末次月经和症状来估算胎龄，如配合超声测量将更为可靠。胎儿的超声测量与生长发育或胎龄间有良好的相关性。超声技术性能的提高能清楚的显示子宫、胎儿及其附属物的内部结构，并可较精确地测量其长短、面积和体积，以估计胎儿的发育状态和推测胎龄。超声推测胎龄方法颇多，现将常用方法简介如下：

一、胎囊的测量

胎囊最早可在妊娠第 5 周由超声显示，胎囊最初为圆形，因为胎囊纵径和横径比前后径发育迅速，至孕7～8周时变为椭圆形。因此胎囊的纵、横径与孕龄的相关性，比前后径更为密切。定期测量胎囊的大小，可了解胎儿发育状况，亦可推测胎龄。一般认为，胎囊孕 6 周时，其平均直径为 1.5cm；孕 8 周，胎囊充填子宫腔的一半；孕 9 周时，约占宫腔 2/3；孕 10 周时，充满整个宫腔；孕 11～13 周，胎囊与子宫紧贴，每周平均约增长 0.5cm。测量胎囊前亦须适当充盈膀胱，择胎囊最大平面内径测量其纵、横、高径（图 4-3-1，图 4-3-2），测量时间以孕 5～10 周为宜。

妊娠胎囊测量方法。

1.公式计算法

胎囊（cm）=0.72 × 孕周 −2.543（平均内径）(Hellman)

胎囊（cm）=0.747 × 孕周 −2.89（最大纵径）(Rinold)

2.查表法　查表法请参见表 4-2。

胎囊形态极易受膀胱、直肠的充盈度影响，膀胱过度充盈可使胎囊变形，充盈不良时则显影不良。因此认为，根据胎囊的测量值推算胎龄准确性较差。虽然如此，目前在检查早孕时，仍作为常规测量内容。

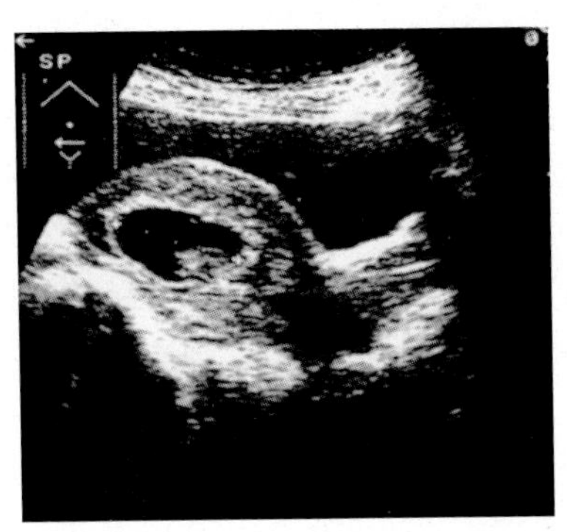

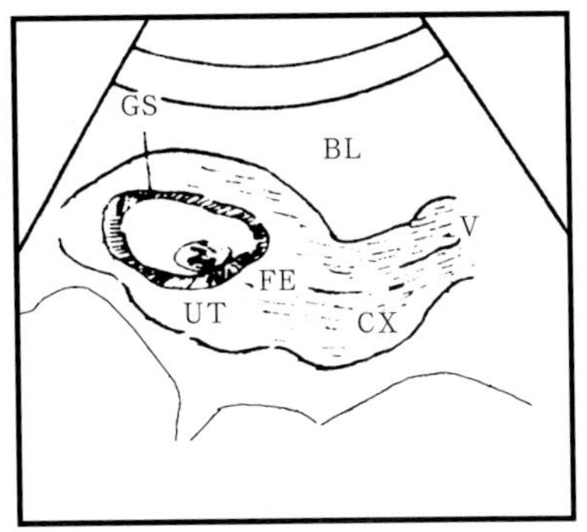

孕58天胎囊的测量，此为子宫的纵切面，胎囊长轴显示，测量从胎囊内壁至对侧内壁
FE- 胎芽　UT- 子宫
CX- 宫颈　BL- 膀胱
GS- 胎囊　V- 阴道

图 4-3-1　胎囊纵径与前后径的测量

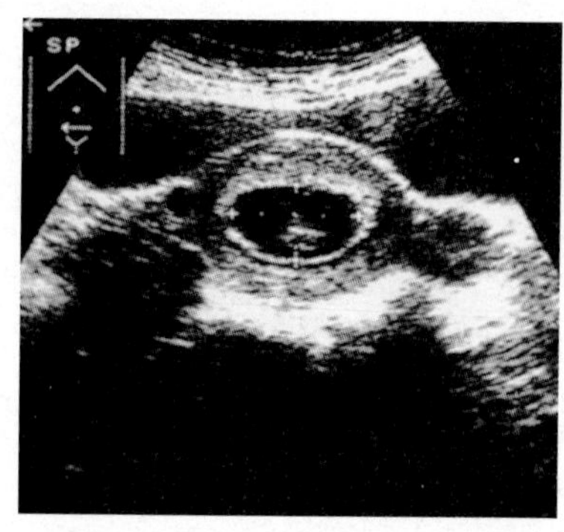

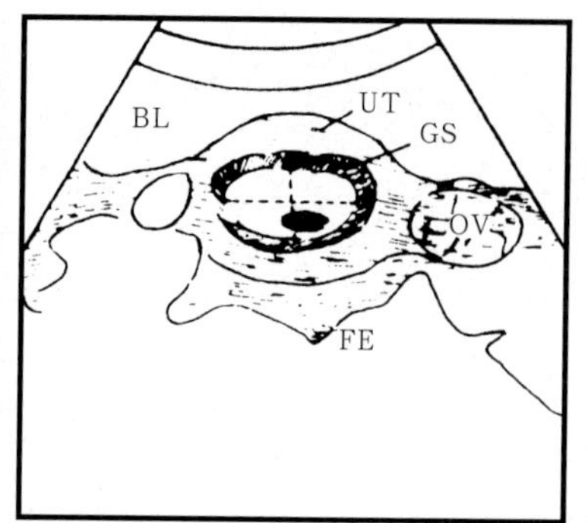

横径与前后径均测量其内壁最大径线

GS-胎囊　UT-子宫
FE-胎芽　BL-膀胱
OV-卵巢

图 4-3-2 胎囊横径与前后径的测量

表 4-2　孕 6～12 周的胎囊（cm）与孕龄的关系

孕 周	均 值	标准差	95%标准差范围	孕 周	均 值	标准差	95%标准差范围
6	3.05	0.85	2.20～3.90	10	6.28	1.69	5.12～7.37
7	4.06	0.89	3.17～4.95	11	7.24	1.50	5.74～8.74
8	4.75	1.14	3.61～5.89	12	7.74	1.90	5.84～9.64
9	5.90	1.15	4.75～7.05				

据天津中心妇产科医院周日序等“多功能妊娠盘资料”。

二、坐高的测量

坐高系指胎儿头顶至臀部的最大距离，此径线变异较小，被认为是目前估计胎龄的最准确的方法。测量亦较容易，从孕6～7周胎芽出现即可应用，实时超声检查最为适宜。寻找胎儿自然状态下坐高最大值。测量3次，取其平均值。坐高测量时间以孕6～13周为宜（图4-3-3～4-3-5，表4-3）。

根据胎儿坐高计算孕龄简易公式：

孕周＝胎儿坐高＋6.5

测量时应取胎儿自然状态下最大距离，否则造成误差。测量不准确原因为：a.未找出胎儿最长顶臀间距，因而数值偏小；b.误将下肢或卵黄囊计算在内，数值可偏大；c.胎儿处于仰伸状态（图 4-3-6）。

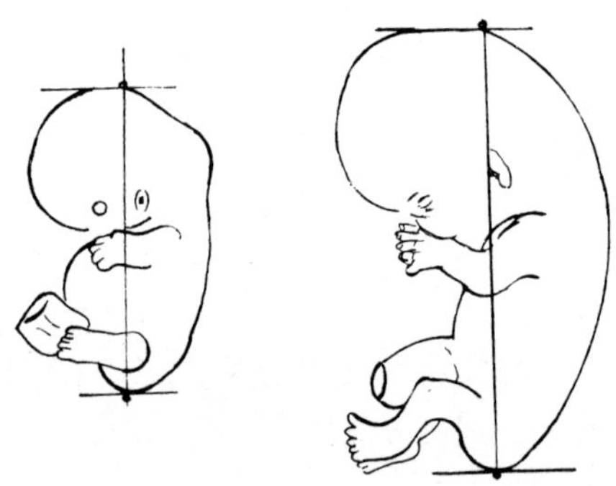

图 4-3-3 胎芽或胎儿坐高测量示意图

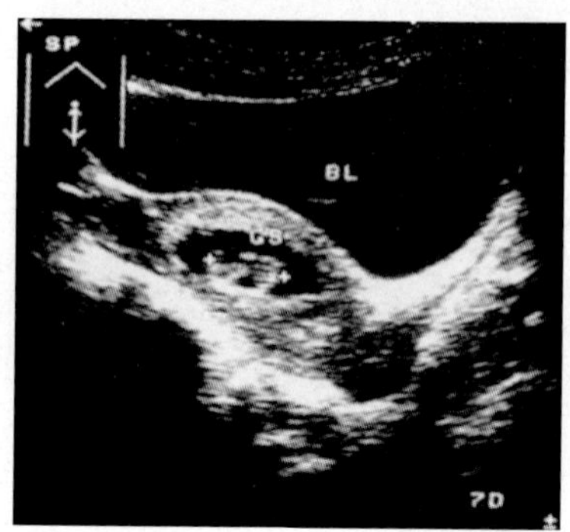

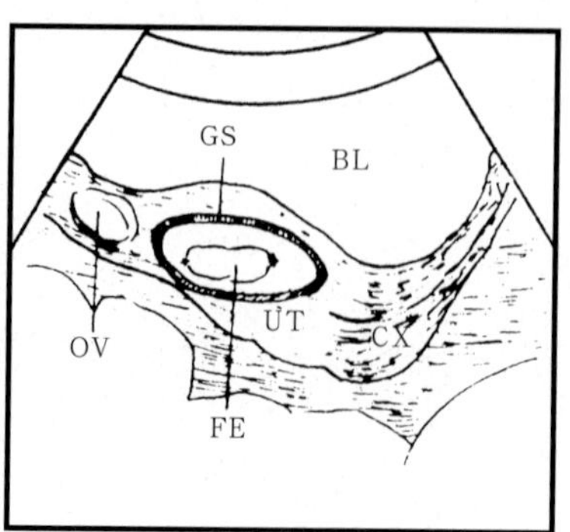

孕62天，可见胎芽，寻其最长轴测量之

GS-胎囊　FE-胎芽
UT-子宫　CX-宫颈
BL-膀胱　OV-卵巢

图 4-3-4 胎芽坐高的测量

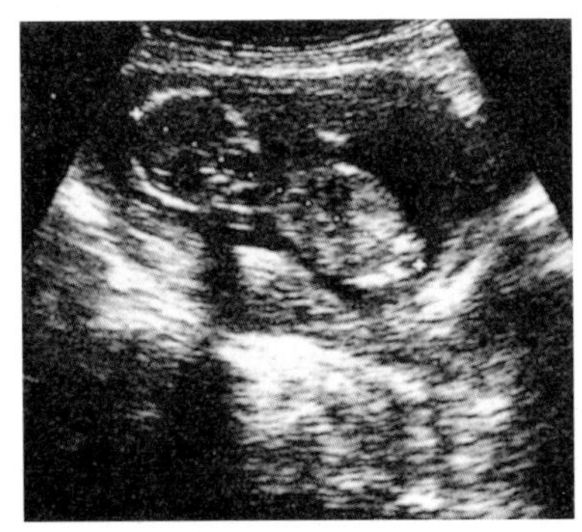

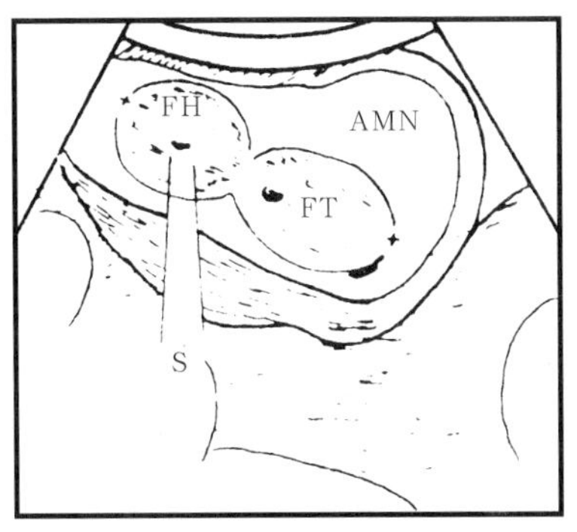

孕14周$^{+5}$，寻出胎儿最长轴测量之

FH-胎头　FT-胎体

AMN-羊水　S-声影

图4-3-5　胎儿坐高的测量

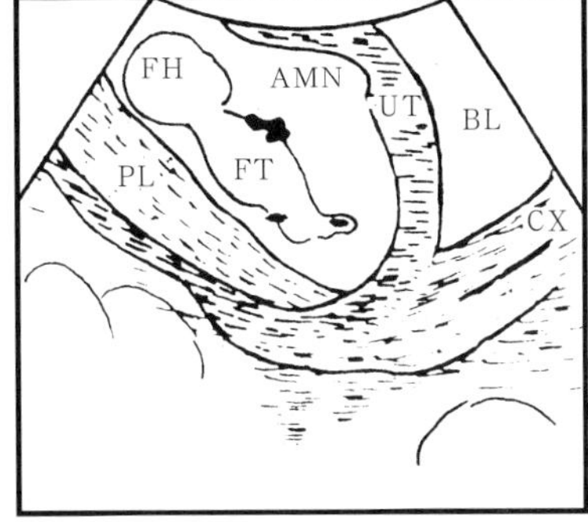

孕13周，胎儿在羊膜腔内活动，正在仰伸（胎动）。一般测量坐高均在胎儿自然状态，仰伸时必然为瞬间，且测值偏大，不适宜在此时测量

FH-胎头　FT-胎体

UT-子宫　BL-膀胱

AMN-羊水　PL-胎盘

CX-宫颈

图4-3-6　胎儿仰伸

表4-3　胎儿坐高与孕龄的关系：孕7～12周坐高测值（cm）

孕 周	均 值	标准差	95%标准差范围	孕 周	均 值	标准差	95%标准差范围
7	1.33	0.37	0.59～2.07	10	2.83	0.88	1.07～4.59
8	1.66	0.44	0.78～2.54	11	3.62	1.18	1.26～5.98
9	2.15	0.62	0.91～3.39	12	4.58	1.50	1.58～7.58

据天津中心妇产科医院周日序等“多功能妊娠盘资料”。

三、胎头的测量

孕9周，超声可显示胎儿头颅，孕12周以后颅骨图像清晰，可做胎头测量。超声测量胎头内容颇多，如多顶径（BPD）、头围（HC）、枕额径（OFD）、胎头面积（HA）等。常用的是双顶径及头围。

1.双顶径（BPD）测量　双顶径的测量为产前超声检查的一项常规内容，采用实时超声仪进行测量较为理想，自孕12周至足月均可测量。虽然双顶径测量已成为产前常规检查重要内容，但其准确度受多种因素的影响，因此，还须结合其他参数综合分析，才可获得较为满意的效果。测量时，理想的胎方位为枕横位，此胎方位可获得测量胎头的标准平面。

2.胎头的系列断层面　以枕横位为例，探头与胎儿长轴垂直，自胎头顶开始向尾部移动，做系列断面扫查（图4-3-7）：首先遇到一个断层面，表现颅骨光环较小，圆形，中线贯穿，为大脑帘及大脑中央裂的回声（图4-3-8）；向尾端移动探头所见的另一个平面，是在侧脑室水平，颅骨光环较上一个断层面增大，略呈椭圆形，有强回声的中线贯穿，其两边各有一条平行光条，此为侧脑室体部外侧壁（图4-3-9）；探头再向尾端移动则已接近丘脑平面，此平面特点为颅骨光环呈椭圆形此为颅骨最大径线，中线行至前1/3处中断，此处出现两个短平行光条（似等号），此为等三脑室及透明隔所在（图4-3-10）；探头继续向下移动约1cm，达丘脑平面，此平面为胎儿测量的标准平面，中线1/2处两侧各出现两半圆低回声区，合成一椭圆的丘脑，其前方可见3个短光条既是第三脑室及透明隔（图4-3-11）；探头向尾端继续移动，颅骨光环又变小变圆，中线略后，两旁出现蝶状回声，此为胎儿中脑平面，可见脑底动脉搏

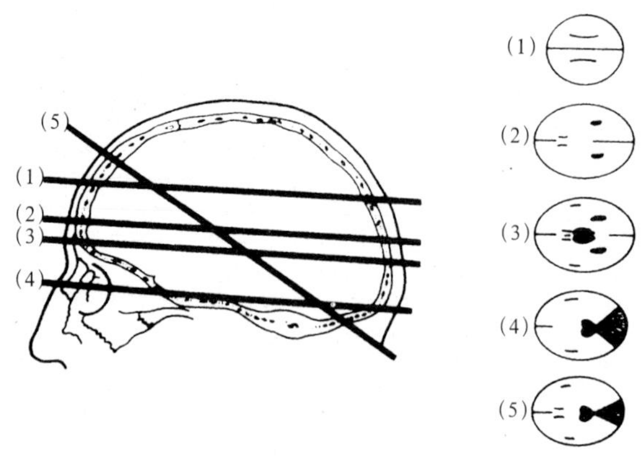

图 4-3-7 胎头轴平面扫查示意图
（摘自 Hadlock 等，1989）

（1）侧脑室体部水平横切面，颅骨光环较小较圆，中线贯穿，两侧可见两条短的平行光条，此为侧脑室侧壁，此平面可估计侧脑室情况

（2）此平面接近丘脑，透明膈腔水平，可供测量双顶径、头围等径线

（3）丘脑平面，此为测量颅骨的标准平面

（4）中脑脑干平面

（5）枕额切面：不适合胎头测量，用于观察后颅凹病变。以上数个平面，只有2、3两平面适合胎头测量

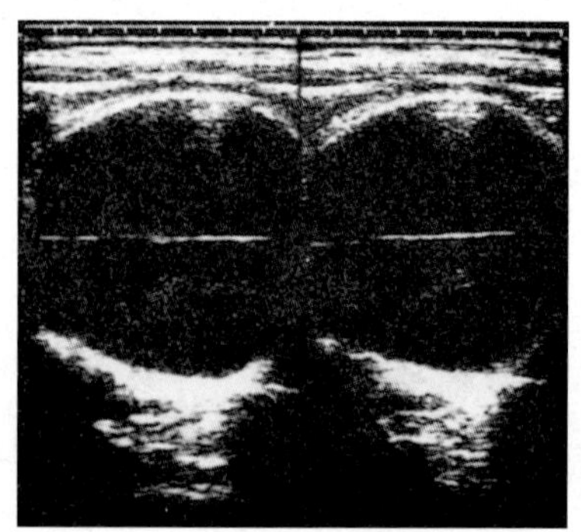
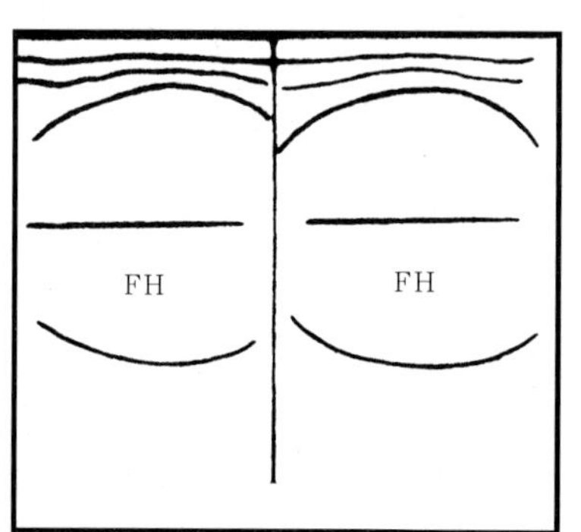

图 4-3-8 大脑帘平面

位于侧脑室水平上方，颅腔内见一贯穿的中线，此为大脑帘及中央裂的回声

FH- 胎头

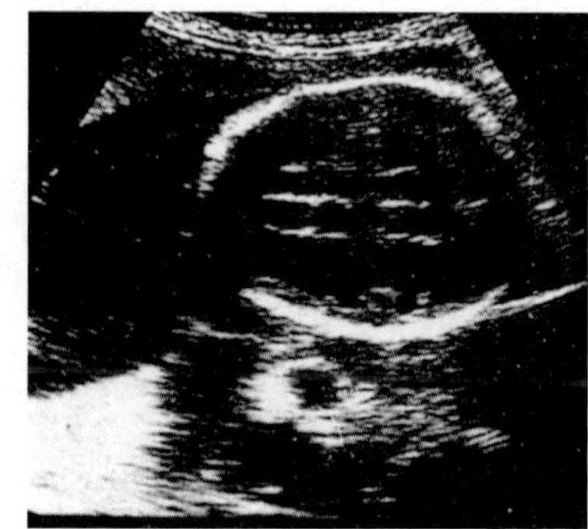
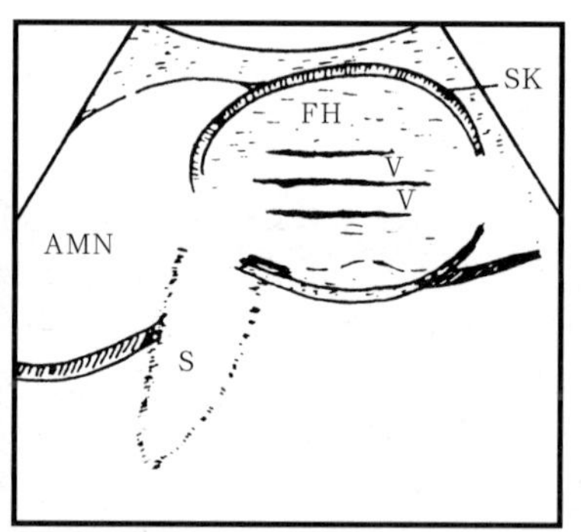

图 4-3-9 侧脑室平面

孕 29 周$^{+4}$，颅腔内可见中线（亮线），其两旁有平行的两条线为侧脑室侧壁，和中线之间部位为侧脑室

FH- 胎头　V- 侧脑室

S- 声影　　SK- 颅骨

AMN- 羊水

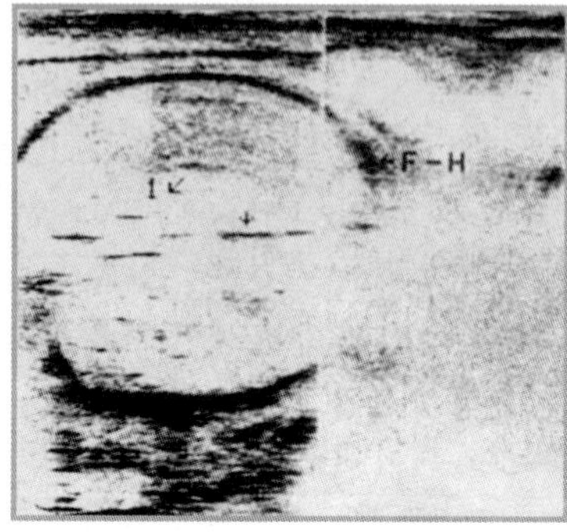

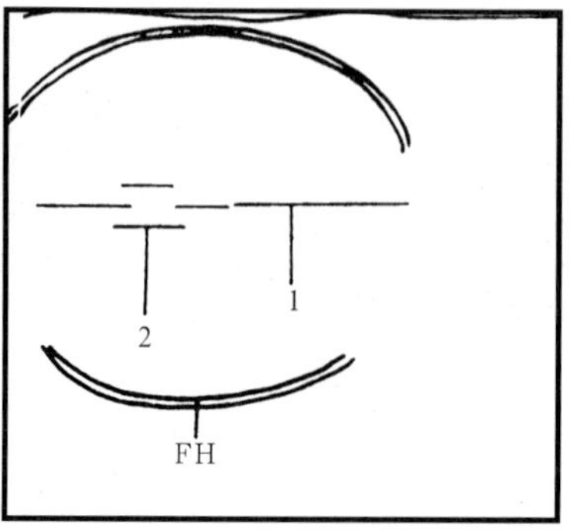

图 4-3-10 接近丘脑平面

此平面接近丘脑水平，中线行至前2/3处中断，代以小等号，为透明膈第三脑室水平，此平面亦可供测量双顶径及头围之用

FH- 胎头

①所指为中线，等号处

②为透明膈腔，前行继续见中线（大脑帘）

动（图4-3-12）；如做枕额切面则可观察后颅凹病变，及可见到小脑（图4-3-13）；再向下移动探头可见颅底骨（图4-3-14）。彩色多普勒可见Wills环（彩图4-3-15）。

3.双顶径测量方法 取胎头双顶径标准平面（选样图4-3-7中的第2或第3平面测量均可），测量其最大横径。测量时从近侧颅骨壁外缘测量到远侧颅骨壁内缘（图4-3-16～图4-3-18，表4-4）。

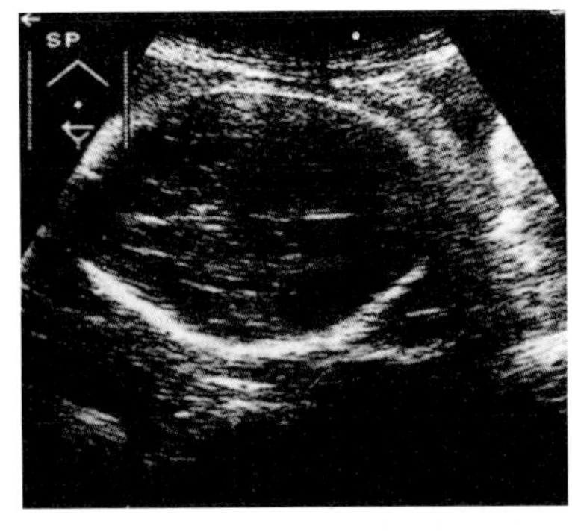

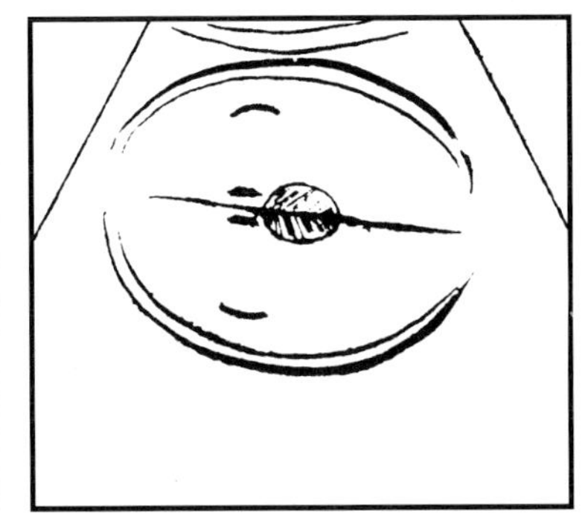

此平面为测量胎头之标准平面，中线行至前2/3处见透明膈腔，中线继续前行，透明膈后方见丘脑

图4-3-11 **丘脑平面**

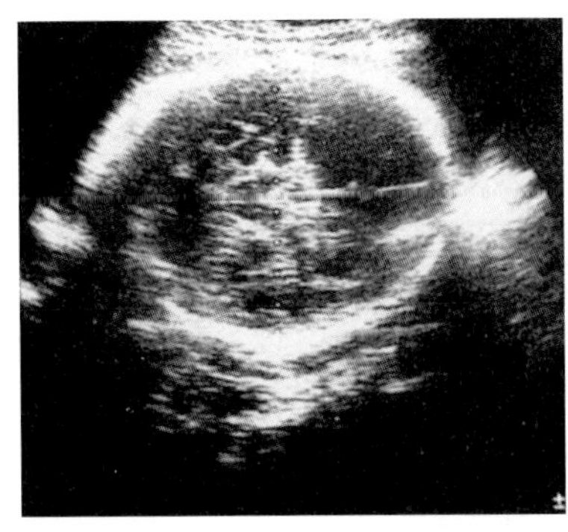
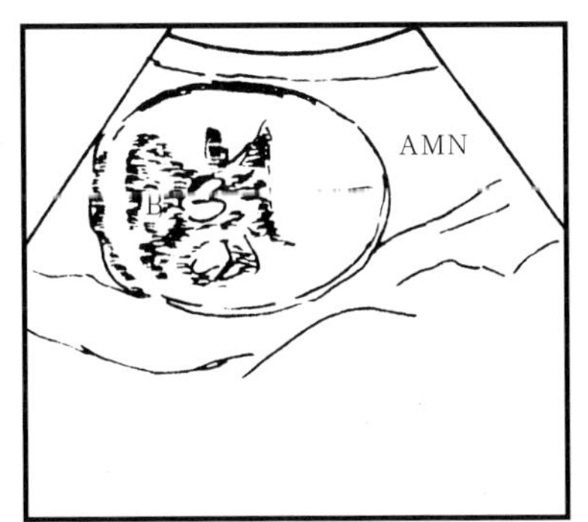

孕38周，中线两侧见一蝶状结构，并可见搏动的脑底动脉（可见willim氏环）

B-中脑组织 AMN-羊水

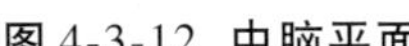
图4-3-12 **中脑平面**

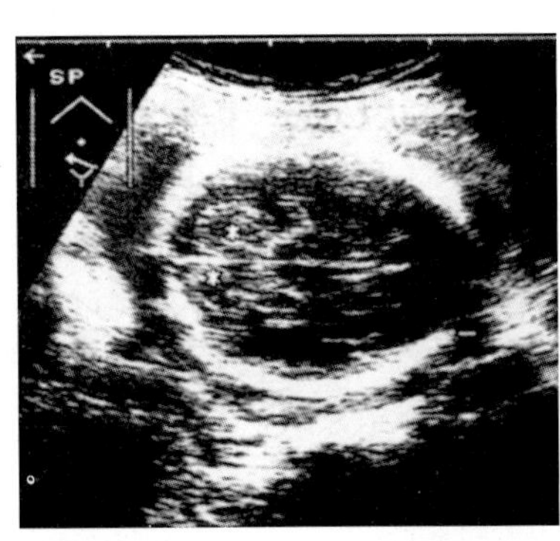

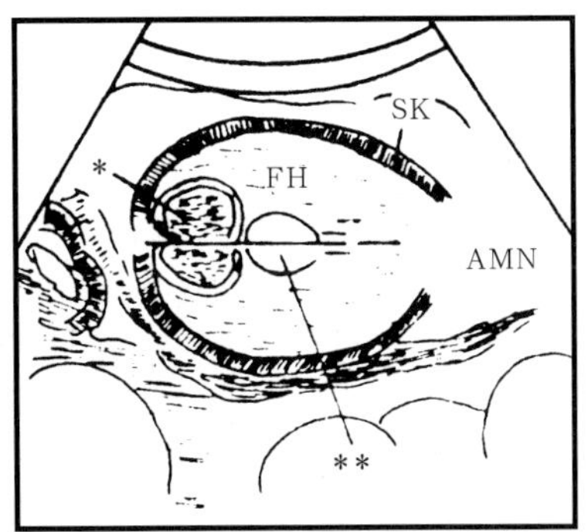

孕33周+6，胎儿颅骨内可见中线，第三脑室侧壁及其后方的两侧小脑半球

FH-胎头 ＊-小脑

＊＊-丘脑 AMN-羊水

SK-颅骨

图4-3-13 **枕额平面**

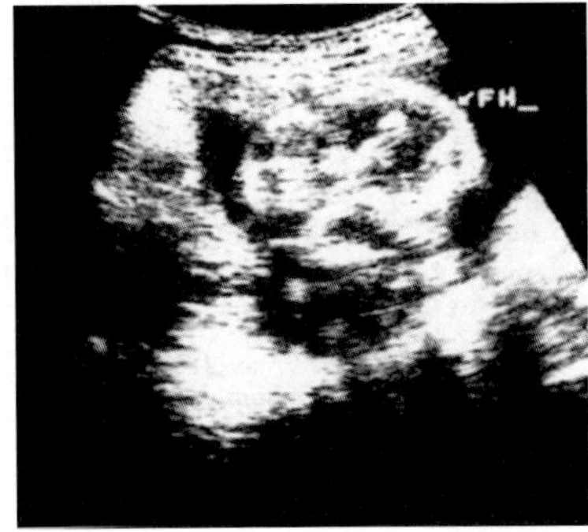

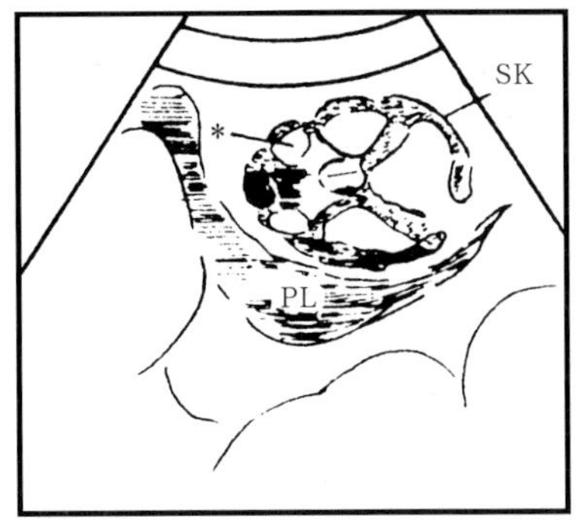

孕21周+4，胎儿颅底骨，并可见眼眶

SK-颅底骨 ＊-眼眶

PL-胎盘

图4-3-14 **颅底骨**

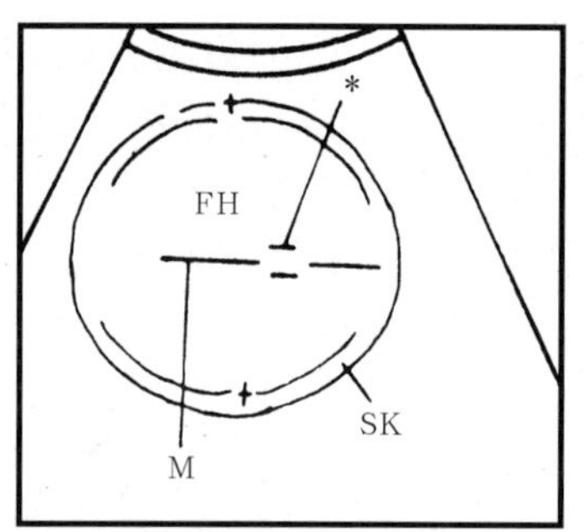

在标准平面上由最大径线外缘测量到内缘

FH-胎头　M-中线

SK-颅骨　＊-第三脑室侧壁

+～+为双顶径的测量间距

图4-3-16　双顶径测量方法示意图

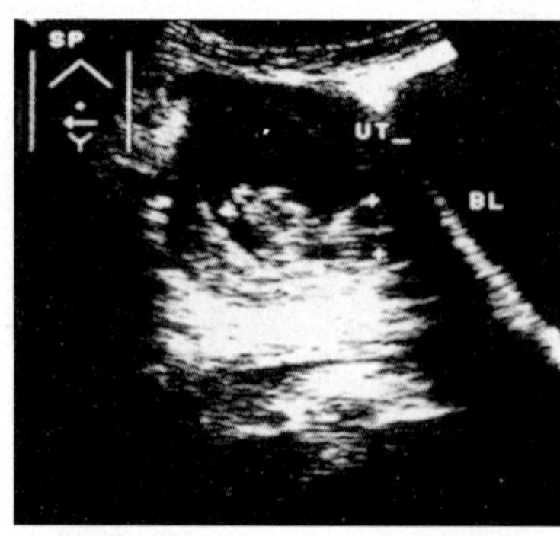

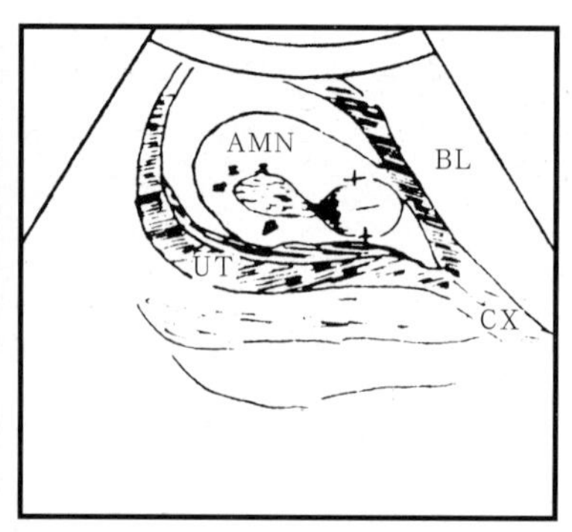

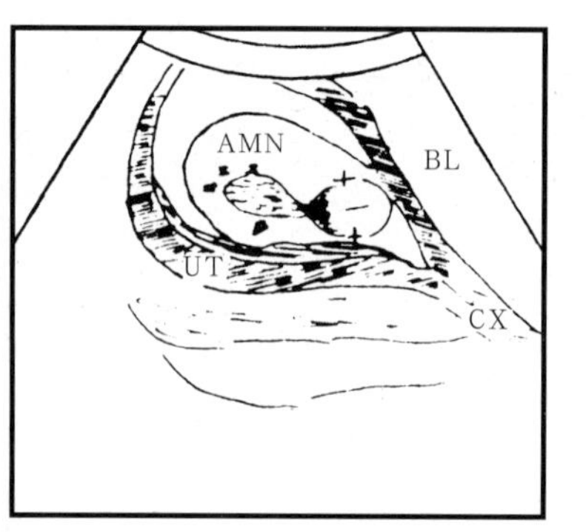

孕10周，显示胎儿颅骨，从颅骨外缘测量至对侧颅骨内缘

+～+双顶径　BL-膀胱

AMN-羊水　UT-子宫

CX-宫颈

图4-3-17　双顶径的测量

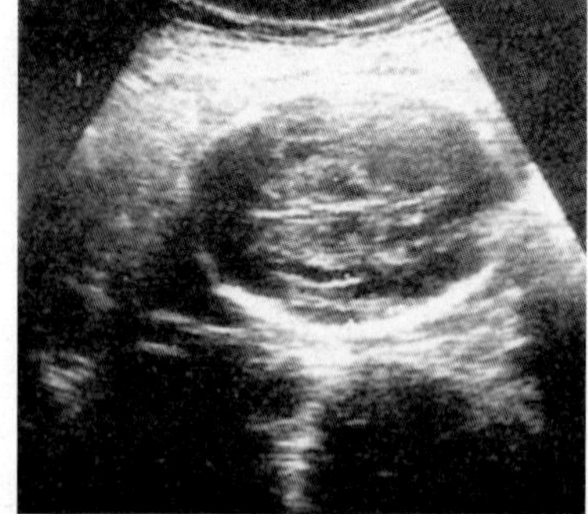

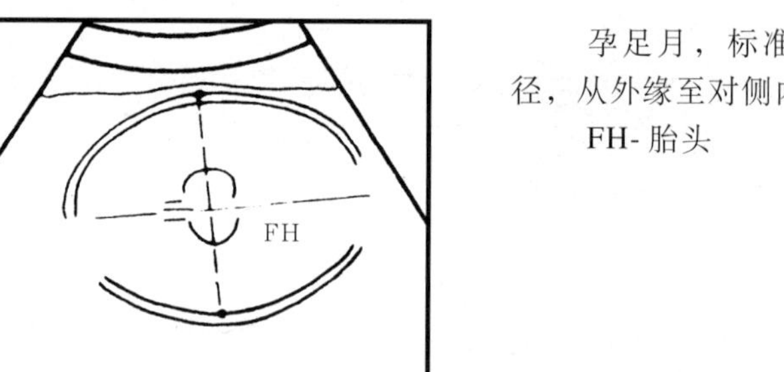

孕足月，标准平面测量双顶径，从外缘至对侧内缘的间距

FH-胎头

图4-3-18　双顶径的测量

表4-4　胎儿双顶径（cm）与孕龄的关系

孕周	均值	标准差	95%标准差范围	孕周	均值	标准差	95%标准差范围
12	2.29	0.47	1.35～3.23	27	6.90	0.47	5.96～7.84
13	2.48	0.56	1.36～3.60	28	7.00	0.34	6.32～7.68
14	2.82	0.49	1.84～3.80	29	7.24	0.40	6.44～8.04
15	3.20	0.31	2.58～3.82	30	7.51	0.29	6.93～8.09
16	3.59	0.47	2.56～4.53	31	7.75	0.30	7.15～8.35
17	3.68	0.49	2.70～4.66	32	8.00	0.26	7.48～8.52
18	4.29	0.47	3.35～5.23	33	8.20	0.23	7.74～8.66
19	4.49	0.44	3.61～5.37	34	8.84	0.22	7.96～8.84
20	4.88	0.40	4.08～5.68	35	8.54	0.22	8.10～8.98
21	5.16	0.42	4.32～6.00	36	8.69	0.26	8.17～9.21
22	5.22	0.55	4.32～6.32	37	8.88	0.22	8.44～9.32
23	5.90	0.12	5.06～6.74	38	8.99	0.22	8.55～9.43
24	6.10	0.66	5.44～7.42	39	9.12	0.25	8.62～9.62
25	6.42	0.34	5.68～7.16	40	9.19	0.23	8.73～9.65
26	6.62	0.48	5.66～7.58	41	9.16	0.17	8.82～9.50

胎头双顶径于孕31周前平均每周增长3mm。孕31～36周平均每周增长1.5mm，孕36周后平均每周增长1mm。

4.影响双顶径准确度的因素

（1）技术不熟练

①选择测量的平面过高或过低，均可使双顶径测值与真实数值相差2～3mm甚至更多。

②测量时探头前后倾斜或左右倾斜。

③在非标准平面上测量。

（2）胎方位的影响：超声测量双顶径，理想的胎头位置为枕横位，因声束可垂直大脑，由此而获得标准平面可测出较准确的双顶径数值。遗憾的是，日常检查中经常遇不到枕横位，声束不能与大脑帘垂直，故取不到标准平面，只能在非标准平面上测量，从而影响了准确度。

（3）胎儿头型的影响：正常胎儿头型不完全一样，如有长头型、短头型及正常头型。同孕周的胎儿会因头型不同而有差异悬殊的双顶径测值。例如，一个孕33周正常头型的胎儿，其双顶径为8.1cm；长头型的则为7.3cm；短头型的为8.9cm。但三者的头围数值是相近的（图4-3-19）。由此可见，单独采用双顶径推测胎龄有时很不准确，还须配合其他参数综合分析，方可获得较准确数值。

5.头围（HC）测量　头围测量被公认较准确，可弥补双顶径的不足，见有异常头型时，应采用头围测量以纠正单纯用双顶径测量的误差。头围的测量应采用双顶径测量标准平面，测量方法是利用超声仪器圆周描迹功能键，沿胎头颅骨光环的外缘描迹，获得头围数值，或应用简便的公式计算出头围的数值。在标准平面上测量颅骨的前后径（A）和最大横径（B），测量的据点是从外缘测至对侧外缘（图4-3-20，图4-3-21）。

$$胎儿头周长=\frac{A+B}{2}\pi$$

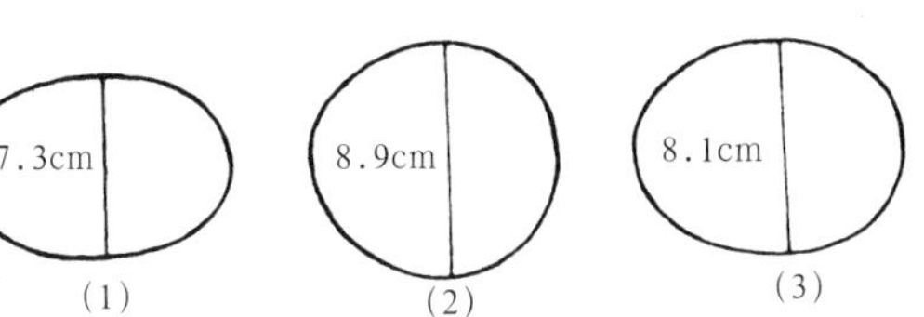

图4-3-19　**同龄胎儿各种头型**

头围（HC）均相同，但双顶径（BPD）相差悬殊

（1）长头型：胎龄33周，HC30cm，BPD7.3cm

（2）短头型：胎龄33周，HC30cm，BPD8.9cm

（3）正常头型：胎龄33周，HC30cm，BPD8.1cm

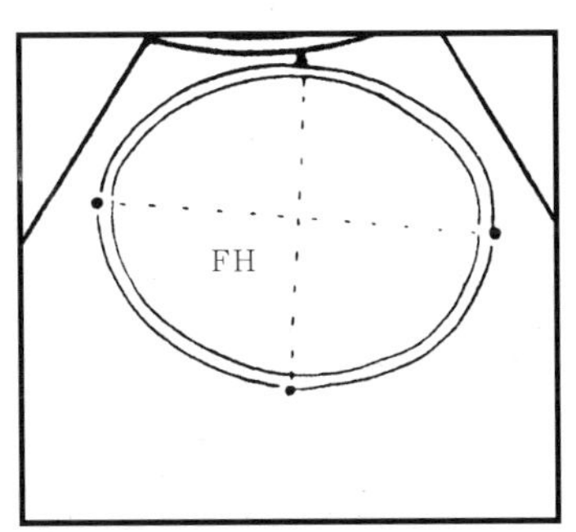

图4-3-20　**胎儿头围测量方法示意图**

最大前后径及最大横径，从外缘测至对侧外缘。将测值代入$\frac{A+B}{2}\pi$算得胎儿头围数值

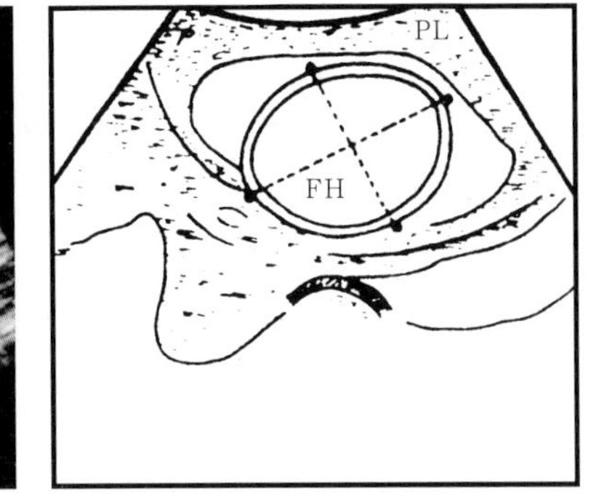

图4-3-21　**胎儿头围的测量**

孕22周：取胎头标准平面，测量胎头的最大前后径和横径，外缘至对侧外缘

头围是孕晚期（最后6周）推测胎龄的一项有用的指数，此期间用头围测量比双顶径更为准确。

四、胎儿腹部的测量

1.胎儿腹部测量的内容 有腹围（AC）、腹面积、腹前后径（APD）、腹横径（ATD）等。其中以腹围应用较为广泛，腹围测量一般用于孕36～42周，可补充双顶径之不足。但如有胎儿生长受限，Rh因子不合则应用股骨长度测量协助诊断。

2.测量腹围的标准平面 切面在胎儿脐部水平，与脊柱垂直，此平面内显示三个结构：即脊柱、胃泡、肝内门脉左支（图4-3-22）。胎儿的腹围与孕龄的关系见表4-5。

3.胎儿腹围的测量方法 此方法与胎儿头围测量方法相同。

（1）测量应沿胎儿腹围外缘描迹，获得腹围数值。

（2）胎腹围周长$=\frac{A+B}{2}\pi$（A为胎腹前后径，B为腹横径）（图4-3-23、4-3-24）。

4.测量注意事项

（1）必须采用标准平面，过高过低的平面所得数值均偏低。

（2）切忌斜切，斜切平面为长圆形，测值偏高（图4-3-25）。

正常发育的胎儿，营养良好，腹部饱满呈正圆形。当胎儿有宫内生长迟缓时则腹部张力欠佳，腹平面略呈扁圆形，如胎儿取仰卧或俯卧位则腹横径大于腹直径；如胎儿取侧卧位时则腹直径（前后径）大于腹横径。因此，腹横径或腹直径不宜单独用在诊断发育受限的胎儿（图4-3-26）。

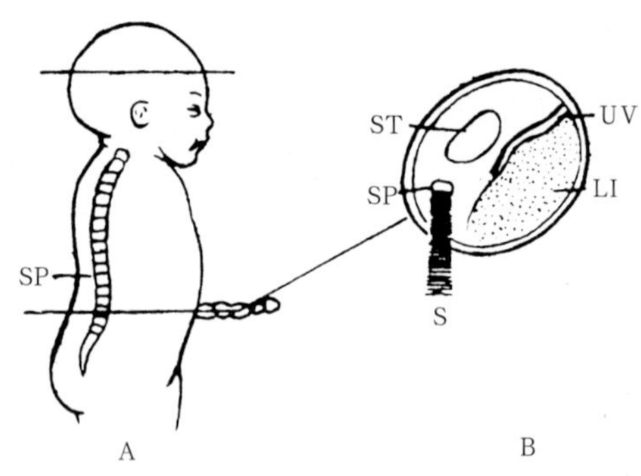

图4-3-22 胎儿腹围的标准平面

A图胎儿脐部水平与脊柱垂直的切面，此为测量胎儿腹围的标准平面

B图为测量腹围的标准平面，此平面内含有：脊柱、胎肝，胎脐静脉及胎胃

SP-脊柱 ST-胎胃

UV-脐静脉 LI-胎肝

S-声影

胎儿腹围（mm）与孕龄的关系

孕周	均值	均值±2SD	孕周	均值	均值±2SD
21	164	139～189	31	270	245～295
22	175	150～200	32	280	255～305
23	186	161～211	33	290	265～315
24	197	172～220	34	300	275～325
25	208	183～233	35	309	284～334
26	219	194～244	36	318	293～343
27	229	204～254	37	327	302～352
28	240	215～265	38	336	311～361
29	250	225～275	39	345	320～370
30	260	235～285	40	354	329～379

据天津中心妇产科医院周日序等“多功能妊娠盘资料”。

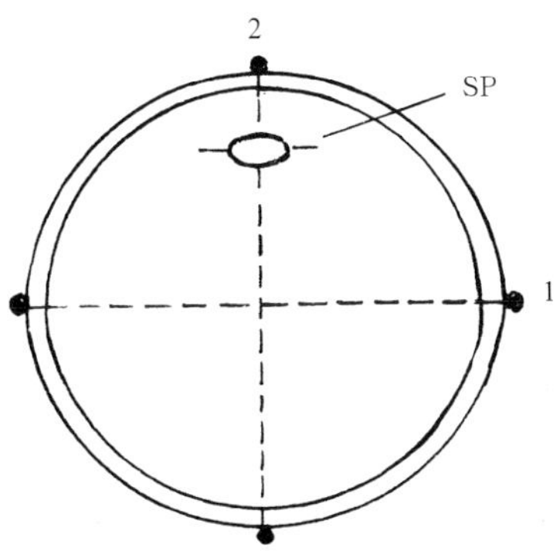

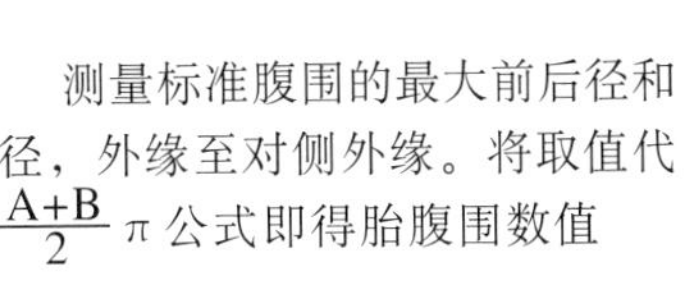
测量标准腹围的最大前后径和横径，外缘至对侧外缘。将取值代入$\frac{A+B}{2}\pi$公式即得胎腹围数值

图 4-3-23 测量胎儿腹围示意图

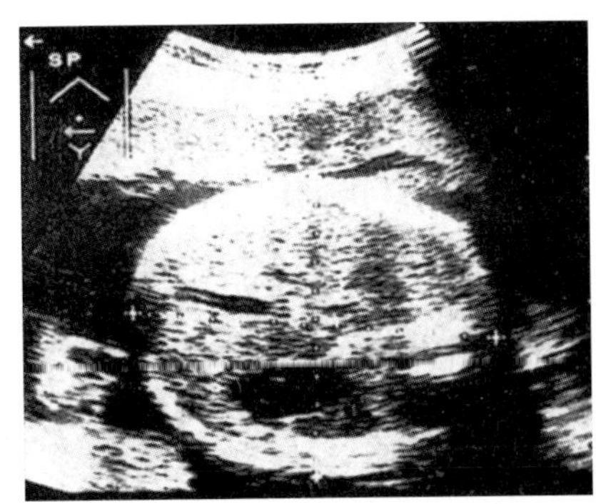

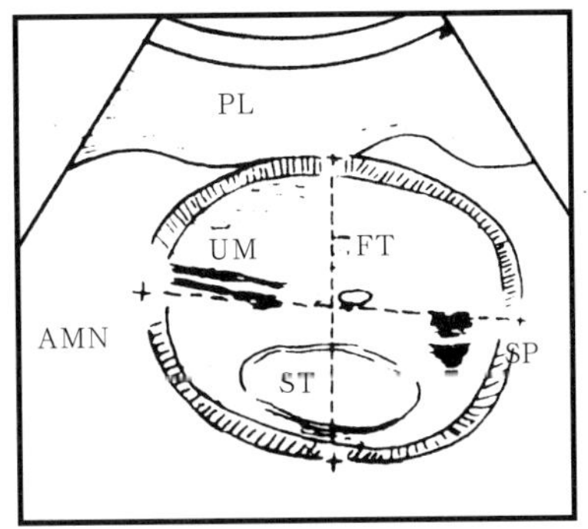

PL- 胎盘 AFI- 羊水
FI- 胎儿肝脏 ST- 胃

图 4-3-24 胎儿腹围测量

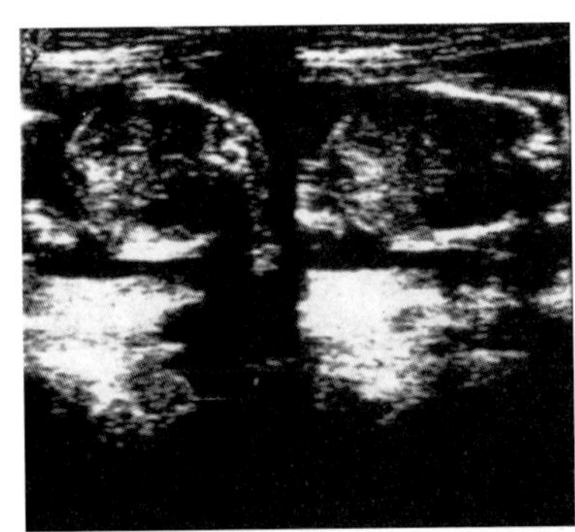

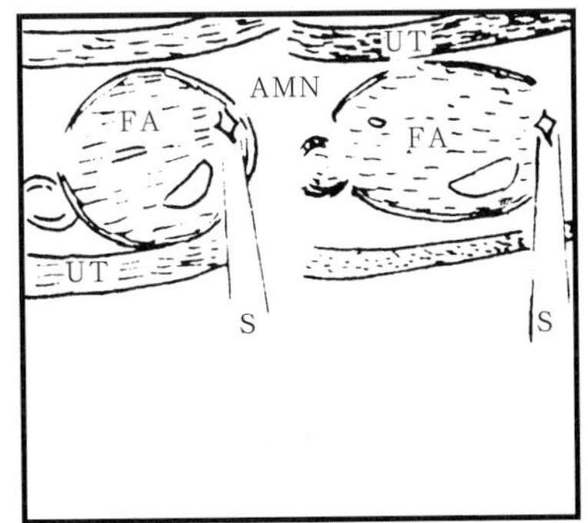

左图为腹部标准平面，可测其腹围数值；右图所取腹平面，为斜切呈长圆形，测值偏高不准确

UT- 子宫 FA- 胎腹
AMN- 羊水 S- 声影

图 4-3-25 胎腹标准切面及斜切面

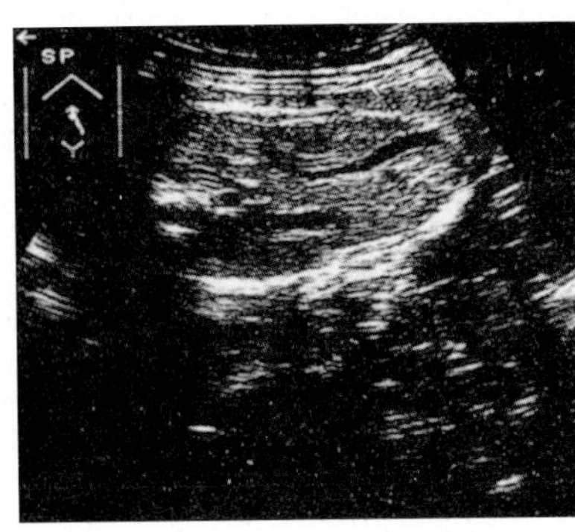

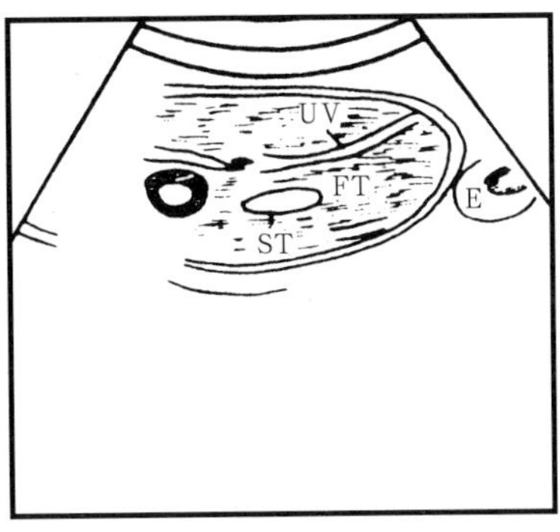

胎儿腹部张力明显减低呈扁圆形，侧卧位时前后径长，横径明显缩短

FT- 胎体 ST- 胃
UV- 脐静脉 E- 肢体

图 4-3-26 FGR 胎儿的腹部张力欠佳

五、胎儿肢体的测量

测量各个阶段孕期胎儿的肢体，对估计胎龄及发现胎儿有无短肢畸形具有实用价值。孕15周以后即可测量股骨，因股骨测量较为容易，现已列为常规检查内容。股骨长的测量还可推测胎儿死亡时间。其准确率与双顶径相似。测量方法是找出股骨最长轴，自远侧骨骺端至近端斜面顶点之间的距离（见表4-6，图4-3-27）。

肱骨的测量亦有其实用价值，肱骨的测量对上肢缺如和短肢畸形诊断亦很重要。测量方法与股骨相同。

胎儿多参数的测量。单独应用某一测量对多种多样发育异常的胎儿往往达不到预期效果，故近年来提倡先做多种参数测量再做综合分析以弥补单个计量的误差。目前常用BPD、HC、AC、FL四种计量，取其2～4项估计胎龄。多参数测量不但可平衡各个参数间的误差，提高孕龄估计的准确性，还可估计胎儿身体各个部位的生长情况。

表4-6 胎儿股骨长度（cm）与孕龄关系

孕 周	股骨长度	孕 周	股骨长度
16	2.2	32	6.3
20	3.4	36	6.9
24	4.4	40	7.5
28	5.4		

据天津市中心妇产科医院周日序等“多功能妊娠盘资料”。

六、胎儿体重的估算

临床产前估计胎儿体重，过去一直依靠医师多年积累的经验，在绝大多数病例中也只能做到大略估计，即只能得出大胎儿、中等胎儿及较小胎儿的印象，不能做到精确的估算。自超声应用于临床后，许多学者做了大量工作。Warsof应用超声测量胎儿的BPD及AC以估算胎儿体重。Warsof绘制了胎儿体重图表，按BPD和AC的数值，从图表上二者交叉点即可查出胎儿体重数值。由于BPD受胎头形态影响，或因胎头深入骨盆而难以测量头径，Hadlock提倡最好应用头径、腹围及股骨长多个参数估算胎儿体重。他应用股骨长及腹围的测量估计胎儿体重。

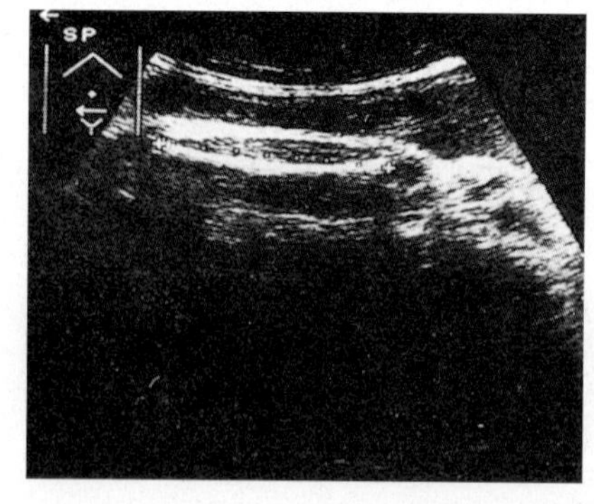

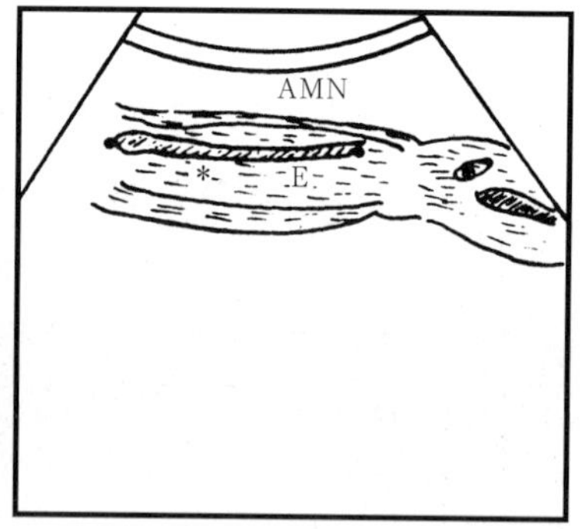

取股骨长轴，测量自一侧圆形骨骺顶端至另一侧斜面顶点之间的距离

E-下肢　*-股骨

AMN-羊水

图4-3-27 股骨及其测量

第四节 超声诊断胎位的方法

胎位的基本知识。

超声可以观察子宫内胎儿的胎势、胎产式、胎先露及胎方位。故有必要对胎位的基本知识做一简单的介绍，以便在超声探查时便于理解。

1.胎势 胎儿为了适应子宫形态，采取了一定姿势，称为胎势。正常胎势为胎头俯屈，脊柱弯曲，两臂交叉于前胸，两下肢盘曲于腹前（图4-4-1～4-4-4）。

2.胎产势 指胎体纵轴与母体纵轴的关系，例如，两轴平行为竖产式，包括头位与臀位；两轴垂直称为横产式；两轴交叉成锐角，则称为斜产势，后者多为暂时性的（图4-4-5～4-4-11）。

3.胎先露 指临产时最先进入骨盆部分。有头先露、臀先露、足先露、肩先露、复杂先露等。

4.胎方位 胎方位是指胎先露的指示点与母体骨盆前后左右的关系。例如，头先露以枕骨作为指示点，如胎儿枕骨朝向母亲骨盆的左前方，则胎方位为左枕前位；朝向右后方称为右枕后位，以此类推。臀先露的指示点为骶骨，肩先露的指示点为肩胛骨，此外还有较少的面先露和额先露等。由此类推可有22种胎方位（图4-4-12～图4-4-14）。

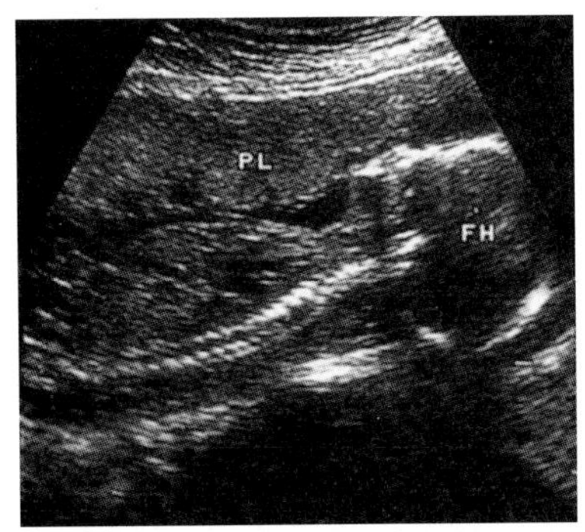

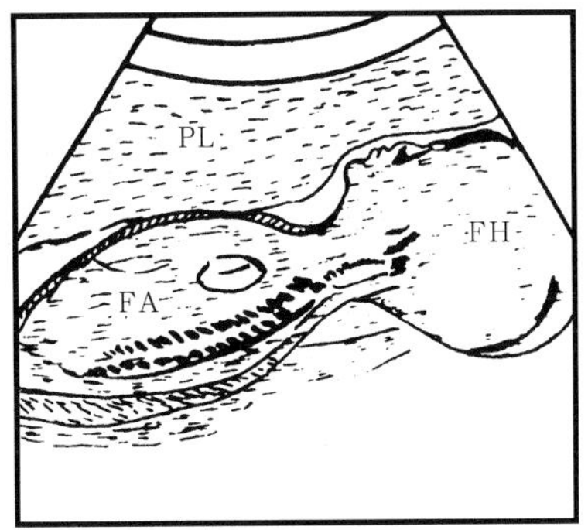

图 4-4-1 胎势：仰卧位

孕25周$^{+6}$胎儿仰卧于羊膜腔内
FH- 胎头　FA- 胎腹
PL- 胎盘

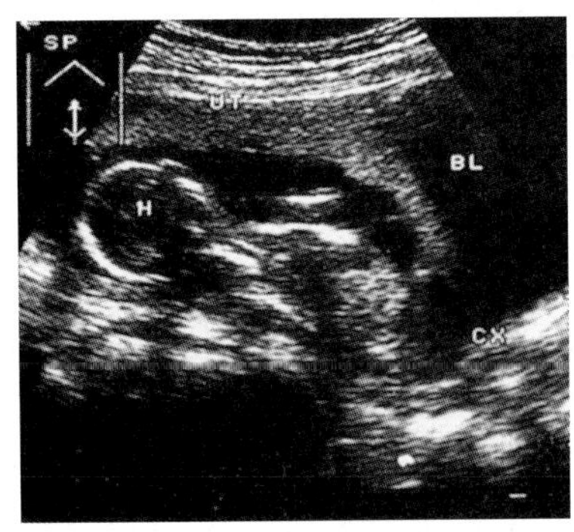

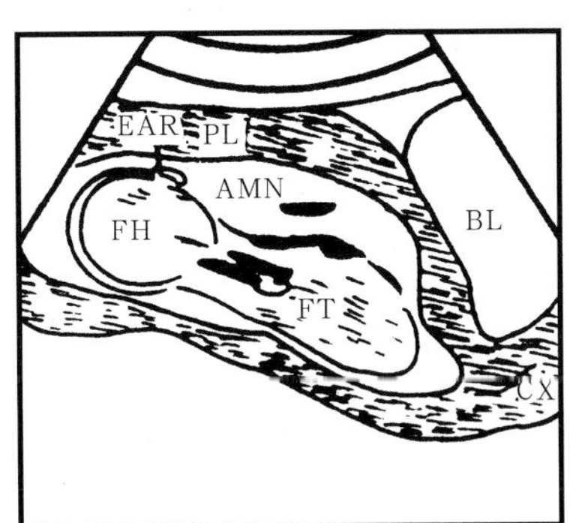

图 4-4-2 胎势：侧卧位

UT- 子宫　FH- 胎头
EAR- 耳朵　CX- 宫颈
BL- 膀胱　AMN- 羊水
PL- 胎盘

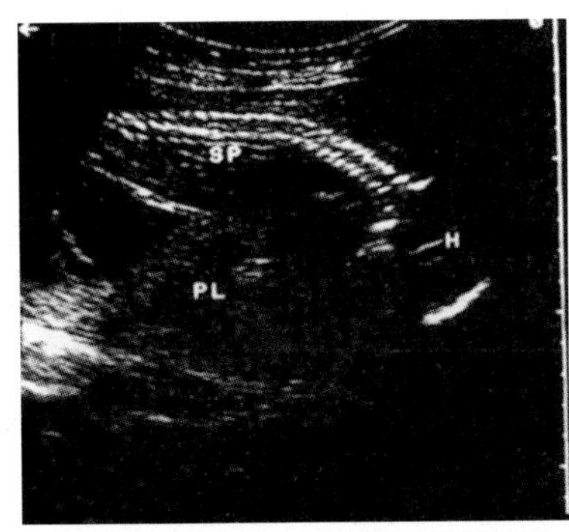

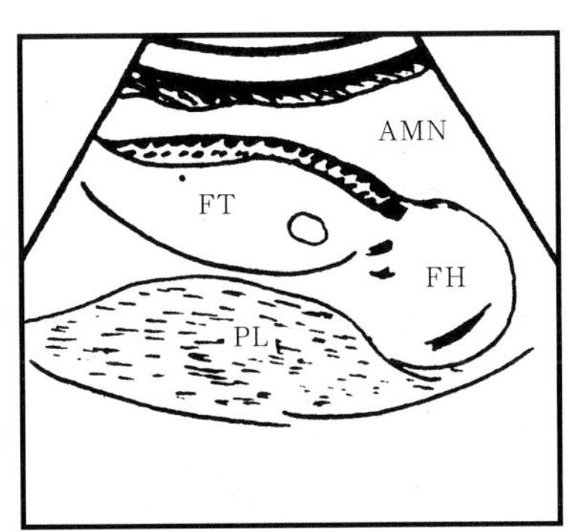

图 4-4-3 胎势：俯卧位头位

孕 19 周
FH- 胎头　FT- 胎体
PL- 胎盘　AMN- 羊水

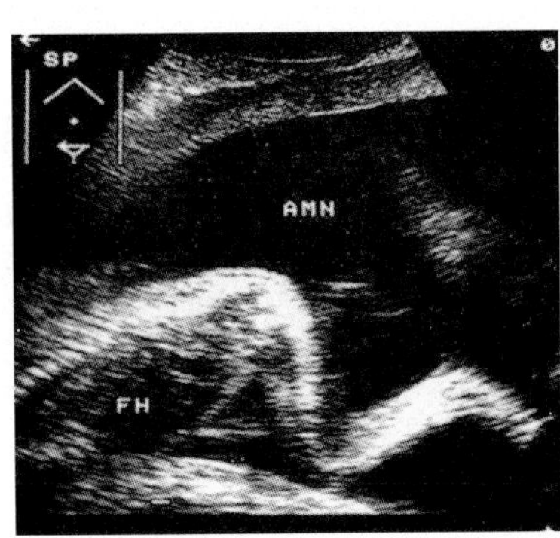

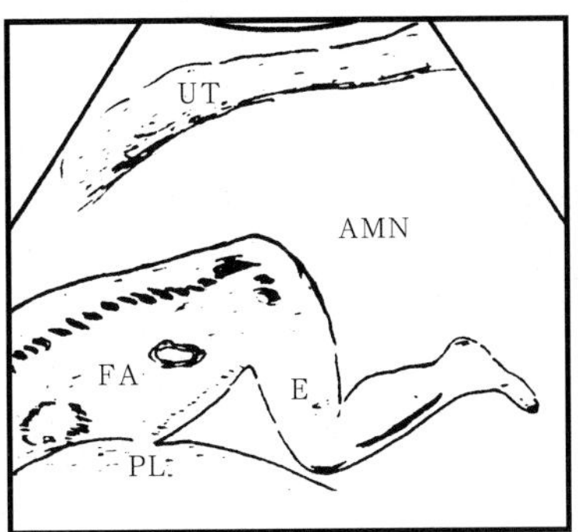

图 4-4-4 胎势：俯跪位

孕 24 周$^{+1}$，大量羊水，胎儿取俯跪位
UT- 子宫　AMN- 羊水
FA- 胎腹　PL- 胎盘
E- 肢体

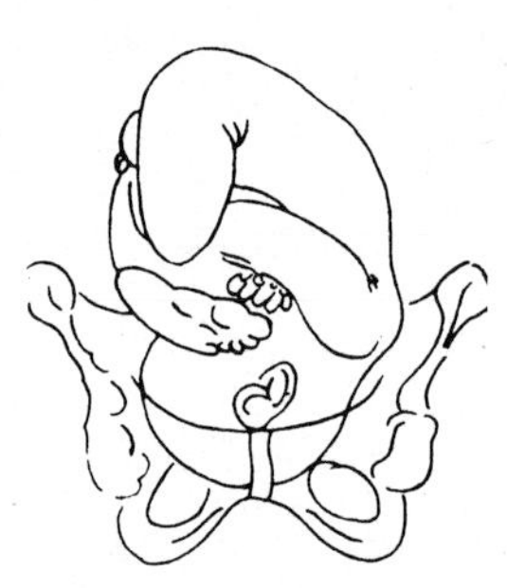
图 4-4-5 胎产势：头位

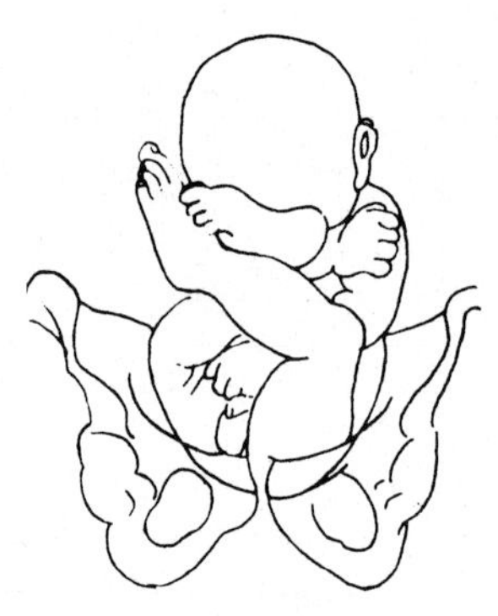
图 4-4-6 胎产势：臀位

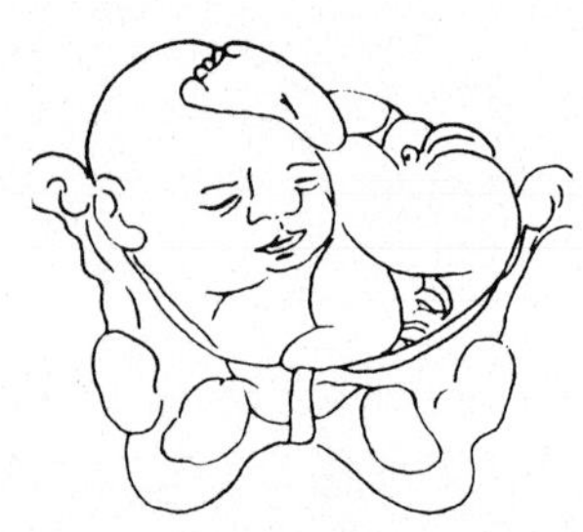
图 4-4-7 胎产势：横位

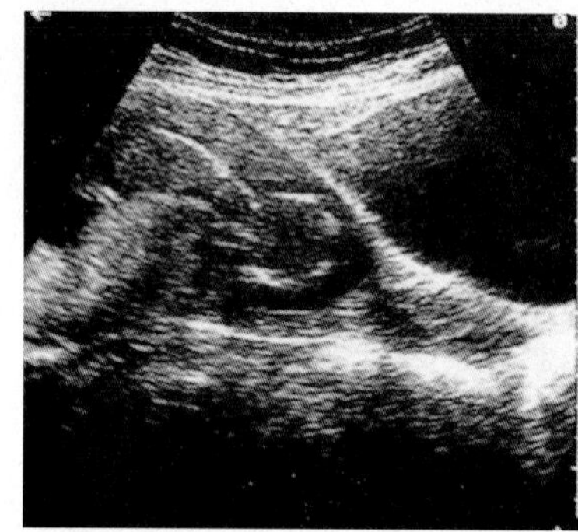
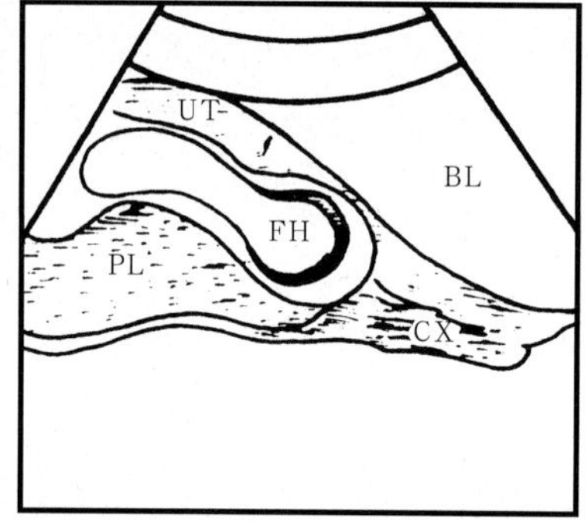

图 4-4-8 胎产势：头位

胎儿取头位
FH-胎头 PL-胎盘
CX-宫颈 BL-膀胱

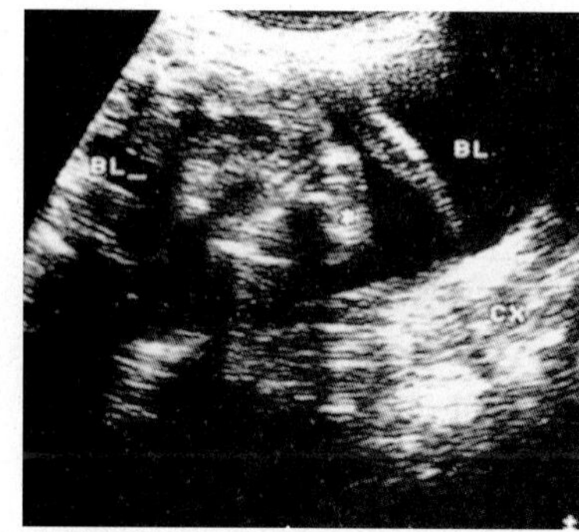

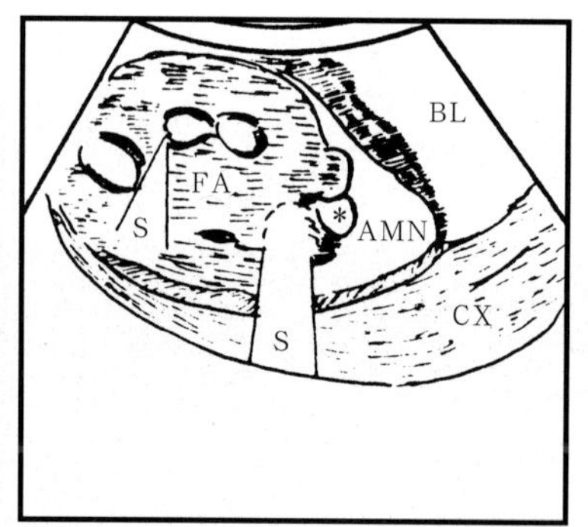

图 4-4-9 胎产势：臀位

孕28周，正中纵切可见胎臀及外阴，未见肢体，此为单臀位

FA-胎腹 ＊-胎儿外生殖器
AMN-前羊水 S-声影
BL-膀胱 CX-宫颈

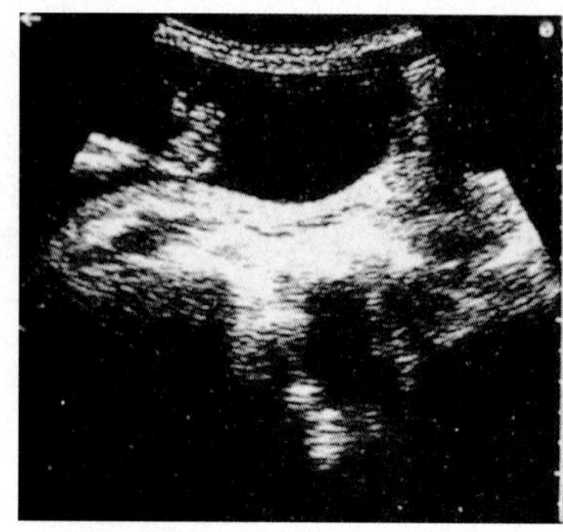
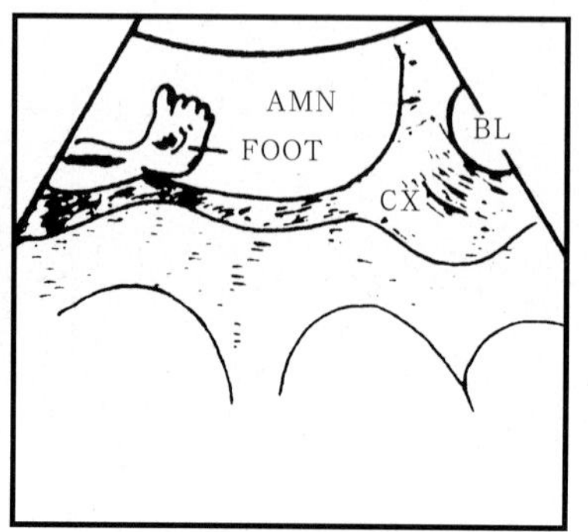

图 4-4-10 足先露

孕24周，正中纵切，可见子宫下段较多量羊水，此为前羊水，内见一胎足（可能为暂时性）

FOOT-胎足 AMN-前羊水
CX-宫颈 BL-膀胱

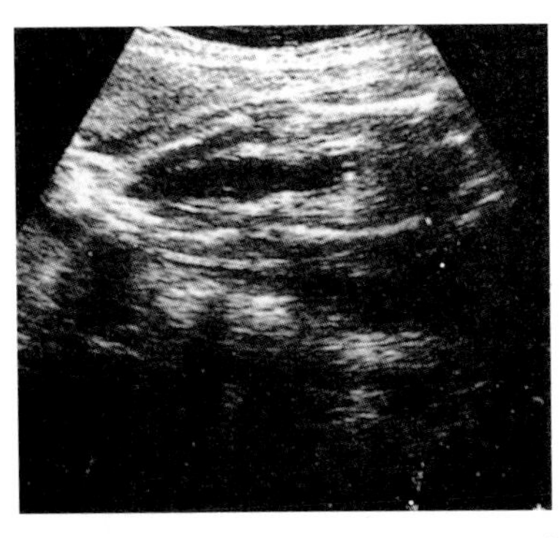

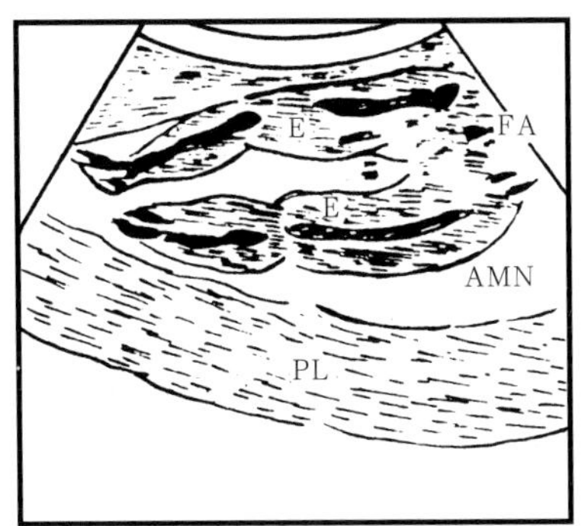

孕24周，正中纵切，为臀位，可见两腿直伸

FA- 胎腹　E- 肢体

AMN- 羊水　PL- 胎盘

图 4-4-11 **胎产势：单臀位**

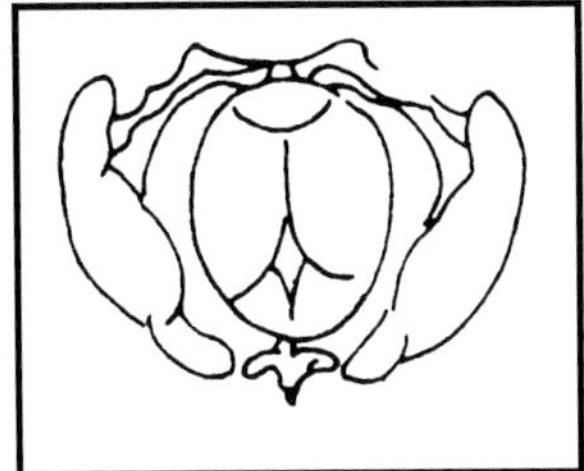

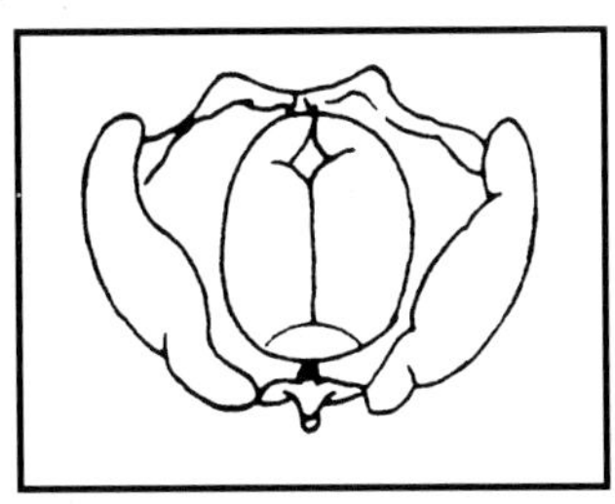

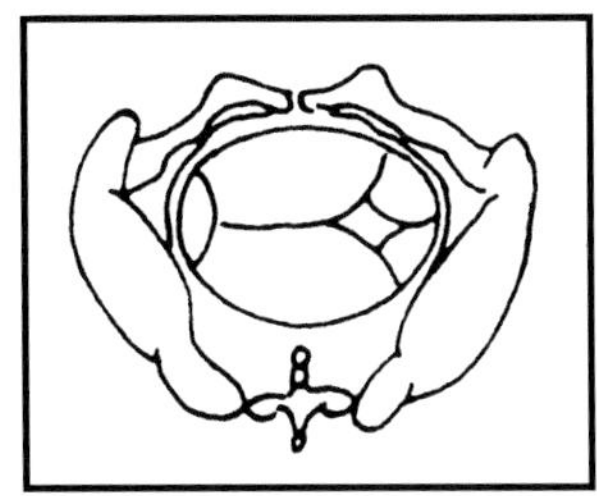

图4-4-12 **胎方位：是指胎先露指示点与母体骨盆前后左右的关系，以头位为例，其指示点为胎儿枕骨**

左图：枕前位　　中图：枕后位　　右图：枕横位

检查方法是将探头横置耻骨联合上，多用于临产时孕妇

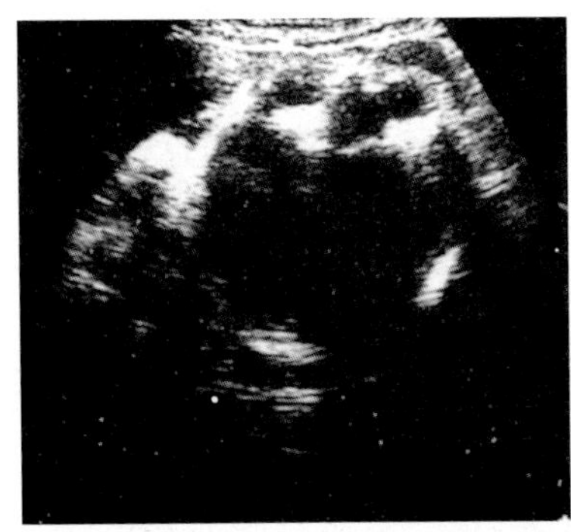

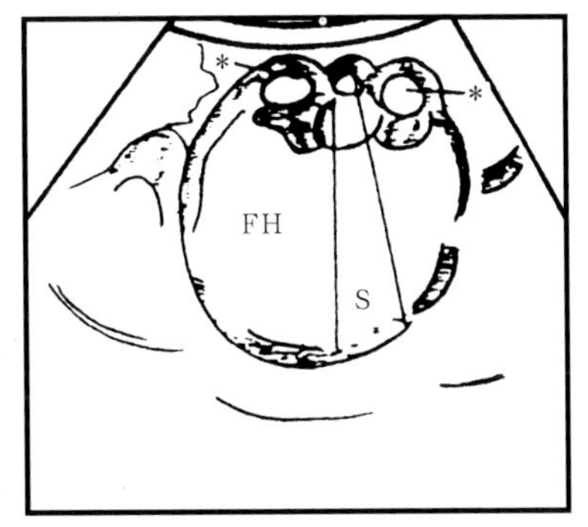

孕29周，胎儿取头位，正枕后位

＊- 两眼眶在正前方，其中央有鼻骨，其后方有声影（S）

FH- 胎头

图 4-4-13 **胎方位：正枕后位**

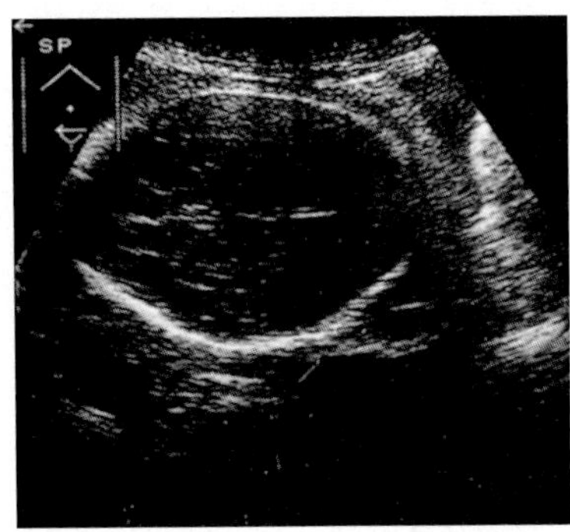

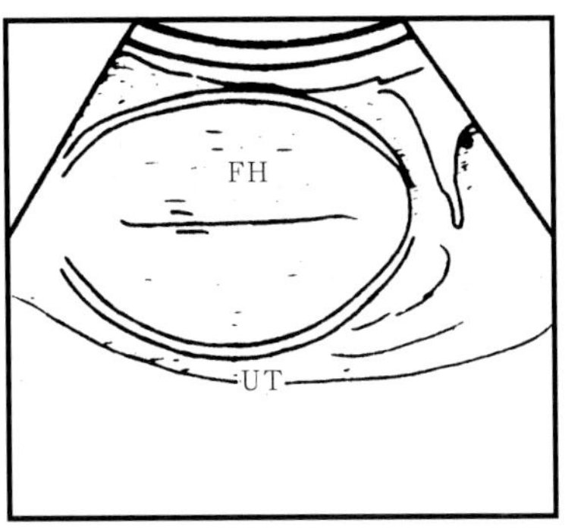

孕33周，胎头取枕横位，中线横置

FH- 胎头，见中线

图 4-4-14 **胎方位：枕横位**

如上所述，胎儿的胎势、胎产势、胎先露及胎方位，绝大部分均可由超声检查做出诊断。胎儿在宫内的姿态，如俯卧位、仰卧位、侧卧位，也均可探知。在确定胎产势时，胎头为最好的也是最容易寻找的标志：胎头位于宫底，则为臀位；胎头位于耻骨联合上方为头位；胎头位于母亲腹部一侧则为横位。确定胎方位时应在近足月或临产时才有临床价值，因为较早时期胎产势尚未固定，且胎先露漂浮尚未入盆，故意义不大。过晚诊断，胎头已深入骨盆，则诊断有一定困难。临产时期应确定胎方位，先找出胎先露的指示点，将探头横置于耻骨联合上方，则可做出胎方位的诊断。以枕横位为例，找出胎儿眼眶，其对侧则为枕骨。如枕骨指向母亲骨盆右侧，则为右枕横位。

第五节 胎儿附属结构的超声图像

一、胎盘

1.胎盘的解剖 自孕卵植入子宫蜕膜后，胎盘即开始由一层滋养细胞与蜕膜共同发育成为一复杂的结构——胎盘，它在妊娠过程中，持续地进行着动态变化，在此做一简单的介绍，以便加强对图像的理解。

(1)蜕膜：孕卵植入蜕膜后，蜕膜分为三部分。

①底蜕膜：位于孕卵与子宫肌壁之间，是孕卵种植部位，随妊娠进展底蜕膜与绒毛膜共同发育成为胎盘。

②包蜕膜：位于孕卵与宫腔之间，随孕卵生长而隆起，并逐渐发展成一薄膜，覆盖于孕卵之上。

③真蜕膜：其余部分称为真蜕膜。早期真蜕膜与包蜕膜间存有空隙，胎囊长至孕13周时，真包蜕膜逐渐贴合在一起，宫腔间隙消失。

(2) 绒毛膜：孕早期的囊胚表面布满乳头状突起，为初期绒毛。随之分级生长逐渐茂盛，与底蜕膜接触的绒毛获得丰富的血液循环，生长旺盛，分枝繁茂而形成叶状绒毛膜。靠近子面的胚外中胚层发育增厚，称为绒毛板，为日后形成胎盘的子体部分。绒毛膜与包蜕膜接触部分，供血不良，受压而萎缩，仅剩一层薄膜称为滑泽绒毛膜。胎儿不断长大，羊膜腔扩展，最后羊膜与滑泽绒毛膜紧贴在一起。

综上所述，胎盘是由胎儿的绒毛膜与母体的底蜕膜共同构成。胎盘从孕6周开始奠基，至孕14周形成一个完整的器官。随妊娠进行至足月，胎盘已成一圆形或椭圆形器官，平均面积为18cm×20cm，中央厚约1.5～2.0cm，周边逐渐变薄，重约500g。胎盘有两面，子面呈青铜色，表面覆盖羊膜，透过羊膜可见下面血管；母面呈紫红色，有许多沟状凹陷，将表面分割许多圆形的绒毛小叶，沟纹为小叶间隙，妊娠后期小叶间隙内有纤维素、钙质沉着，是一种自然的退行变化。

2.胎盘的发育 随胎儿的发育生长，胎盘组织结构循着一定的规律完成从发生、成长至成熟的演变。在演变中胎盘组织结构动态的变化均可由超声显示，并可给临床及时提供有益的信息。孕9周前后，声像图上开始显示胎盘，围绕胎囊蜕膜一侧增厚呈月芽状，回声增强，此即为初期胎盘（图4-5-1）。孕10周后，可以看见胎盘清晰的轮廓，内含均匀一致的细颗粒，回声较子宫肌壁高（图4-5-2）。孕18～22周，羊水的衬托下可显示强回声绒毛板及均匀的胎盘实质。孕20～24周，后壁胎盘看到胎盘与宫壁之间的长条形的无回声区，此为静脉丛。孕28～30周，在胎盘内可

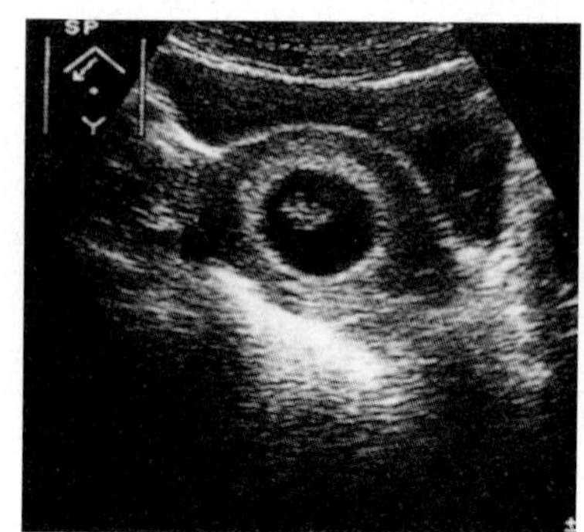

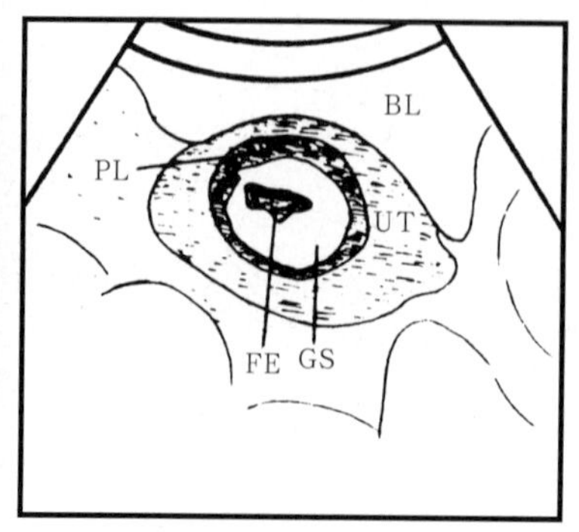

孕60天，胎囊环一部分较厚，呈月芽状，回声较强，为胎盘雏形
GS-胎囊 PL-初期胎盘
FE-胎芽 UT-子宫
BL-膀胱

图4-5-1 初期胎盘

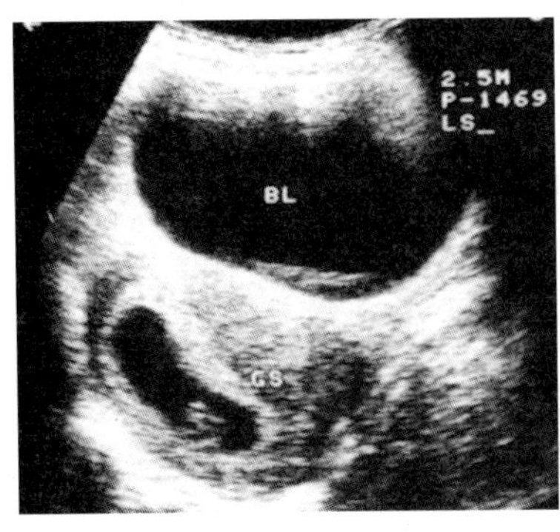

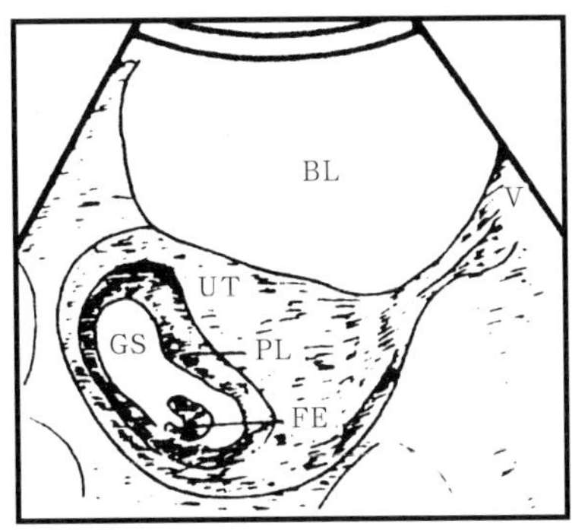

孕75天，胎囊前壁见月芽状增厚，胎盘回声略强

GS-胎囊 PL-胎盘
FE-胎芽 UT-子宫
BL-膀胱 V-阴道

图4-5-2 初期胎盘

发现无回声区，组织学检查内为静脉血池称为无绒毛间隙，妊娠最后6周，胎盘绒毛小叶间隙纤维素沉着有钙斑。

3.胎盘的大小 胎盘厚度，可由超声测量。Kloosterman认为胎盘生长直至孕38周才停止；但Hellman等认为胎盘随孕周增长直至足月。正常足月胎盘的厚度约为3.6～3.8cm，一般不超过5cm。异常情况下可见大胎盘，胎盘容积和厚度均可增大，如血型不合、糖尿病等，厚度可超过5cm；相反，妊高症、高血压可伴小胎盘，因此，胎盘的大小并不是估计胎儿发育的指标。

4.胎盘的分级 早在1976年Fisher等提出，随胎盘的生长发育，从声像图上能显示出一系列发育成熟的变化，1979年Grannum等进一步将胎盘成熟中的声像图变化进行了分级，通过胎盘成熟的级别来估计胎儿的成熟情况。此外还提出，胎盘的成熟度与羊水中的卵磷脂／鞘磷脂比值（L/S率）和胎儿肺成熟度有相关性。胎盘的分级法是以胎盘的绒毛板、胎盘实质及胎盘的基底层三部分结构的变化作为分级的依据（图4-5-3）。

以下描述胎盘的分级声像图。

0级：绒毛板呈一条强回声直线；实质为均匀一致的细颗粒，回声较为衰减，见不到基底层（图4-5-4）。0级胎盘出现在孕28周以前，提示胎盘未成熟（图4-5-7）。

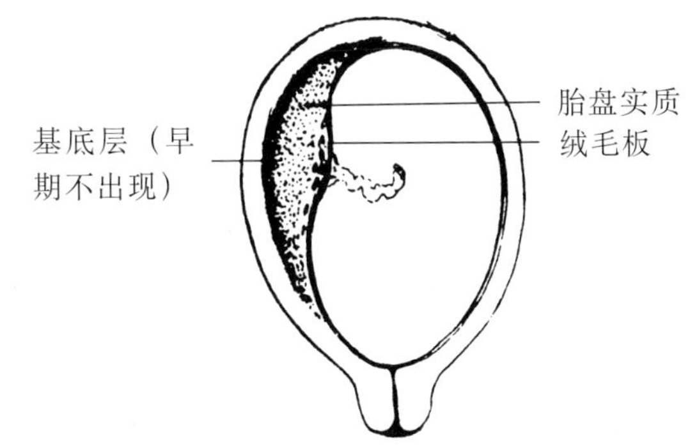

图4-5-3 超声图像的胎盘结构示意图

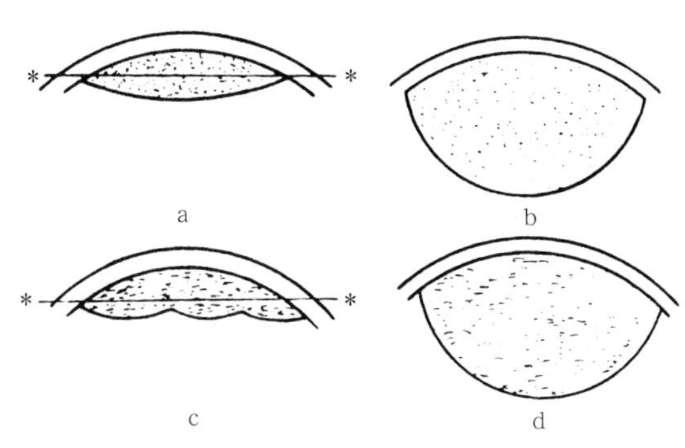

a.0级胎盘的纵切面，绒毛板平直而亮为一条亮线，胎盘实质颗粒细而均匀，基底层尚未出现

b.将探头偏斜在＊－＊处做胎盘冠状切面，可见胎盘实质全貌及实质的细微结构，0级胎盘实质颗粒细而均匀

c.Ⅰ级胎盘的纵切面，绒毛板轻度起伏为波浪形亮线，实质颗粒变粗，为散在强回声颗粒，基底层仍未出现

d.在＊－＊切线处做一冠状切面，观察胎盘实质的全貌细微结构，Ⅰ级胎盘颗粒略粗

图4-5-4 0级、Ⅰ级胎盘的内回声

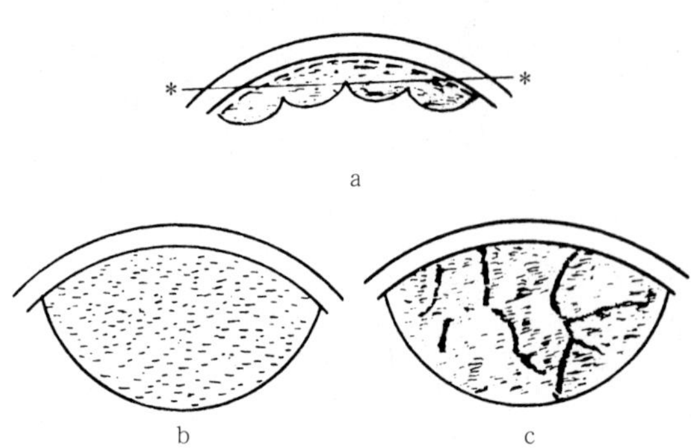

图 4-5-5 Ⅱ级胎盘的内回声

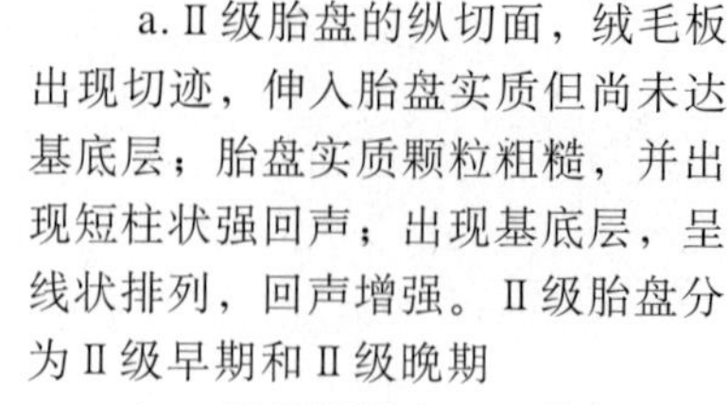

a. Ⅱ级胎盘的纵切面，绒毛板出现切迹，伸入胎盘实质但尚未达基底层；胎盘实质颗粒粗糙，并出现短柱状强回声；出现基底层，呈线状排列，回声增强。Ⅱ级胎盘分为Ⅱ级早期和Ⅱ级晚期

b. Ⅱ级早期胎盘，冠状切面观察胎盘实质颗粒粗，回声强

c. Ⅱ级晚期胎盘，冠状切面观察胎盘结构，实质内出现不完全网格，此为绒毛小叶间隙部分纤维素及钙质沉着

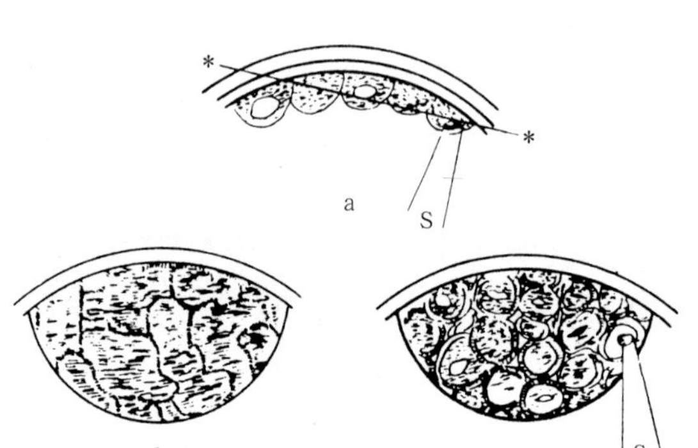

图 4-5-6 Ⅲ级胎盘的内回声

a. Ⅲ级胎盘纵切面，绒毛板切迹深达基底层；胎盘实质成网状结构，形成一个个环状强回声，此为绒毛小叶间隙纤维素，钙质沉着所致。Ⅲ级胎盘分为早期和晚期

b和c均为冠状切面，观察实质胎盘。

b. Ⅲ级早期，实质内已成网状，实质回声衰减，颗粒尚均匀，说明胎盘功能尚可，实质内尚未出现血池（坏死液化区）

c. Ⅲ级晚期，实质成明显网格状，网条回声粗而强，实质小叶内出现血池，实质回声强而粗糙，有时可见钙斑伴声影

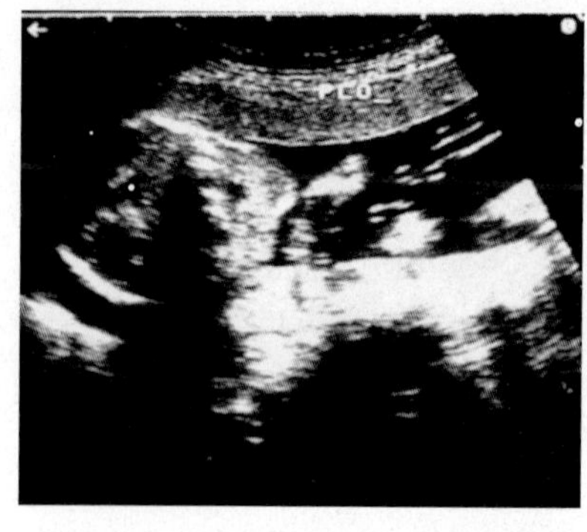

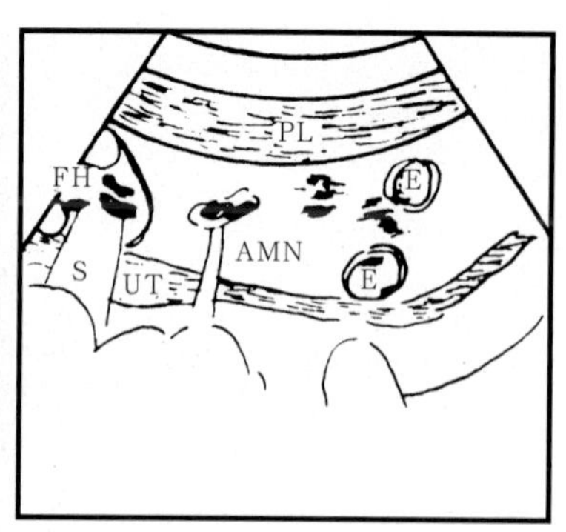

孕21周$^{+6}$，可见前壁胎盘，绒毛板呈一条亮线，实质颗粒均匀细腻，未见基底层

PL- 胎盘 FH- 胎头
UT- 子宫 E- 肢体
AMN- 羊水

图 4-5-7 0级胎盘

Ⅰ级：绒毛板强回声线出现了轻度起伏，胎盘实质内出现较粗颗粒，回声较强，仍未出现基底层图像（图 4-5-4）。Ⅰ级胎盘多出现在孕 29～36周，提示胎盘趋向成熟但尚未成熟（图4-5-8）。

Ⅱ级：Ⅱ级的演化改变跨度较大，因此分为Ⅱ级早期与Ⅱ级晚期。Ⅱ级早期（图 4-5-5b）：绒毛板出现切迹，延伸入胎盘实质但尚未达基底层，实质内颗粒变粗，出现短柱状强回声，基底层可出现呈不规则的较强回声带（图 4-5-9），平行靠近肌壁部位。提示胎盘接近成熟。Ⅱ级晚期（图 4-5-5c）：绒毛板变化与Ⅱ级早期同，实质内除Ⅱ级早期出现的回声外，又可见到不完全的较强回声环，此为绒毛小叶间隙有纤维素沉着或轻度钙质沉着（图 4-5-14），基底层清晰可见，但未伸展到整个胎盘（图4-5-10）。Ⅱ级胎盘多出现在孕36周至40周。Ⅱ级晚期提示胎盘已成熟。

Ⅲ级：Ⅲ级胎盘变化跨度亦较大。因此将Ⅲ级亦分为早期与晚期。Ⅲ级早期（图4-5-6b）：绒毛板切迹深达基底层，实质内出现多个较强回声环，联接成网状，少数较强回声环内见无回声小池，绝大多数较强回声环（绒毛间隙纤维素沉着）内实质尚均匀（图4-5-11），回声如Ⅱ级。基底层广泛出现，伸展至全胎盘。提示胎盘已成熟，胎盘功能尚可。Ⅲ级晚期（图4-5-6c）：绒毛板变化同Ⅲ级早期，胎盘实质内成网状较强回声环，环内多见无回声小池，实质颗粒粗糙，回声强且不均匀，此为实质内纤维素沉着或有梗塞，有时可见钙斑伴声影。Ⅲ级晚期多出现在孕37周以后，提示胎盘已趋向老化，胎盘功能已减退（图4-5-12）。

胎盘超声分级是以胎盘剖面形态的变化为依据的，与正常妊娠胎儿成熟情况基本相符。对有高血压及妊娠合并症的孕妇，胎盘有提早成熟和老化的倾向（图4-5-13）。一般胎盘成熟度达Ⅱ级晚期至Ⅲ级者胎儿基本成熟。胎盘成熟度与胎儿的成熟度之间有密切的相关性。

胎盘的成熟是一个渐进的演化过程，每级成熟度的孕周分布幅度较宽，相互之间有交叉和重叠现象。有些孕妇在孕36周前即出现Ⅲ级胎盘，

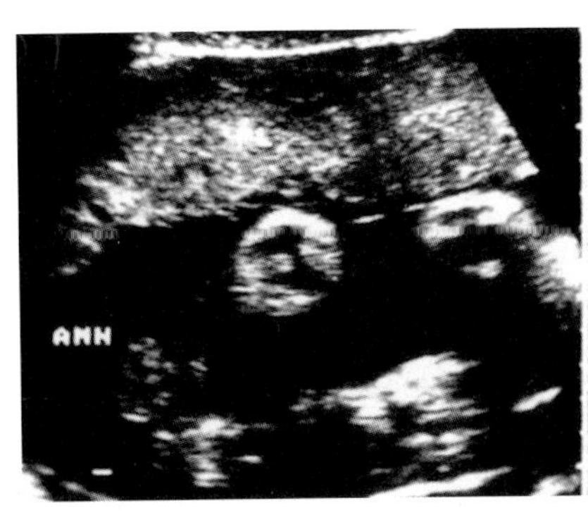

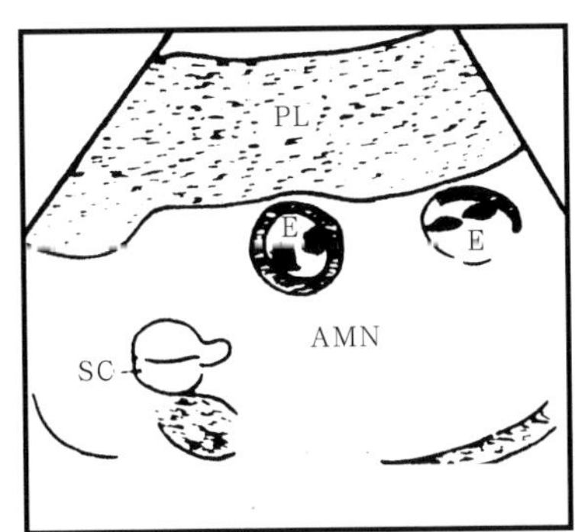

孕29周，前壁胎盘，绒毛板出现轻度波浪，胎盘实质颗粒略粗糙，回声略强，基底层尚不清楚

PL-胎盘　SC-阴囊

AMN-羊水　E-肢体

图4-5-8　Ⅰ级胎盘

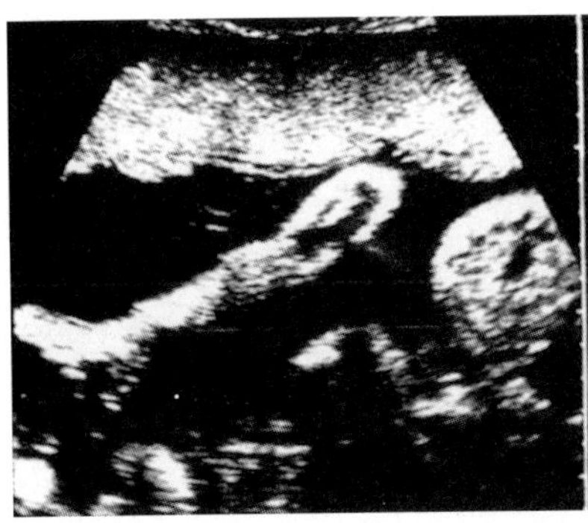

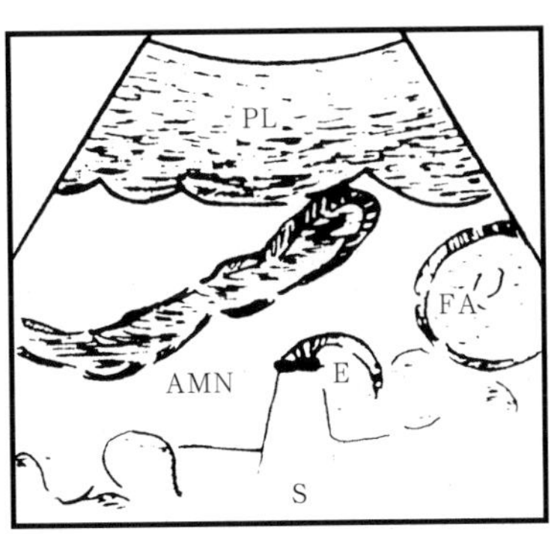

前壁胎盘，绒毛板出现切迹但尚未达基底层，实质颗粒粗糙，基底层不明显

PL-胎盘　FA-胎腹

AMN-羊水　E-肢体

S-声影

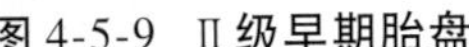

图4-5-9　Ⅱ级早期胎盘

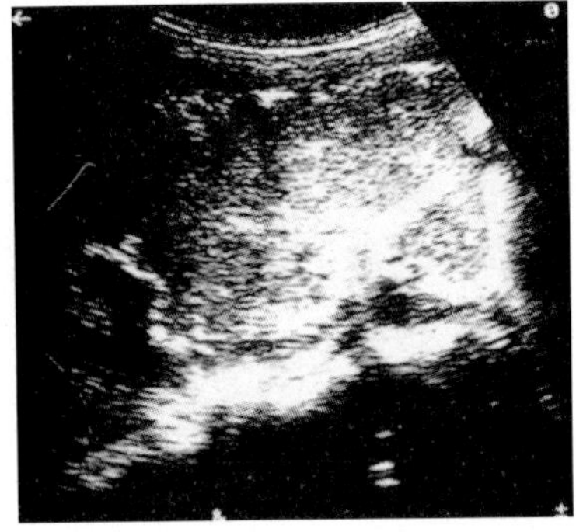

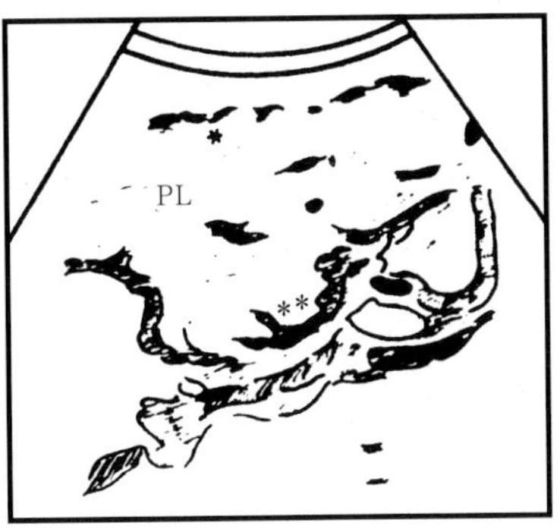

胎盘形成不完全强回声环，实质粗糙，基底层已出现

图4-5-10　Ⅱ级晚期胎盘

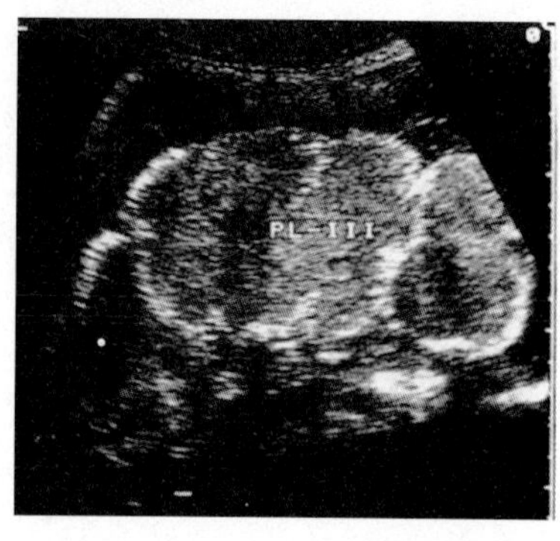

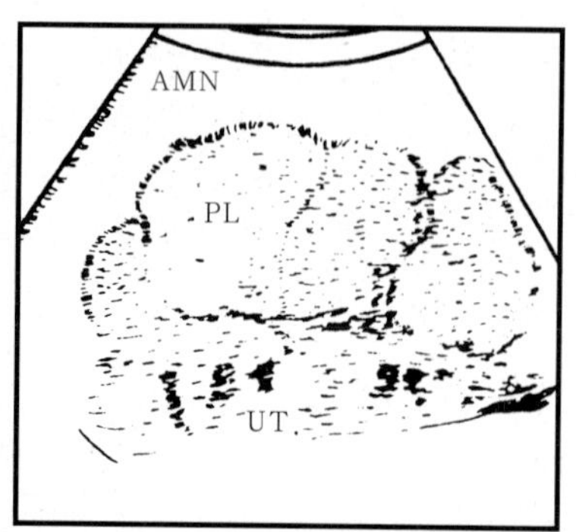

胎盘实质呈网状结构

图 4-5-11 Ⅲ级早期胎盘

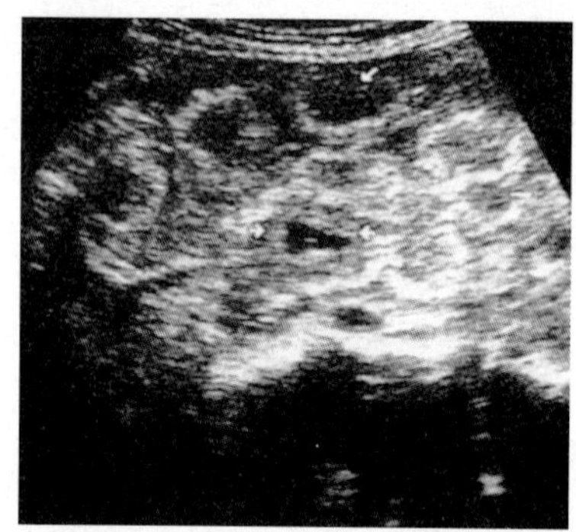

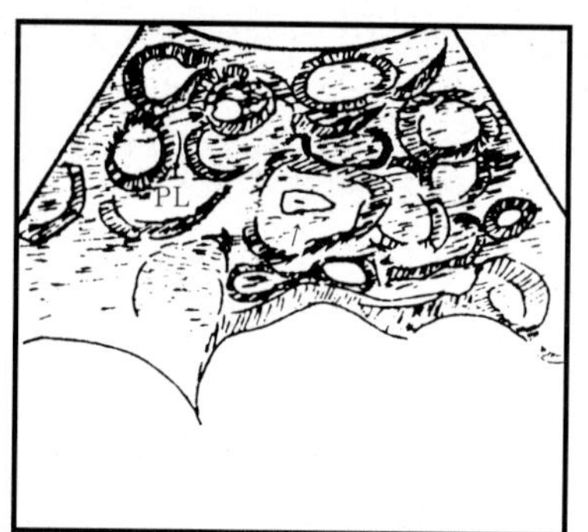

胎盘冠状切面，实质呈现深重网格状，回声强，网格内出现血池（坏死、液化）

PL- 胎盘 ↗- 小叶内血池

图 4-5-12 Ⅲ级晚期胎盘

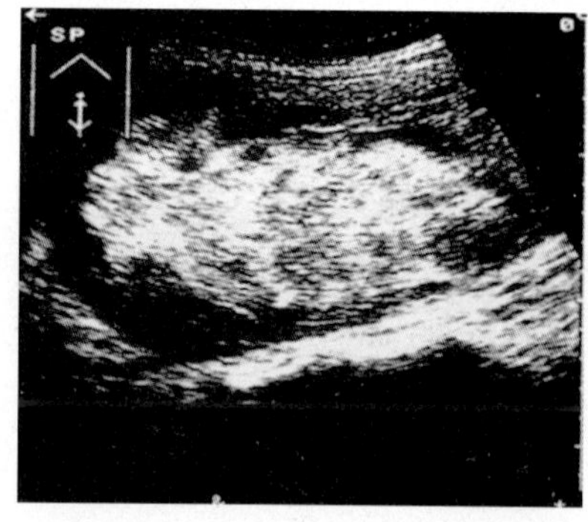

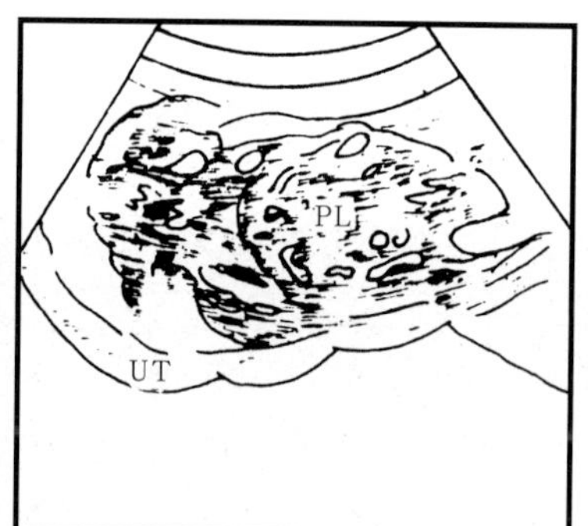

孕28周，妊高症患者，胎盘小而实质回声强，实质大面积梗塞，胎盘功能不佳

图 4-5-13 胎盘梗塞

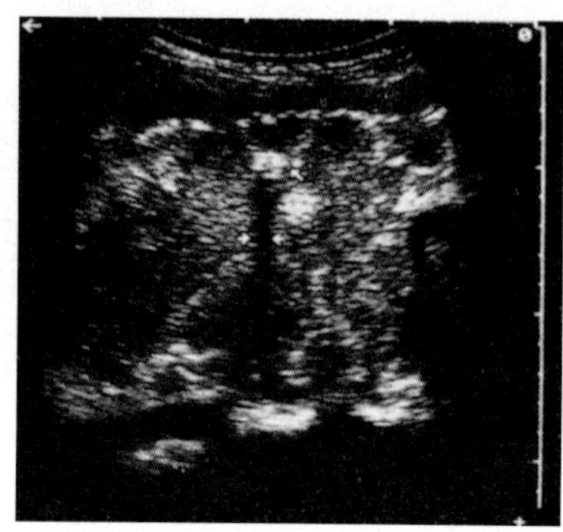

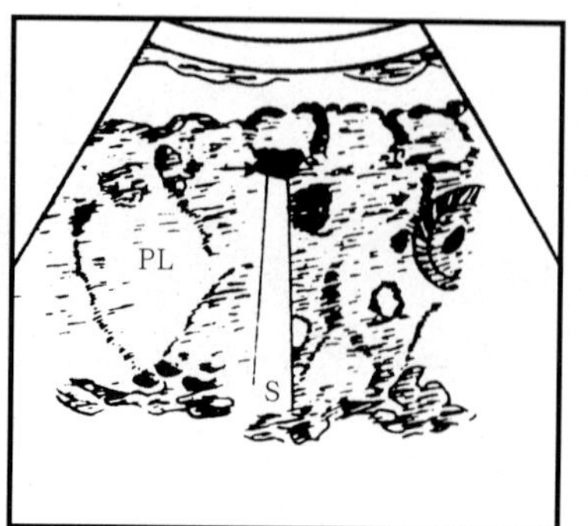

Ⅱ级晚期胎盘，冠状切面可见实质内不完全网格状结构，可见基底层，实质颗粒较粗，回声中等，可见钙斑伴声影

PL- 胎盘，箭头所指为钙斑伴声影（S）

图 4-5-14 Ⅱ级晚期胎盘有钙斑

有些孕妇在孕37周之后仍为Ⅰ级胎盘。因此，在根据胎盘成熟度判断胎儿成熟情况时，应结合超声测量胎儿其他参数，亦应结合临床检查进行全面综合分析，方可做出正确的评价。

5.胎盘的位置　胎盘位置的判定对临床亦有重要意义。行羊水穿刺时可避免损伤胎盘和脐带，妊娠中晚期诊断胎盘早期剥离或前置胎盘时亦应行胎盘定位。胎盘无论位于前壁、后壁、宫底或侧壁均可由超声检出，前壁胎盘最易检出，因有羊水的衬托其声像图亦很清晰；后壁胎盘因有胎头或胎体遮挡可有部分显示不清；侧壁胎盘较容易被忽略，胎盘斜切面显示胎盘很厚，易误认为胎盘过厚。此时须将探头做一横切，则可测出其真实的厚度。因此，在判断胎盘位置时必须有立体的概念，探头应随球形子宫寻找胎盘，位置较低置的侧壁胎盘容易漏诊（图4-5-15～4-5-24）。

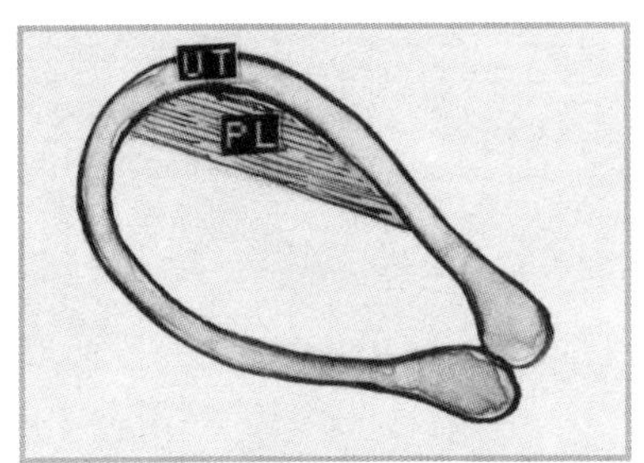

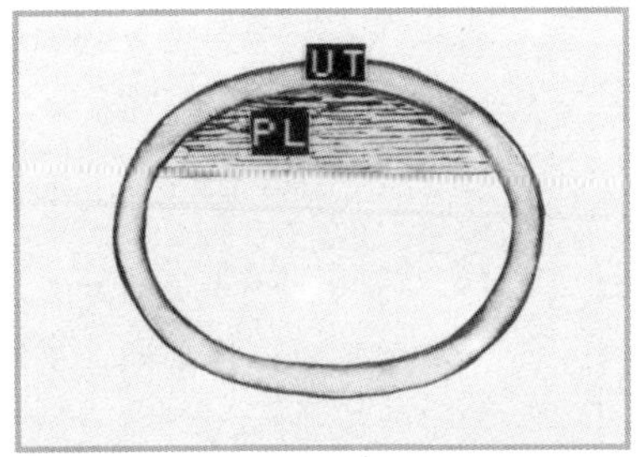

图4-5-15　前壁胎盘示意图

上图为纵切面；下图为横切面

PL-胎盘　UT-子宫

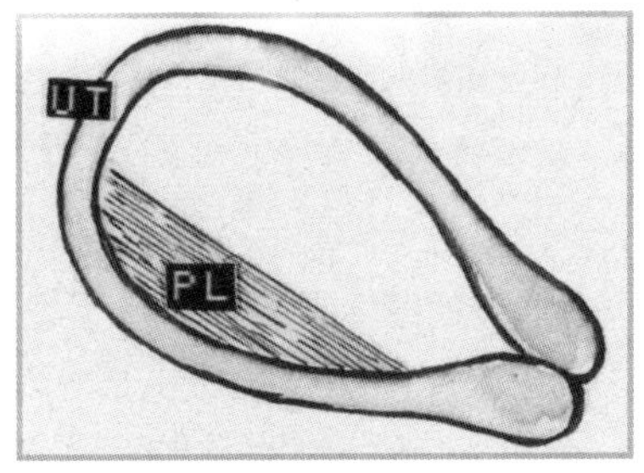

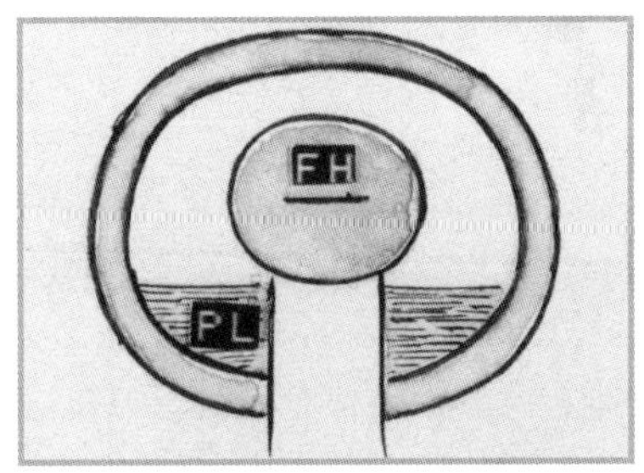

图4-5-16　后壁胎盘示意图

上图为纵切面；下图为横切面，胎盘部分被胎头所挡

PL-胎盘　UT-子宫　FH-胎头

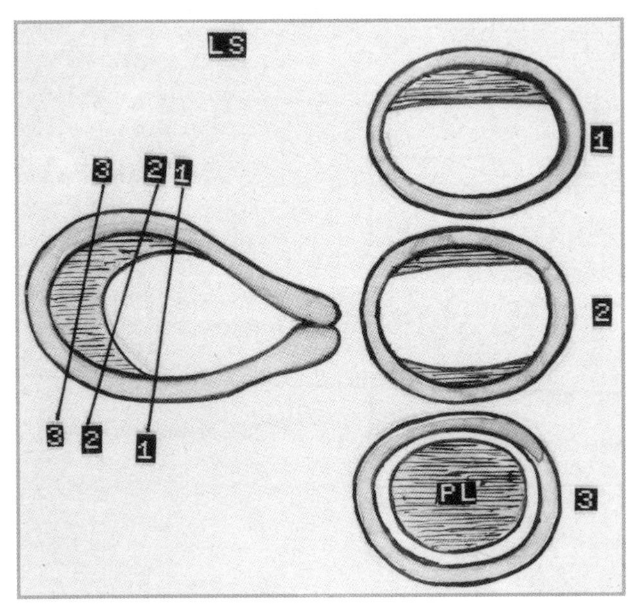

图左为子宫纵切面；图右为三个横切面，在横切面上则见三种情况：

切面1.仅切前壁部分胎盘，可见前壁一较薄胎盘影像

切面2.切到伸出的前、后壁胎盘，可见横切面上前、后壁均有较薄胎盘

切面3.切到胎盘本身，可见一充满胎盘切面，似厚胎盘，须鉴别

图4-5-17　宫底胎盘示意图

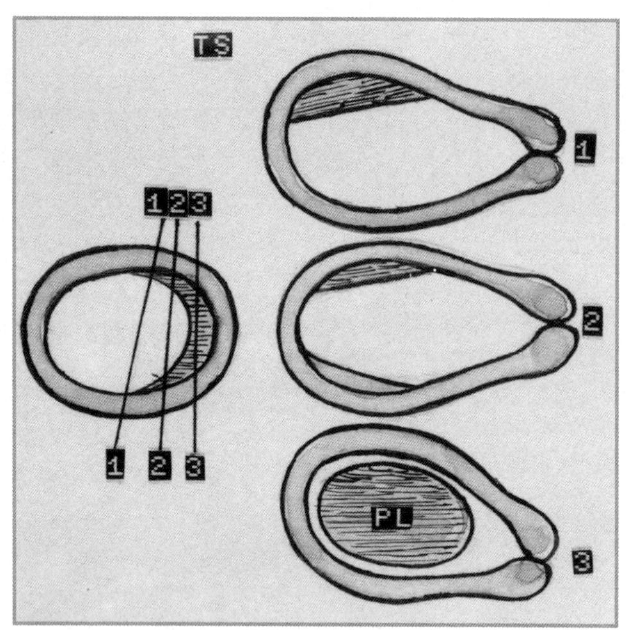

图4-5-18 侧壁胎盘示意图

图左为子宫横切面，做1、2、3个纵切面则可见到三种情况：

切面1.仅切前方部分胎盘，可见前壁一薄胎盘

切面2.切到前后伸出的部分胎盘，可见纵切面上前后壁均有薄胎盘

切面3.切到胎盘本身，可见纵切面上（一侧）充满胎盘，不要与厚胎盘相混淆

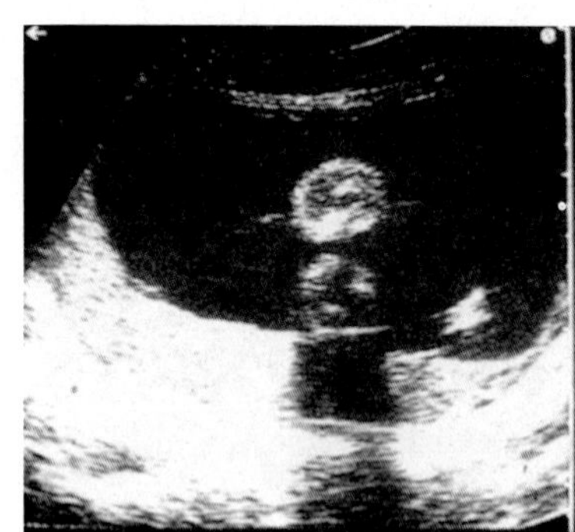

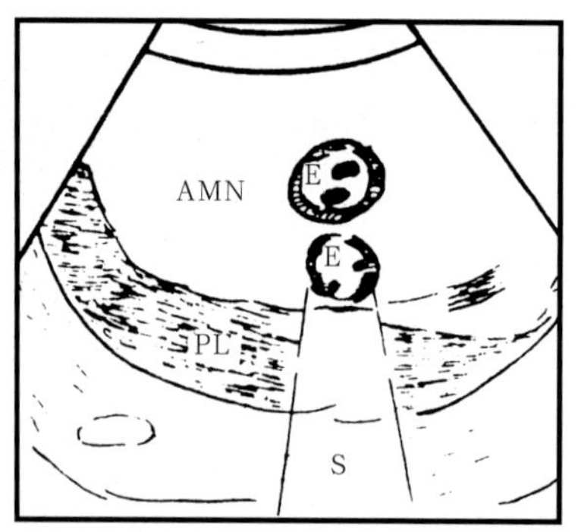

图4-5-19 后壁胎盘

孕30周$^{+5}$可见后壁胎盘，羊水中见两个肢体横切面，后伴声影，遮挡部分胎盘

PL-胎盘　E-肢体

S-声影　AMN-羊水

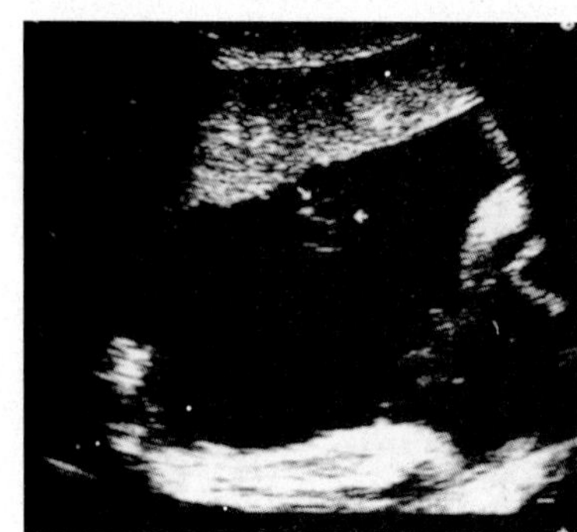

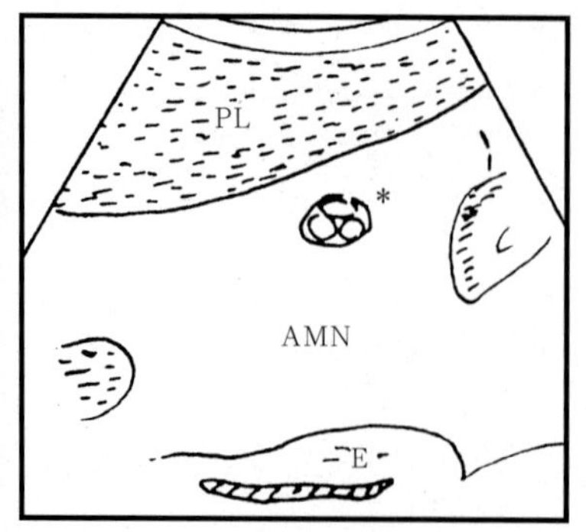

图4-5-20 前壁胎盘

孕33周，前壁胎盘Ⅰ级，绒毛板轻度起伏

PL-胎盘　E-肢体

AMN-羊水　＊-脐带

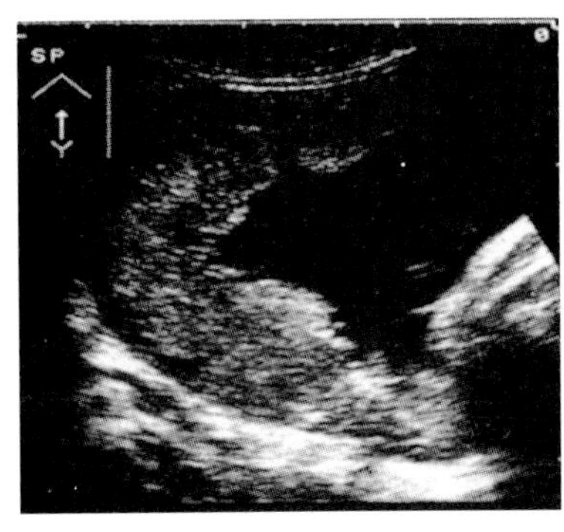

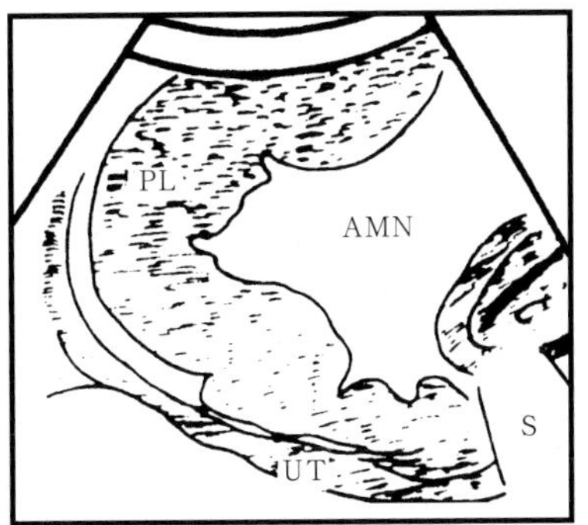

孕 35 周，纵切可见宫底部胎盘，伸向子宫前、后壁

PL- 胎盘　AMN- 羊水

UT- 子宫　S- 声影

图 4-5-21　宫底胎盘

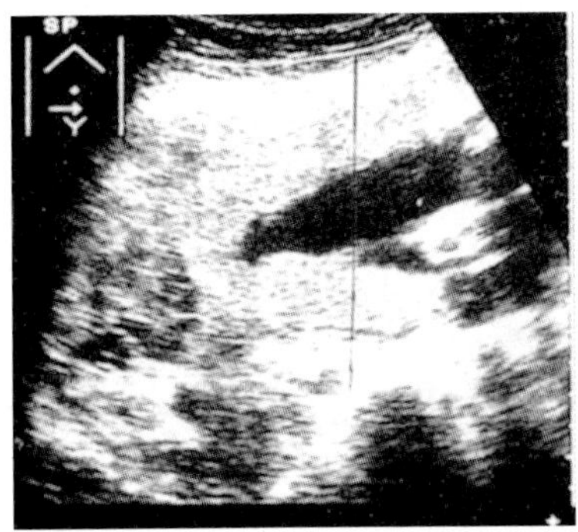

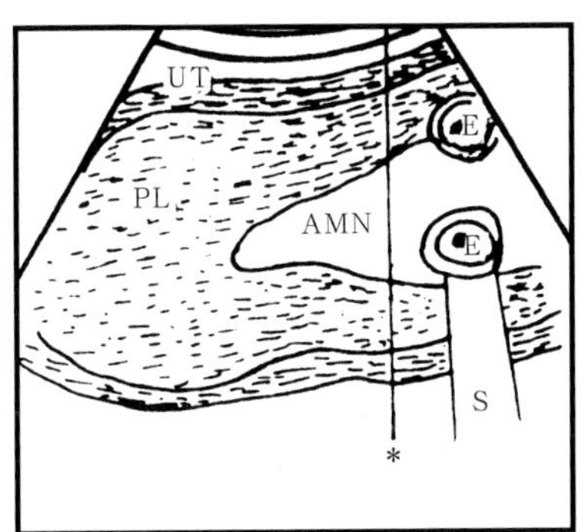

孕 27 周+4，右侧壁胎盘延伸至前后壁

PL- 胎盘　AMN- 羊水

图 4-5-22　侧壁胎盘

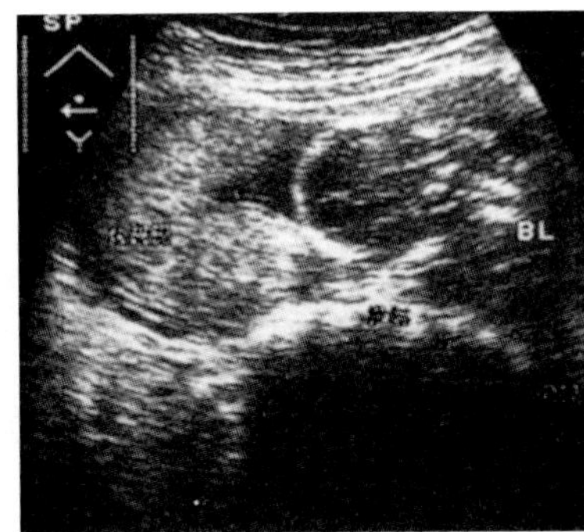

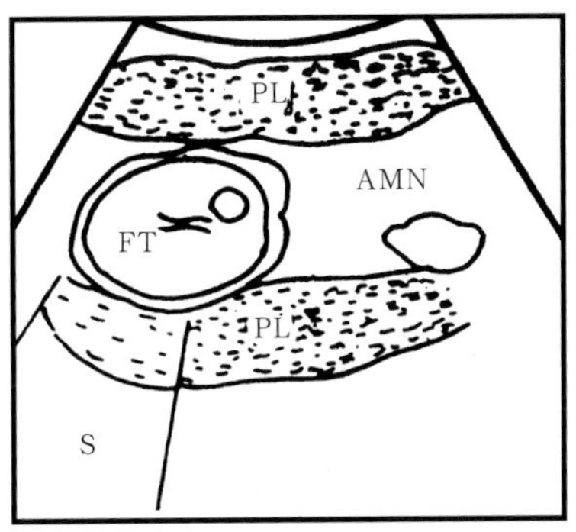

PL- 上下两个胎盘的假象

FT- 胎体　AMN- 羊水

图 4-5-23　纵切面，前后壁可见胎盘

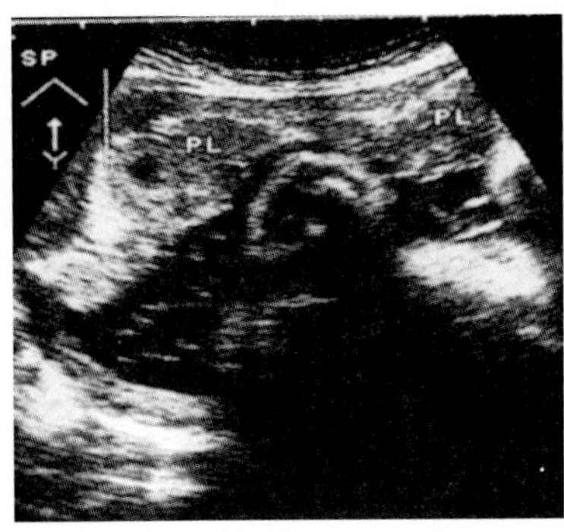

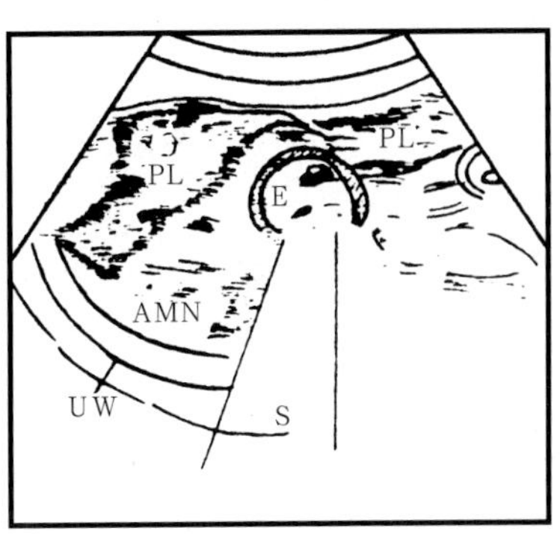

孕 38 周，可见宫底前壁胎盘

PL- 胎盘　AMN- 羊水

UW- 宫壁　E- 肢体横切

S- 声影

图 4-5-24　前壁胎盘

妊娠中期，胎盘在宫腔内占据面积相对较大，上缘可达宫底，下缘可至宫内口附近。随孕周进展，胎盘在宫腔内占据面积相对缩小，原认为较低胎盘似有“上移”现象，这说明子宫体与子宫下段在孕期发育不平均，妊娠后半期下段迅速增长。因此，中孕期有胎盘低置现象者，晚孕期已是正常位置的胎盘。

6.胎盘成熟过程声像图变化的组织学基础

胎盘发育至4～5个月即开始出现生理性退行性变。胎盘在成熟过程中影像学的变化的组织学基础为逐渐出现纤维素沉着，钙质沉着、坏死、液化。

（1）纤维素沉着及钙化：纤维素沉着是胎盘最常见的一种退行性变，几乎所有晚期胎盘均有此现象。孕6个月时，在绒毛板下即可见到白色扁平斑块。此外，胎盘小叶间隙均有纤维素沉着。钙化的出现是在妊娠晚期，最多发生在胎盘绒毛板及胎盘小叶间隙及绒毛主干，表现为细小砂粒状，有时为较大硬块。正常足月胎盘约25%有钙化，妊娠25周前少见。因此钙化成为胎盘成熟的标志之一。上述属正常退行性变，无临床意义，因为胎盘有极大的储备能力，即使大面积组织遭受损害，仍能维持正常功能。所以上述的胎盘退行变化，一般对胎儿生命不构成威胁。胎盘的纤维素沉着及钙化在超声图像上均有显示，并以此作为胎盘分级的一项重要依据。

（2）血池：绒毛板下经常遇到无回声结构，约占所查孕妇的10%～15%，为母体血液在绒毛板下的绒毛间隙内淤积成血池，继之可有血栓形成及纤维素沉着。如此区域较小，对胎儿无影响。如果形成大面积的血池和血栓，则可造成胎儿发育不良或早产。肉眼观察到绒毛板下的大血池（血肿），这可能是广泛静脉梗塞所致的淤滞血池（图4-5-25，图4-5-26）。

（3）无绒毛间隙：在妊娠后期，胎盘实质内出现无回声区，组织学检查内为母血，此间隙多内无绒毛，故称为无绒毛间隙，其直径为0.5～3.0cm。无绒毛间隙为一种退行性变，对胎儿生命无影响；但数量多或间隙较大者，则因这部分血液不能供给胎儿，对胎儿的发育及生命造成威胁（图4-5-27）。

（4）胎盘后静脉丛：胎盘位于宫底或后壁时，常可见胎盘与宫肌壁之间一长条形无回声区，这

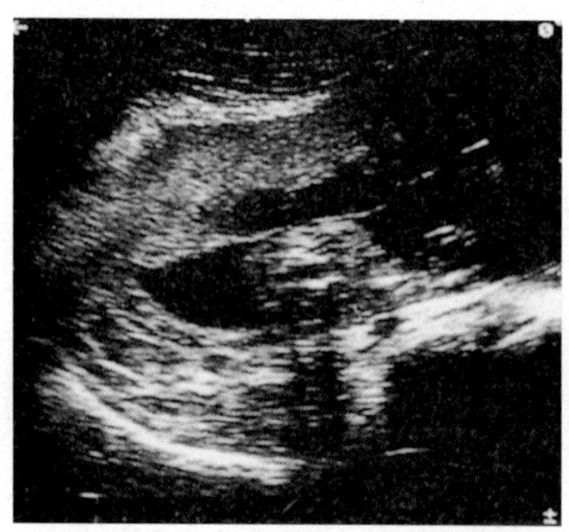

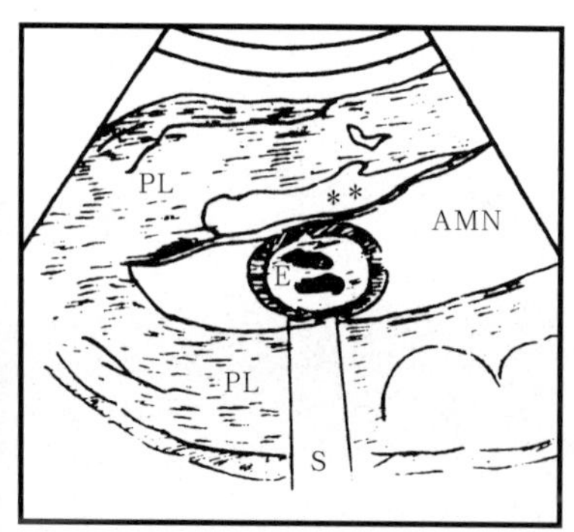

孕23周，在绒毛板下可见一长形液性暗区，此为绒毛板下血池

＊＊-绒毛板下血池 PL-胎盘

E-肢体横切面 S-声影

AMN-羊水

图4-5-25 绒毛板下血池

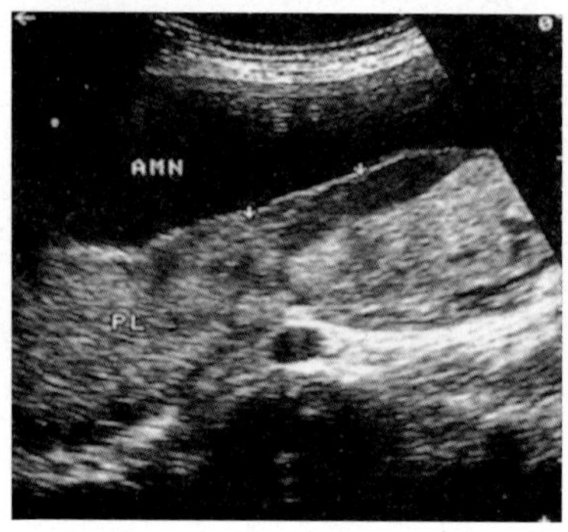

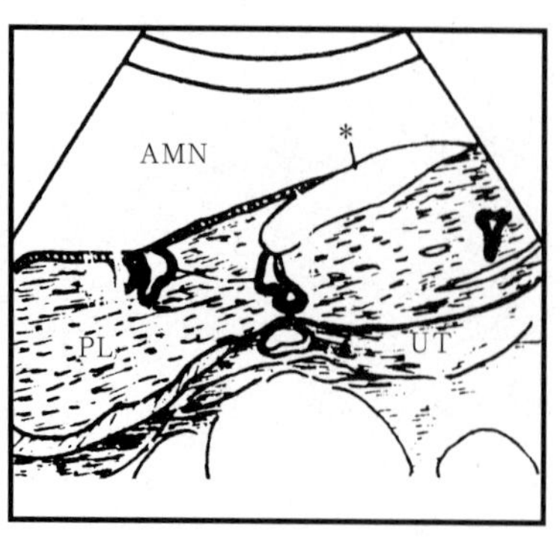

孕30周，此胎盘分布面积较大，而且略厚，绒毛板下可见一长形液性区，此为绒毛板下血池

PL-胎盘 ＊-绒毛板下血池

UT-子宫 AMN-羊水

图4-5-26 绒毛板下较大血池

是胎盘与宫壁之间的静脉丛，位于底蜕膜内（图4-5-28，图4-5-29）。这种无回声区域边缘较整齐，有时可见网条状回声及血液流动，为胎盘在后壁时由于重力作用而使静脉压力增大所致，前壁胎盘则很少见这种情况，其临床意义是可能误认为胎盘早期剥离。

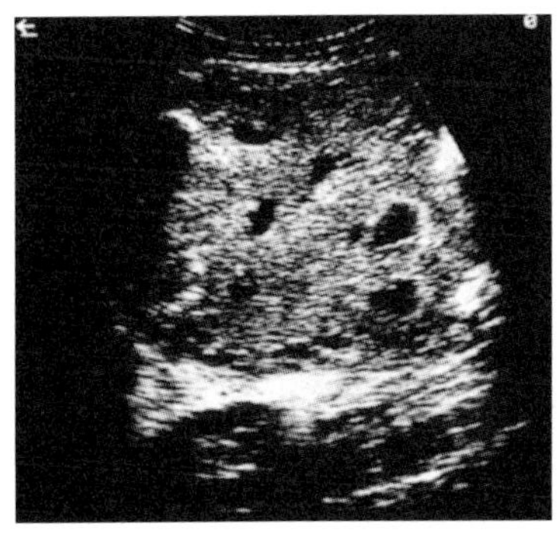

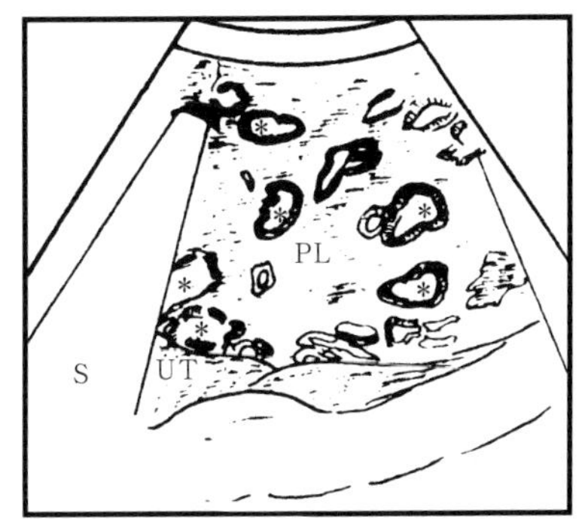

孕40周，胎盘实质内见多个无绒毛间隙

PL-胎盘 S-声影

*-无绒毛间隙 UT-子宫

图4-5-27 无绒毛间隙

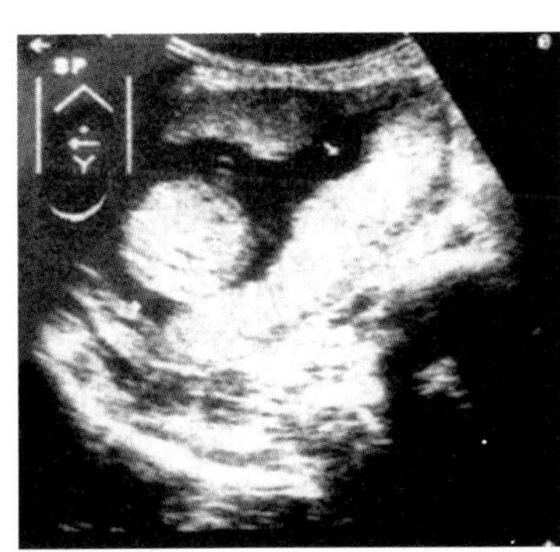

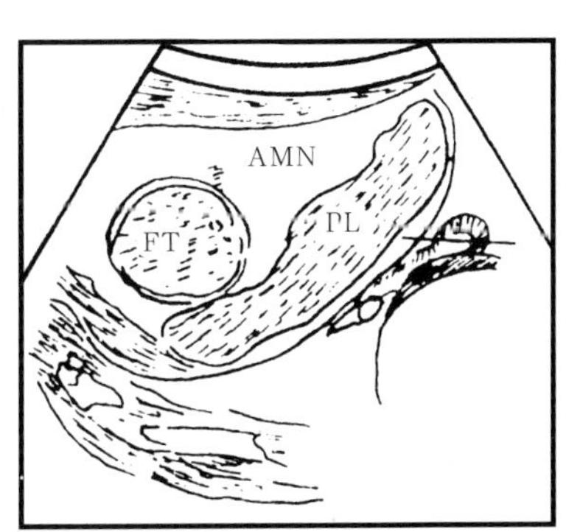

孕16周，胎盘后有一长条衰减裂隙，此为胎盘后静脉丛

PL-胎盘，直线所指胎盘后裂隙静脉丛

FT-胎体 AMN-羊水

图4-5-28 胎盘后静脉丛

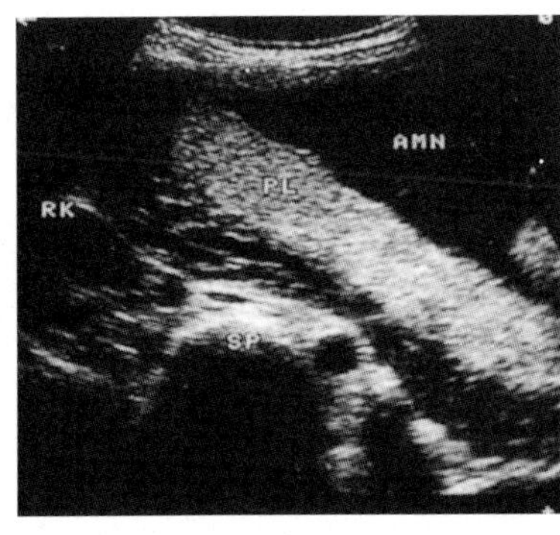

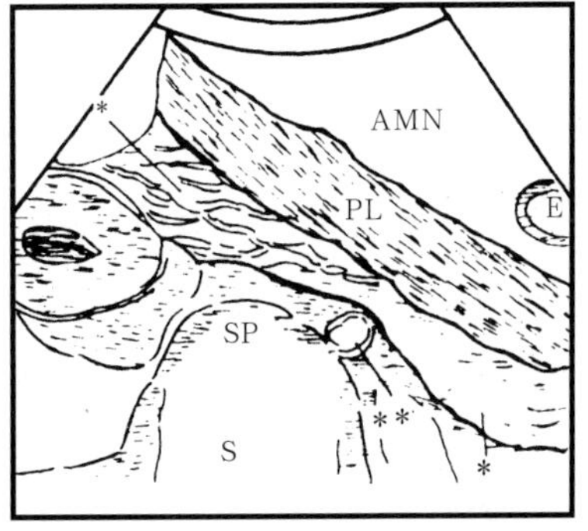

后壁胎盘与宫壁之间可见网状静脉丛，长条状，有时可见血流

PL-胎盘 *-胎盘后静脉丛

AMN-羊水 E-肢体断面

图4-5-29 胎盘后静脉丛

二、羊水

1.羊水的来源 羊水一般是指羊膜腔内的液体。早期认为羊水由羊膜上皮细胞分泌而来。近年来，认为羊水主要来自两个方面。

(1) 多数学者认为羊水主要由母体血浆通过羊膜渗透而来，并已由电镜证实。

(2) 羊水也来自胎儿，随妊娠的进展，羊水量不断地增多，它的成分也有改变，并出现胎儿尿的成分、消化道和呼吸道的成分。

由此可见，羊水来源是多方面的，它来自母体、胎体和羊膜本身。羊膜不但渗透母体血浆，而且还有主动分泌的功能。

羊水量随妊娠的进展而增多。自孕4个月左

右，羊水增长速度很快，此后增加速度与胎盘功能成正比，至孕38周达高峰。目前应用放射性同位素测定：孕8周羊水量为8～10ml；孕11～15周，每周增加羊水量为25ml；孕15～28周，每周平均增加50ml；如以孕12周平均每周增加50ml计，至孕38周大约有羊水量1000ml。此后逐渐减少，至孕42周后锐减。

2.羊水代谢 羊水代谢率很快，经同位素测定证明，羊水中水分每90分钟就有一半更新，近足月交换量减少，羊水中水的运动方向为母体→羊水→胎体。羊水处于动态平衡中。母体、羊水、胎体三者各自持续进行着双向性水电交换过程。

胎儿亦参与羊水的代谢，有以下证据。

(1) 早在1651年Marvey指出胎儿吞噬羊水。近年来，超声可直接观察到胎儿吞食羊水的活动，又可看见胎儿排尿到羊水内。足月胎儿吞噬羊水速度每24小时约为700ml，然后由尿排出，使羊水渗透压减低。羊水中过多的水分又回到母体。

(2) 胎儿呼吸道的Cl^-、Na^+及表面活性物质排入羊水中。

(3) 胎儿的皮肤亦有明显的吸水作用。

(4) 脐带通过Walton胶，积极参与羊水的代谢。

3.羊水量的改变及其临床意义 正常情况下羊水量随妊娠的进展而增加，至孕38周达高峰，孕42周后，羊水量迅速下降。正常足月妊娠羊水量为1000ml。如羊水少于500ml称为羊水过少；如羊水量超过2000ml，称为羊水过多。

羊水量能反映胎儿在宫内状态。适当的羊水量可保护胎儿，并给胎儿提供正常发育环境。羊水过多或过少，均属于异常现象。胎儿在围产期的发病率及死亡率均明显升高。

4.羊水的超声表现及测量方法

(1) 羊水的分布：早期羊水量有限，围绕在胎儿周围。中期妊娠羊水量显示相对较多，胎儿活跃在羊水内。羊水表现为无回声区（图4-5-30），清亮。至妊娠晚期，羊水内可出现胎脂，呈颗粒状光点漂浮在羊水内。偶尔可见很浓稠的胎脂羊水（图4-5-31～4-5-33）。妊娠晚期，胎儿迅速增长，并充满宫腔，羊水多分布于空隙之间，例如，胎臀后方、胎体两侧、胎腹前、颈周围等处。

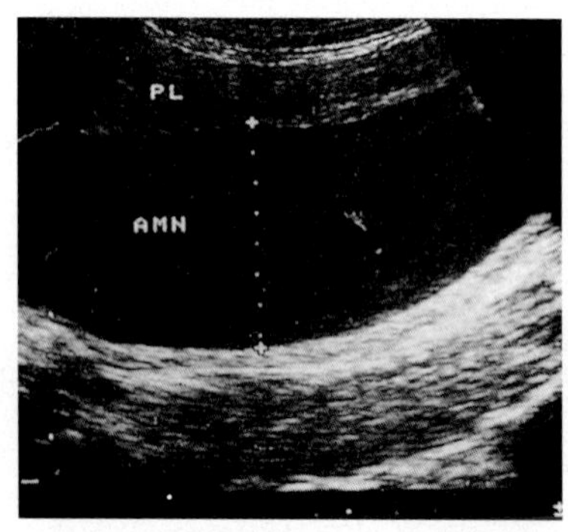

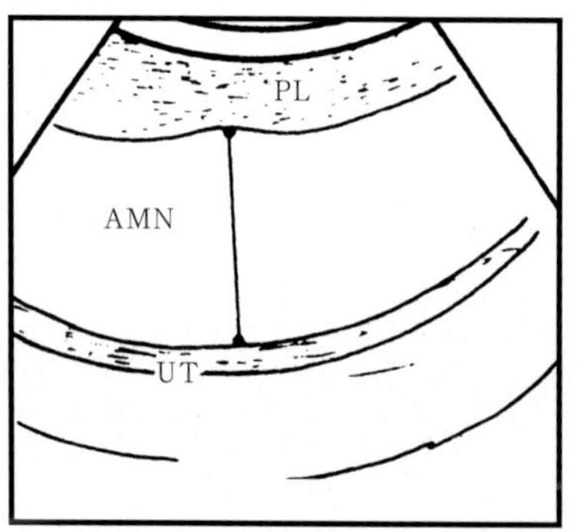

孕29周$^{+2}$，宫腔内见适量羊水表现为无回声区，清亮，前壁为胎盘

PL-胎盘 AMN-羊水

UT-子宫

图4-5-30 羊水的测量

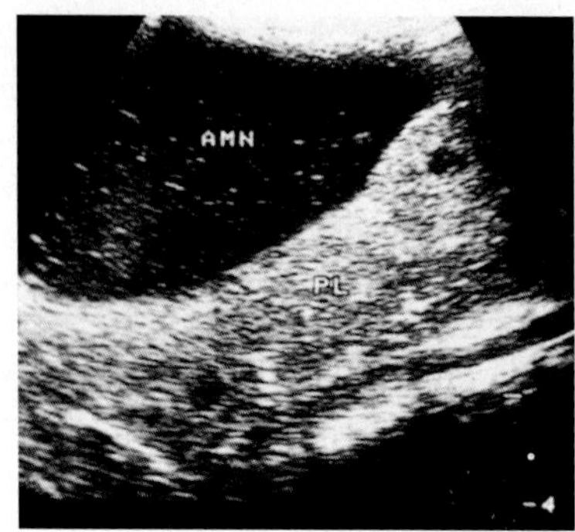

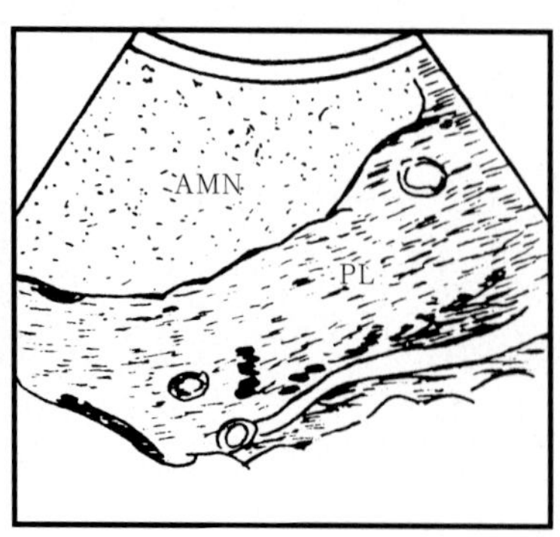

孕40周后壁胎盘，上方为羊水含混浊的胎脂，为游动的胎脂颗粒

PL-胎盘 AMN-羊水

图4-5-31 含胎脂的羊水

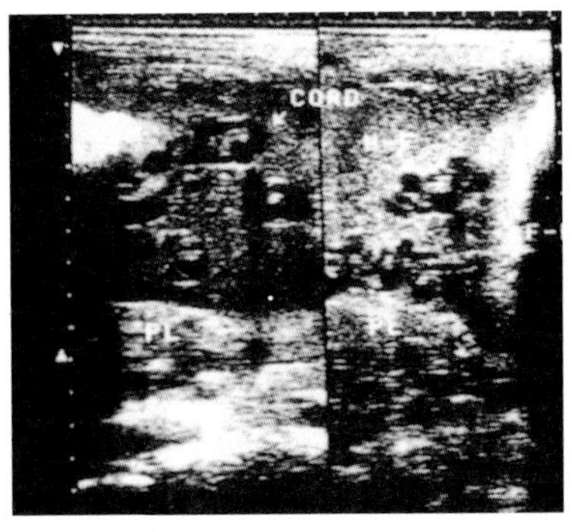

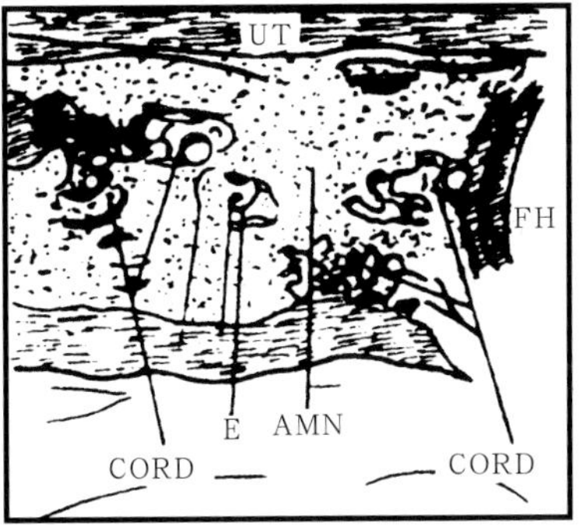

孕41周，宫腔内羊水内含浓稠的胎脂，表现为密集光点，内含透明的小圆区为脐带的血管，胎动时可见羊水含胎脂，胎儿分娩后良好

UT- 子宫 CORD- 脐带

AMN- 羊水（含密集光点）

FH- 胎头 E- 肢体

图 4-5-32 浓稠的胎脂羊水

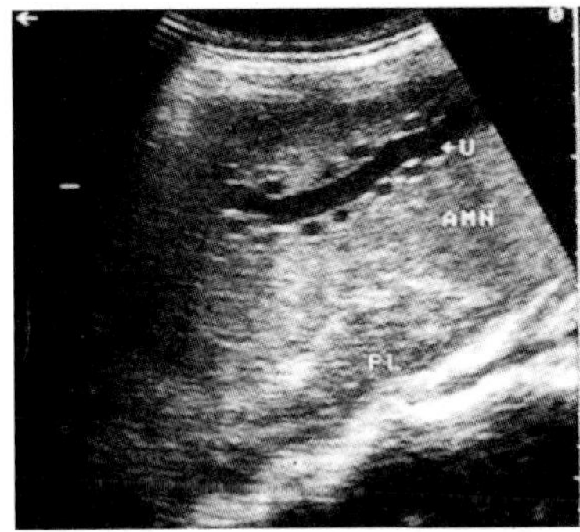

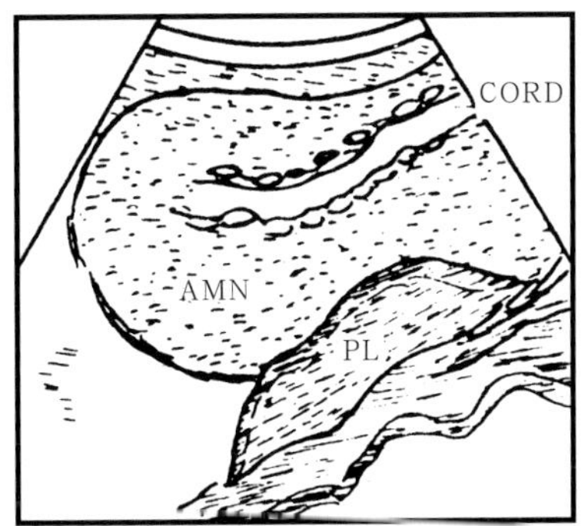

孕38周$^{+6}$，后方为胎盘，宫腔内羊水含胎脂，初看似实性，细查可见羊水中有一条清亮透明的脐带，中央一条为脐静脉，其两旁围绕小圆透明区为脐动脉，胎肢体在羊水中活动

PL- 胎盘 AMN- 羊水

CORD- 脐带

图 4-5-33 浓稠的胎脂羊水

羊水较多处常见胎儿肢体及脐带。

（2）羊水的测量：多数学者认为羊水量无必要精确计算，仅是一种估量的观察。羊水的测量方法如下。

①垂直水平面测量羊水最大深度（图 4-5-30）。

②在羊水过少时，测量子宫的四个象限的羊水，各记录在"+"字内（图 4-5-34）。

③双羊膜囊双胎应分别测量两囊内羊水最大深度（图 4-5-35）。

目前国内多应用探头垂直水平面测量羊水的最大前后径，规定为≤ 3cm 为羊水过少；3cm 以上至 8cm 为正常；＞ 8cm 为羊水过多。各孕周羊水深度见表 4-7。

表 4-7 各孕周羊水深度（cm）

孕 周	均 值	标准差	孕 周	均 值	标准差
14	3.31	0.79	28	5.54	0.82
15	3.60	0.82	29	5.50	0.75
16	3.55	0.63	30	5.50	0.75
17	3.93	0.96	31	5.51	0.66
18	4.14	0.72	32	5.48	0.68
19	4.30	0.68	33	5.49	0.65
20	4.55	0.74	34	5.48	0.67
21	4.63	0.76	35	5.40	0.57
22	4.78	0.75	36	5.42	0.66
23	5.09	0.74	37	5.23	0.66
24	5.09	0.74	38	5.11	0.71
25	6.34	0.80	39	4.95	0.71
26	5.42	0.74	40	4.74	0.54
27	5.47	0.74	41	4.65	0.39

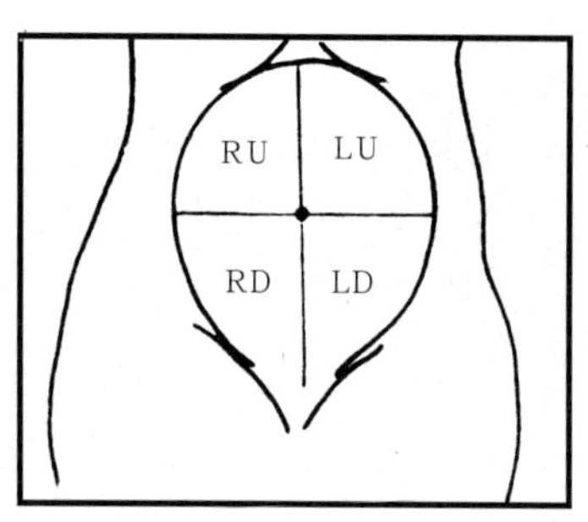

以脐为中心点画一“+”字标记，分为四限象

RU- 右上　LU- 左上

RD- 右下　LD- 左下

图 4-5-34 羊水的四象限测量法

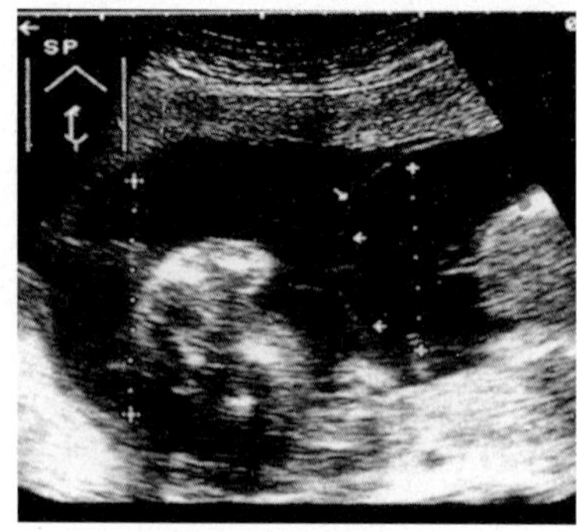

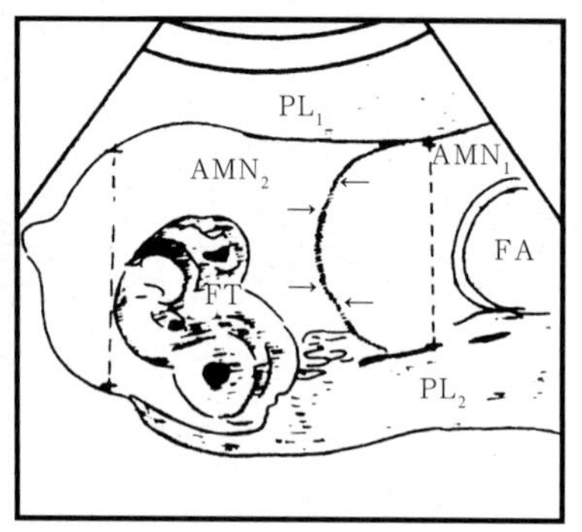

孕21周，宫内可见两个胎儿，两胎儿间有一膈（箭头所指），每个羊膜腔内羊水均须进行测量

FA- 一个胎儿腹部

FT- 另一个胎儿躯体

PL_1- 胎盘$_1$（上）

PL_2- 胎盘$_2$（下）

AMN_1- 羊水$_1$　AMN_2- 羊水$_2$

← - 箭头所指为两胎之间膈膜

图 4-5-35 双胎两个羊膜囊的测量

三、脐带

1.正常脐带的结构　一般脐带长度正常范围为30～70cm。如短于30cm者谓之脐带过短，据文献报道有仅0.5cm长的脐带。如脐带长于70cm谓之脐带过长。二者均可引起并发病。过长者可造成脐带缠绕、脐带前置或脐带脱垂，导致脐带受压，严重者可致胎儿死亡；脐带过短可引起胎盘早期剥离。遗憾的是目前对脐带的长短从超声图像上尚无法判断。

脐带直径平均为1.5～2cm，内含一条较粗的静脉及两条动脉，呈品字排列（图4-5-36）。脐带为黯白色，含胶状物称为Warton胶。胶质含量有多有少，营养不良或过熟儿，胶质量较少；有的胎儿水肿或有某种畸形则含胶质量很多。脐带外包裹一层羊膜，脐动脉绕脐静脉呈螺旋状走行，常有过度扭曲。

2.脐带的超声图像　早孕末期，超声可查见脐带，妊娠中期则很容易在羊水中看到漂浮的脐带，妊娠晚期可在羊水间隙较大的地方见到脐带（如在臀后、腹侧、颈周围间隙）。羊水量多时，可

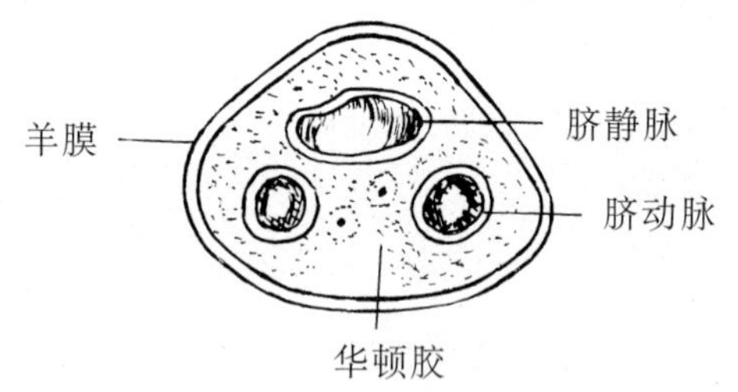

图 4-5-36 脐带横切面示意图

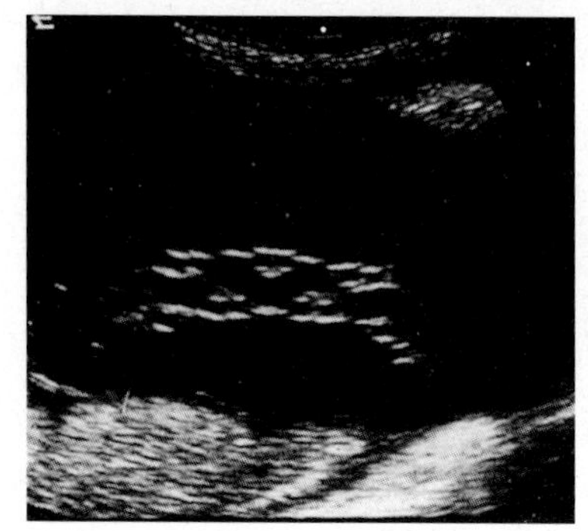

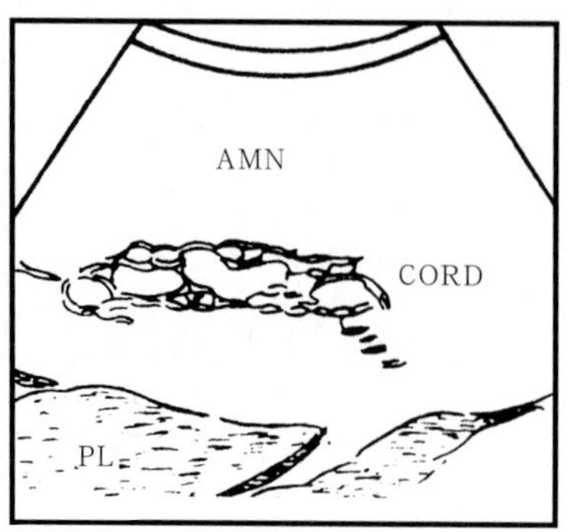

孕34周，在大量羊水中漂浮着一长条脐带，可见较小脐动脉螺旋状围着脐静脉前行

CORD- 脐带　PL- 胎盘

AMN- 羊水

图 4-5-37 一段脐带长轴

衬托出较完整的一段脐带，或看到一团脐带。

脐带纵切面。羊水中可见一长条绳索状结构，形似细长麻花。脐动脉围绕脐静脉的螺旋走行在声像图中均可看清，脐带的包膜、脐血管均表现为亮条（图 4-5-37～4-5-41）。

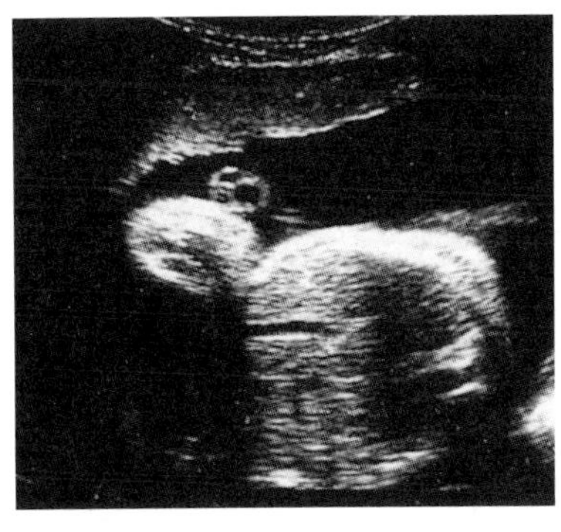

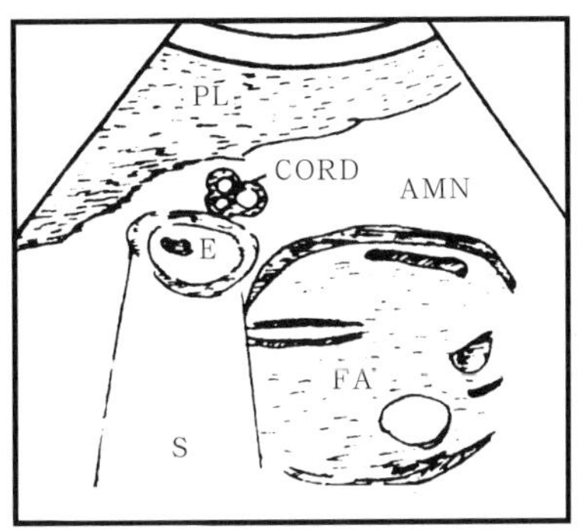

孕32周，羊水中可见脐带横切面，其内血管呈品字排列，一个大血管为脐静脉，两个小血管为脐动脉

CORD- 脐带切面　PL- 胎盘

E- 肢体　FA- 胎腹

S- 声影　AMN- 羊水

图 4-5-38　**脐带横切面**

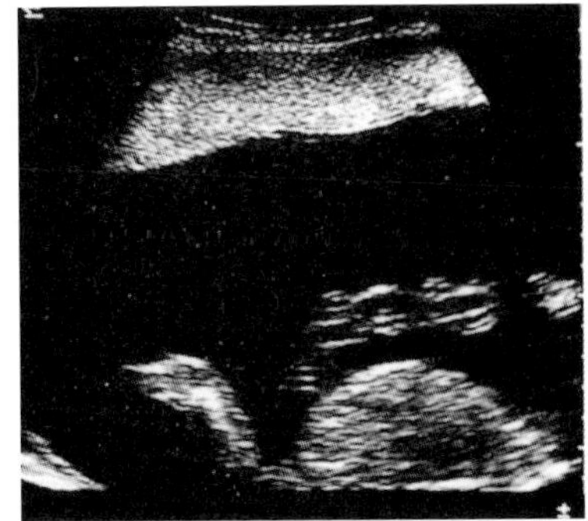

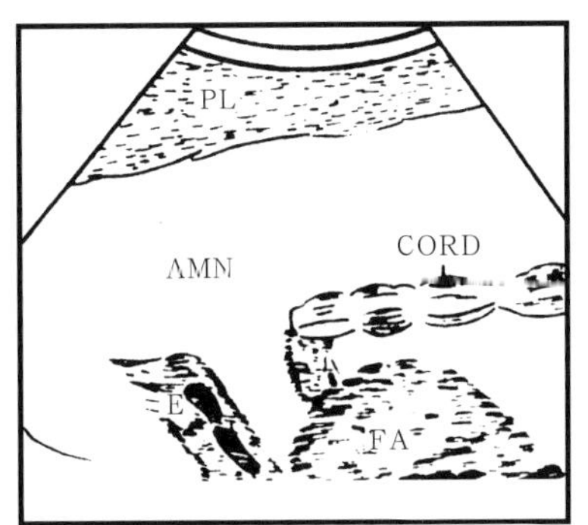

孕22周，胎儿仰卧位，见脐带入胎儿脐部

PL- 胎盘　FA- 胎腹

CORD- 脐带（进入胎腹）

AMN- 羊水

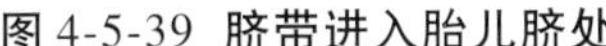

图 4-5-39　**脐带进入胎儿脐处**

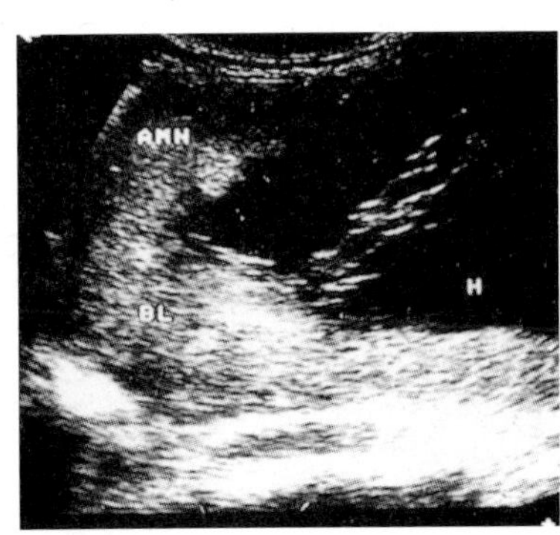

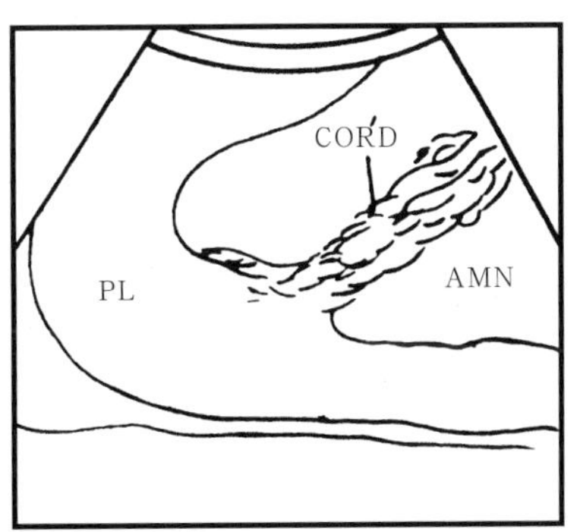

右后壁胎盘，脐带入胎盘

PL- 胎盘　UT- 子宫

CORD- 脐带　AMN- 羊水

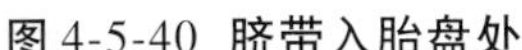

图 4-5-40　**脐带入胎盘处**

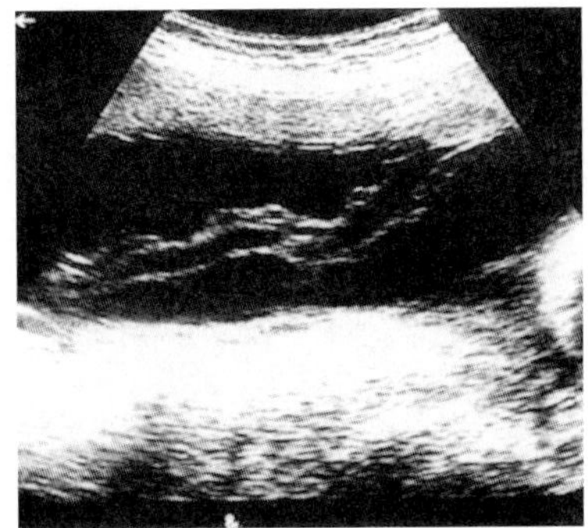

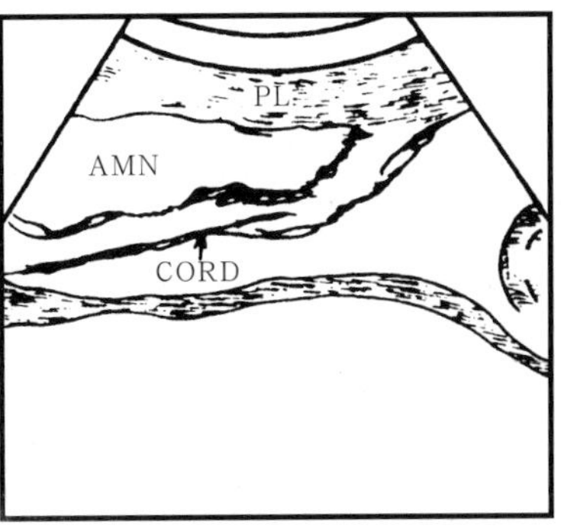

前壁胎盘，脐带由此进入胎盘

PL- 胎盘　CORD- 脐带

AMN- 羊水

图 4-5-41　**脐带入胎盘处**

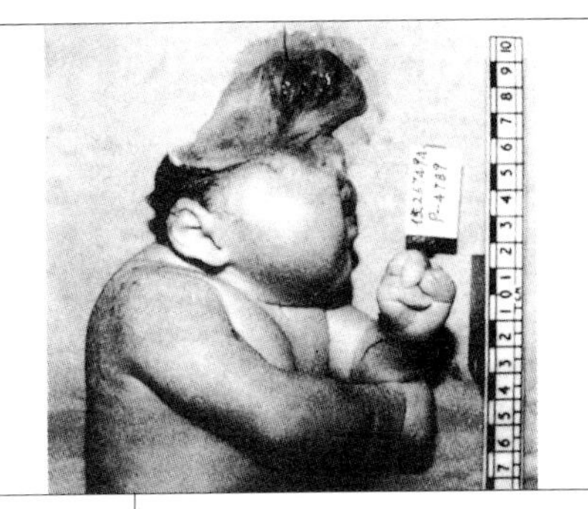

第五章 病理产科

- 早期流产的超声诊断
- 异位妊娠的超声诊断
- 胎儿附属结构异常的超声诊断
- 子宫颈机能不全的超声诊断
- 双胎妊娠及其异常的超声诊断
- 胎儿生长受限（FGR）的超声诊断
- 盆腔病变合并妊娠的超声诊断
- 胎儿畸形的超声诊断
- 死胎的超声诊断
- 生殖道创伤及手术并发症的超声诊断

第一节　早期流产的超声诊断

妊娠中断于28周以前，称为流产。发生在孕12周前者称为早期流产，发生在孕12～28周者称为晚期流产。早期流产为常见疾病，诊断与处理不及时可造成大出血或盆腔感染，严重者影响健康危及生命。

在超声诊断问世以前，早期流产及胚胎预后在短期内难以预测，尤其对有习惯流产史者不敢轻易做内诊，仅靠尿妊娠试验做盲目保胎，往往需要长时间观察方能诊断做相应处理。自超声诊断应用于临床后，不但可做出迅速诊断，而且可分辨出属于哪种类型的流产，使早期流产的诊断水平显著提高。

一、病理

流产发生在妊娠8周以前，胚胎多数已先死亡，继之底蜕膜海绵层出血、坏死而形成血栓。因此期间绒毛发育不全，与母体联系不牢固，流产时整个胎囊剥离而排出体外，因而出血不多。流出胎囊为一血浸包块，切开囊壁，内有少量羊水，胚芽如米粒大小，灰白色，有时为空胎囊，胚胎已被吸收。

流产发生在妊娠8～12周者，绒毛已发育至相当程度，与母体底蜕膜联系牢固，流产一旦发生，则胎囊不易全部排出，多仅有胎儿或胎儿及一部分胎囊排出，宫腔稽留的一部分组织影响子宫收缩，可能造成出血甚多。有时胎儿已死亡，但未立即排出，胚胎周围有多次少量出血，多层血块包围形成血样胎块。时间过长，血红蛋白被吸收，则呈肉样胎块。

二、临床分型和表现

1.先兆流产　多发生在妊娠早期，下腹有轻微下坠感，少量出血。妇科检查：宫口未开，羊膜囊未破。子宫大小与妊娠月份大致相符，妊娠实验阳性。

2.滞留流产　胚胎死亡尚未自然排出者称为滞留流产。患妇多数曾有过先兆流产症状，此后子宫不再增长或逐渐缩小，妊娠实验可转为阴性，胎盘组织机化与子宫壁紧密粘连，不易分离。

3.宫颈流产　胎囊下移至宫颈管内，胎囊完整，胎心有或无，需与宫颈妊娠相鉴别。

4.难免流产　腹痛加剧，出血量增多，妇科检查宫颈口已开，或羊膜囊已膨出或已破裂，胚胎组织滞留于宫颈管内或已露于宫外口，流产已不可避免。

5.不完全流产　多数发生较晚（8～12周），胎儿或部分胎盘已排出，宫腔内尚滞留部分胎物，影响子宫收缩，出血较多。

6.完全流产　胚胎组织完全排出，腹痛流血停止。

三、超声表现

1.先兆流产　宫内妊娠囊大小与孕周相符，

可见胎囊及胎心搏动，胎囊一侧与宫壁间可见低回声影为蜕膜后出血，多滞留于胎囊下方，如胎盘附着处无出血，多予后良好，血液逐渐吸收，妊娠继续。此时子宫内口未开，胎囊周边可测得滋养层血流频谱（图 5-1-1～5-1-6，彩图 5-1-7）。

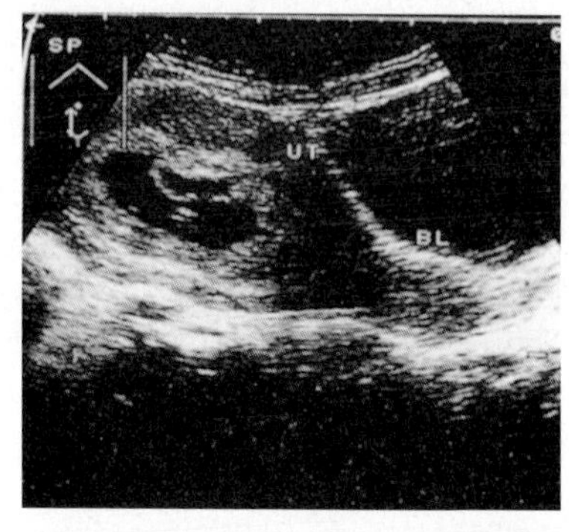

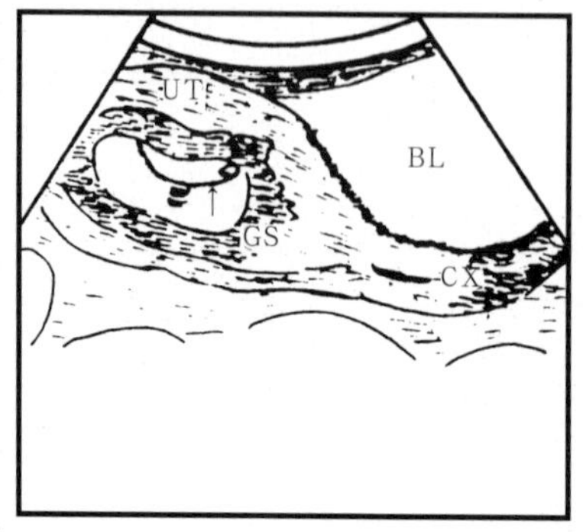

孕57天阴道出血，宫内可见一胎囊，前壁向内突出并有出血、分离。其余胎囊完整，可见胎儿并见胎心跳。

GS- 胎囊　↑ - 胎囊出血处

UT- 子宫　BL- 膀胱

CX- 宫颈

图 5-1-1 胎囊后出血（先兆流产）

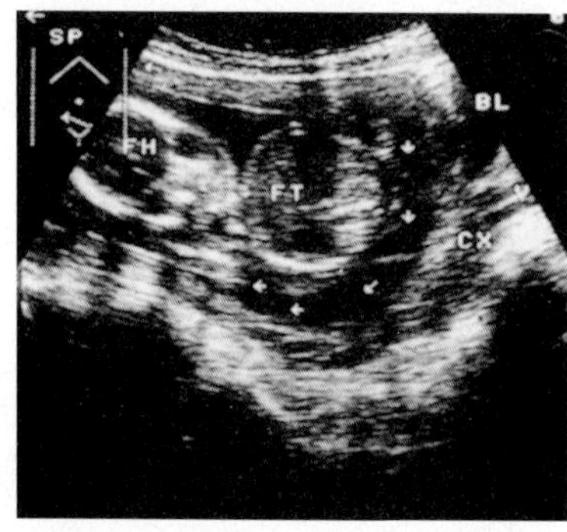

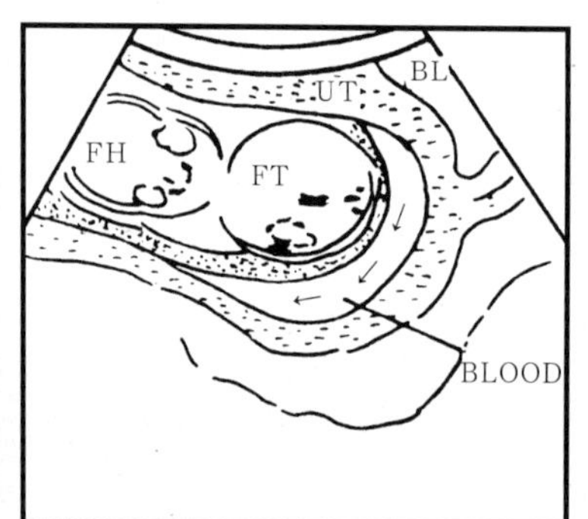

子宫下段胎膜后有出血，可见胎心跳

FH- 胎头　FT- 胎体

→→→为胎膜有分离，胎膜后有出血（BLOOD）

UT- 子宫　BL- 膀胱

图 5-1-2 胎膜后出血（先兆流产）

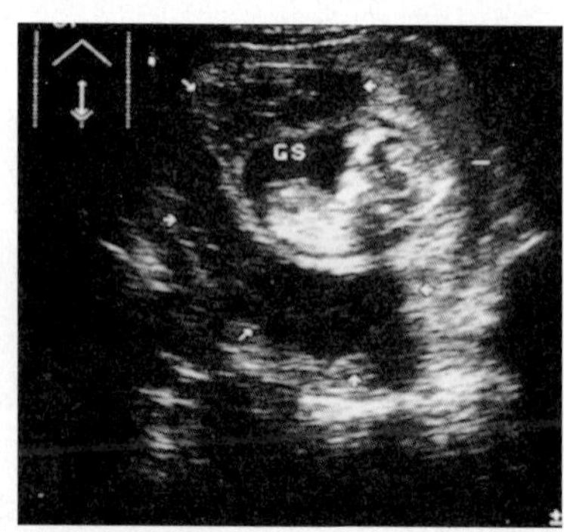

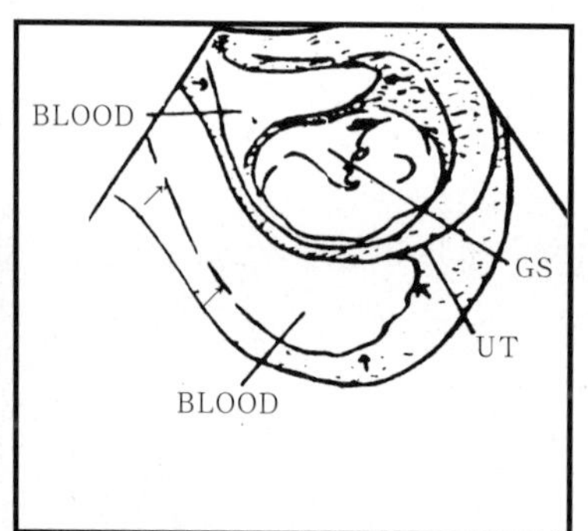

孕12周$^{+6}$，阴道出血，胎囊后有较大量出血，但胎囊仍完整，胎盘处仍与宫壁正常附着，故胎心跳、胎动仍正常

GS-胎囊　BLOOD-出血区域

UT-子宫

图 5-1-3 胎膜后出血（先兆流产）

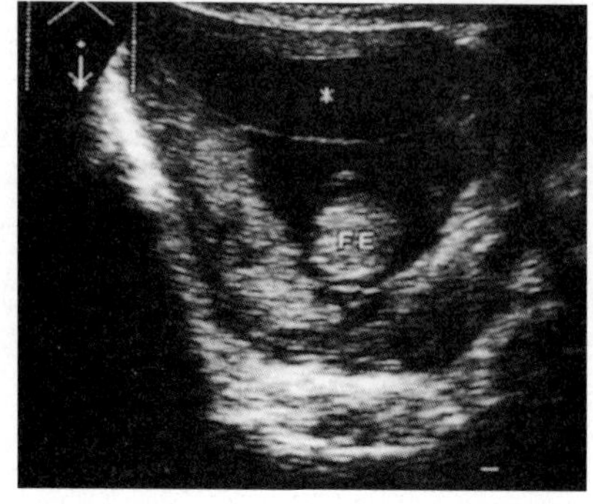

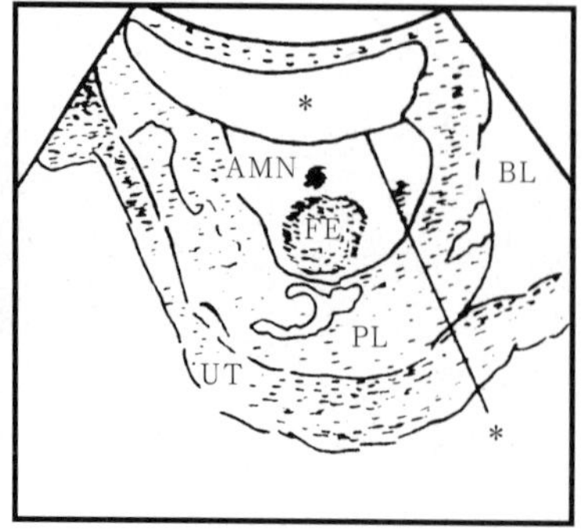

孕12周，阴道出血，子宫后壁可见胎盘，宫壁上方可见有胎膜脱落分离，可见胎心跳及胎动，如病情无进展，预后良好，血液吸收，胎膜复原

* - 脱落的胎膜　FE- 胎儿

AMN- 羊水　PL- 胎盘

UT- 子宫　BL- 膀胱

图 5-1-4 胎膜脱落（先兆流产）

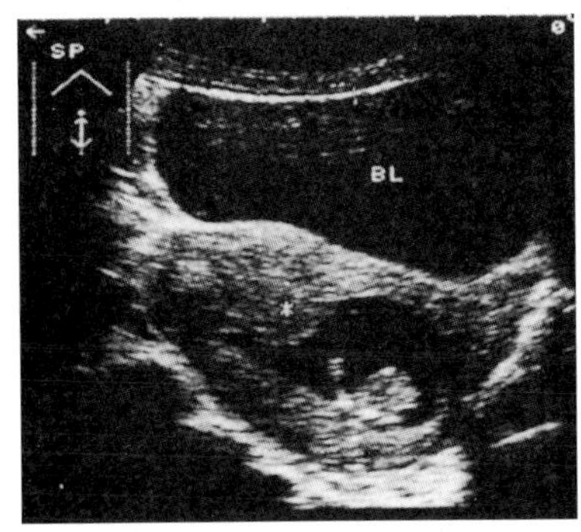

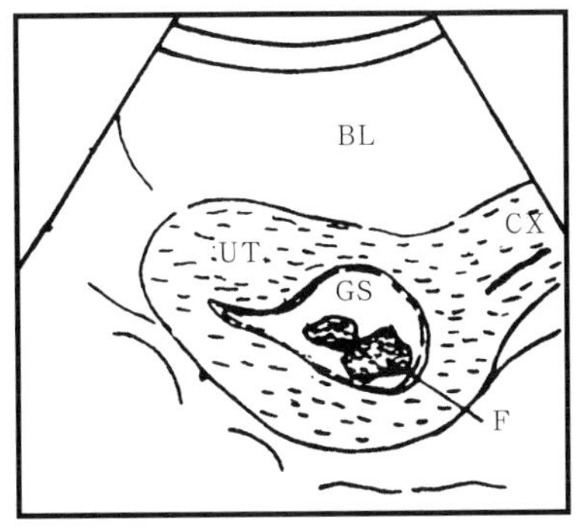

图 5-1-5 胎囊下移（先兆流产）

孕86天，腹痛阴道出血，可见胎囊被迫下移呈“水滴”状，宫内口尚未开大，胎儿心跳，胎动尚可见

GS- 胎囊　F- 胎芽
UT- 子宫　BL- 膀胱
CX- 宫颈

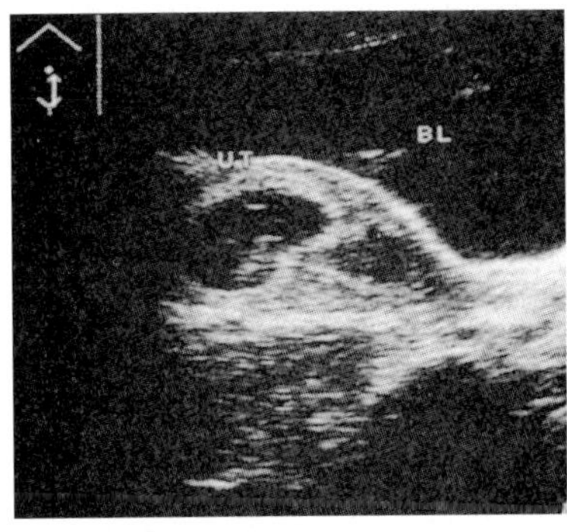

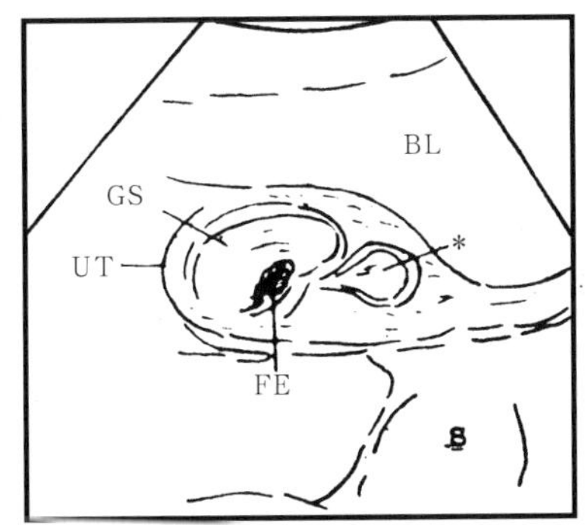

图 5-1-6 双囊征

孕56天，阴道出血，宫腔内出现“双囊征”，上方为胎囊轻度变形，内见胎芽，有胎心跳，胎囊下方又见一小囊，内为血液

GS- 胎囊　＊ - 出血“囊”
UT- 子宫　FE- 胎芽
BL- 膀胱　S- 声影

2.滞留流产 妊娠囊小于孕周且回声减弱或不均匀，形态不规则，囊腔内回声紊乱，胎囊大于2cm未见胎芽者称为枯萎孕卵，胎芽大于1cm未见胎心搏动者为胎停音，或可观察1-2周无变化即可诊断（图5-1-8，图5-1-9）。经阴道超声可更清晰显示胎囊内结构变化，部分胎盘水肿变性，可形成蜂巢状改变，胎囊周围可测到滋养层血流频谱（图5-1-10～5-1-14，彩图5-1-15～5-1-17）。

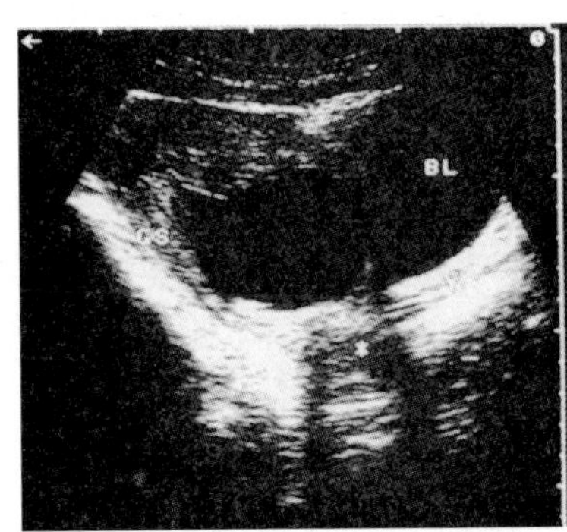

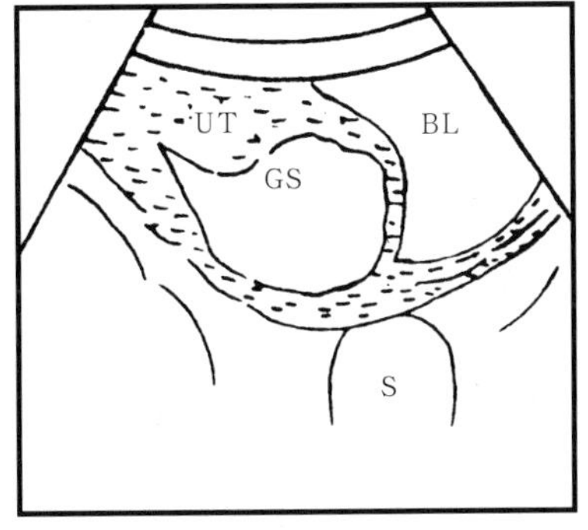

图 5-1-8 枯萎孕卵

孕8周2天，宫腔内见一水滴状空胎囊，其中未查见胎芽

GS- 胎囊　UT- 子宫
BL- 膀胱　S- 声影

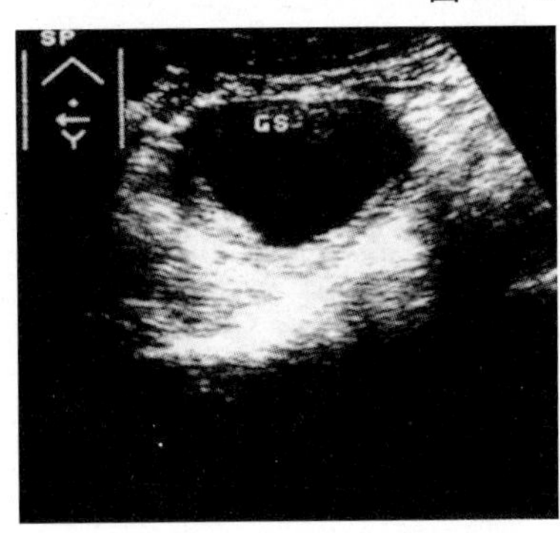

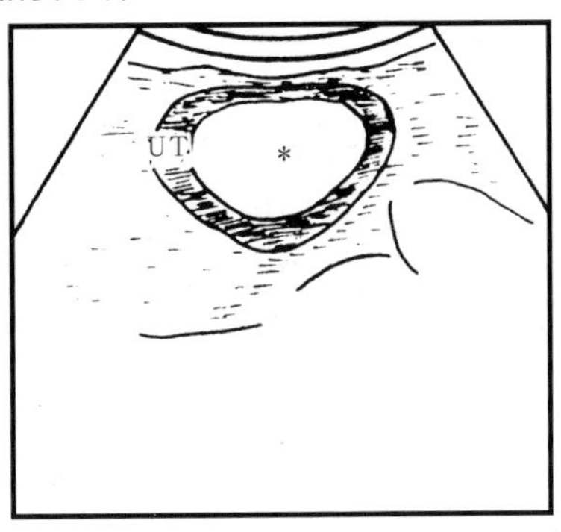

图 5-1-9 枯萎孕卵

上图同一病人横切面，胎囊内充满羊水找不到胎芽

UT- 子宫　＊ - 空胎囊

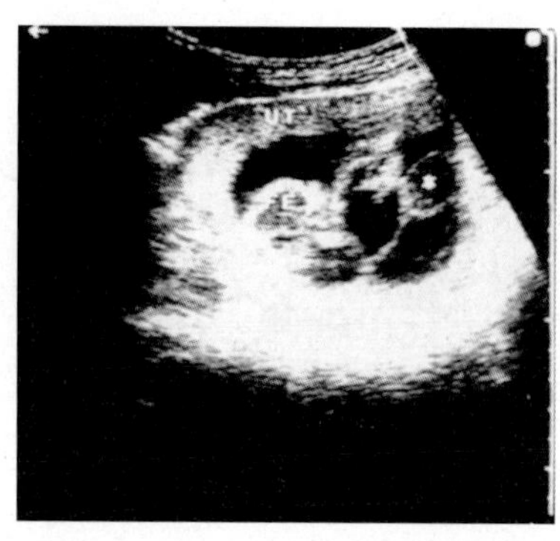

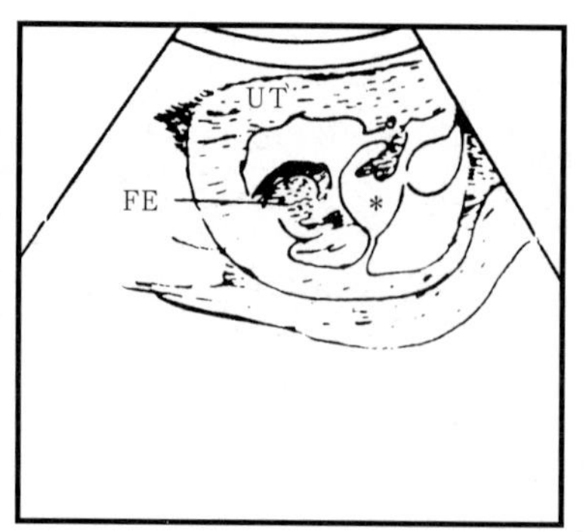

图5-1-10 滞留流产

孕12周，宫腔内见胎儿，未见胎心搏动，颅骨变形，胎腹内似有腹水，结构紊乱

UT-子宫　FE-胎儿

*-结构紊乱

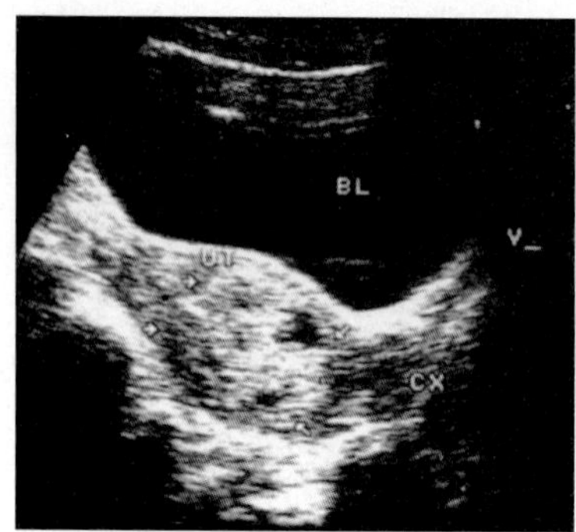

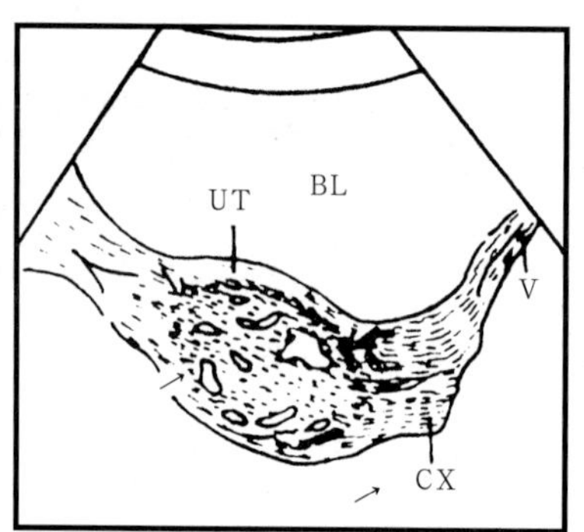

图5-1-11 滞留流产

孕8周1天，宫腔内结构紊乱，看不出胎囊形态或胎芽，此为滞留胎物

UT-子宫　BL-膀胱

↑-箭头所指为滞留胎物

CX-宫颈　V-阴道

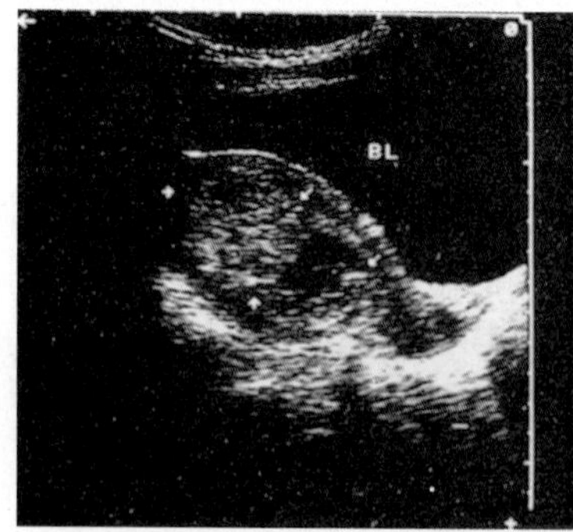

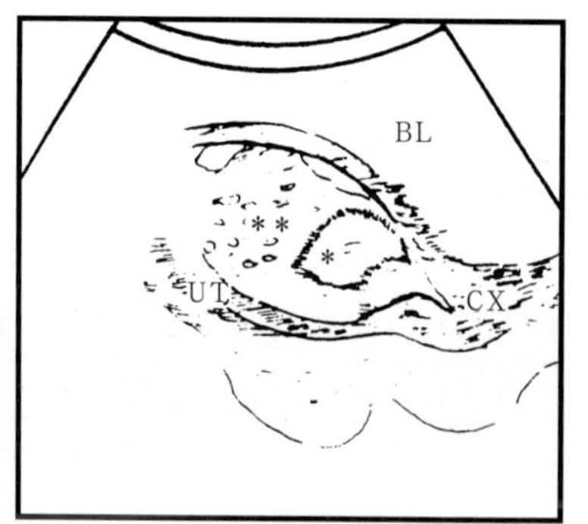

图5-1-12 滞留流产

孕8周6天，阴道出血，宫腔内结构紊乱，胎囊显示不清

UT-子宫　*-胎囊

**-胎物　CX-宫颈

BL-膀胱

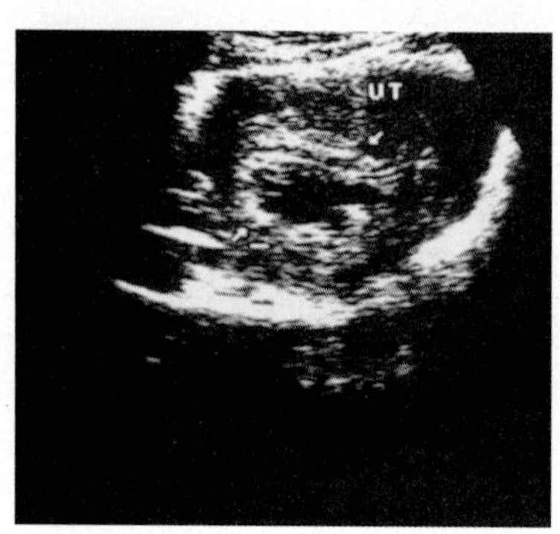

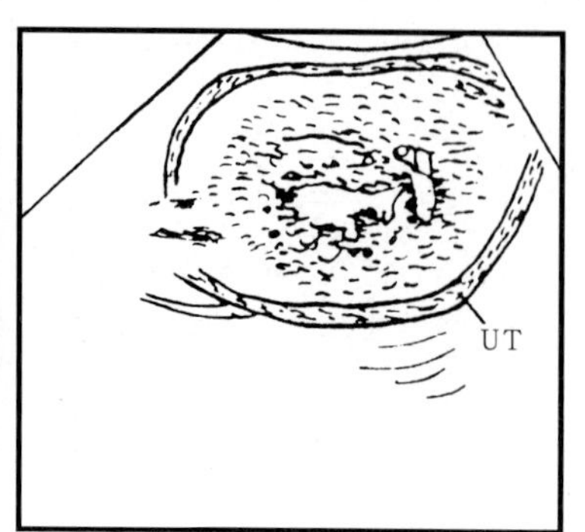

图5-1-13 滞留流产

孕68天，阴道出血，宫内胎囊变形水肿，较疏松，似有水泡样变

UT-子宫

↑-为变形水肿胎囊（病理报告胎盘水泡样变）

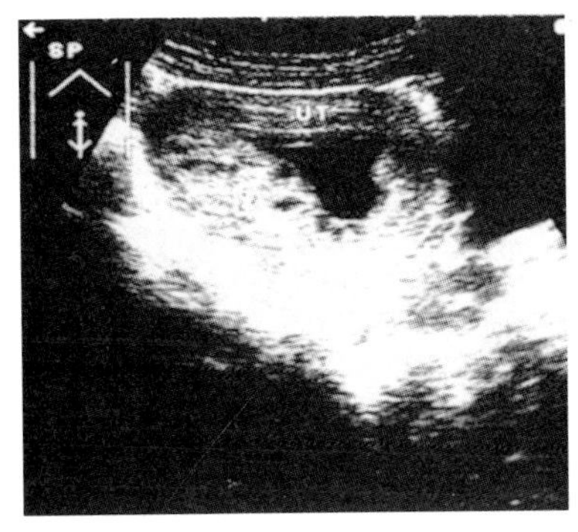

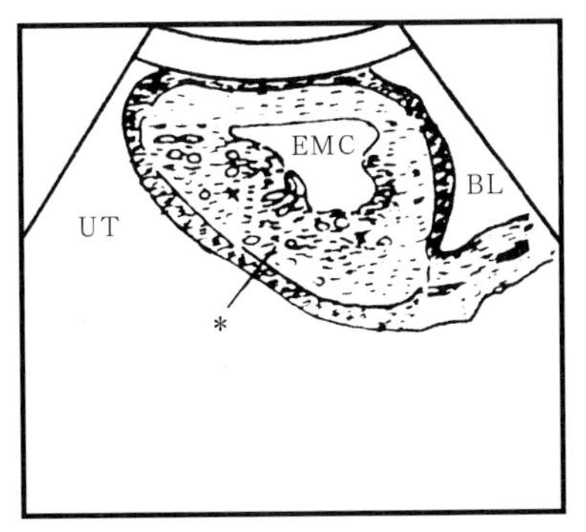

孕12周+3，胎囊变形，胎盘增厚水肿并见泡样结构

EMC-子宫腔　UT-子宫
BL-膀胱　*-泡样结构（病理报告胞盘水泡样变）

图5-1-14　滞留流产

3.宫颈流产　实际为难免流产之一种，因其容易与宫颈妊娠混淆故单独描述。其超声图像特点为：子宫增大，内口已开，宫颈显著扩张增大，使子宫呈上小下方宫颈膨隆。

子宫外口尚未开大，胎物均被挤入扩大的宫颈管内，易与宫颈妊娠混淆。

子宫腔内仍有残留物与宫颈管内胎物相连（图5-1-18）。

4.难免流产　胎囊变形可呈水滴状，子宫内口已开，胎囊接近或达颈管，子宫外口已开或尚未开，胎心多已消失，羊膜囊完整或已破，子宫外形改变，宫颈肥大，宫腔内有带状强回声与颈管内胎组织相连滋养层周围血流信号不明显，宫颈血流不丰富（图5-1-19）。

5.不完全流产　妊娠囊已排出，宫腔内残留部分胎组织，形态不规整，回声较强且不均匀，可因潴留积血呈低回声影像，强回声附着部肌层可见血流信号，并可测得动脉低阻血流频谱，经阴道超声显示更为清晰（图5-1-20）。

6.完全流产　流产后常须做一次清理刮宫，以免有胎物滞留造成感染。自超声应用于临床，则可经超声检查决定是否须要刮宫，可避免许多不必要的手术。超声图像特点为子宫近正常大小，宫腔波呈线形或因含少量积血，显示低回声带使宫腔呈分离状，子宫无异常血流信号显示（图5-1-21）。

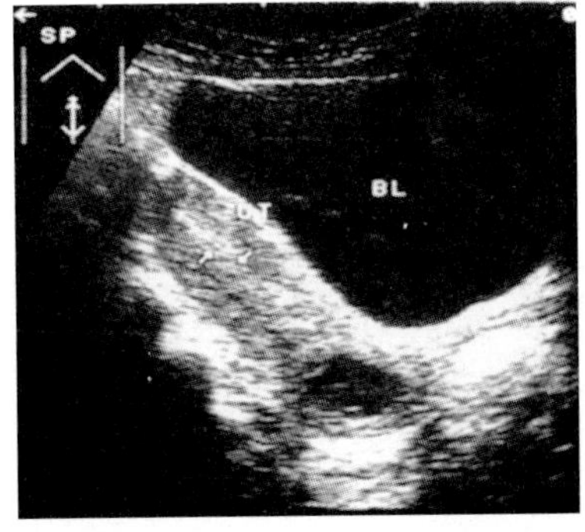

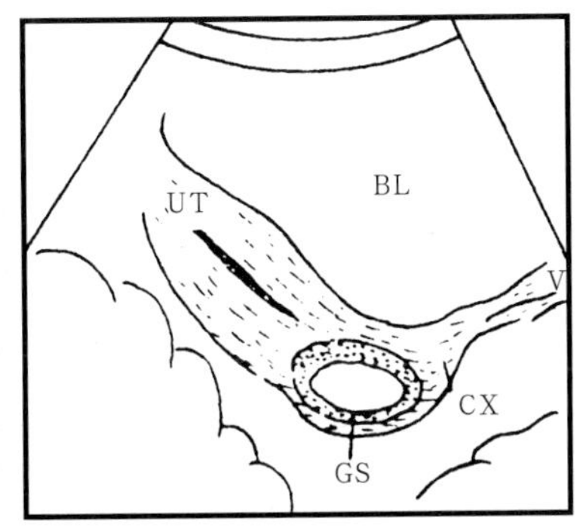

孕10周，腹痛阴道出血，宫腔内见条状蜕膜，宫颈管可见胎囊，不见胎芽，此为胎囊滞留于宫颈管内

CS-胎囊　CX-宫颈
UT-子宫　V-阴道
BL-膀胱

图5-1-18　宫颈流产

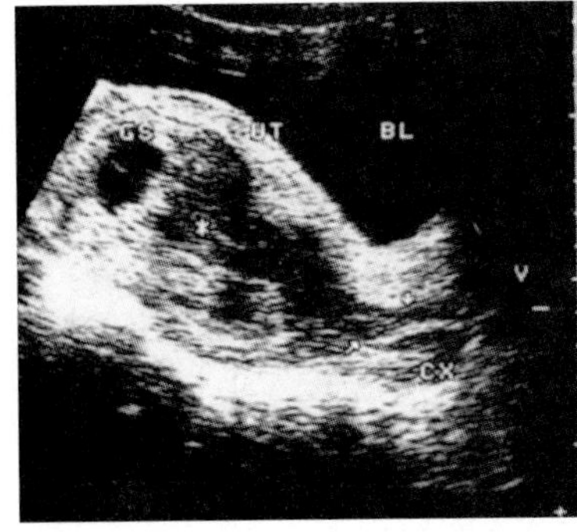

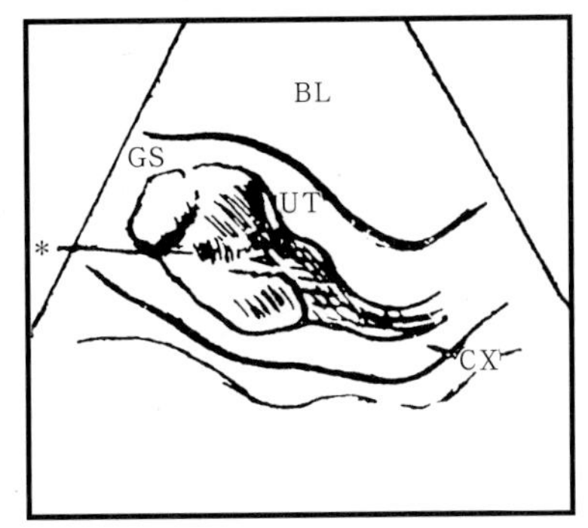

孕8周5天，阴道流血，宫腔内结构紊乱，其上端见变形胎囊，宫腔内充满血液血块，宫口已开

UT-子宫　BL-膀胱
CX-宫颈　V-阴道
*-宫腔内积血及胎物

图5-1-19　难免流产

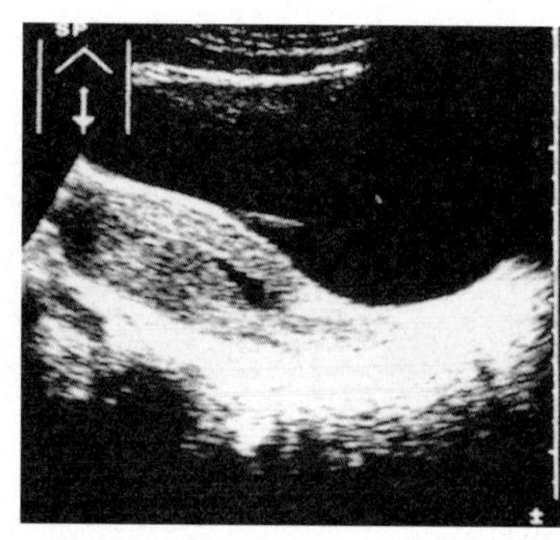

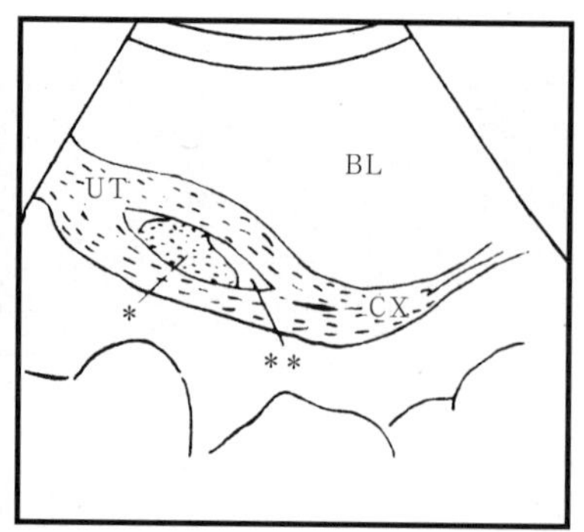

孕58天，腹痛阴道出血，子宫略饱满，宫腔内见不规则影像，回声强弱不均

UT-子宫　*-宫内残留物

**-宫内积血

CX-宫颈　BL-膀胱

图5-1-20 不完全流产

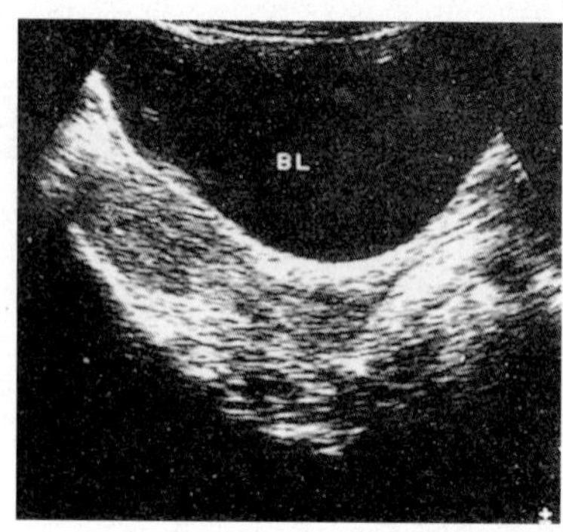

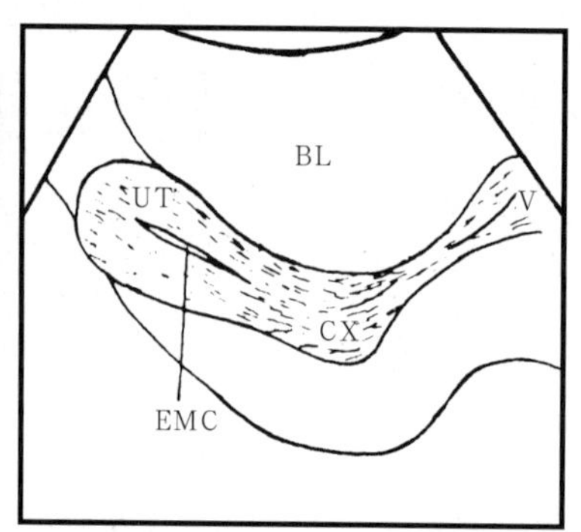

子宫正常大小，宫腔波线形

BL-膀胱　UT-子宫

CX-宫颈　V-阴道

EMC-宫腔

图5-1-21 完全流产

四、卵黄囊与早期妊娠的关系

近年来许多学者提出卵黄囊与早期妊娠的关系问题。识别卵黄囊正常与否是预示早期妊娠结局的标志，正常早期妊娠，卵黄囊约在孕6周出现，至孕11周消失，卵黄囊是首先出现在胎囊内的结构。正常卵黄囊为规则的强回声环状结构，直径约4mm，内为无回声（图5-1-22），随后胎芽出现在卵黄囊一侧。Bernard和Cooperberg提出的“卵黄囊”征，此征为滞留流产的征象，高度怀疑孕卵发育失败，表现为：

（1）胎囊直径≥2.5cm，内未见卵黄囊。

（2）卵黄囊＞4mm或自由漂浮。

（3）复查时卵黄囊未见长大或消失。

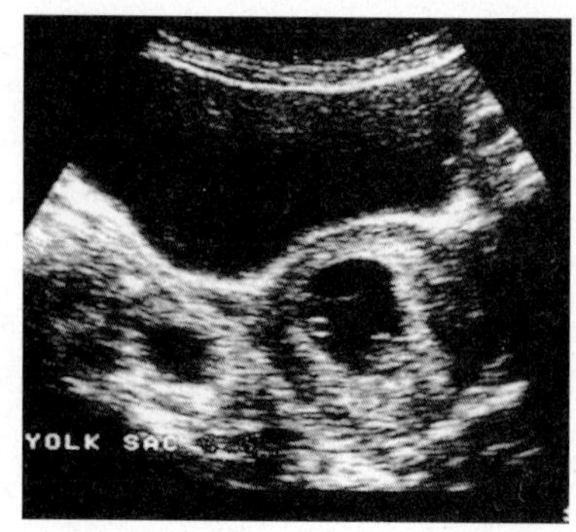

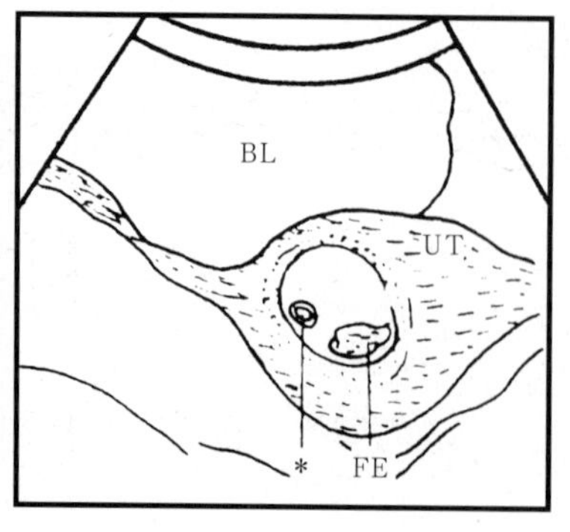

孕8周，胎囊内左侧见卵黄囊

UT-子宫　BL-膀胱

*-正常的卵黄囊　FE-胎芽

图5-1-22 卵黄囊

第二节　异位妊娠的超声诊断

异位妊娠是妇产科常见的急腹症，及时准确的诊断甚为重要。近年来发病率有上升趋势。

异位妊娠分为子宫内异位妊娠和子宫外异位妊娠。孕卵在子宫体以外部位着床称为子宫外异位妊娠，或称宫外孕；孕卵在子宫内异常部位着床称为子宫内异位妊娠（彩图5-2-1）。

异位妊娠的分类：

（1）子宫外异位妊娠（宫外孕）

①输卵管妊娠：a.壶腹部妊娠，b.峡部妊娠，c.伞部妊娠，d.间质部妊娠；

②卵巢妊娠；

③腹腔妊娠；

④残角子宫妊娠。

（2）子宫内异位妊娠

①子宫颈妊娠；

②子宫峡部妊娠；

③子宫下段妊娠；

④子宫角妊娠。

一、子宫外异位妊娠

1.输卵管妊娠　输卵管妊娠分为四个部位：壶腹部、峡部、伞部及间质部妊娠。前三者声像图相似，在此一并叙述，而间质部妊娠声像图有其特殊形态，另述。声像图表现为：

（1）胎囊型：妊娠早期，输卵管未破裂前。

（2）包块型：输卵管已破裂形成血肿，声像图分为：a.衰减型；b.混合型；c.实质型。

（3）漂浮型：大量急性出血。

输卵管妊娠最为多见，约占异位妊娠的95%，其他部位的异位妊娠仅占5%。输卵管妊娠中以壶腹部妊娠最多，其次为峡部、伞部及间质部。输卵管间质部妊娠临床表现及超声表现等均与壶腹部、峡部及伞部不同，故将其与前者分别论述。

（1）病理

①输卵管的变化：孕卵植入菲薄的输卵管之后，侵入肌层，破坏了肌层及血管而引起出血，孕卵则被一层肌纤维及结缔组织所包围。因孕卵着床部位不同，可发生不同结局。

②输卵管妊娠不同的结局

A.输卵管妊娠流产：孕卵种植在输卵管的壶腹部，其生长发育多向管腔膨出，其肌壁薄脆，常在妊娠6～12周出血，使孕卵落入管腔，由于接近伞端易被排挤入腹腔（彩图5−2−2）。

如果胚胎全部完整的剥离流入腹腔，则内出血较少，形成输卵管妊娠完全流产。当不完全流产时，胚胎虽分离仍部分滞留于输卵管内，滋养叶细胞可存活相当长一段时间，形成血肿，滋养叶细胞继续侵蚀输卵管组织，引起反复出血，血液凝集在伞端及输卵管周围，形成子宫旁或直肠窝血肿。

B.输卵管妊娠破裂：多发生在孕卵种植在输卵管峡部，由于此处管腔狭窄，孕卵绒毛侵蚀肌壁最后穿通形成输卵管破裂，出血形成血肿。

C.继发腹腔妊娠：输卵管妊娠破裂或流产时，胚胎已从破口处或伞端排出，而胎盘附着在管壁或从破口处向外生长，形成继发腹腔妊娠。

D.盆腔血肿形成陈旧性宫外孕及感染：输卵管破裂出血形成血肿，反复出血积聚于子宫旁或直肠窝后方大血肿，随时间迁延，血肿机化，外包一层结缔组织假包膜成为陈旧性宫外孕，形成盆腔内实性包块，日久可引起感染，化脓。

E.胚胎或胎儿退化：有些输卵管妊娠，孕卵种植在壶腹部黏膜皱襞，未侵入输卵管肌壁，因营养不良胚胎早期死亡，未出现临床症状前胚胎自行退化而自愈。

F.子宫内膜和肌壁的变化：子宫肌细胞受内分泌影响增生而肥大，显示子宫饱满、略大且柔软。内膜增厚，呈蜕膜样变。胚胎死后，子宫蜕膜常破碎成片状随血流出，或呈子宫管形整个脱落。

（2）临床表现

①病史及症状

A.闭经史：多数有闭经史，常有早孕反应。

B.腹痛：约90%以上发生腹痛，输卵管妊娠常在闭经后6周出现腹痛。间质部妊娠，因肌壁较厚，常在闭经后3～4个月发生腹痛。残角妊娠在孕4^+月腹痛。腹痛轻重程度根据内出血多少而定，出血少而缓慢者则疼痛较轻，量多者则疼痛剧裂。下腹痛常限于一侧，若血液聚集在子宫直肠内则引起肛门坠痛。

C.阴道不规则少量出血：胚胎死亡，子宫内蜕膜退变坏死，蜕膜呈碎片样脱落，引起子宫不规则点滴出血。如蜕膜整个剥离则可由阴道掉出管形样组织。

D.晕厥、休克：因内出血病人贫血，出血量大，常有头晕眼花、出冷汗、心悸，重者出现晕厥、休克。

E.血、尿HCG（+）。

②体征与妇科检查

A.体征：重症者病人贫血貌、面色苍白、脉快、血压降低、下腹压痛、反跳痛，内出血量多者则出现移动性浊音。

B.阴道检查：阴道内可见少量血迹，宫颈着色，有举痛及触痛，子宫轻度增大且软，附件区可触及包块。如有大量内出血可有子宫漂浮感。

此外，后穹窿穿刺及血尿HCG实验可辅助诊断。

（3）超声诊断

①探查顺序：可疑异位妊娠病例，应按图5-2-3所示的顺序探查，以防漏诊。

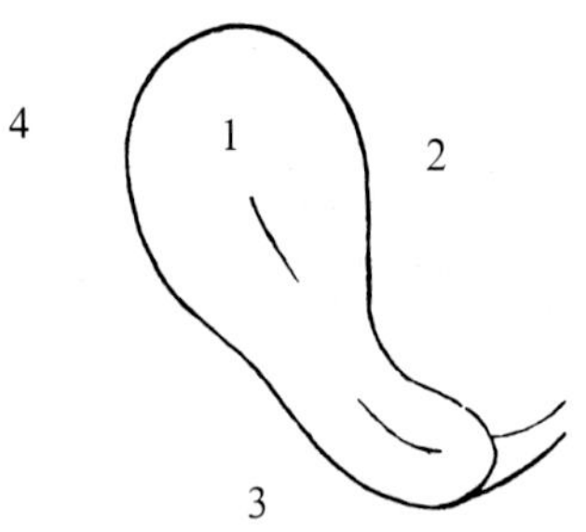

图5-2-3 异位妊娠做超声检查时的探查顺序
1.子宫 2.附件区域 3.子宫直肠窝 4.腹腔

A.子宫：子宫增大如孕40天大小，饱满。但陈旧性宫外孕者，子宫可恢复正常大小。宫腔内无胎囊环，其内回声增多，表现多样性：如网状、囊状、线状、不规则块等。这些回声来自宫内蜕膜及出血，应注意的是囊性蜕膜结构或蜕膜量较多者，可误认为是滞留流产。其鉴别点为：宫内胎囊环蜕膜回声较强，而宫外孕蜕膜囊回声弱，不甚清晰。必须结合临床资料综合分析做出诊断。

B.附件区：输卵管流产或破裂后，在附件区形成血肿，反复出血可流入子宫直肠窝而成液性区，因此附件区包块是诊断异位妊娠的一个重要根据。

C.髂凹及子宫直肠窝：髂凹与子宫直肠窝的探查是一项很重要的内容。此处为身体较低位置，如果没有严重的粘连，内出血往往首先流入此窝内。超声图像可见直肠窝内有液性暗区，量可多可少，多时可使后穹窿呈膨隆状。但有时因盆腔有粘连，直肠窝内没有或只有极少液体。子宫直肠窝内亦可见胎囊包块落入，髂凹发现液性区更有意义。

D.腹腔：少数病人可因输卵管流产继发腹腔妊娠，在腹腔内可见包块及胎囊。腹腔妊娠不论早、中、晚期均可见子宫腔以外有胎囊、胎儿、羊膜腔、胎盘。此处输卵管妊娠破裂时，血液可流入腹腔，可见液性暗区。

输卵管包括伞端、壶腹部、峡部及间质部四个部位，从超声图像上表现前三个部位的输卵管妊娠相似，不易再区分。而间质部妊娠则声像图不同于前三者，有其独自的特点，因肌壁较厚，破裂较晚，一旦破裂则来势凶猛，故早期诊断非常重要。现将前三个部位输卵管妊娠声像图一并描述，间质部妊娠另外描述。

②超声图像：输卵管妊娠的声像图表现随发病时间的长短、出血多少、发生部位不同而异，超声图像分以下类型：

A.胎囊型：此类输卵管妊娠多在早期发现，输卵管尚未破裂，临床症状尚不明显或有轻度下腹疼痛，常不引起患者注意。超声检查发现在附件区有一完好胎囊，有时可看到胎芽及胎心搏动，一旦发现有胎心搏动则异位妊娠诊断即可成立（图5-2-4～5-2-6，彩图5-2-7）。

B.衰减包块型：输卵管妊娠破裂或流产后，胎囊与血液流出，凝聚于输卵管及伞端周围，形成输卵管周围血肿。绒毛继续侵蚀造成反复出血，血液流向子宫直肠窝、髂窝、腹腔，形成子宫直肠窝内的积血。发病时间长短不同，超声表现不同回声的包块，如大部分血液未凝固成块，则表现为衰减的包块（图5-2-8～5-2-11，彩图5-2-12）。

C.混合包块型：输卵管已破裂较长时间，形成较大的血凝块，与流出的胎囊相混溶合，成为一复杂包块。包块内有回声强的团块（此为凝血块），还可见液性区（未凝血液或析出血清），包块内亦可见似胎囊结构组织，形成一个混合性包块（图5-2-13～5-2-16）。

D.实性包块型：此类多为陈旧性宫外孕，血肿形成后，仍不断受绒毛侵蚀出血，血肿继续增大，随时间迁延，血肿机化，液体吸收，血肿外形成一结缔组织假包膜。血肿如围绕子宫周围，或紧贴子宫则子宫与血块之间界限消失，子宫轮

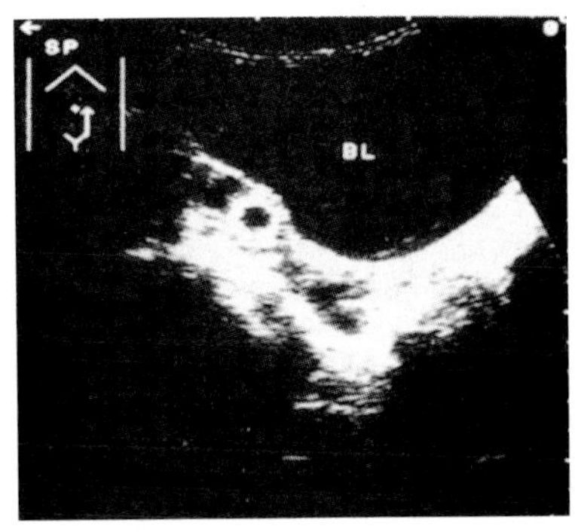

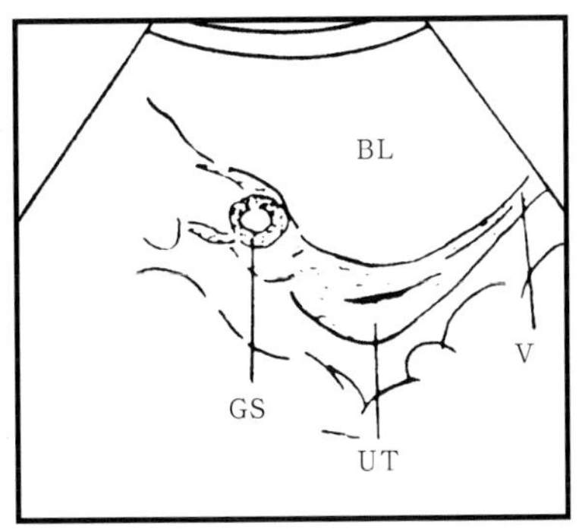

图 5-2-4 输卵管妊娠（胎囊型）

孕43天，尚无出血，子宫右上方可见一完整胎囊（GS）并见胎芽及胎心跳，直肠凹尚无血液

GS- 胎囊 UT- 子宫

V- 阴道 BL- 膀胱

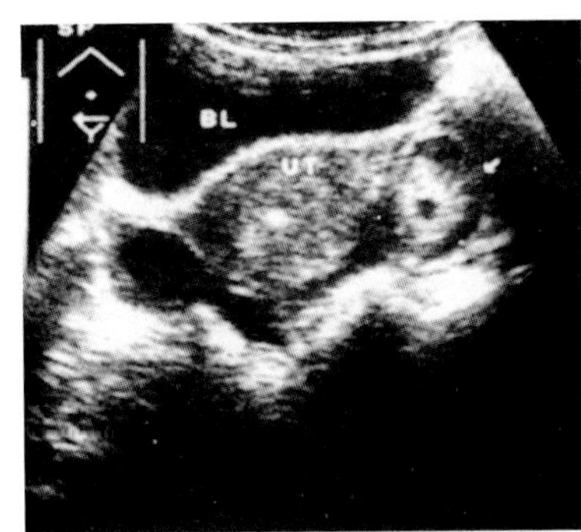

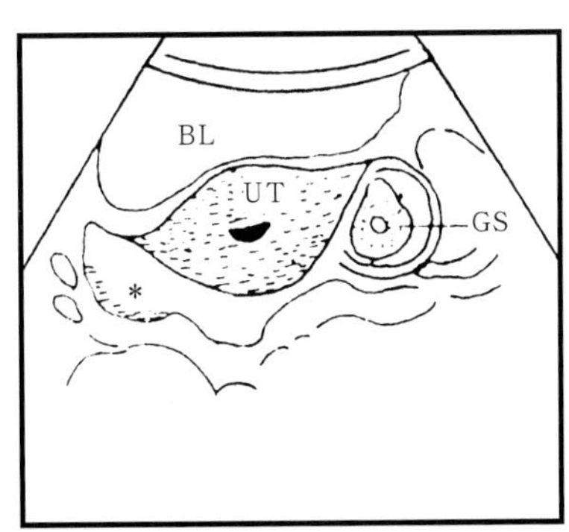

图 5-2-5 输卵管妊娠（胎囊型）

闭经46天，下腹痛，阴道淋漓出血，超声见子宫饱满，子宫左侧见有胎囊环，已剥离，周围出血延伸至子宫后方

UT- 子宫 GS- 胎囊

BL- 膀胱

* - 子宫后方液性暗区为内出血

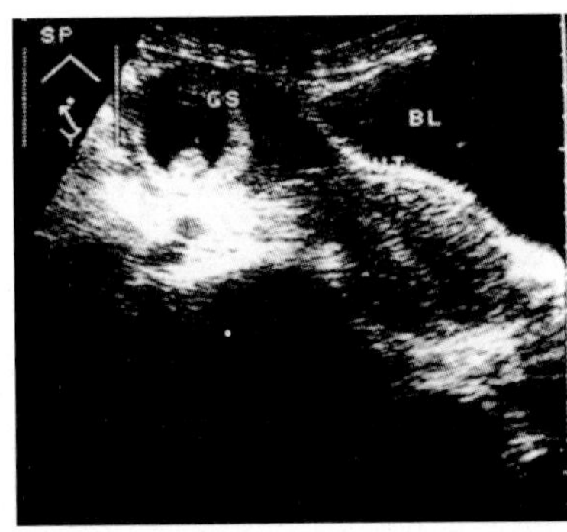

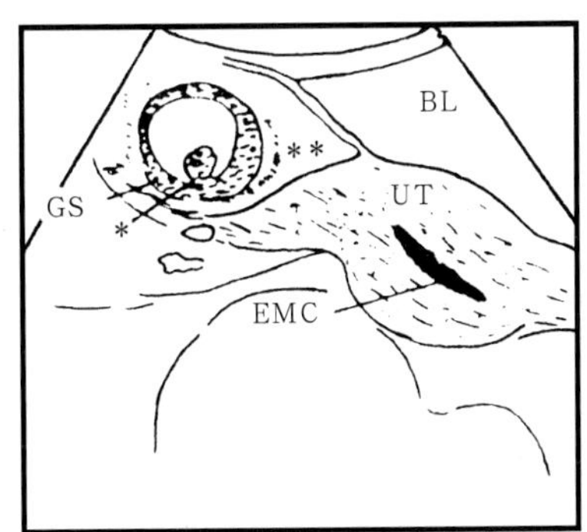

图 5-2-6 输卵管妊娠（胎囊型）

闭经77天，阴道淋漓出血，腹痛，子宫饱满，其上方偏右见一圆形胎囊，其周围有少量出血，见胎芽有胎心跳

UT- 子宫 GS- 胎囊

* - 胎芽 * * - 少量出血

EMC- 宫腔

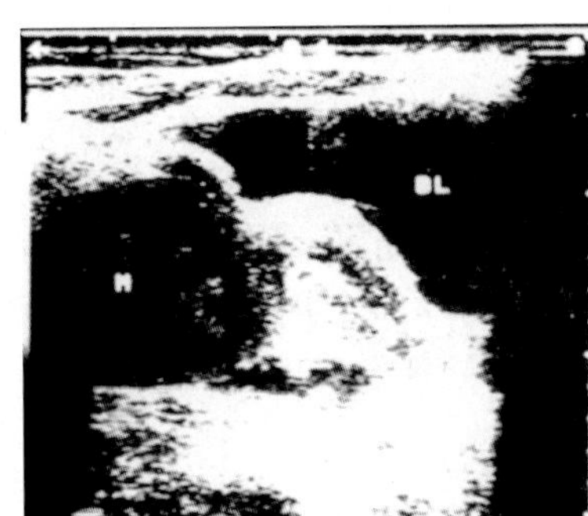

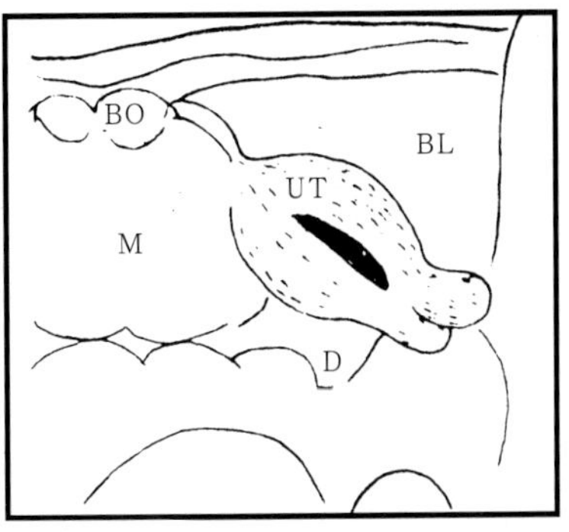

图 5-2-8 输卵管妊娠（衰减包块型）

孕 52 天，腹痛出血

UT- 子宫 BL- 膀胱

M - 衰减包块 D- 直肠凹

BO- 肠管

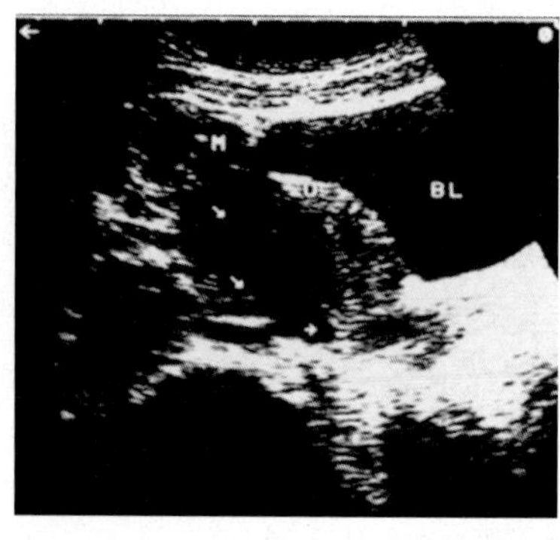

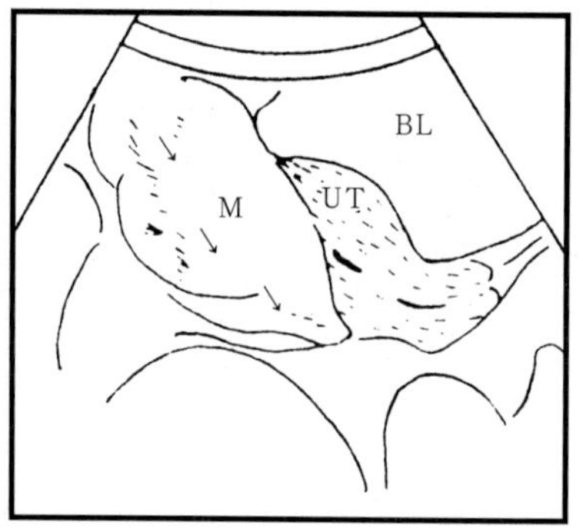

孕54天，腹痛出血，子宫略饱满，内膜较厚，子宫后方可见衰减包块

UT-子宫 BL-膀胱

M-衰减包块 ↑-血流方向

图5-2-9 输卵管妊娠（衰减包块型）

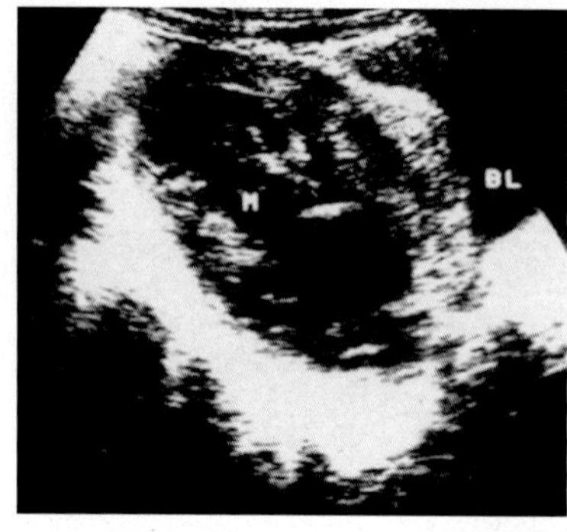

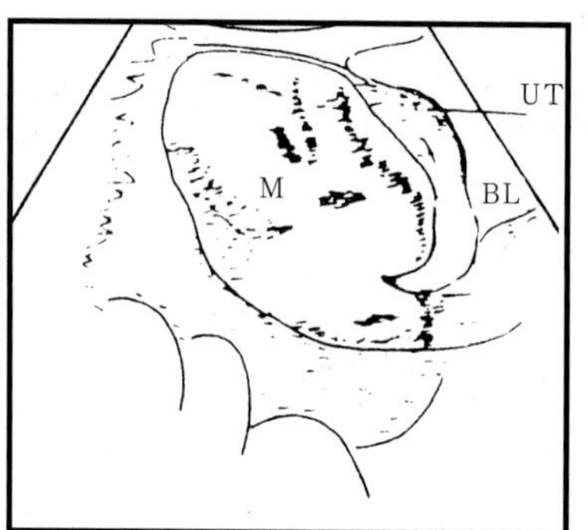

子宫前位，直立位，其后方见大量液性暗区，内有血块

UT-子宫 BL-膀胱

M-衰减包块

图5-2-10 输卵管妊娠（衰减包块型）

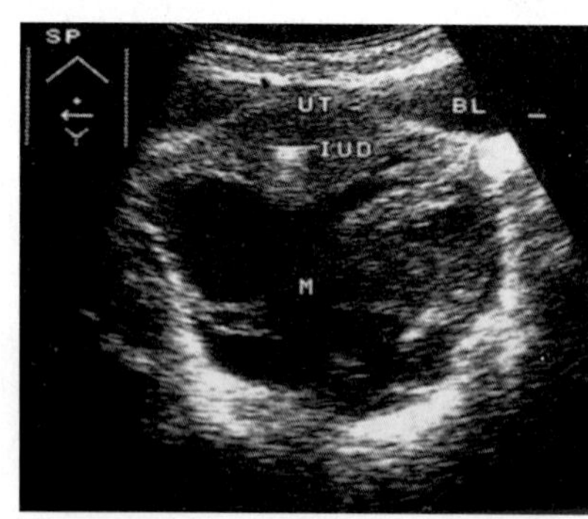

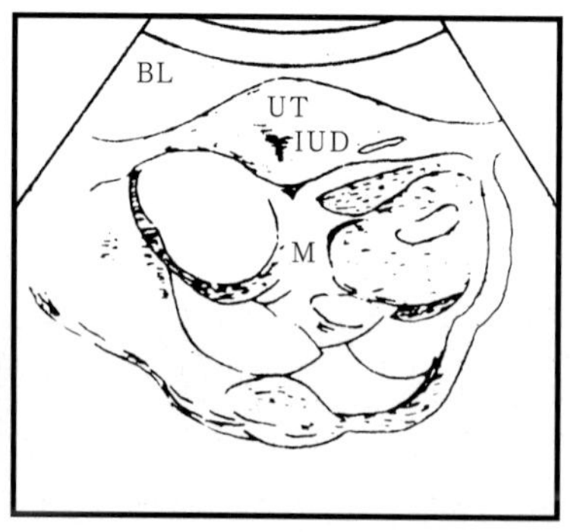

横切面，子宫内见IUD，子宫后方见一大的衰减包块，其内大部为液性暗区，偏左侧见一实性团块，内见变形胎囊

UT-子宫 BL-膀胱

IUD-节育器 M-衰减包块

图5-2-11 输卵管妊娠（衰减包块型）

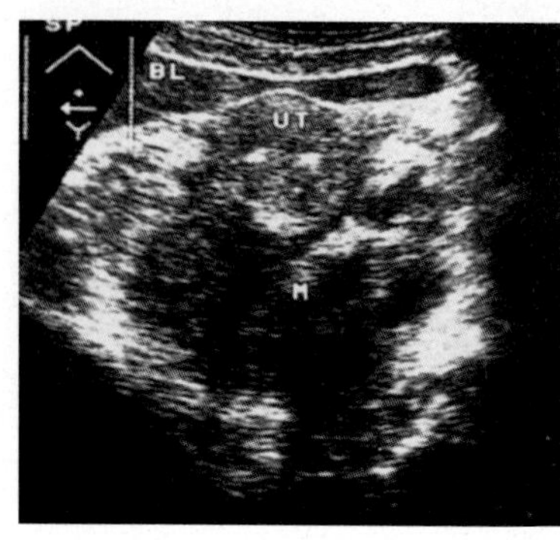

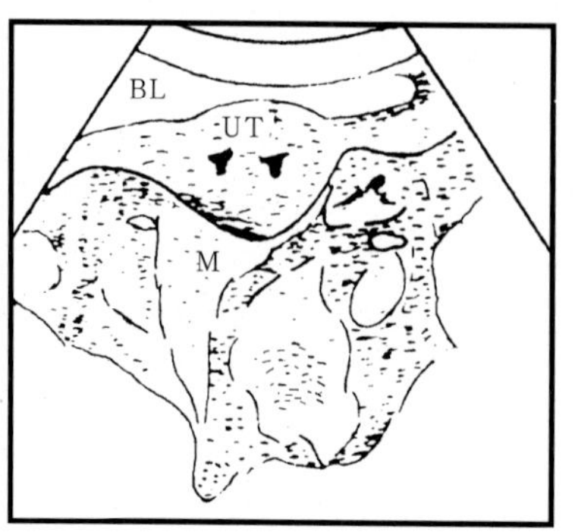

闭经60天，阴道出血27天，腹痛，横切面子宫饱满，宫内见IUD，子宫后方见一混合性大包块，有液区及实性区，左上见变形胎囊

UT-子宫 BL-膀胱

M-包块

图5-2-13 输卵管妊娠（混合包块型）

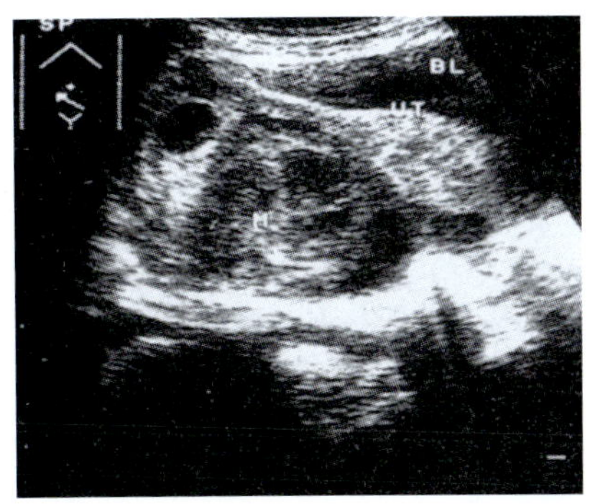

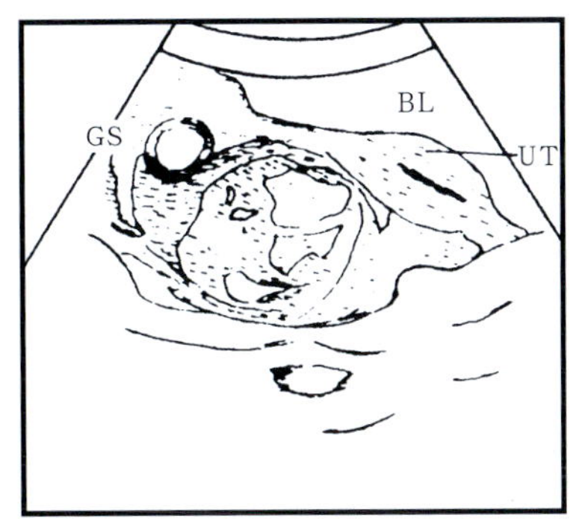

孕60天，可见子宫后方一较大混合包块，上方见胎囊
UT-子宫　BL-膀胱
M-混合包块　GS-胎囊

图5-2-14　输卵管妊娠（混合包块型）

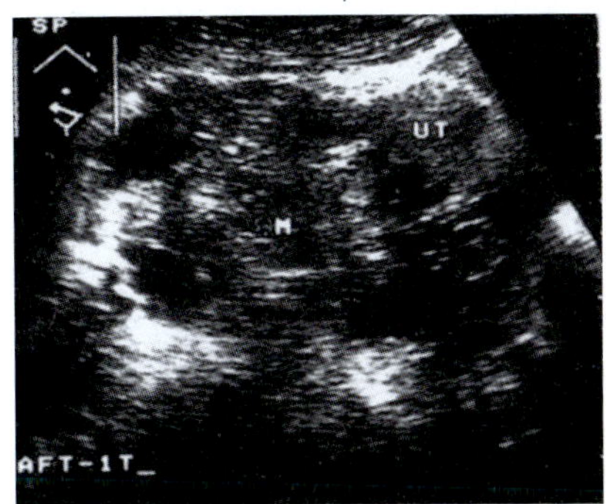

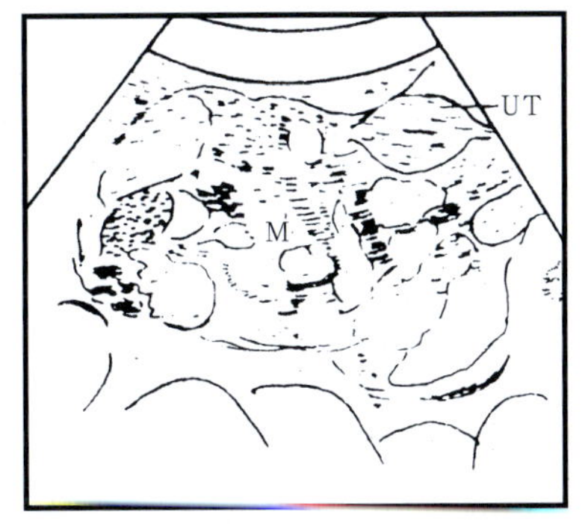

孕65天，腹痛出血，子宫后方见一大混合性包块
UT-子宫　M-混合包块

图5-2-15　输卵管妊娠（混合包块型）

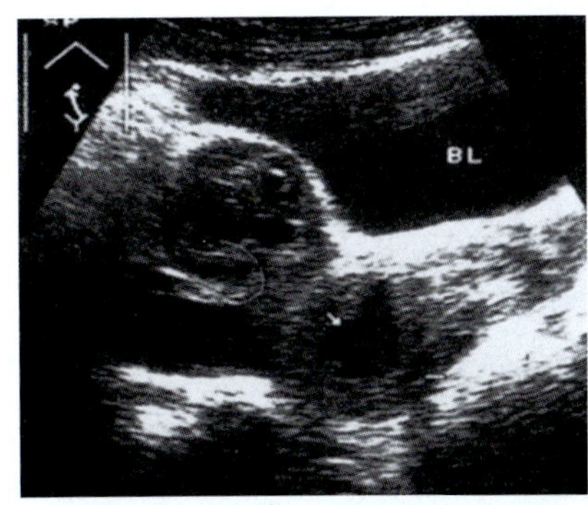

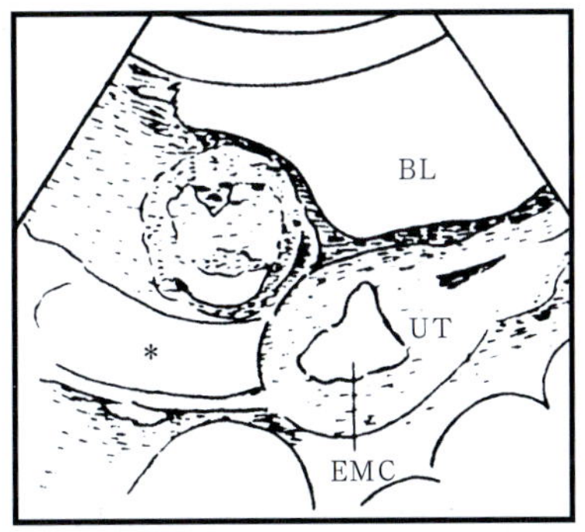

闭经59天，腹痛，可见子宫后倾位饱满略大
UT-子宫　EMC-宫腔（内含血液）
M-混合包块（此为壶腹部妊娠粘在子宫角部）
*-内出血　BL-膀胱

图5-2-16　壶腹部妊娠粘在宫角部

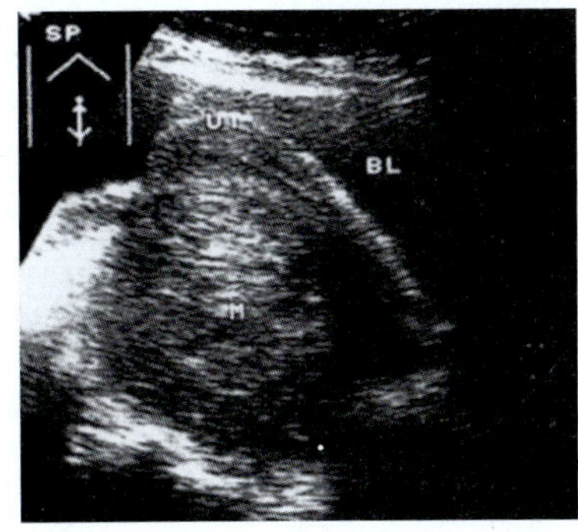

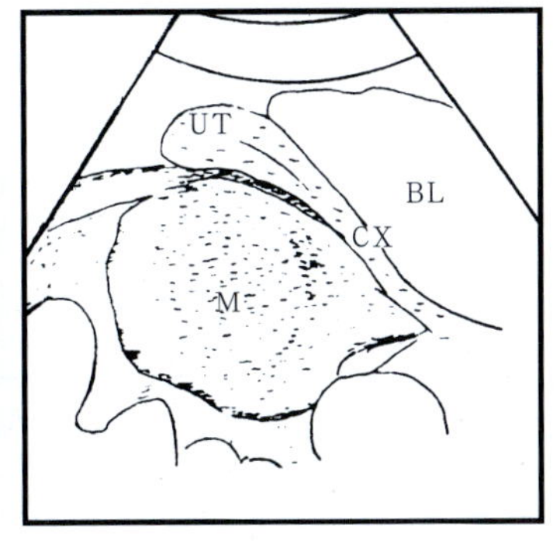

纵切面，子宫前位、细长线形宫波，子宫后方见一实性包块，中等回声，包块周围可见衰减带
UT-子宫　CX-宫颈
M-实性包块　BL-膀胱

图5-2-17　输卵管妊娠（实性包块型）

廓模糊不清。因而陈旧性宫外孕可显示一个“大子宫”的形象，实际上是血肿与子宫紧密粘连。因包块为实质性，常误诊为卵巢实性肿瘤（图5-2-17，彩图5-2-18，图5-2-19，图5-2-20）。

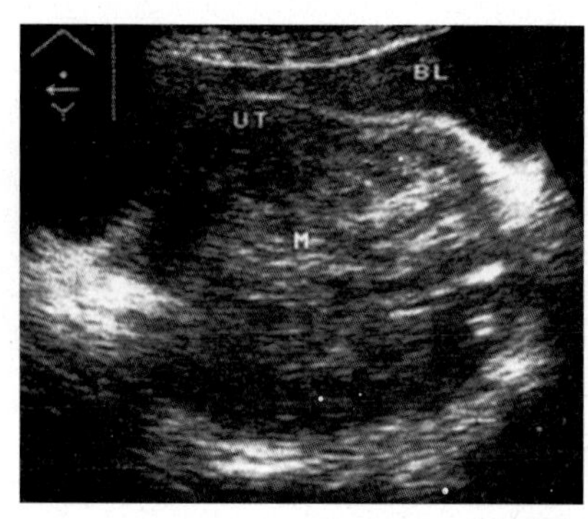

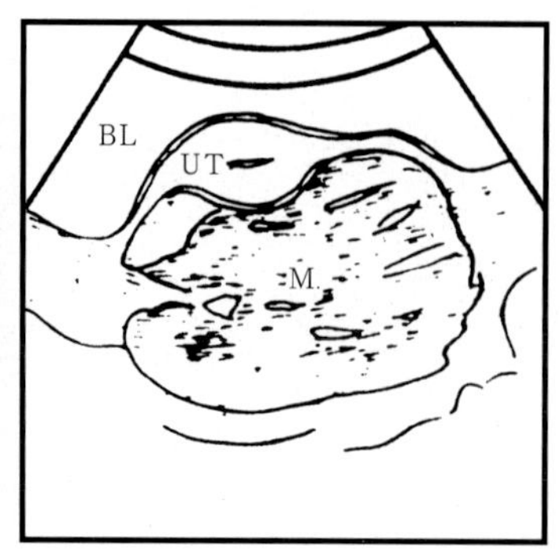

横切位，子宫下方偏左，有一大实性包块，其周围一衰减回声带
UT-子宫　M-实性包块
BL-膀胱

图 5-2-19 输卵管妊娠（实性包块型）

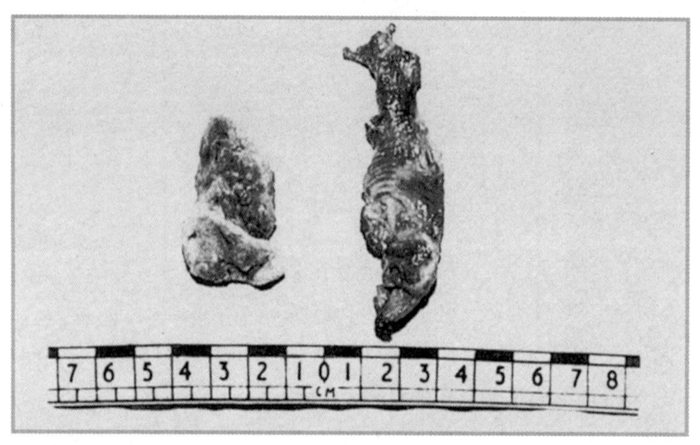

图 5-2-20 上例病人手术证实为陈旧性宫外孕，图中为被侵蚀后胎儿脊柱肋骨及一部分骨盆

E.漂浮型：输卵管妊娠破裂后，如有急性大量出血，病情来势凶猛，就诊时危在旦夕。此类病人多见于间质部妊娠破裂、残角子宫妊娠破裂等，可造成短时间内急性大量内出血、妇科检查子宫有漂浮感。声像图中可见子宫漂浮在大量血液中，腹腔内亦见大量血液（图 5-2-21，图 5-2-22，彩图 5-2-23）。

③内出血的分布：输卵管妊娠破裂或流产后，视出血的多少和盆腔有无粘连，可分布于以下部位：

A.子宫直肠窝：此窝为腹腔最低位置，输卵管妊娠破裂，血液首先流入此窝。如盆腔粘连严重，血液流入很少或被阻（图5-2-24，图5-2-25）。

B.两侧髂凹三角：髂凹三角是腹腔积液较早发现的地方。将探头置于患者两侧下腹部，见髂凹三角内有液性暗区，三角底部为肠管，随呼吸上下移动（图 5-2-26，图 5-2-27）。

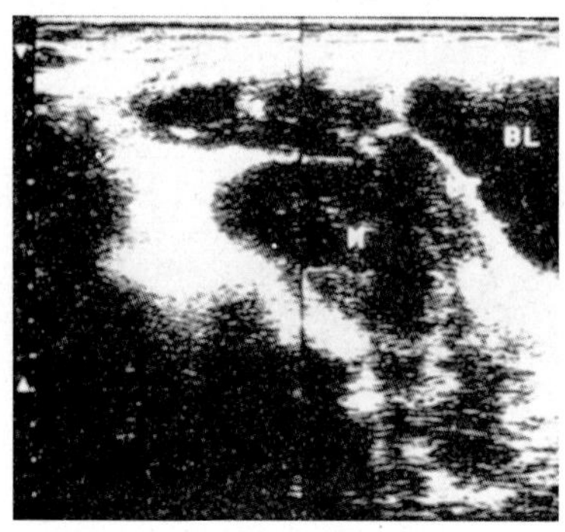

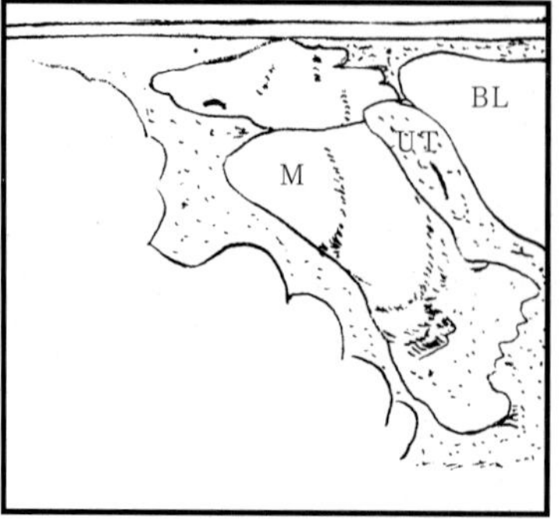

输卵管妊娠破裂，大量内出血围绕子宫，子宫漂浮其中
UT-子宫　BL-膀胱
M-大量出血

图 5-2-21 输卵管妊娠（漂浮型）

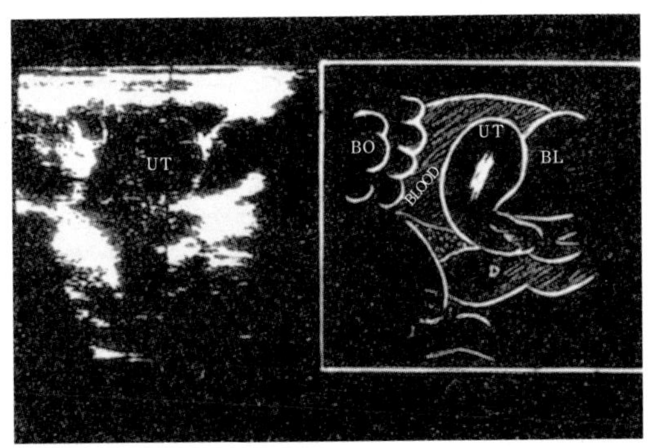

大量血液，子宫漂浮其中
UT- 子宫　BL- 膀胱
BLOOD- 血液　BO- 肠管

图 5-2-22 输卵管妊娠（漂浮型）

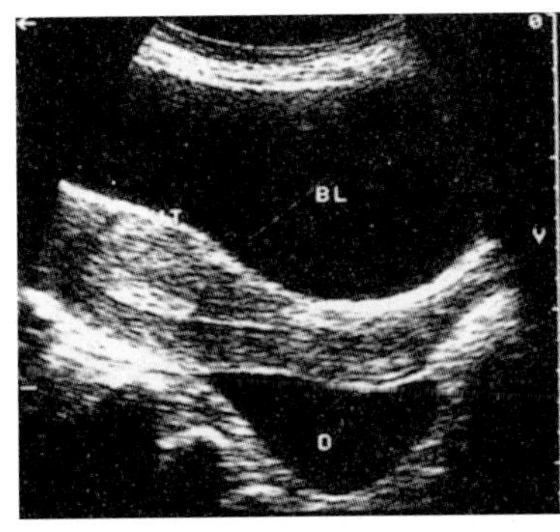

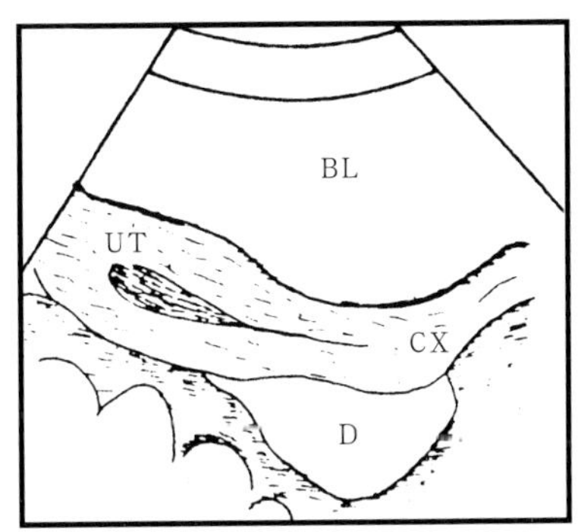

纵切面，输卵管妊娠破裂，子宫直肠窝内中等量液体
UT- 子宫　CX- 宫颈
BL- 膀胱　D - 直肠窝

图 5-2-24 直肠窝内积血

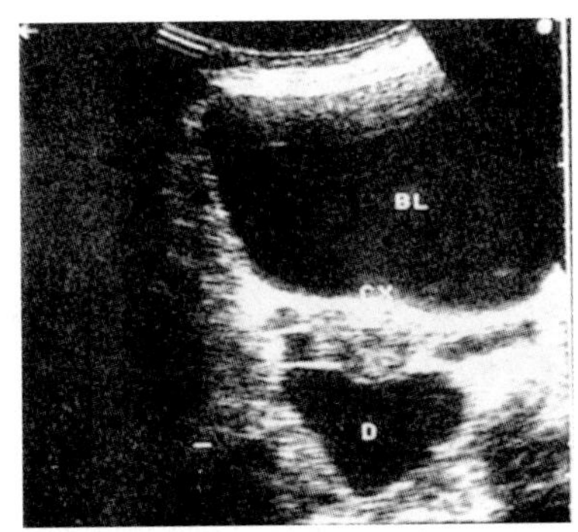

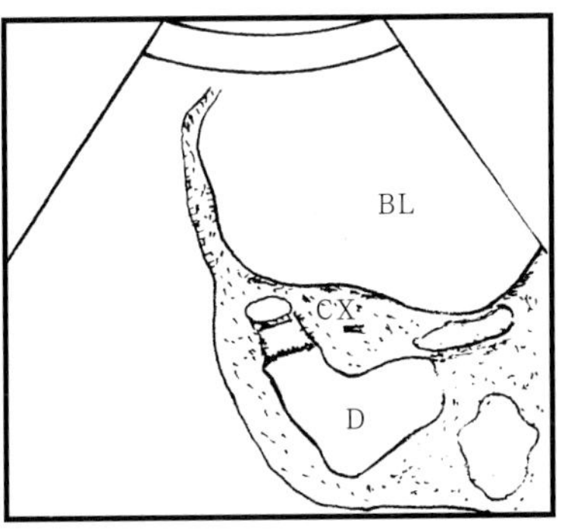

子宫横切面
CX- 宫颈　D - 子宫直肠窝
BL- 膀胱

图 5-2-25 直肠窝内积血

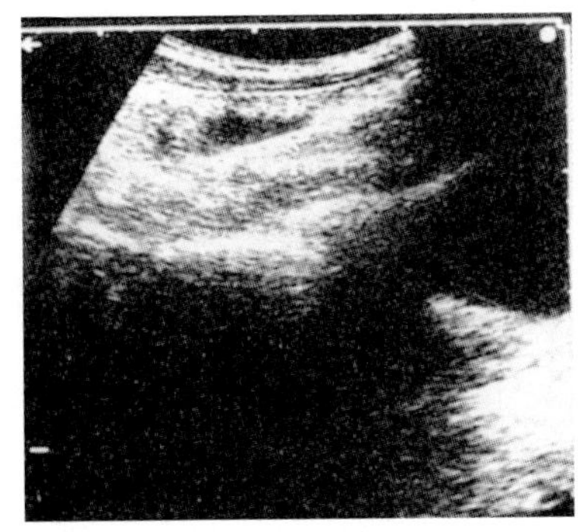
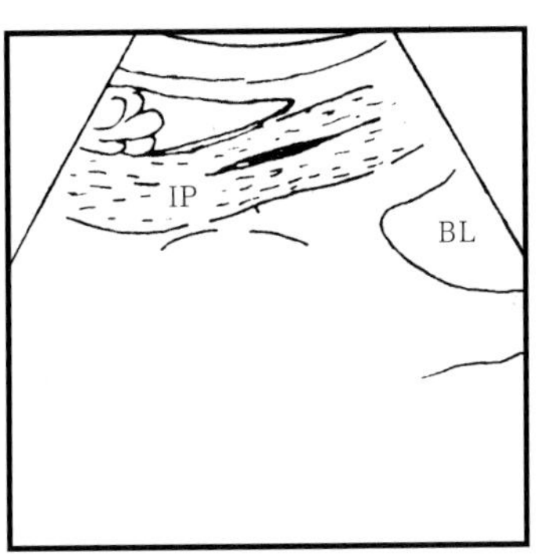

髂凹三角：上界为腹部，下界为髂腰肌，三角底为漂动肠管，随呼吸活动，髂凹三角内为少量血液
IP- 髂腰肌　BL- 膀胱

图 5-2-26 髂凹三角内少量血液

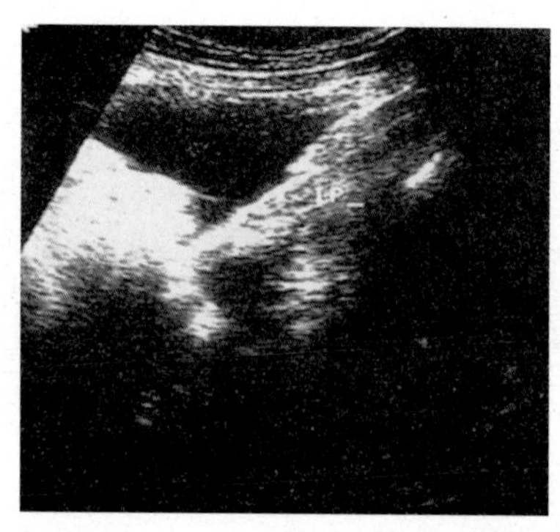

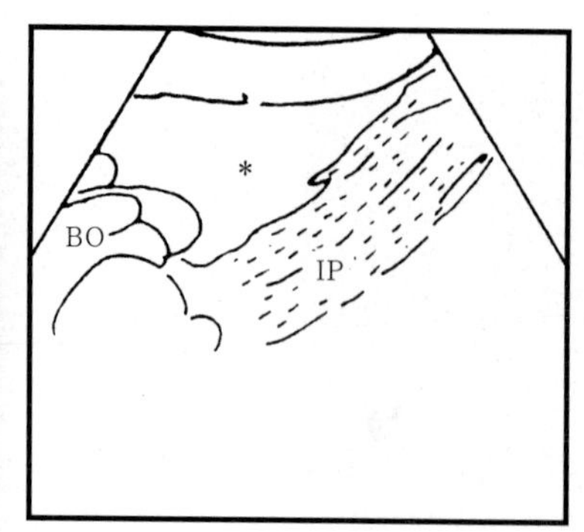

IP- 髂腰肌　＊ - 血液
BO- 肠管（上边为腹部）

图 5-2-27 髂凹三角内中等量血液

C.腹腔：如出血量增多，血液上延，在中腹部两侧可见液性暗区内有肠管漂浮，如有大量出血，则上腹部、肝周围、肝肾间隙、脾肾间隙均见大量液性区（图 5-2-28，图 5-2-29）。

凡可疑宫外孕病人，超声探查内出血时，应按子宫直肠窝、髂窝、中腹侧面、上腹肝周围、肝肾间隙、脾肾间隙部位扫查，以免漏诊。有时在子宫直肠窝内无积血，而在髂窝内有多量血液。

作者对 108 例宫外孕内出血的分布做分析：单纯子宫直肠窝内积血者 44 例，子宫直肠窝、髂窝及腹腔同时有积血者 46 例，髂窝及腹腔积血而子宫直肠窝血量极少或无者 18 例。因此，盆腹腔内积血的分布受出血多少、盆腔有无粘连的影响。子宫直肠窝阴性者，并不能排除异位妊娠，正如后穹窿穿刺阴性者不能排除异位妊娠一样。

（4）鉴别诊断

①黄体囊肿破裂：黄体囊肿破裂后，出血量多少不等，量少者症状轻微，数日后疼痛消失，出血多者出现急腹症、贫血、休克等现象。此种病人病情较急，往往询问病史难获详情而易错诊为异位妊娠。追问病史无闭经史，无早孕反应及阴道出血，病情多发生在月经后半期且往往在性交后。超声检查为子宫正常大小，可有内出血，包块常不明显，内出血多者与异位妊娠难以鉴别。

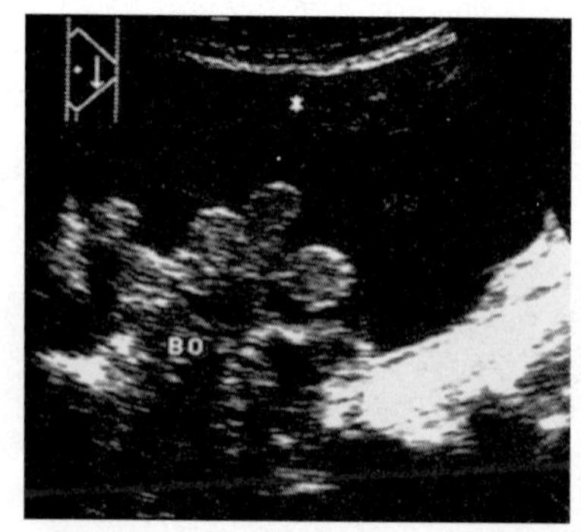

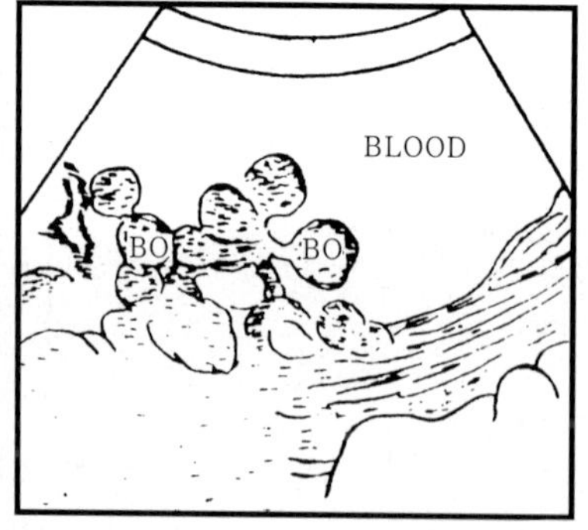

中腹侧边可见大量液性暗区
BLOOD- 血液　BO- 肠管

图 5-2-28 腹腔内大量出血

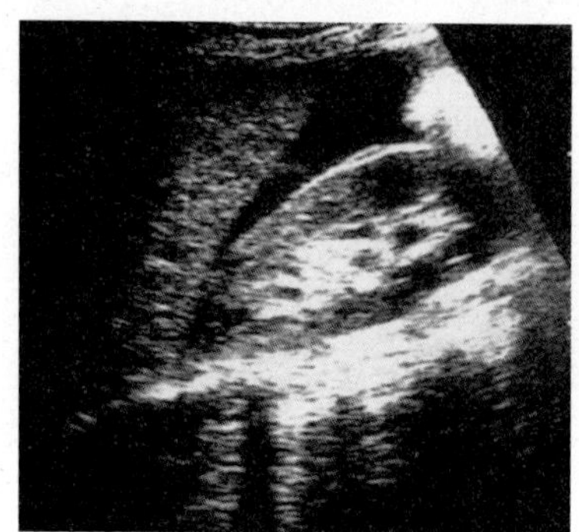

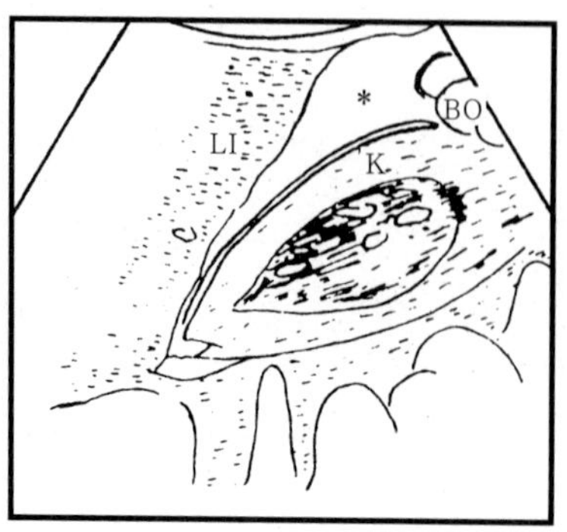

LI- 肝脏　K- 肾脏
BO- 肠管　＊ - 血液

图 5-2-29 肝肾间隙内积血

血尿妊娠试验可帮助诊断。

②急性盆腔炎：表现为发烧，急性下腹痛、白细胞升高，无闭经史，无早孕反应。超声检查为子宫增大，回声减低，有炎性包块时其边缘模糊不清与子宫粘连，可有渗出物流入直肠窝，妊娠试验阴性，与异位妊娠鉴别有时有一定的困难。

③早期流产：有闭经史，阴道出血及下腹阵痛。超声表现为子宫增大，附件区无包块及内出血，宫腔内有变形的胎囊，塌陷，可与异位妊娠的宫内多量蜕膜混淆。重要的是勿将异位妊娠的宫内假胎囊误诊为滞留流产。

④卵巢囊肿扭转：有下腹肿块及腹痛史，无闭经及早孕反应。超声表现为子宫正常大小，附件有肿块，子宫直肠窝可有少量渗出液，妊娠试验阴性。

⑤急性阑尾炎：腹痛多从上腹或脐周开始，然后局限于右下腹部，常有恶心、呕吐等消化道症状，体温升高，白细胞增高。无闭经史，妊娠试验阴性。马氏点压痛明显。超声检查为子宫正常大小，如有脓肿形成可与附件粘连，包块在右下腹位置较高，需结合临床综合分析。

2.输卵管间质部妊娠

（1）病理：输卵管间质部妊娠是指孕卵种植在输卵管间质部，随孕周的增长，种植侧的宫角膨胀而突出，由于此处有较厚的肌肉，故破裂的时间推迟，可达孕16～18周方出现。此区域血管丰富，一旦破裂，出血甚猛（图5-2-30，彩图5-2-31，彩图5-2-35，彩图5-2-36）。

（2）临床表现：闭经2～3个月可出现少量阴道出血。患侧感到不适或轻微胀痛。妇科检查发现子宫大而柔软，两宫角不对称，患侧突出膨隆，有压痛，破裂后其势凶猛，似子宫破裂，稍有耽搁即可危及生命。本病死亡率大于其他部位异位妊娠四倍。因此，在破裂前确立诊断甚为重要。

（3）超声图像

①纵切面：子宫增大，宫底部膨隆，胎囊光环极度靠近宫底，胎囊上部围绕的肌层不全或消失，宫腔内缺少胎囊环，并远离宫内口（图5-2-32，图5-2-33）。

②横切面：可见偏心圆，即胎囊偏于宫腔一侧，外侧肌壁不完全。然而，偏心圆虽并非间质部妊娠所特有，但却是重要诊断的内容（图5-2-34）。

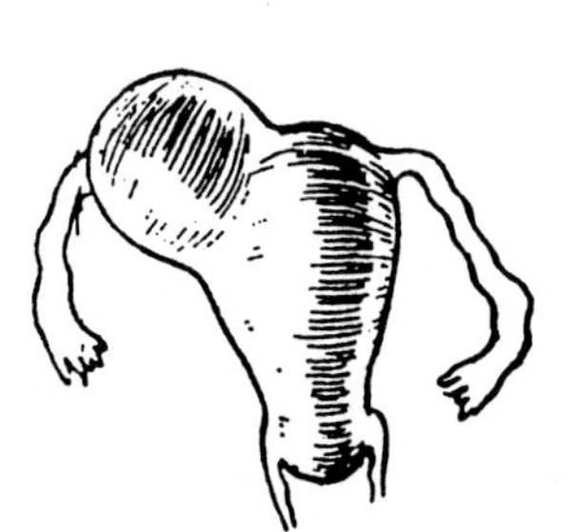

间质部妊娠外观：子宫右角膨隆突起

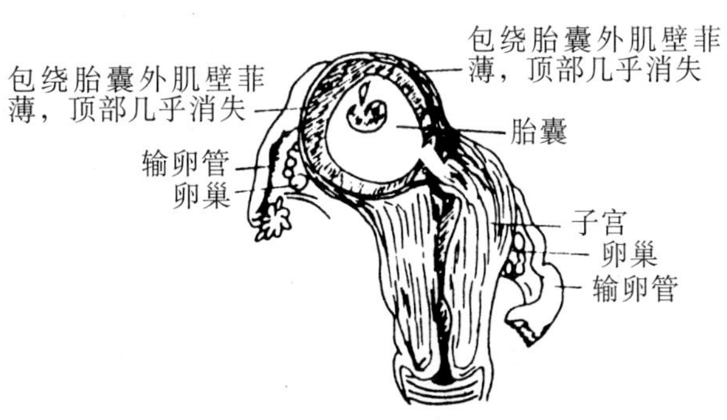

间质部妊娠切面

图5-2-30 间质部妊娠示意图

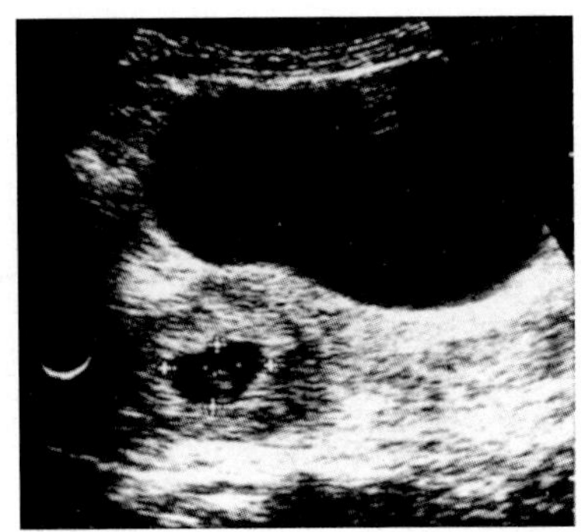

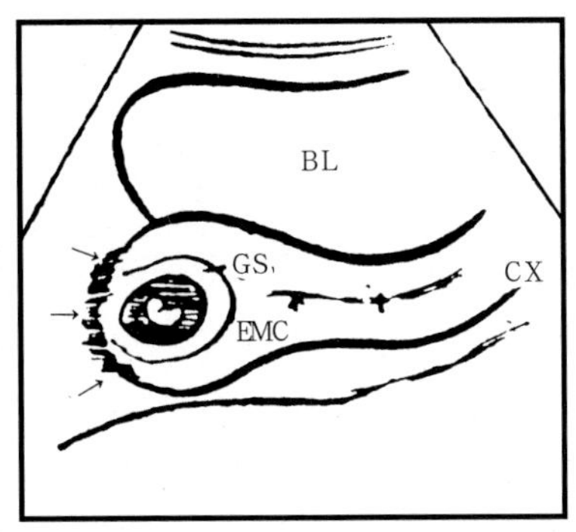

孕60天，极靠近宫底部可见胎囊，其宫底部肌层菲薄几乎看不清，宫腔内未见胎囊即胎囊远离宫内口

GS-胎囊 EMC-宫内膜腔

↑-所指子宫肌层几乎消失

CX-宫颈 BL-膀胱

图5-2-32 间质部妊娠纵切面

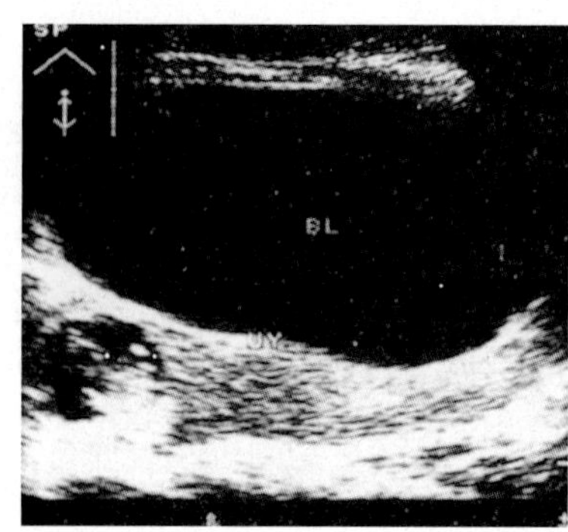

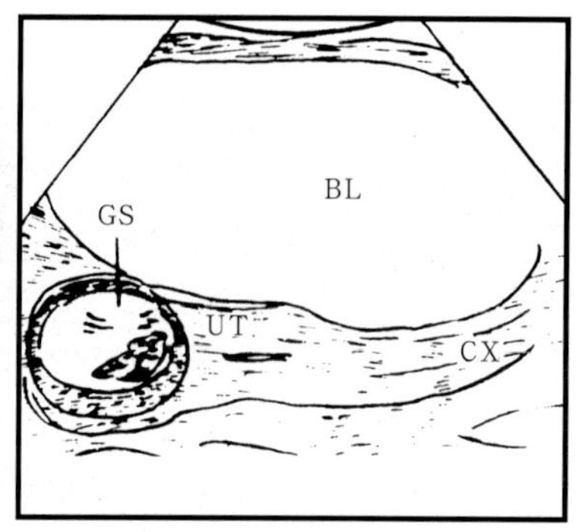

孕70天，腹痛，因膀胱过度充盈使子宫细长，胎囊极靠宫底，其上方子宫肌壁菲薄，胎囊远离宫内口，宫腔内无物

UT-子宫　GS-胎囊

CX-宫颈　BL-膀胱

图 5-2-33 间质部妊娠纵切面

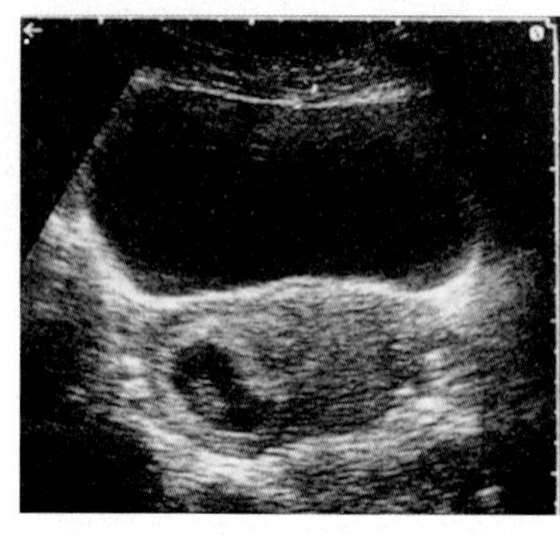

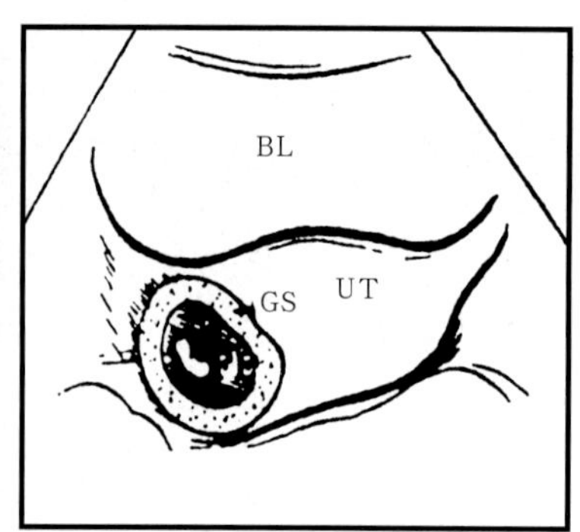

宫底横径较宽，胎囊偏于一侧呈偏心圆状，胎囊外侧子宫肌层几乎看不见

GS-胎囊　UT-子宫

BL-膀胱

图 5-2-34 间质部妊娠横切面

(4) 鉴别诊断

①双角子宫一侧妊娠：子宫底呈羊角状，一侧有胎囊环围绕薄层肌壁，一侧见宫腔波。

②纵膈子宫一侧妊娠：宫底部横径较宽，胎囊偏于一侧呈偏心圆围绕完整肌壁，中央可见模糊纵膈，另一侧见有宫波。

③宫角妊娠：孕卵种植于宫角部位，横切见偏心胎囊环，但其周围环绕完整的肌壁。

④过度膀胱造成假性间质部妊娠，过度充盈膀胱将胎囊挤向宫底。

3.卵巢妊娠

(1) 病理：卵巢妊娠较为少见，发病率约为1/9000～1/6000。卵巢妊娠系指妊娠发生在卵巢内者。Spielbeng(1978)提出卵巢妊娠的诊断标准为：a.患侧的输卵管必须正常；b.胎囊位于卵巢内；c.卵巢及胎囊必须经卵巢韧带系于子宫；d.胎囊多处应有卵巢组织。卵巢妊娠大多发育不超过孕3个月而破裂。如果孕卵在早期死亡而无卵巢破裂，则形成卵巢肿块（图5-2-37，彩图5-2-38）。

(2) 临床表现：其临床表现与输卵管妊娠同，即有闭经史、有早孕反应，随后出现不规则少量阴道出血、腹痛和内出血。阴道检查与输卵管妊娠难以区分。

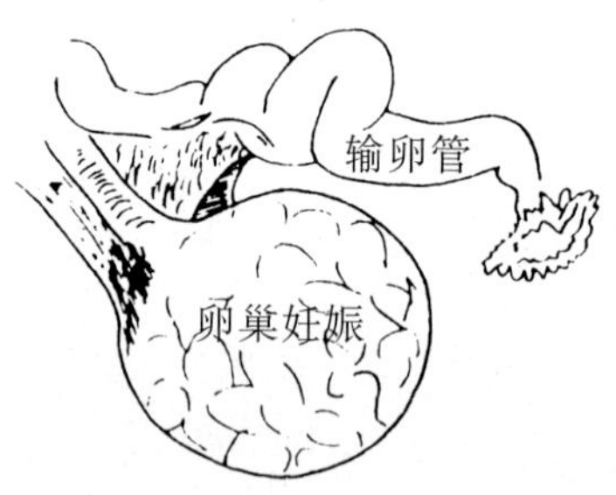

图 5-2-37 卵巢妊娠示意图

(3) 超声诊断：子宫略增大、饱满，有较厚蜕膜。附件区可见包块。破裂后，与输卵管妊娠破裂后包块不易区分，破裂时间较晚有时可看到圆形包块，内含不规则胎囊或见胎芽，胎囊周围壁较厚且较疏松（卵巢组织）。同时在子宫直肠窝或髂凹内见液性暗区（图5-2-39，彩图5-2-40，彩图5-2-41）。

4.残角子宫妊娠

(1) 病理：一侧副中肾管发育不良形成残角

子宫，残角与发育好的一侧子宫腔不相通。受精卵往往由另一侧输卵管经腹腔而来，残角子宫内膜发育不良（图5-2-42，图5-2-43）。肌壁发育欠佳，承受不了过大的胎儿，多在妊娠4个月发生破裂。

（2）临床表现：有闭经史及早孕反应。阴道检查发现子宫一侧上方可触及一圆形包块，未破时可能无症状，破裂发生较晚，引起严重内出血。

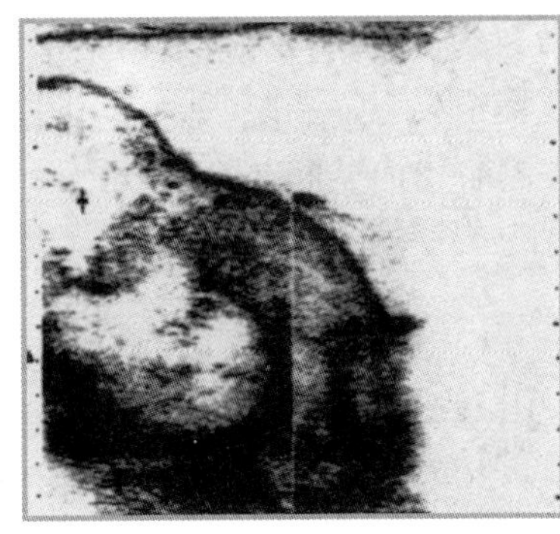

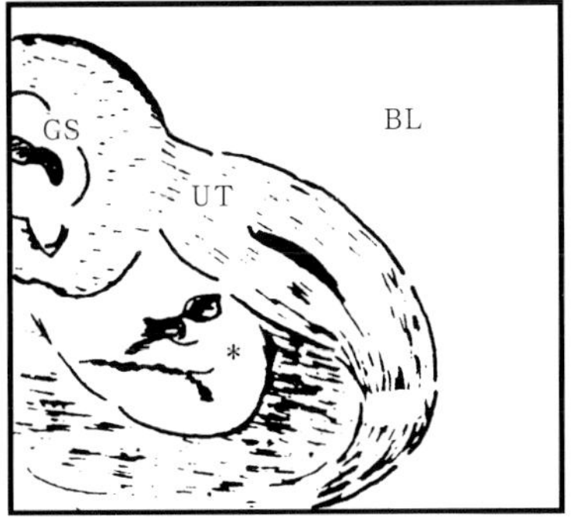

孕54天，腹痛，阴道出血
UT-子宫 CX-宫颈
GS-胎囊 BL-膀胱
*-子宫直肠窝内血液

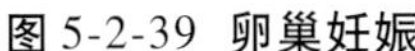
图5-2-39 卵巢妊娠

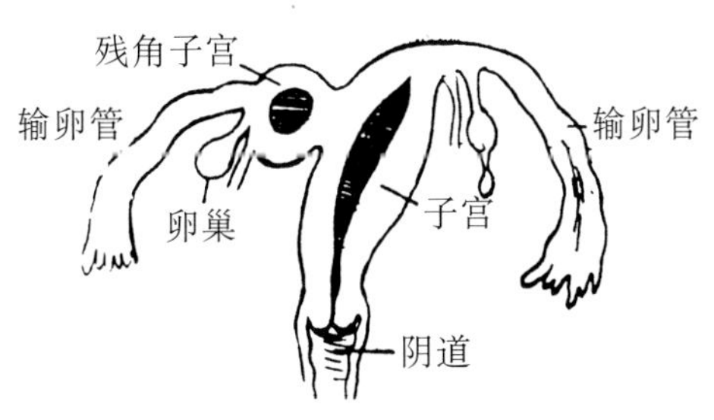

图5-2-42 残角子宫示意图

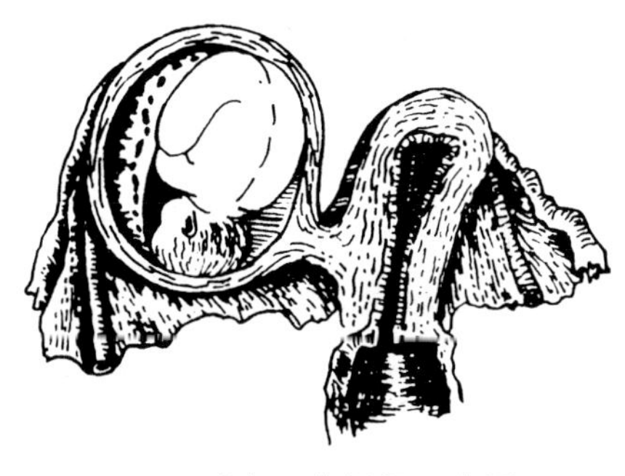

图5-2-43 残角子宫妊娠示意图

残角子宫与正常子宫不相通，具有输卵管及圆韧带，妊娠的残角子宫绝大多数为正圆形，并可见薄而均匀的肌壁，胎儿活跃，至孕4个月左右破裂。右侧为子宫，左侧为妊娠的残角子宫

（3）超声诊断

①子宫轻度增大，宫腔内有厚蜕膜回声。

②子宫一侧上方可见一圆形包块，内为圆形完整胎囊，外包以薄而完好肌壁，胎囊内可见活跃的胎儿。有时胎儿填满残角子宫腔内已经死亡，胎头与脊柱有变形。

③残角子宫与正常子宫的关系：残角子宫与正常子宫可较密切，组织上虽有连系，但切去残角子宫后正常子宫仍保持其完整形态；而间质部妊娠则损害宫角部肌层，此为二者不同之处。残角子宫可与正常子宫关系密切，亦有以蒂相连而远离子宫者（图5-2-44～5-2-48，彩图5-2-49～5-2-52）。

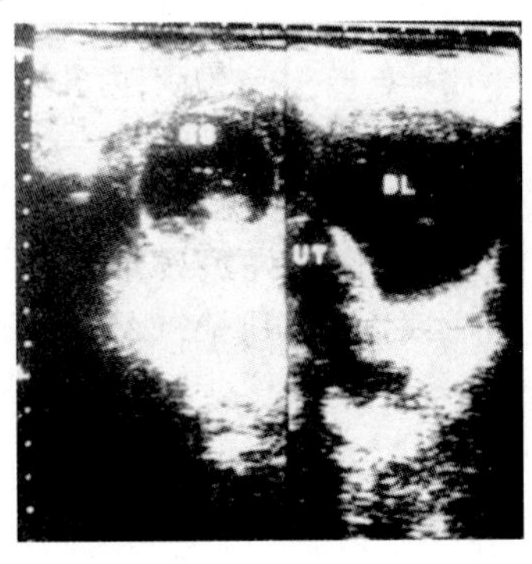

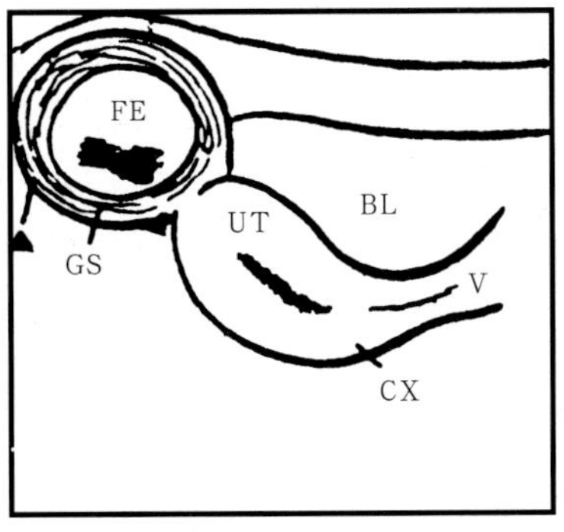

孕56天，纵切面，子宫上方见一正圆形囊，此为妊娠的残角子宫
GS-胎囊，其周围为均匀的子宫壁（▲）
FE-胎芽 UT-子宫
BL-膀胱 CX-宫颈
V-阴道

图5-2-44 残角子宫妊娠

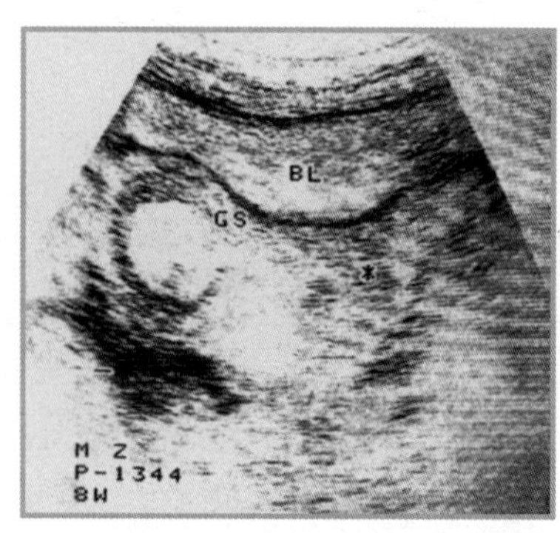

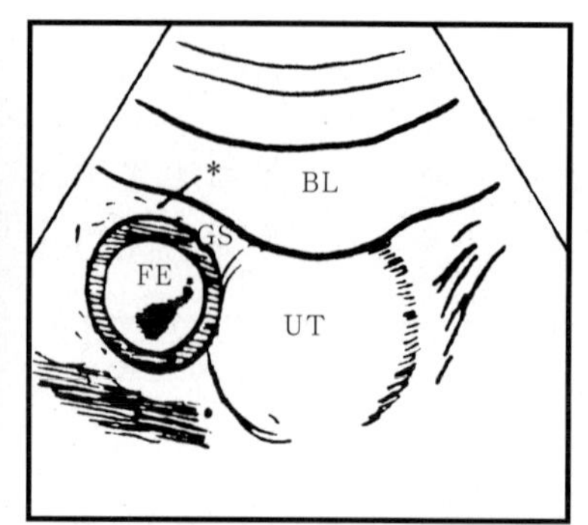

孕60天，横切面，子宫饱满，子宫右上方可见一正圆形胎囊，其周围为均匀子宫肌壁，与子宫关系密切

UT-子宫　GS-胎囊

FE-胎芽　BL-膀胱

图5-2-45 残角子宫妊娠

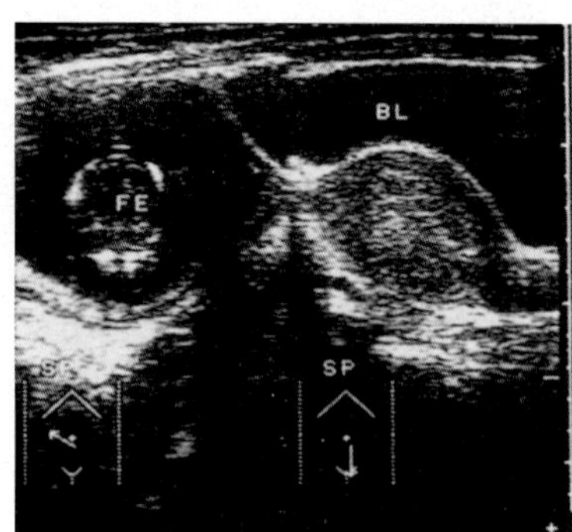

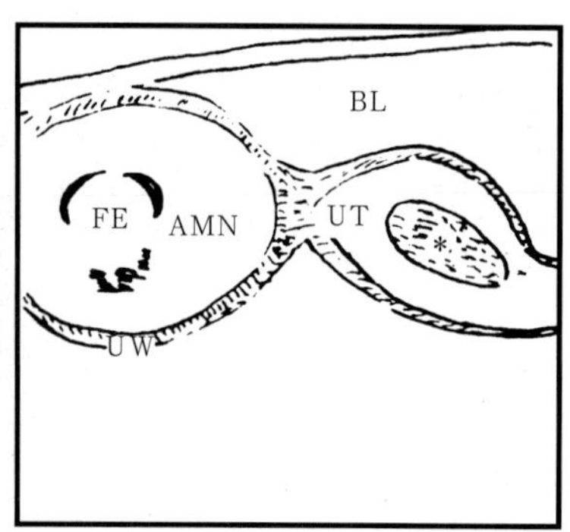

孕5个月，子宫略大，宫内膜厚（蜕膜），前上方见一圆形子宫，内含胎儿，已死亡

UT-子宫　BL-膀胱

*-蜕膜　UW-残角子宫肌壁

FE-胎儿（已死亡）

AMN-羊水

图5-2-46 残角子宫妊娠

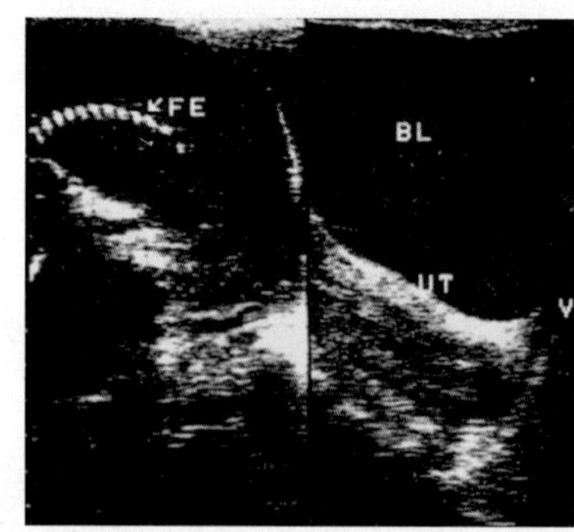

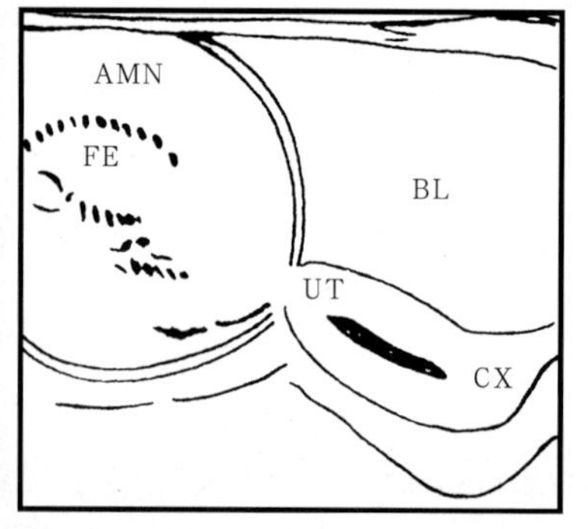

孕18周，纵切面，子宫上方可见一较大正圆形包块，内含一胎儿，胎儿已死亡，有完整的较薄的肌壁

UT-子宫　CX-宫颈

BL-膀胱　FE-胎儿

AMN-羊水

图5-2-47 残角子宫妊娠

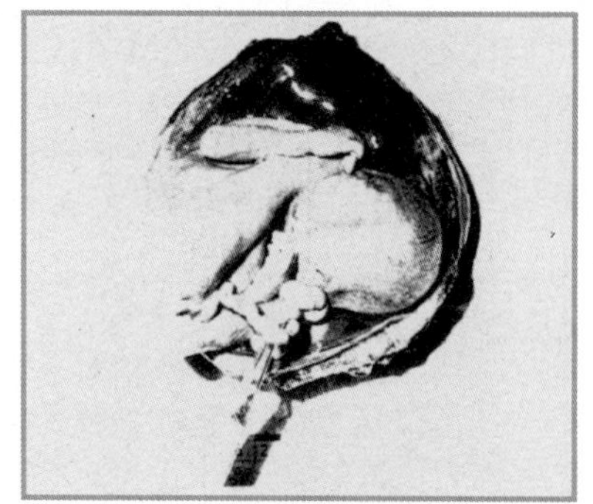

图5-2-48 残角子宫妊娠标本

子宫旁一增大孕4个月残角子宫，胎儿已死，具有输卵管和圆韧带

5.腹腔妊娠

（1）病理：腹腔妊娠较为罕见，发病率为1/15 000～1/30 000，分原发与继发两种。原发少见，继发性腹腔妊娠多发生在输卵管妊娠破裂或流产后，胚囊突入腹腔，但仍保持与附着在输卵管上胎盘的联系，胚囊继续由破口或伞端向外生长，附着在盆腔壁、肠管、阔韧带、输卵管等处。腹腔妊娠由于胎盘附着异常，血液供应不足，胎儿极少能存活至足月，即使足月手术取出，其生活能力亦很差。另一种腹腔妊娠为残角子宫妊娠，慢性破裂继发腹腔妊娠。

残角子宫肌壁发育不良，随胎儿逐渐长大，残角子宫经受不起内部压力而破裂。但少数病例随胎儿缓慢长大，残角子宫较薄弱处逐渐撕裂，胎囊向外突出，缓缓突入腹腔，但胎盘仍留植在残角子宫内，胎儿有较好血流供给，胎儿成活能力较强。

（2）临床表现

①腹痛和阴道流血：追问病史，患者曾有闭经，下腹疼痛及不规则阴道出血史。妊娠期间，孕妇有下腹不适感，并有腹膜刺激症状，如胎动时腹痛及呕吐、胀气等。

②妇科检查：发现子宫被推向一侧，胎儿与子宫分离，子宫增大但小于相应孕周大小。

③如胎儿能存活至足月，常取高横位，触诊胎儿肢体等很清楚，胎心响亮。腹腔妊娠多数先期死亡。较大月份胎儿死亡后，可出现化脓、干性坏疽、钙化或腊化，也可从穹窿或肠等处排出胎骨及脓液。有所谓“石胎”之称，可寄生腹内数十年。

（3）超声诊断：应用超声诊断腹腔妊娠，必须遵循以下步骤进行扫查。

①识别子宫：寻找出子宫是分清腹腔妊娠的重要一步。因肠管、胎盘、子宫互相粘连密切，解剖关系难以分辨。探查出宫腔波是决定子宫位置所在的一个重要线索，子宫增大，如孕8～10周大小，中等回声，常被推向一侧盆壁，难被发现，尤以月份较大的腹腔妊娠，探查时应将探头横置于耻骨联合上，找出宫颈，向上移动探头，循其踪迹，则可查出子宫。一旦在子宫腔外发现胎儿及其附属物，则腹腔妊娠诊断可以确立。

②识别胎头及胎体：在子宫腔外如找到胎儿影像，则诊断确立无疑。但有时子宫、胎头、胎体混淆不清，应寻找出各自特点。如胎儿头颅环很亮，其中可见中线；胎体可见胎心搏动；子宫可见宫腔波。

③识别胎盘：胎盘在腹腔中，不如在子宫腔内清晰可辨，因胎盘落入腹腔，与附件、盆腔脏器及肠管粘连。在妊娠中期，腹腔内可见一长圆形囊，张力不大，内可见羊水，如胎儿存活则可见胎动及胎心搏动，但多数胎儿已死亡，胎囊旁可见胎盘，轮廓不规则（图5-2-53～5-2-58）。

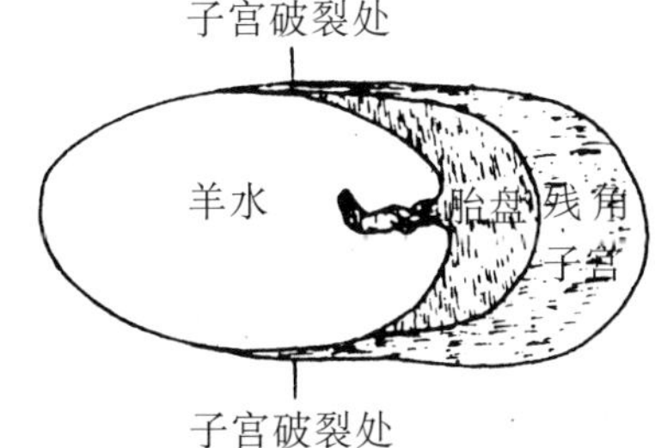

图5-2-53 残角子宫妊娠慢性破裂→腹腔妊娠示意图

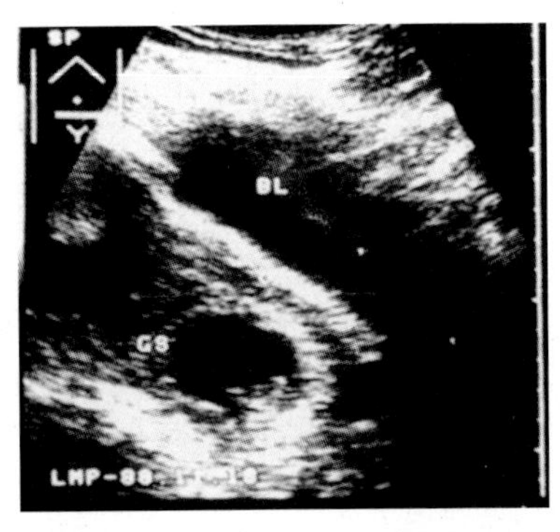

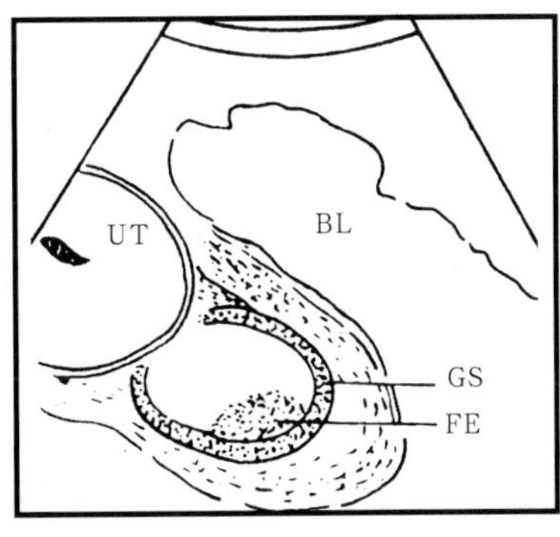

图5-2-54 早期腹腔妊娠

孕60天，腹痛，阴道出血，子宫横斜切面，右侧子宫饱满略大，内膜较厚，其左下方可见一较大胎囊，内见胎芽，有胎心搏动

UT-子宫 BL-膀胱

GS-胎囊 FE-胎芽

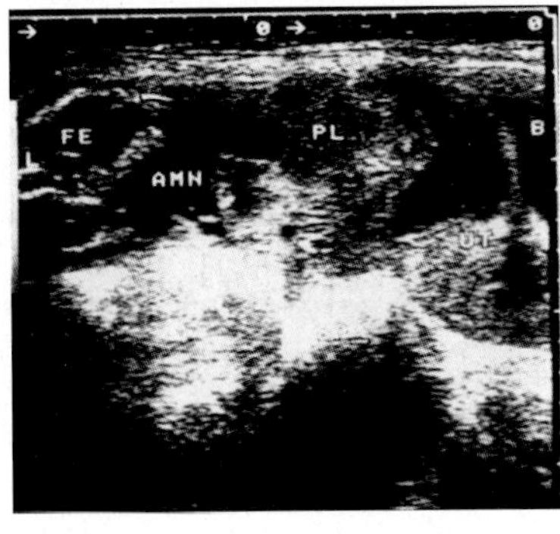

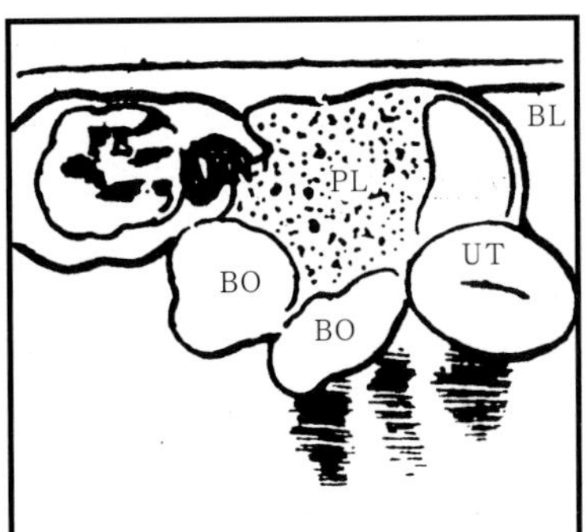

图5-2-55 中期腹腔妊娠

孕22周，有闭经腹痛史，子宫饱满，子宫上方可见一囊性包块，内见胎盘结构及变形的胎儿（死亡），囊壁为胎膜

UT-子宫 PL-胎盘

AMN羊水 FE-胎芽

BL-膀胱

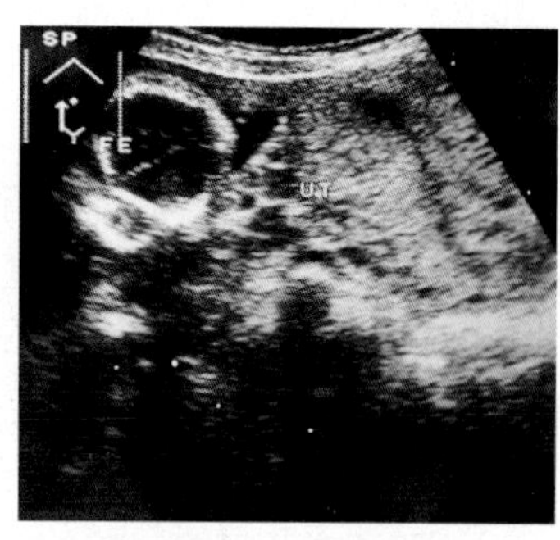

此为残角子宫妊娠惯性破裂，胎囊突入腹腔形成另一类型腹腔妊娠，注意主子宫右旁见残角子宫肌壁，并见残角子宫内胎头

图 5-2-56 腹腔妊娠

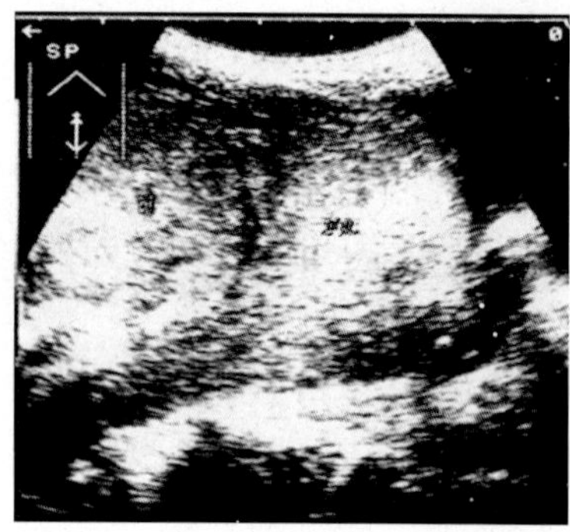

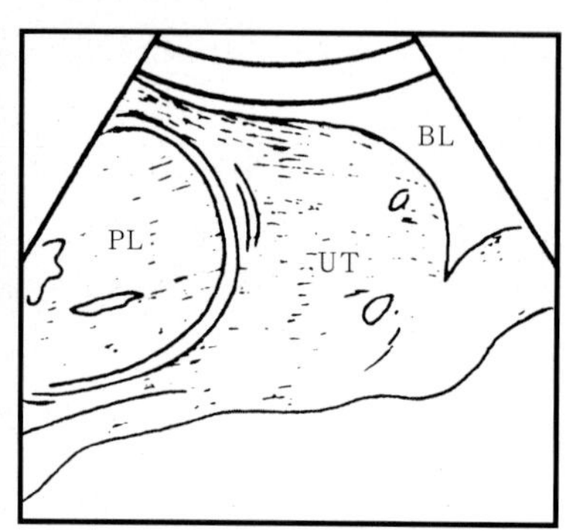

孕37周，残角妊娠子宫，宫肌较厚，破裂处逐渐变薄呈月芽形，其前方为胎盘

BL-膀胱　PL-胎盘　UT-残角子宫

图 5-2-57 晚期残角妊娠破裂→腹腔妊娠

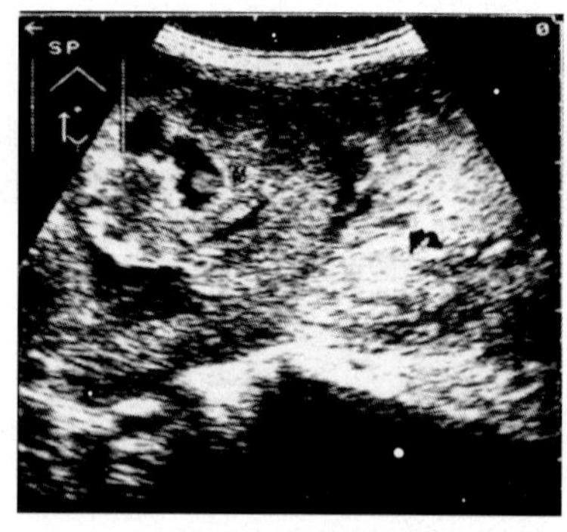

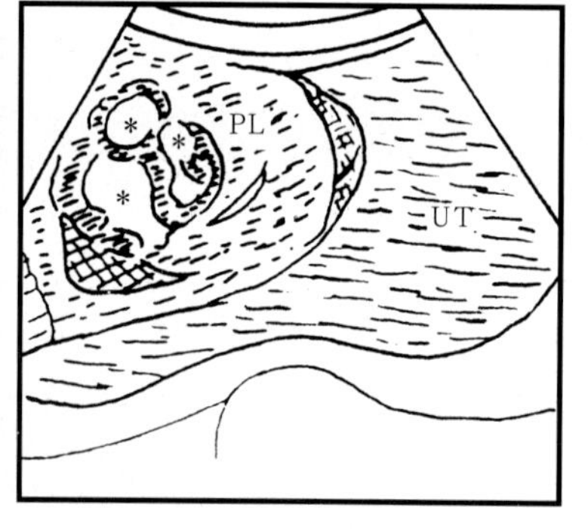

图中部为胎盘，右侧为子宫肌层

PL-胎盘　UT-残角子宫

＊-为胎盘内血池

图 5-2-58 上例同一病人

二、宫内异位妊娠

1.宫角妊娠

（1）病理：孕卵种植在子宫角部，有两种发展趋势：如孕卵种植较浅，妊娠进行中向宫腔内发展，可以获得一足月胎儿，但胎盘种植在宫角处形成一憩室，胎盘卧于其中，胎儿娩出后，胎盘滞留于憩室内，手取胎盘往往不能成功。如孕卵在宫角种植较深部位，妊娠囊增大，最后宫角破裂。

（2）临床表现：有闭经史，有早孕反应，可有阴道出血，多无腹痛。妇科检查一侧宫角突出。

（3）超声诊断：一般间质部妊娠至孕2～3个月左右即破裂，而子宫角部妊娠则可至妊娠足月。因胎儿向腔内发展，胎盘种植于宫角部，妊娠早期胎囊位于子宫一角，此角膨隆但有肌壁围绕，胎囊环亦为偏心圆。随妊娠进展胎儿和羊膜囊向宫腔内扩展，但子宫一角仍突出明显，内为胎盘，分娩后有胎盘滞留，手取胎盘多不能成功。超声检查可见宫底一角突出一包块，内见胎盘组织；肌壁很薄不能分辨。此宫角被种植胎盘扩张成袋囊状，憩室胎盘位其中，宫壁已很薄，与胎盘植入难分辨，常有胎盘滞留（彩图5-2-59～5-2-62）。

2.子宫峡部妊娠

（1）病理与临床表现：本病甚为罕见，孕卵着床于子宫峡部，易与子宫下段妊娠相混淆（彩图5-2-63）。其临床症状与宫颈妊娠相同，妇科检查时可能误诊为正常早孕。

(2) 超声诊断：纵切面，子宫外形为棱状，子宫峡部膨隆增大，上方可见宫体及宫腔波，正常大小；下方可见部分子宫颈。峡部膨隆内含结构紊乱的胎物，彩色多普勒检查血流非常丰富（彩图 5-2-64）。

3.子宫颈妊娠

(1) 病理：本病罕见，孕卵种植在外口至内口之间的宫颈管内。胚胎组织与宫颈管组织紧密附着，因绒毛膜滋养细胞侵入子宫颈管肌壁，故在胎盘附着面有宫颈腺体存在。

(2) 临床表现：多见于经产妇，有闭经及早孕反应，阴道流血或血性分泌物为其主要症状，以后血量可增多或可大量出血。如误以为正常宫内妊娠而刮宫则出血如泉涌而迫使停止手术填塞纱条，此时超声为有力的辅助诊断。其主要体征为子宫变形，宫颈显著增大，大于子宫体，子宫呈烧瓶状，因被庞大的子宫颈所挡宫体不易触及故会将增大的宫颈当成妊娠子宫。子宫颈外口微开或略为扩张，呈凹入孔穴状，其内有时可触到面团感的半球状突块。此病常与宫颈流产相混。后者，手指很容易伸入宫颈管与胎囊之间，而宫颈妊娠则很难伸入。

(3) 超声诊断：子宫体正常大小或略大，内含较厚蜕膜；宫颈膨大如球，与宫体相连如烧瓶状，宫颈明显大于宫体；宫颈管内可见变形的胎囊，如胚胎已死亡则结构紊乱，强弱回声相间但以实性为主；子宫内口关闭，胎物不越过内口（图 5-2-65～5-2-67，彩图 5-2-68）。

(4) 鉴别诊断：宫颈妊娠须与宫颈流产及宫

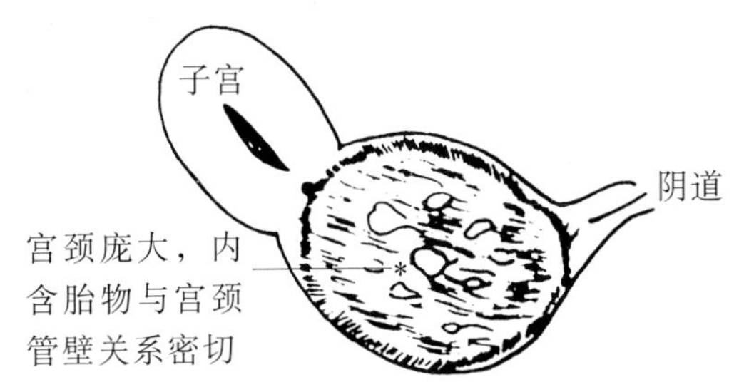

图 5-2-65 宫颈妊娠示意图

子宫颈增大，子宫体正常大小，宫颈管内结构紊乱，有时可见胎囊样物，子宫内口关闭

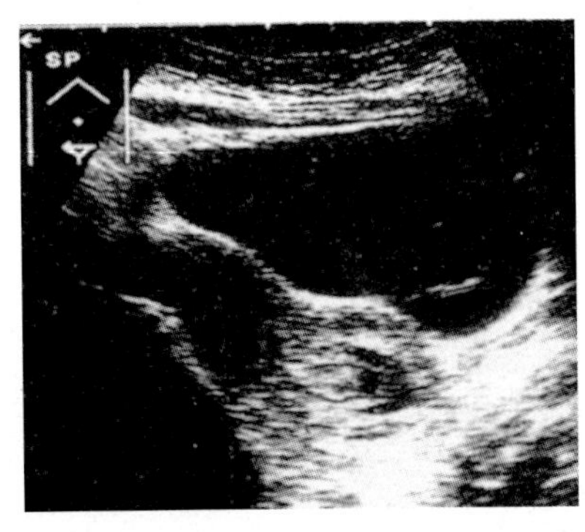

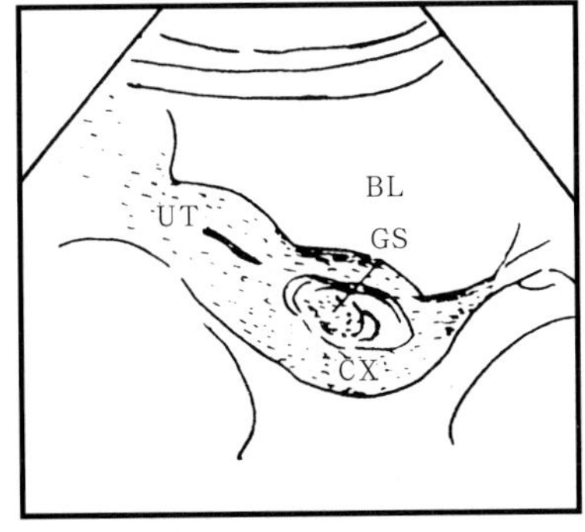

孕50天，子宫葫芦状，宫颈较大，子宫体正常大小，子宫内口关闭，宫颈管扩大内含胎囊并有液性区

UT-子宫　BL-膀胱
GS-胎囊　CX-宫颈

图 5-2-66 宫颈妊娠纵切面

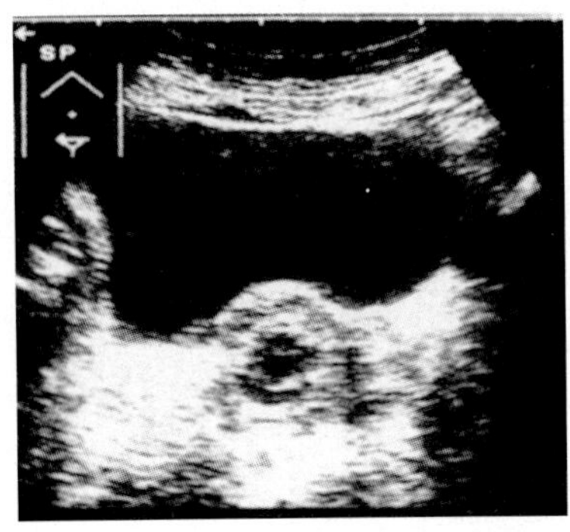

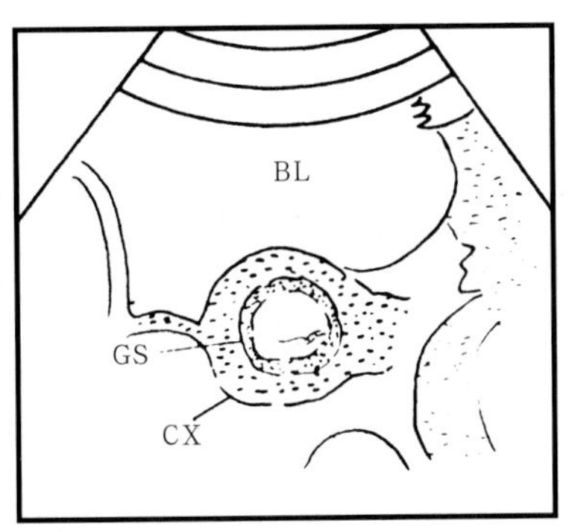

横切面，宫颈管内可见胎囊
GS-胎囊　CX-宫颈
BL-膀胱

图 5-2-67 宫颈妊娠横切面

颈肌瘤相鉴别。

①宫颈流产：子宫体增大，饱满；宫颈膨大，全子宫如葫芦状；内口开大，胎物填塞于宫颈管内，但与宫腔内残留物相连通。

②子宫颈肌瘤：宫颈增大，外形似沙漏状，内回声为实性，周边见星点状血流，无闭经及早孕反应，妊娠试验阴性（图 5-2-69）。

4.子宫下段妊娠

(1)病理：孕卵种植在子宫腔下段，随妊娠发展可形成前置胎盘，如早期人工流产可能出血较多。近年来剖宫产率升高，如孕卵种植在子宫腔下段，随妊娠发育，绒毛细胞可侵蚀子宫切口，绒毛侵入切口裂隙，切口糟脆是形成破裂的因素。病变是在子宫腔下截，子宫内口上方，但宫内口未开，宫颈管完整无损。

（2）临床表现：有闭经及早孕反应或有阴道出血先兆流产表现。

（3）超声诊断：子宫呈梭状形态，子宫体略大饱满，宫腔内可见胎囊样结构，子宫下段膨隆，可辨别宫颈部分（彩图 5-2-70，彩图 5-2-71）。

（4）鉴别诊断：子宫下段妊娠与峡部妊娠图像相像很难鉴别，常常相混，处理不当均可引起大出血，如前者有剖宫产史者应提高警惕。

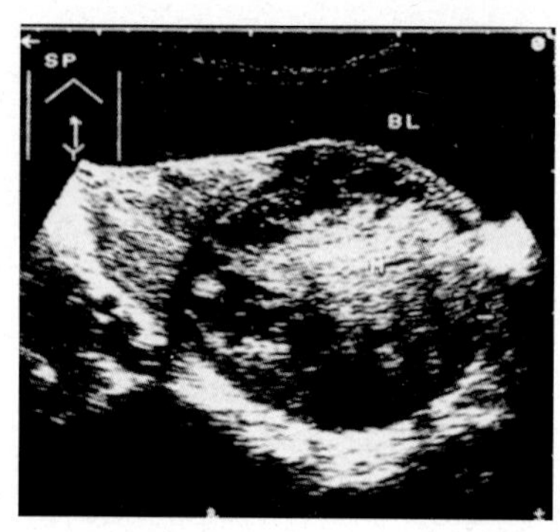

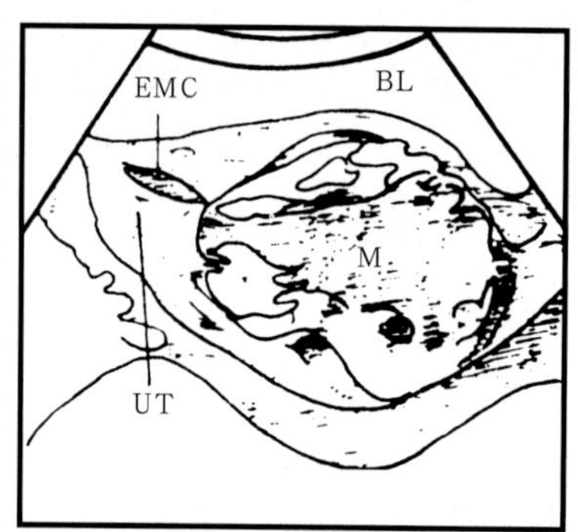

子宫颈肌瘤囊性变
BL- 膀胱 UT- 子宫
EMC- 宫膜 M- 肌瘤

图 5-2-69 宫颈肌瘤

第三节 胎儿附属结构异常的超声诊断

一、胎盘的异常

1.前置胎盘 正常妊娠胎盘附着于子宫上截前壁或后壁（图5-3-1）。如胎盘附着于子宫下截，接近于子宫内口或覆盖内口称为前置胎盘。前置胎盘的发病率为 0.83%～1.8%，为常见的晚期妊娠阴道出血疾病之一。经产妇和年龄较大妇女比初产妇和年龄较小的妇女发病率高。

（1）病因

①子宫内膜不健全：如子宫内膜炎、宫腔内手术内膜受损、子宫肌瘤，使孕卵延迟植入而抵下段；或因植入处蜕膜血液供给不足，胎盘向宽广伸展至子宫下截而形成前置胎盘。

②受精卵发育迟缓，势必继续下降至下段方能植入。

③包蜕膜性前置胎盘：包蜕膜在妊娠 3 个月后仍继续维持其血液供给，滑泽绒毛膜不退化而像膜状胎盘，伸展至下截并覆盖内口。

（2）分类：按胎盘与子宫内口的关系，分类如下（图 5-3-2）。

①低置胎盘：胎盘部分分布于子宫下截，距内口＜ 6cm。

②边缘性前置胎盘：胎盘下缘达子宫内口边缘，但未覆盖子宫内口。

③部分性前置胎盘：胎盘下缘覆盖部分子宫内口。

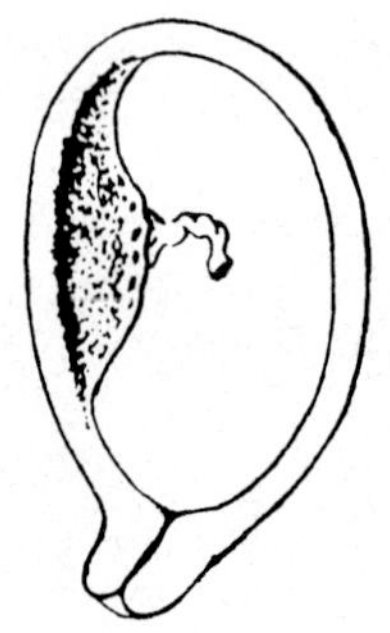

图 5-3-1 正常位置胎盘示意图
正常情况下胎盘位于子宫上截的前壁（或后壁）

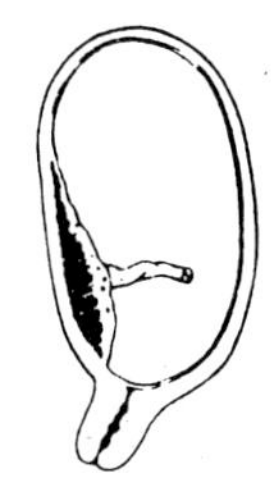
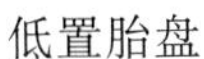
低置胎盘

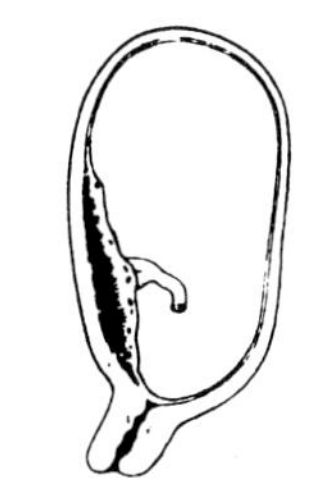
边缘性前置胎盘

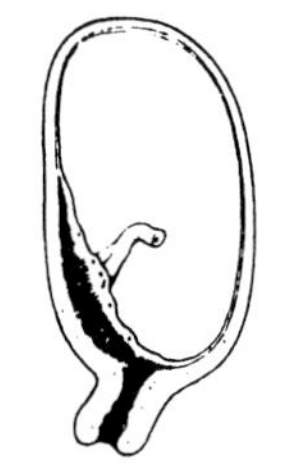
部分性前置胎盘

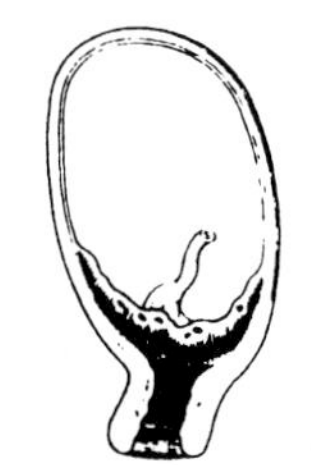
中央性前置胎盘

图 5-3-2　前置胎盘分级示意图

④中央性前置胎盘：子宫内口被胎盘完全覆盖。

(3) 临床表现：前置胎盘的主要临床表现为妊娠晚期的无痛性子宫出血，出血可为间歇性、多次性，血量可多可少，随胎盘前置程度以及胎头是否入盆而定。临产时，子宫上截收缩，下截扩张，胎盘出现剥离引起大量出血。病人贫血貌，出血多时可休克。腹部检查子宫软，无压痛，胎头高浮，胎心可闻，耻骨上方常可闻胎盘杂鸣。

(4) 超声诊断：采用超声检查前置胎盘是一种高效的手段，其准确率很高，目前已代替了阴道检查和X线检查。在应用超声检查前，要求孕妇适当的充盈膀胱，观察胎盘下缘与子宫内口之间的关系。探头采用纵、横、斜切联合使用，如为前壁或后壁胎盘正中纵切很重要（图 5-3-3～5-3-17）。

应用超声诊断前置胎盘虽然准确率很高，但应避免假阳性出现，造成假阳性的原因可能有：

①膀胱过度充盈：膀胱过度充盈，可将胎盘下部分向下牵拉，造成前置胎盘的假象，尤其在中期妊娠容易见到。

②明显的子宫局部收缩、子宫肌瘤或羊膜腔外血块，均可能误认为前置胎盘。

③侧壁前置胎盘应多做切面扫查，否则易漏诊或错诊。

中期妊娠期间，因胎盘相对较大，常可看到有胎盘低置现象，随孕周进展，胎盘面积相对缩小而恢复到正常位置。King 称这种现象为“胎盘

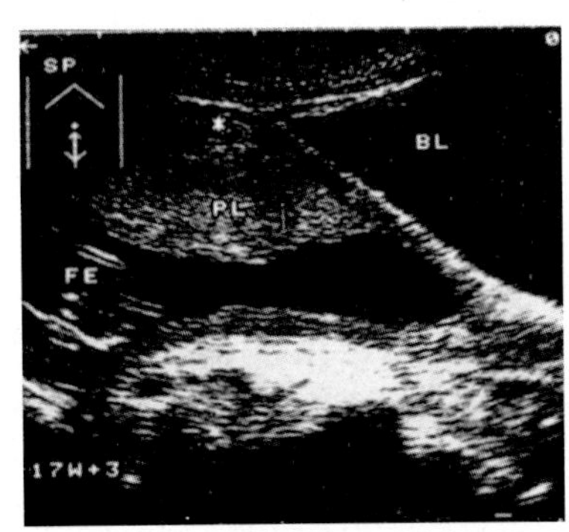

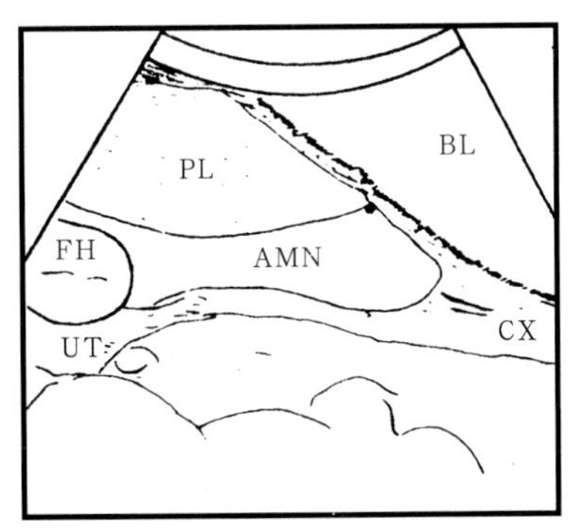

胎盘下缘，附着在子宫下截
PL- 胎盘　FH- 胎头
BL- 膀胱　UT- 子宫
AMN- 羊水　CX- 宫颈

图 5-3-3　低置胎盘

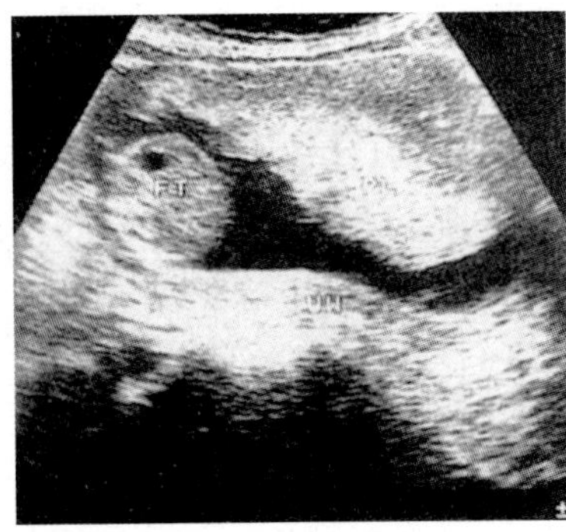

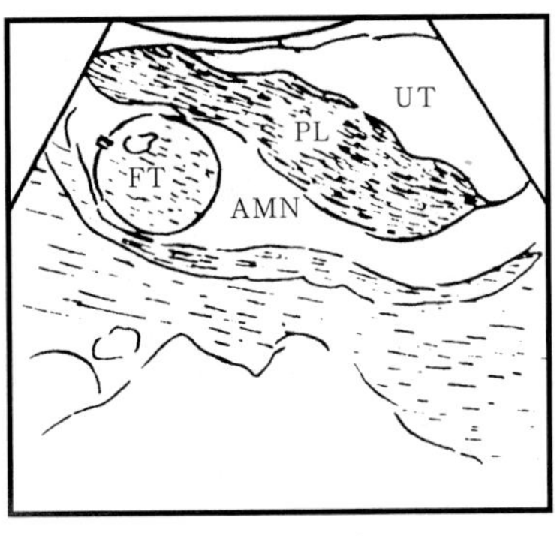

中期妊娠胎盘下段分布在子宫前壁下截
PL- 胎盘　UT- 子宫
FT- 胎体　AMN- 羊水

图 5-3-4　低置胎盘

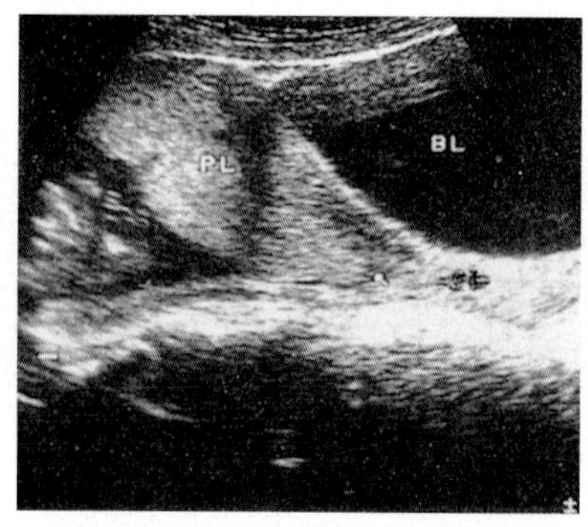

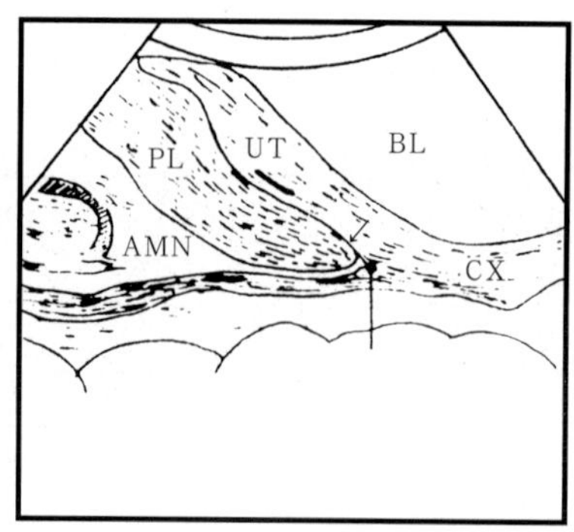

前壁胎盘，种植较低，其下缘达子宫内口

PL-胎盘　＊-所指为子宫内口
UT-子宫　BL-膀胱
AMN-羊水　CX-宫颈
↓-箭头所指为胎盘下缘

图 5-3-5 边缘性前置胎盘

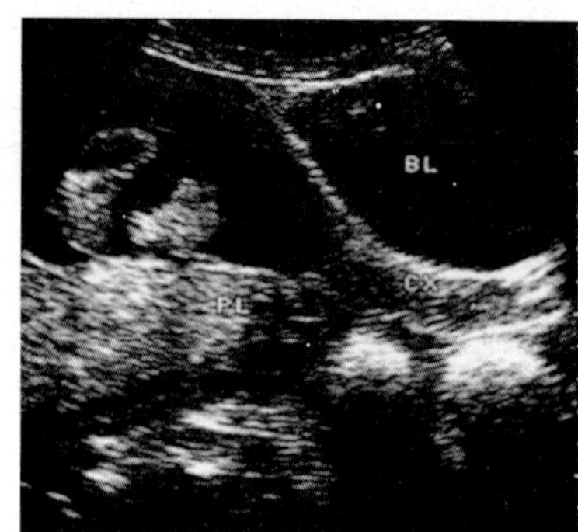

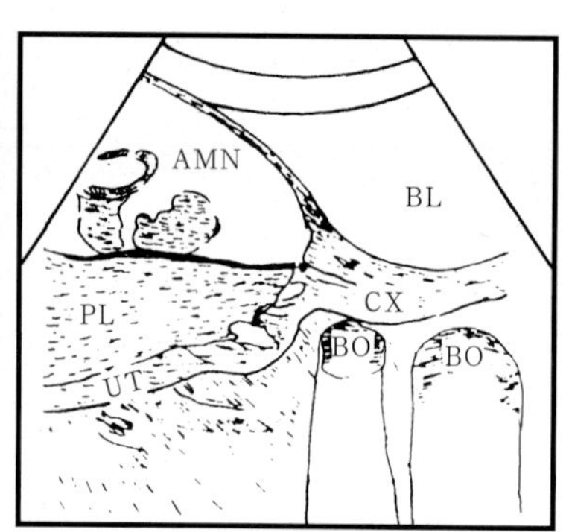

后壁胎盘，其后方可见裂隙为静脉丛，胎盘下缘达子宫内口，但未越过内口

PL-胎盘　＊-子宫内口
UT-子宫　CX-宫颈
BL-膀胱　AMN-羊水
BO-肠管

图 5-3-6 边缘性前置胎盘

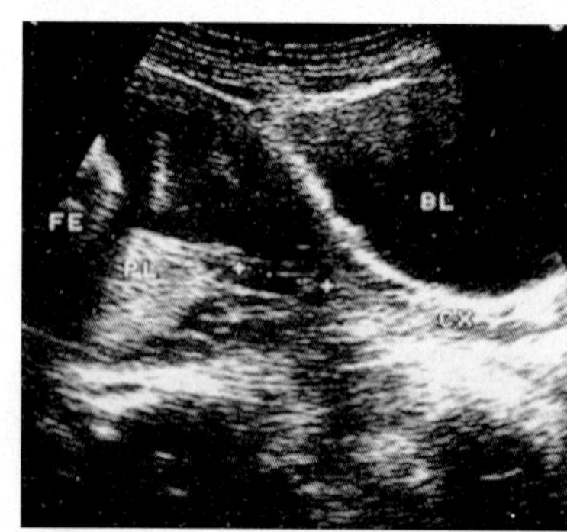

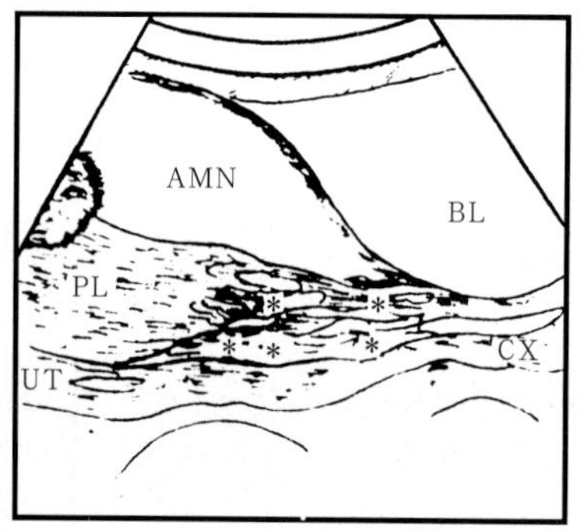

后壁胎盘，其下缘达子宫内口，下缘轻度剥离可见有丝条状及暗区，胎盘下缘已上缩

PL-胎盘　BL-膀胱
FE-胎儿　CX-宫颈
UT-子宫　AMN-羊水
＊-为胎盘下缘剥离，有出血现象

图 5-3-7 边缘性前置胎盘（下缘有剥离）

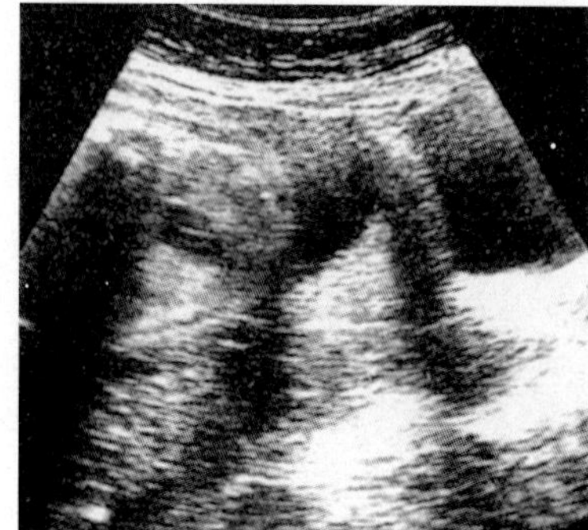
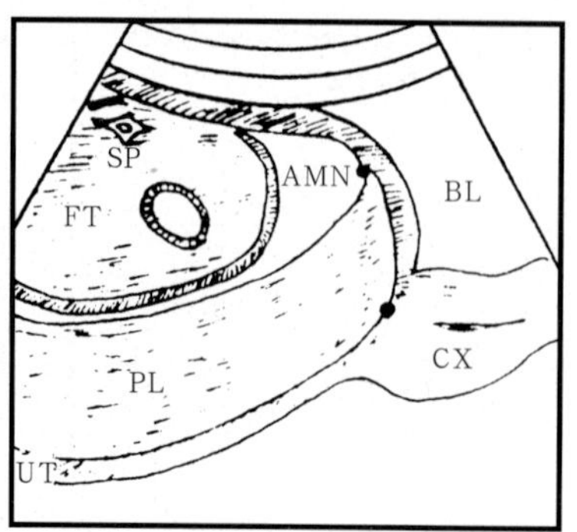

孕32周，后壁胎盘，其下缘越过宫内口（约4⁺cm）

PL-胎盘下　UT-子宫
·-为子宫内口上
·-为胎盘下缘越过宫内口
CX-宫颈　BL-膀胱
FT-胎体　SP-脊柱
AMN-羊水

图 5-3-8 部分性前置胎盘

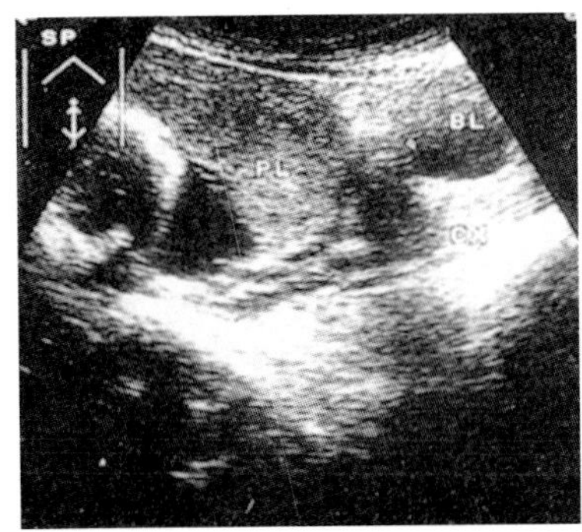

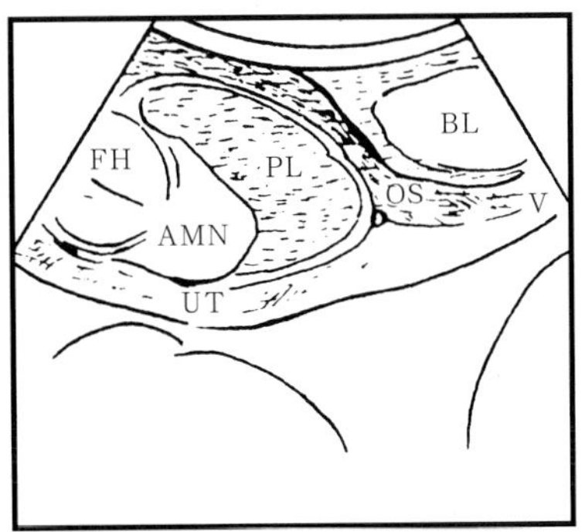

孕38周，前壁胎盘，其下缘越过宫内口

PL-胎盘　FH-胎头

AMN-羊水　BL-膀胱

UT-子宫　OS-宫内口

V-阴道

图5-3-9 **部分性前置胎盘**

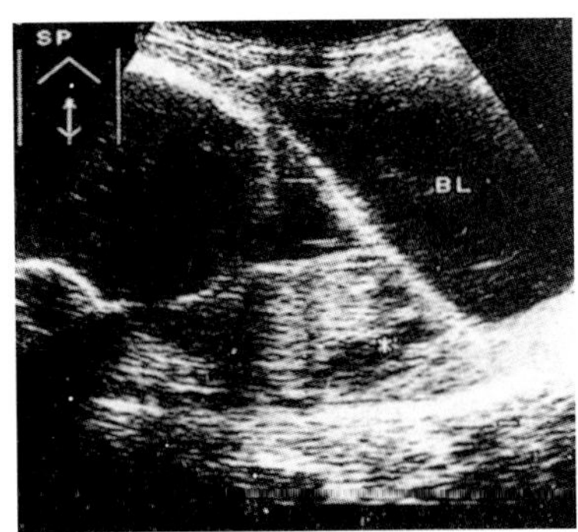

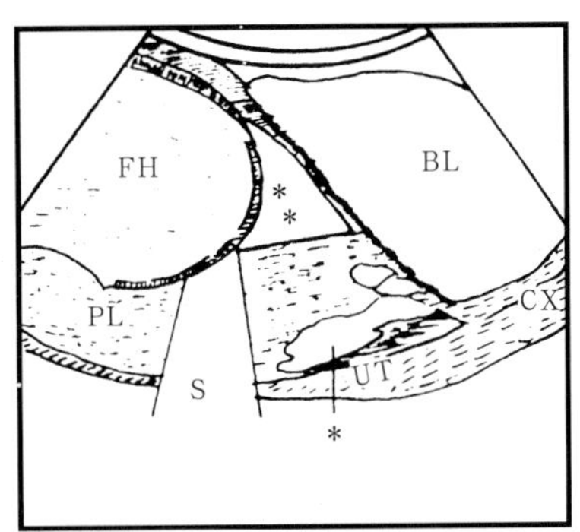

孕31周，有产前出血，此为后壁胎盘，胎盘下缘越过宫内口，胎盘与宫内口之间有出血，表现为暗区

PL-胎盘　FH-胎头

S-声影　BL-膀胱

＊-胎盘与宫内口出血

**-Crucial三角

CX-宫颈

图5-3-10 **部分性前置胎盘**

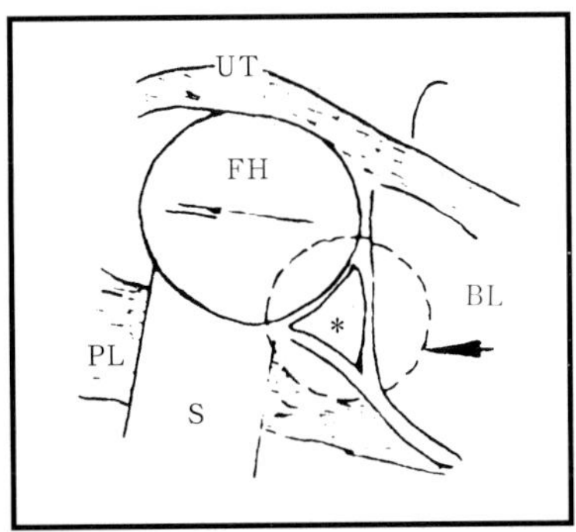

图5-3-11 Crucail **三角构成示意图**

此三角为探测后壁胎盘前置的方法。Crucial三角的构成：膀胱壁、胎头颅骨、后壁胎盘绒毛板形成三角，可窥见后壁胎盘下缘

PL-胎盘　FH-胎头

S-声影　＊-Crucail三角

UT-子宫　BL-膀胱

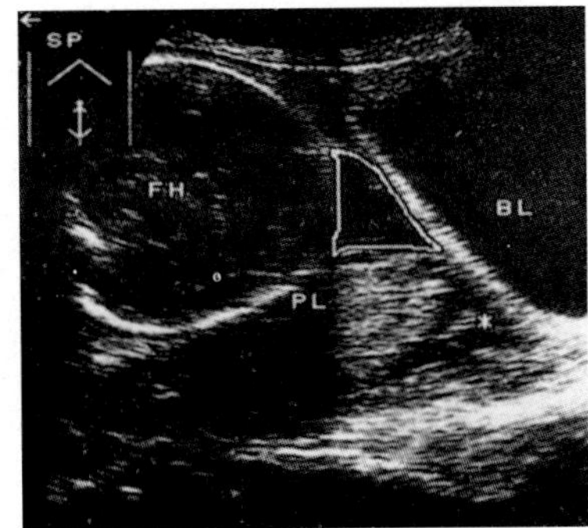

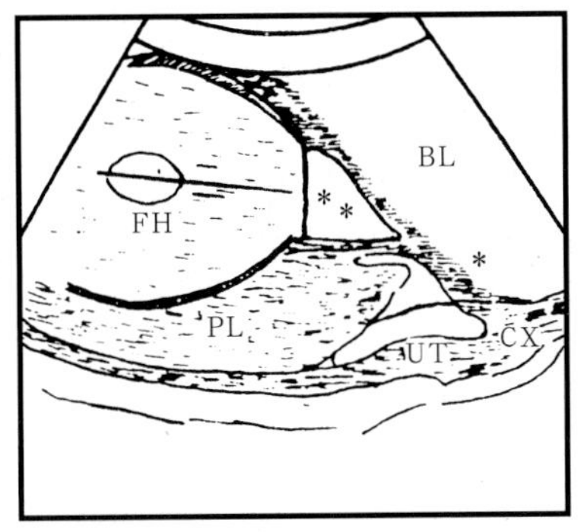

孕31周，此为后壁胎盘，其下缘越过宫内口，此处有出血。胎头、膀胱、胎盘形成Crucail三角的三个边，可看清后壁胎盘下缘

PL-胎盘　＊＊-Crucail三角

FH-胎头　UT-子宫

BL-膀胱，胎盘宫内口间有出血

CX-宫颈

图5-3-12 Crucail **三角**

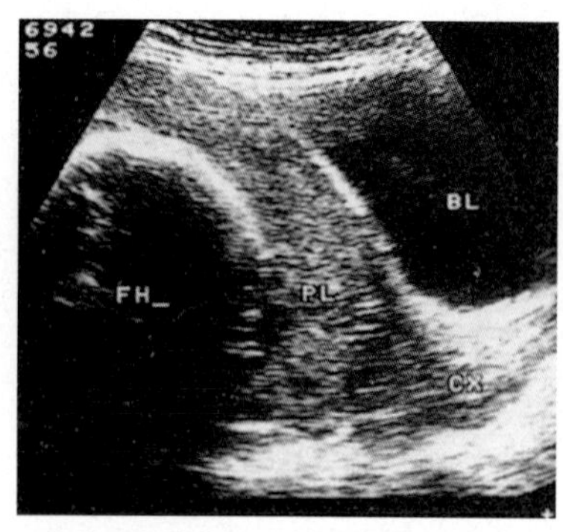

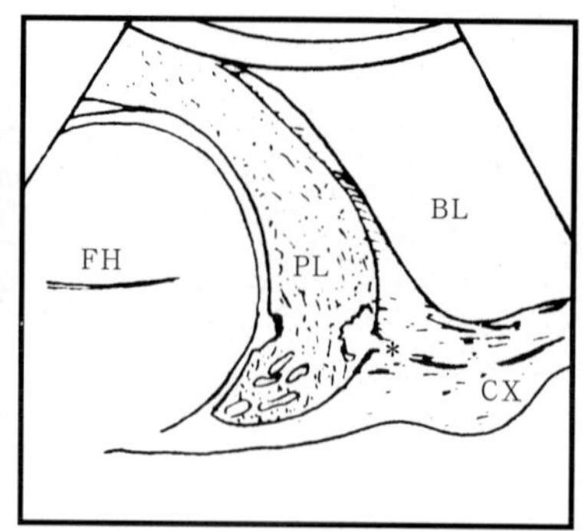

孕36周$^{+5}$，此为前壁胎盘，胎盘下缘越过宫内口，此处有出血

PL-胎盘 FH-胎头
BL-膀胱 CX-宫颈
*-宫内口

图5-3-13 部分前置胎盘

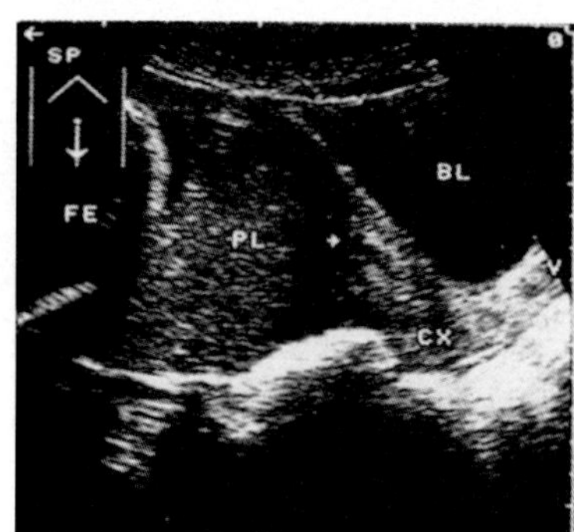

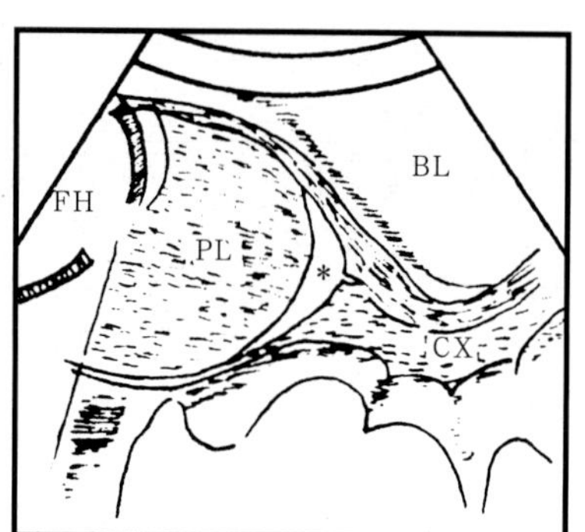

孕33周，纵切面，子宫内口上可见一厚而短的胎盘，完全遮盖宫内口

FH-胎头 PL-胎盘
BL-膀胱 CX-宫颈
*-胎盘与宫内口有少量出血

图5-3-14 中央性前置胎盘

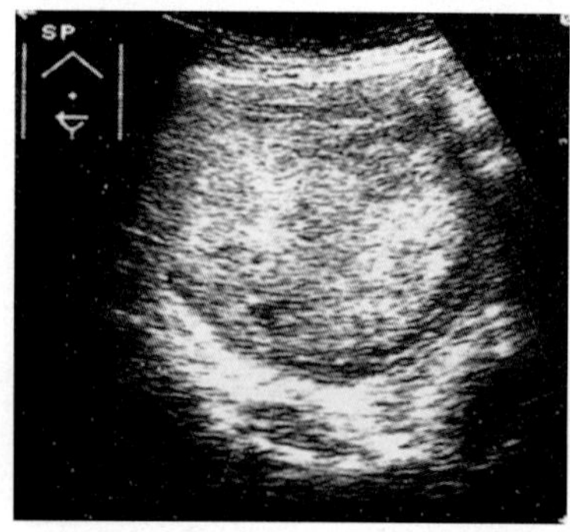

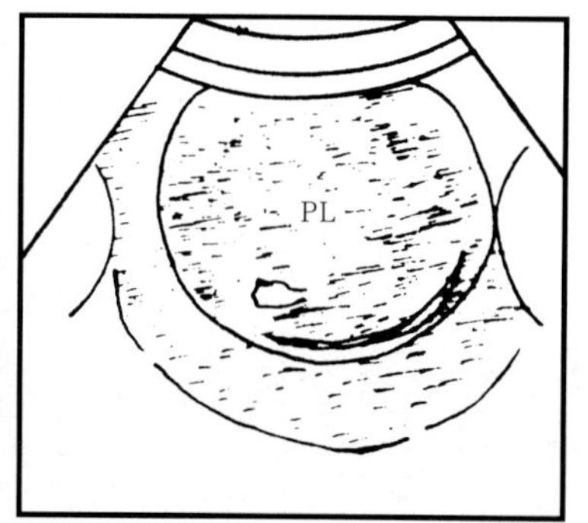

上例横切面，见子宫下截充满胎盘，子宫内口为胎盘所遮盖

PL-胎盘

图5-3-15 中央性前置胎盘

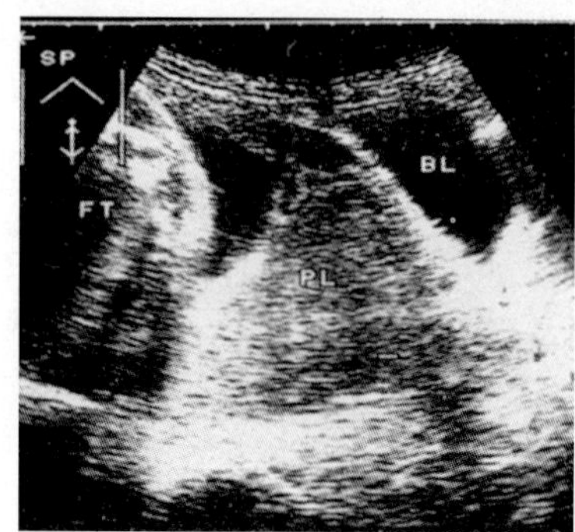

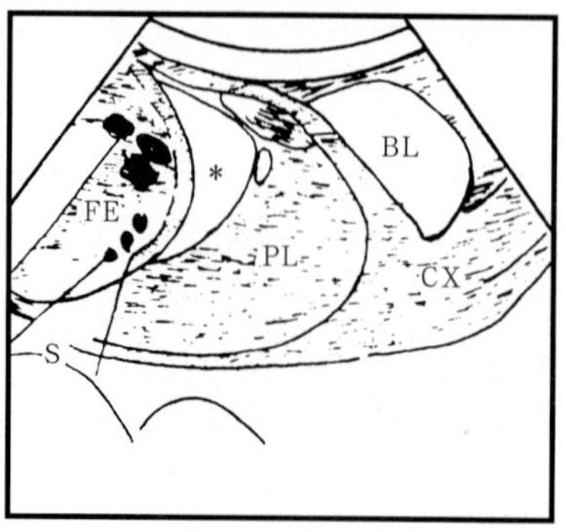

孕37周，子宫正中纵切面，可见胎盘完全遮盖了子宫内口，上缘出血（暗区）

PL-胎盘 FE-胎儿
S-声影 *-羊水
BL-膀胱 CX-宫颈

图5-3-16 中央性前置胎盘

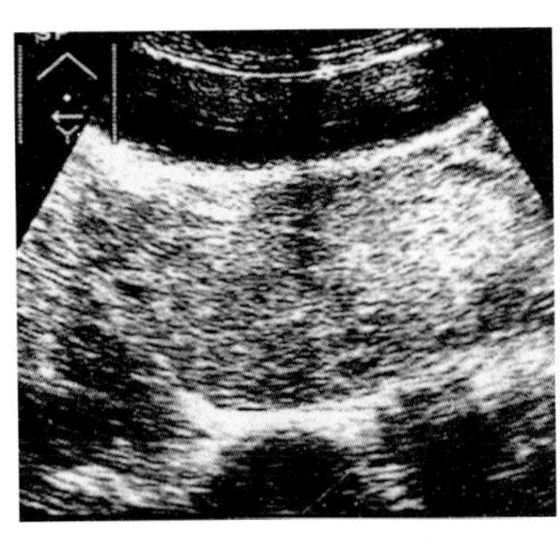

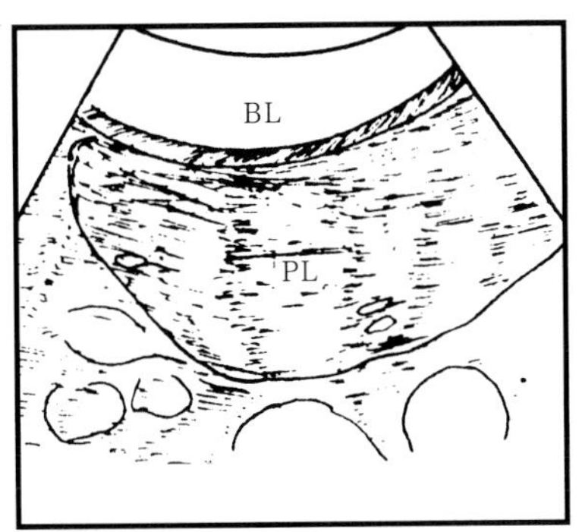

子宫下截横切，宫内口均为胎盘所遮盖，其上方为膀胱

PL-胎盘　BL-膀胱

图 5-3-17　中央性前置胎盘

迁徙”(placenta migration)，这种位置的变化，反应了妊娠晚期子宫下截迅速的增长。子宫下截峡部的增长从孕20周的0.5cm至足月妊娠的8～10cm。Wexler(1977) 等观察了大量的病例，认为妊娠中期不宜轻易做前置胎盘的诊断。Hadlock(1981)指出在妊娠中期如发现有边缘性或部分性前置胎盘时，如果无阴道出血，不需做任何处理，有出血者则需观察和追访。如发现完全性前置胎盘，即使不伴有阴道出血，也需密切观察和追访。

诊断子宫后壁前置胎盘时，因有胎儿遮挡，可能造成诊断上的困难，可应用 Cracial 三角来识别胎盘下缘的位置，由此判定后壁的低置、边缘和部分性三种前置胎盘。

Crucial 三角的构成：三角的三个边是由膀胱壁、颅骨环的一部分及部分绒毛板构成。三角内充以羊水，故可看清后壁胎盘下缘与子宫内口的关系而得以诊断，参见图 5-3-11，图 5-3-12。

前、后壁前置胎盘容易检出，而侧壁低置、边缘性前置胎盘容易被漏诊。因此，检查时应有立体概念，应用纵、横、斜切才能获得正确的诊断。

2.胎盘早期剥离　正常位置的胎盘在妊娠20周后至胎儿娩出前的任何期间与子宫壁分离称为胎盘早期剥离，简称为早剥，其发病率为0.46%～2.14%。

(1) 病理：胎盘早剥分为内出血和外出血两种，前者危害性较大。胎盘的早期剥离病变可有以下几种情况：

①病变开始于底蜕膜，发生出血，胎盘后形成血肿，但胎盘边缘仍附着于子宫壁(图5-3-18)。

②出血分离其周围的胎膜，或破入羊膜腔，但仍有部分胎盘附着于宫壁，血仍未能流出宫腔。

③血液突破胎盘下缘，循胎膜与子宫壁间隙流出宫腔（图 5-3-19）。

前二者为隐性胎盘早期剥离，后者血液渗入肌层，肌纤维分裂及坏死，形成中层及外层血腔（彩图 5-3-20）。为显性胎盘早期剥离。隐性胎盘早剥可引起严重的子宫壁血液浸润，血液浸入子宫肌壁过久，子宫呈紫铜色，称为子宫卒中，也有血液自输卵管流入腹腔。

(2) 临床表现：临床表现与胎盘剥离面积及类型有关，如剥离面积很小，可无症状，仅在胎盘排出后，检查胎盘时方被发现。如为显性剥离，常以阴道出血为主要症状。出血量与贫血程度成正比，剥离广泛、出血很多者，胎儿往往死亡，患者可陷于休克状态。隐性出血者，如有较大胎盘

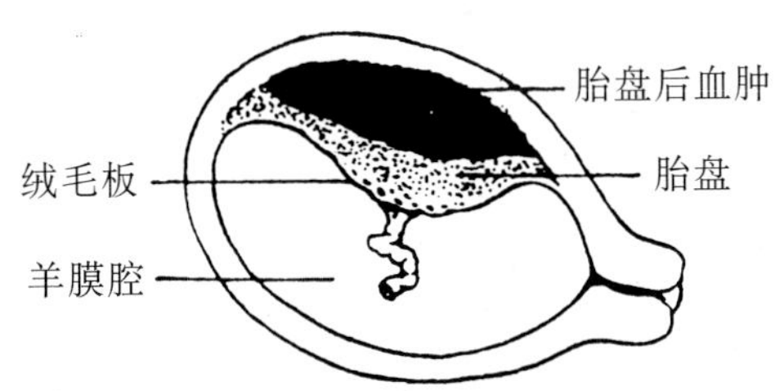

图 5-3-18　隐性胎盘早期剥离示意图

胎盘后出血局限在胎盘后方

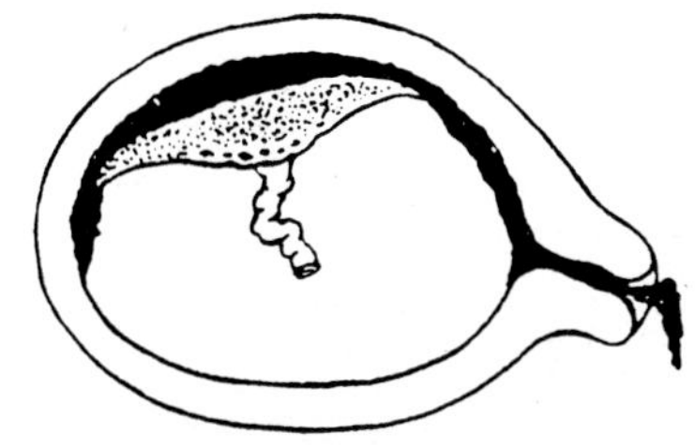

图 5-3-19　显性胎盘早期剥离示意图

血液突破胎盘附着处，循胎膜与子宫壁间隙流出宫腔

后血肿，常有剧烈腹部胀痛。腹壁紧张硬如板状，触痛明显。如有宫缩，间歇不明显，重者多持续性收缩。胎盘剥离如达1/3～1/2时，胎儿可死于宫内。此时听不到胎心搏动，胎动消失。

（3）超声诊断

①胎盘增厚。

②绒毛板向羊膜腔内隆起。

③胎盘后出现血肿，表现胎盘后暗区，依据出血的多少、出血的缓急、出血的局限或广泛以及发病时间的长短而形成各种不同的回声：如大量急剧的胎盘后出血，造成胎盘大部或全部剥离，病人症状多很严重，声像图可见胎盘增厚，看不清胎盘的正常形态．庞大的胎盘内为不规则回声团及不规则的暗区相间，似大海中密集岛屿，此种声像图常为胎盘完全剥离，胎心跳已消失，病人病情严重；如果出血较缓，胎盘后出血可使胎盘靠血肿面外形破坏，但是尚可见到被血肿顶起的胎盘轮廓；如果胎盘后血肿形成非常缓慢，胎盘被慢慢顶起，胎盘轮廓相当清楚其后为衰减混合的血肿；如出血少而且范围不大，亦可识别胎盘后的出血病灶。胎盘早期剥离的超声诊断常会遇到困难，必须结合临床资料做出较客观的判断。

④如血液破入羊膜腔，可见羊水内有闪亮的点状强回声浮动，或羊水内有中强回声团（凝血块）。

⑤重症者胎儿多死亡，看不到胎心搏动及胎动（图5-3-21～5-3-27，彩图5-3-28，彩图5-3-29）。

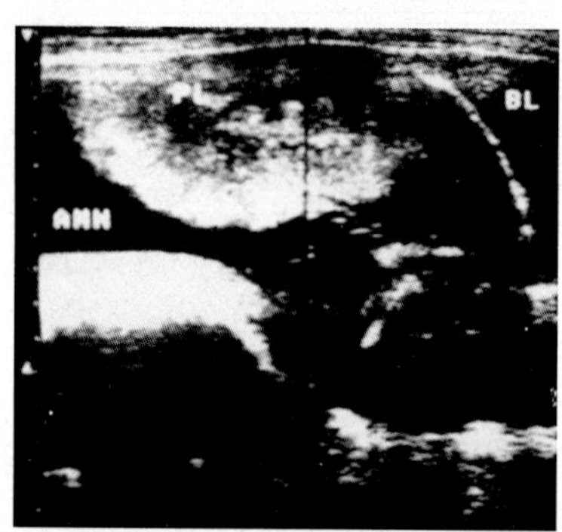

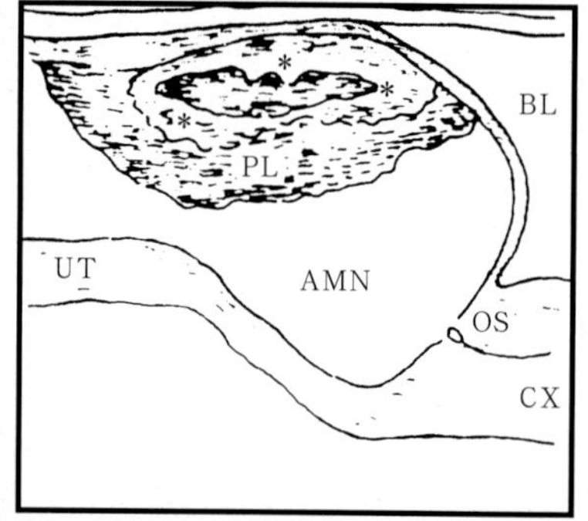

子宫前壁可见增厚的胎盘，绒毛板突向羊膜腔，胎盘后见衰减回声

PL-胎盘　＊＊-胎盘后血肿
UT-子宫　AMN-羊水
OS-子宫内口　CX-宫颈
BL-膀胱

图5-3-21 中期妊娠胎盘早期剥离

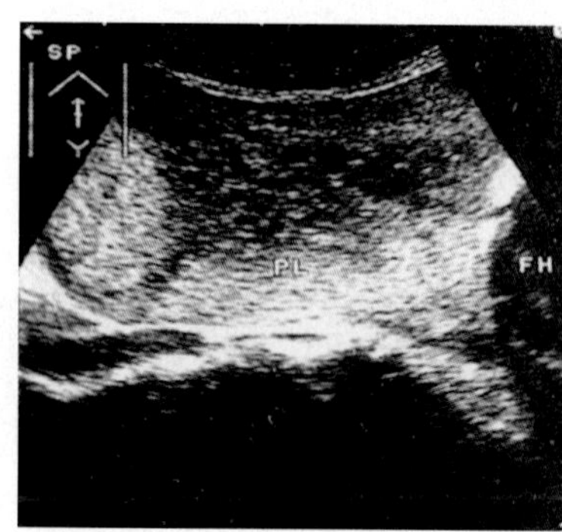

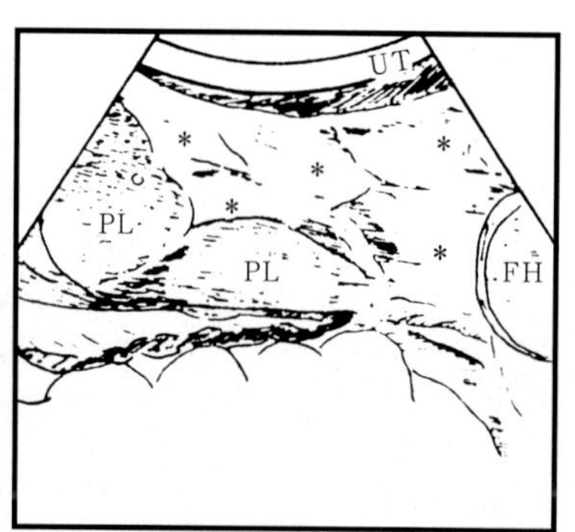

孕26周，胎盘后见有大面积出血，显示胎盘增厚

PL-胎盘　FH-胎头
UT-子宫　＊-胎盘后出血

图5-3-22 胎盘早期剥离

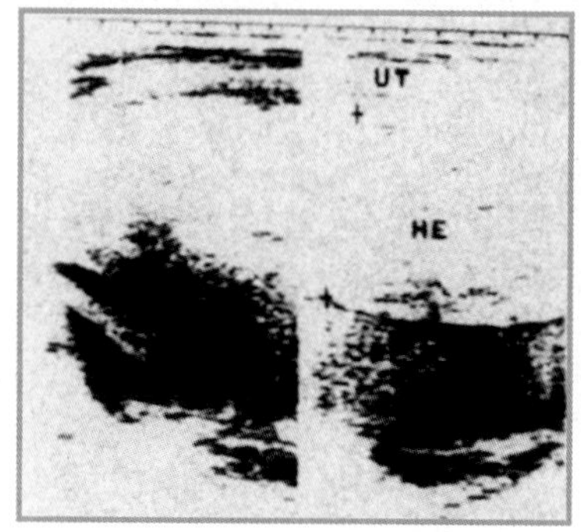

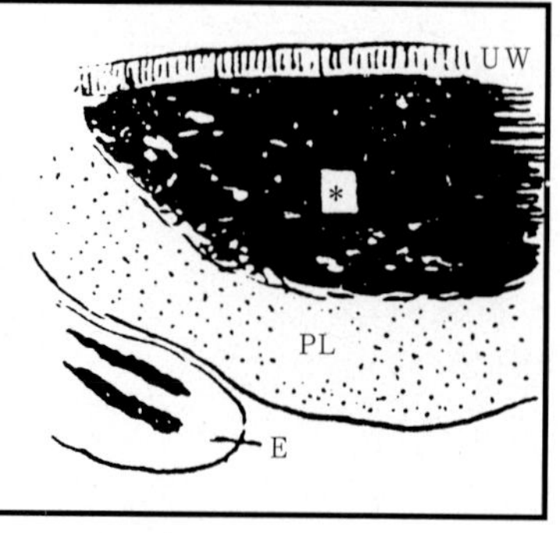

孕36周，胎盘轮廓清晰，隆起胎盘后见一大血肿，此为屡次少量出血，慢慢将胎盘顶起，因为出血缓慢而保全胎盘完整形态

PL-胎盘　UW-宫壁
＊-胎盘后血肿　E-肢体

图5-3-23 慢性重度胎盘早期剥离

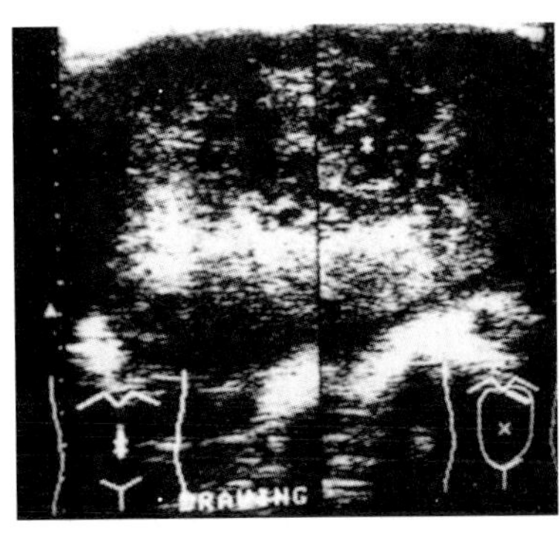
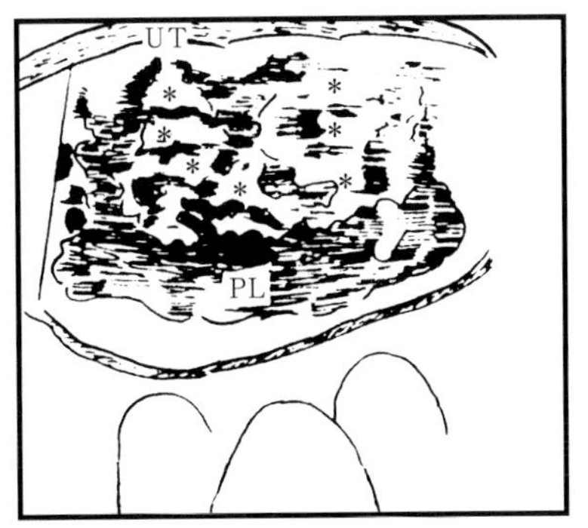

图 5-3-24 重度胎盘早期剥离

孕37周，胎盘轮廓及边缘已不太完整，胎盘被推隆起，其后方血肿较大

PL-胎盘 ＊-胎盘后血肿

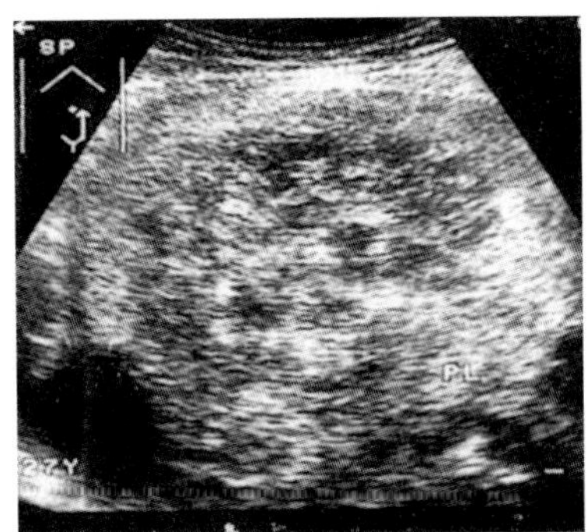

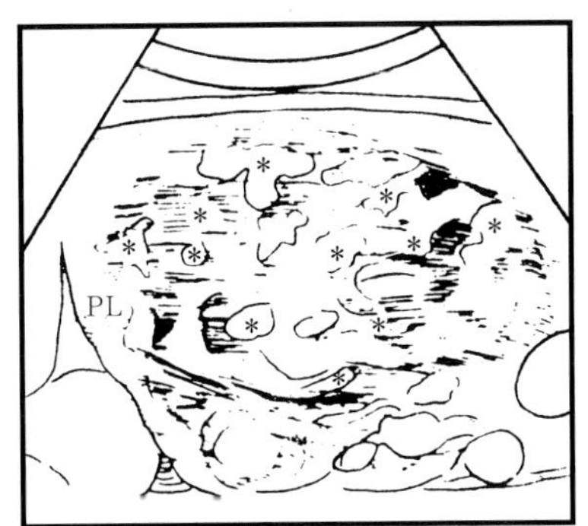

图 5-3-25 急性完全性胎盘早期剥离

孕34周+5，重度妊高征，发病急促，腹痛休克，板样腹。胎盘大而厚，其轮廓已不清，尚可见破碎被挤胎盘，其中央为湖、岛状图像

PL-胎盘 ＊-大片出血

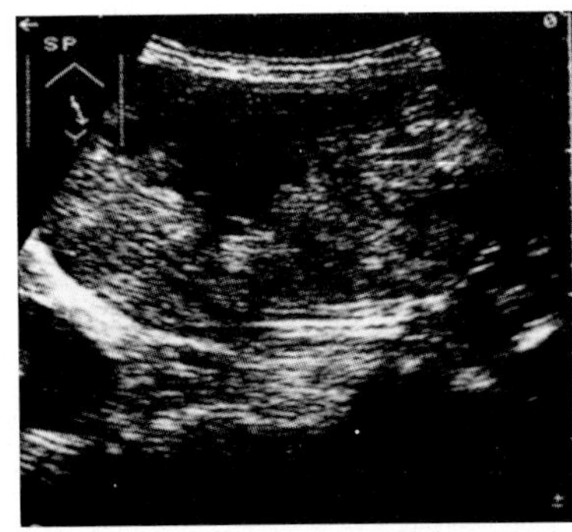

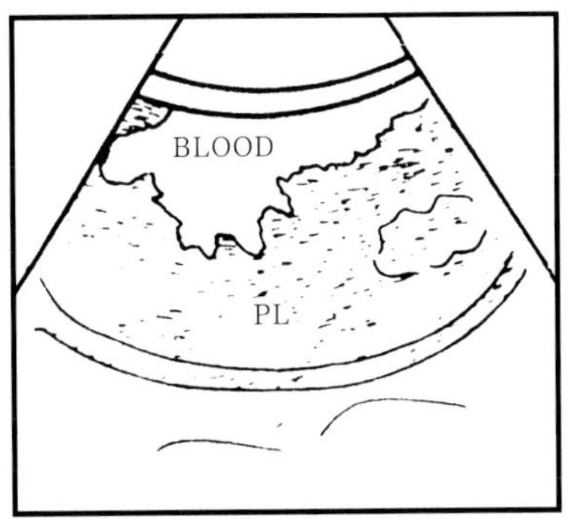

图 5-3-26 胎盘早期剥离

孕31周，胎盘增厚

PL-胎盘 BLOOD-血液（出血不久尚未形成血块）

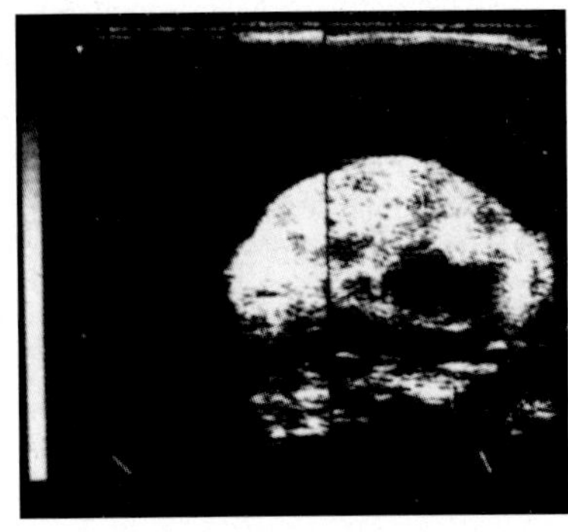
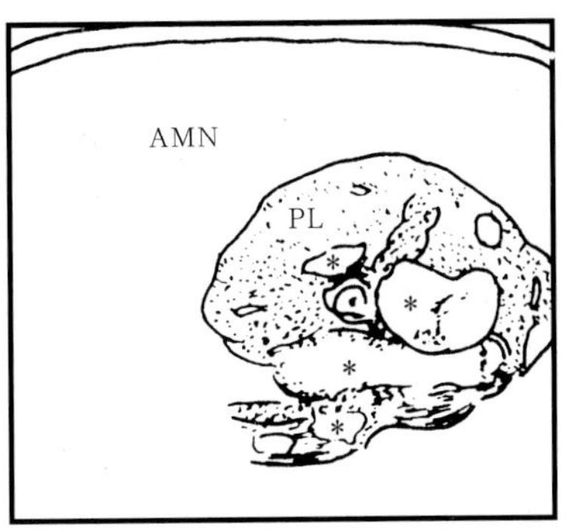

图 5-3-27 完全性胎盘早期剥离

孕30周，重度妊高征，可见羊水较多，胎儿已死亡，胎盘小而厚，呈半球状，回声不均，回声强处为梗塞钙化的胎盘，衰减及暗区处为出血或血肿

PL-胎盘 AMN-羊水

＊-出血或血肿

超声诊断胎盘早期剥离，是一种有效的检查手段，但因病理变化多样，声像图亦表现较为复杂，常遇到诊断上的困难，故必须慎重。

（4）鉴别诊断

①胎盘后静脉丛：当胎盘位于宫底与后壁时，胎盘后有一长条衰减暗区，有较清楚界限，为胎盘后静脉丛，病人仰卧位时因重力关系显示很明显，可能被认为胎盘早期剥离。

②子宫壁局部收缩：多发生在妊娠中期，尤其在孕3～4个月期间，一般1～2周后肌壁的局部收缩消失，即使未消失但形态也有变化（图5-3-30）。

③胎盘后子宫肌瘤：胎盘后壁肌瘤，多为衰减回声，其形状为圆形或偏圆形，边界清（图5-3-31）。

④胎盘内血窦：血窦内可见索条状管壁及流动的血液。

⑤胎盘后宫壁上丰富迂曲、扩张的静脉（图5-3-32）。

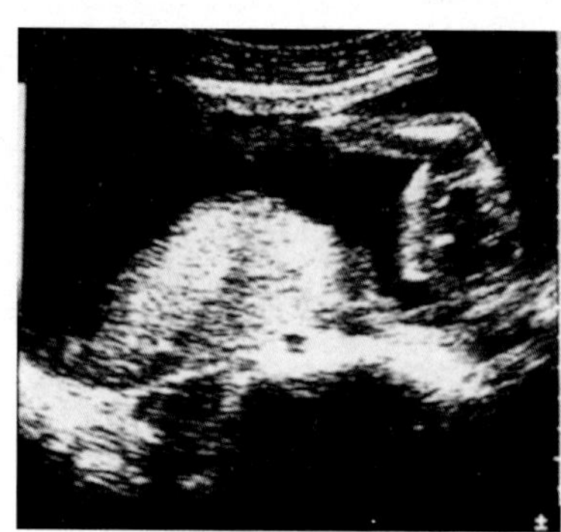

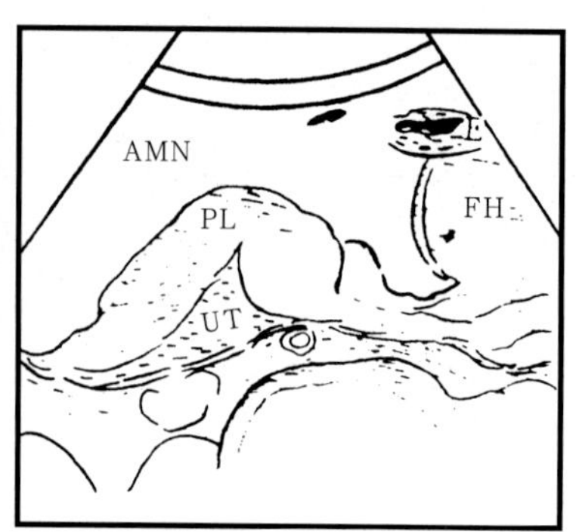

孕21周+4，后壁胎盘，其后方肌壁局部收缩，变厚隆起。肌壁处血流丰富

PL-胎盘　AMN-羊水

UT-局部收缩的肌壁

FH-胎头

图5-3-30 子宫肌壁局部收缩

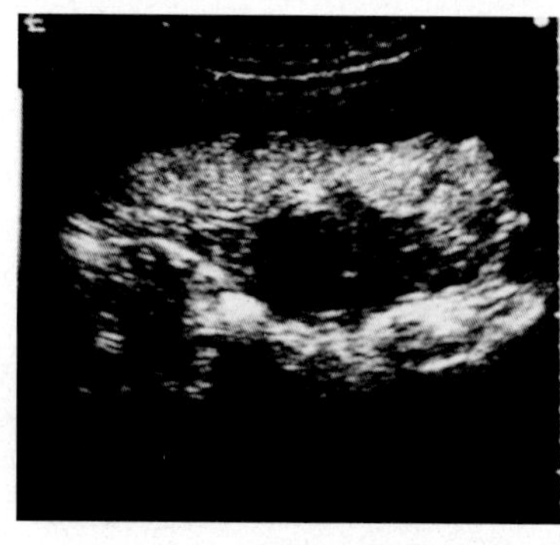

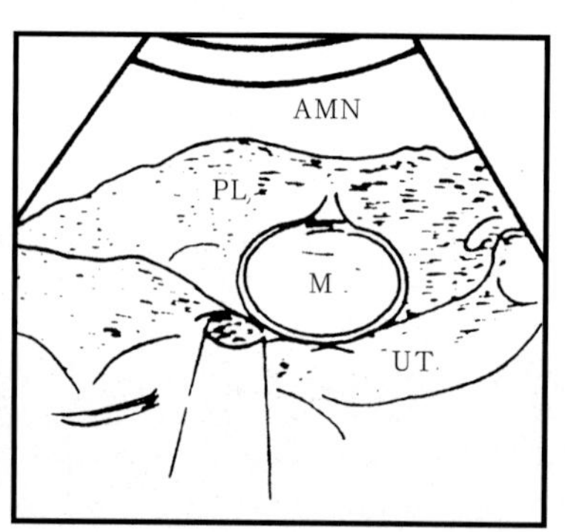

孕18周，可见胎盘后一圆形衰减包块，有清楚包膜

PL-胎盘　M-肌瘤

AMN-羊水　UT-子宫

图5-3-31 胎盘后子宫肌瘤

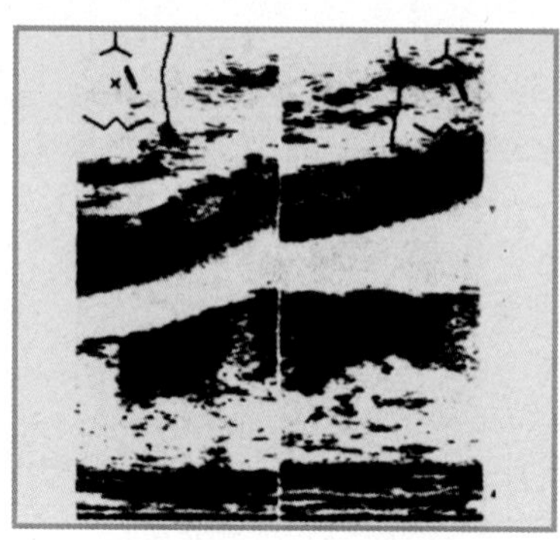

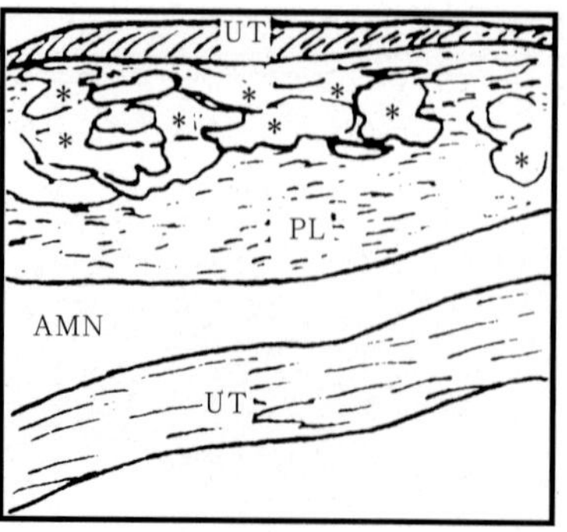

剖宫产时、子宫壁上见多量曲张静脉，切开时大量出血

PL-胎盘　AMN-羊水

UT-子宫

*-迂曲子宫壁上静脉曲张

图5-3-32 胎盘后子宫前壁内迂曲静脉曲张

3.副胎盘（或称额外胎盘）

（1）病理及临床表现：副胎盘是一个或多个分出的胎盘小叶，与主胎盘有一定距离（大于2cm），借胎膜、血管与主胎盘相连（图5-3-33）。其具有临床重要性：连接主、副胎盘的血管在临产时如发生断裂则引起产前或产时出血，甚至危及胎儿生命；副胎盘偶附着于子宫下段，这会引起前置胎盘样的临床症状；主胎盘娩出后，副胎盘可遗留在宫腔内，造成胎盘残留，导致产后出血及感染。

（2）超声诊断：在距离胎盘一定距离地方，见一个较小胎盘样结构，位于探头易查到的地方易被发现，而位于隐僻之处则常被漏诊（图5-3-34，图5-3-35，彩图5-3-36）。

4.胎盘过大

（1）病理：正常胎盘重量为胎儿体重的1/6，约500g，胎盘重量超过800g，谓之胎盘过大，胎儿与胎盘重量正常比例发生改变均应引起注意。胎盘过大常为胎儿感染的征象，如先天性梅毒，其重量可达胎儿体重的1/4～1/2；其他还有先天性结核、弓形体病、巨细胞病毒感染等。免疫性疾病也可出现大胎盘，如Rh因子不合，ABO血型不合。此外，有核细胞增多症、糖尿病、长期严重贫血，胎儿心力衰竭等情况下发生胎盘及胎儿水肿，其胎盘绒毛肥大变性的也会使胎盘显著增大。

（2）超声诊断：胎盘厚度＞5cm，分布面积较广，但也有在妊娠中期发育较局限的厚胎盘。胎盘增大几乎占据绝大部分宫腔，将胎儿压向一个角落，胎儿活动受限，多有发育迟缓，胎盘组织较疏松，回声较强，看不清正常胎盘应有的结

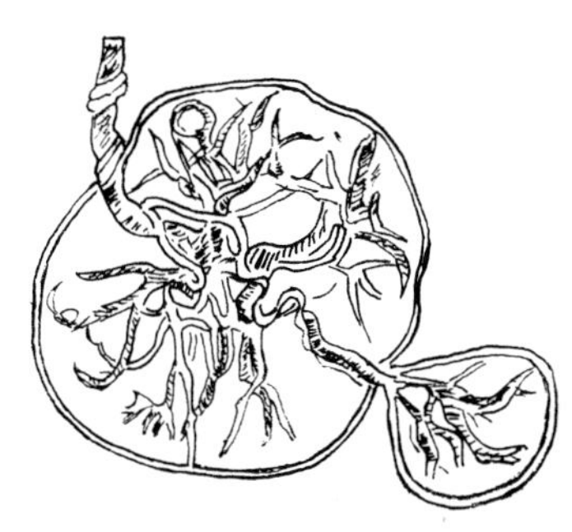

图5-3-33 副胎盘示意图

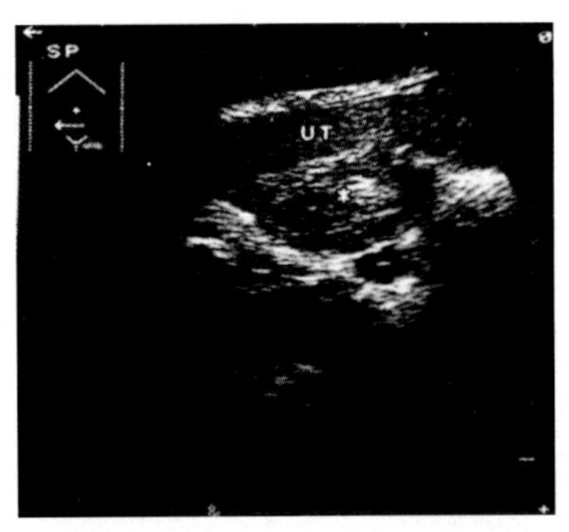

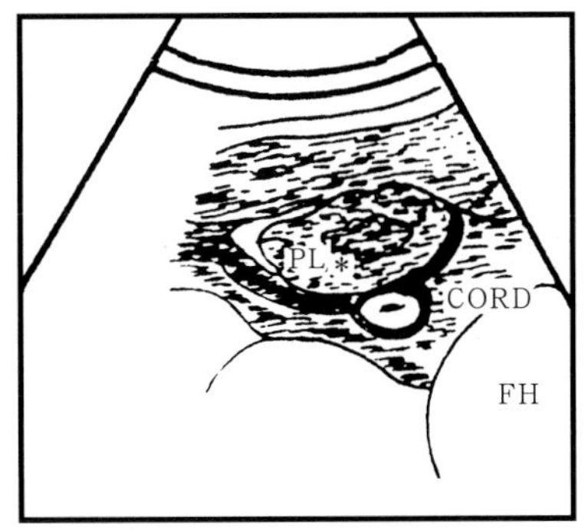

孕38周+6，在胎儿颈部发现一圆形包块，其回声与胎盘相同

PL ＊-付胎盘 UT-子宫

CORD-脐绕颈一周

FH-胎头

图5-3-34 副胎盘

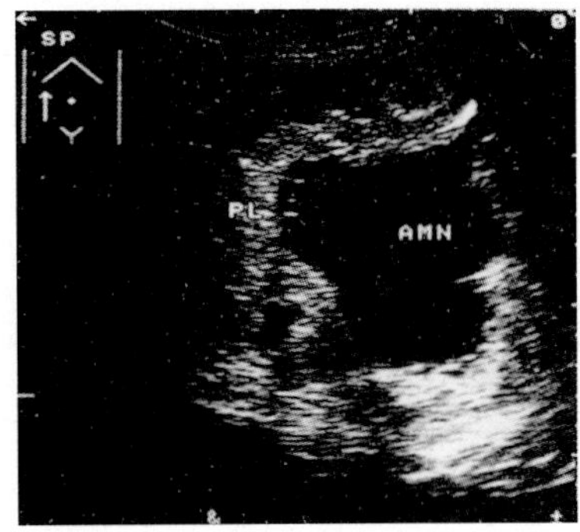

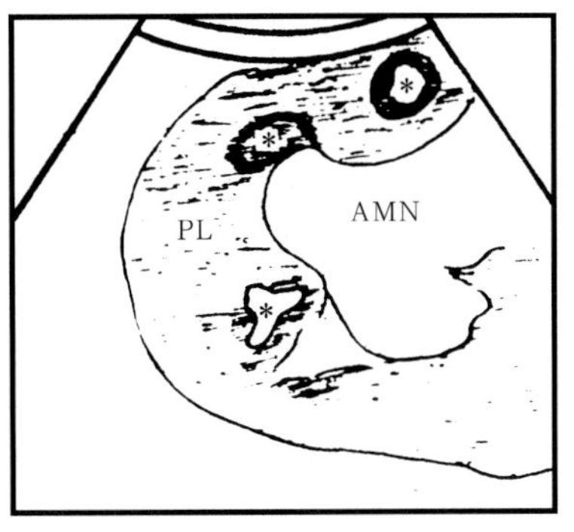

上例同一孕妇，子宫右侧壁见主胎盘

PL-胎盘 AMN-羊水

＊-血池（无绒毛间隙）

图5-3-35 主胎盘

构，增大严重者，可见胎盘高度水肿像一个水袋，胎儿预后不佳（图5-3-37～5-3-45，彩图5-3-46～5-3-48）。

在所有妊娠中，约有20%～25%为ABO血型

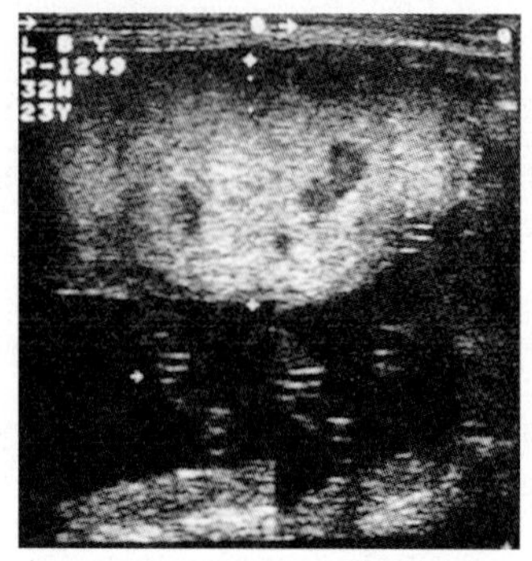

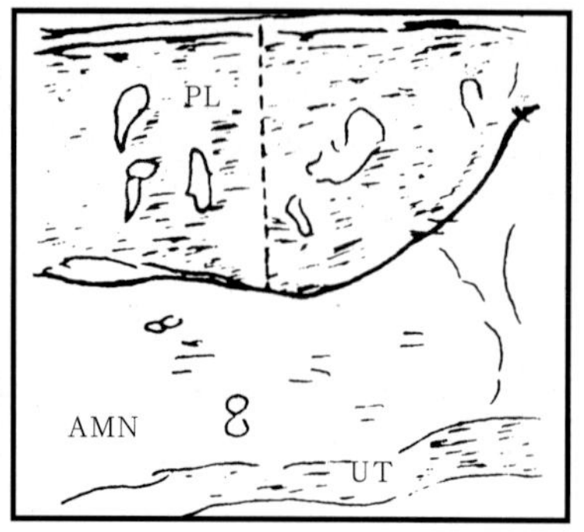

图 5-3-37 **大胎盘**

孕32周，重度贫血前壁胎盘，胎盘增厚达7.5cm，胎盘回声较强并含多个无绒毛间隙

PL-胎盘　UT-子宫

AMN-羊水

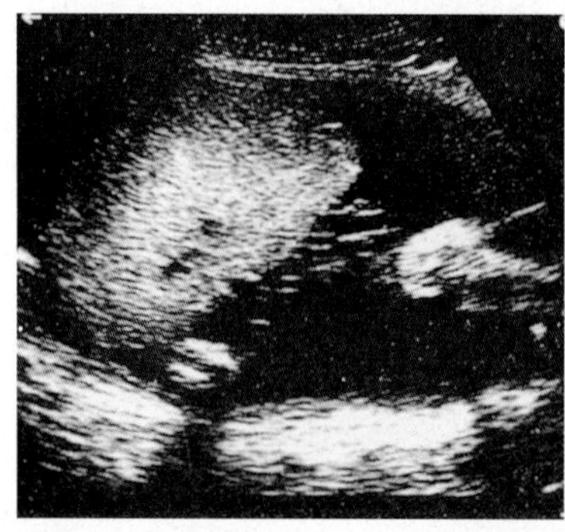

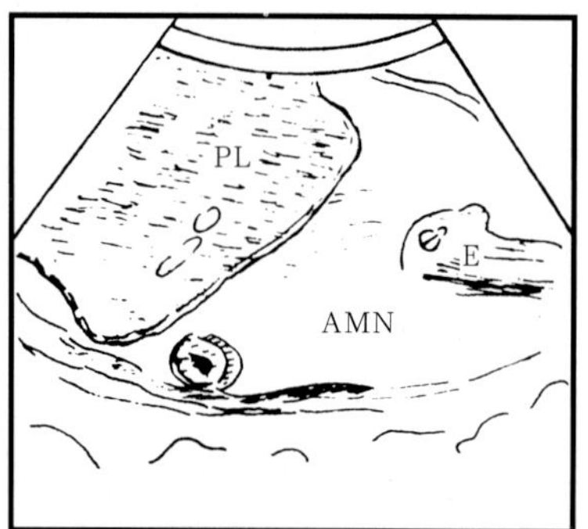

图 5-3-38 **大胎盘**

孕28周，宫底胎盘，局限而增厚

PL-胎盘　AMN-羊水

E-胶体

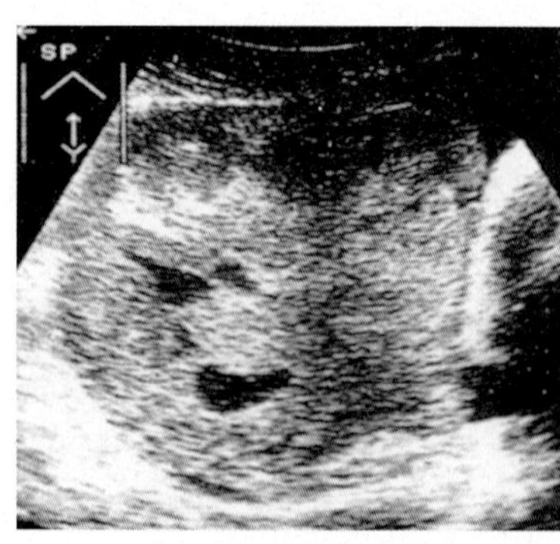

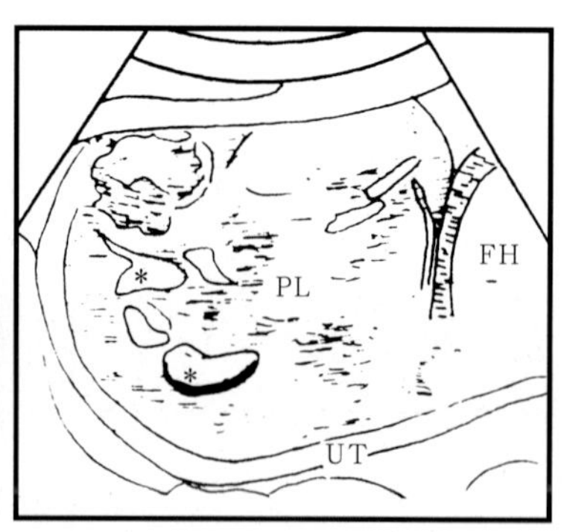

图 5-3-39 **大胎盘**

孕36周，宫底胎盘球状增厚，多个无绒毛间隙

PL-胎盘　FH-胎头

UT-子宫　*-无绒毛间隙

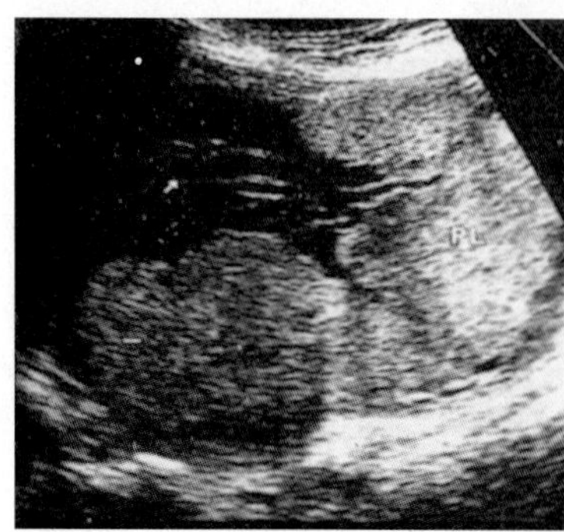

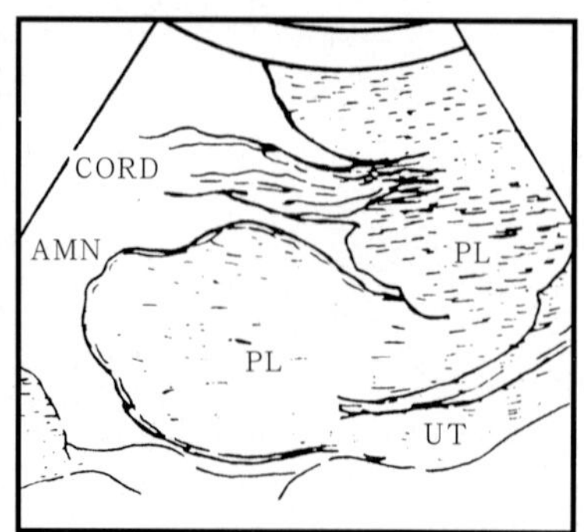

图 5-3-40 **大胎盘**

孕34周，胎盘分布广而厚

PL-胎盘　CORD-脐带

UT-子宫　AMN-羊水

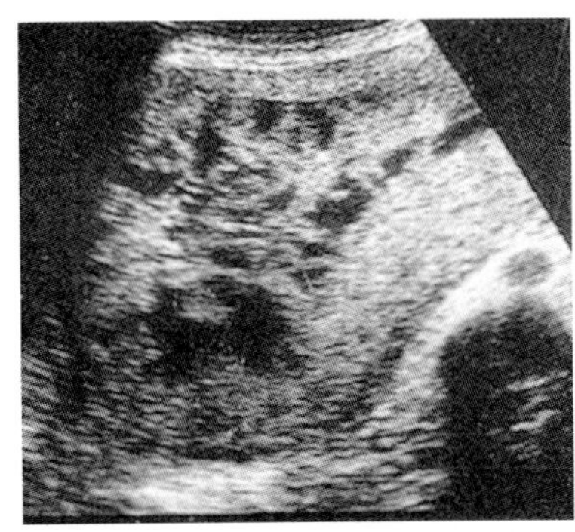

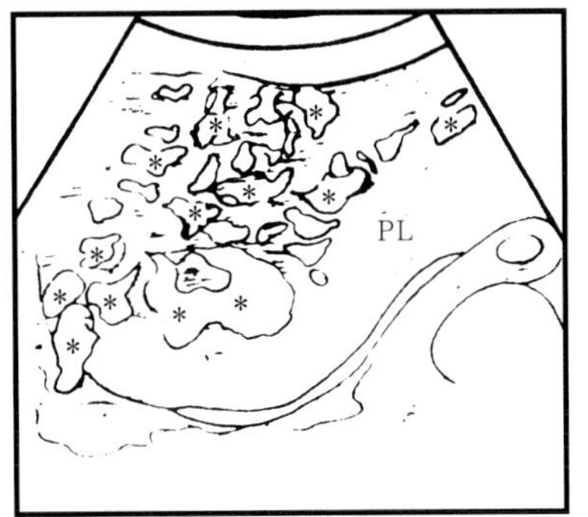

图 5-3-41 人胎盘

孕30周，胎盘分布广而厚，胎盘实质内呈网状间隙，此种胎盘功能不佳，胎儿生长受限

PL-胎盘 ＊-网状间隙

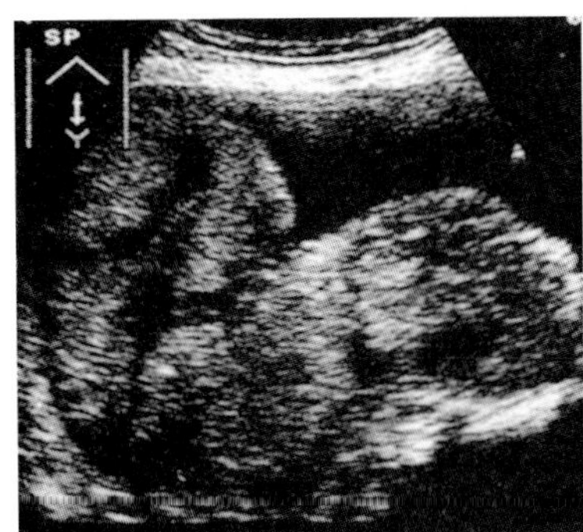

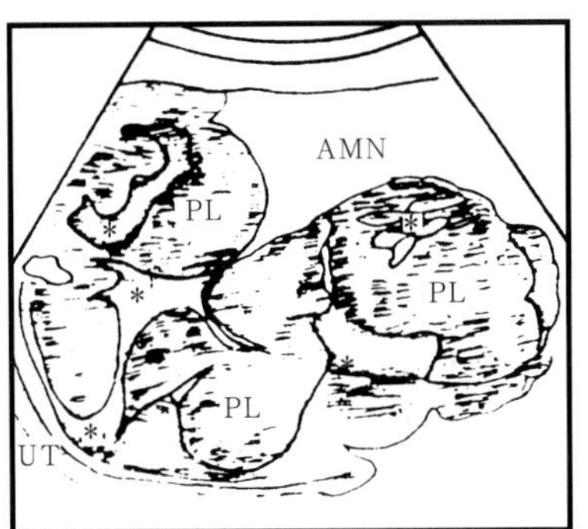

图 5-3-42 大胎盘

孕25周，胎盘大而厚，胎盘疏松多处空隙，胎盘功能欠佳

PL-胎盘 UT-子宫

AMN-羊水 ＊-胎盘内空隙

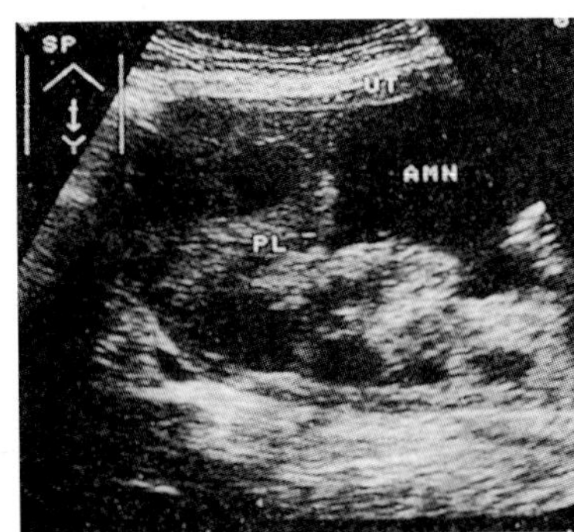

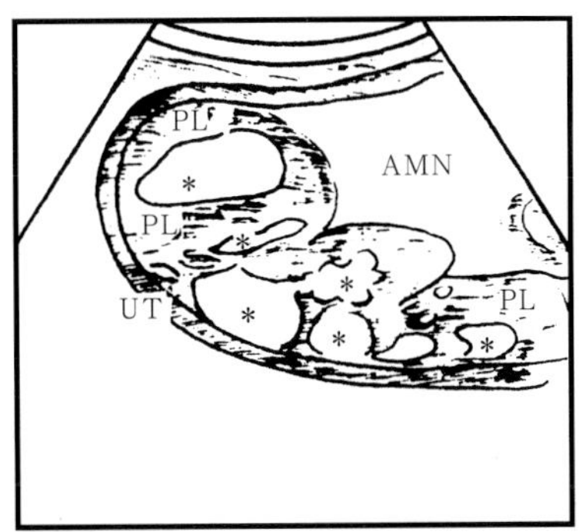

图 5-3-43 大胎盘

胎盘厚，含多个空隙，含无效血流

UT-子宫 PL-胎盘

AMN-羊水 ＊-胎盘内空隙

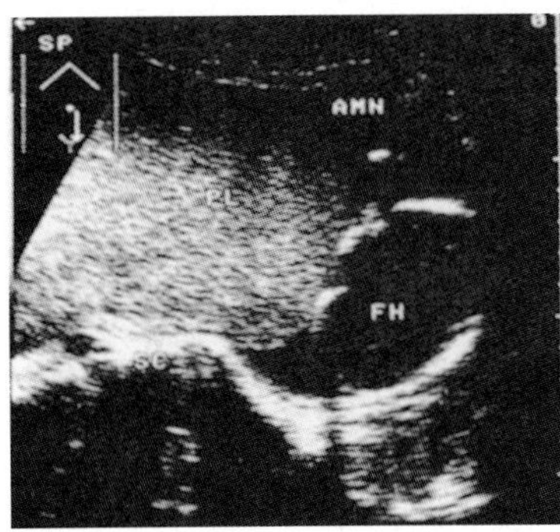

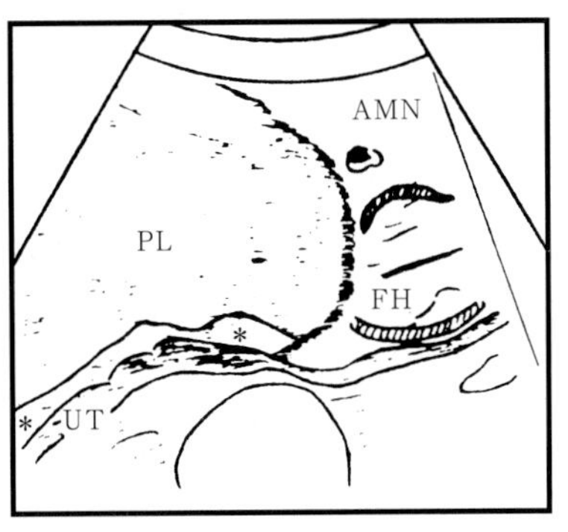

图 5-3-44 胎盘高度水肿

孕22周$^{+2}$，胎盘增大，占据子宫腔的4/5，将胎头挤压至子宫下段，胎头变形，胎动时胎盘可被压缩，胎儿FGR

PL-高度水肿的胎盘

FH-胎头 AMN-羊水

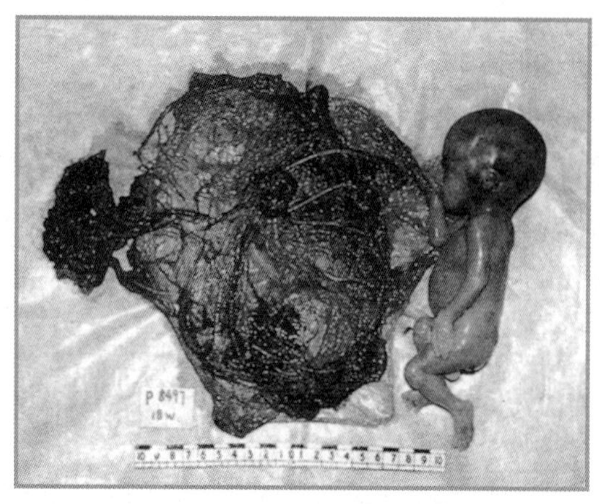

上例胎儿引产后，脱水后可见胎盘呈网状，剩一层网膜，胎儿过小

图 5-3-45 引产后标本

不合，而真正发生溶血者只有2%～2.5%。胎儿生后24～36小时出现黄疸。其临床表现：孕妇血型为O型，丈夫血型为A型或B型，产前母体血清检查，如含有免疫性抗A或抗B抗体，其效价大于1∶64，提示胎儿可能发生ABO溶血病；如效价在1∶152以上提示病情严重。超声诊断为胎盘增厚，轻者不影响胎儿，重症者可出现胎儿水肿、胎儿腹水或有胸水、胎儿心脏可扩大或心力衰竭。

5.胎盘过小及其他异常

（1）病理：胎盘重量小于400g为胎盘过小，多见于妊娠中毒症、高血压、重症糖尿病兼有进行性血管病变者，胎盘有退行变化，功能不良。胎盘囊肿多为绒毛水肿，压迫间隔使血液循环障碍、液化囊变形成。

（2）超声诊断：胎盘很小，一个图面内即可见胎盘全貌。胎盘内回声不均且较强，亦有回声与正常相同者，胎儿多生长受限。胎盘囊肿多位于胎盘子面，为大小不一，边缘清楚，形成规整的类圆形暗区。帆状胎盘为脐带位于胎盘边缘（图5-3-49～5-3-51，彩图5-3-52～5-3-54，图5-3-55，图5-3-56）。

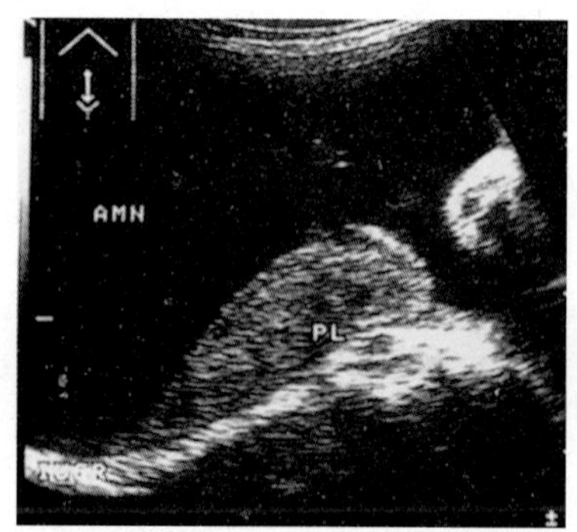

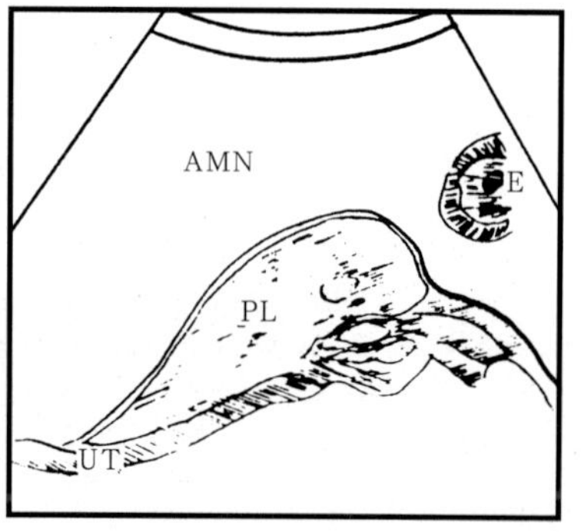

孕34周+4，羊水过多，胎盘过小，胎儿小于胎龄

PL-胎盘　AMN-羊水

UT-子宫　E-肢体

图 5-3-49 小胎盘

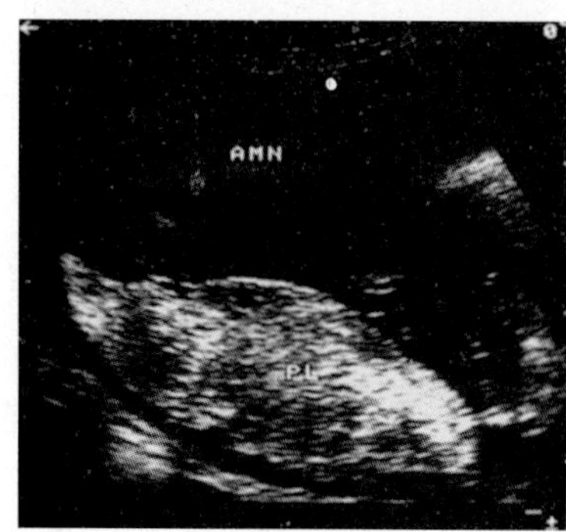

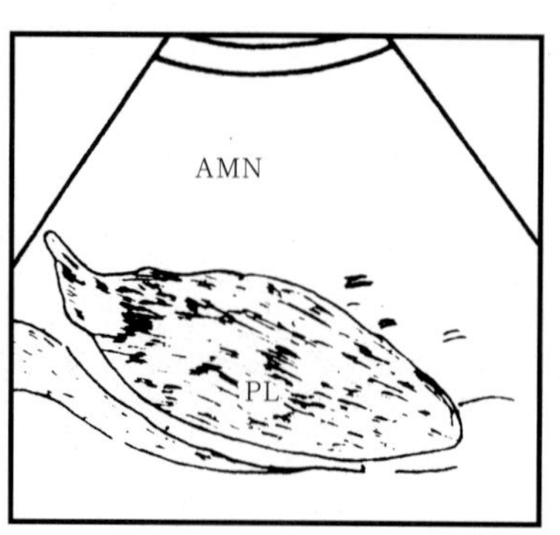

孕36周，胎盘小而厚，实质回声强有梗塞，胎盘功能不佳，羊水过多，FGR

PL-胎盘　AMN-羊水

图 5-3-50 小胎盘

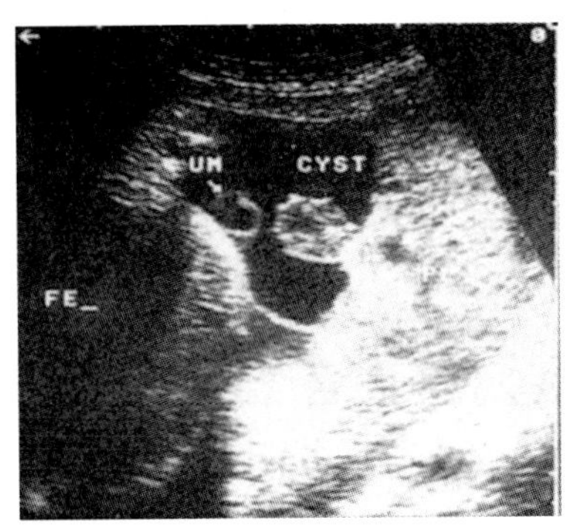

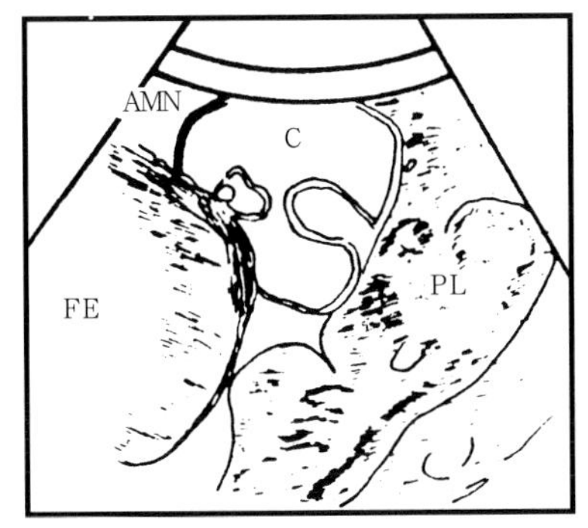

孕36周，在胎盘绒毛板面突出一囊性物，内管乳头状结构

PL-胎盘　FE-胎儿

C-囊肿　AMN-羊水

图 5-3-51 胎盘囊肿

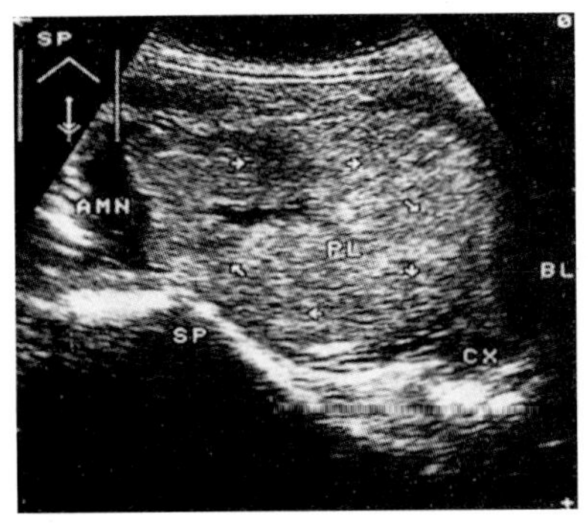

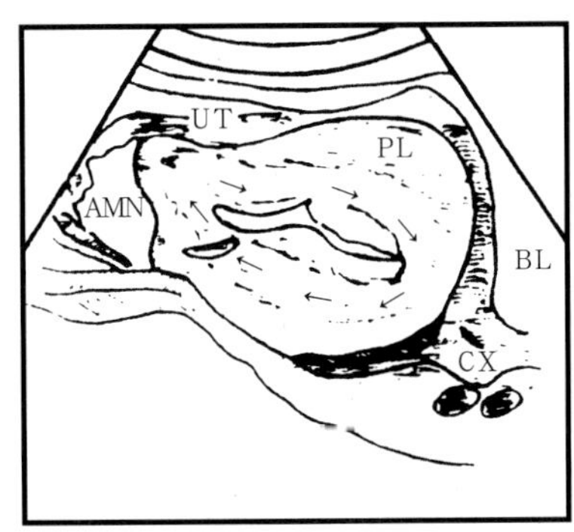

孕24周，胎盘呈球状，可见胎盘内有一股流动的“潮”按箭头方向缓慢流动

PL-胎盘　UT-子宫

AMN-羊水　CX-宫颈

↑-箭头所指为血窦部位

BL-膀胱

图 5-3-55 胎盘内大血窦

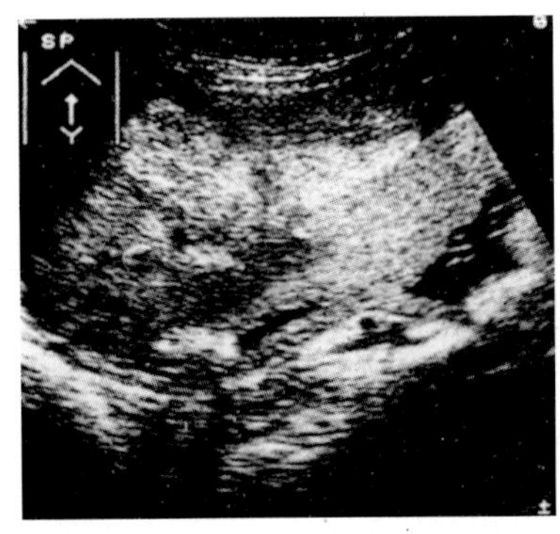

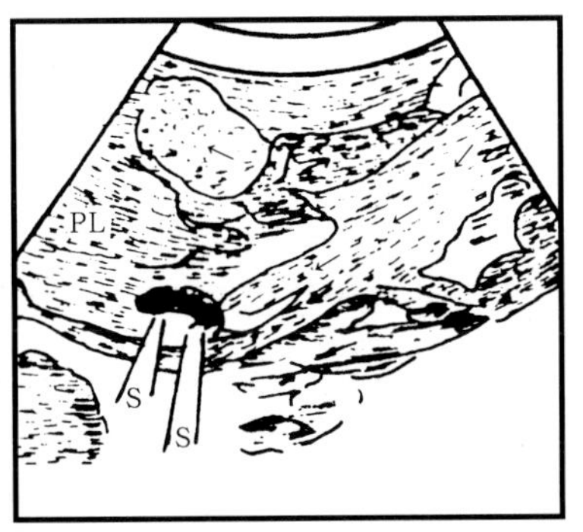

孕36周，胎盘较厚，内有大的血窦，血液像“泥流河”向不太规则方向流动，彩色多普勒不显示

↑-血窦内血流动方向

PL-胎盘

图 5-3-56 胎盘内大血窦

6.胎盘绒毛血管瘤

（1）病理：胎盘绒毛血管瘤是一种良性毛细血管瘤，常位于脐带入胎盘处。血管瘤内与其周围脐血管血流异常丰富，发病率为1∶100，多数较小，埋于胎盘内不易发现，大者直径可达20余cm，表面光滑，覆盖一层羊膜样假膜，与正常胎盘有明显界限，圆形或椭圆形，色红、结节分叶状，可发生在胎盘任何部位，多在子面，切面似脾脏或肝脏。瘤体大者似胎盘的一个生物死腔，影响胎儿血液供给而妨碍胎儿生长，可合并羊水过多、产前出血、妊娠中毒症、早产、胎儿异常、心脏扩大、低体重儿，如肿瘤接近脐带，可压迫血流，致使胎儿死亡。

（2）超声诊断：胎盘中见一界限清楚实性包块与胎盘关系密切，常突向羊膜腔，内含较大血管可有花纹状钙化条斑，回声常低于胎盘，周围见丰富脐血管围绕。常合并羊水过多。当瘤体较大时，胎儿回心血量增多常发生心力衰竭或伴发其他异常（图 5-3-57～5-3-61，彩图 5-3-62，彩图 5-3-63）。

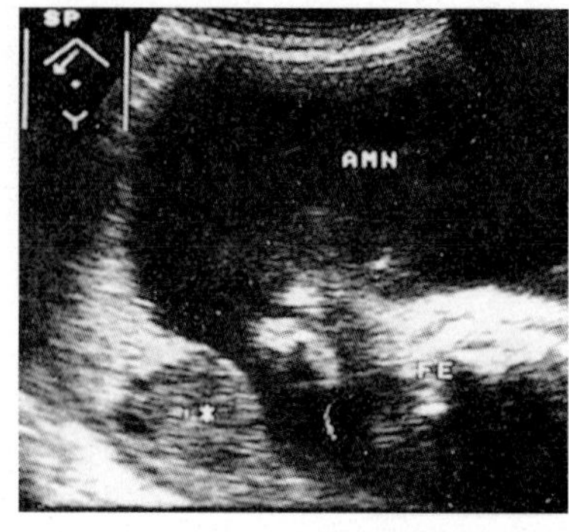

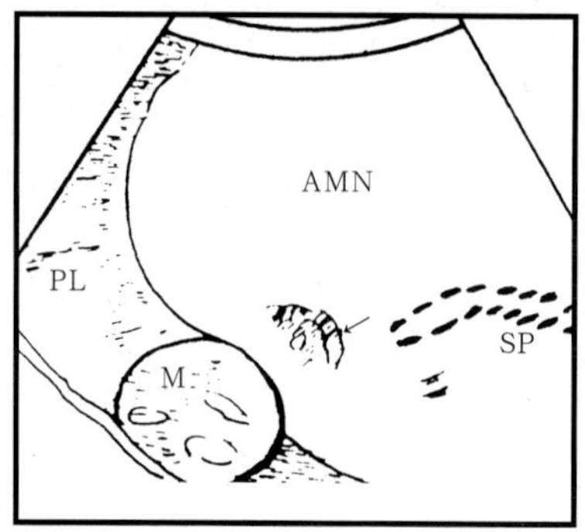

孕27周，胎盘中见一回声衰减的包块，界限清楚，羊水过多

PL- 胎盘　AMN- 羊水

SP-脊柱　M-胎盘绒毛血管瘤

图 5-3-57 **胎盘绒毛血管瘤**

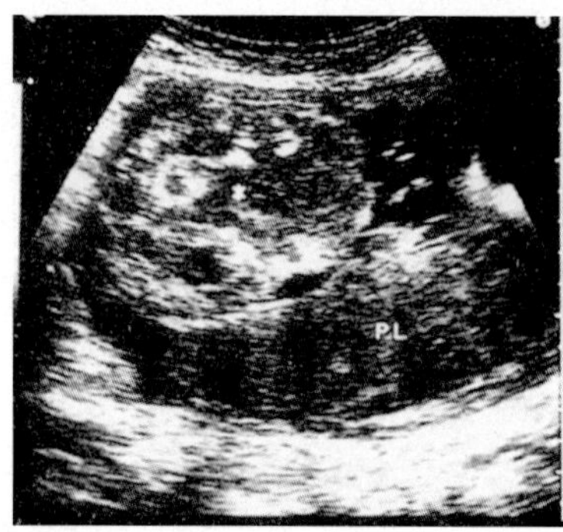

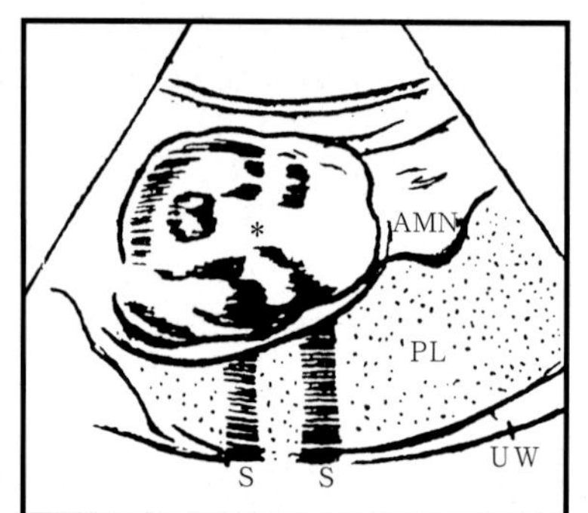

孕37周，在胎盘上方可见一圆形实性包块，内有多处钙斑，与胎盘界限清楚

PL- 胎盘　AMN- 羊水

＊-胎盘绒毛血管瘤　S-声影

UW- 子宫肌壁

图 5-3-58 **胎盘绒毛血管瘤**

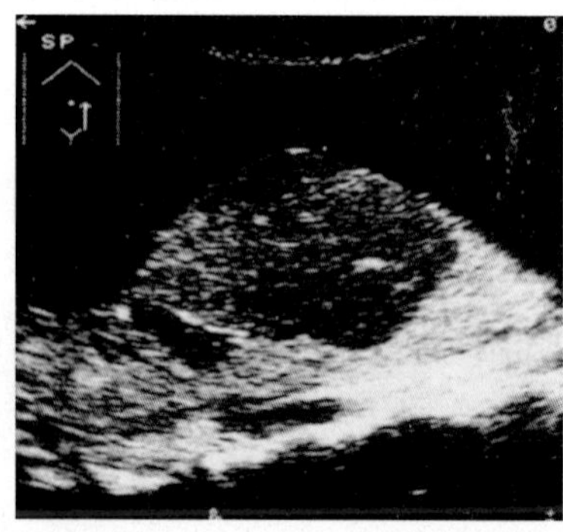

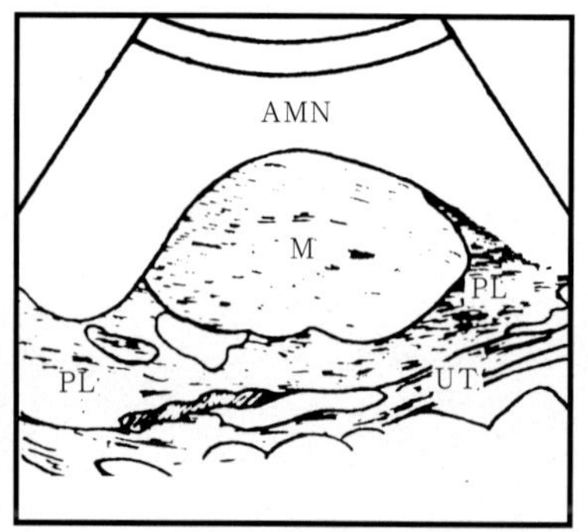

孕28周，羊水较多，胎盘内含一衰减包块，为实性，与胎盘界限清楚

PL- 胎盘　AMN- 羊水

M- 胎盘绒毛血管瘤

UT- 子宫

图 5-3-59 **胎盘绒毛血管瘤**

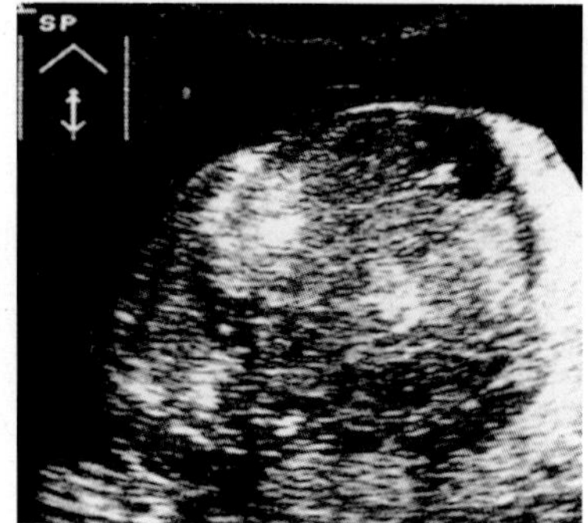

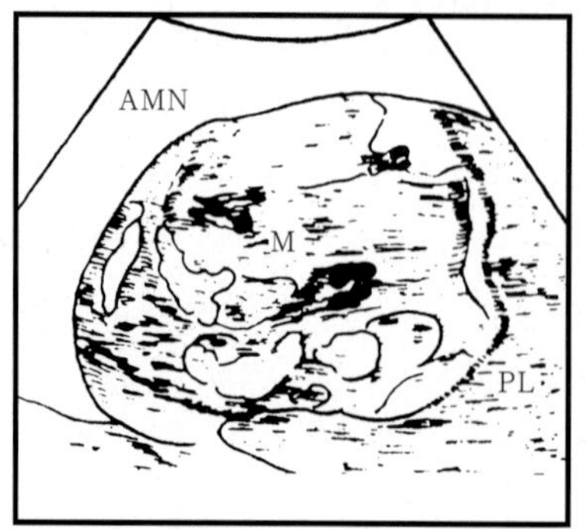

上例同一病人，6周后，胎盘血管瘤已迅速长大至10余cm，羊水过多，瘤体界限清楚

PL- 胎盘　M- 血管瘤

AMN- 羊水

图 5-3-60 **胎盘绒毛血管瘤**

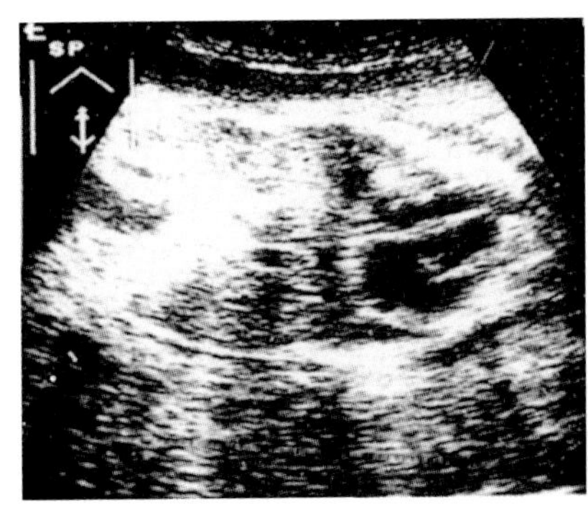

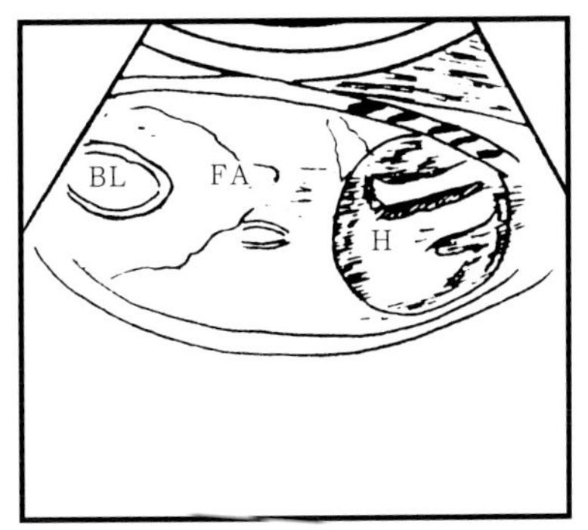

此胎儿心脏扩大，几乎占据整个胸腔，并发现少量胸水，不久胎死宫内

FA-胎腹　BL-膀胱

H-扩大的心脏

图 5-3-61a　胎儿心脏扩大

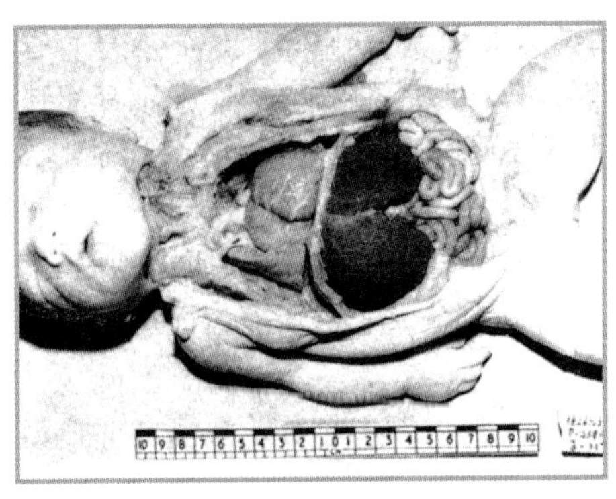

解剖可见胎儿心脏扩大，胸腔有积水，肝、脾肿大（心力衰竭）

图 5-3-61b　分娩后胎儿死亡标本

二、羊水的异常

1.羊水过多

（1）羊水过多与围生期的关系：羊水量测定是胎儿生物物理检测的一项常规。羊水过多与围生期的预后关系密切，约1/3合并神经管缺陷、消化道梗阻或其他畸形。羊水过多的孕妇，其围生期的病发率与死亡率均增高。超声检测羊水最大深度为≥8cm，羊水量超过2000ml诊断为羊水过多。

（2）临床表现：慢性羊水过多常在妊娠后期出现，羊水逐渐增多，仅有轻度不适，病人多可以适应。如羊水量急速增多，使子宫高度膨胀，病人出现呼吸困难不能平卧，下肢外阴水肿，子宫胀痛等，病人极度痛苦，需做紧急处理。

（3）超声表现：子宫大于孕月，胎儿被大量羊水所包围，胎动显示很活跃，不活动时常沉卧于羊膜腔底部，致使观察胎儿脊柱困难；肢体呈伸展状态，因有羊水衬托，胎儿结构显示清晰，因大量羊水压力胎盘显示很薄，但清晰可辨（图5-3-64，图5-3-65）。

2.羊水过少

（1）羊水过少与围生期的关系：羊水少于500ml，超声测量最大深度＜3cm，称为羊水过少，亦有极少至数毫升者。羊水过少，其围生期病生率及死亡率均显著升高，常合并胎儿异常，如胎儿宫内发育不良、过熟儿、胎儿畸形，其中最常见者为胎儿泌尿生殖器官发育异常。

（2）临床表现：子宫与胎儿均小于孕周大小，胎儿活动受限，常取臀位，产时进展慢，胎儿死亡率高。

（3）超声表现：子宫小于孕周，因羊水过少，子宫紧包胎儿，失去羊水这个良好声窗的作用，致使观察胎儿受到影响，胎体及其内脏结构均显示欠清；胎儿活动受限。从四个象限测量羊水的最大深度估算羊水量（图5-3-66）。

3.羊水混浊　一般情况下，羊水为无回声影像，妊娠后期羊水内充满点状强回声为胎脂，对胎儿并无损害，胎脂较多时使羊水稠黏，脐带呈带状无回声区，胎儿在宫内并无窘迫现象，生后新生儿健康，羊水呈乳白黏稠状。当羊水被胎粪污染时，可发生胎儿窘迫，多出现于临产时。如

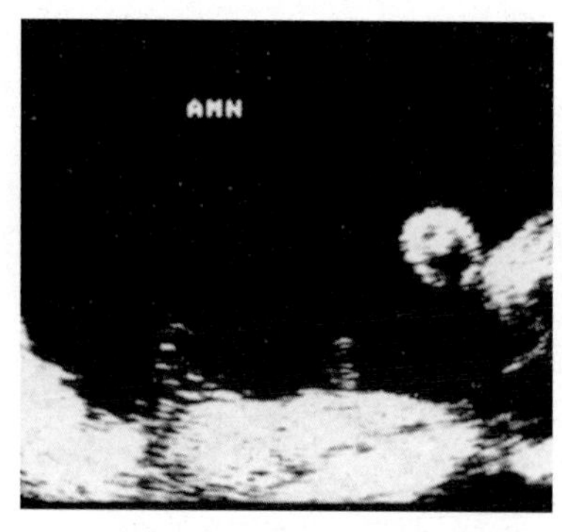

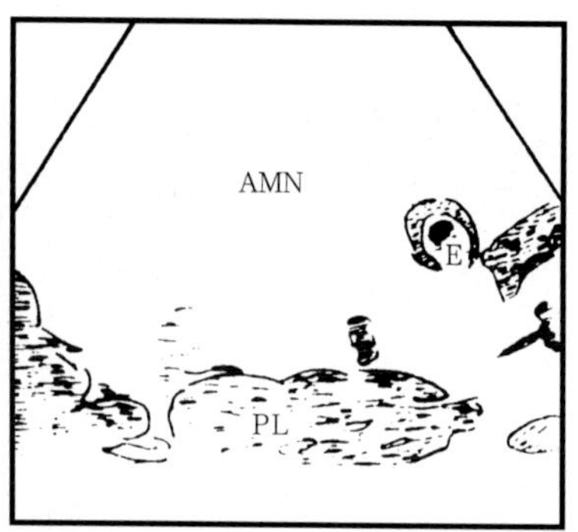

孕31周，羊水深达12cm，后壁胎盘被压较薄

AMN-羊水 E-肢体

PL-胎盘

图5-3-64 羊水过多

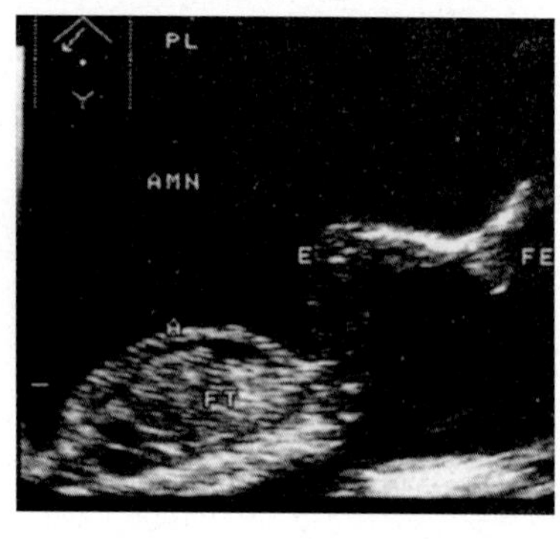

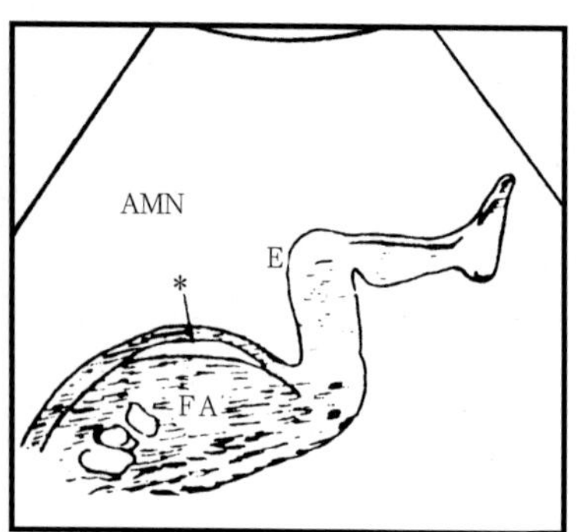

孕20周，大量羊水，胎儿仰卧于子宫后壁，胎儿腹水

AMN-羊水 FA-胎腹

*-胎腹内少量腹水 E-肢体

图5-3-65 羊水过多

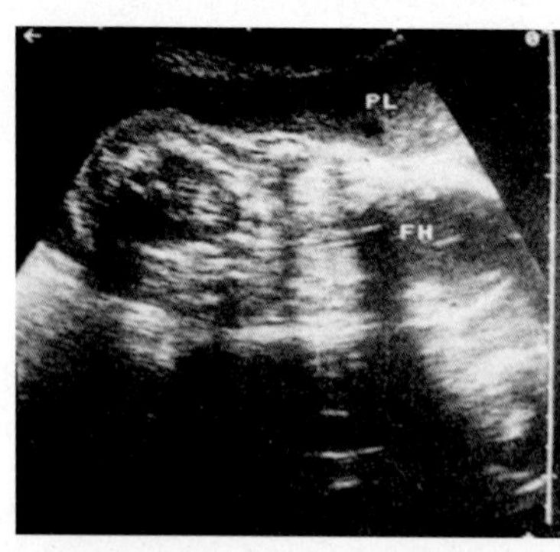

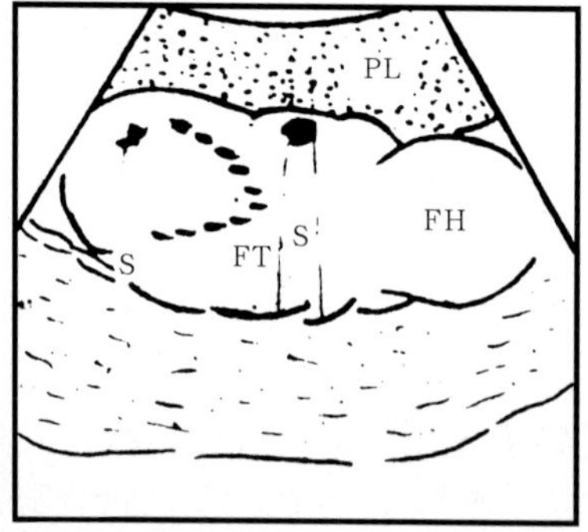

孕30周$^{+2}$，胎儿被子宫胎盘紧紧包裹，几乎看不到羊水，胎儿生长受限

PL-胎盘 FH-胎头

FT-胎体 S-声影

图5-3-66 羊水过少

血液溢入羊膜腔污染羊水，则可见漂浮的亮点。

三、脐带的异常

1.脐带缠绕

（1）病理：正常脐带平均长度为50～70cm。如超过70cm为脐带过长。脐带过长容易发生缠绕，如绕颈、绕体、绕肢，也可造成脐带脱垂、打结、扭转等。脐带本身伸展性很强，不拉紧到一定程度不会危及胎儿生命。缠绕以绕颈多见，如绕颈、绕体在2周以上，就会导致脐带相对过短，引起胎儿窘迫或死亡见表5-1（彩图5-3-67）。

（2）临床表现：脐带缠绕可引起胎儿窘迫，尤以宫缩时明显。据统计脐绕颈占分娩总数的20%～25%（Stander），山东医学院附属医院1 214例分娩中，发现脐绕颈的167例，其中绕颈1周占10.7%，2周者占2.8%，3周占0.2%。脐绕颈时胎头迟迟不能入盆，第二产程延长。

表5-1 脐带绕颈周数与脐带长度的关系

绕颈周数	例数	脐带平均长度
1周	130	51.81cm
2周	34	62.03cm
3周	3	80.3cm
未绕颈者（对照组）	100	46.2cm

（3）超声诊断：脐带缠绕处的胎儿体表有明显的压迹；压迹的上方可见有圆形或扁圆形的彩色多普勒为一小彩团，此为缠绕处的脐带横切面，内可见等号形强回声带，此为脐带内的血管壁回声，慢慢转动探头90°，可寻找缠绕胎颈的一段脐带，为一条衰减带状回声，彩色多普勒表现为一红蓝相间彩带，可测得动静脉频谱。

脐带绕颈周数不同，声像图表现也不同。脐绕颈1周，胎儿颈背面皮肤有U字形压迹；脐绕颈2周，胎儿颈背面皮肤压迹呈W形，其上方低回声影像形似带壳的花生；脐绕颈3～4周，胎儿颈背部皮肤呈锯齿状压迹，其上方串念珠样衰减影像。脐绕体、肢，则可在胎体表皮有U形或W形压迹，压迹多在胯部或腋下。一般缠绕体或肢1周，多可见自行解脱，但如缠绕多周，而压迹很深者可危及胎儿生命（图5-3-68～5-3-73，彩图5-3-74，图5-3-75～5-3-79）。

（4）脐带缠绕的自行解脱问题：脐带绕颈或绕体二维超声观察已显示很清楚，一般不会漏诊，应用彩色多普勒则更准确。有时超声诊断与分娩时所见不相符合，为此我们对70例脐绕颈的孕妇进行了跟踪检查（孕24～40周），直至分娩。其中6例脐绕颈自行解脱，占8.6%。脐绕颈的自行解脱或缠绕与以下因素有关：

①月份较小而羊水较多孕妇，胎儿活跃容易有脐缠绕也易于解脱。

②脐带过长容易缠绕。

③距离分娩期越近诊断缠绕准确率越高。

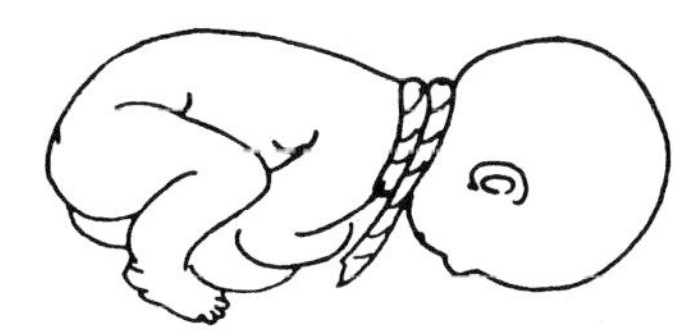

胎儿颈部脐缠绕2周

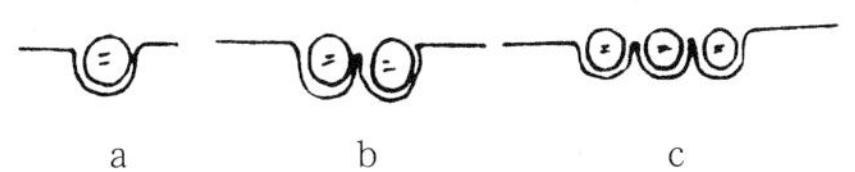

图5-3-68 脐带绕颈示意图

a.脐绕颈1周：皮肤压迹为“U”字形，其上方见一衰减小圆形包块此为脐带横断面，其中有小短光条

b.脐绕颈2周：皮肤压迹为“W”字形，其上方见两衰减包块，似带壳花生，内含短光条

c.脐绕颈3周：皮肤压迹呈锯齿状，其上方有串珠状衰减条形包块，内见小光条或光点

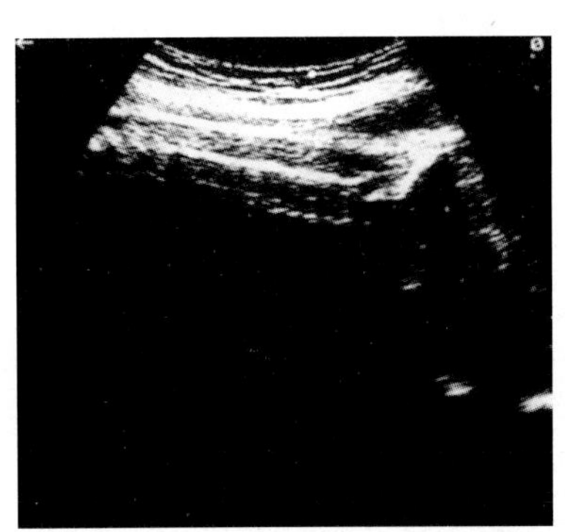

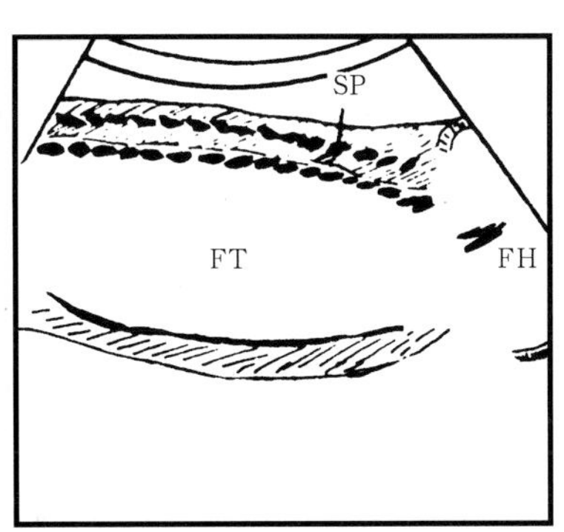

胎儿俯伏位，可见胎头，其后方即为颈胸段，可见皮肤无压迹，平坦光滑

FH-胎头　SP-脊柱

FT-胎体

图5-3-69 无脐绕颈图像

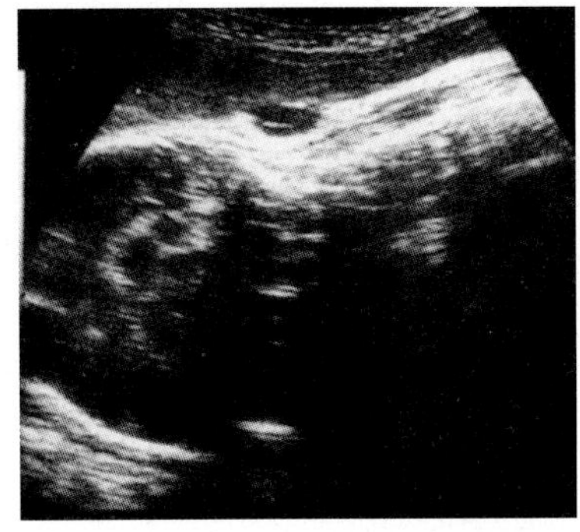

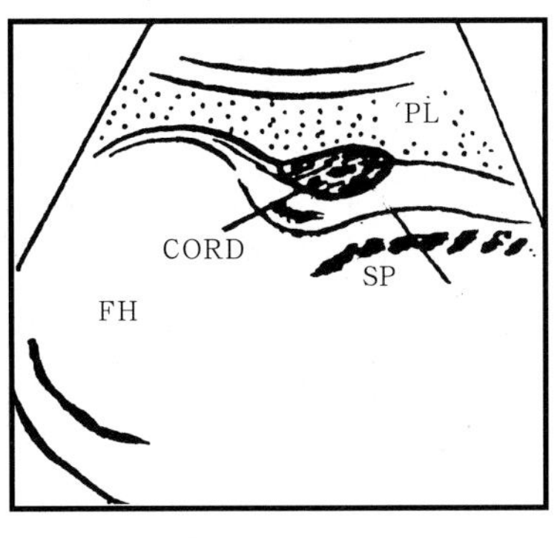

孕38周$^{+4}$，胎儿俯伏位，颈背皮肤见“U”字形压迹，内含脐血管壁

PL-胎盘　CORD-脐带

FH-胎头　SP-脊柱

图5-3-70 脐绕颈1周

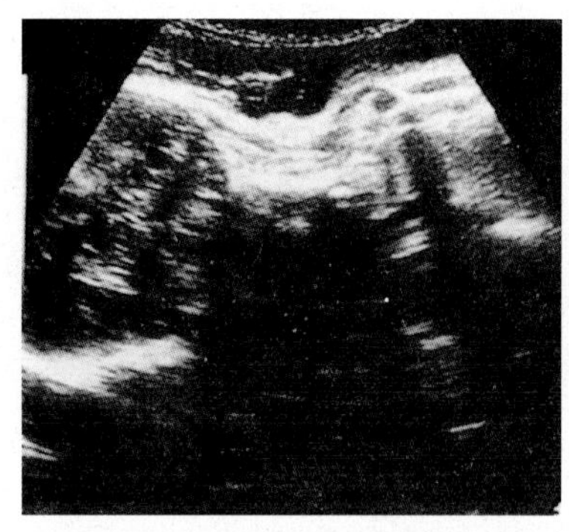
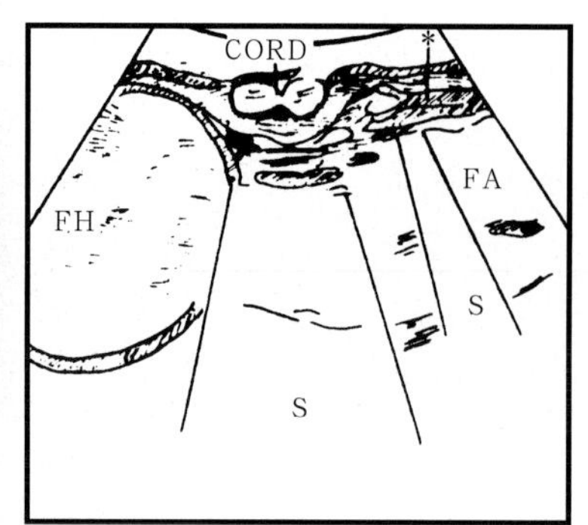

孕36周，颈部皮肤压迹“W”形

FH-胎头　CORD-脐带
FA-胎腹　S-声影
*-肩胛骨

图5-3-71 脐绕颈2周

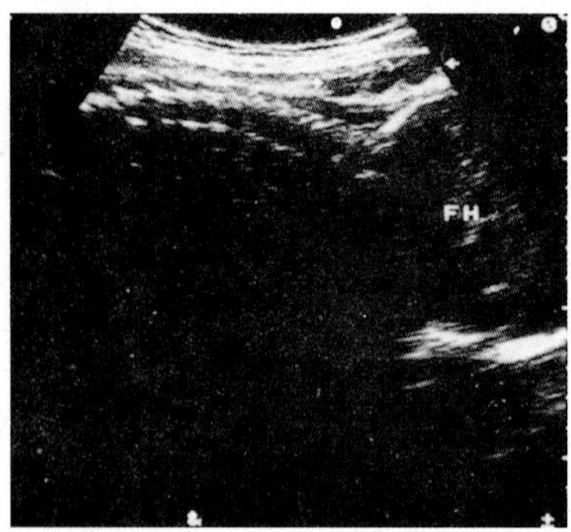

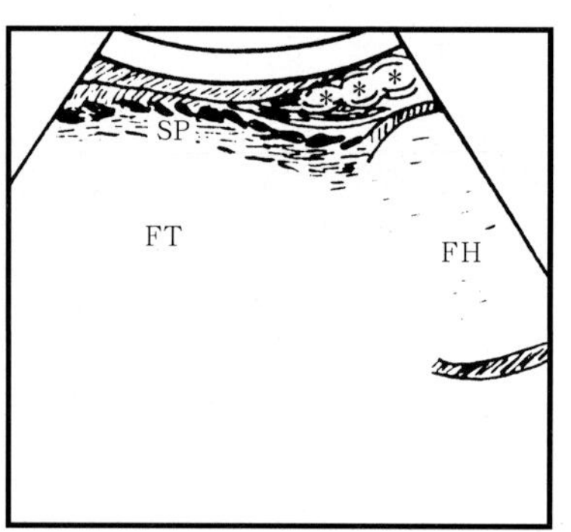

孕40周，胎颈皮肤压迹呈锯齿状

FH-胎头　FT-胎体
SP-脊柱
*-绕颈脐带的横切面

图5-3-72 脐绕颈3周

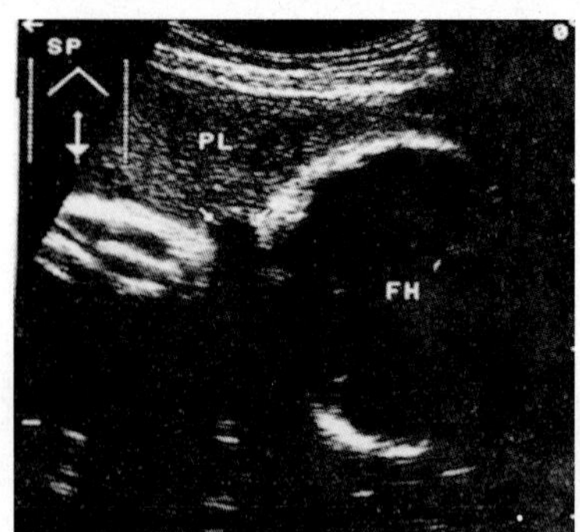

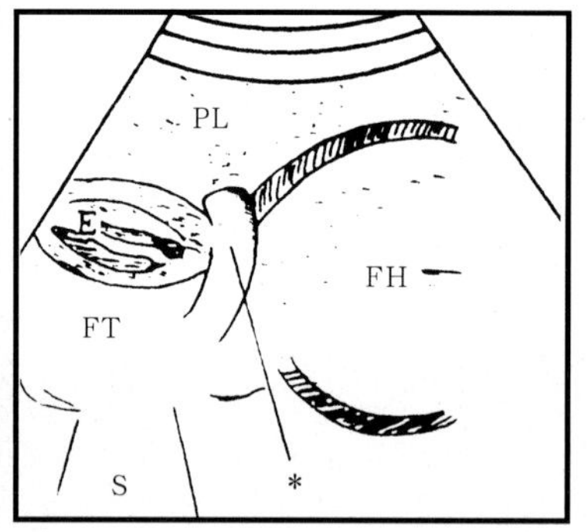

孕37周，胎颈部可见一条绕颈的脐带回声衰减，似围巾围在胎颈部

FH-胎头　*-绕颈的脐带
FT-胎体　PL-胎盘
E-肢体　S-声影

图5-3-73 脐绕颈1周

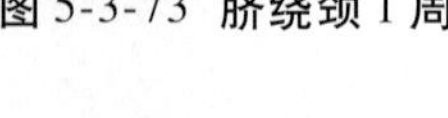

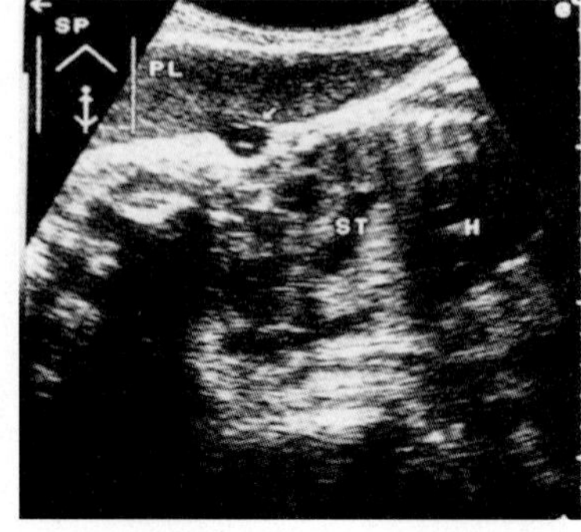

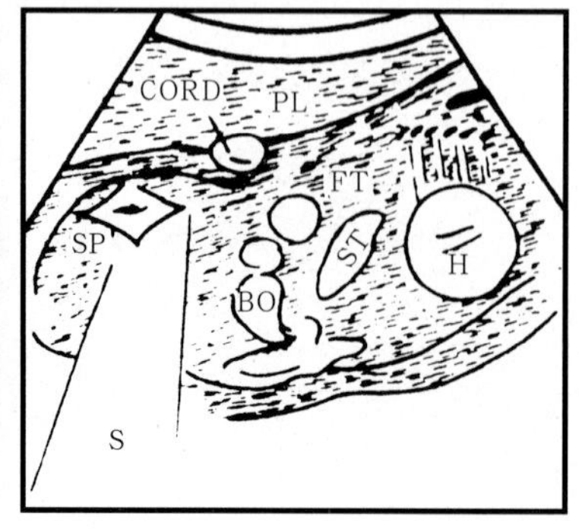

孕36周，胎儿髂前上嵴上方见皮肤有“U”字形压迹

CORD-脐带　PL-胎盘
SP-脊柱　FT-胎体
H-胎心　ST-胎胃
BO-肠管　S-声影

图5-3-75 脐绕体1周

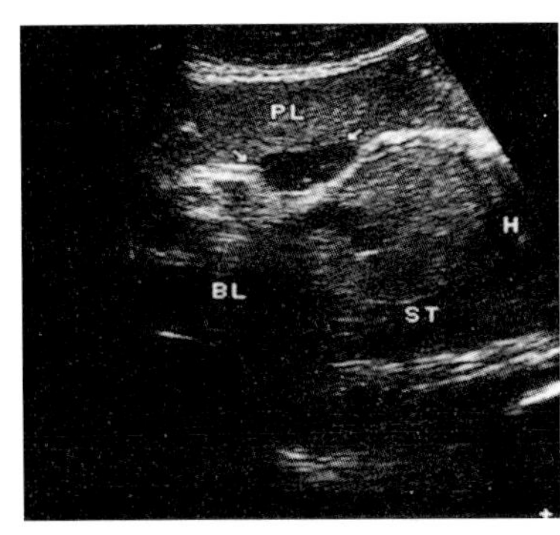

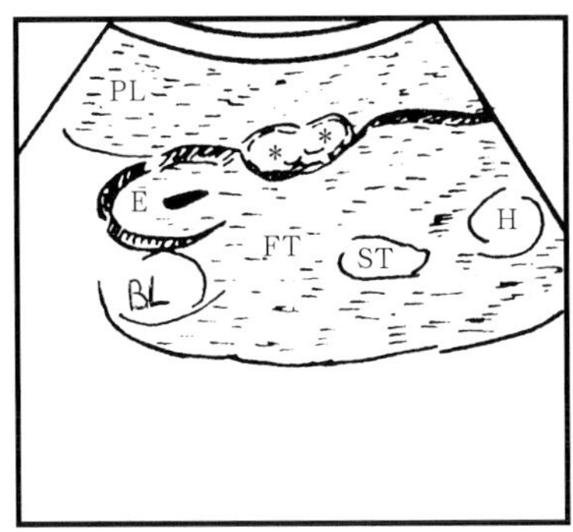

孕34周，胎腹髂前上嵴上方见腹部皮肤有“W”形压迹

PL-胎盘 FT-胎体

＊＊-缠腹的脐带横切面

ST-胎胃 H-胎心

E-胎肢体

BL-膀胱

图5-3-76 脐绕体2周

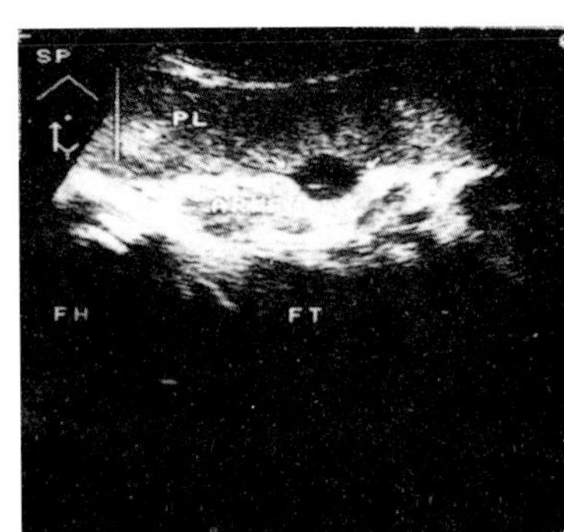

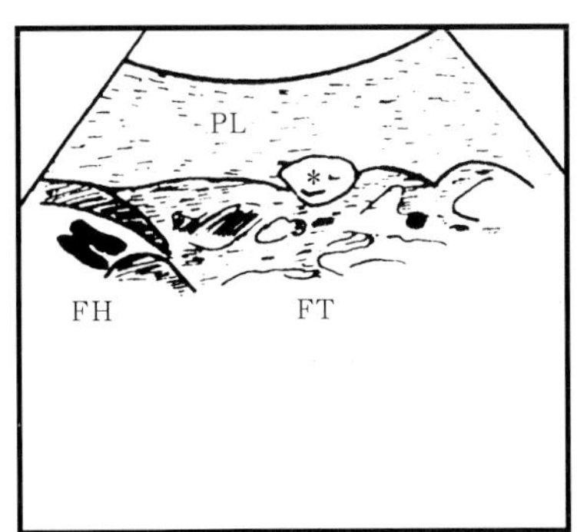

孕33周，胎儿上肢皮肤有“U”字压迹，上有圆形衰减包块内含小光条

PL-胎盘 ＊-脐带横切面

FH-胎头 FT-胎体

图5-3-77 脐绕臂1周

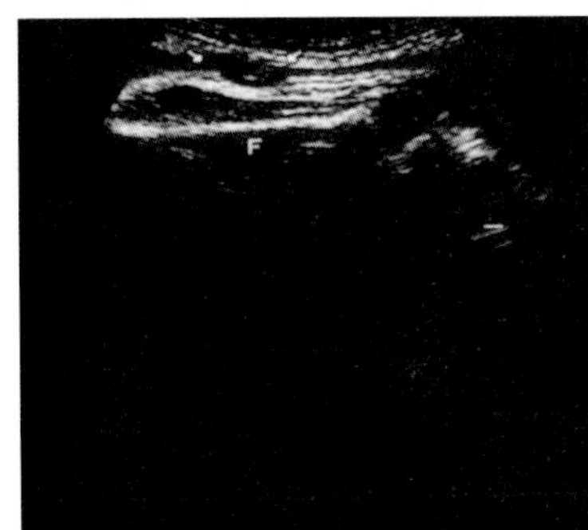

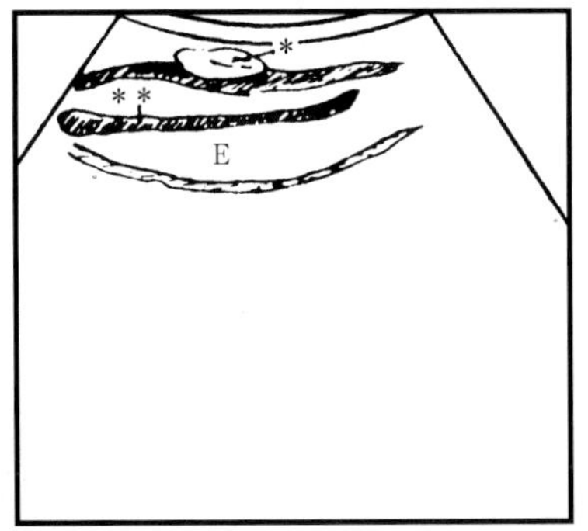

孕39周，胎儿下肢皮肤见“U”字形压迹

E-胎儿大腿 ＊＊-股骨

＊-脐带

图5-3-78 脐绕腿1周

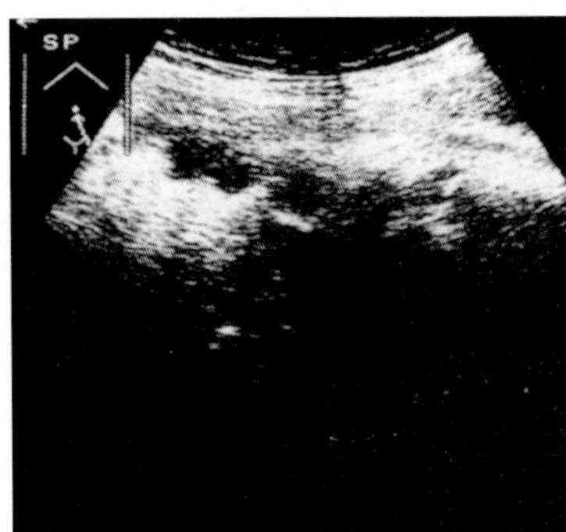

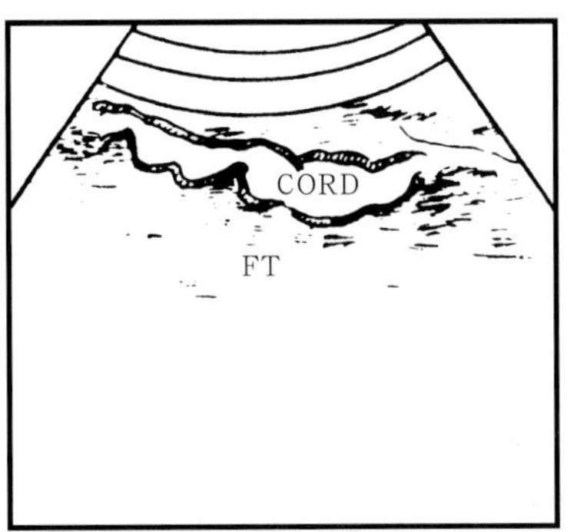

孕34周，胎儿腹部皮肤呈锯齿状压迹

CORD-绕体脐带 FT-胎体

图5-3-79 脐绕体3周

2.脐带脱垂 脐带脱垂后，胎儿窒息，死亡率很高，因此应引起医师重视。脐带脱垂的原因如盆头不称，先露入盆受阻，胎盘较低或脐带过长等。先露高浮不能入盆，脐带常可进入子宫下截较低部位，脐带位于胎先露前方者，称为脐带先露（彩图5-3-80）。超声可以探查子宫下截前羊水内或在胎头周围有无脐带，对临床处理有较大价值。脐带脱垂分以下几种情况：

（1）隐性脐带脱垂：脐带下移至胎儿耳朵水平，在较多前羊水中可查到。

（2）脐带先露：脐带已下移至胎头前部而成脐先露。

（3）脐带脱垂：破水后脐带脱入阴道，其死亡率很高。

前两种情况羊膜尚未破裂前，先露尚未入盆时，前羊水中有可能查见，但当破水后则给检查带来很大困难（图5-3-81～5-3-83）。

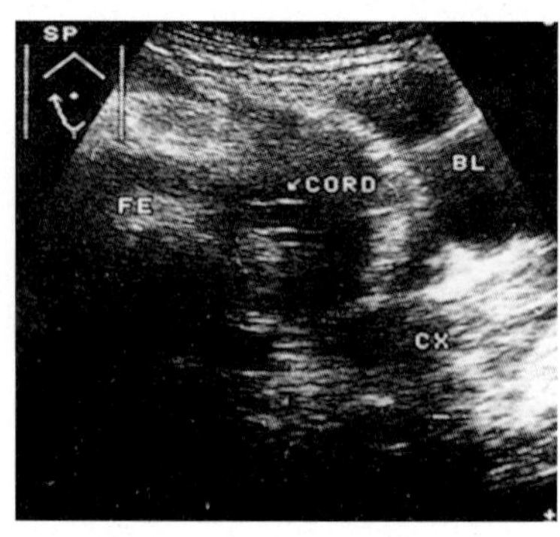

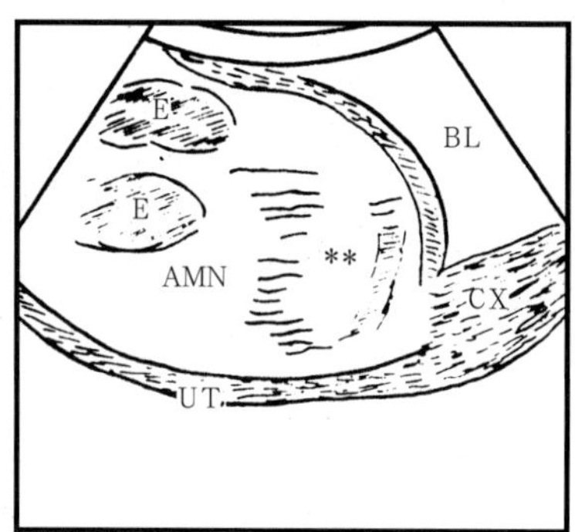

BL-膀胱 E-肢体
AMN-羊水 UT-子宫
＊＊-子宫下段羊水内脐带
CX-宫颈

图5-3-81 脐带先露

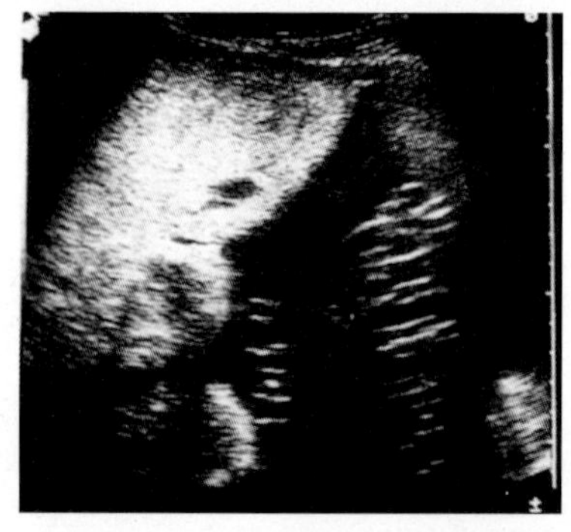
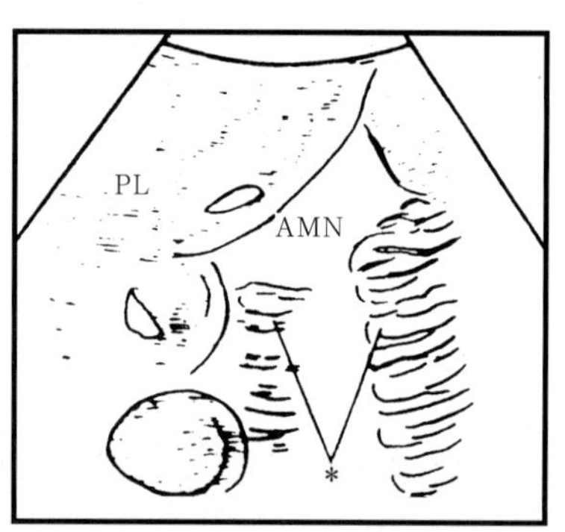

PL-胎盘 AMN-羊水
＊-脐带

图5-3-82 脐带漂浮在子宫下截羊水中

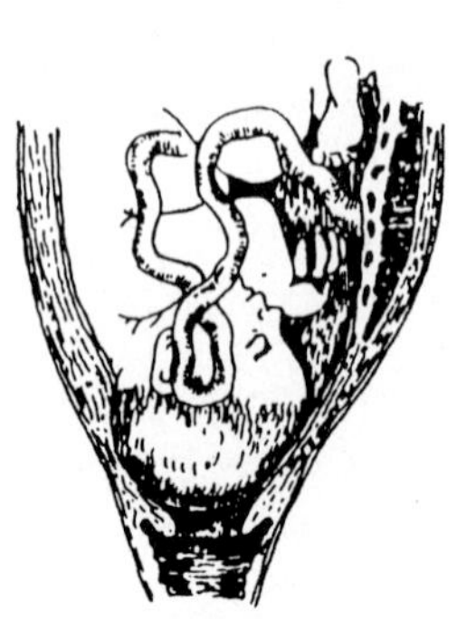
隐性脐带脱垂

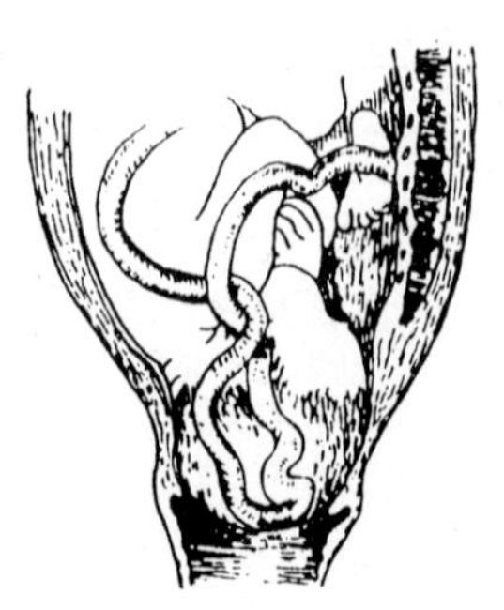
脐带先露

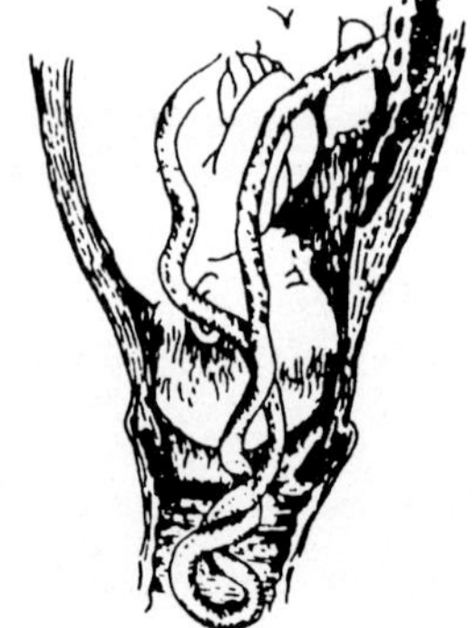
脐带脱垂

图5-3-83 脐带脱垂示意图

3.脐带囊肿　脐带囊肿可分真假囊肿。真性囊肿较小，认为是卵黄囊的遗迹；假性囊肿，大小不等，由华顿胶液化聚集形成。

脐带囊肿的超声诊断：假性囊肿为圆形，表面光滑，内为无回声区，囊肿由脐带一侧突出，囊肿长大时，常见脐带附着其上，随脐带漂浮于羊水中。囊肿直径约3～4cm，可近胎儿侧亦可近胎盘侧，可以压迫血管导致胎儿死亡（图5-3-84～5-3-86，彩图5-3-87，彩图5-3-88）。

4.脐带水肿和脐带血肿

（1）脐带水肿：常并发于胎儿水肿及浸软胎儿。

（2）脐带血肿：为曲张的脐静脉破裂后，血液流入外围的华顿胶内，形成血肿，可导致胎儿死亡。

（3）超声诊断：脐带水肿时见脐带变粗，因

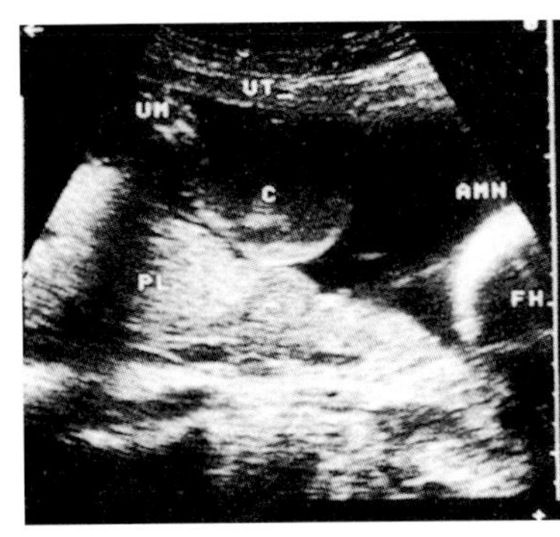

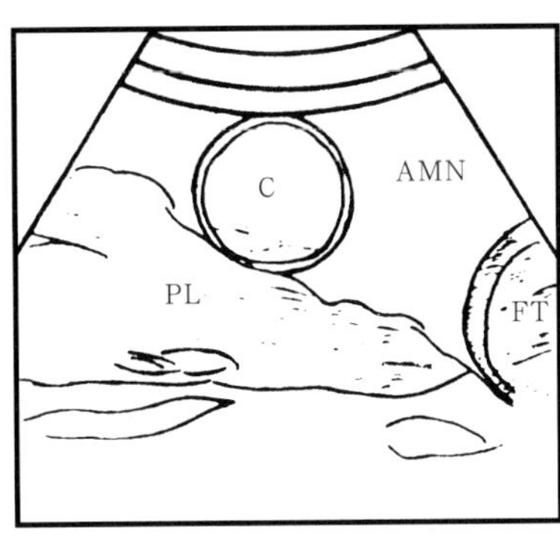

孕34周，脐带囊肿靠近胎盘一端为圆形含液囊，内有沉积物

PL-胎盘　C-脐带囊肿
AMN-羊水　FT-胎体

图5-3-84　脐带囊肿（华顿胶聚集）

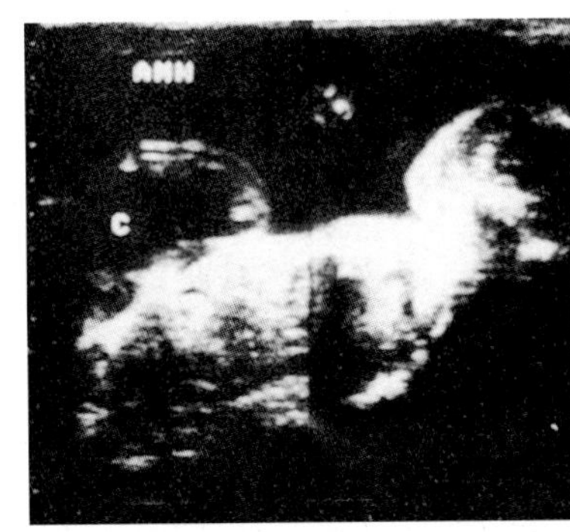

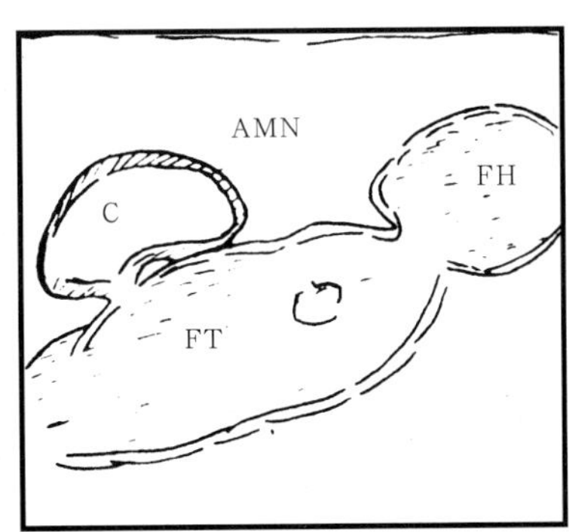

孕27周，近胎儿脐部可见一中等大小囊肿，囊壁上伏有脐血管

FT-胎体　C-脐带囊肿
FH-胎头　AMN-羊水

图5-3-85　脐带囊肿

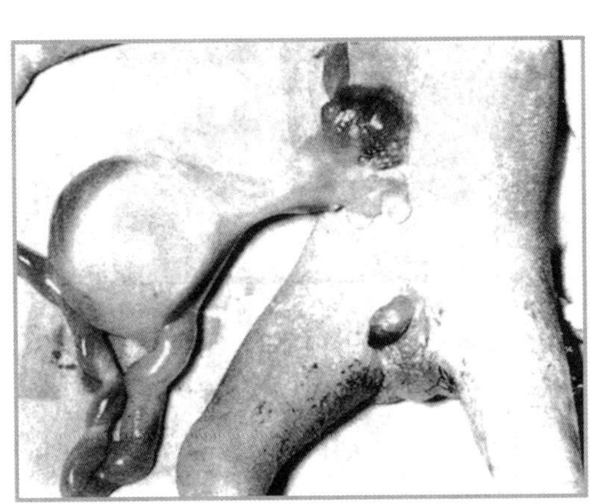

图5-3-86　脐带囊肿引产后标本

声减低在羊水衬托下可以看清楚。脐带血肿者在血肿处脐带膨隆变粗，内含强回声斑，如胎儿较大则不易显示。适当角度可看见，诊断较困难。

5.脐动脉缺少 正常脐带含两条动脉及一条静脉。少数病例仅有一条动脉和一条静脉，多胎较单胎发生率高，此类胎儿常合并先天畸形（图5-3-89，彩图5-3-90）。

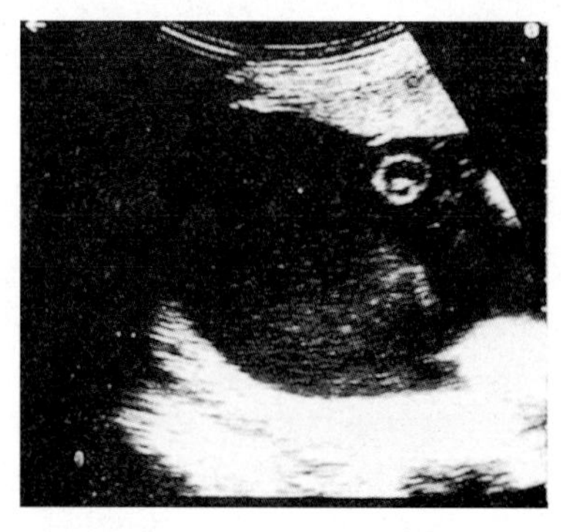

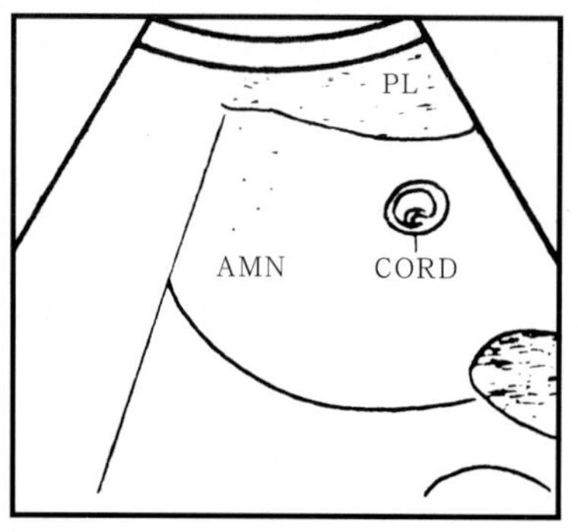

孕31周+6，羊水较多含胎脂，脐带横切面内有一条脐静脉，一条脐动脉

PL-胎盘 AMN-羊水

CORD-脐带

图5-3-89 单脐动脉

四、羊膜带综合征

1.病理 羊膜带综合征是由于羊膜部分破裂后产生纤维囊成纤维鞘，粘连或缠绕胚胎或胎儿，使胎儿受累部位发生分裂或畸形。纤维带缠绕胎儿时间越早造成的畸形程度越严重。畸形很复杂，可涉及胎儿全身各个部位。

本病发生率为1∶1300，较少见。

2.超声表现

（1）羊水内可见多条带状结构在羊水内漂浮，其部分贴附于胎儿某部位。

（2）羊水带可粘连胎儿各个部位，如粘连缠绕于胎儿头颅部可出现脑膨出，膨出组织可粘连于胎盘部位而固定，亦可出现颅骨缺如；如粘连缠绕于胎儿腹部则可出现腹裂或膀胱外翻等；如粘连缠绕于胎儿肢体可造成肢体畸形，受累部位常见羊膜带。

（3）常合并羊水过少，胎动受限。

羊水内亦可见到羊膜带组织并未缠绕胎儿，其发生率约为0.6%。

有关羊膜带综合征可见彩图5-3-91～5-3-94。

第四节 子宫颈机能不全的超声诊断

一、病理变化

子宫颈机能不全为习惯性晚期流产及早产的一个主要原因，其病理为子宫颈内口闭锁不全。妊娠到中期，胎儿及附属物生长迅速，宫内压力增大，致内口无力抵御而扩张，胎囊突入宫颈管内，至一定程度羊膜破裂而流产。

二、临床表现

子宫颈机能不全的发病率占妊娠妇女的0.1%～0.8%。其病因为宫颈创伤或先天性发育异常，病人常有两次以上的晚期流产或早产史，胎儿均为正常。未妊娠期妇科检查宫颈内口通过7～8mm扩张器而无阻力者，可证实为宫颈机能不全；妊娠期，宫颈管逐渐缩短且宫颈管扩张部分胎囊膨入者，可诊断为宫颈机能不全。有宫颈机能不全的病人，流产前无阵痛，仅腰酸及盆腔沉胀感，而后突然破水流产。

三、超声诊断

超声检查为本病有价值的诊断方法，是目前唯一客观的直观手段。检查前适当充盈膀胱，应用线阵实时超声仪做下腹正中纵切面检查，观察宫颈长度。在妊娠早期子宫内口直径≥15mm、妊娠中期子宫内口直径≥20mm作为诊断本病的参考值。如见宫内口扩张，且胎囊膨入宫颈管者，则诊断可以成立（图5-4-1～5-4-6）。

在动态观察过程中，病人可有不规则宫缩，当宫缩开始时，松弛的宫内口扩大，胎囊膨入宫颈管内，逐渐加深、加宽。初期可看到宫内口两旁突出的“嵴”，当扩张很大时则“嵴”消失。此

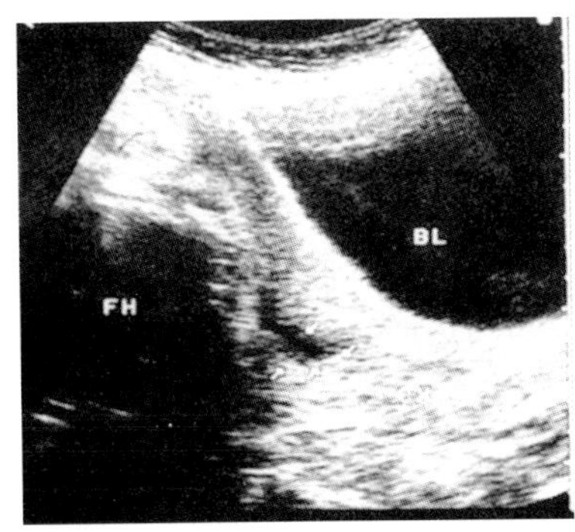

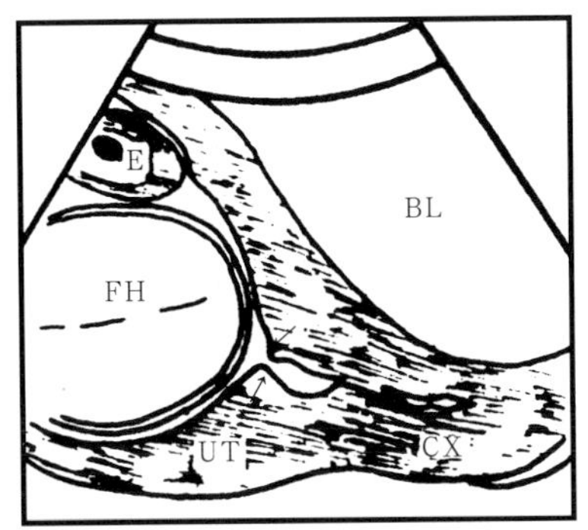

孕32周+2，孕妇曾中期妊娠流产3次，此次妊娠中期做宫颈环扎术。检查时无宫缩，内口开大约1.8cm，子宫颈长约6cm，已见小部分胎囊突入，呈漏斗状

FH-胎头　UT-子宫

CX-宫颈　BL-膀胱

↑-所指为扩张的宫颈管

图5-4-1 宫颈机能不全

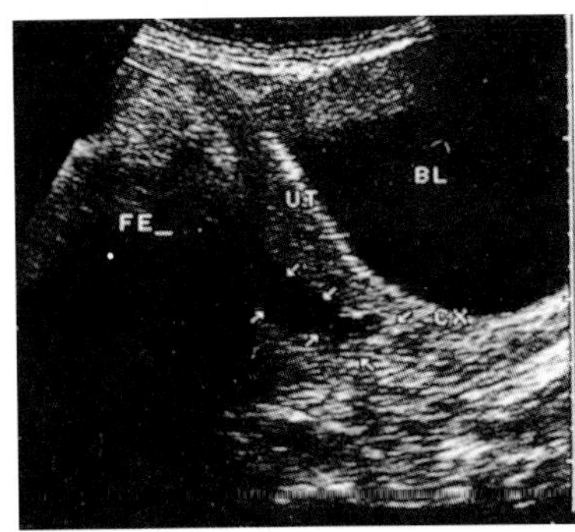

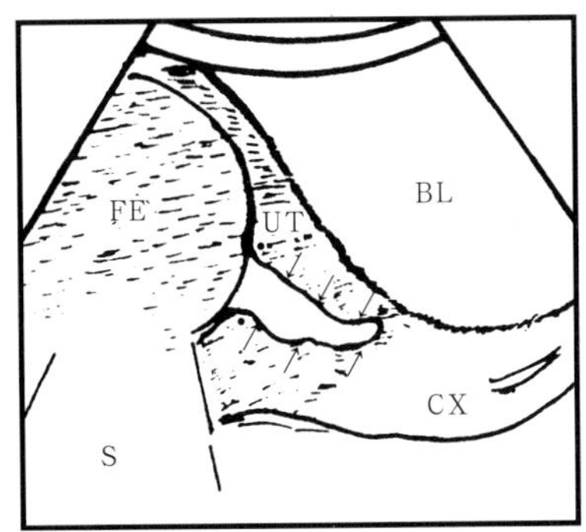

B超观察有宫缩时宫内口扩张，胎囊伸入宫颈管内，内口开大2cm，宫颈缩短至3.8cm

UT-子宫　FE-胎儿

CX-宫颈　S-声影

↑-所指为扩张的宫颈管

·-为扩张内口标记

BL-膀胱

图5-4-2 上同一病例

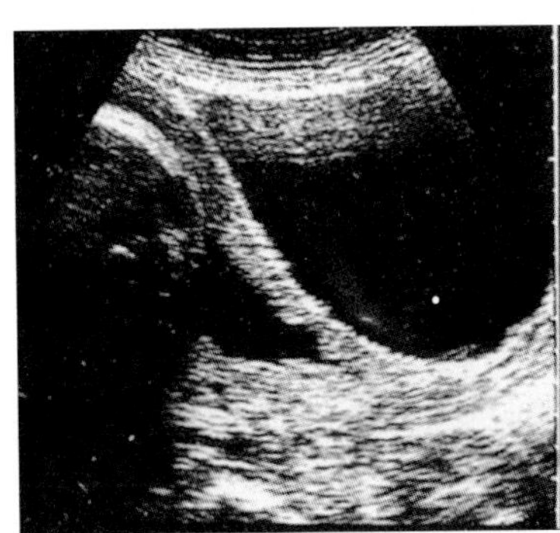
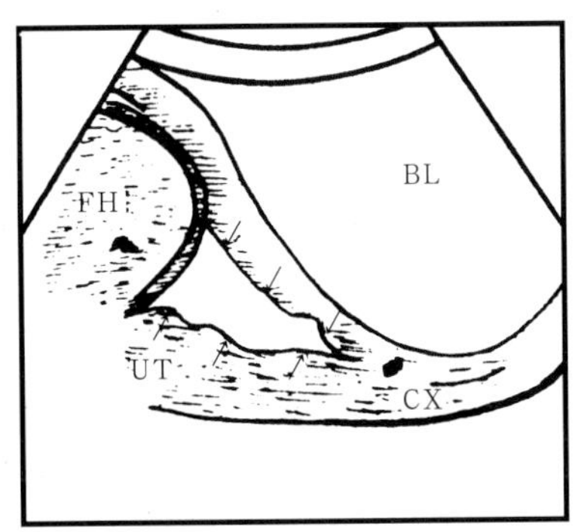

宫颈管继续扩张、延伸，宫颈进一步缩短，内口开大3cm

FH-胎儿　·-为宫颈环扎处

↑-所指为扩张的宫颈管

UT-子宫　BL-膀胱

CX-宫颈

图5-4-3 上同一病例

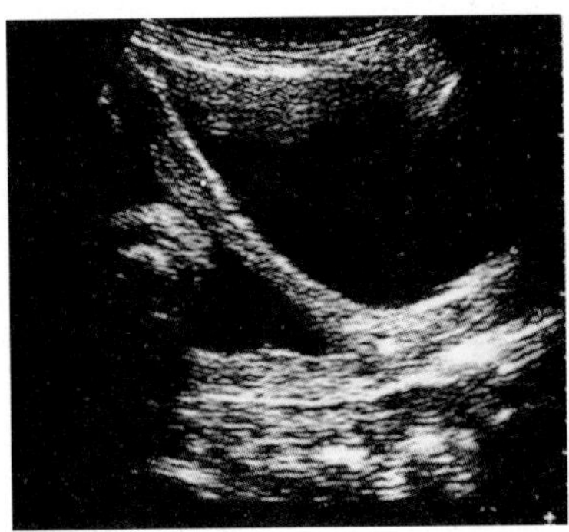
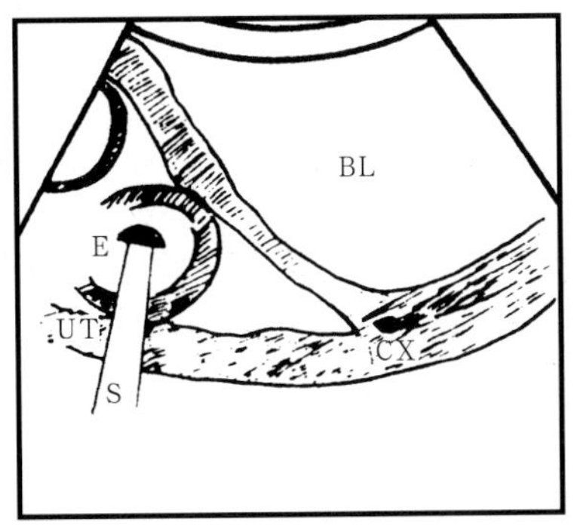

宫颈管内胎囊继续扩大，已接近环扎处（·）

UT-子宫　CX-宫颈

E-肢体　S-声影

BL-膀胱

图5-4-4 上同一病例

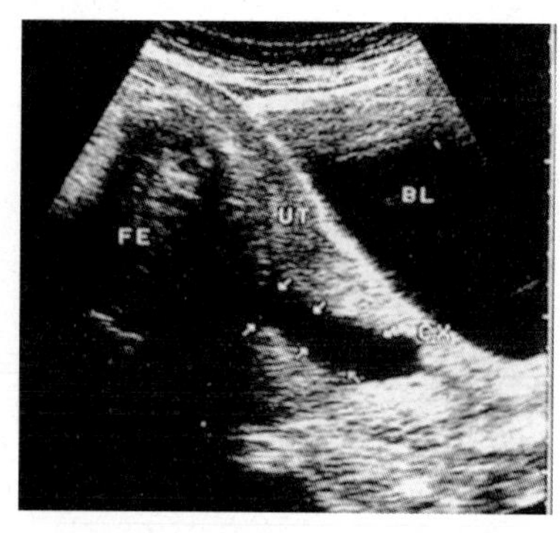

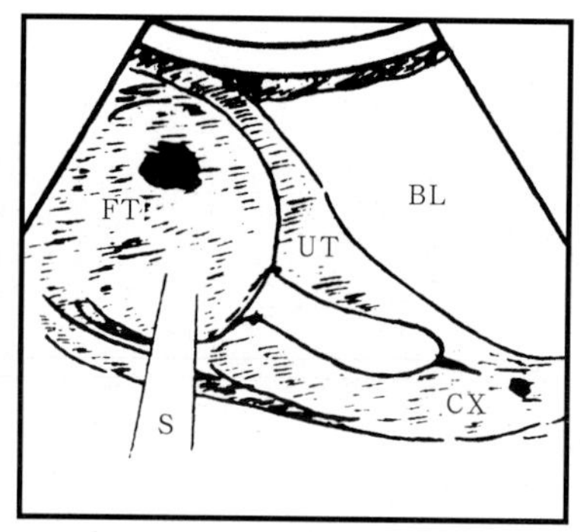

宫缩减弱，扩张的宫颈管逐渐回缩，为↑所指。经卧床休息至足月分娩－活婴

UT－子宫　FT－胎体

S－声影　CX－宫颈

·－环扎处

BL－膀胱

图 5-4-5 上同一病例

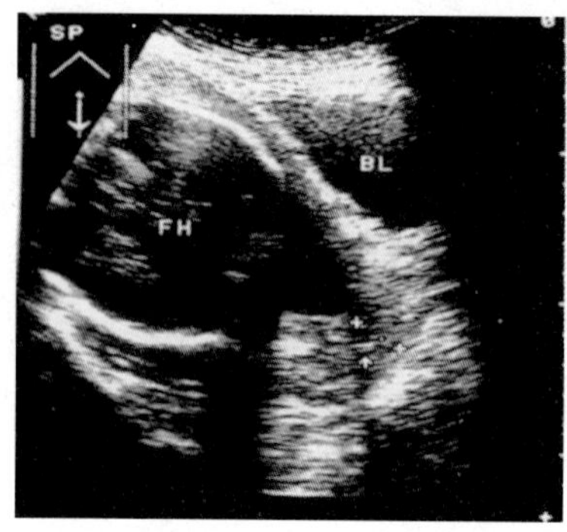

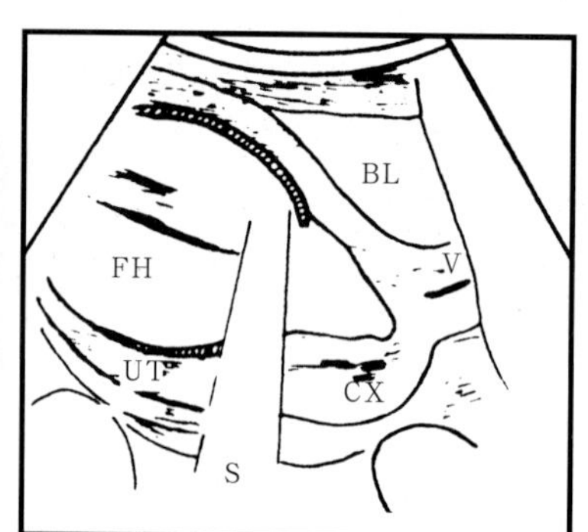

孕 27 周$^{+5}$ 宫颈环扎术后宫颈缩短，内口开大，胎囊呈漏斗形深入宫颈管，宫颈长1.6cm，箭头所指为环扎处

FH－胎头　BL－膀胱

UT－子宫　CX－宫颈

S－声影　V－阴道

图 5-4-6 宫颈机能不全

“峭”为测量宫内口的标志点。

四、鉴别诊断

诊断宫颈机能不全时，应与子宫内口的正常变异相区别，以免误诊。子宫颈的长度随人而异，Bernsfine（1981）曾测量了100例妊娠妇女的宫颈长度（内口至外口）范围为3～7cm。并对妊娠期间子宫颈内口形态进行观察，多数子宫内口关闭很好，胎囊在其上方，有些宫内口是展平的（图5-4-7）；有些宫内口呈小三角形，胎囊略为突入（图5-4-8），但并不使宫颈开大；还应注意的是一种短宫颈，这种宫颈内口机能良好，即使仅有2cm长的宫颈，亦可妊娠至足月。此外，膀胱的充盈度亦影响子宫颈的形态。如膀胱过度充盈时可压迫宫颈管并使宫颈伸长，使诊断遇到困难。此时嘱病人排出部分尿液，再进行检查，以免误诊或漏诊。

综上所述，超声检查不仅是诊断宫颈机能不全的有效手段，也是作为本病环扎术前的定位及术后观察效果的一种良好办法。如疑有宫颈机能不全，可从妊娠 14 周开始随诊。

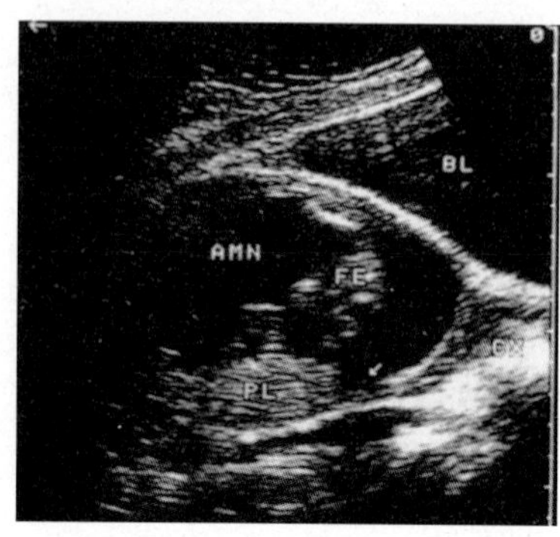

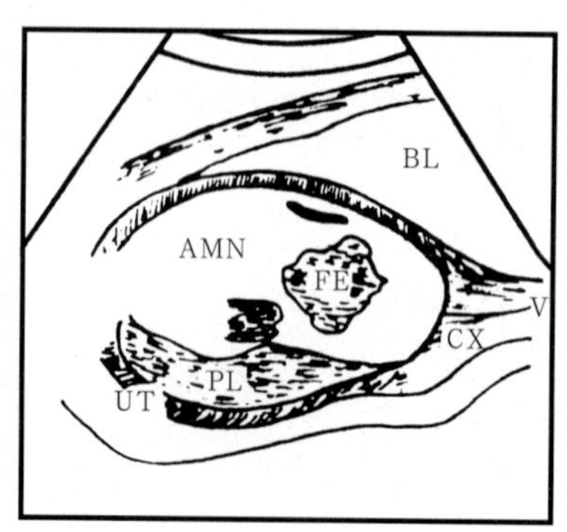

孕16周$^{+3}$在前羊水衬托下可见内口紧闭，胎囊位于上方

CX－宫颈　UT－子宫

PL－胎盘　FE－胎儿

AMN－羊水　BL－膀胱

V－阴道

图 5-4-7 正常妊娠宫颈内口呈展平状

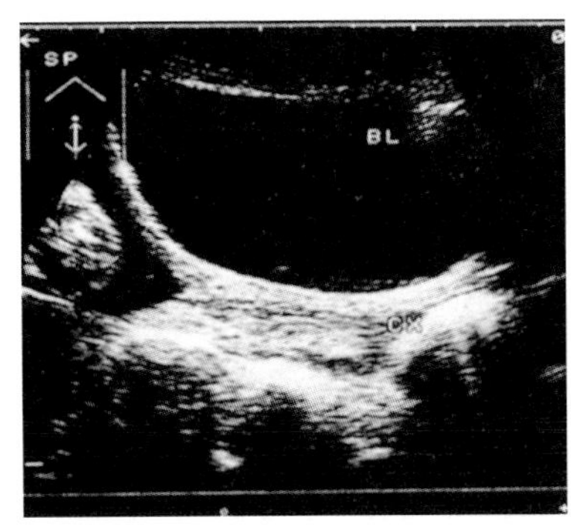

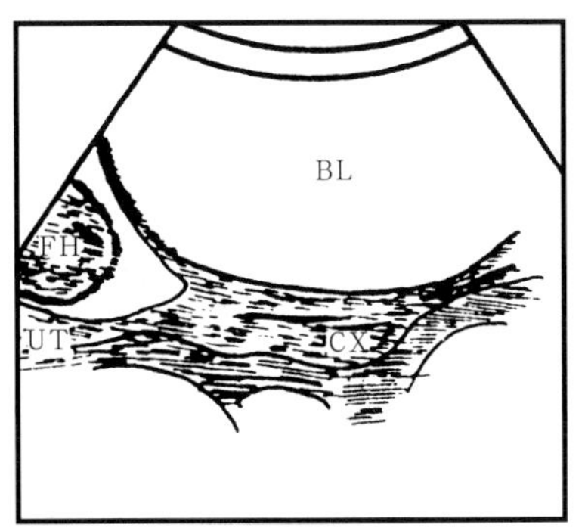

孕28周，因膀胱充盈过度牵引宫颈细长，宫内口处略呈楔状，胎囊位于其上

UT-子宫　CX-宫颈

FH-胎头　BL-膀胱

图 5-4-8 正常妊娠宫颈内口呈漏斗状

第五节　双胎妊娠及其异常的超声诊断

随着辅助生殖助孕技术的普及，多胎妊娠率显著上升，其中以双胎多见，双胎妊娠发生率为0.5%～1%，三胎妊娠发生率为0.01%。

双胎妊娠分为单卵双胎和双卵双胎。单卵双胎可有两种情况：其一为单绒毛膜囊内含两个羊膜囊，囊间隔为两层羊膜构成，每个羊膜囊内有一个胎儿；另一种为单绒毛膜囊单羊膜囊，囊内无隔膜，两胎儿在一个羊膜囊内。单卵双胎有一个大胎盘，两条脐带。双卵双胎每个胎儿各有自己的绒毛膜囊和羊膜囊，两囊间隔膜有四层，即两层羊膜两层绒毛膜。此类型双胎两个胎盘，两条脐带［图 5-5-1（1）、（2）、（3）］。

双胎妊娠早孕反应较大，从孕10周起子宫体积大于同孕龄单胎妊娠子宫。双胎妊娠无论是孕妇本身或胎儿并发症均增加，孕妇方面可合并流产、妊高征、贫血、早破水、早产、羊水过多、产后大出血等；胎儿方面可出现双胎输血综合征，胎儿生长受限、脐带缠结、联体双胎或胎儿畸形。因此，双胎妊娠虽非病态但属高危妊娠范畴，早期诊断具有重要临床意义。

一、早孕双胎妊娠的超声诊断

应用超声早期诊断双胎妊娠，优于其他检查方法，早在孕 7 周即可诊断双胎妊娠。一般在孕早期、中期的双胎检出率可接近100%。超声显示增大的宫腔内有两个胎囊环，两个胎囊紧靠但其间有明显的间隔，孕 8 周后则在各个胎囊中可见到胎芽及原始心管的搏动，此时诊断即可确立（图 5-5-2）。孕 11 周则可见两个胎儿。在妊娠较早时期，由于子宫收缩，膀胱充盈过度或声束折射等因素可产生两个胎囊的伪像，需改变探查方向观察各胎囊内有无胎芽、胎心搏动，如有疑问，应两周后复查，以免误诊（图 5-5-3）。

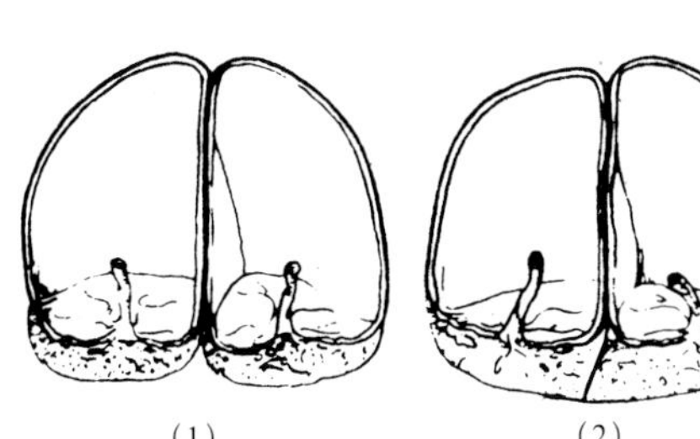

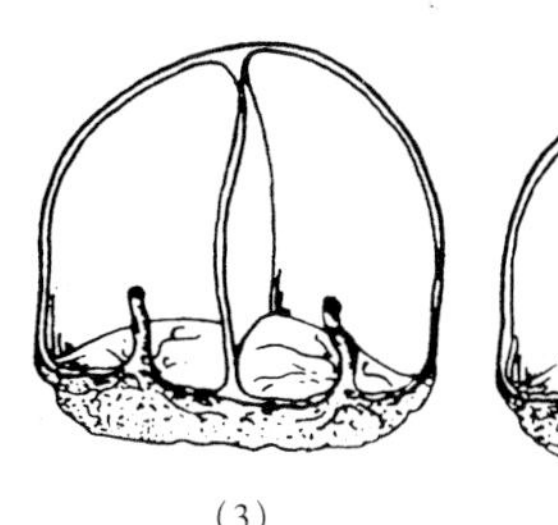

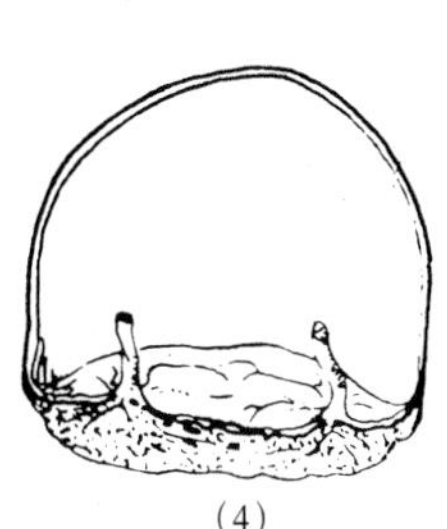

（1）　（2）　（3）　（4）

图 5-5-1 单卵、双卵双胎示意图

（1）双卵双胎：两个胎盘，两个羊膜腔，两个绒毛膜腔，中间有四层膜——两层羊膜、两层绒毛膜

（2）双卵双胎：二个胎盘拥挤在一起似一个大胎盘，两个羊膜腔，两个绒毛膜腔，中间有四层膜——两层羊膜、两层绒毛膜

（3）单卵双胎：一个大胎盘，一个大绒毛膜，两个羊膜腔，中间有两层羊膜

（4）单卵双胎：一个大胎盘，一个大绒毛膜腔，一个羊膜腔

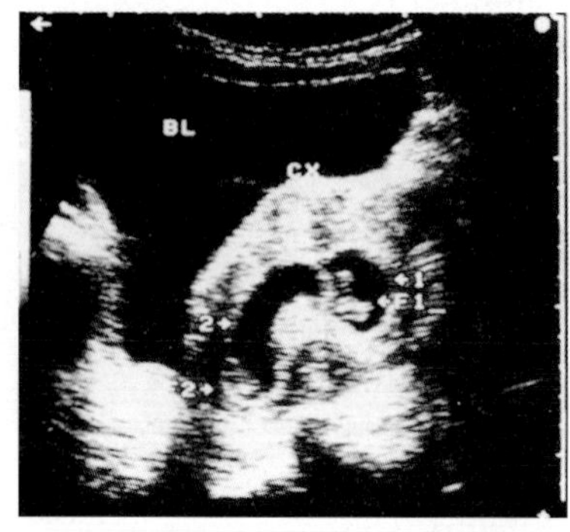

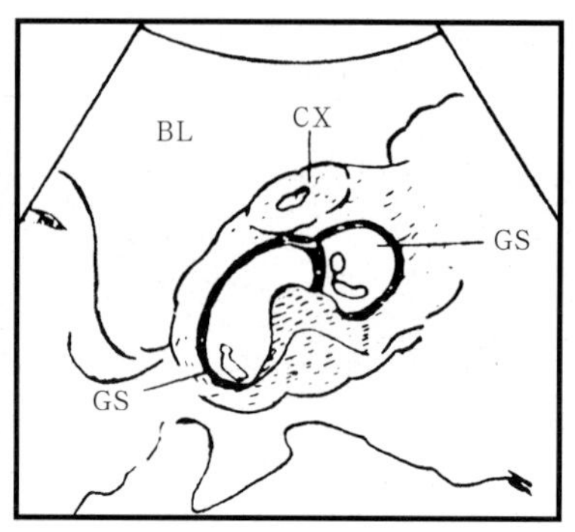

孕7周$^{+4}$，子宫横切面可见两个胎囊，两个胎芽及两个跳动的胎心，两胎囊中间有隔。因子宫呈后倾后屈位，故宫颈位于子宫上方

GS- 为左、右两胎囊

BL- 膀胱　CX- 宫颈

图 5-5-2 早期双胎

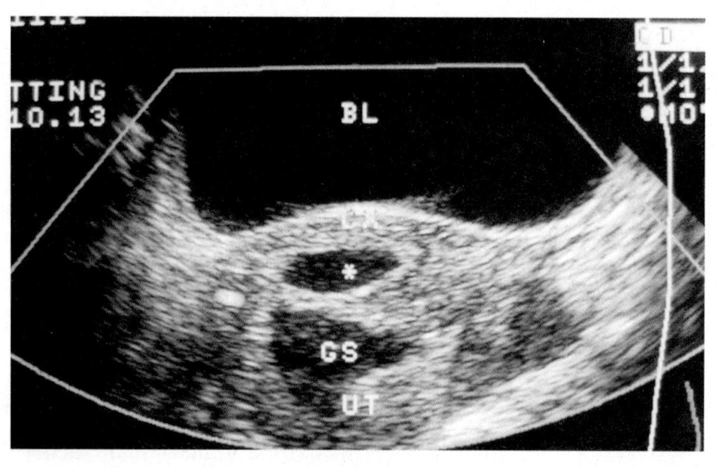

孕54天，阴道出血，图中可见胎囊，其旁见一空囊，已塌陷

* - 胎囊旁见一塌陷空胎囊

图 5-5-3 早期双胎之一流失

二、中晚孕双胎妊娠超声诊断

子宫大于孕龄，可见两羊膜囊之间的膈膜，表现为一强回声带，随胎儿活动而漂浮于羊水中（图5-5-4～5-5-8）。此膜在做羊水穿刺时很重要，因羊水标本需从各个羊膜囊腔中抽吸，穿刺时亦可在囊中注入一种染料（Indigo carmine）作为标记，以避免造成一囊重复抽吸。妊娠晚期胎儿长大拥挤，羊水又逐渐减少，故此膈不易暴露。中期妊娠后超声检查时先寻到一个胎儿颅骨光环然后循其脊柱、内脏、四肢顺序检查。再找出另一胎儿颅骨按常规内容查清，各羊膜囊中羊水需分别测量。注意避免在扫查时出现双胎的假阳性或假阴性。假阳性是将单胎诊断为双胎，原因是技

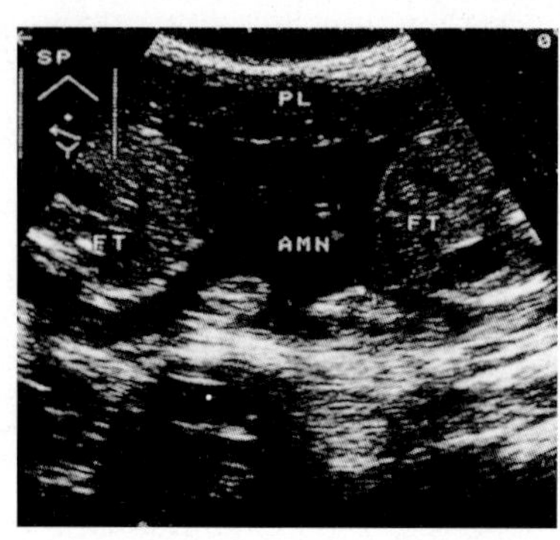

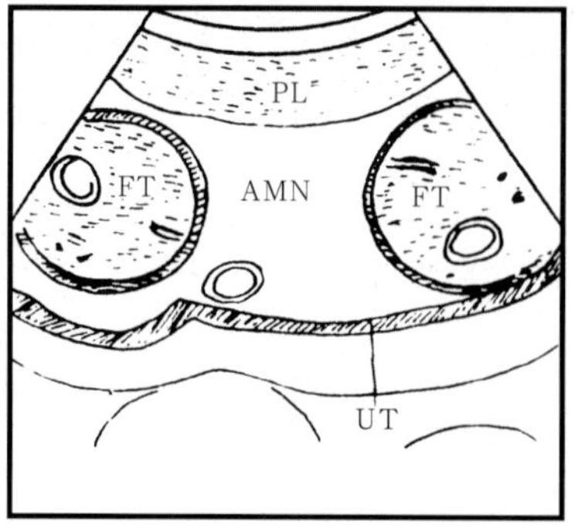

孕25周，在一个画面内见两个胎儿腹部横断面

UT- 子宫　PL- 胎盘

AMN- 羊水　FT- 腹部横切面

图 5-5-4 中期妊娠双胎

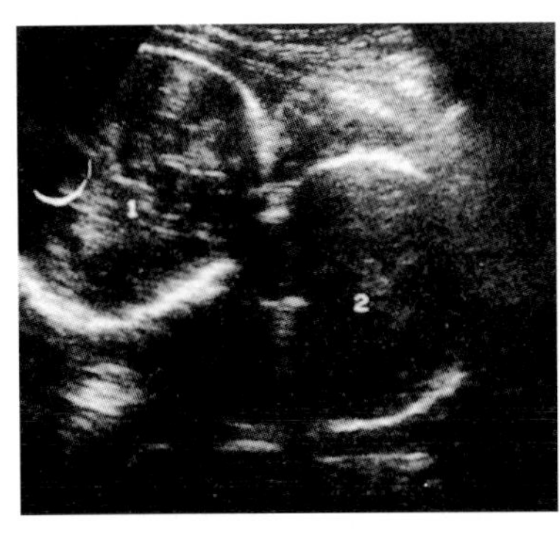
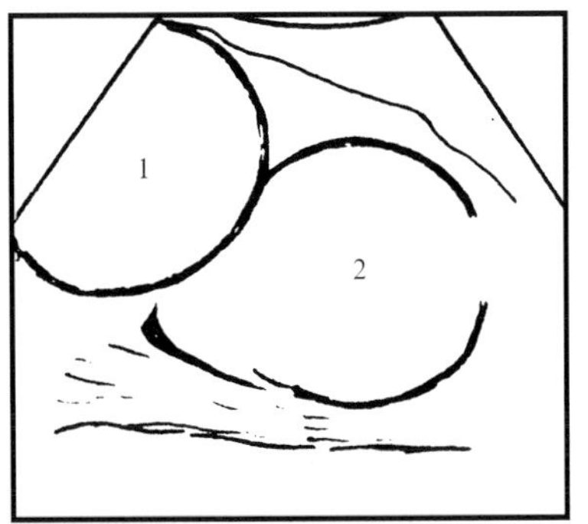

孕31周$^{+3}$，图内为双头位，见两个颅骨光环

1-胎头 2-胎头

图 5-5-5 晚期妊娠两颅骨光环

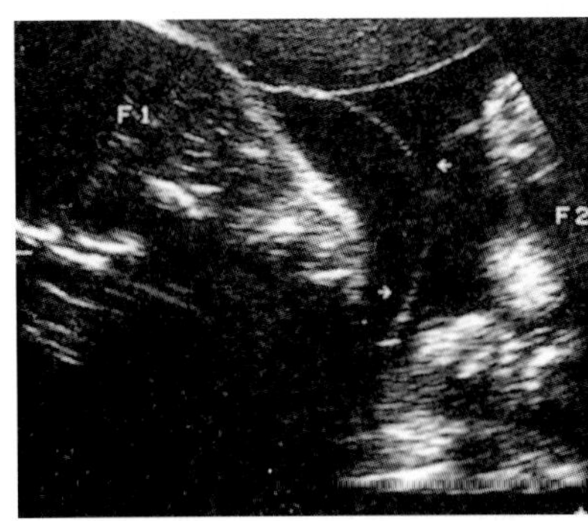

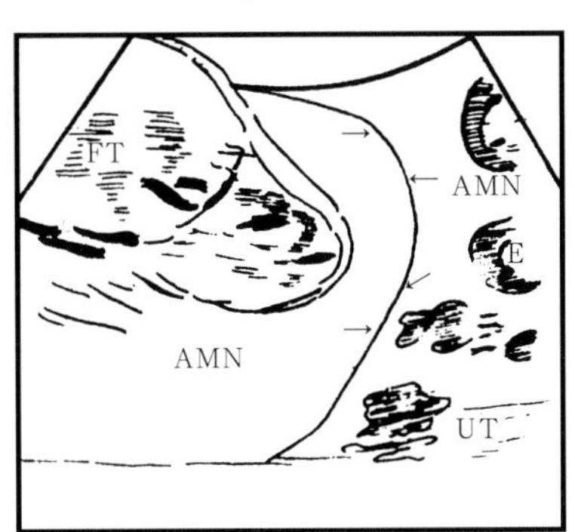

孕29周$^{+3}$在两胎儿之间可见一膈膜，较早期妊娠或有适量羊水时均可看见

FT-胎体 AMN-羊水

E-肢体 UT-子宫

↓-箭头所指为两胎之间膈膜（胎膜）

图 5-5-6 羊膜囊间膈膜

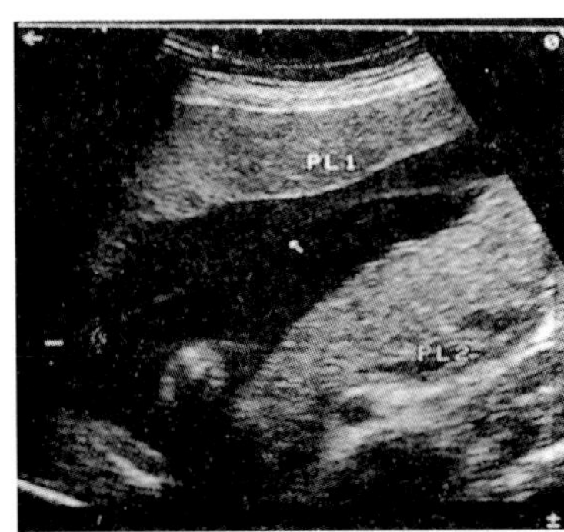

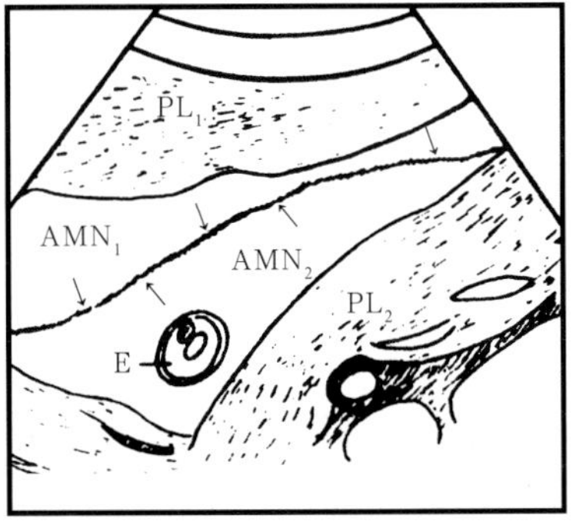

在前后两胎盘之间羊水中漂浮的胎膜

PL_1，PL_2-胎盘 E-肢体

AMN_1，AMN_2-羊水

↓-箭头所指为两胎盘之间膈膜

图 5-5-7 双卵双胎

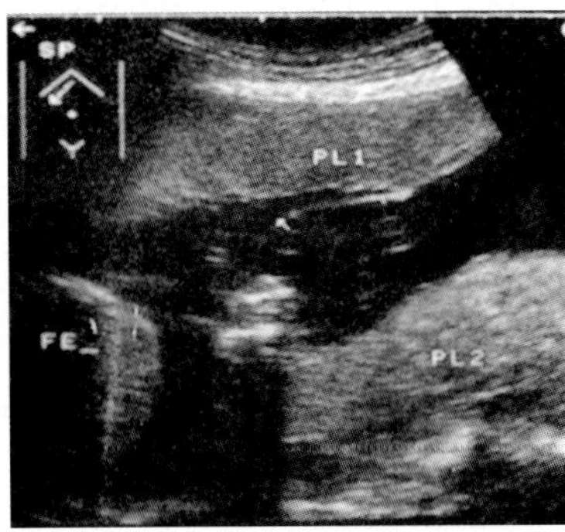

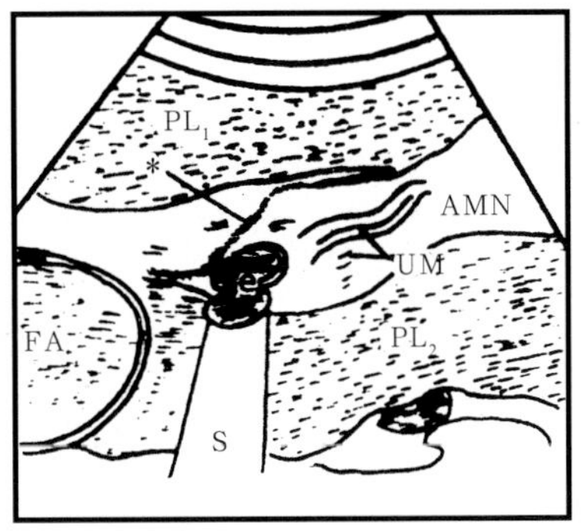

双卵双胎，各有一个胎盘，前、后壁可见，并见两胎间膈膜

PL_1，PL_2-前后壁胎盘各一

FA-胎膜 UM-脐带

＊-胎盘间隔膜 E-肢体

AMN-羊水

S-声影

图 5-5-8 双卵双胎

术不够熟练。例如，在腹壁一侧查见一胎头，当探头放置另一侧时，探头向对侧略为偏斜，又可见一胎头而误诊为双胎。故在探查时必须自一侧慢慢向对侧滑行，探头与水平面保持垂直。假阴性是将双胎漏诊为单胎，原因是扫查不够仔细全面而漏查一侧的另一胎儿。此外还应注意双胎有无联体、畸形、死胎等。胎盘的数目、分级亦是检查的内容。

三、双胎妊娠的类型及其超声鉴别诊断

1.双胎妊娠的类型 双胎妊娠的类型鉴别对临床处理是十分重要的。单卵双胎较双卵双胎的并发症多。双胎中约有20%为单卵双胎，这种类型的双胎可能对胎儿发生许多损害：双胎输血综合征；双胎妊娠中胎儿畸形发生率比单胎高；如为单羊膜囊双胎则可能发生联体双胎，脐带缠结而致死，因此产前鉴别双胎类型对临床处理有指导价值。

2.超声鉴别方法

（1）如为两个胎盘多考虑为双卵双胎（图5-5-7，5-5-8）。但应追踪其全貌，确认为两个胎盘，两胎盘成熟度可不一致。

（2）早孕期如两胎囊相距较远时，常系双卵双胎。

（3）囊间膈膜，双卵双胎的间隔较厚共4层（两层绒毛膜两层羊膜），呈分离状，为一亮带漂浮在羊水中。单卵双胎的间隔多由两层羊膜构成，如不能发现两羊膜囊间隔，则有可能为单绒毛膜、单羊膜囊性双胎（图5-5-9），此类型双胎可发生联体畸形、脐带缠绕等并发症。囊间隔膜的显示与孕龄有关，早、中期妊娠易于查见，而孕晚期双胎儿在宫内拥挤，羊水相对减少故有时不易查见。

（4）如胎儿性别不同，则不认为是单卵双胎。

四、异常双胎妊娠

双胎妊娠，胎儿畸形的发病率比单胎高。据世界卫生组织统计，单胎妊娠胎儿畸形的发生率为1.4%；双胎2.71%；三胎6.9%。单卵双胎畸形的发生率又高于双卵双胎。

1.胎儿畸形 双胎妊娠的超声检查，应高度警惕有无胎儿畸形，可见双胎均为畸形，也可其中之一畸形。

2.双胎畸形的超声诊断 各种畸形超声特点均与单胎畸形一样，可参看有关章节。在检查时须仔细以防漏诊。

（1）一胎为无脑儿，一胎为脑积水。

（2）双胎儿均为无脑儿。

（3）双胎儿均为脑积水。

（4）其他各种类型畸形胎儿。

（5）无心畸形：无心畸形为一种以没有心脏为特征的胎儿畸形。单卵双胎的胎盘间存在动脉-动脉、静脉-静脉间的血管吻合，造成逆向的血液循环，使血流离开无心胎儿，严重的影响胎儿心脏发育而形成无心儿。本病罕见，在妊娠总数中约为1/35000，在单卵双胎中约占10%。全无心畸形多系单绒毛膜单羊膜囊性双胎。Das将此种无心畸形分为四种类型。

Ⅰ型：胎头、胎体、肢体均有，但均发育不全，无心脏。

Ⅱ型：胎儿胸部以上均未发育（即无头、无

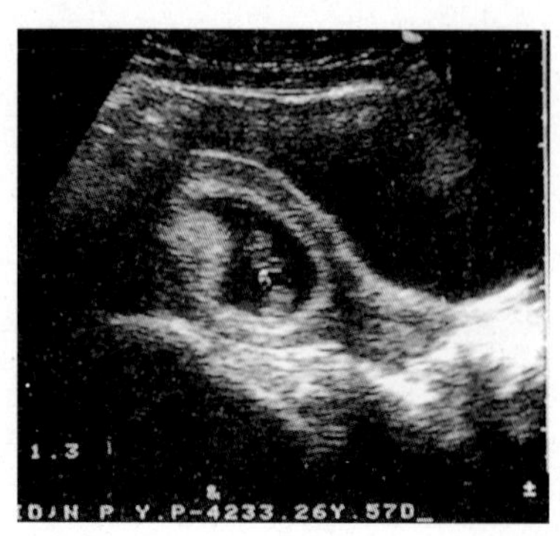

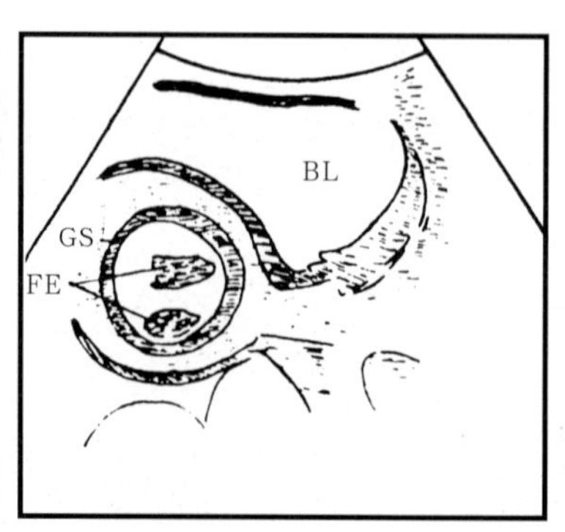

孕57天，胎囊内具有两个胎儿，并查见两个胎心跳，两胎芽间未见膈膜

GS-胎囊 FE-两个胎芽

BL-膀胱

图5-5-9 单绒毛膜、单羊膜囊双胎

胸、无心、无肺）仅见圆形腹部及发育不全的下肢。这种类型为无心儿中最常见的一种，约占60%～70%。

Ⅲ型：仅有胎头，无躯体无心脏，此类罕见。

Ⅳ型：仅有一无定形态的软组织团块，内含各种组织（彩图5-5-10～5-5-17）。

3.联体双胎 联体双胎十分罕见，其发生率约为1/50000。联体双胎系单卵单羊膜腔于妊娠早期未能完全分离所致，或分裂过晚两个胚胎伴一个共同的卵黄囊而构成较大面积的联体畸形，如果分裂不安全的胎盘均衡发育，则形成对称联体双胎；相反，若一胎盘发育迅速，一胎盘发育迟缓，则可构成不对称联体双胎或寄生胎。联体双胎多为同性别。若重要器官不相联，产后可经手术分离。

（1）分类

①对称性联体双胎：联体双胎大小相等，对称排列（例如，头与头相联、胸与胸或腹与腹相联）。对称联体双胎有竖联与并联，前者少见，而后者多见。其相联面积大小、部位等呈各种各样形式。

②不对称性联体双胎：联体双胎儿大小不等，排列不同，常有一小胎儿寄生于大胎儿身体某部位，称为寄生胎参见示意图（图5-5-18）。

（2）临床表现：临床检查除认为双胎子宫大、

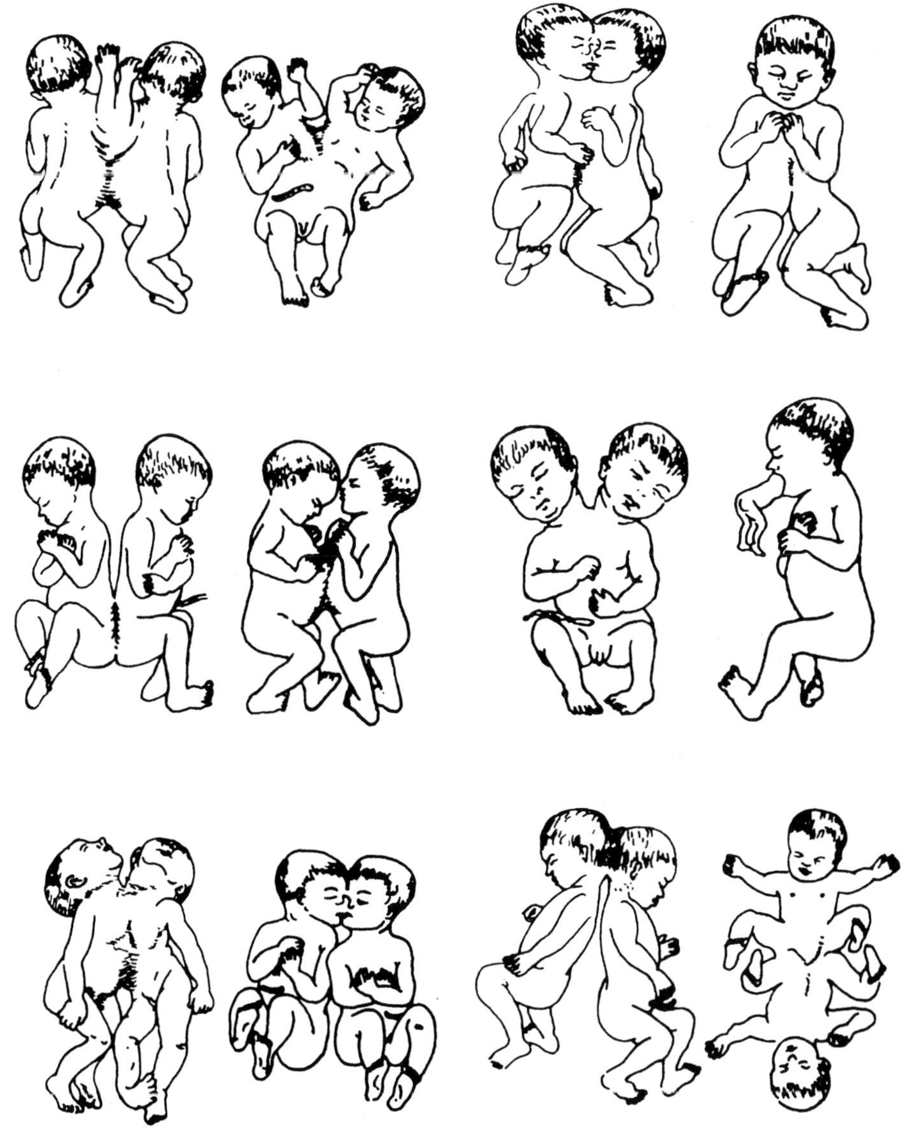

图5-5-18 联体双胎各种类型示意图

羊水多外，很难查出联体详细情况，自超声产前检查应用后，早、中期妊娠阶段即可检出，而且准确率很高。妊娠晚期一般也均能检出，唯有在两胎儿较大，两胎体紧贴时会给诊断带来一定困难。

（3）超声诊断：双胎妊娠做超声检查时，应注意以下几点以免漏诊：a.鉴别双胎的类型；b.注意两胎儿有无组织上的联系；c.注意胎动时是否有一致性的活动，如有疑问可重复检查。

①双头双胎的超声特点：两个胎头关系保持恒定，仅见一个较大的心脏，两个脊柱，近头端距离较宽，骶尾部靠近，肢体未见增多（图 5-5-19～5-5-24）。

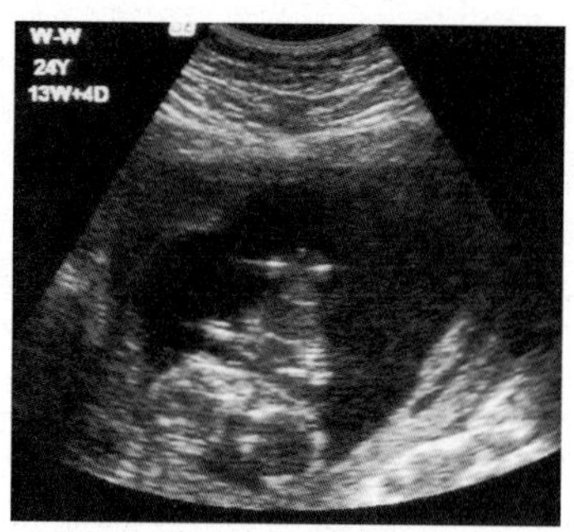

孕 13 周 $^{+4}$，双头畸形

图 5-5-19 **双头畸形**

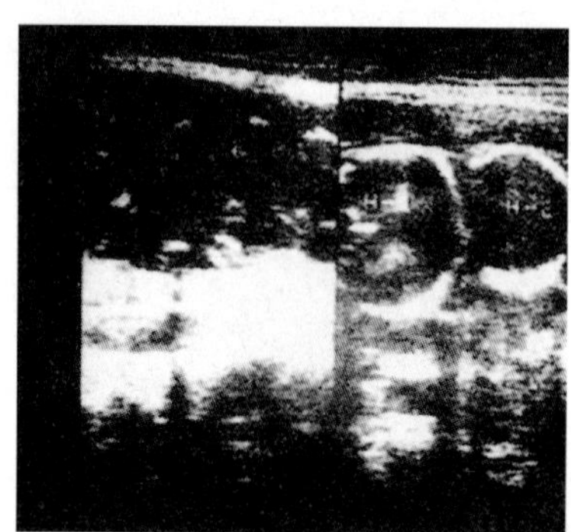

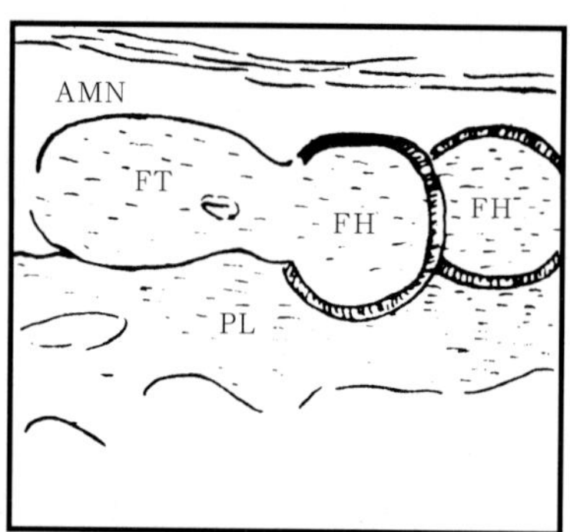

中期妊娠，两胎头有恒定关系
FH- 胎头 FT- 胎体
PL- 胎盘 AMN- 羊水

图 5-5-20 **联胸联腹畸形**

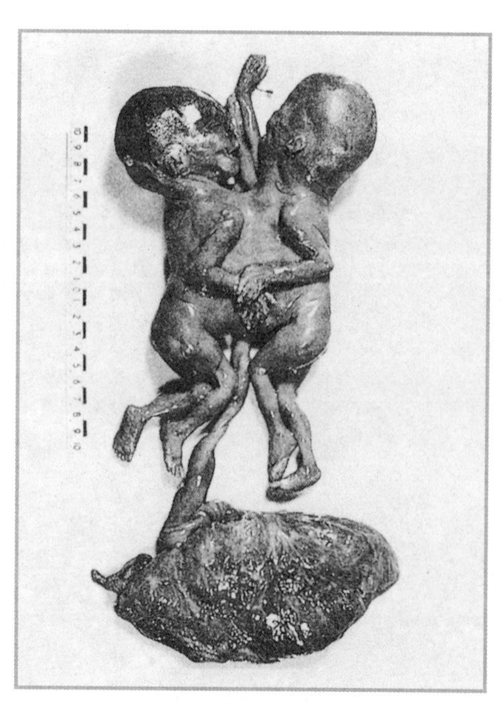

联胸联腹畸形，下方为胎盘

图 5-5-21 **上例引产后联体儿侧面观**

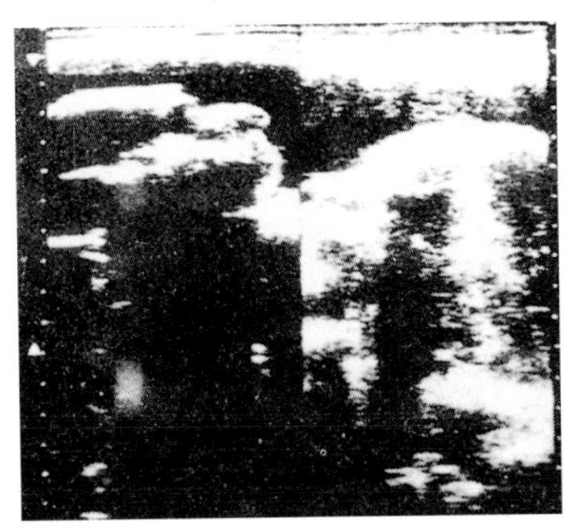

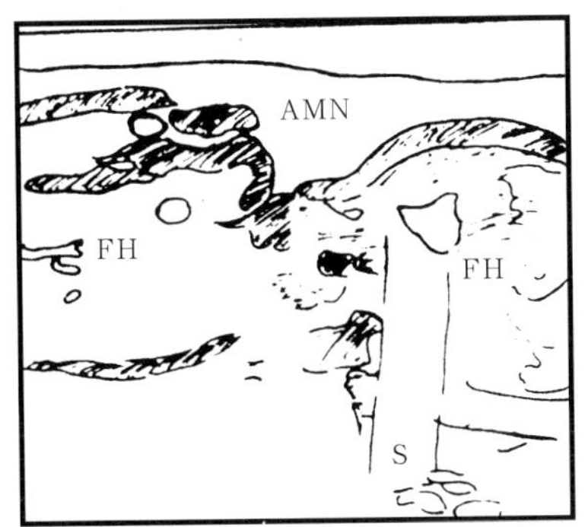

图 5-5-22 双头畸形

孕34周，见两胎头，两头相对保持恒定关系，一头较小枕部脑膜脑膨出。胎体宽，有两条脊柱一个胎心

FH 胎头　S- 声影

AMN- 羊水

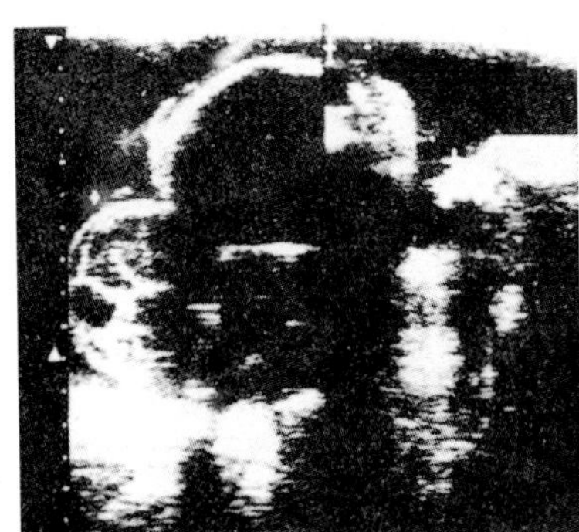

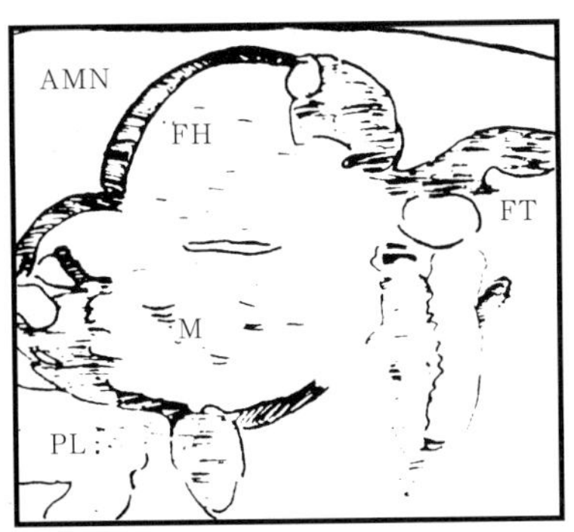

图 5-5-23 头较小者有脑膜脑膨出

仰卧位可见颅骨和颜面骨，其枕部骨质缺损有脑膜脑膨出

FH- 胎头　FT- 胎体

AMN- 羊水　PL- 胎盘

M- 脑膜脑膨出

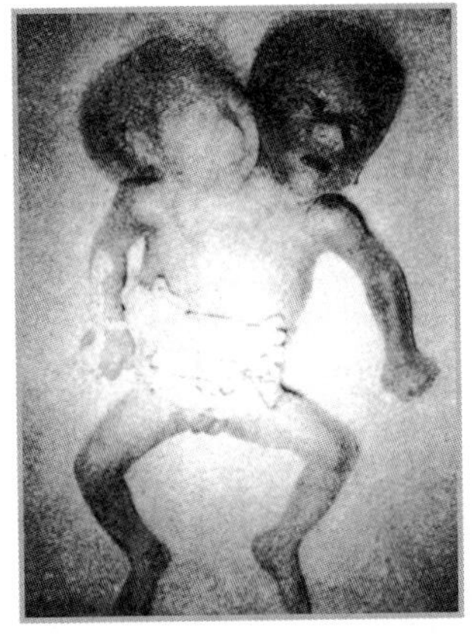

图 5-5-24 上例双头联体双胎娩出后正面观

双头，右头较小枕部有脑膜脑膨出，左头正常，扁较宽

②联胸联腹双胎超声特点：两个胎儿保持恒定关系；胸、腹腔横径明显增宽，其中央表面向内凹入；可见一个较大心脏；两侧各见一条脊柱；多肢体（在四个以上）（图 5-5-25，图 5-5-26）。

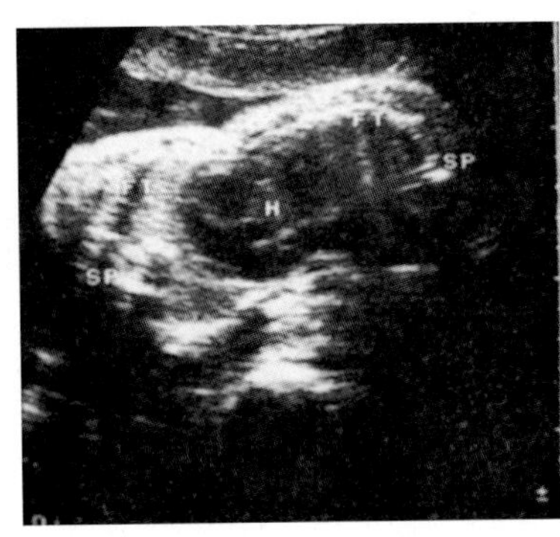

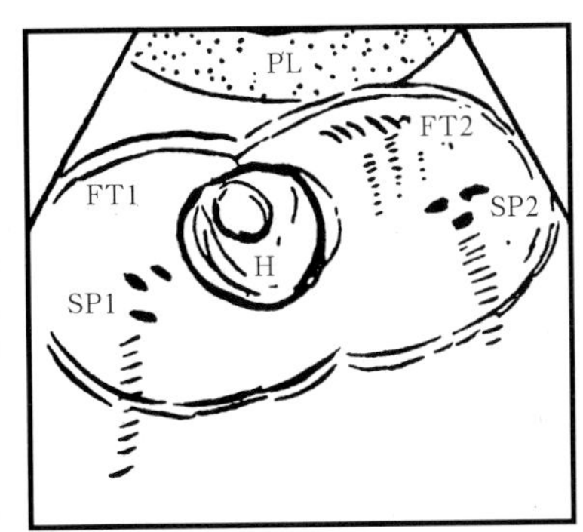

图 5-5-25 联胸联腹双胎

胎体横切面很宽，有一较大胎心，两侧各见一脊柱

FT1- 胎儿 1 躯体

SP1- 胎儿 1 脊柱

FT2- 胎儿 2 躯体

SP2- 胎儿 2 脊柱

PL- 胎盘　H- 胎心

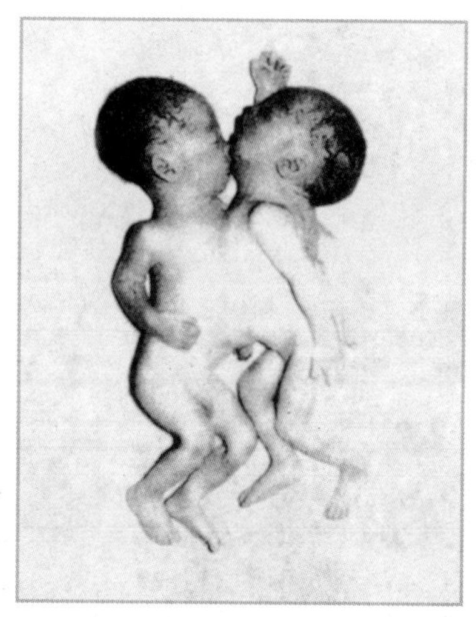

图 5-5-26 上例胎儿分娩后侧面观

③联腹双胎超声特点：两个胎头，两个躯体上段；两个心脏；两条脊柱，至骶尾部合拢；四条上肢，两条下肢；躯体下段为一个横宽胯部（图 5-5-27，图 5-5-28）。

④联头联胸腹双胎超声特点：横径胎头明显增宽，中央表面向内凹入，似有一条模糊纵膈；颅骨壁增厚、厚薄不均；胸、腹横径均明显增宽；一个较大心脏，多肢体（四个以上）；两个脊柱（图 5-5-29～5-5-36）。

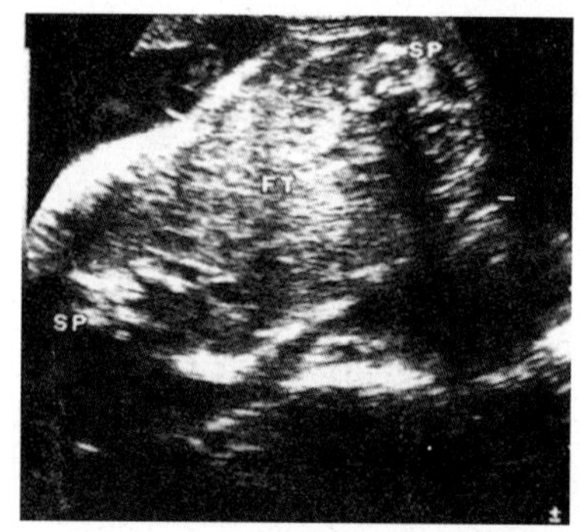

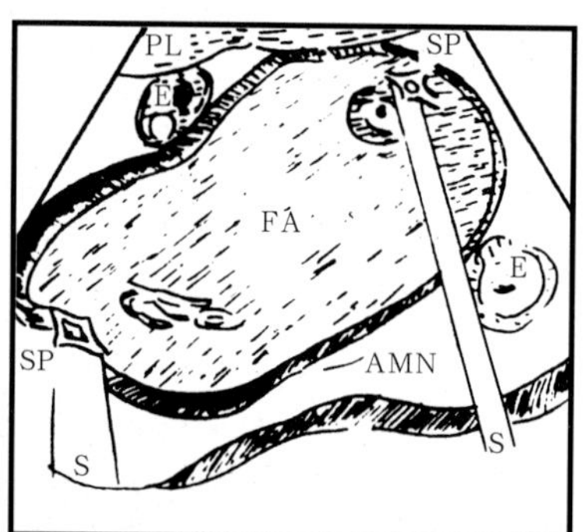

孕37周，胎腹横径很宽两侧各有一脊柱，两个头

SP- 脊柱 FA- 胎体

S- 声影 E- 肢体

PL- 胎盘 AMN- 羊水

图 5-5-27 联腹双胎

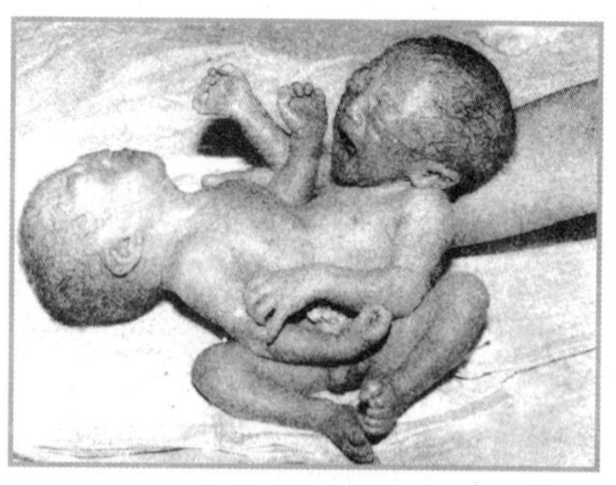

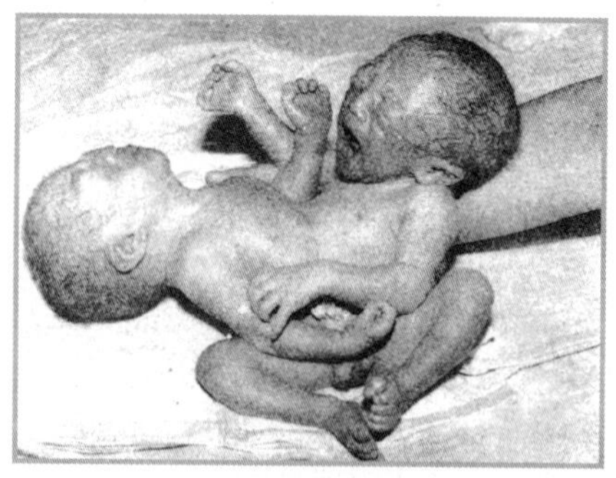

两胎儿上身分离，从胎腹合拢，一个骨盆，四条上肢，两条下肢

图 5-5-28 上图胎儿分娩后

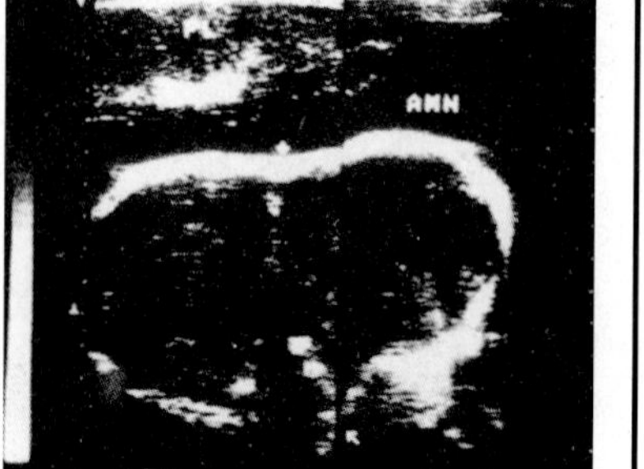

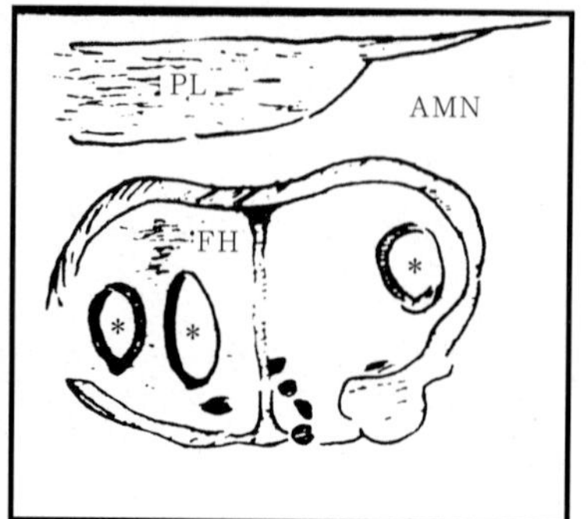

孕33周，横宽颅骨环，中央有凹陷，颅内似有纵膈，脑组织内有空洞性积水

FH- 头颅 ＊ - 空洞性积水

↓ - 颅骨中央凹陷

AMN- 羊水

图 5-5-29 联头联胸联腹双胎

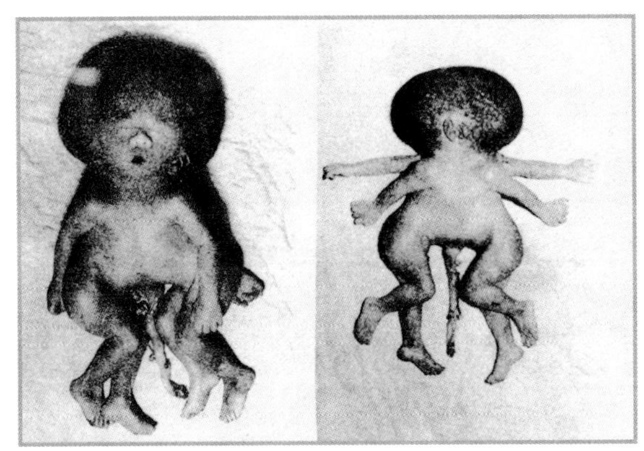

图 5-5-30 上图胎儿分娩后

左图：正面观，仅见一颜面，头颅较大，联胸联腹，八条肢体

右图：背面观，头颅较大中央似有凹陷，两耳接近

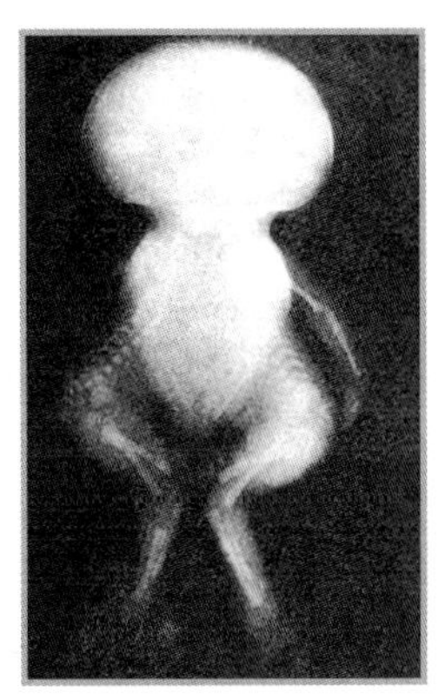

图 5-5-31 左图联体儿的 X 线照片

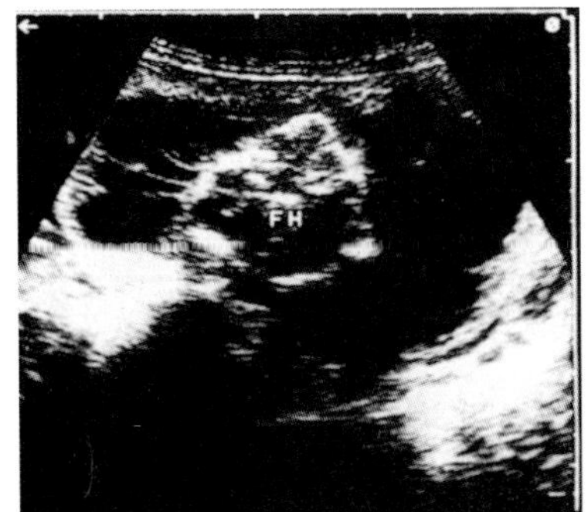

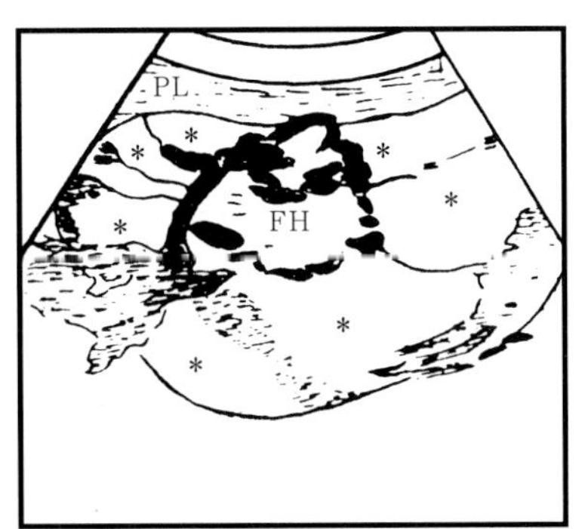

图 5-5-32 不对称联体双胎合并囊状淋巴管瘤

孕21周，宫腔内可见一不规则颅骨光环，围绕头颅见一大分隔囊肿

FH- 胎头（颅骨不规）

＊ - 囊肿，内含液体，并见囊内分膈

PL- 胎盘

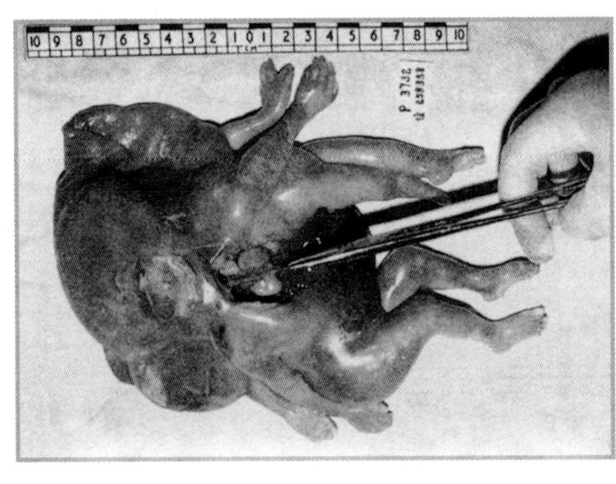

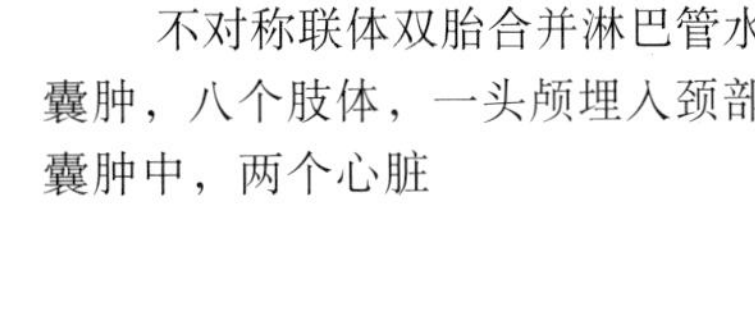

不对称联体双胎合并淋巴管水囊肿，八个肢体，一头颅埋入颈部囊肿中，两个心脏

图 5-5-33 引产后标本

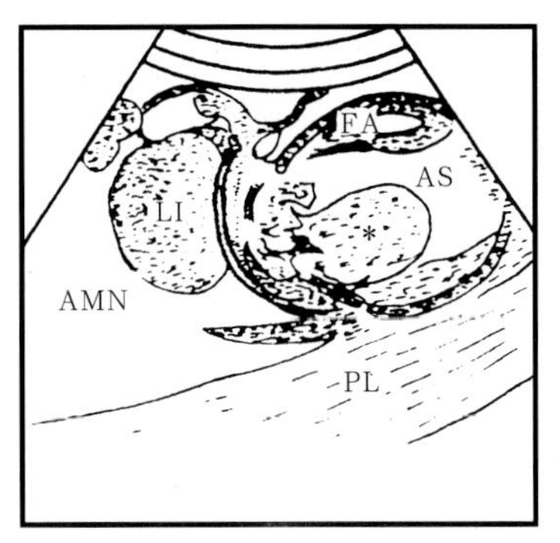

图 5-5-34 不对称联体双胎

孕30周，两胎头距离较远，腹部相连，其内见腹水并有脐疝

FA- 胎腹 AS- 腹水

PL- 胎盘 AMN- 羊水

LI- 肝脏 ＊ - 肠管

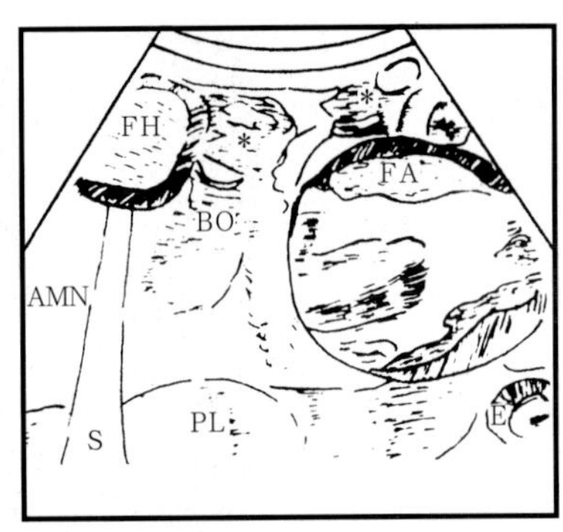

胎头大小与腹部不成比例
FA- 胎腹　FH- 胎头
PL- 胎盘　S- 声影
AMN- 羊水　E- 肢体
BO- 肠管　＊ - 内脏外翻

图 5-5-35 上例同一胎儿

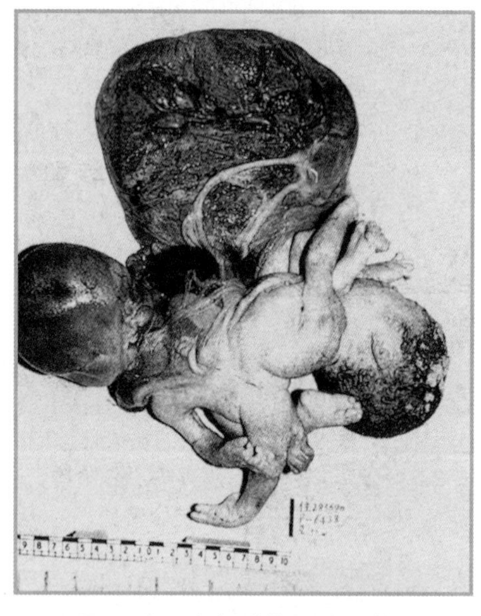

图 5-5-36 上例联体双胎引产后

上方为一胎盘，下方可见联体双胎不对称，相连胎头各居一方，上身分开，下身相联，并有脐疝，内脏外翻

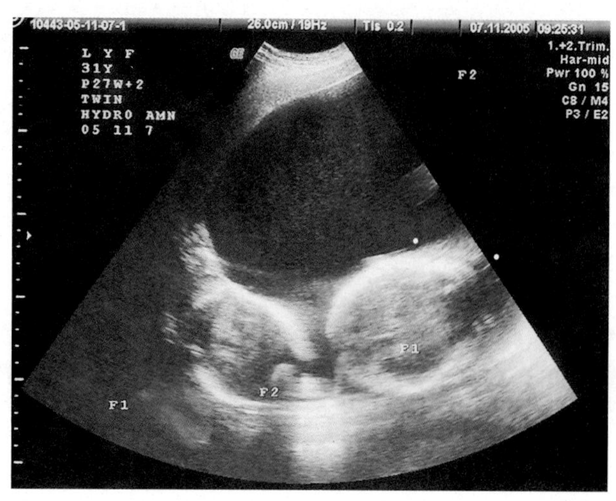

图 5-5-37 双胎输血综合征

孕 27 周，单绒毛膜双胎，两胎头大小不一，性别相同，一个大胎盘 。F1 为受血儿，F2 为供血儿

4.双胎输血综合征（TTTS）

（1）病理：单绒毛膜双胎两个胎儿可共用一个胎盘，胎盘内血管互相吻合，若动静脉吻合支多，则可造成血循环之间不平衡，出现双胎输血综合征。供血儿出现血压低、贫血、心脏小、羊水过少。受血胎儿因高血容量出现水肿，羊水过多最终可发生充血性心力衰竭，严重者两胎儿均可死亡。

（2）超声诊断

①经超声检查其为单绒毛膜双胎妊娠。

②两个羊膜囊大小不一。

③双顶径相差5mm以上，腹围相差20mm以上，预测两胎儿出生体重相差＞ 20%。

④只有一个胎盘，胎间膜较薄。

⑤两胎儿性别相同。

⑥TTTS均表现有“贴附胎儿”，因羊水过少胎儿“贴附”在子宫壁上，因羊膜紧贴而很难显示。脐带常为边缘性（图 5-5-37～5-5-39）。

5.纸样儿

（1）病理：早期妊娠双胎一死亡，出生时仅见一个胎儿。在胎盘上可留有死胎儿遗骸，称为纸样胎儿。多发生在孕 8 周至孕中期。纸样儿多在单绒毛膜囊双胎妊娠中出现，但亦可发生在双绒毛膜囊双胎妊娠中。早期妊娠双胎之一死亡对孕妇及存活胎儿无明显影响。

（2）超声诊断

①孕早期确诊为双胎。

②妊娠中晚期，仅显示一个存活胎儿，另一个缩小、干枯，在子宫一角落，无胎儿搏动(彩图 5-5-40，彩图 5-5-41)。

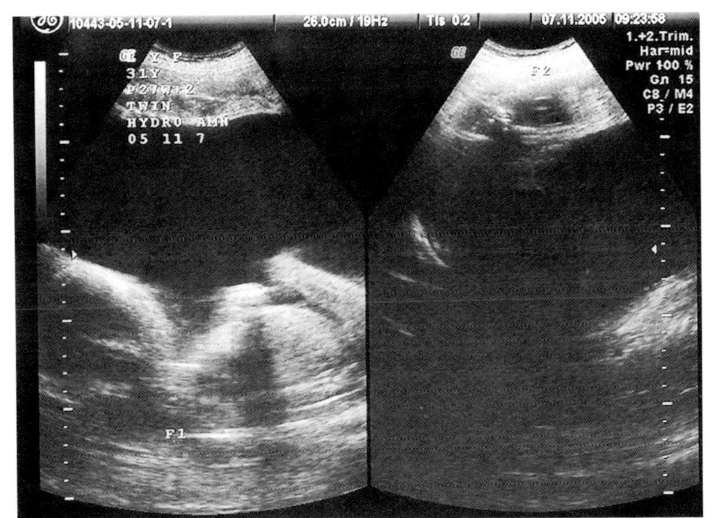

F1为受血儿卧于宫底

F2为供血儿为“贴附儿”，贴于宫壁上，羊水过多

图5-5-38　上图同一患儿

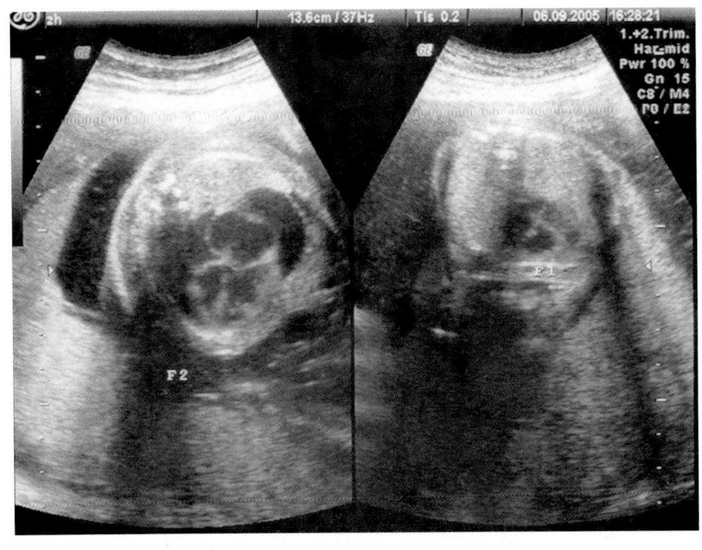

孕30周，单绒毛膜双胎，一个胎盘，两胎间隔膜薄，同性别

F1为供血儿胸围较小，胎心小

F2为受血儿胸围大，水肿，胎心增大，有心包积液

图5-5-39　双胎输血综合征

6.正常胎儿与完全性水泡状胎块共存　本病认为是双卵双胎，其中之一为完全水泡样胎块(声像图详见滋养细胞瘤一章)。

7.脐带缠结　单羊膜囊双胎，两胎儿处于一个羊膜囊内，胎儿活动使脐带互相缠绕在一起，在羊水衬托下可见脐带成团胎儿处于高危中。

8.双胎之一流失　多胎妊娠流产率约高于单胎2～3倍。在妊娠早期如果双胎之一死亡，则形成毁损卵而致胎囊塌陷逐渐缩小而被吸收消失，此即为“双胎之一流失”。“双胎之一流失”后，一般孕妇无明显症状，少数病人感觉腹痛或少量阴道出血，经治疗后症状即消失。未被损害胎儿预后良好。据报道双胎之一流失率较高，约占20%～70%。因此，超声做出早期双（多）胎妊娠，但到足月分娩时未必为双（多）胎。

“双胎之一流失”的超声图像，子宫内见一正常胎囊光环，其旁附有一个变形的胎囊。Jeanty将其分为三类：a.在正常胎囊旁有一个较小的不规则的胎囊。b.正常胎囊旁有一月芽状塌陷胎囊。c.正常胎囊旁见一小光团（皱缩胎囊）。

第六节 胎儿生长受限（FGR）的超声诊断

一、胎儿生长受限

胎儿生长受限是指胎儿体重低于相应胎龄正常胎儿体重的第十百分位数，其围生期发病率和死亡率均明显增加。早期发现采用适当治疗对多数胎儿生长有益。临床检查对本病缺乏可靠的手段，近年来应用超声诊断已成为判断胎儿生长受限及其分类的有效手段。胎儿生长受限分为匀称型和非匀称型两种。

1.匀称型 为内因性的，属原发性发育不良。从胚胎期开始，影响生长的因素即存在并发生作用，因而胎儿头颅、躯干及四肢均同时受影响，呈匀称性减小。此类胎儿生长受限预后均较严重，此类型占本病30%。

2.非匀称型 为外因性的，妊娠早期胎儿生长正常，至妊娠中晚期胎儿出现生长受限。受影响最明显的为胎儿躯体，而胎儿的身长及胎头受影响较小也较晚，因而发生胎儿头与躯干发育不匀称现象，此类型占本病70%。

二、病因

1.母亲的因素 心脏呼吸道疾患、肾脏疾患、贫血、妊娠中毒症、慢性高血压、严重糖尿病、大量吸烟、吸毒、酗酒等。

2.胎儿的因素 胎儿患有核红细胞增多症（又称新生儿溶血症）、感染、先天性心脏病、先天性畸形、染色体异常、成骨发育不全。

3.子宫的因素 子宫胎盘供血不足、蜕膜螺旋动脉硬化、慢性高血压、妊娠中毒症、糖尿病、子宫肌瘤及子宫形态的异常。

4.胎盘的因素 胎盘早期剥离、前置胎盘、蜕膜炎、胎盘栓塞、梗塞、胎盘炎性水肿、绒毛膜炎、胎盘血管瘤。

三、临床表现

胎儿生长受限者约占妊娠妇女的5%。临床发现宫底高度低于相应孕龄的宫底高度，估计胎儿体重低于正常胎儿的第十个百分点时，应考虑为胎儿生长受限的可能。本病在围生期的发病率及死亡率为正常胎儿的4～8倍，重要的是早期发现和早期确诊。过去大多数胎儿生长受限在产前检查时常被漏诊。近年来对本病的产前诊断和治疗给予了高度重视，有丰富经验的临床医师及先进的超声设备，使本病获得早期的诊治。应强调的是有高危因素的患者，应给予早期及时的治疗，可减少本病的发生或改善胎儿的予后。胎盘功能的测定，是检查本病不可缺少的一项内容。

四、超声诊断

超声检查是胎儿生长受限首选的最有效的方法，超声可以直接测量胎头、胎体、四肢长骨等部位采用产科生物学测量判断胎儿生长受限的情况，测量胎儿的不同部位，以达到诊断的目的。1～2个测量数据往往不能代表胎儿全面情况，因此，近年来提倡多参数的测量，例如，双顶径（BPD）、头围（HC）、腹围（AC）、股骨长（FL）、头围与腹围的比值（HC/AC）等，多采用BPD、HC、AC、FL联合使用。孕36周前采用BPD、HC、AC测量，孕36周后则采用HC、AC、FL测量为宜。因任何一项参数均可能发生误差，但各项参数同时发生误差则是罕见的，故多参数测量对于准确的分析胎儿生长是较为理想的（图5-6-1～5-6-3）。常用的测量参数如下：

1.双顶径（BPD） 为最常用的指标来估计胎龄及生长发育情况。

2.头围（HC） 胎头的大小以头围代表胎儿生长指标较为合理，因为双顶径受胎儿头形改变的影响。但是头围在FGR发展到晚期才有改变，较重的FGR的头型经常为长形，为胎儿营养较差而使颅骨张力减少所致。

3.腹围（AC） 胎腹的大小以腹围代表胎体的生长指标。胎儿生长受限时其肝糖元储备减少，其体积亦显著缩小，同时腹部脂肪减少，因而腹围能正确反映胎儿的营养情况。胎腹横切面为扁圆形时，腹直径、腹横径之一并不能代表胎腹大小，须做腹围测量。营养良好的胎儿胎腹是正圆形的，说明肝脏含足够的肝糖元。

4.股骨长（FL） 股骨长径可作为胎儿体长生长的间接指标。

5.胎儿体重（WT）

（1）双顶径与腹围预测体重法：测出双顶径和腹围，查表（Warsof ST,1977）可获得胎儿

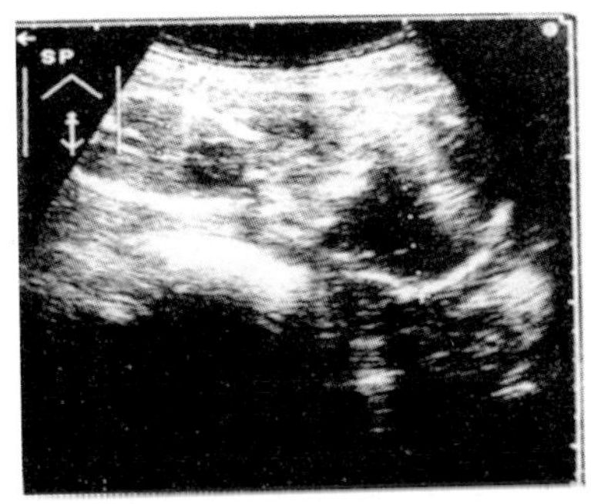

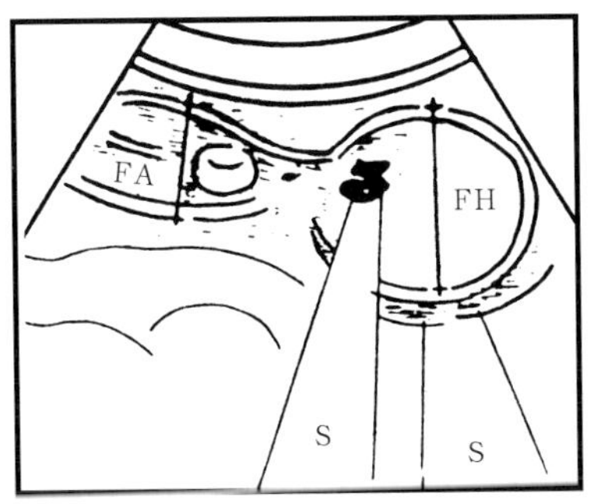

孕27周，羊水极少，胎头胎体均小于正常，胎体细瘦，羊水极少

FH- 胎头

FA- 胎腹

S- 声影

图 5-6-1　胎儿生长受限

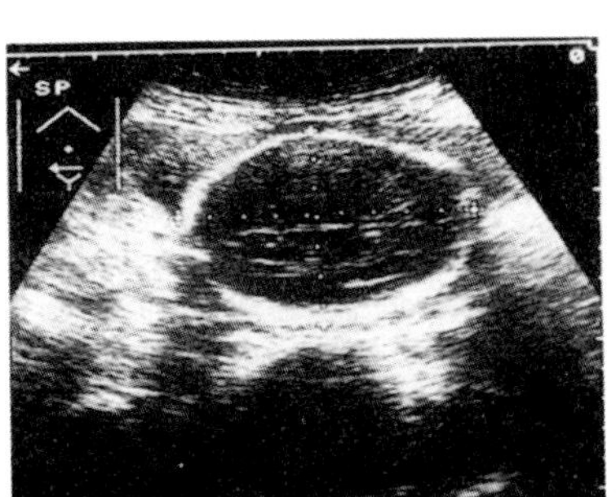

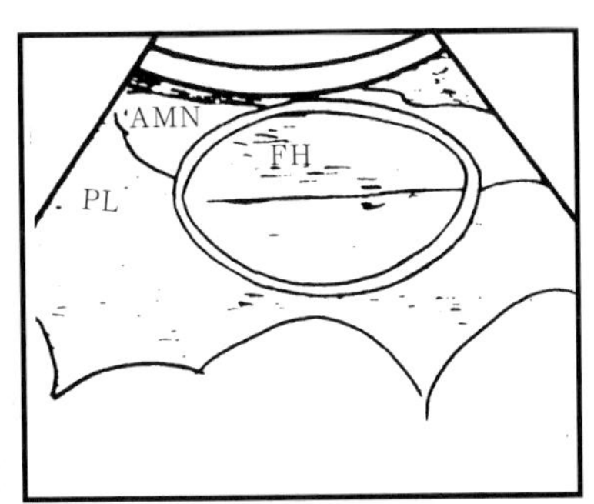

孕26周胎头呈长形，是因张力减低之故，在FGR常见此类头形

FH- 胎头　PL- 胎盘

AMN- 羊水

图 5-6-2　胎头长形张力减低

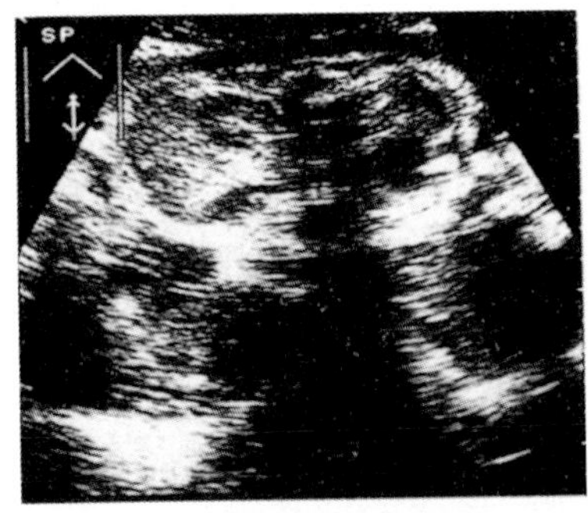

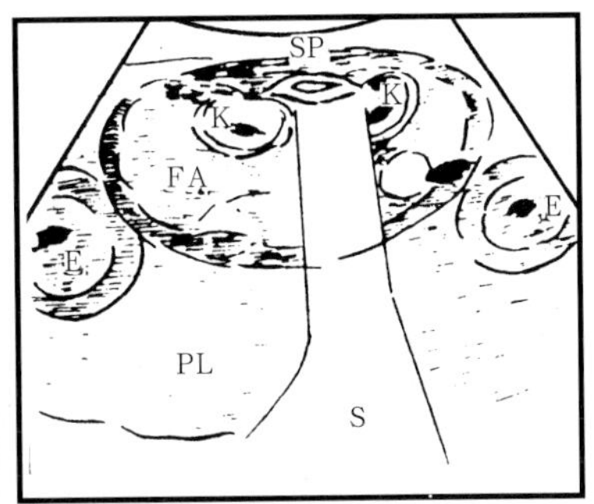

孕35周，胎腹张力欠佳，呈扁圆形，胎儿俯卧位时腹横径大于腹前后径

FA- 胎腹　SP- 脊柱

S- 声影 PL- 胎盘

K- 肾　E- 肢体

图 5-6-3　胎腹张力减低

体重。

（2）腹围预测胎儿体重（Metreweli，1978）。

（3）股骨长和腹围预测体重法：根据二值查表（Hadlock等1984）即可。此法适用于妊娠34周后及胎头测量有困难者。

6.胎儿各径线比值

（1）头围与腹围的比值（HC/AC）：一般妊娠32周前，头围大于腹围；孕32周前后二者接近；孕36周以后腹围略大于头围。如HC/AC比值增高，超过正常值的95%以上，非对称性的FGR的诊断可以成立。但是HC/AC比值测定不适用于对称型的FGR。

（2）股骨长径与腹围比值（FL/AC × 100）：正常值为22 ± 2（平均值 ± 2倍标准差），如果比率＞24，则非对称性FGR诊断可成立。此法较为准确，几乎可以检出所有非对称性FGR。

7.多普勒检测　彩色多普勒是观察宫内血循环的好方法，应用多普勒技术分析胎儿血流动力学改变，了解胎儿生长发育状况，协助诊断胎儿生长受限，分析妊娠进展，预测妊娠结局，许多导致FGR的病因均会使子宫胎盘供血不足，从而使胎儿不能有充足的血氧供应，超声检测缺血缺氧导致胎儿生长受限及胎儿窘迫有较高的敏感性。多普勒可测得子宫动脉阻力升高，能量多普勒显示胎盘血流灌注不良；评估胎儿血液动力学改变常测量脐动脉、大脑中动脉、主动脉、肾动脉及静脉导管是否有缺氧。胎儿为适应低氧环境而减少胎动，减慢生长速度，胎儿血流可维持相当长时间正常状态，血液首先分配给大脑、心脏等生命重要器官。当缺氧持续并进行性加重时，使大脑中动脉等血管扩张，阻力指数下降脐动脉、腹主动脉、肾动脉等舒张期血流量减低，血流阻力指数升高，而频谱检测脐动脉舒张末期血流缺失或倒置是胎儿予后不良的先期表现，当心脏代偿不良，右心负荷过大时静脉导管心房收缩期流量减少。另据相关文献报道：MCA、UMA 符合表 5-2 所示条件均提示胎儿缺氧。

表 5-2 提示胎儿缺氧的条件

	S/D	PI	RI
大脑中动脉(MCA)	< 4	< 1.6	< 0.6
脐动脉(UMA)	> 3	> 1.7	> 0.7

第七节 盆腔病变合并妊娠的超声诊断

超声检查子宫腔内胎儿的同时，切勿忘记对子宫本身及盆腔进行全面检查，以排除盆腔病变。检查方法是除检查胎儿及胎儿附属物外，从耻骨联合开始向上做横、纵、斜切面扫查。扫查时应注意以下部位：子宫直肠窝、两侧附件区、子宫前方、宫底上方、两侧髂窝及子宫肌壁本身。

在妊娠任何阶段，均可合并附件肿物、盆腔内其他部位肿物及子宫本身异常。妊娠早、中期易被发现，妊娠晚期肿物常被庞大的子宫推移、遮挡而被忽略。

一、子宫肌瘤合并妊娠

病理和临床表现。子宫肌瘤合并妊娠比较常见，其发病率约占产妇的0.68%，常见于30岁以上妇女。

子宫肌瘤合并妊娠的流产发生率约为20%～30%，比无肌瘤妊娠者高1～2倍。肌瘤可位于子宫的各个部位。浆膜下肌瘤向腹腔突出，不影响宫腔容积。有蒂者可发生扭转出现急腹症症状。肌间肌瘤随妊娠进展肌瘤亦增大，肌瘤组织充血，肌细胞肥大，形态改变，一般变为扁平易被忽略。黏膜下肌瘤向子宫腔内突入，占据宫腔容积，大者对胎儿有影响。宫底、宫侧壁均可有肌瘤。宫颈肌瘤可在分娩时造成梗阻。

妊娠期间子宫肌瘤常有变性，最严重者系红色变性，这是一种特殊型肌瘤坏死，表现为病人剧烈腹痛，出现腹膜刺激症状，严重者高烧，肌瘤肿胀，张力增加，有压痛。其标本切面似生牛肉，紫红色。

子宫肌瘤合并妊娠行超声检查时，肌瘤回声常较非妊娠的肌瘤回声衰减，可能与充血、水肿有关。如有钙化或囊性变均可由声像图显示（图 5-7-1～5-7-4，彩图 5-7-5～5-7-7）。

1.浆膜下肌瘤 浆膜下肌瘤向子宫肌壁外突出，较大肌瘤为实性较衰减肿物，多数基底较大与肌壁不可分开，极少数以一蒂与子宫相连而与卵巢实性肿物难分。

2.黏膜下肌瘤 黏膜下子宫肌瘤，向宫腔内突入，为圆形实性肿物，须与胎盘绒毛血管瘤相鉴别。前者与子宫肌壁关系密切，而后者是由胎盘内长出。

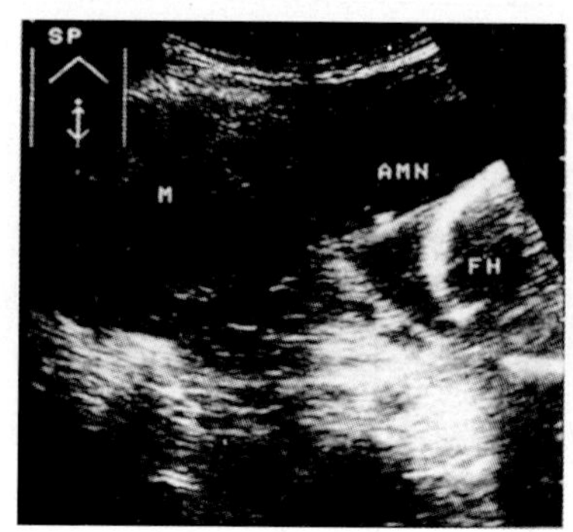

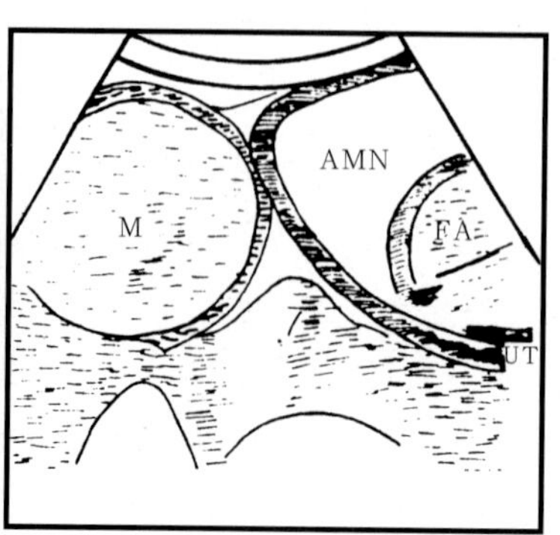

孕 23 周+2，左侧为妊娠子宫，右侧可见一衰减实性肌瘤
FA-胎腹 AMN-羊水
UT-子宫 M-肌瘤

图 5-7-1 子宫肌瘤合并妊娠

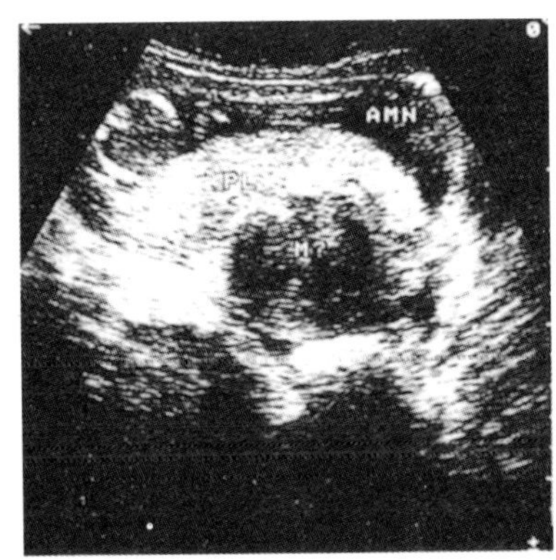

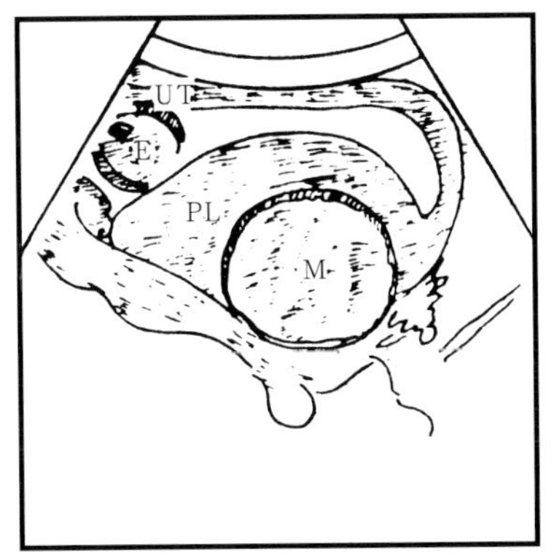

孕12周，后壁胎盘其后方见一圆形衰减包块为肌瘤

UT-子宫　PL-胎盘

E-肢体　M-肌瘤

图 5-7-2 子宫肌瘤合并早孕

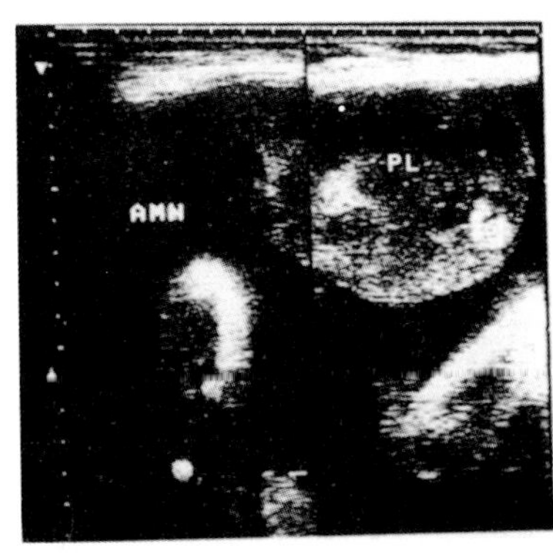

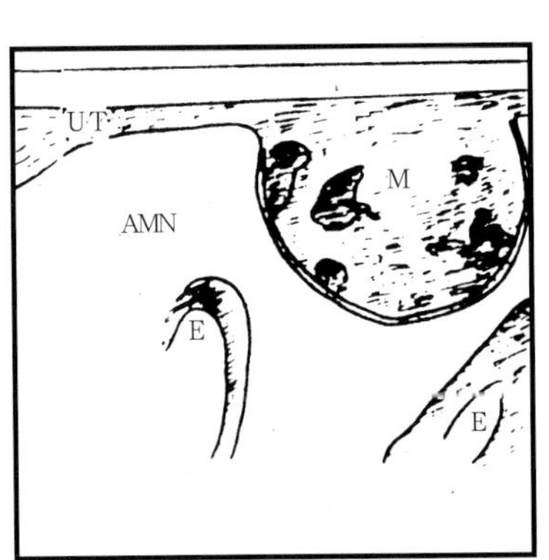

孕35周，子宫腔前壁向羊水腔内突出一实性衰减影像，有钙斑，羊水较多

UT-子宫　M-黏膜下肌瘤

AMN-羊水　E-肢体

图 5-7-3 晚期妊娠合并黏膜下肌瘤

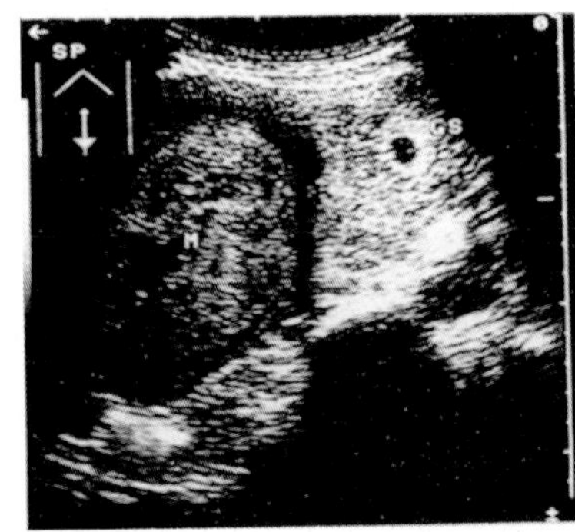

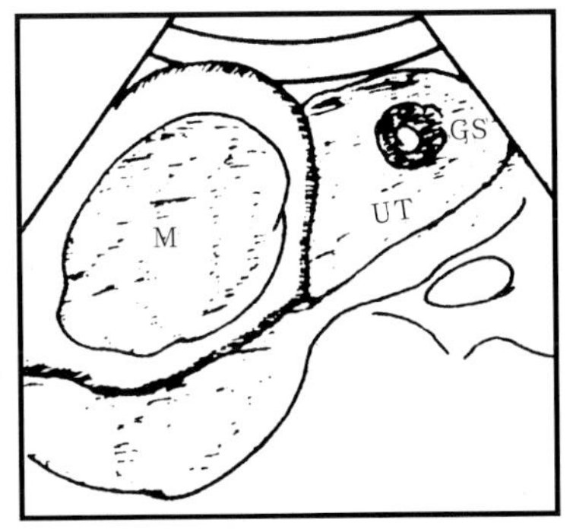

闭经38天，偏左子宫内见一很小胎囊光环，右侧见一实性衰减包块（肌瘤）

GS-胎囊　M-肌瘤

UT-子宫

图 5-7-4 子宫肌瘤合并早孕

3.肌间肌瘤　一般较小表现为椭圆形。肌瘤长大后则突向宫腔，或突向浆膜下。

4.子宫颈肌瘤　子宫颈增大，实性，其上方有庞大的妊娠子宫。检查宫颈肌瘤时，要求病人适量充盈膀胱。

5.阔韧带肌瘤　阔韧带内肌瘤多偏于子宫下截一侧，实性，位置较低。

二、卵巢肿物合并妊娠

卵巢肿物合并妊娠较子宫肌瘤合并妊娠少，据统计约占妊娠总数的1/1500。各种卵巢肿瘤均可发生，最常见的为腺瘤，其次为良性畸胎瘤。在产前检查时，切勿忘记检查前面提到的必需检查部位，以免漏诊（图5-7-8～5-7-12，彩图5-7-13，彩图5-7-14）。各种卵巢肿瘤声像图请参看卵巢肿瘤一章。

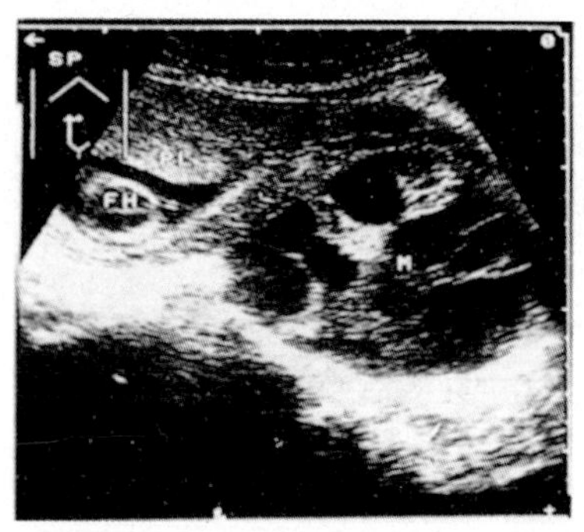

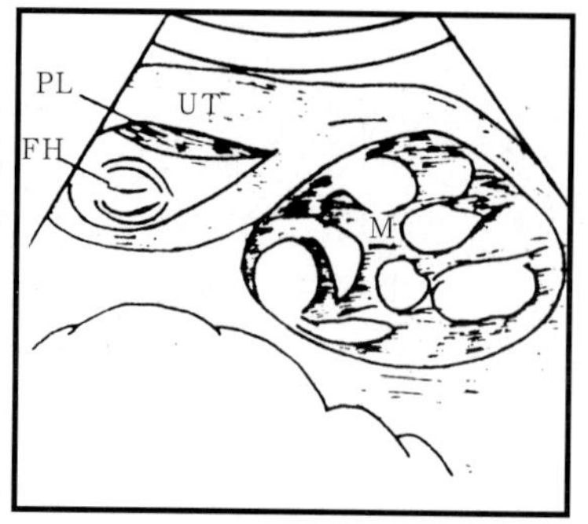

图 5-7-8 卵巢肿瘤合并早孕

孕16周，纵切面，子宫颈被拉成细长，子宫被推至上方，宫内见胎儿及胎盘，子宫直肠窝内可见一混合性卵巢肿瘤

UT- 子宫　FH- 胎头

PL- 胎盘　M- 卵巢肿瘤

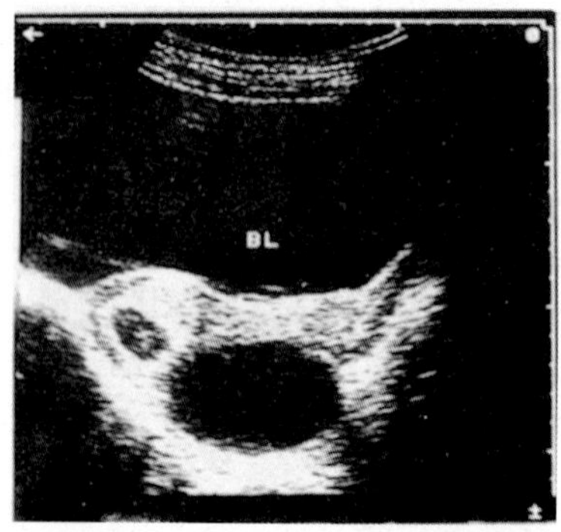

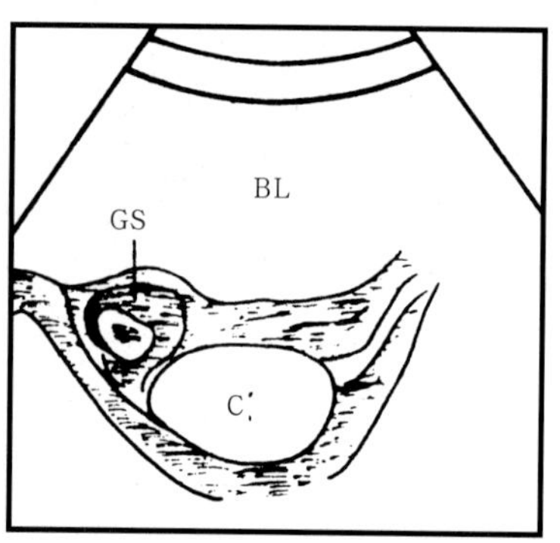

图 5-7-9 卵巢囊肿瘤合并早孕

孕66天，宫底部见一胎囊光环，子宫后方见一单纯囊肿

GS- 胎囊　BL- 膀胱

C- 单纯囊肿

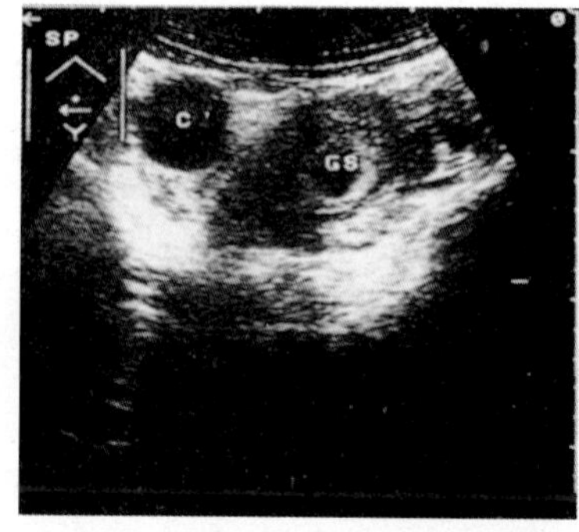

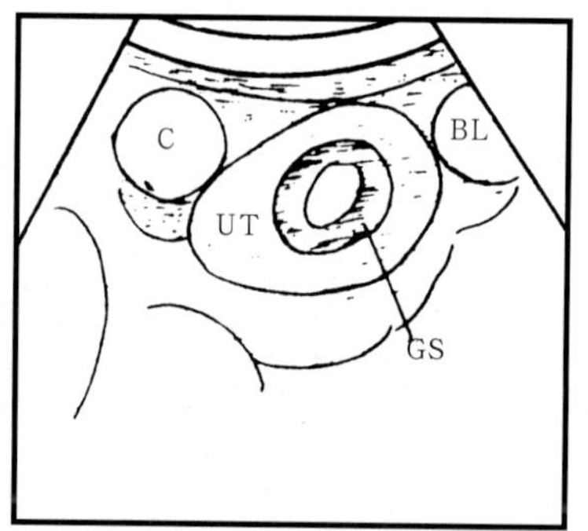

图 5-7-10 早孕，黄体囊肿

孕60天，妊娠子宫右上方可见一单纯性囊肿（妊娠黄体）

UT- 子宫　GS- 胎囊

BL- 膀胱　C- 黄体囊肿

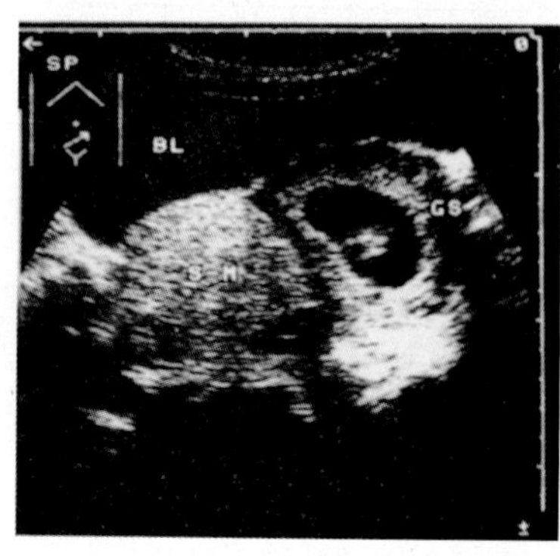

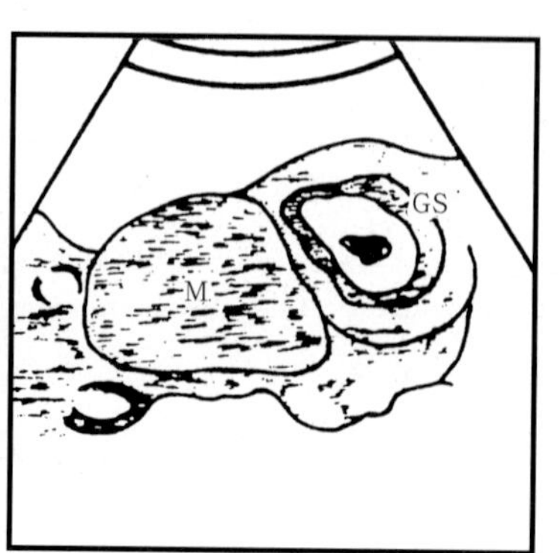

图 5-7-11 卵巢畸胎瘤合并早孕

孕60天，在妊娠子宫右侧可见一实性包块（畸胎瘤），回声强

GS- 胎囊　BL- 膀胱

S-M- 实性卵巢肿瘤

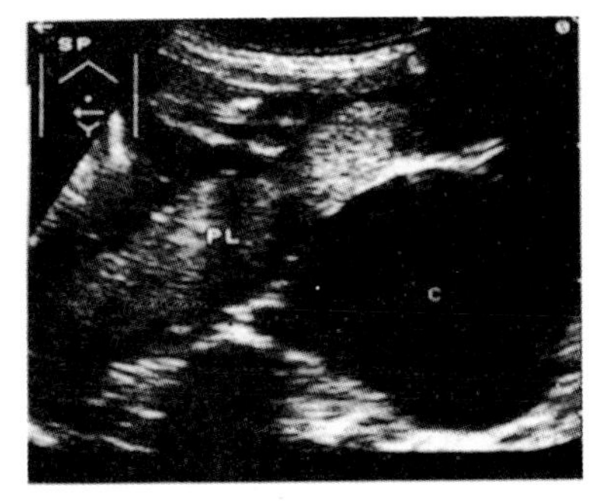

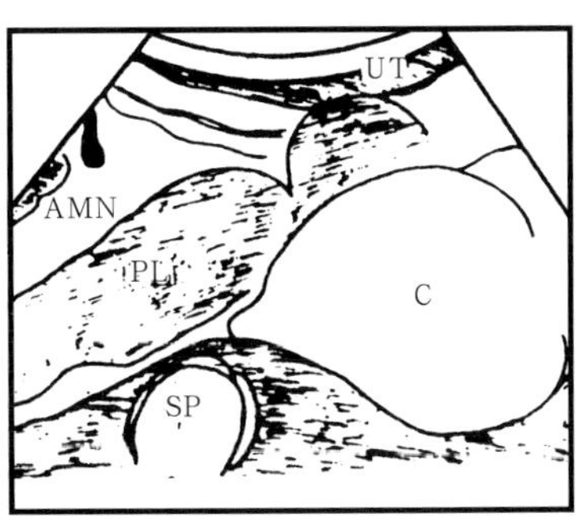

孕31周，右侧为一妊娠子宫内见胎盘等，右侧见一较大单纯性卵巢囊肿

PL-胎盘　AMN-羊水

C-较大卵巢囊肿

UT-子宫　SP-脊柱

图 5-7-12 **囊性卵巢肿瘤合并妊娠**

三、子宫畸形合并妊娠

1.病理和临床表现　双子宫双阴道、双角子宫、纵隔子宫等子宫发育异常，妊娠后引起流产、早产或胎位不正。上述各种畸形的子宫一侧妊娠，部分妊娠可继续到足月。如双子宫一侧妊娠至足月，其一侧下腹常可触及一包块为另一子宫，分娩时常造成梗阻。双角子宫一侧妊娠如能至足月，宫底多为元宝形，或子宫一角较为突出。纵隔子宫一侧妊娠至足月常有宫底较宽，胎儿偏于一侧，一侧为囊性感是羊膜囊。此外，尚有残角妊娠，检查子宫较饱满，其一侧上方可触到一圆形包块，有闭经、早孕反应史。

2.超声诊断　请参看有关章节（图5-7-15～5-7-17，彩图5-7-18，图5-7-19～5-7-22）。

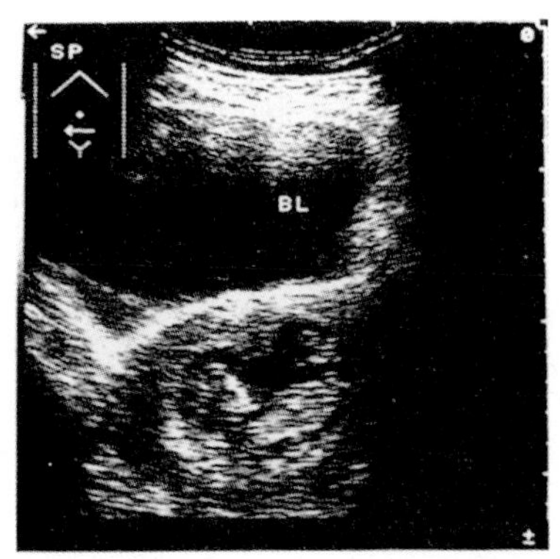

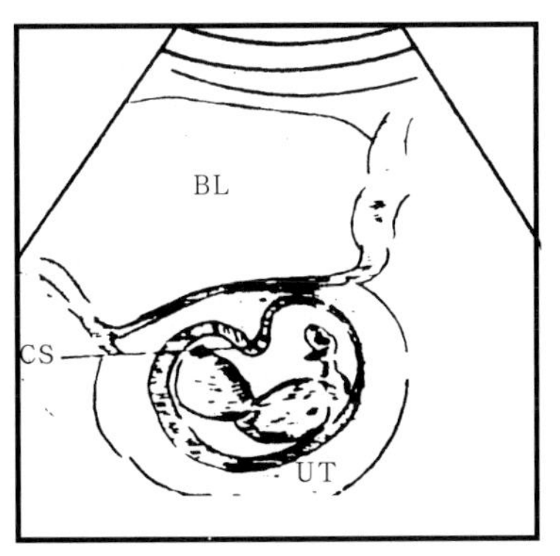

孕60天，子宫内前壁向下突出似一嵴为不完全纵隔，后方胎儿横卧

GS-胎囊　UT-子宫

BL-膀胱

图 5-7-15 **子宫不完全纵隔**

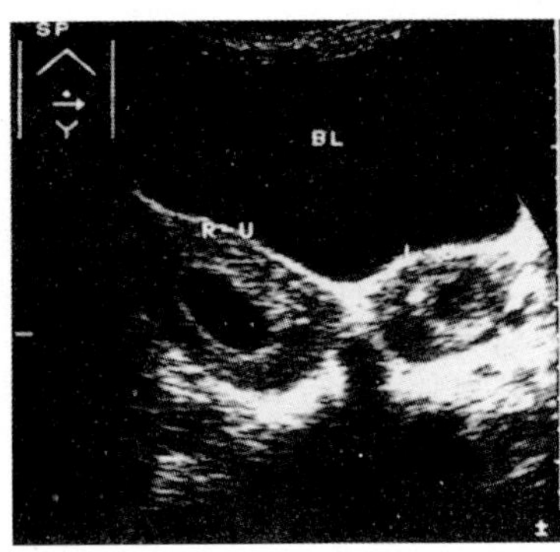

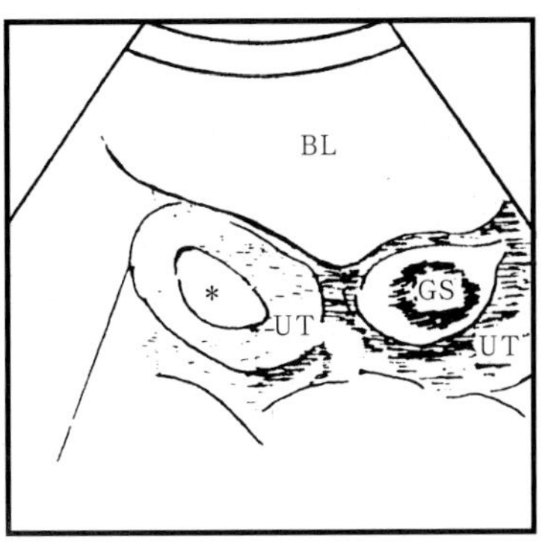

孕14周，左子宫妊娠，停育后子宫腔内有积血

GS-胎囊　BL-膀胱

$UT_{R.L}$-左、右两子宫

* -右宫腔内积血

图 5-7-16 **双子宫、左侧妊娠**

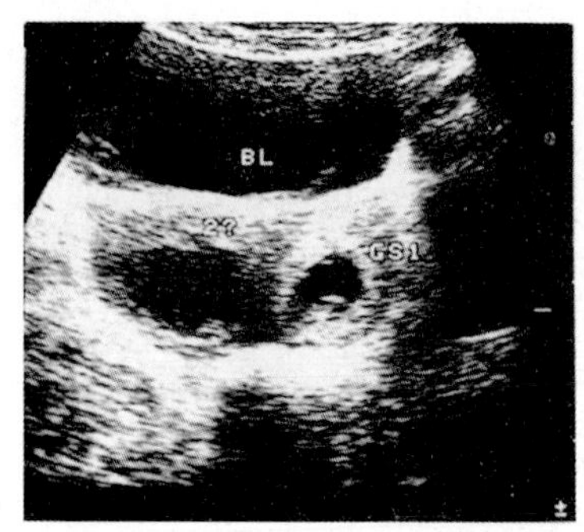

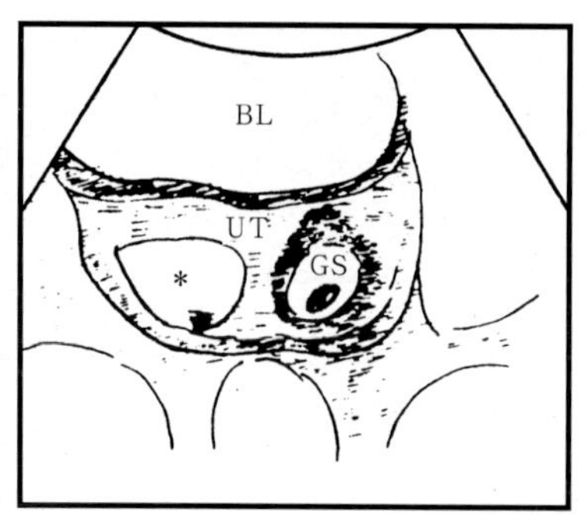

孕9周，子宫横径较宽，纵隔两侧均见胎囊及胎芽

UT-子宫 BL-膀胱

GS-胎囊（左）内有胎囊

*-右胎囊脱膜反应欠佳内见胎块

图5-7-17 纵隔子宫两侧妊娠

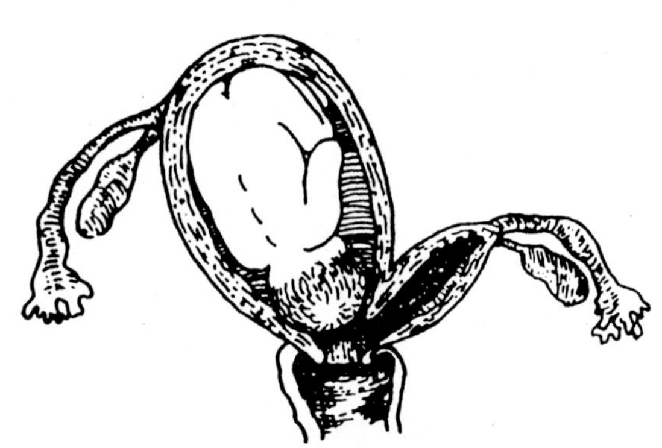

图5-7-19 双角子宫右侧妊娠示意图

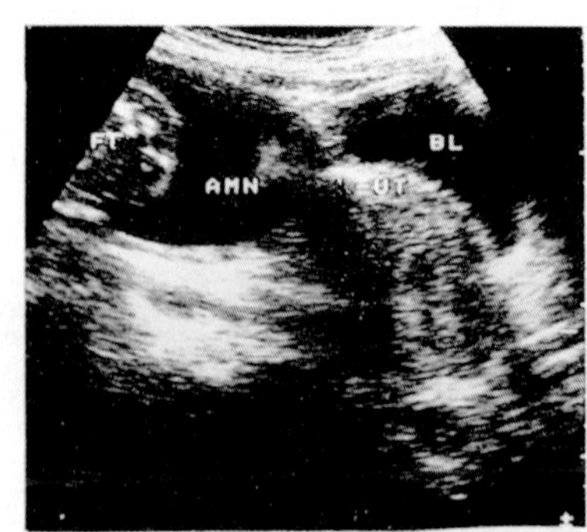

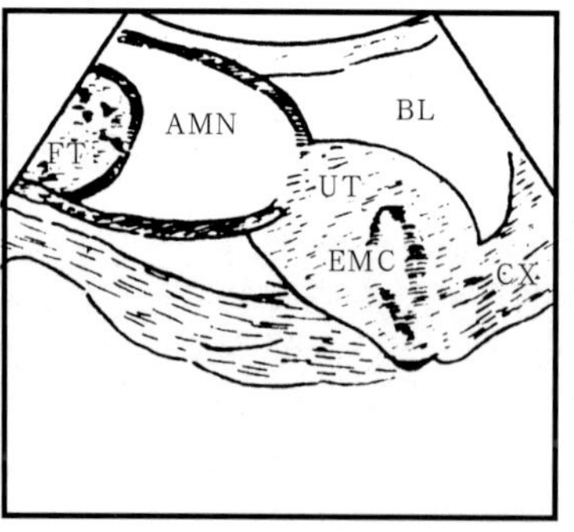

孕28周，右侧子宫妊娠，可见羊水、胎儿，左侧子宫靠左下，成为分娩的障碍

UT-子宫 CX-宫颈

EMC-宫腔

FT-胎体（右宫内） BL-膀胱

AMN-羊水

图5-7-20 双子宫一侧妊娠

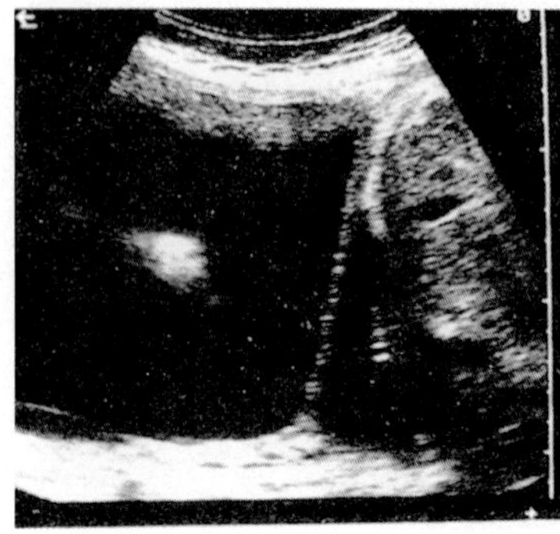

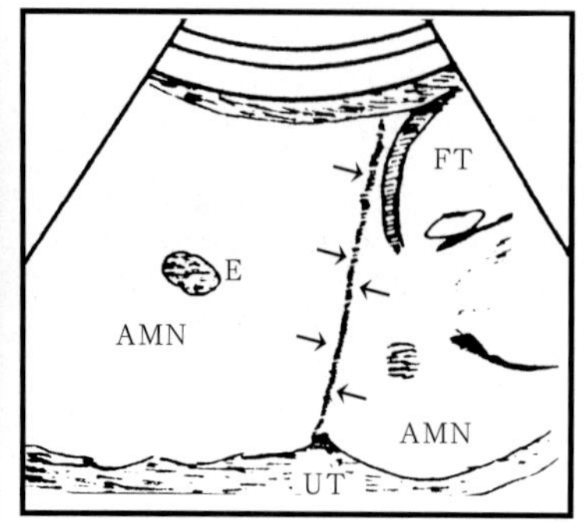

孕33周$^{+6}$，羊膜腔内可见大量羊水，中央有一纵行弦弓样隔，拉得很紧，胎体被挡在隔左侧，但在右侧见大量羊水内漂浮着胎儿肢体，说明为不完全纵隔

FT-胎体 AMN-羊水

E-肢体 ↑-所指为纵隔

图5-7-21 纵隔子宫晚期妊娠

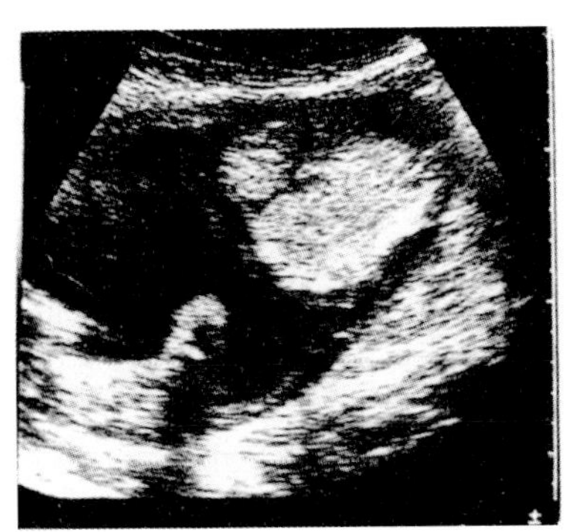
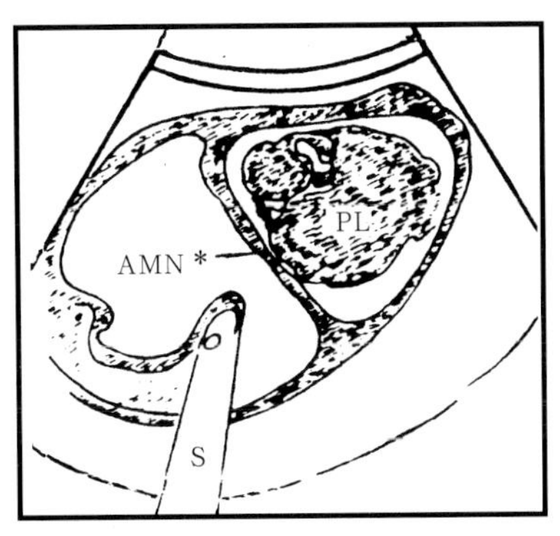

孕30周，宫腔内可见有一纵隔，右侧羊水中可见胎儿，左侧可见胎盘

AMN-羊水 *-纵隔

S-声影 PL-胎盘

图5-7-22 纵隔子宫妊娠

第八节 胎儿畸形的超声诊断

胎儿出生缺陷是指出生的胎儿有先天畸形或异常，包括胎儿的结构、代谢、功能及智力等。出生缺陷种类繁多，几乎胎儿所有的系统和器官均可受累。先天畸形和异常分以下三类：a.多基因缺陷；b.染色体异常；c.单基因突变造成的缺陷。多基因缺陷是指若干的基因与环境因素交互作用所致的胎儿畸形。此类胎儿畸形在形态学上有显著的改变。超声检查是筛查此类畸形的首选方法，其检出率亦很高。

1.多基因缺陷 此类缺陷其形态变化很大，可累及所有系统及器官，首先累及中枢神经系统然后有消化系统、泌尿系统、呼吸系统、淋巴系统、骨骼系统等，种类既多且复杂，超声检查对形态学改变大的非常敏感，一般不易漏诊。

2.染色体异常 染色体结构和数目的异常超声是不能直接观察到的，但染色体的异常与先天畸形胎儿有着极密切的关系，因此近10多年来，有遗传超声学发展，通过对胎儿的异常及系统深入研究，积累了大量的检测数据与经验。使超声在产前筛查染色体异常成为可能，受到国内外超声界广泛关注，对优生优育发挥了巨大作用。

染色体异常主要有以下几种：a.21-三体；b.18-三体；c.13-三体；d.Tuner综合征；e.三倍体。

新生儿染色体异常发生率较低，因三体畸形在足月前即流产或死亡。因此，产前超声发现胎儿有明显的结构畸形时就应考虑是否有染色体异常的存在。

(1) 强烈提示胎儿染色体异常的有以下畸形胎儿：

颈部水肿：	此为早期（11～13^{+6}孕周）预测21-三体主要线索
颈部水囊肿：	Dandy-Walker畸形
十二指肠闭锁：	脑积水
胎心－房室共道：	泌尿系统畸形（如多发肾囊肿）
前脑无裂畸形：	胎儿水肿
	脑膨出

(2) 以下微小病变是超声诊断胎儿染色体异常的线索：

胎儿头部：	脉络丛囊肿
	小脑延髓池扩大
	小耳、小脑缩小
胎儿颈部：	NT增厚
胸　　部：	胎心内强回声灶
	胸水
腹　　部：	肠管强回声
	小胃或无胃
	肾盂扩张
	单脐动脉、脐囊肿
FGR：	早期出现FGR常有染色体异常
	注意CRL、FL、HL、TL

综合以上资料，总结以下几点（彩图5-8-1～5-8-5）：

①胎儿多发畸形，染色体异常越多。

②胎儿不同类型的结构畸形可出现某种特定染色体异常。例Dandy-walker，颈部水囊肿、手足畸形，可能有18-三体异常；全前脑、系列面部畸形、小头畸形可能为13-三体，NT为21-三体胎儿主要线索。

③ 21-三体与年龄有关。

一、中枢神经系统缺陷

受精后第三周，在胚盘的外胚层上出现一沟，是神经系统的最初结构。此沟逐渐加深，其脊侧缘逐渐融合而形成一管状结构。表面的外胚层融合成连续的细胞层，覆盖在神经管上。神经沟的前部发育成脑，后部发育成脊髓。胎儿的神经系统发育进展很快，成熟的胎儿平均脑的重量为430g，相当于成人脑的1/3。在出生时，脑细胞层次已分化很好。

中枢神经系统的缺陷，占胎儿畸形的首位。

1.无脑儿

（1）病理：无脑儿为中枢神经系统缺陷中最多见的一种畸形。无脑儿缺少颅盖骨，因而从头部眼眶上嵴以上似刀削瓶口状。顶部中可见一血肉模糊的血块，大脑半球可能完全没有发育或发育不全，缩小成一小团块附着于颅底。此外内有脉络丛，有时头顶部血块外有一层半透明的薄膜与周围头皮相连，此为脑膜囊内含脑脊液。无脑儿因眼眶平浅致使眼球突出，似青蛙眼。无脑儿常因颈椎数缺少，显示颈部很短且前突，致使胎儿呈昂首仰脸的奇特外貌。无脑儿大约半数伴颈胸椎脊柱裂及合并羊水过多。

（2）临床表现：无脑儿多合并羊水过多。因此可发现子宫较相应孕周大，张力大，触不清胎位。除重度羊水过多引起压迫症状外，无其他不适。

（3）超声图像特点：正常胎儿颅骨可从孕9周辨出，孕12周颅骨清楚并可辨出中线，可测量双顶径及头围，最早可在此期间检出无脑儿，遗憾的是孕妇常在孕晚期来就诊。因此，在孕12周～28周前做产前检查对早期检出先天性胎儿畸形至关重要。无脑儿超声特点如下：

①缺少圆形的颅骨环。

②胎儿头端可见一“瘤结”状物，此为胎儿的颜面骨与颅底骨的回声，颜面骨上可找到眼眶及鼻骨。

③可合并脊柱裂，以颈胸部多见。

④多合并羊水过多。

⑤脑组织萎缩，部分无脑儿可见发育不良的脑组织，外包以脑膜囊，漂动在羊水中。

⑥无脑儿常合并颈胸椎段脊柱裂，同时合并羊水过多，中期妊娠期间，无脑儿在过多羊水中，活跃踢打转动，安静时常仰卧于宫后壁，致使探查脊柱造成困难。

Sabbagha认为，超声检出无脑儿并不困难，在孕12周即可确诊。应用阴道扫查可更早检出。国内外学者一致认为无脑儿的超声检出率相当高，如果配合羊水的AFP水平的测定，其诊断符合率可达100%（图5-8-6～5-8-15）。

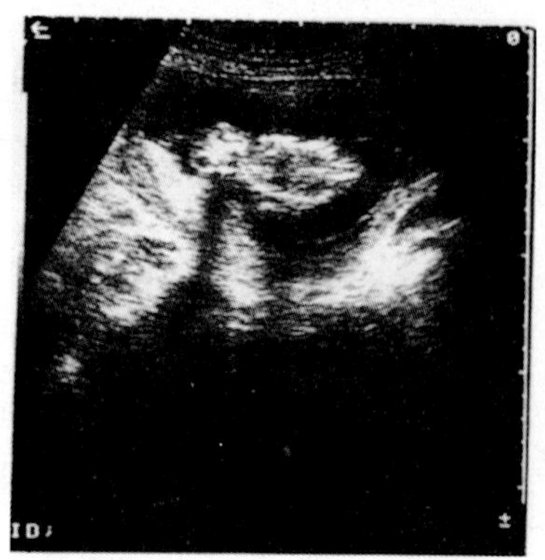

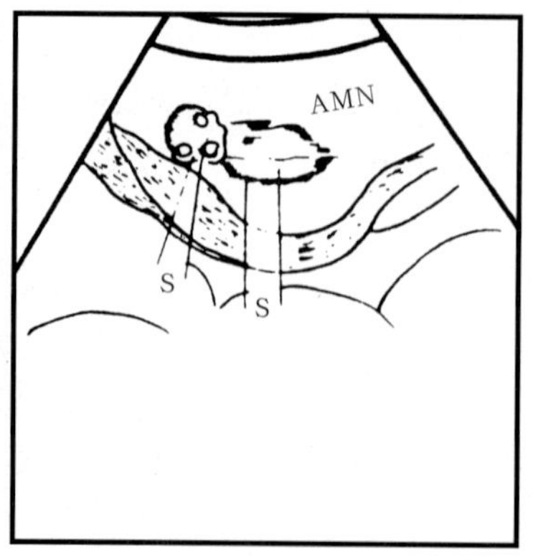

孕15周，前面观无颅骨光环，可见颜面骨，其上方见两眼眶和口腔

S-颜面骨声影

AMN-羊水

图5-8-6 无脑儿

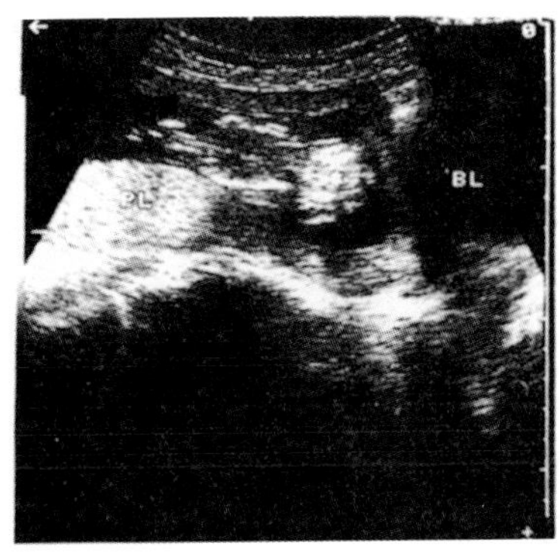

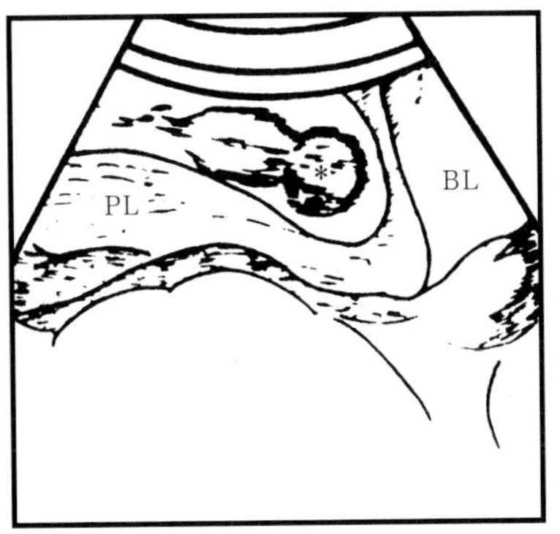

图 5-8-7 无脑儿

后面观见脑膜囊漂动在羊水中
＊-脑膜囊 PL-胎盘
BL-膀胱

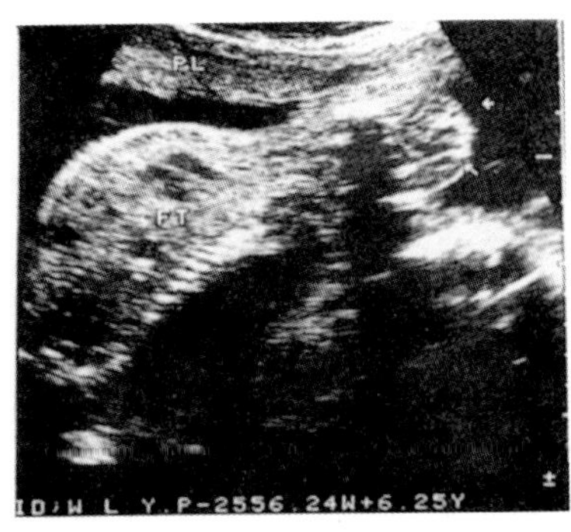

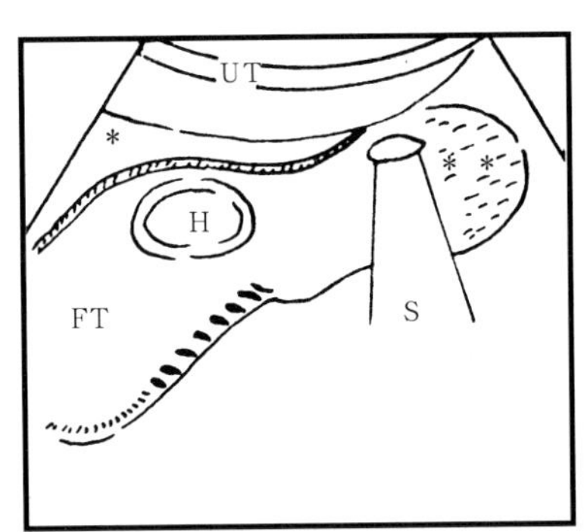

图 5-8-8 无脑儿

孕30周，无颅骨光环
FT-胎体 H-胎心脏
S-声影 UT-子宫
＊-羊水
＊＊-无颅骨光环

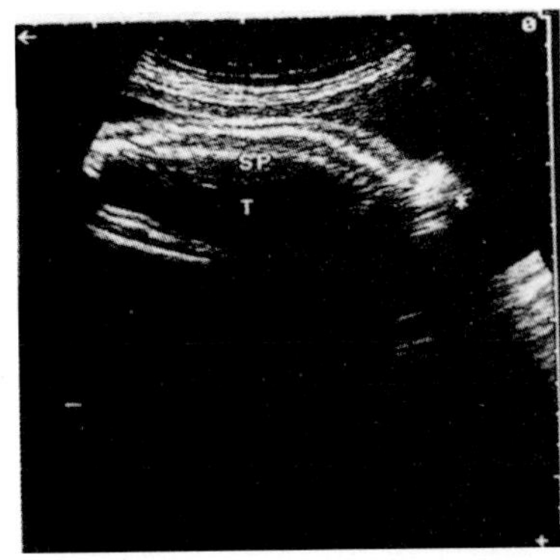

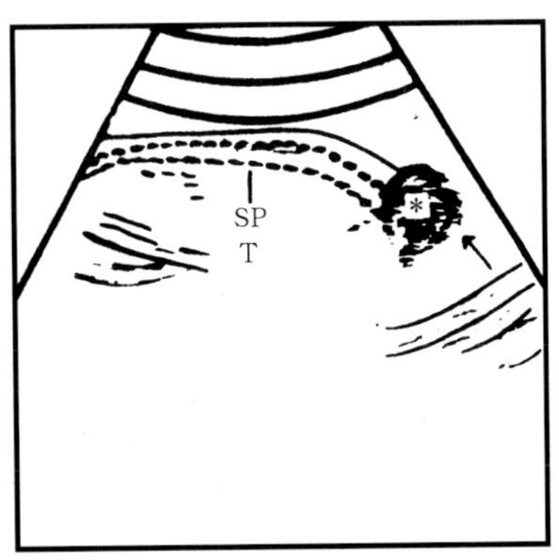

图 5-8-9 无脑儿

孕26周，胎儿颅骨环缺如，在此处可见一“瘤结”状包块（颅底骨），脊柱完整
＊-头部“瘤结”
SP-脊柱 T-胎体

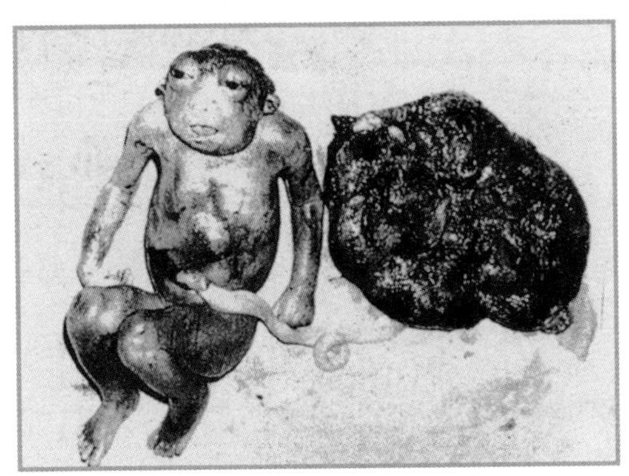

图 5-8-10 上例引产后标本

无脑儿，似从齐眉处切去，两眼略突，张口吐舌，脑后部血肉模糊

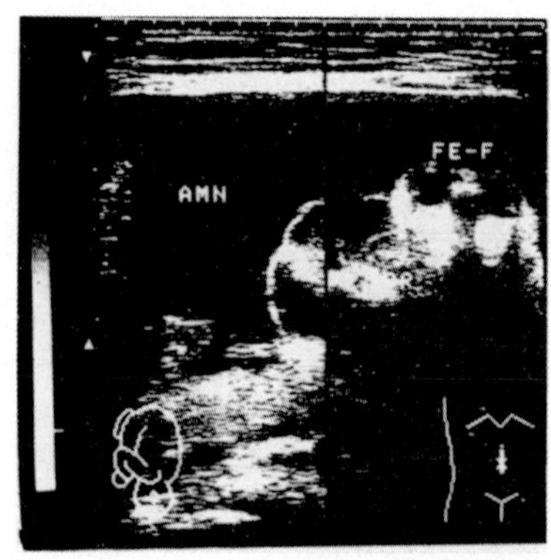

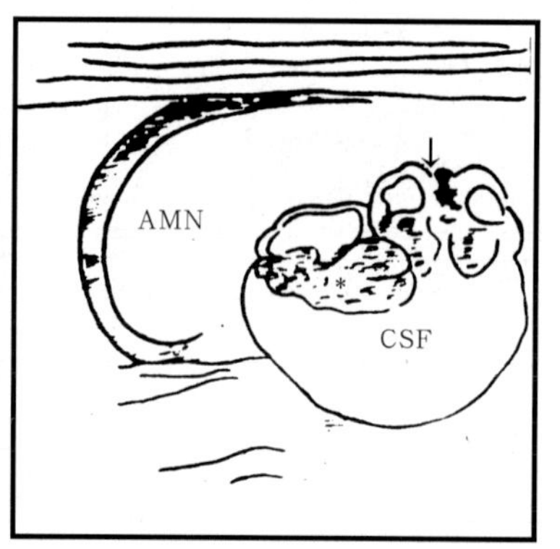

图 5-8-11 无脑儿（伴大脑膜囊）

孕30周$^{+6}$，胎儿因颈椎缺数节呈仰伸位，可见两眼眶，颜面骨后方可见一囊漂浮在大量羊水中

FE-F- 胎儿颜面，见两眼眶及鼻

CSF- 脑脊液，其囊壁为脑膜囊

AMN- 羊水

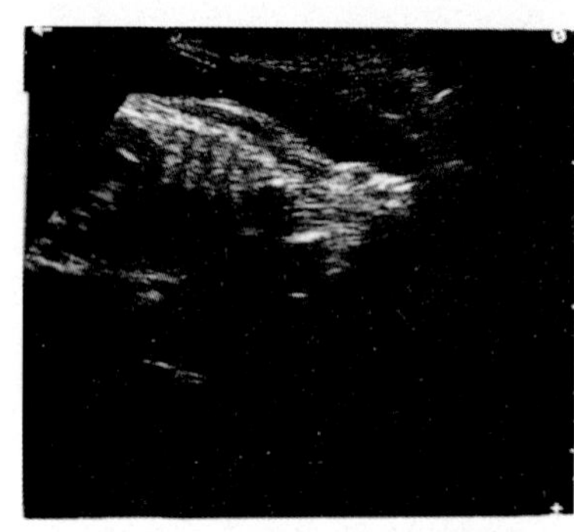

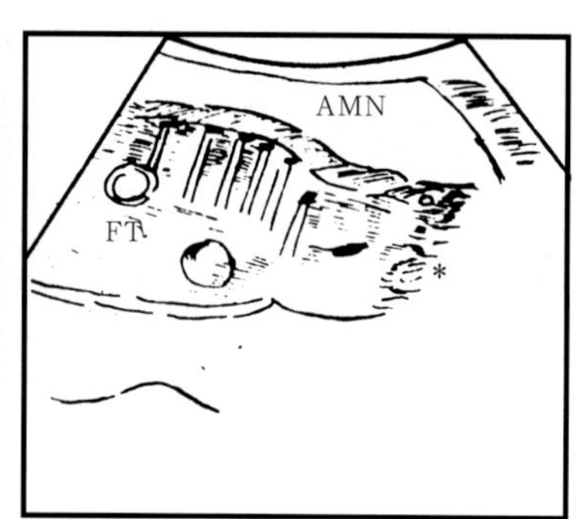

图 5-8-12 无脑儿

孕 34 周，胎儿头部缺乏颅骨环，仅见一“瘤结”

* - 无脑儿 FT- 胎体

AMN- 羊水

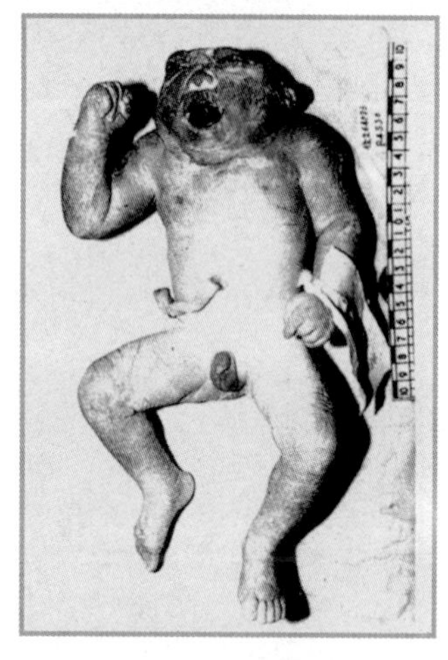

图 5-8-13 无脑儿标本

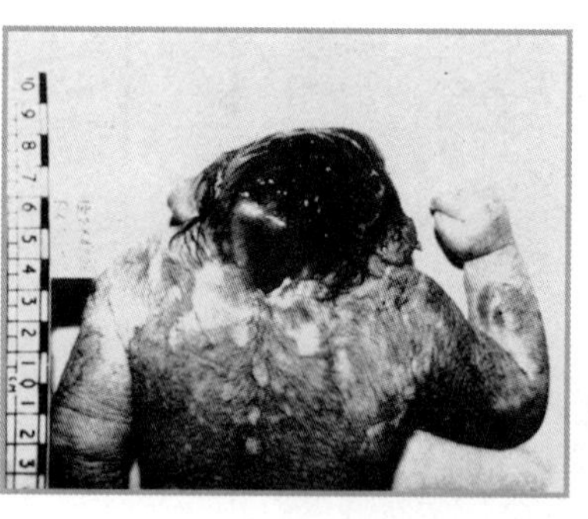

图 5-8-14 标本背部观

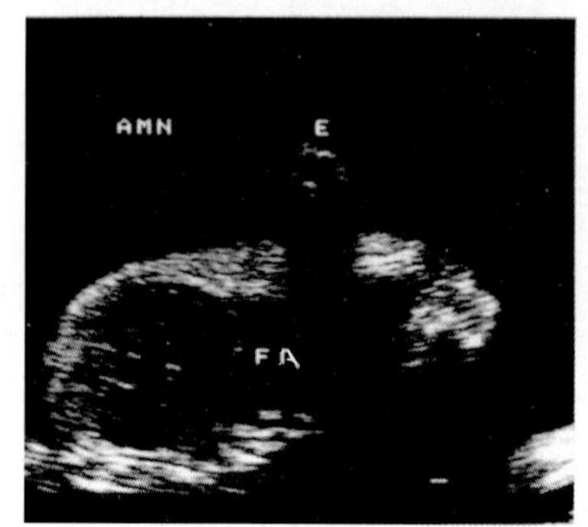

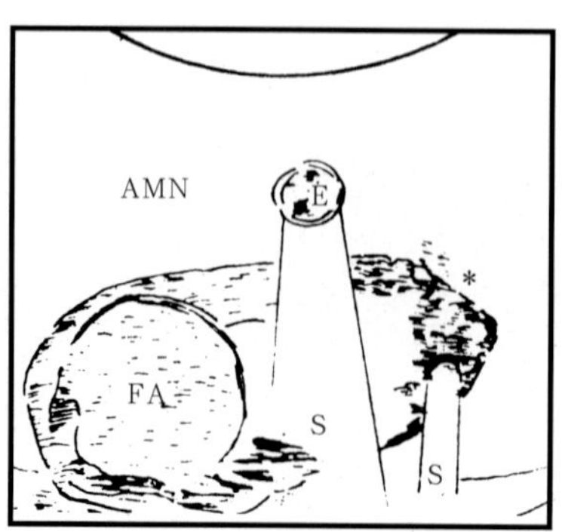

图 5-8-15 短躯体无脑儿

孕30周$^{+4}$，大量羊水中见一短躯体无脑儿

FA- 胎腹 E- 肢体断面

* -“瘤结” AMN- 羊水

S- 声影

2.脑积水

(1) 脑室内积水

① 侧脑室积水

A.病理：胎儿期脑组织及颅内含水量较成人高，胎儿脑脊液的实际量和相对量均与胎儿孕龄成反比。胎儿的脑组织很长一段时期是在充满脑脊液的颅骨腔内发育，胎儿早期颅腔内液体约占26%。在胎儿成熟过程中，脑脊液随着脑体积的增大而减少。至胎儿成熟，脑组织已占颅腔的97%，这是一生中占颅腔体积最大的时期。

脑脊液通常由脉络丛分泌，从侧脑室通过室间孔进入第三脑室，从第三脑室经中脑导水管进入第四脑室。再通过第四脑室外侧孔和正中孔流入枕大池，进入覆盖脑和脊髓的表面的蛛网膜下腔。大约4/5的脑脊液由脑膜的蛛网膜颗粒吸收入血液循环，余下的1/5通过脊膜吸收（图5-8-16，图5-8-17）。过量的脑脊液可由以下原因造成：a.脉络丛产生脑脊液过多；b.脑脊液从脑室系统或脑池的排出功能发生障碍；c.蛛网膜颗粒吸收障碍。

脑积水分为脑室系统积水和脑室外系统积水。积水在脑室系统者称为脑内积水，积水在脑外间隙者称为脑外积水。过多的脑脊液积存于脑室内，致使脑室扩张，同时压迫脑组织，使其萎缩变薄。侧脑室、第三脑室均可扩大。如梗阻在第四脑室中孔、侧孔或环池部位，则第四脑室及导水管均可有扩大形成dandy-walker综合征。脑积水晚期，过多的脑脊液使颅骨扩大变薄，因张力过大使胎儿颅缝变宽。脑积水常合并脊柱下段的脊柱裂。

脑积液如积存在脑外间隙（即脑与硬脑膜之间）则称为脑外积水亦称为水脑症。水脑症的大脑极不成熟，小脑和延髓可能较正常，或小脑及延髓发育不全而且完全缺少大脑。颅内为大量脑脊液所充满。软脑膜紧贴于硬脑膜上。

B.临床表现：胎儿轻度脑积水，可以自然分

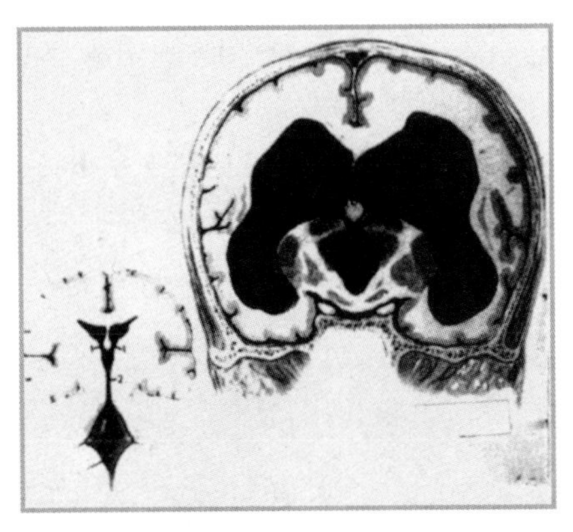

左下图：正常脑室结构
右上图：侧脑室积水

图5-8-16 正常脑室、脑积水和脑室扩张示意图

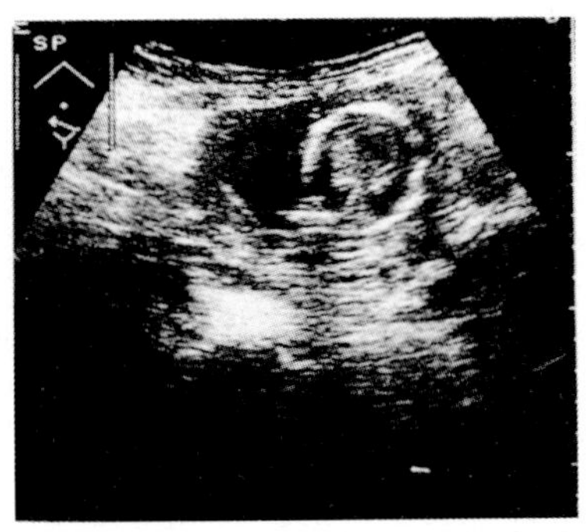

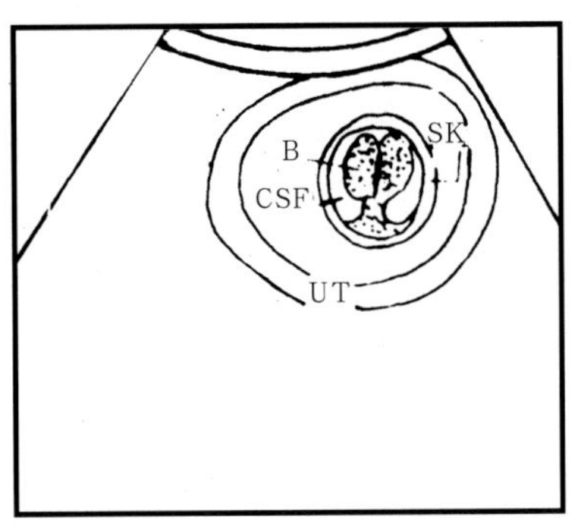

早期正常胎儿颅内脑脊液较多
UT-子宫 B-大脑
CSF-脑脊液 SK-颅骨

图5-8-17 正常早期妊娠之胎头

娩常不被临床发现。严重者胎头巨大，临床检查可触到巨大球状胎头，高居而不能入盆，颅壁菲薄，压之有乒乓球感。

C.超声图像特点：脑积水不能仅以双顶径做为唯一的诊断依据，因为脑室的扩大先于颅骨的扩大。轻度脑积水不影响颅骨，因此双顶径与孕周是相符合的。脑积水至晚期，脑室张力继续扩大到一定程度，胎儿颅骨开始扩大。脑积水一旦出现，则应测量脑室率及侧脑室宽度。

$$\text{脑室率}=\frac{\text{中线至侧脑室内侧壁距离}}{\text{中线至颅骨内缘距离}}$$

见图5-8-18。

正常胎儿脑室率< 0.5，而在孕20周后脑室率如果> 0.5，则应考虑脑积水的存在，侧脑室宽度< 10mm。

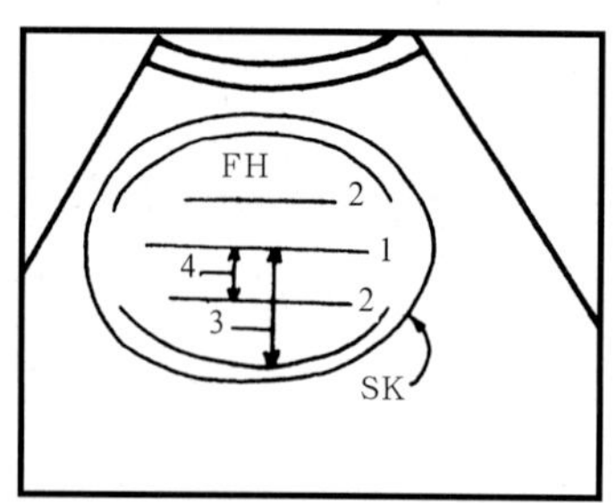

1.脑中线（大脑帘）
2.侧脑室侧壁　SK-颅骨
3.从中线至颅骨内缘距离＝A
4.从中线至内侧脑室内侧壁的距离＝B

$$\text{脑室率}=\frac{B}{A}$$

图5-8-18 脑室率测量法示意图

随超声技术的进展，分辨力不断提高，故脑室扩大内含液性暗区一般不会漏诊。因此在妊娠中期脑室积水就可由超声检出。

轻度脑积水的超声图像：

脑室轻度扩大，含液性暗区，在液体内常见强回声团块为脉络丛。

脑室率> 0.5，侧脑室宽> 10mm。

双顶径与孕周相符。

尚有少数病例为多个空洞型脑积水（图5-8-19，图5-8-20）。

重度脑积水的超声图像：

胎儿双顶径明显大于胎龄。

胎儿头周径明显大于胎儿腹、胸围，头体比例失调。

胎儿颅内绝大部分为液性暗区所占据，胎头后方增强效益。

中线漂动在脑脊液内，此为大脑帘回声，此亮线可随颅内动脉、腹主动脉搏动及探头的振动而颤动，中线漂动亦为诊断脑室积水指标之一。

重症脑室积水，脑组织被压扁为很薄的一层，紧贴颅骨壁上。

颅骨壁扩张变薄，颅缝裂开（图5-8-21～5-8-31，彩图5-8-32，彩图5-8-33）。

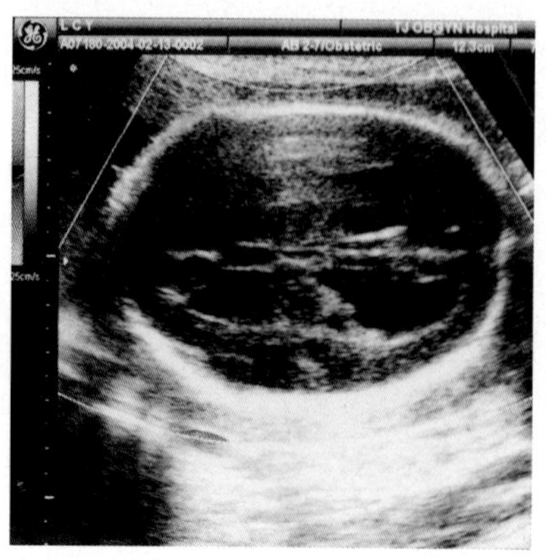

孕28周，侧脑室扩大1.2cm，轻度侧脑室积水

图5-8-19 轻度脑积水

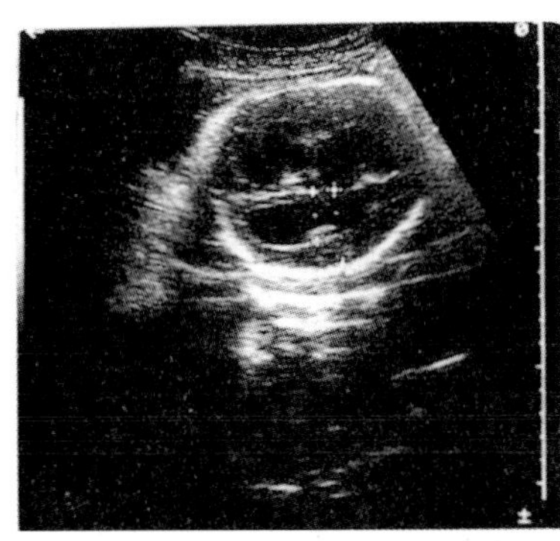
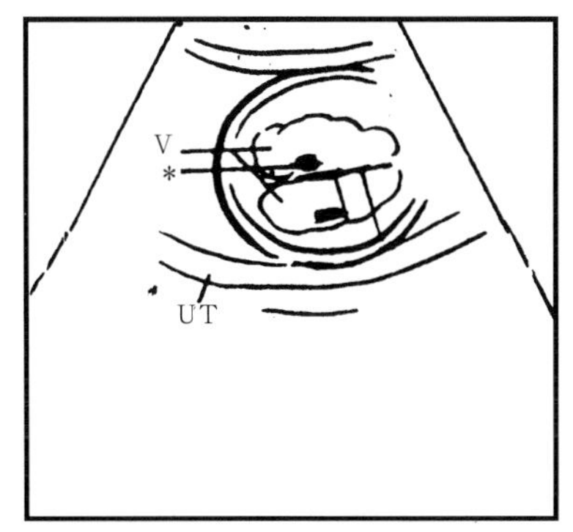

图5-8-20　脑积水

孕33周，颅骨无明显扩大，但侧脑室扩大，双顶径为8.2cm，与孕周相符，脑室率为0.66

UT-子宫　V-侧脑室

*-脉络丛

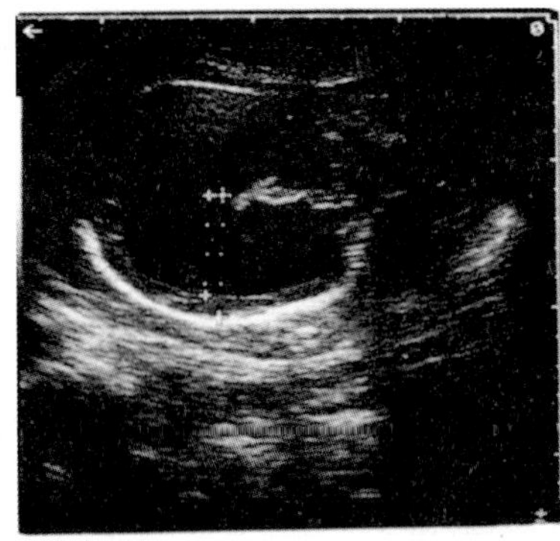
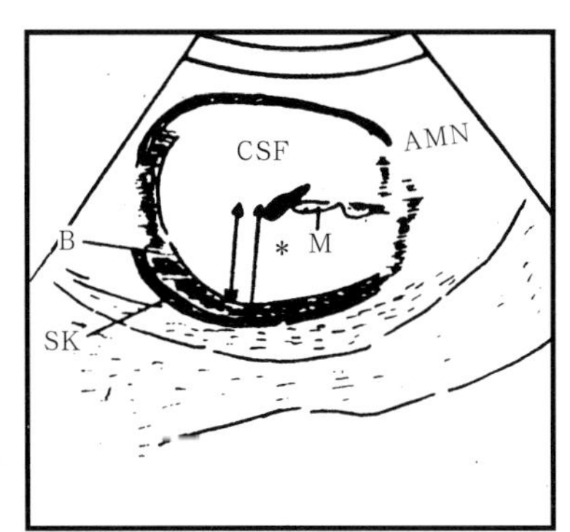

图5-8-21　重度脑积水

孕26周$^{+2}$，颅骨扩张，内充满液性暗区，可见中线在脑脊液内漂浮，脑组织被压迫变得很薄

CSF-脑脊液　M-中线

*-脉胳丛　B-压薄的脑组织

SK-颅骨　AMN-羊水

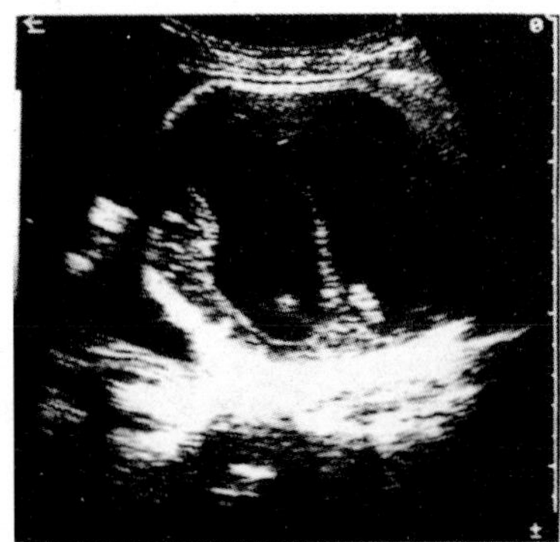
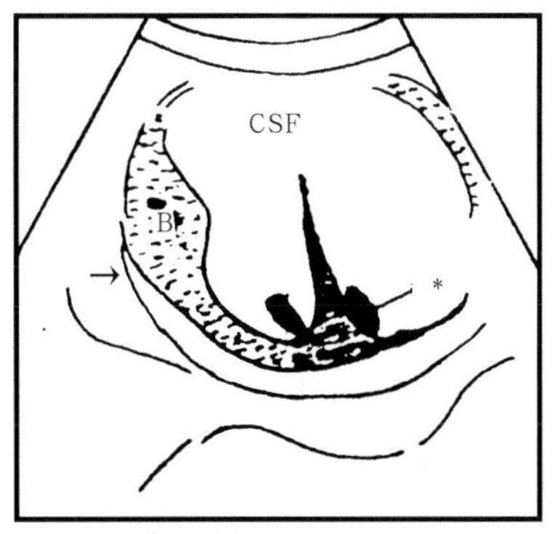

图5-8-22　重度脑积水

孕40周$^{+2}$，颅内大量积水，见中线两侧脉胳丛

CSF-脑积液　*-脉胳丛

B-脑组织

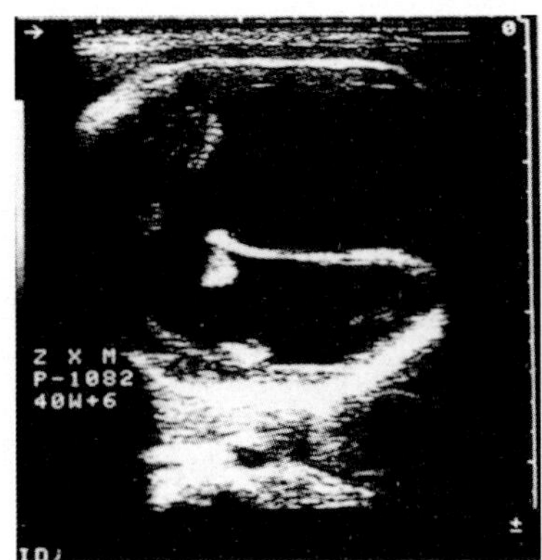

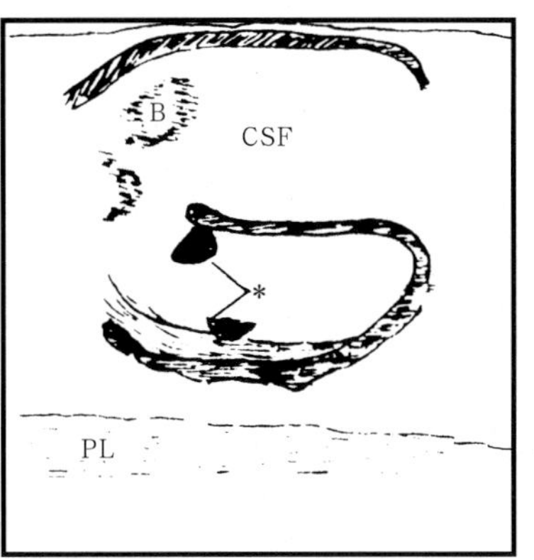

图5-8-23　重度脑积水

孕40周$^{+6}$，颅内大量积水，其中漂动中线及被压缩脑组织

CSF-脑脊液　B-脑组织

*-脉胳丛

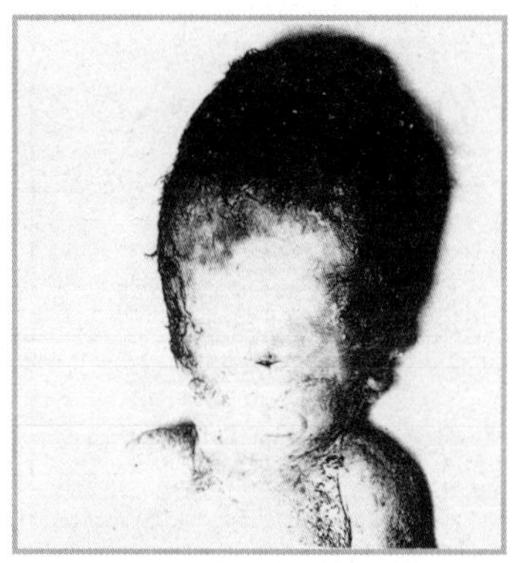

头颅巨大，合并面部畸形

图 5-8-24 引产后胎儿正面像

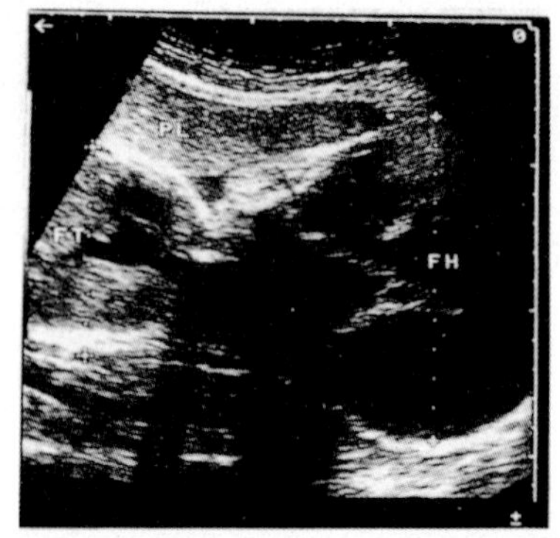

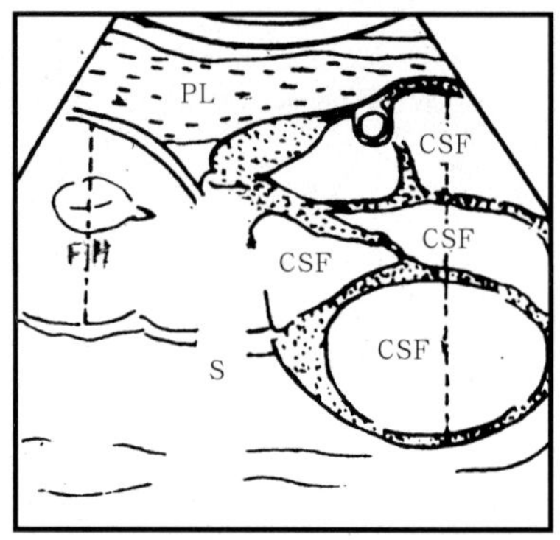

孕 28 周$^{+2}$，颅骨内充满液体，躯体明显小于胎头

CSF- 脑脊液 S- 声影

PL- 胎盘 FH- 胎心

图 5-8-25 重度脑积水

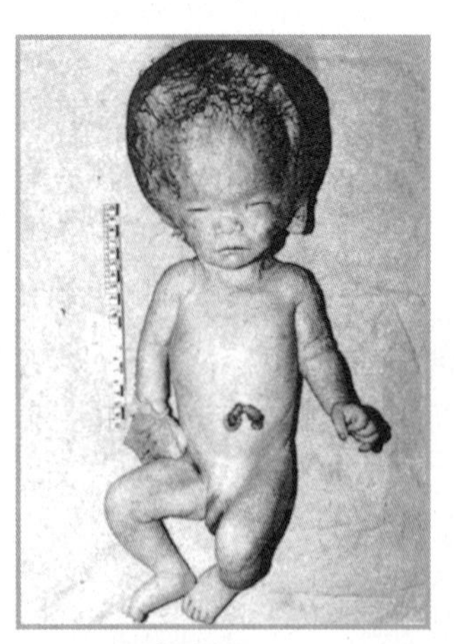

前面观

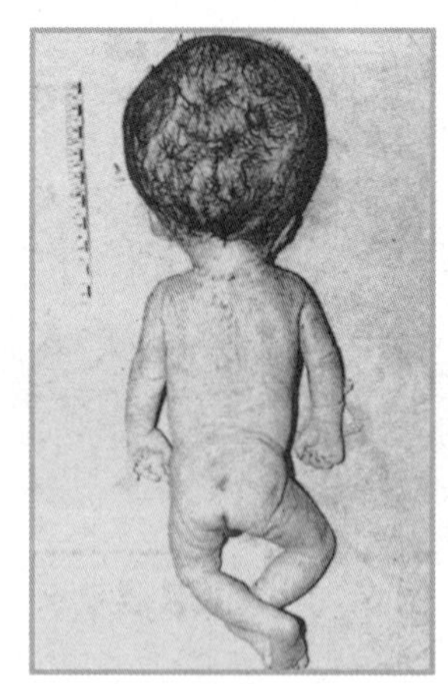

背面观

图 5-8-26 引产后

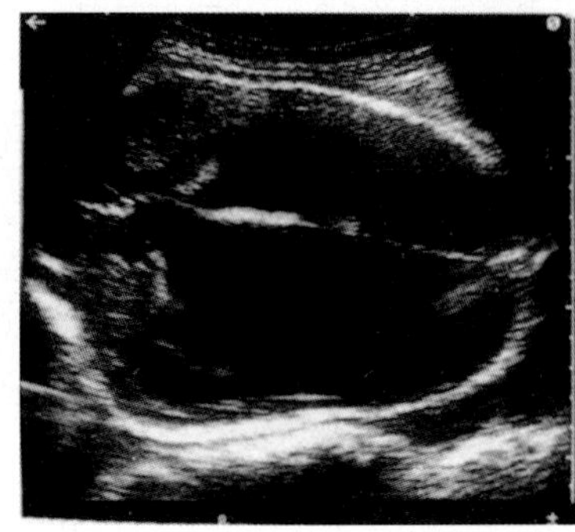

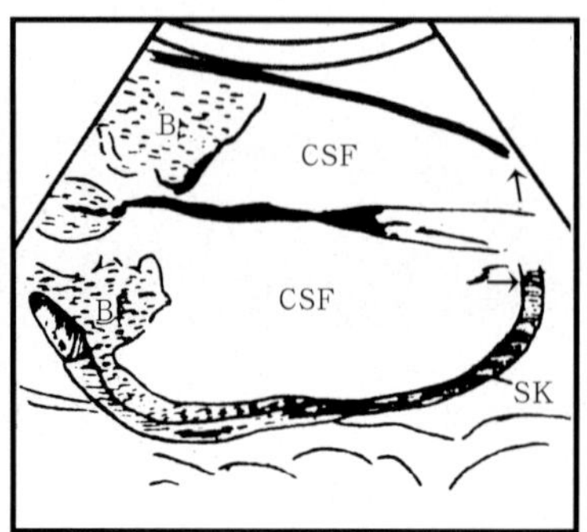

孕37周，胎儿颅骨巨大，内充满液性暗区，可见中线漂动及被压缩脑组织

CSF- 脑脊液 ↑ - 裂开颅缝

B- 脑组织 SK- 颅骨

图 5-8-27 重度脑积水

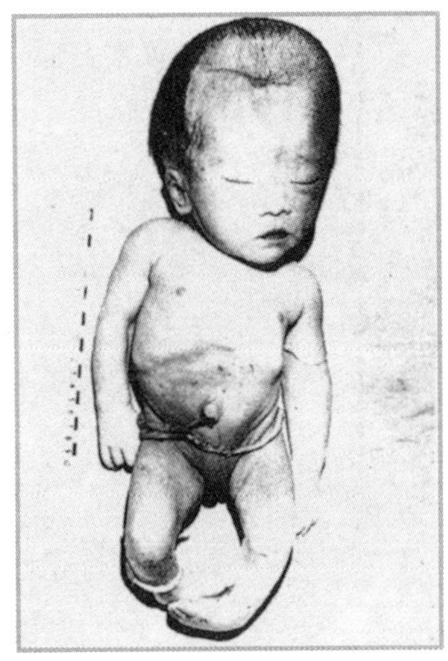
正面观

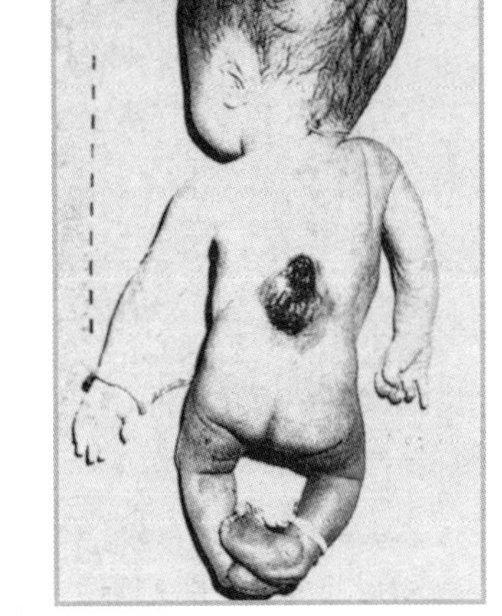
背面观

图 5-8-28　引产后胎儿：合并脊柱裂及足内翻

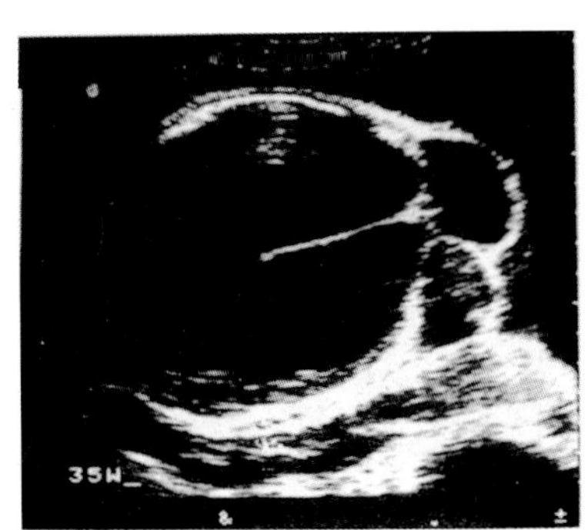

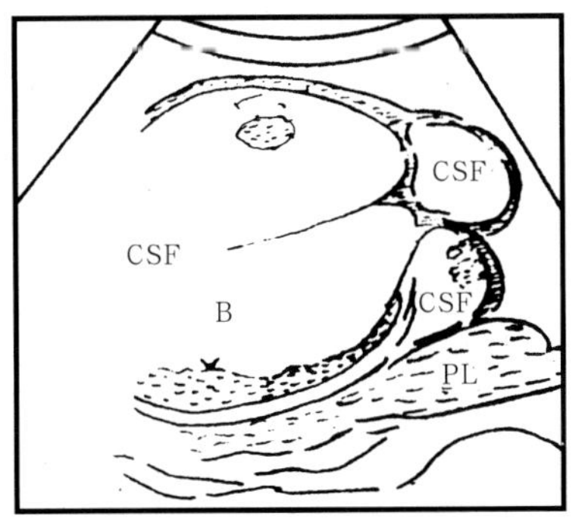

孕35周，颅内大量积水，眼眶内亦充满液体，可见中线波动及被压缩脑组织

CSF- 脑脊液　　B- 脑组织

PL- 胎盘

图 5-8-29　重度脑积水

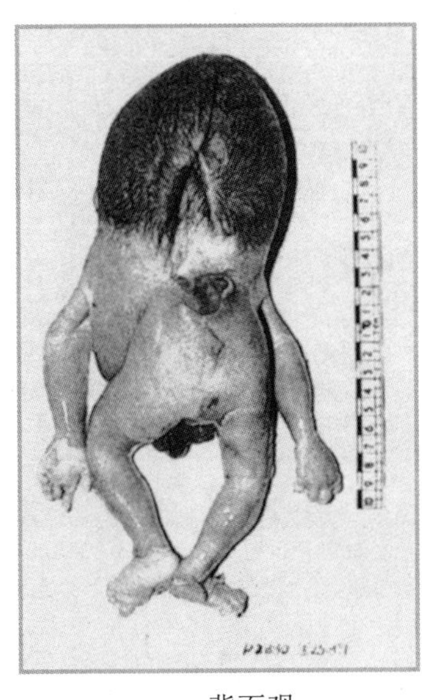
背面观

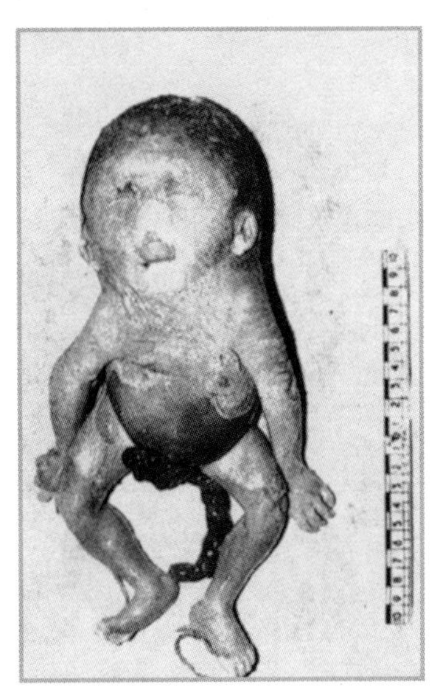
正面观

图 5-8-30　引产后胎儿

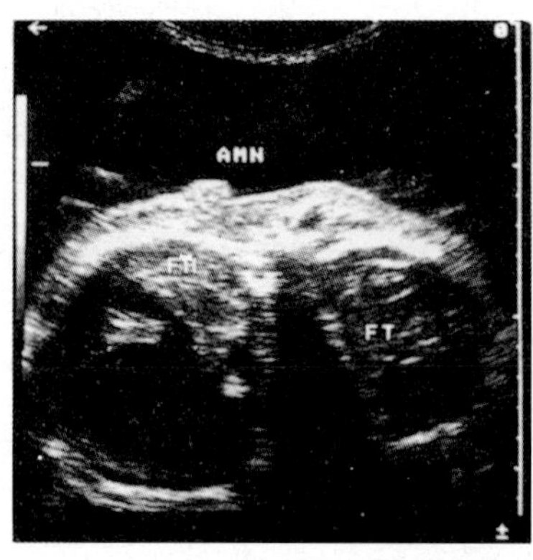

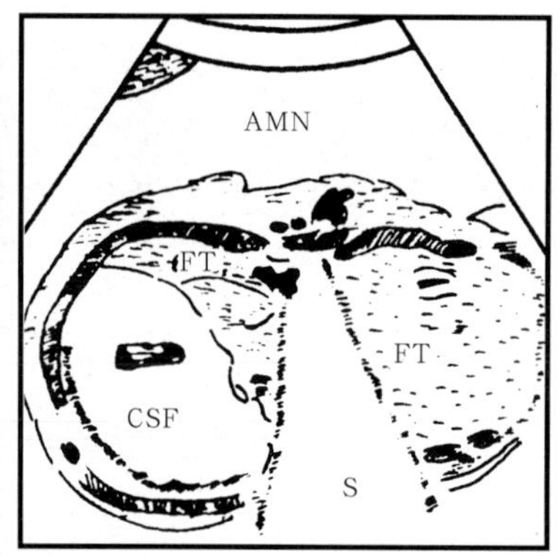

孕38周$^{+4}$，胎头大于躯体，颅内见有积水，同时皮肤水肿
FH- 胎头　FT- 胎体
CSF- 脑脊液　S- 声影
AMN- 羊水

图 5-8-31 短躯体脑积水

② Dandy-Walker 综合征：Dandy-Walker 综合征是一种特殊类型的脑部畸形，其发病率为 1∶25 000～1∶300 000，占脑积水的5%～12%，其病因多样化，或有染色体异常，如13-三体，18-三体综合征，也可由某种致畸因子如病毒、酒精中毒所致。Dandy-Walker 综合征预后不良，生后一年以内出现脑积水，半数以上出现智力障碍。

A.病理：Dandy-Walker综合征是指胎儿小脑蚓部缺失或部分缺失，第四脑室与后颅窝扩大。本病也可不伴其他异常，可单独存在。

B：超声检查：a.第四脑室及后颅窝扩大，呈菱形囊性区。b.两侧小脑间蚓部全部或部分缺失，两小脑分开。c.亦有不典型者，如仅有一扩大的后颅窝（＞10mm），而无小脑蚓部缺失及第四脑室异常，也应考虑为Dandy-Walker变异型病变（图 5-8-34～5-8-38）。

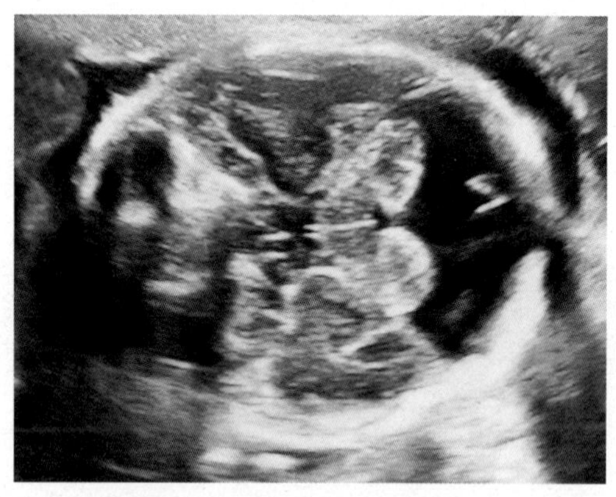

孕 34 周，Dandy-Walker 综合征，小脑延髓池液性区深30mm，蚓部分离

图 5-8-34 Dandy-Walker 综合征

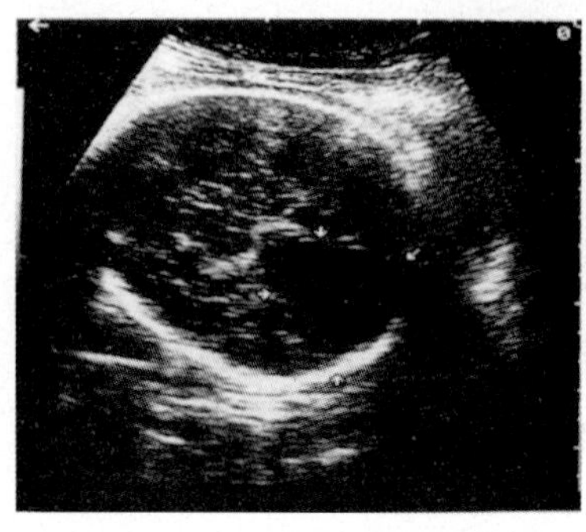
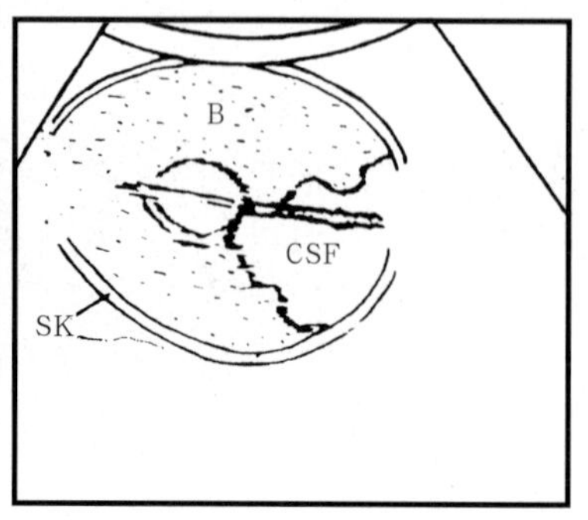

孕 36 周，第四脑室积水
CSF- 脑积液　B- 脑组织
SK- 颅骨，中央圆形为两丘脑

图 5-8-35 第四脑室积水

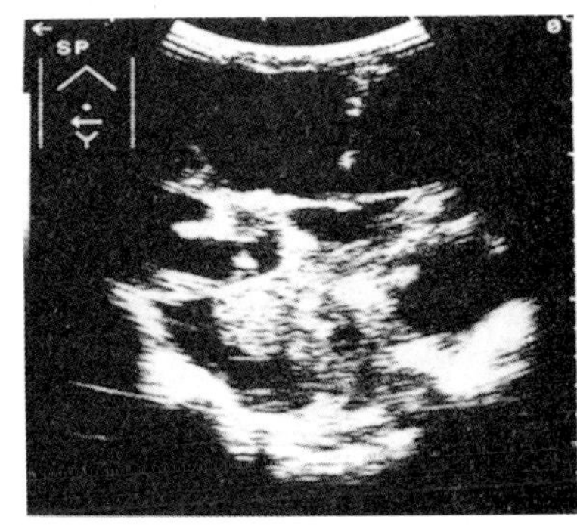

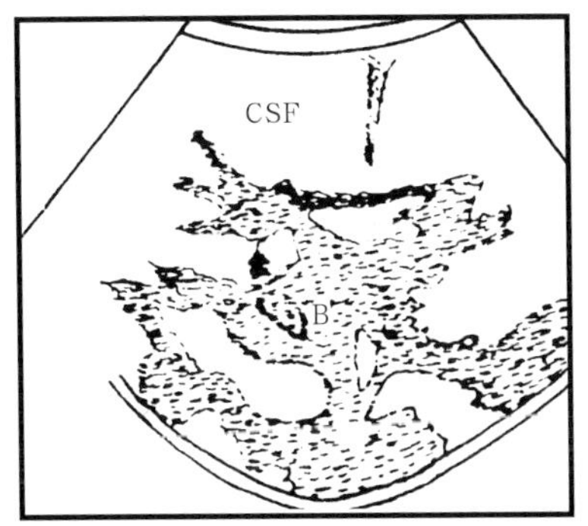

婴儿头颅逐渐增大，可见脑积水量很多，脑组织分散紊乱

B-脑组织 CSF-脑脊液

图 5-8-36 分娩后 4 个月

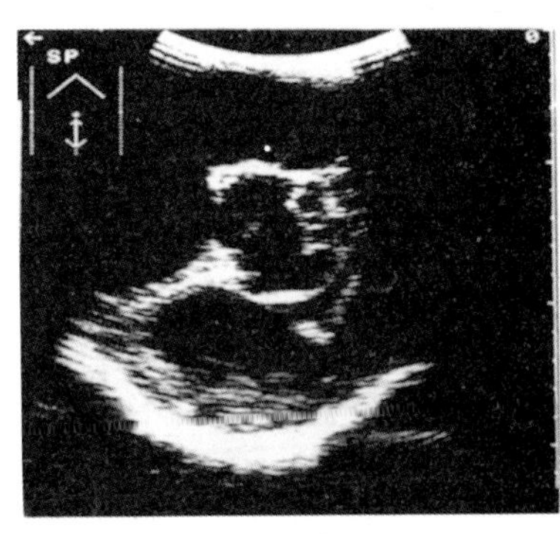

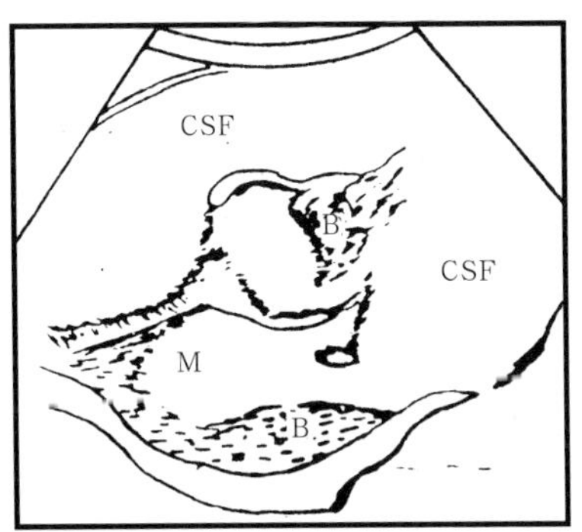

中线及中环有搏动（血管）

CSF-脑脊液 B-脑组织

M-中线

图 5-8-37 另一角度见颅内充满积水

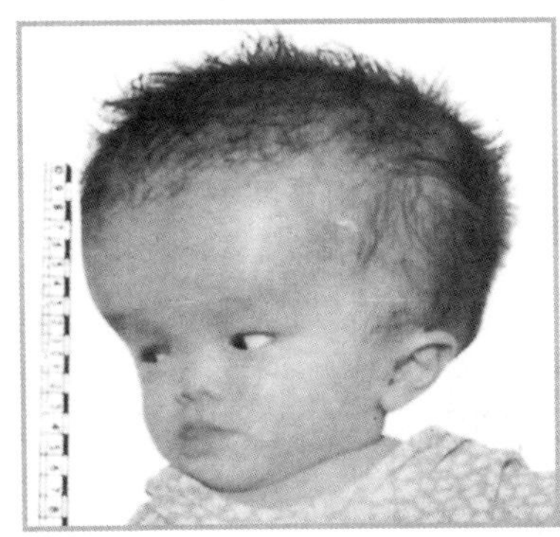

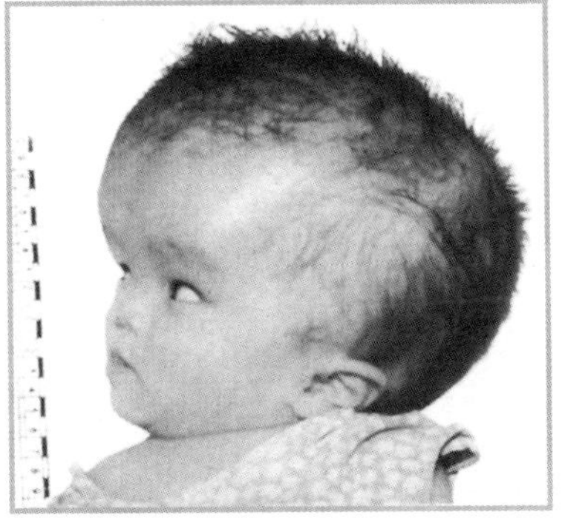

Dandy-Walker 综合征，生产后 5 个月，头颅越长越大

图 5-8-38 Dandy-Walker 综合征

（2）脑室外积水

①水脑儿（hydranencephaly）：水脑儿是指双大脑半球缺失，仅有脑干和小脑，颅腔内充满了脑脊液。其发生率为 0.2%。水脑儿预后极差，多在产后即死亡或为白痴。

A. 病理：可能与颈内动脉分支广泛闭塞，引起大脑半球缺血坏死，继而引起水脑。但脑干往往存在。

B. 超声诊断：a. 胎儿颅骨增大呈一张力巨大无回声区；b. 颅内无大脑组织及脑中线；c. 脑干常存在；d. 常合并羊水过多（参见图 5-8-39，图 5-8-40）。

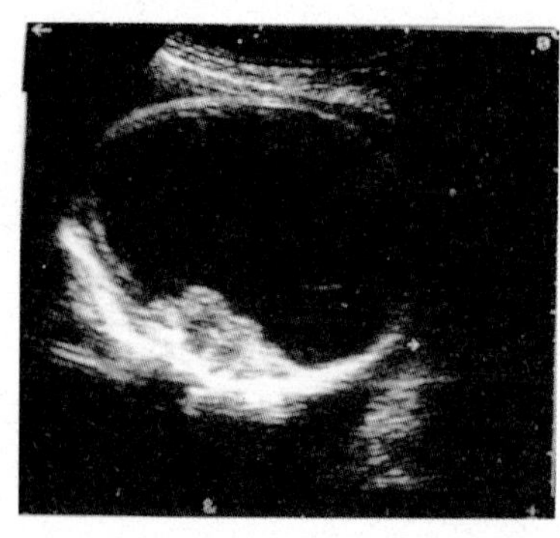

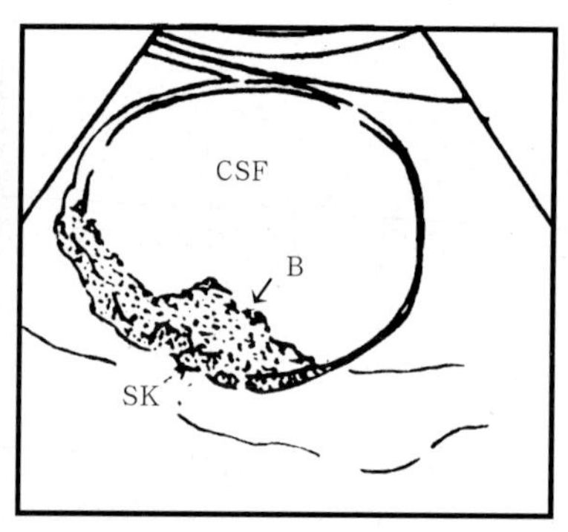

孕38周，颅内充满积液，后方有少许被压缩脑干组织

CSF-脑脊液 B-脑干组织

SK-颅骨

图 5-8-39 水脑儿（脑室外积水）

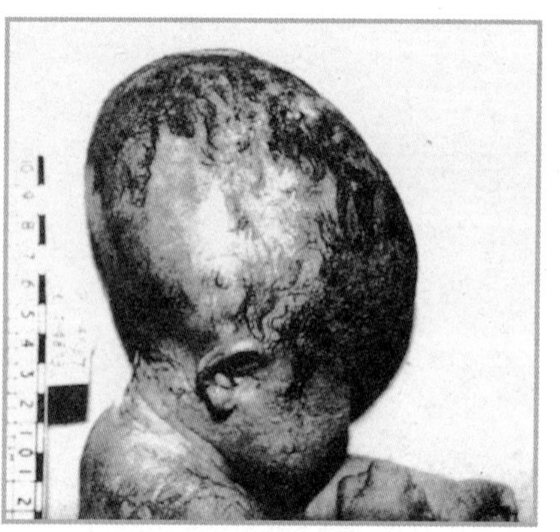

胎儿头颅胀大，眼窝内陷

图 5-8-40 引产后侧面观

②全前脑：全前脑是指前脑完全或部分未分裂而引起一系列脑畸形及引起的面部畸形，其发病率约为1∶5 200～1∶1 600。

A.病理：全前脑常与染色体异常有关，如合并13-三体、18-三体、15-三体综合征。全前脑分为三类：无叶全前脑，半叶全前脑及叶状全前脑。面部畸形可有眼眶融合为一个、独眼畸形、眼球融合为一个。鼻部畸形：单鼻孔、长鼻或象鼻，此鼻常在眼眶上方或有唇裂、小口畸形。

B.超声诊断：枕额径缩小，颅骨呈圆形；单个扩张的原始脑室左右贯通；无大脑廉，无透明隔；两丘脑融合，靠近颅底部，周边可见很薄大脑皮层；颜面部发育异常：可见长鼻、眼眶合二为一、独眼、唇裂等（图 5-8-41）。

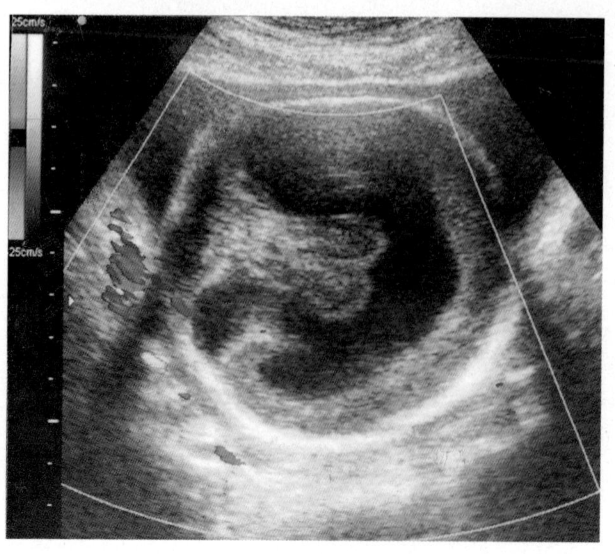

图 5-8-41 全前脑畸形

3.脑脊膜膨出 胚胎期中缝闭合不全，造成颅骨沿中缝缺损，缺损处出现脑膜膨出或脑膜脑膨出，呈囊性包块，外有包膜，内含脑积液部分脑组织。临床除可能羊水过多外，无其他不适。

（1）脑膜膨出：出自胎儿的头颅额部起，沿中线经颅顶中线至后枕部均可发生脑膜膨出以枕部脑膜膨出多见，顶部、额部发生膨出较少。其超声图像有以下特点：在胎儿颅骨中线部位，膨出一囊性物内含液性暗区；膨出处骨质缺损；囊肿外包绕囊壁，有时较厚含皮肤（图 5-8-42～5-8-50）。

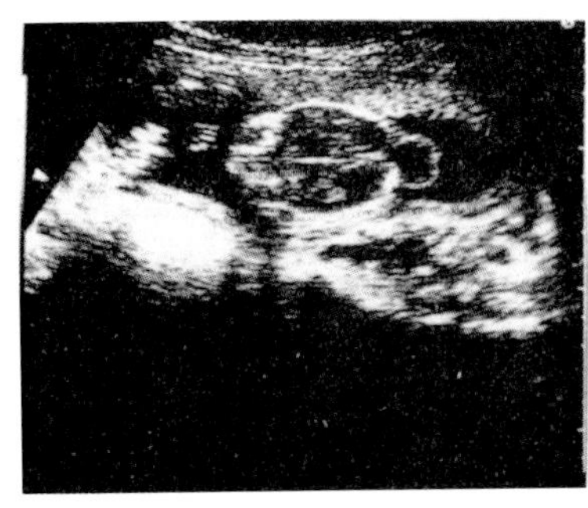

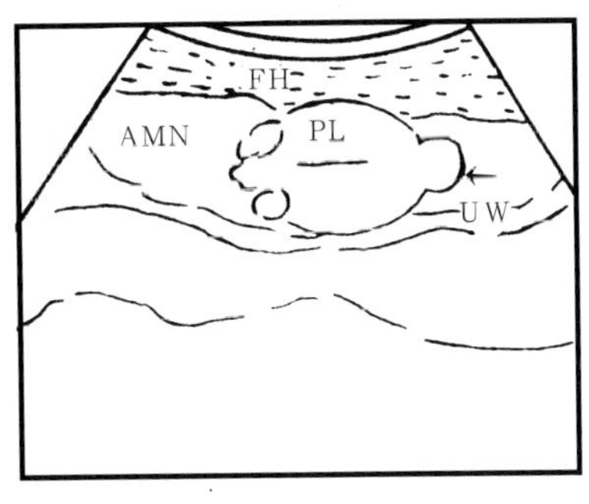

孕19周，胎儿头取枕横位，枕部骨质缺损，此处突出一小囊为脑膜膨出

FH- 胎头 PL- 胎盘

AMN- 羊水 UW- 肌壁

↓ - 箭头所指为枕部脑膜膨出

图 5-8-42 脑膜膨出

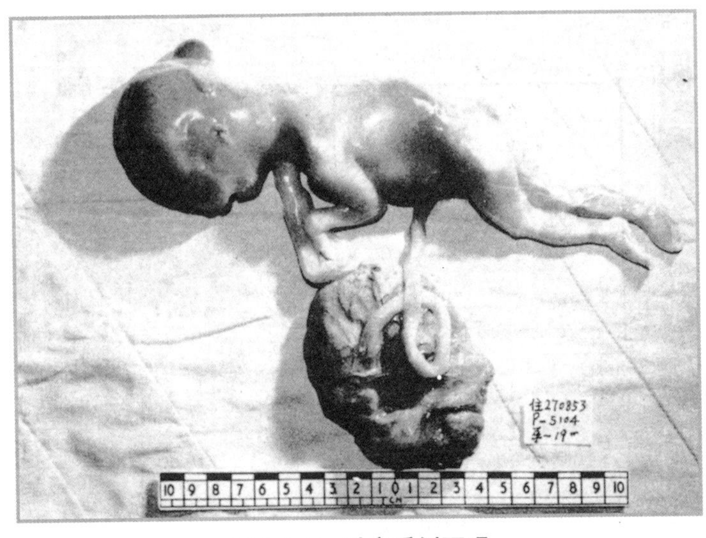

胎儿枕部见一包块，为脑膜膨出

图 5-8-43 引产后侧面观

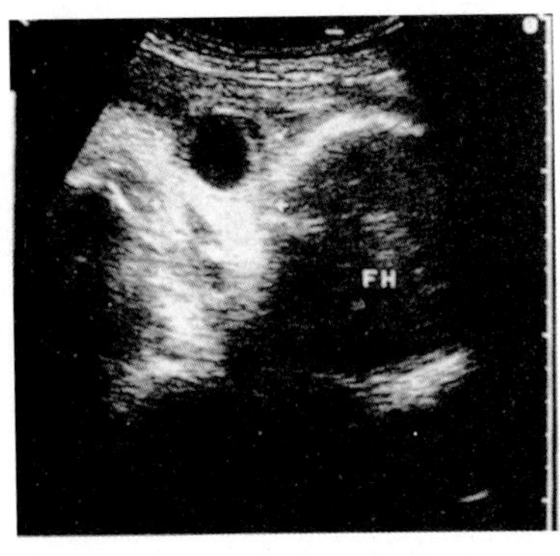

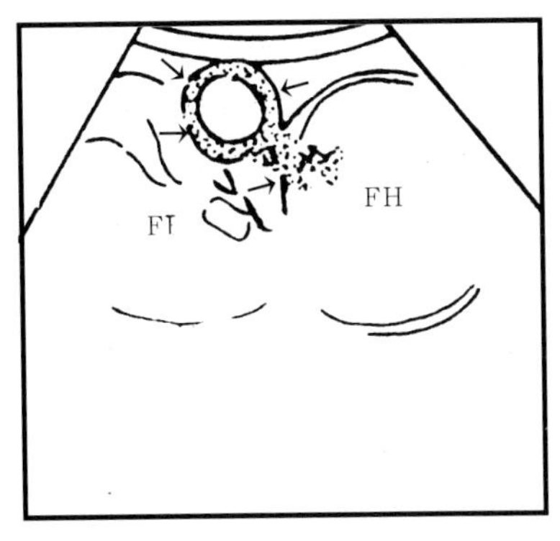

孕 38 周$^{+4}$胎头枕部见一较厚壁囊，外覆以皮肤，颅骨后枕部有骨质缺损

FH- 胎头 FT- 胎体

↑ - 所指为枕部脑膜膨出

图 5-8-44 枕部脑膜膨出

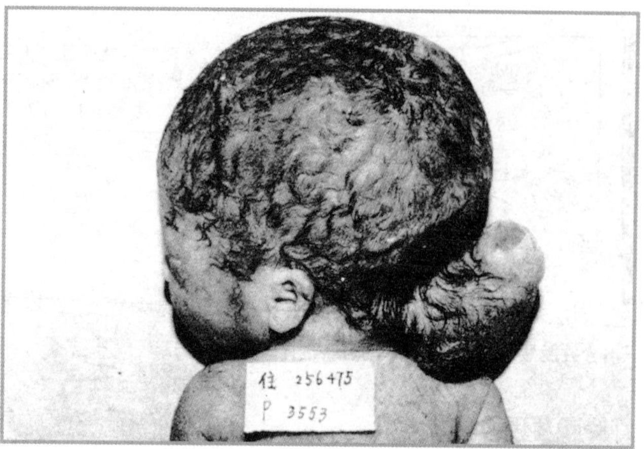

图 5-8-45 引产后胎儿背面观

枕部突出一包块为脑膜膨出

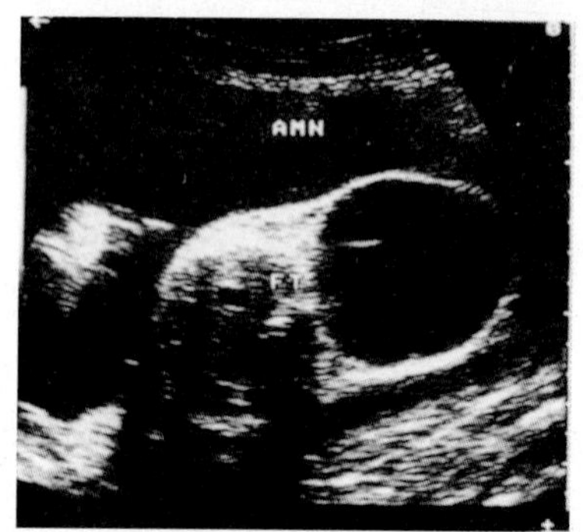

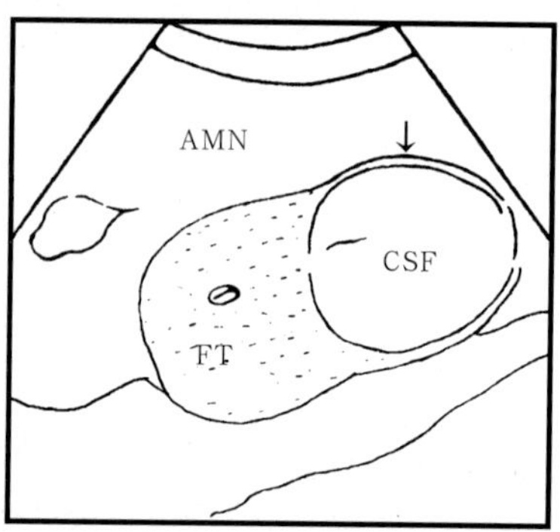

图 5-8-46 无脑儿合并大脑膜囊

孕34周，短躯体其上方见一大囊为脑膜囊

FT-胎体　CSF-脑积液

AMN-大量羊水

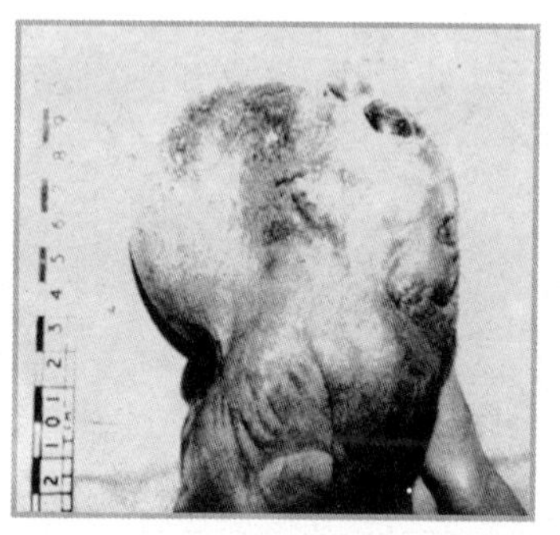

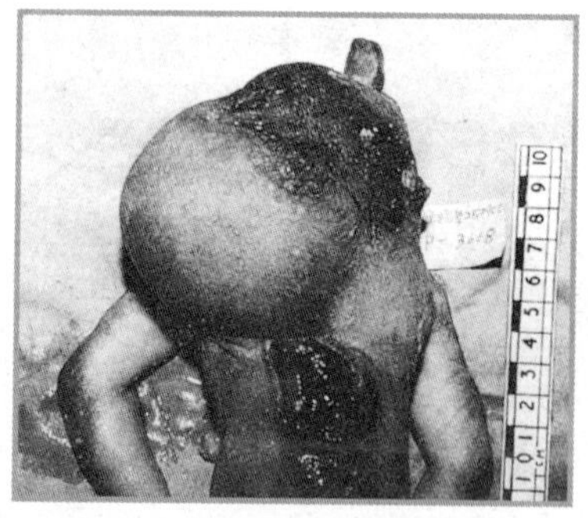

图 5-8-47 引产后胎儿

无颅骨，后部为脑膜囊颜面异常

左图：侧面观

右图：背面观

图 5-8-48 脑积水合并脑膜膨出

孕31周，颅骨壁后枕有骨质大片缺损，由此处突出囊肿，颅内脑组织被压缩，故此患儿同时有脑积水及脑膜膨出

CSF-脑脊液　PL-胎盘

↑-所指为缺损骨质

SK-颅骨　S-声影

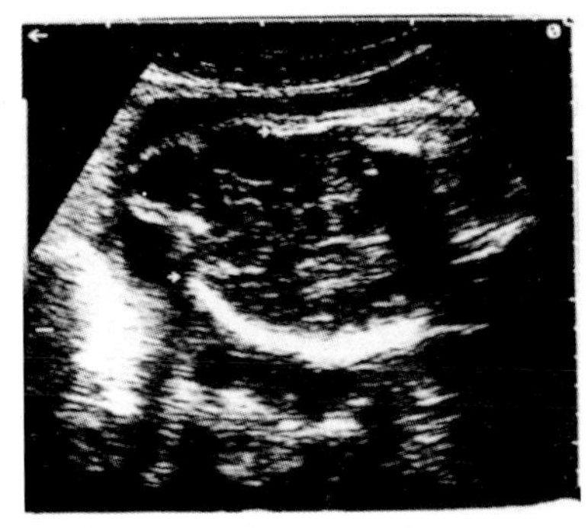

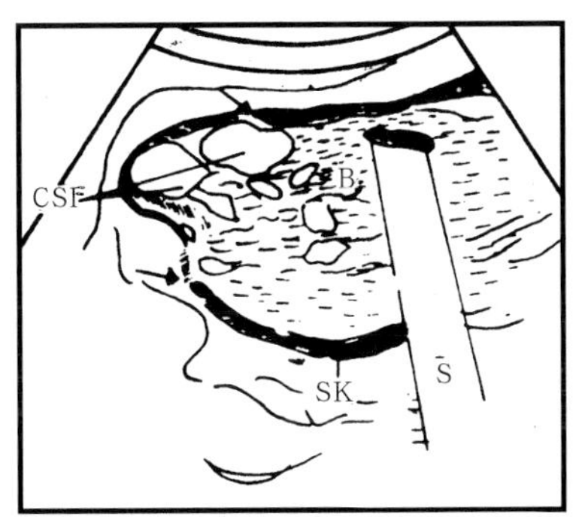

孕35周，颅骨枕部有骨质缺损由此有脑膜膨出。↑所指之间距离为骨质缺损，由此突出脑膜囊

B-脑组织

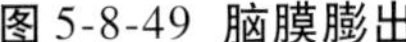

图 5-8-49　**脑膜膨出**

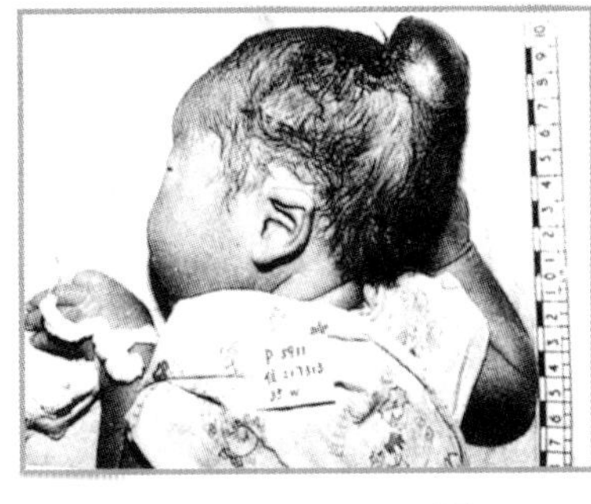

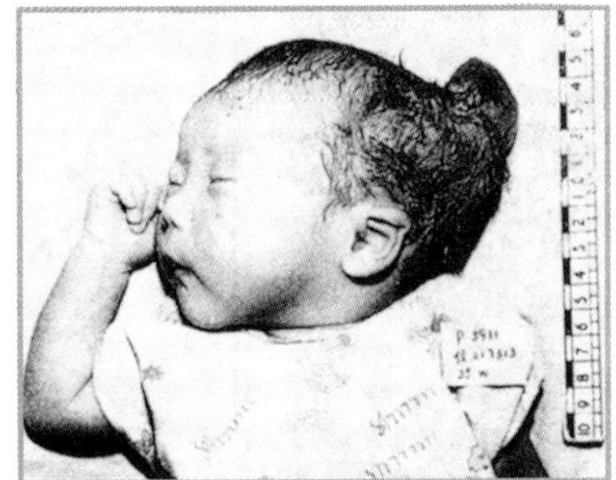

左图：引产后胎儿后面观

右图：前面观、脑膜膨出在头顶部

图 5-8-50　**脑膜膨出**

（2）脊膜膨出：自颈椎至尾椎沿脊柱中线任何部位均可发生脊膜膨出，以骶尾部较多。其超声图像具有以下特点：脊柱中线任何部位突出一囊性包块，内含液性暗区，或见中线回声影像为脊髓，在羊水中漂动；脊膜膨出处骨质缺损；囊壁很薄，仅为一层膜。（图5-8-51，图5-8-52，彩图5-8-53～5-8-56）

（3）脑膜脑膨出：脑膜脑膨出是一种复杂的

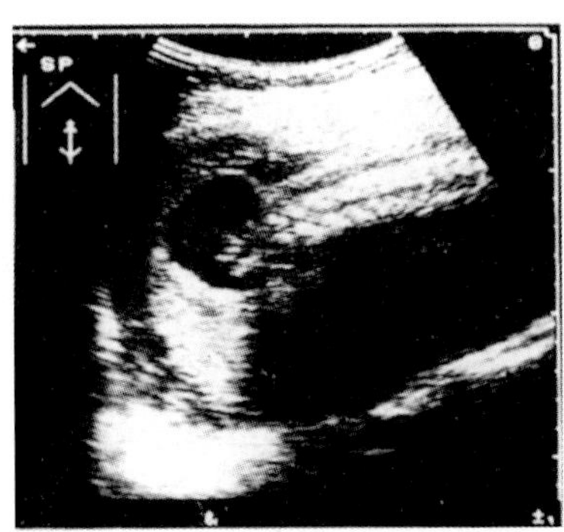

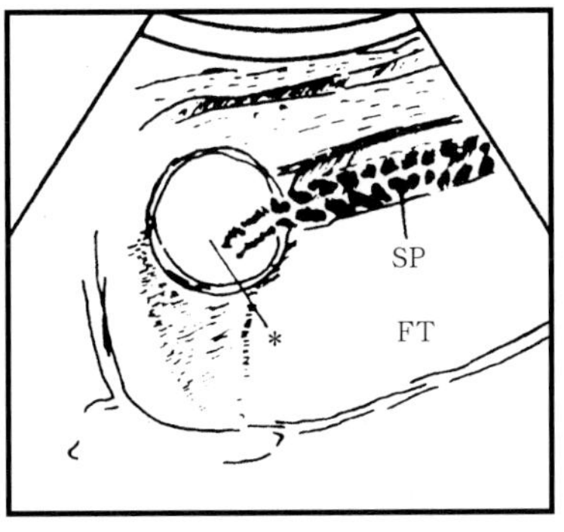

孕28周，脊椎尾部可见一囊，尾椎末端未合拢

FT-胎体　SP-脊柱

＊-尾椎部脊膜膨出

图 5-8-51　**尾椎部脊膜膨出**

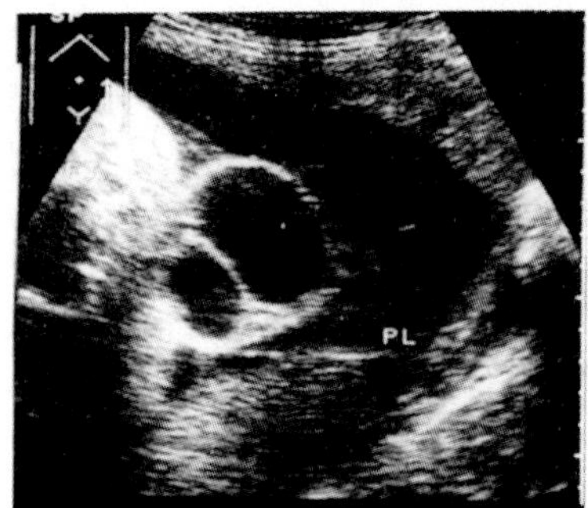

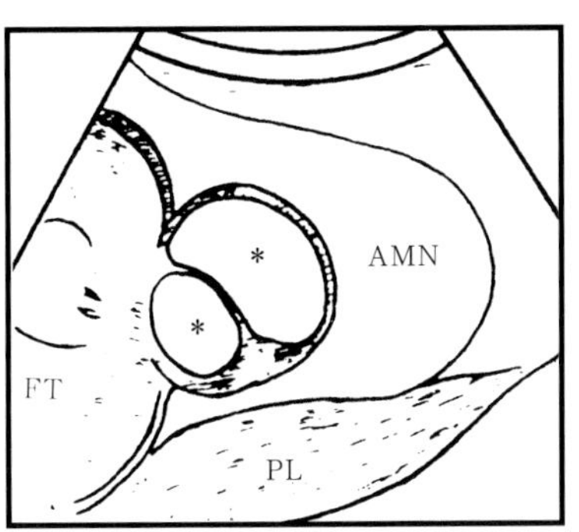

孕41周，胎儿骶椎部有一囊性脊膜膨出含隔

FT-胎体　＊-骶椎脊膜膨出

PL-胎盘　AMN-羊水

图 5-8-52　**骶椎部脊膜膨出**

畸形，部分或全部脑组织连同脑膜一并由颅骨缺损处膨出。其发病率为1/1 000～4/1 000。75%在后枕部，15%在额、顶部等位置，均位于中线，有30%合并脊柱裂。

脑膜脑膨出的超声诊断图像有以下特点：

①胎儿头颅中线位置，可见突出一包块，包块有较厚的壁，含皮肤，包块界限清晰。

②包块与胎头连接处，颅骨壁缺损。

③包块内见部分或全部脑组织，呈迂回状实性结构。如果仅部分脑组织膨出，则呈厚壁，囊内从骨壁缺损处有部分脑组织突入，其余部分为液性区。

④颅骨光环缩小或不规则，骨壁厚薄不均，双顶径可能与孕周不符，偏小（图5-8-57～5-8-64）。

（4）露脑畸形：胎儿颅骨发育不全并裂开，脑

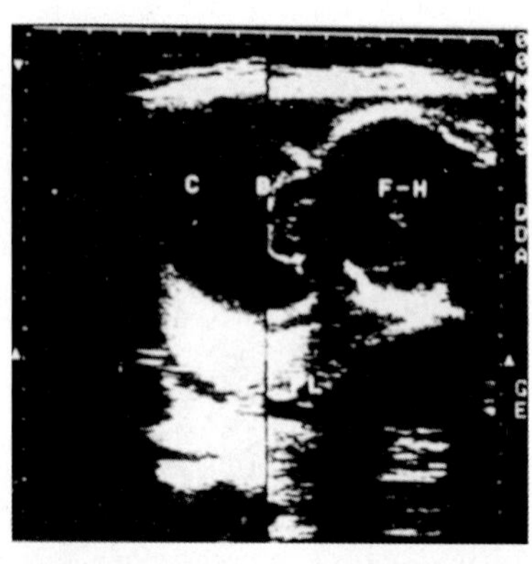

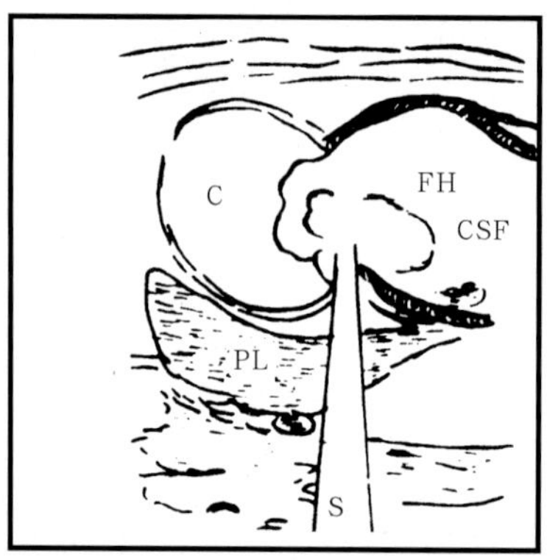

孕30周，胎儿顶部有骨质缺损，由此突出脑膜囊及少部分脑组织

CSF-脑脊液　S-声影

C-脑膜囊　PL-胎盘

FH-胎头

图5-8-57 脑膜脑膨出

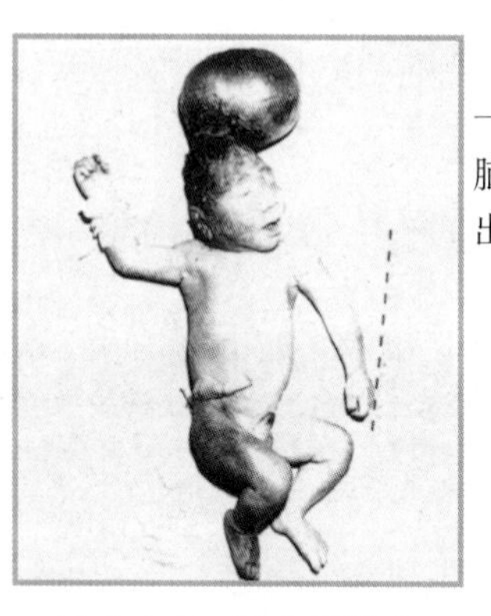

头顶一球样为脑膜脑膨出

图5-8-58 引产后胎儿

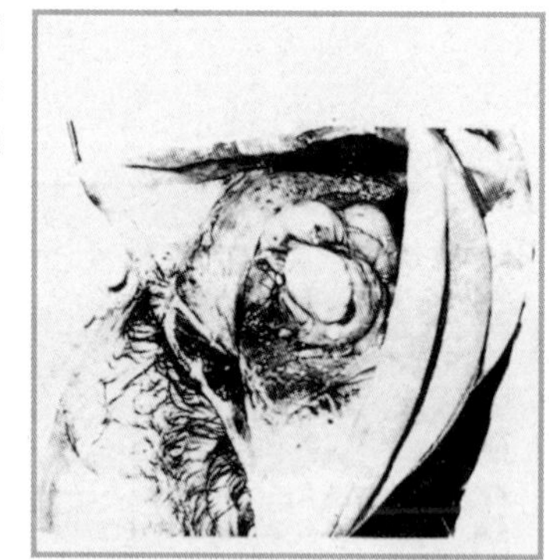

切开脑膜囊，脑脊液流出，见颅骨缺损直径约4cm，部分脑组织嵌于此处

图5-8-59 上例同一胎儿

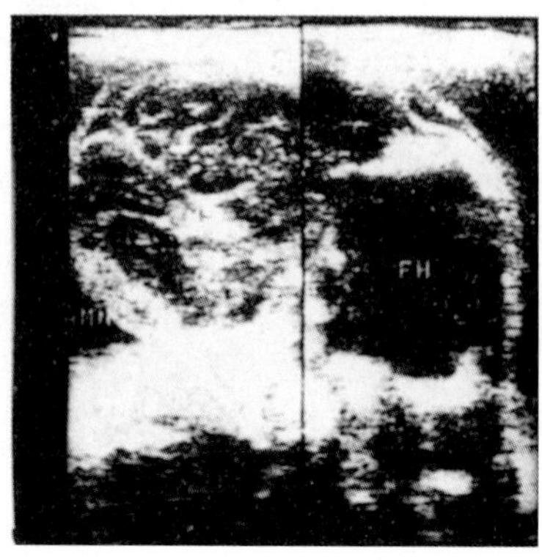

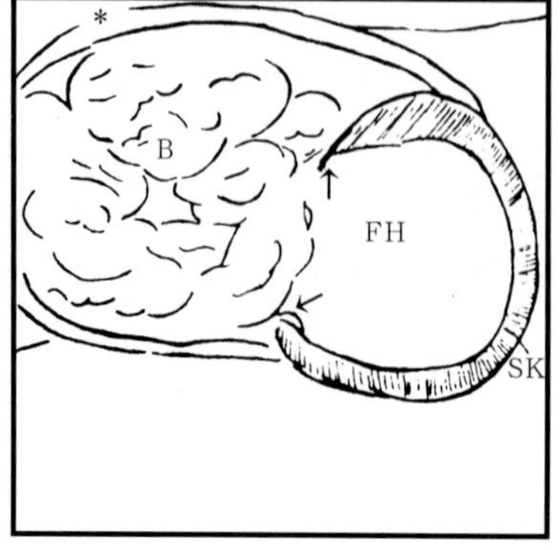

孕足月，胎头后枕部颅骨有大片缺损，脑组织由此缺口完全膨出，包块囊壁清楚较厚内含迂曲的脑实质，颅骨内已为液体占据

FH-胎头　SK-颅骨

B-脑组织　*-囊壁皮肤

↑-所指为骨质缺损处

图5-8-60 脑膜脑膨出

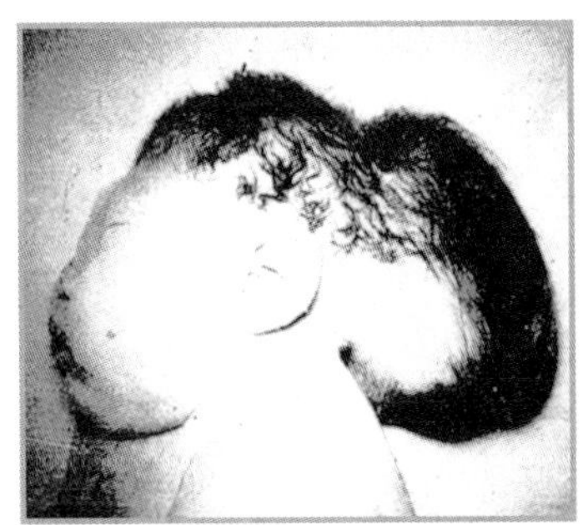

分娩后胎儿侧面观，囊肿覆盖皮肤

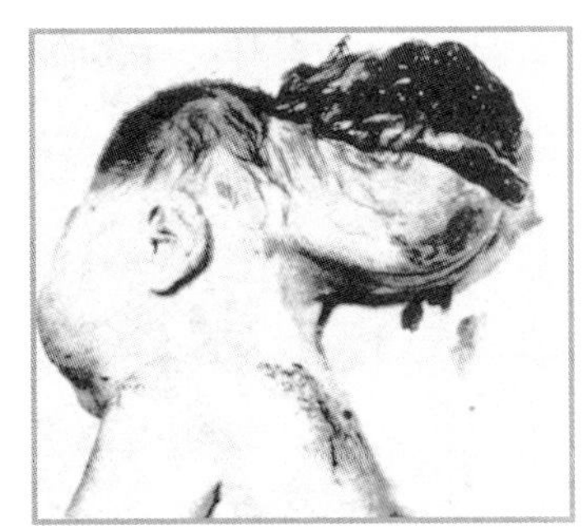

后侧面观，切开囊肿内为脑组织及血液

图 5-8-61 脑膜脑膨出

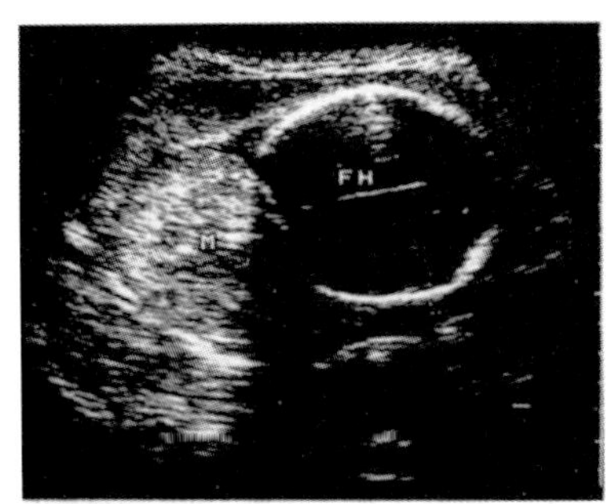

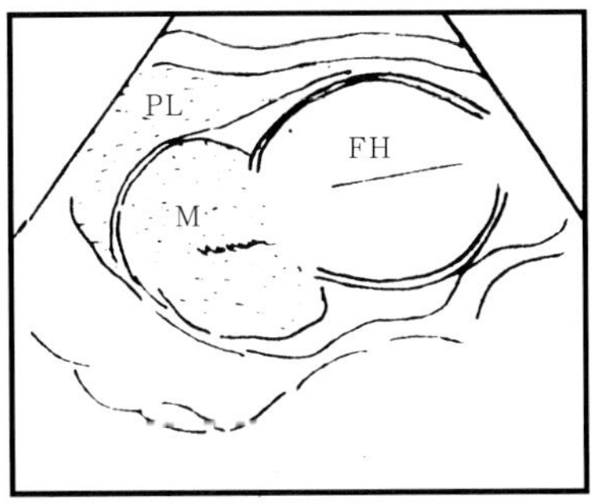

图 5-8-62 脑膜脑膨出

孕28周，胎儿颅骨枕部有骨质缺损，由此膨出一实性包块

FH- 胎头　PL- 胎盘

M- 脑膜脑膨出

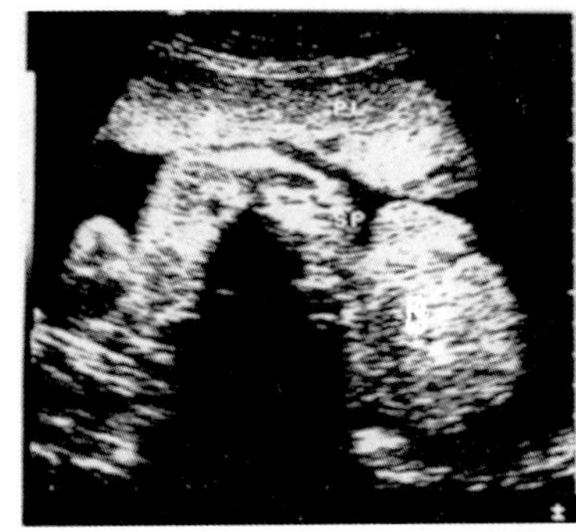

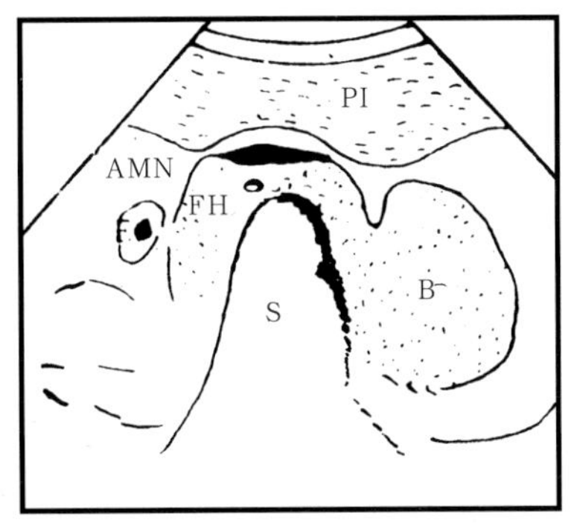

图 5-8-63 脑膜脑膨出

孕33周，后枕部膨出一实性包块

FH- 胎头　S- 声影

B- 脑组织　AMN- 羊水

PL- 胎盘

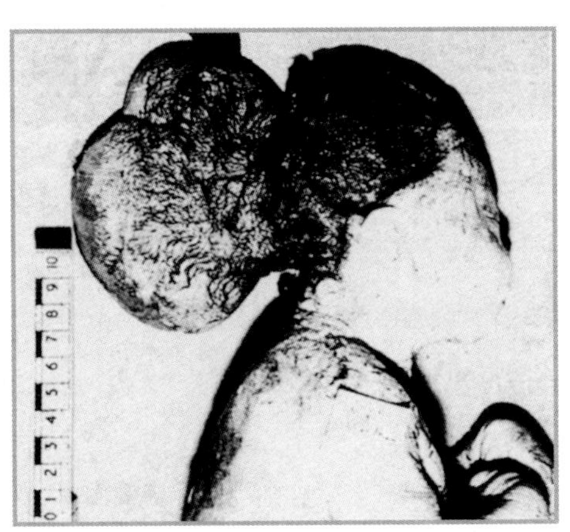

图 5-8-64 引产后胎儿侧面观

胎儿后枕部突出一大包块为脑膜脑膨出，部分皮肤覆盖

组织外露；或者胎儿颅骨缺如尚有发育不规则的大脑，外包裹脑膜。本畸形十分罕见。临床除羊水过多外无其他异常。

露脑畸形的超声诊断：

①无颅骨光环，或有分裂的部分颅骨，但可见发育不规则的脑组织，外包以皮肤与脑膜，显示较厚，请注意有可能将其视为颅骨而漏诊。

②而露脑畸形外包膜软，可被压缩，后者表现张力较差。

③脑组织内有时可见区域性积水。

④常伴羊水过多。

请参见图5-8-65～5-8-70。

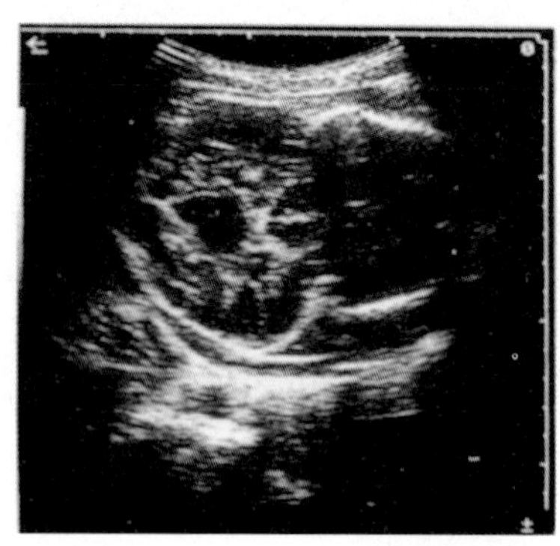

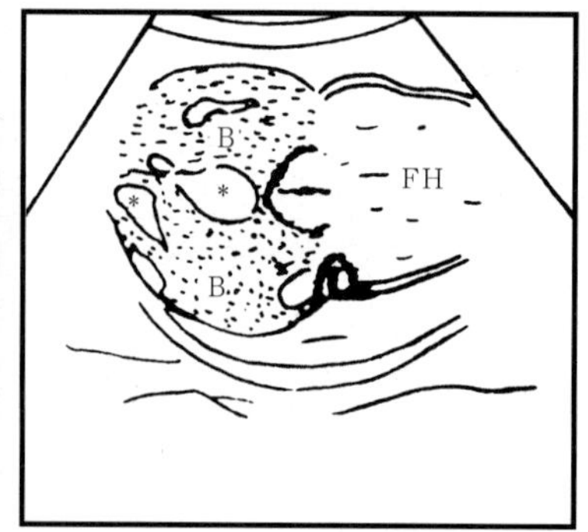

图5-8-65 露脑畸形

孕33周，胎儿头顶部突出脑组织

FH-胎头部 * -积液

B-脑组织突出

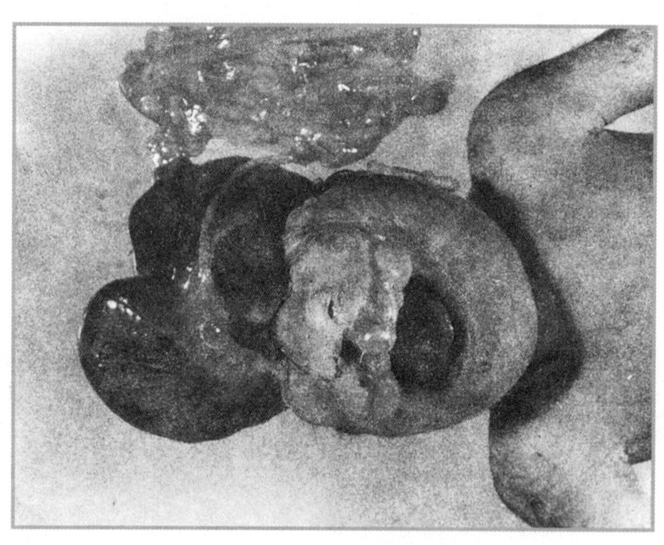

图5-8-66 引产后胎儿正面观

露脑畸形，颜面部异常，兔唇狼咽，上唇为脂肪代替，脑组织与羊膜带粘连，常因孕早期破水羊膜带缠绕造成多发畸形

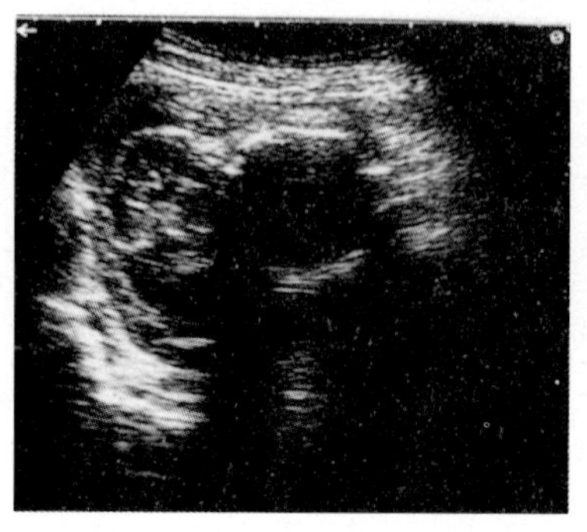

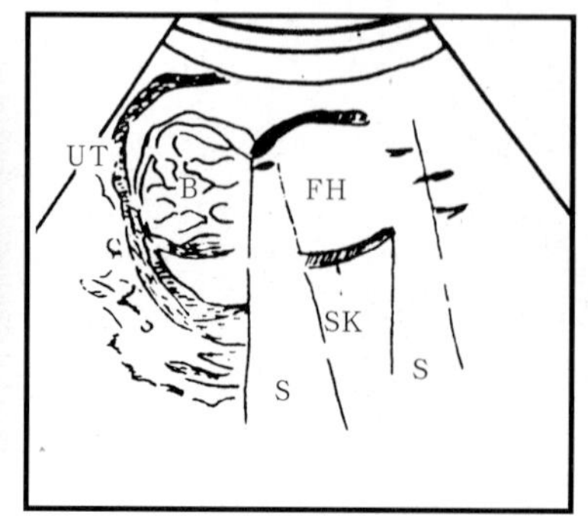

图5-8-67 露脑畸形

孕30周，胎儿颅骨较小，突出的脑组织外露

FH-胎头 S-声影

SK-颅骨 UT-子宫

B-外露的脑组织

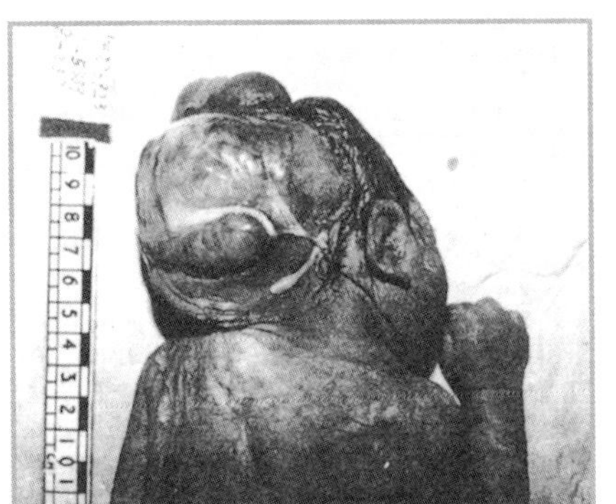

颅骨部分缺如，脑组织外露

图 5-8-68 引产后胎儿后面观

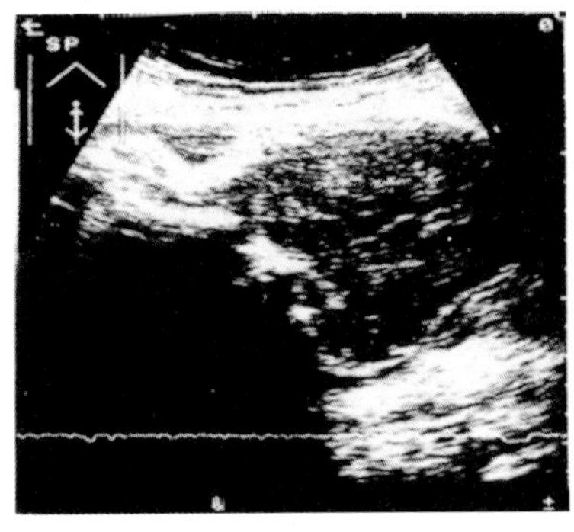

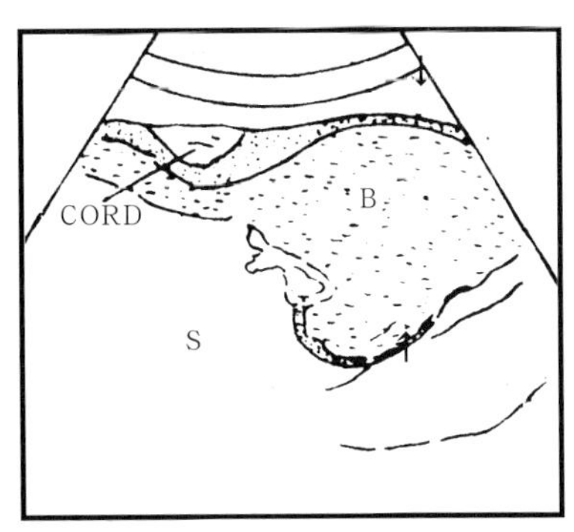

孕 33 周，胎儿头部无颅骨光环，但可见整个脑组织，外包以脑膜，可被压缩

B- 脑组织 S- 声影

↑ - 所指为脑膜组织

CORD- 脐绕颈一周

图 5-8-69 露脑畸形

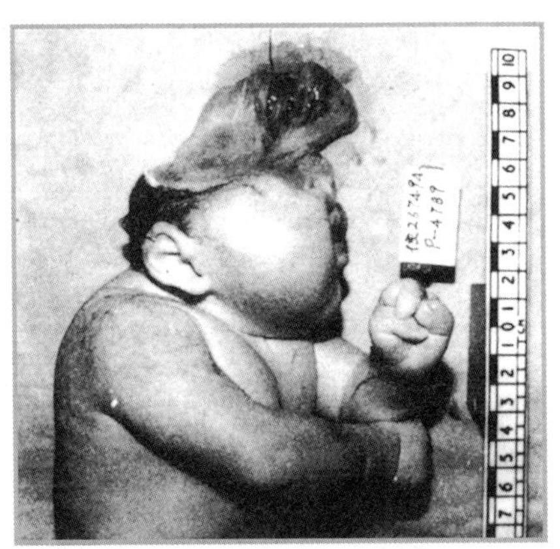

在引产中脑膜破裂，脑组织挤碎流出，现仅剩一脑膜囊，手指畸形

图 5-8-70 引产后胎儿侧面观

（5）脊柱裂

①病理：脊柱裂系胚胎期间中缝组织闭合不全所致，表现为脊柱某段中缝缺损。脊柱裂严重者脊髓外翻呈平板或皱襞状，脊髓完全裸露于体表，称为开放性脊柱裂。表面呈广泛的肉芽状创面，有脑脊液渗出。脊柱裂以腰骶部者为多见，常伴发脑积水。颈胸段脊柱裂常伴发无脑儿。全脊柱裂者少见。此外，脊柱畸形尚有成角畸形等。

②临床表现：临床常出现羊水过多，子宫较大与孕周不符，张力增加，重症者有压迫感，听诊胎心较遥远，临床很难诊断出脊柱裂，X 线可助诊，但早已由超声检查代替。

③超声图像：超声探查脊柱裂最适宜的时间是孕 17～18 周，此时期羊水量相对较多，易于探查。探查胎儿脊柱时应纵、横切面并用，先做纵切时应按常规自头部寻找颈椎，沿脊柱走向仔细观察其颈、胸、腰、骶、尾椎，如发现异常，则在异常段内做一系列横切扫查。检查胎儿脊柱时，最理想的是胎儿取俯伏位。正常胎儿脊柱的纵切面为排列整齐的两条平行带，至尾椎处合拢（图 5-8-71～5-8-75）。

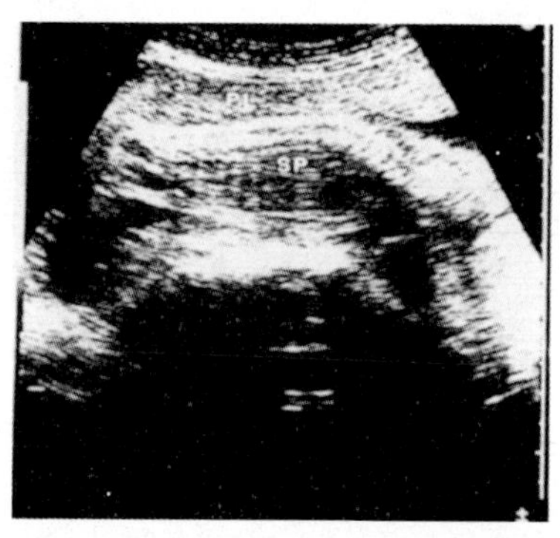

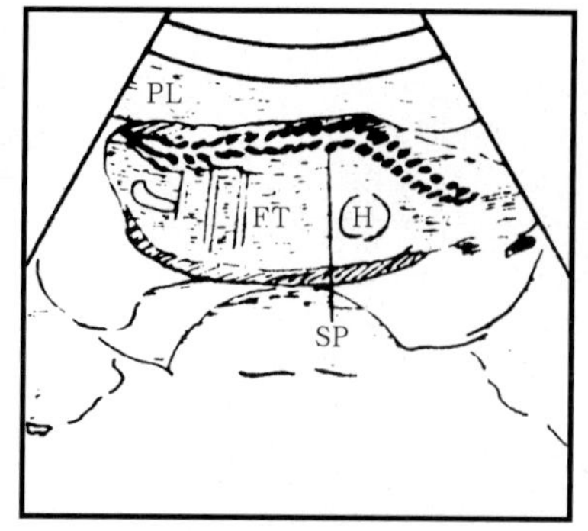

图 5-8-71 中期妊娠正常脊柱纵切面

孕27周$^{+4}$，可见一完整的脊柱纵轴，自颈至尾部两条强回声带平行走行至尾部合拢

FT- 胎体 H- 胎心

SP- 脊柱 PL- 胎盘

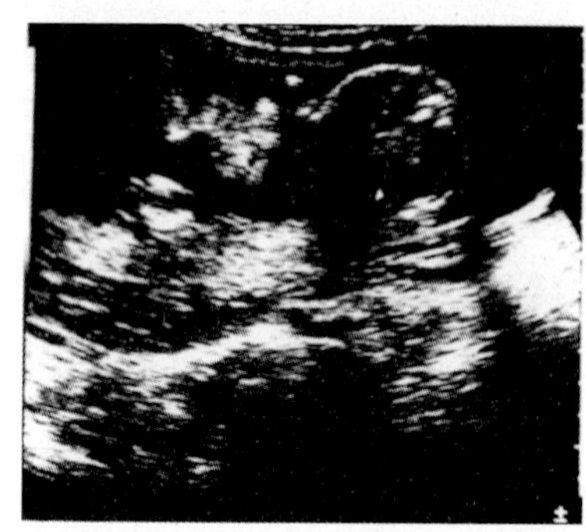
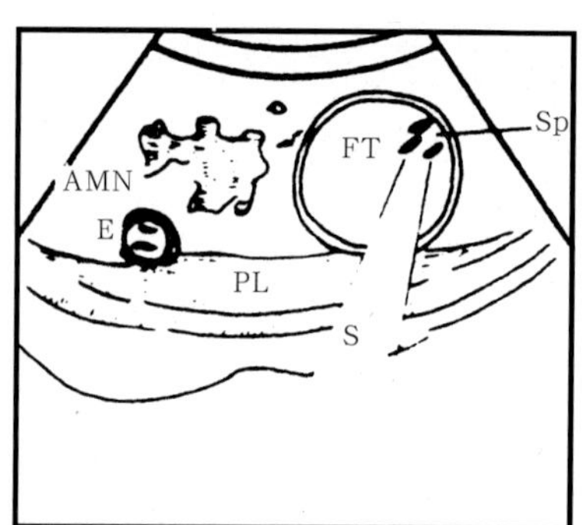

图 5-8-72 中期妊娠正常脊柱横切面

孕24周$^{+6}$，胎腹横切面，可见胎儿脊柱，此期呈三个骨化中心，呈品字排列，后方伴声影

FT- 胎体 SP- 脊柱

S- 声影 AMN- 羊水

E- 肢体 PL- 胎盘

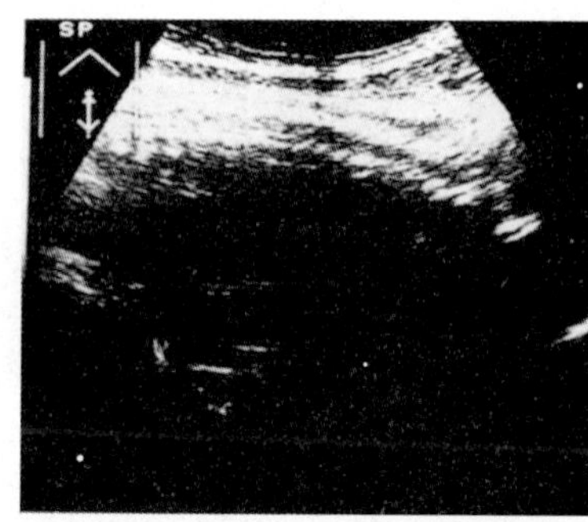

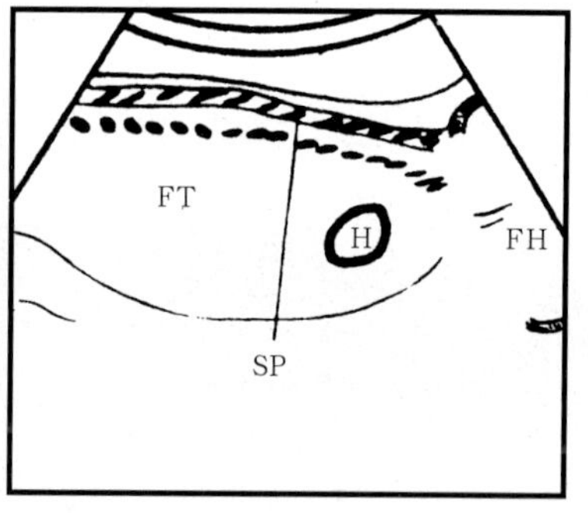

图 5-8-73 正常脊椎的上段

孕35周，从头颅后方颈椎开始有两强回声带平行而行，光带排列整齐

FH- 胎头 FT- 胎体

H- 胎心 SP- 脊柱

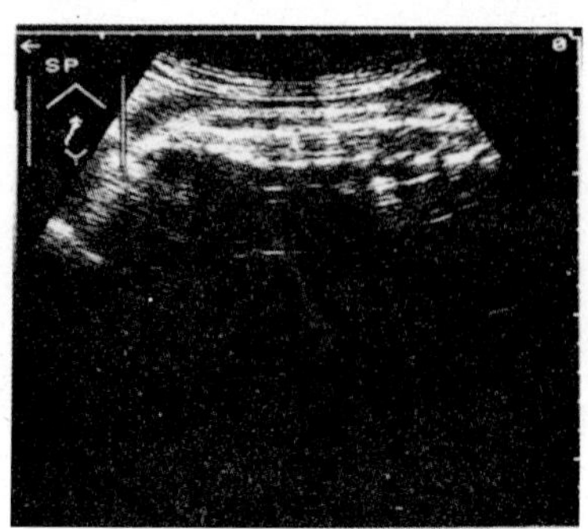

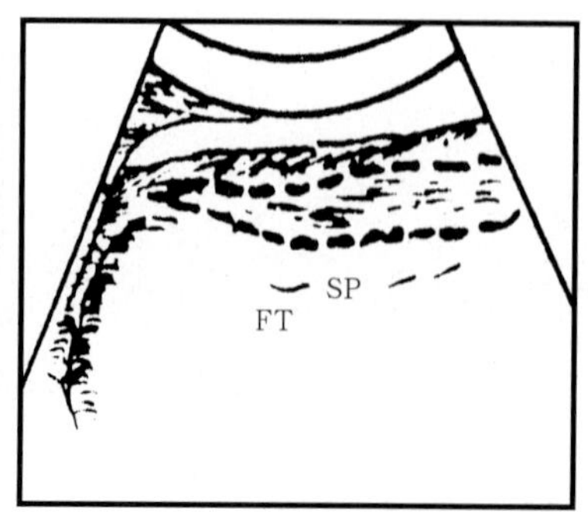

图 5-8-74 脊椎的下段

孕36周，脊柱强回声带平行而行，至尾椎合拢，晚期妊娠探查脊柱须连续一段一段检查

FT- 胎体 SP- 脊柱

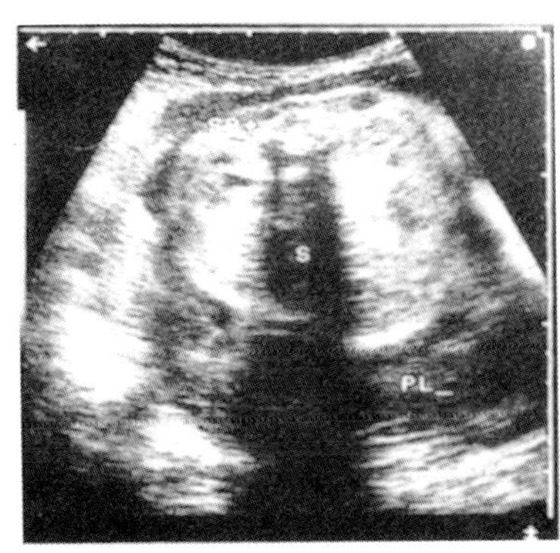

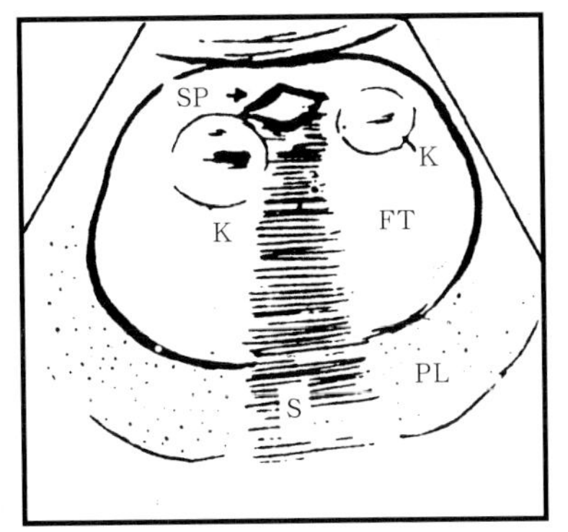

孕38周$^{+6}$，肾平面可见脊柱横切面为一环状椎管，中央衰减区为脊髓，脊柱后伴声影

SP-脊柱　S-声影

K-肾

PL-胎盘

FT-胎体

图 5-8-75　**晚期妊娠脊椎横切面**

④脊柱裂亦因其病变的重、轻、位置、形态不同而表现不同，分以下各种类型进行描述。

A.隆起包块型：脊柱裂处呈隆起包块状，分为两种图像：a.实质性包块：隆起为排列紊乱骨骼，为实质性，回声强。或为衰减暗区，是软组织的实性回声(图5-8-76～5-8-78)。b.囊性包块：患处为一小囊突起，内为液性暗区，此处脊柱两条强回声带外带有部分中断缺如，小囊内为脑脊液（图 5-8-79，图 5-8-84）。

B.变宽型：脊柱裂处两带变宽，骨质增厚，排列不齐。或脊柱缩短变宽（图5-8-85～5-8-87）。

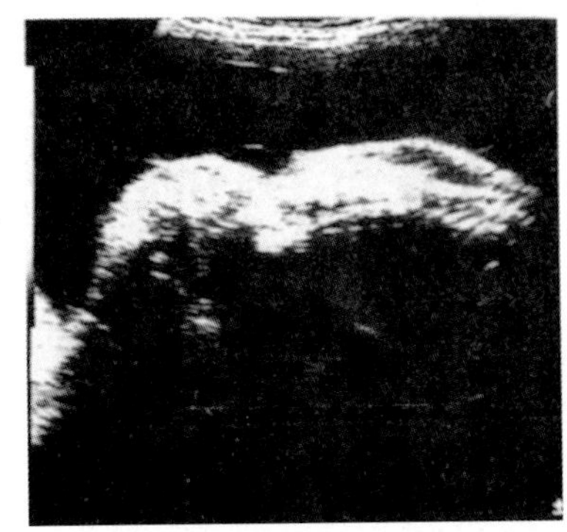
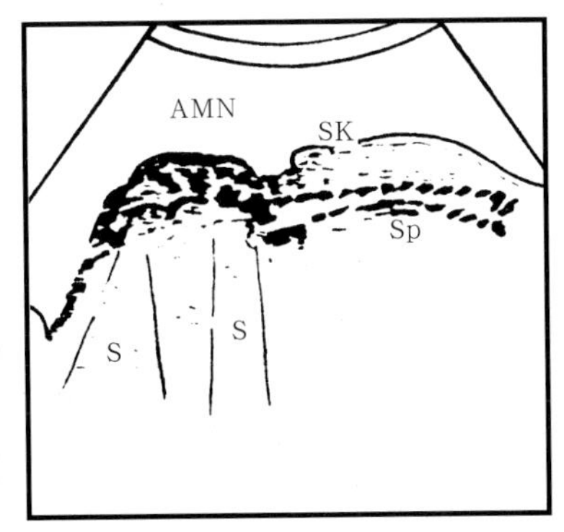

孕31周，脊柱纵切面可见平行带行至骶椎部位突起一实（骨）性包块，皮肤断裂

SK-皮肤　SP-脊柱

S-声影　AMN-羊水

图 5-8-76　**脊柱裂（骨性包块型）**

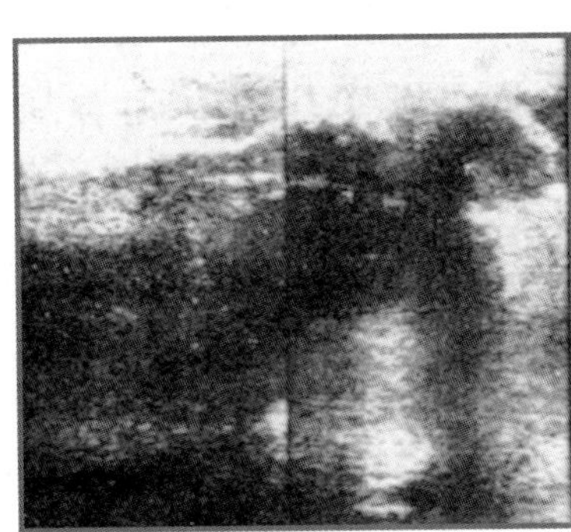
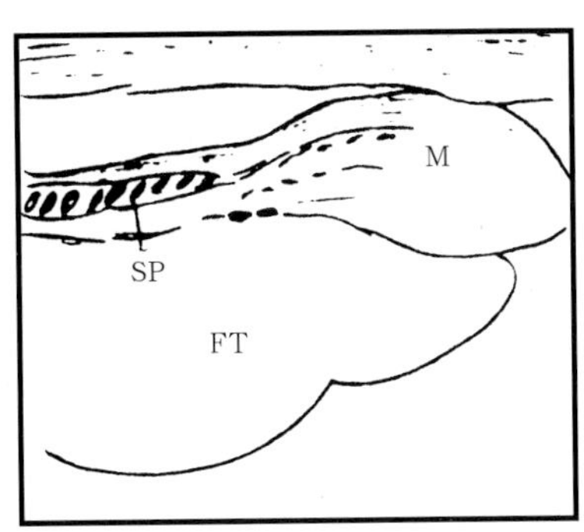

孕足月，脊柱之平行带行至骶骨突起一衰减包块

SP-脊柱　M-衰减包块

FT-胎体

图 5-8-77　**脊柱裂（衰减包块型）**

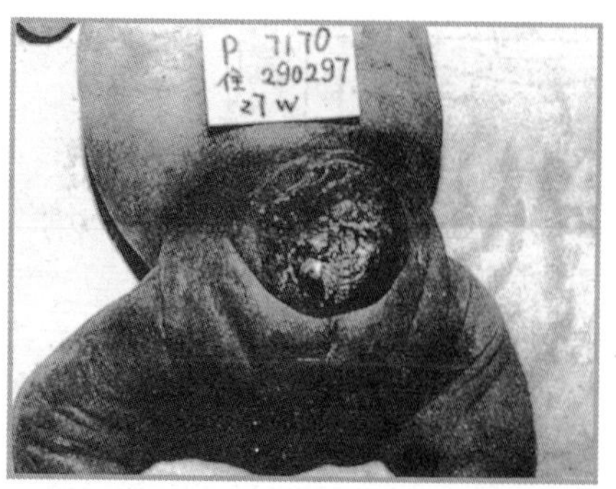

图 5-8-78 引产后胎儿背面观

在胎儿骶椎部突出一很大包块，表现破溃

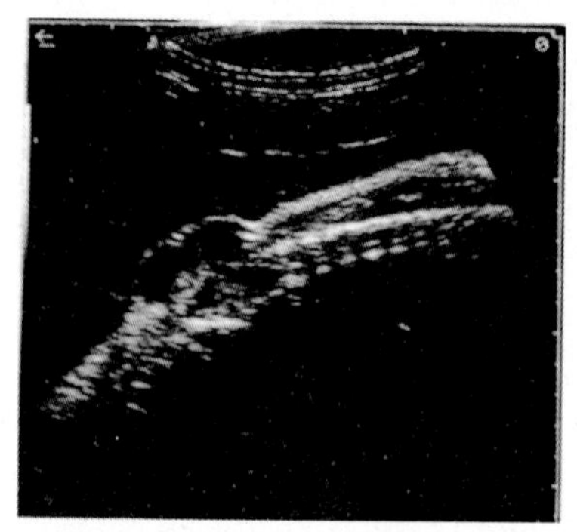
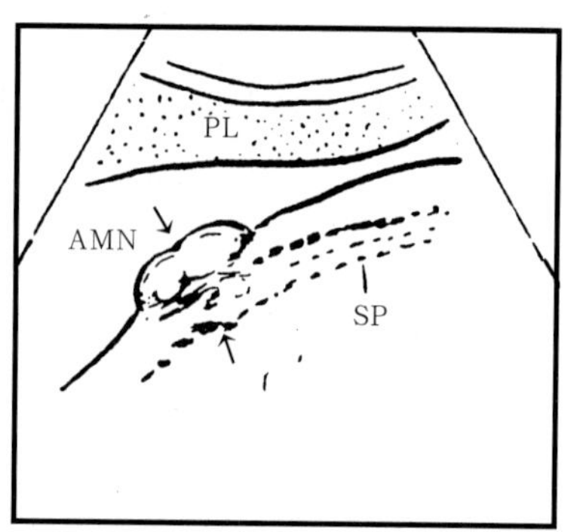

图 5-8-79 脊柱裂（囊型）

孕38周，腰骶部两条强回声带中断此处出现小囊肿

SP- 脊柱 ↑ - 脊柱裂处

AMN- 羊水 PL- 胎盘

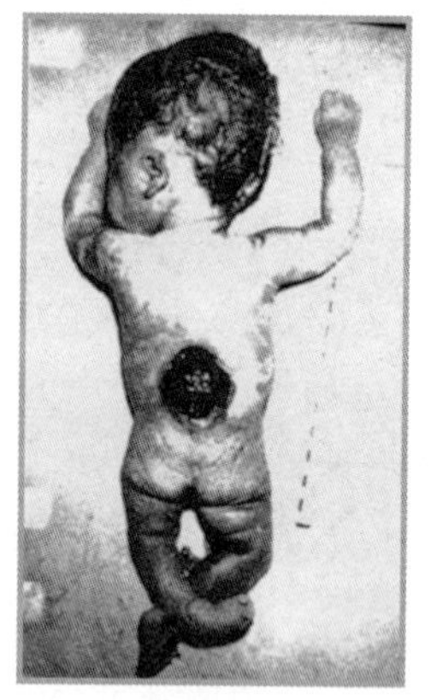

图 5-8-80 上例引产后胎儿背面观

腰骶部有一突起包块（脊柱裂）

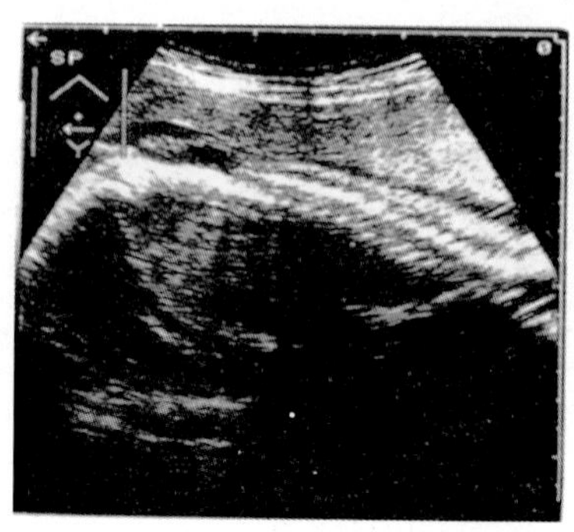

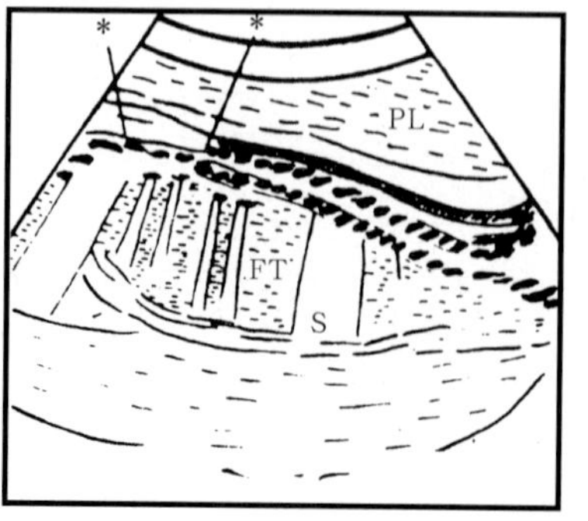

图 5-8-81 脊柱裂（外带中断型）纵切面

孕28周，胎儿骶尾部脊柱外带中断，皮肤亦缺如，此处有一膜内含脑脊液

* - 骶尾部外带缺如

FT- 胎体 PL- 胎盘

S- 声影

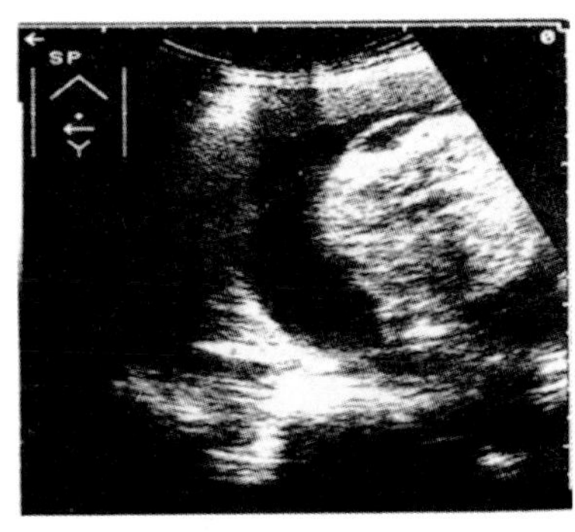

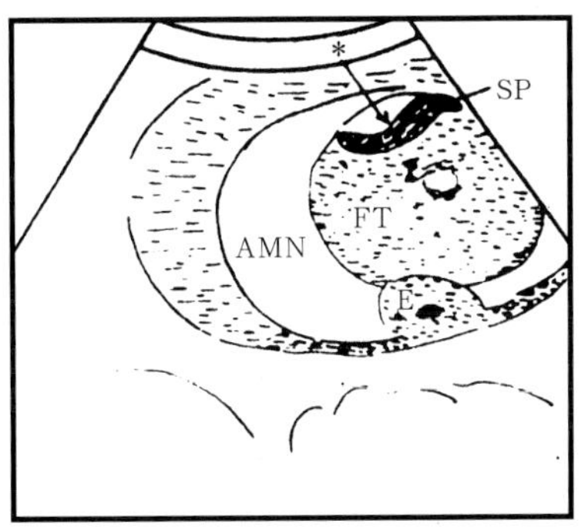

图 5-8-82 脊柱裂（外带中断型）横切面（上例同一病人）

脊柱横断面为“V”字型，其表面覆盖一层脊膜

＊-为脊椎裂处　SP-脊柱

FT-胎体　AMN-羊水

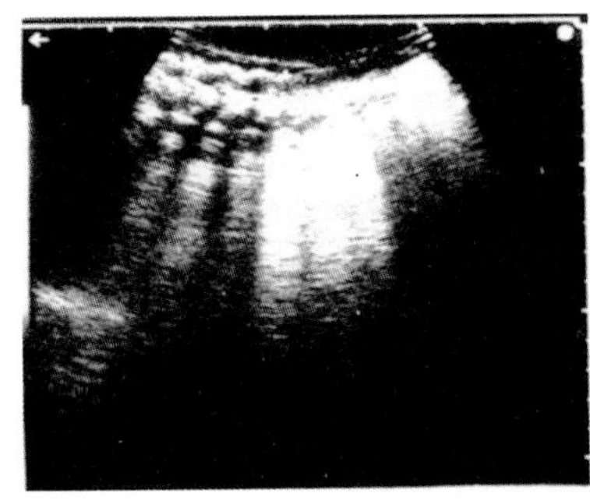

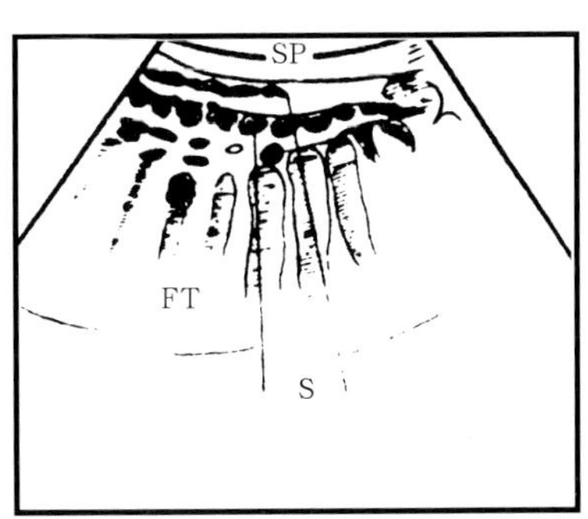

图 5-8-83 脊柱裂（外带中断型）

骶尾椎处外带缺如

SP-脊柱　FT-胎体

S-声影

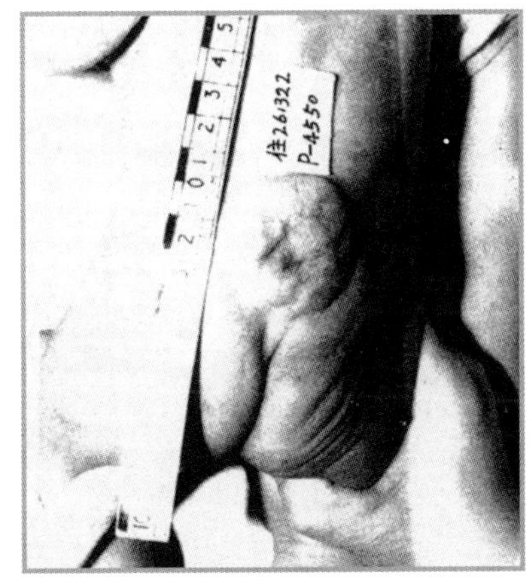

图 5-8-84 上例胎儿分娩后背面观

骶尾椎部突起一包块，皮肤尚完整未破，此为轻型脊柱裂

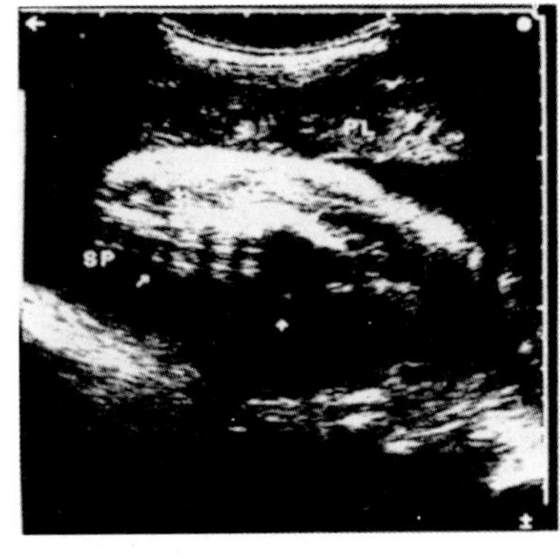

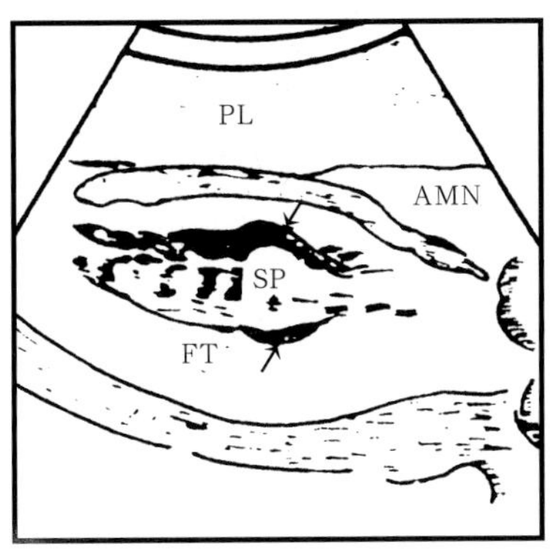

图 5-8-85 脊柱裂（增宽型）

孕 40 周$^{+4}$，骶椎部脊柱两带变宽增厚

SP-脊柱（增宽厚）

FT-胎体　PL-胎盘

AMN-羊水

↑-脊柱两带变厚处

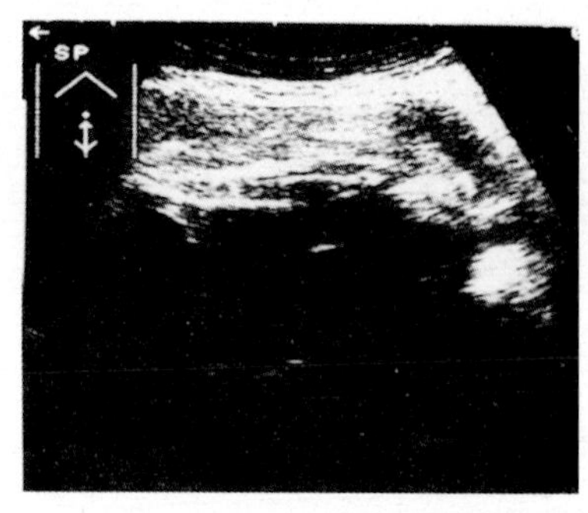

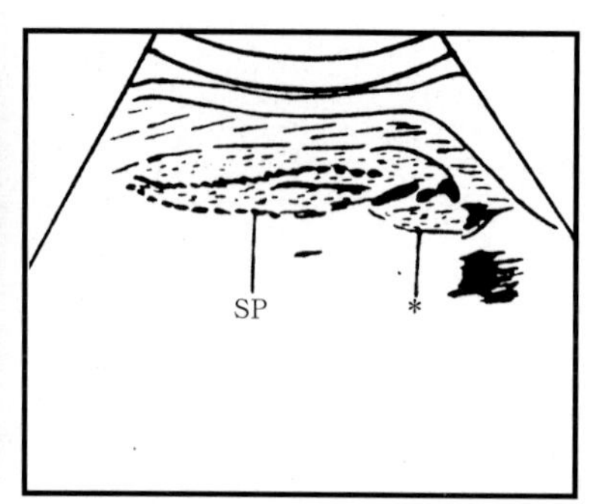

孕26周，脊柱很短其颈胸腰部两条带变宽

SP- 脊柱　＊ - 无颅骨光环

图 5-8-86 脊柱裂（增宽缩短）合并无脑儿

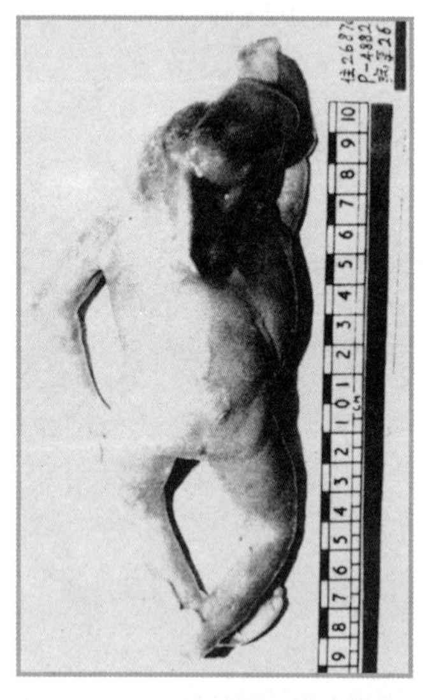

颈腰段开放性脊柱裂，合并无脑儿

图 5-8-87 引产后胎儿背面观

C．分叉型：脊柱至骶尾部两带分叉状劈开（图 5-8-88）。

D．单带排列紊乱：此类脊柱裂为重症开放性，脊髓外露，呈平板状，脊突与锥板均缺如，超声图像上一大段外带缺如，而内带参差不齐（图 5-8-89～5-8-94）。

E．驼峰或波浪型：脊裂处两带突出呈波浪状隆起（图 5-8-95～5-8-98）。

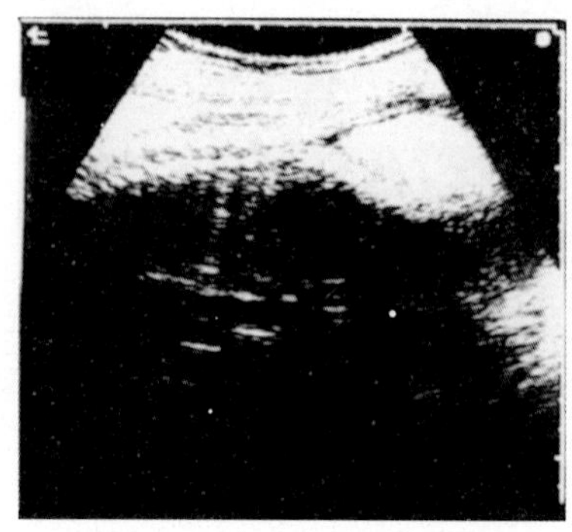

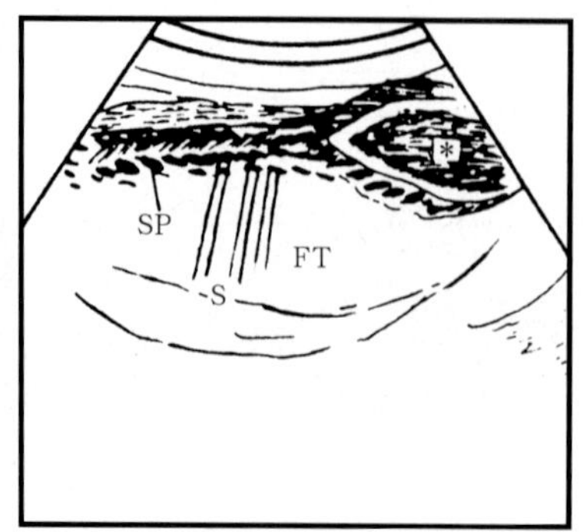

孕 30 周，骶尾部脊椎两带分叉，其间有一团块（退行变组织）

SP- 脊椎　＊ - 分叉处

FT- 胎体　S- 声影

图 5-8-88 脊柱裂（分叉型）

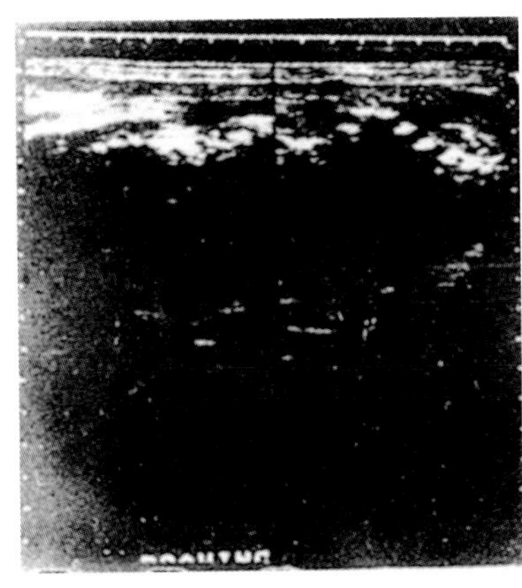

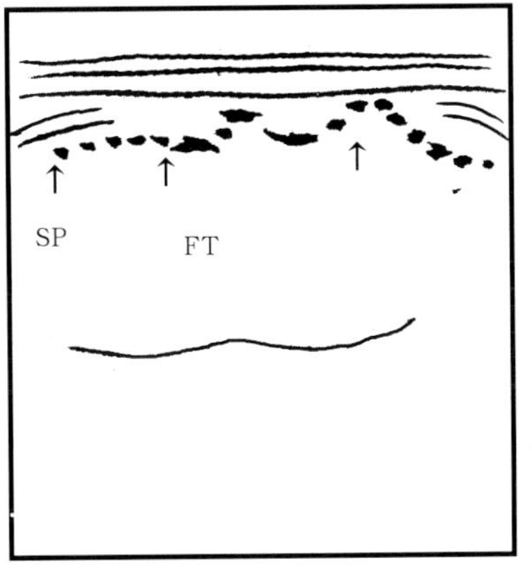

孕足月，脊柱外带消失，内带参差不齐，为开放性脊柱裂

FT-胎体 SP-脊柱

↑-所指仅有内带而参差不齐

图 5-8-89 **脊柱裂（开放型）合并无脑儿**

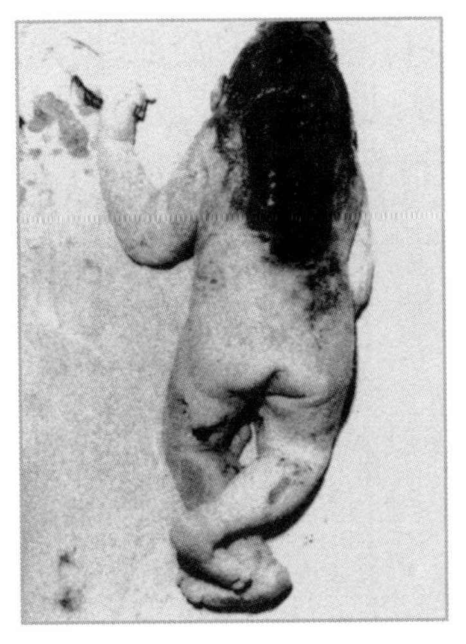

图 5-8-90 **上例胎儿引产后背面观**

无脑儿颈胸为开放性脊柱裂，血肉模糊

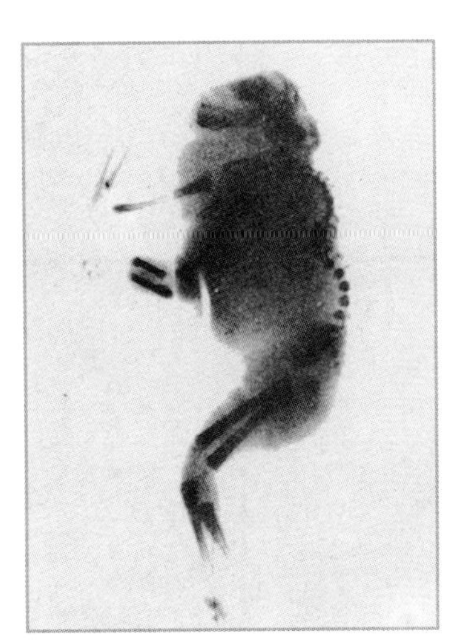

图 5-8-91 **胎儿侧面 X 光**

无颅骨环，脊柱呈驼峰样单带。可见颜面骨及颅底骨

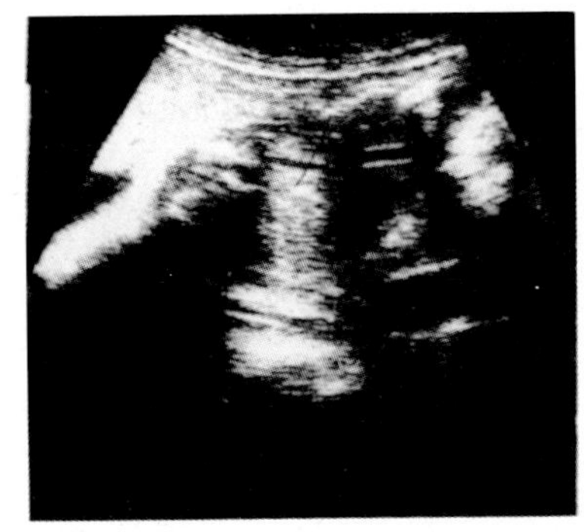

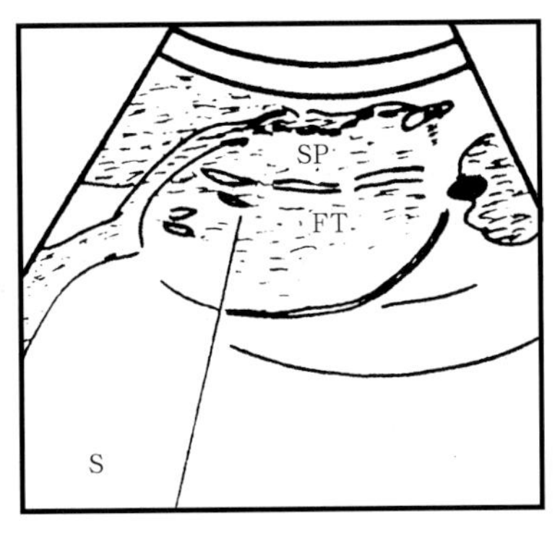

孕32周，脊椎看不清两带，仅见一小段参差不齐，胎儿躯体短小

SP-脊柱（凹凸不平）

FT-胎体

图 5-8-92 **重度脊柱裂纵切面**

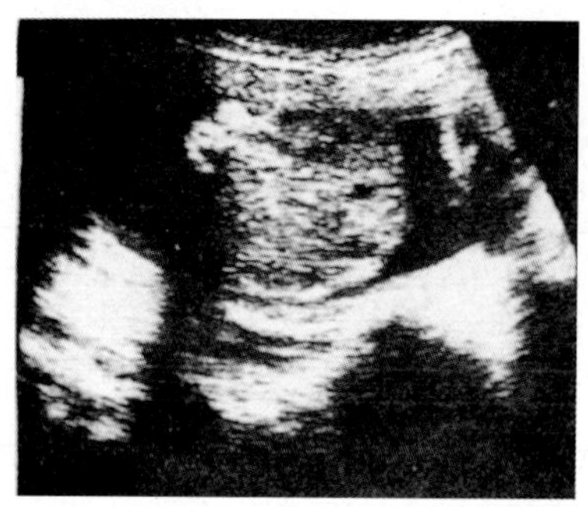

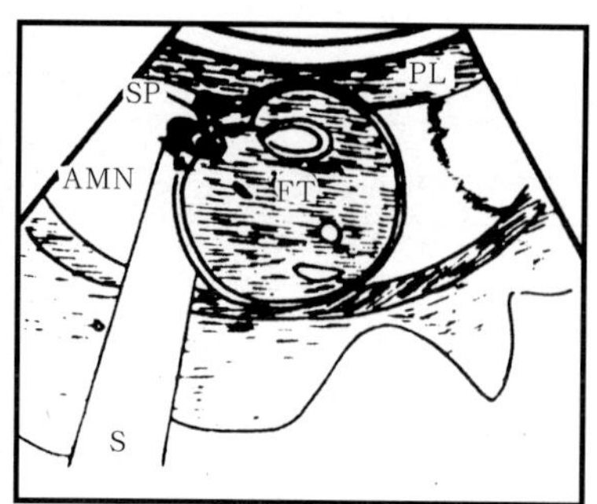

图 5-8-93 上例同一病人，躯体横切面

横切面，脊柱突出，顶部“V”字型

S-突出脊椎的声影

FT-胎体 PL-胎盘

SP-脊柱 AMN-羊水

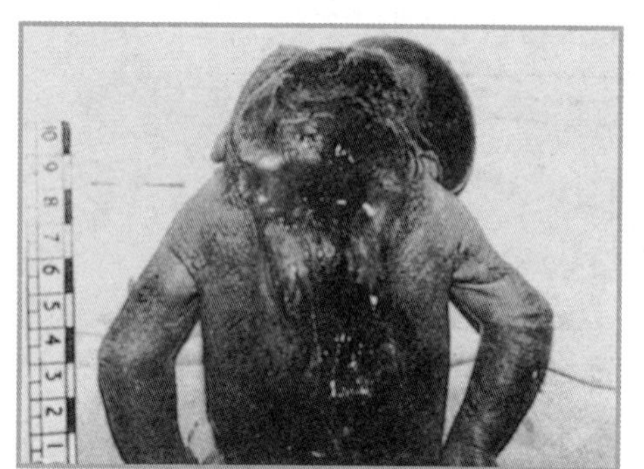

图 5-8-94 胎儿引产后背面观

无脑儿开放性脊柱裂，脊髓外露

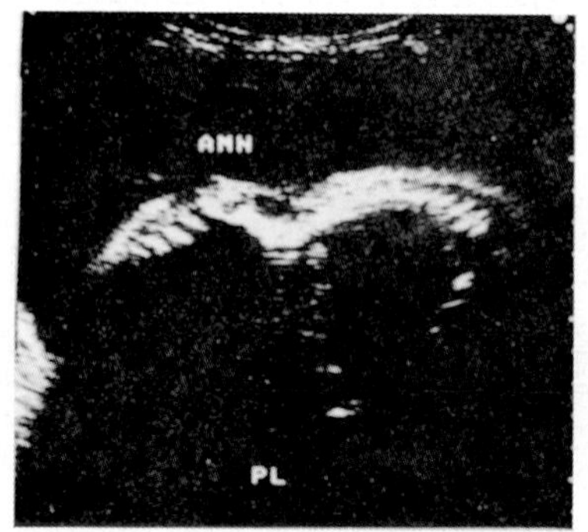

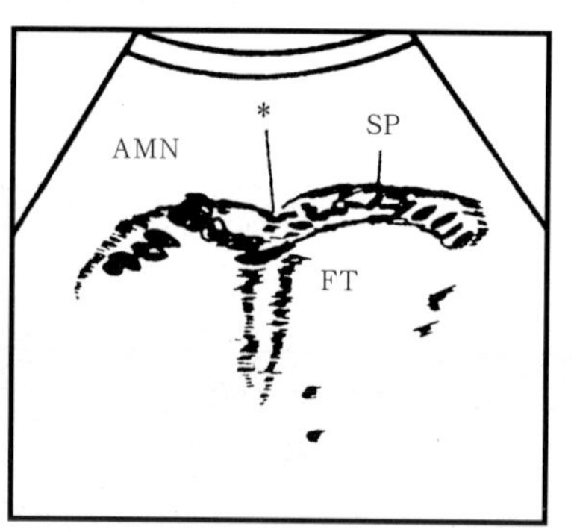

图 5-8-95 脊柱裂

孕31周，脊柱波浪形，皮肤有中断

SP-脊柱 FT-胎体

*-脊柱裂处 AMN-羊水

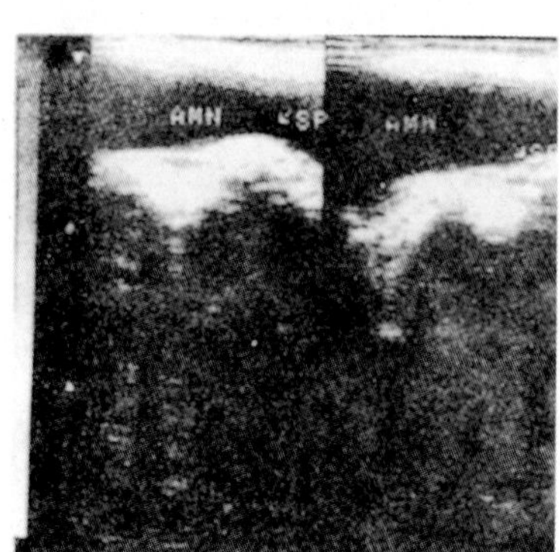

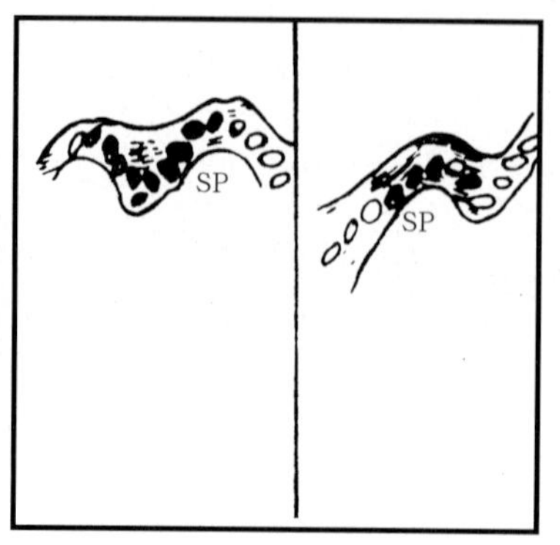

图 5-8-96 脊柱驼峰样畸形

SP-脊柱呈驼峰样畸形

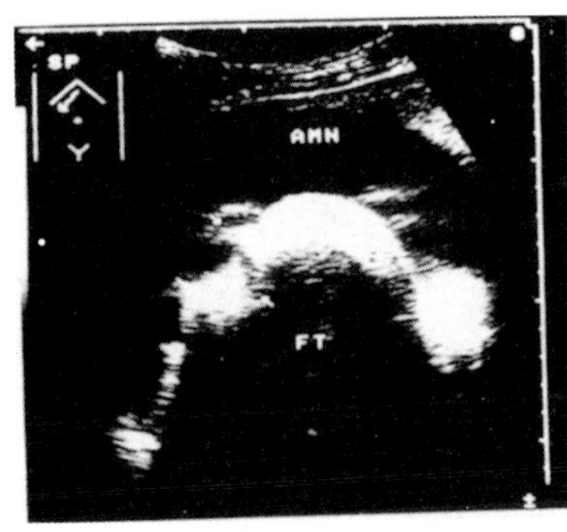

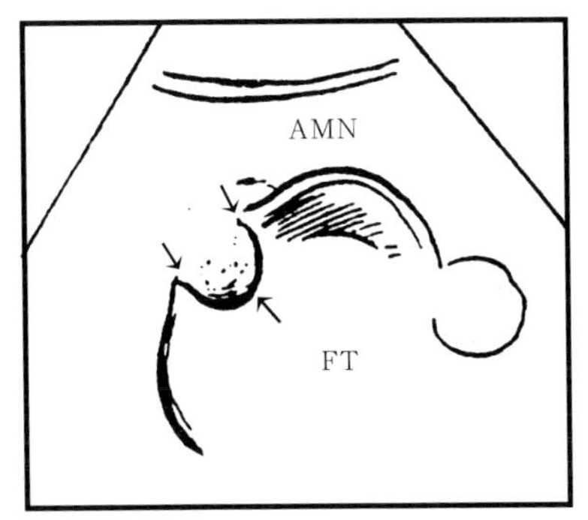

孕39周，脊椎横断面呈“U”字形

FT-胎体　AMN-羊水

↑-所指为脊椎裂处

图5-8-97　脊柱裂横断面

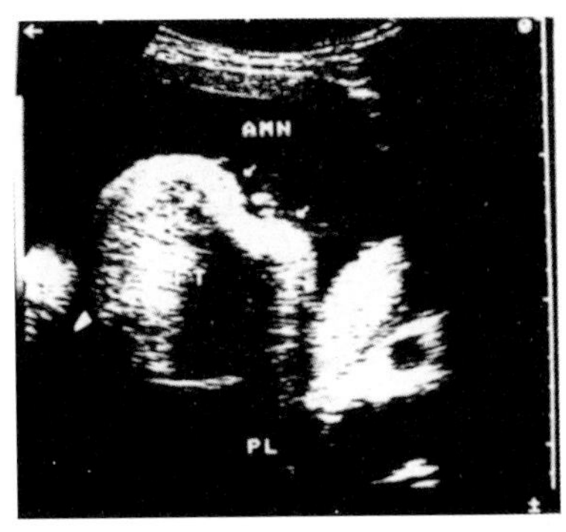

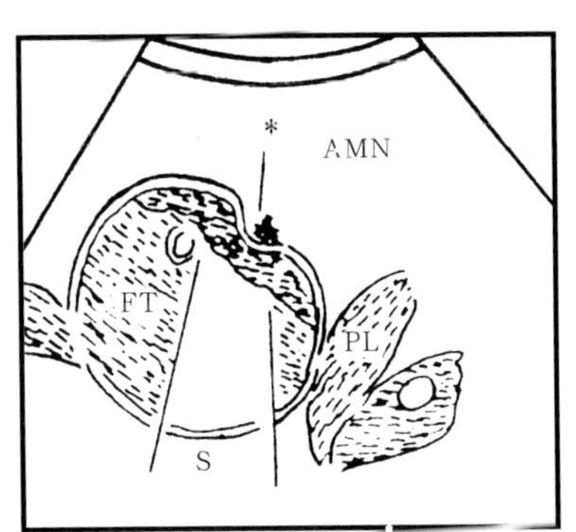

脊柱横断面，脊椎处为很浅“U”字形，“U”字越浅脊柱裂越重（开放性）

＊-“U”字形脊椎

FT-胎体　S-声影

AMN-羊水

图5-8-98　脊柱裂

二、先天性肺囊腺瘤（CCAM）

先天性肺囊腺瘤是一种肺组织错构畸形，是一种良性肿瘤，其占胎儿肺部肿块病变中70%~80%，病变95%以上仅限于单侧或一叶、一段肺组织。是末梢支气管过度失控生长呈腺瘤样。

1.病理　CCAM分为三种类型。

Ⅰ型　为大囊泡型，囊泡直径2~10cm。

Ⅱ型　为多发小囊泡型，囊泡直径＜1.2cm。

Ⅲ型　为实质型，囊泡直径＜0.5cm。

约为25%的患儿有合并症，如心血管畸形、呼吸系统、泌尿系统、消化系统、肺积水甚至水肿，病变面积大者可使纵隔移位。

2.预后　预后分良好、较差、差。Ⅰ～Ⅱ型无合并症者预后较好，尤其Ⅰ型者。Ⅲ型病变较大有合并症者，尤其有纵隔移位及水肿者死亡率很高。可动态观察，如随妊娠进展逐渐缩小（Ⅰ～Ⅱ型），预后良好。

3.超声检查　病变一般在孕18周后，可由超声显示。

Ⅰ型　可在肺实质内见1～数个无回声区，边缘清，大小不一。

Ⅱ型　肺实质内显示多个小囊肿。

Ⅲ型　肺一侧或一叶、一段病变处显示强回声，内或可见筛状小囊（彩图5-8-99～5-8-102）。

三、消化系统畸形与异常

消化系统畸形多表现为消化道的闭锁或狭窄。

1.病理

（1）食道闭锁：可分为食道闭锁及食道闭锁合并气管食道瘘。食道闭锁半数以上伴有先天性心脏畸形和胃肠畸形。

（2）肠管闭锁或狭窄：胃出口有狭窄或梗阻，可见胃扩大，合并羊水过多。小肠闭锁时，其近端肠腔扩大，肠壁水肿肥厚。肠闭锁多发生在十二指肠段，其次为回、空、结肠闭锁及肛门闭锁。10%～15%为多发性闭锁。肠管如极度扩张者可穿孔引起胎粪性腹膜炎。

2.临床表现　胎儿消化道梗阻，使羊水运转受阻而常合并羊水过多。

3.超声诊断

（1）食道闭锁：胎儿腹腔内找不到含液的胃泡或肠管；合并羊水过多；动态观察，胎儿可能有反吐表现。

（2）胃幽门梗阻：可见胃扩张为“单泡”状，长久不消合并羊水过多（图 5-8-103）。

（3）十二指肠闭锁：如果闭锁在十二指肠，则胎儿上腹部或中腹部在横切面上见“双泡征”。连续观察，不消失时，诊断可成立。在纵切胎体时常见3个泡，最上方较大而呈长圆形的为胃泡，较小而呈圆形者为扩张的十二指肠近端。转动探头可见双泡有贯通之处。其下方为膀胱（图 5-8-104～5-8-109）。

（4）空回肠及结肠闭锁：腹腔膨隆，腹围增大；腹腔内可见许多扩张充液肠环；多合并羊水过多；实时超声观察，肠管蠕动非常活跃（图 5-8-110，图 5-8-111）。

（5）肛门闭锁：胎腹膨隆，下腹部可见一“双叶征”，内含液性暗区；“双叶”中隔可位中央或偏一旁，中隔可为完全性或为不完全性；直肠可扩张，增厚；合并羊水过多（图 5-8-112～5-8-114）。

（6）粪便性腹膜炎：胎儿腹水；腹腔内可见弥漫性钙化斑或钙化包囊，表现为环状强回声，与周围有粘连；常合并胎儿生长受限(图5-8-115～5-8-118)。

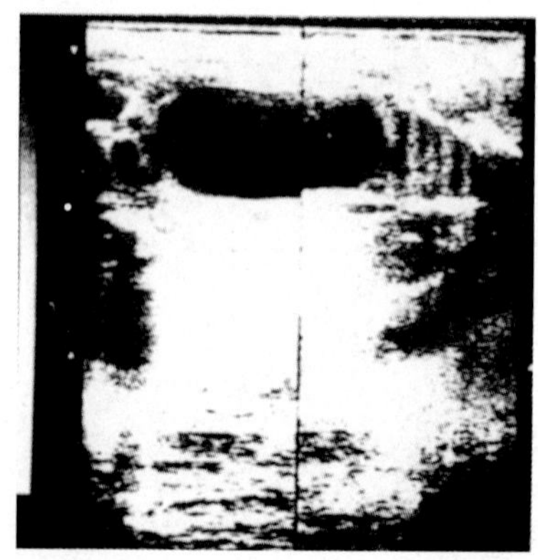

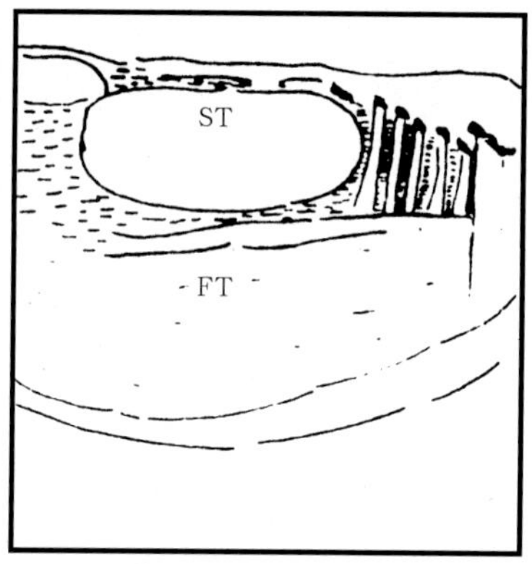

孕34周，幽门梗阻胎胃泡扩大
FT-胎体　ST-胎胃

图 5-8-103 胃幽门梗阻

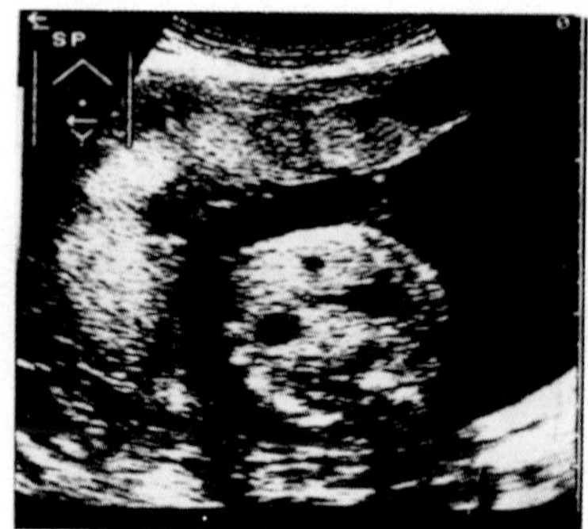

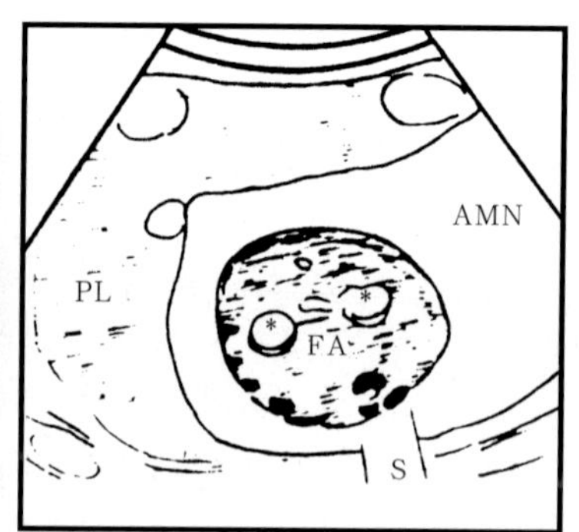

孕26周，胎腹横切面，可见两个较小囊泡，羊水较多
FA-胎腹　* -双泡
AMN-羊水　PL-胎盘
S-声影

图 5-8-104 十二指肠闭锁横切面

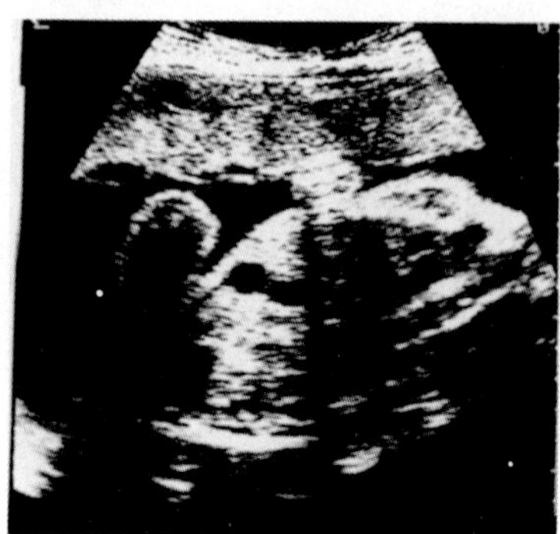

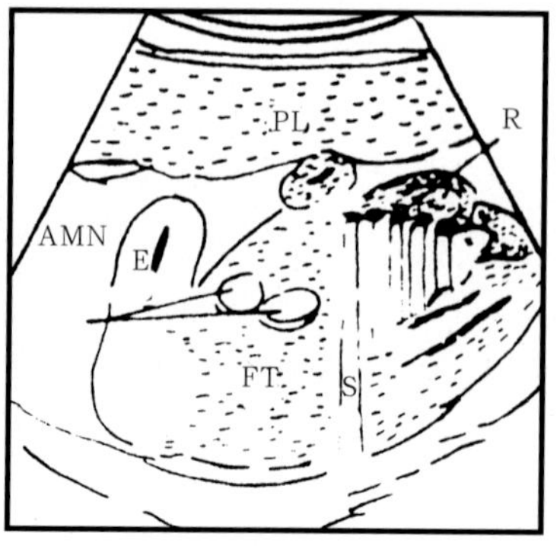

FT-胎体，直线所指为两囊泡
R-肋骨　PL-胎盘
AMN-羊水　S-声影
E-肢体

图 5-8-105 上例同一患儿腹部纵切面

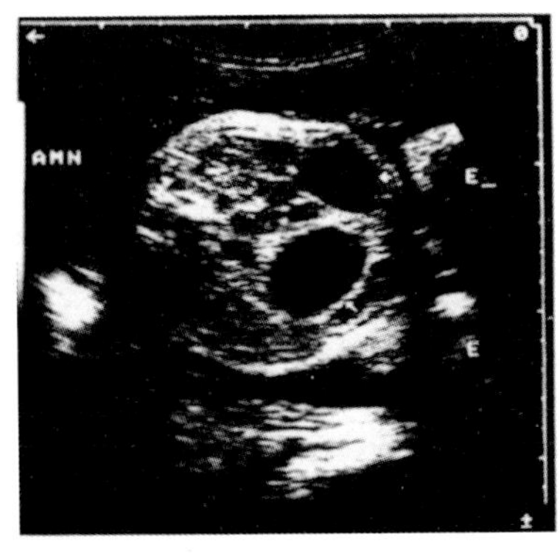

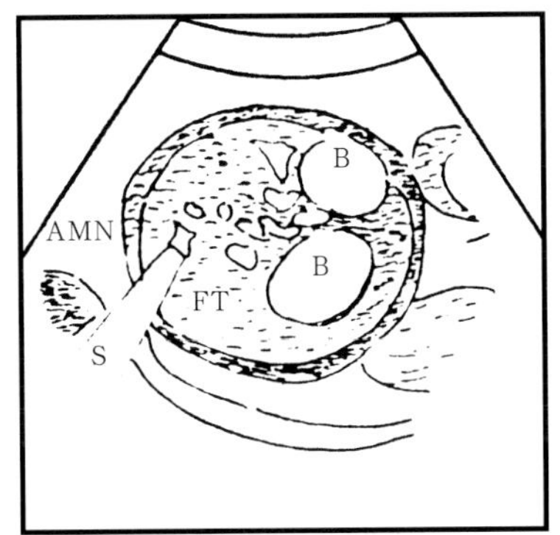

孕36周，胎腹横切面，见腹腔两个较大的囊泡

B-囊泡　FT-胎体
AMN-羊水　S-声影

图5-8-106　“双泡征”横切面

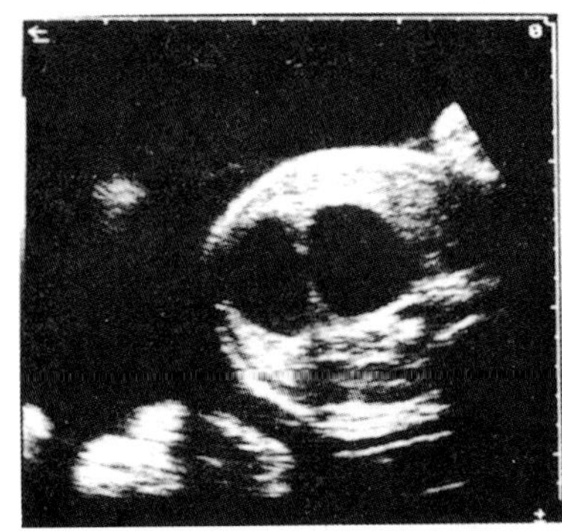
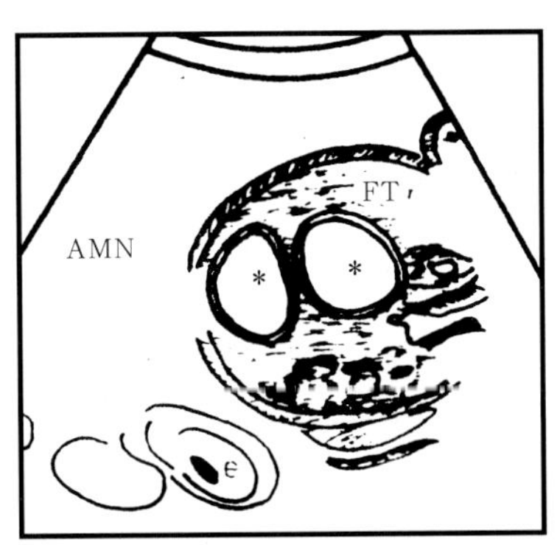

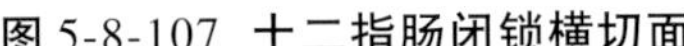

孕36周，胎腹横断面，见双囊泡相邻较近

FT-胎体　＊-囊泡
AMN-羊水过多　E-肢体

图5-8-107　十二指肠闭锁横切面

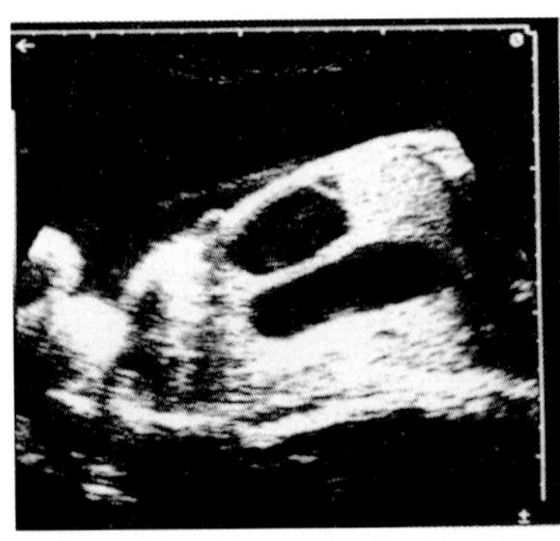
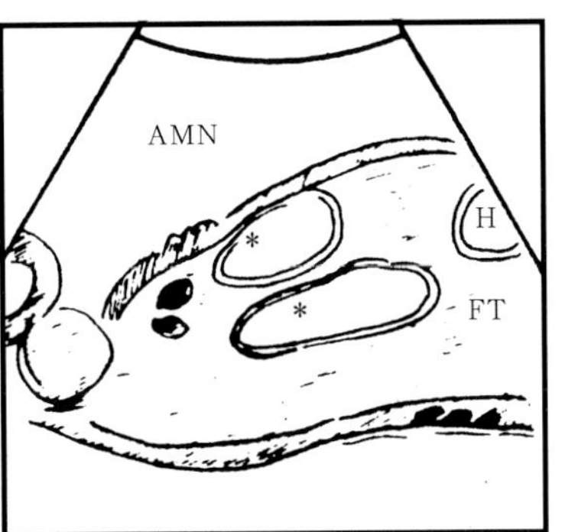

胎腹内见两长圆形的囊泡，大者为胃泡，小者为十二指肠，近端扩张，二者有贯通

FT-胎体　H-心脏
＊-双泡　AMN-羊水

图5-8-108　“双泡征”纵切面

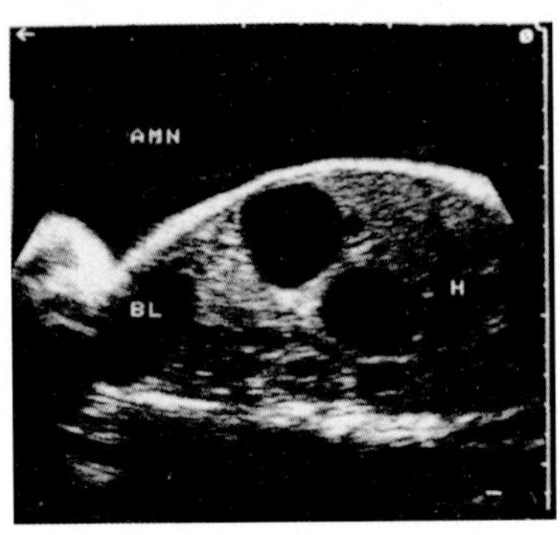

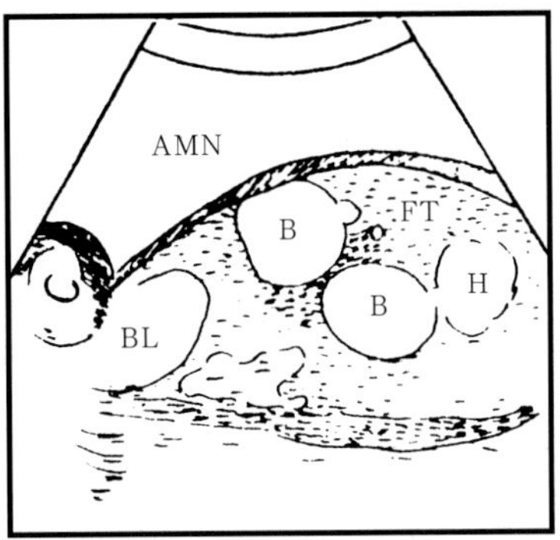

孕36周，胎腹内可见3个囊泡，上两囊泡为“双泡征”，其下方一囊为膀胱

FT-胎体　H-心脏
B-囊泡　BL-膀胱
AMN-羊水

图5-8-109　“双泡征”纵切面

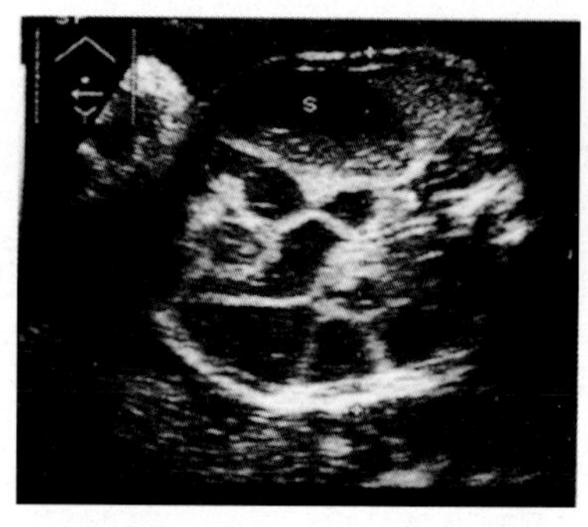

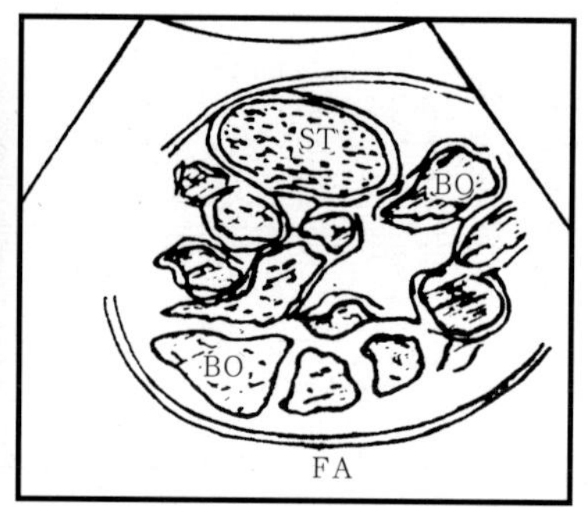

孕39周$^{+1}$，胎儿腹围显著增大，腹腔内多个充液肠环

FA-胎腹　BO-肠环

ST-胎胃

图5-8-110 胎儿小肠闭锁

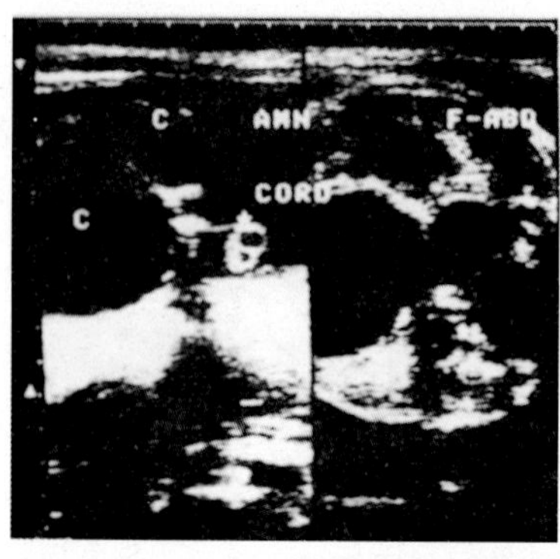

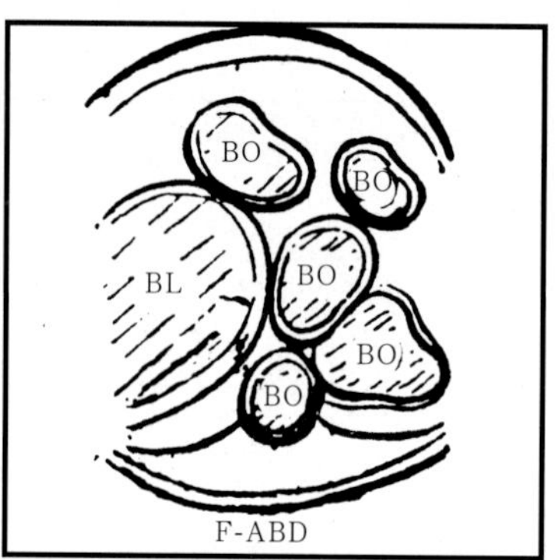

孕39周，胎腹胀大，内含多个充液肠环，左侧较大囊泡为膀胱

F-ABD-胎腹

CORD-脐带

AMN-羊水

↓-脐动脉

BO-肠环

图5-8-111 胎儿小肠闭锁

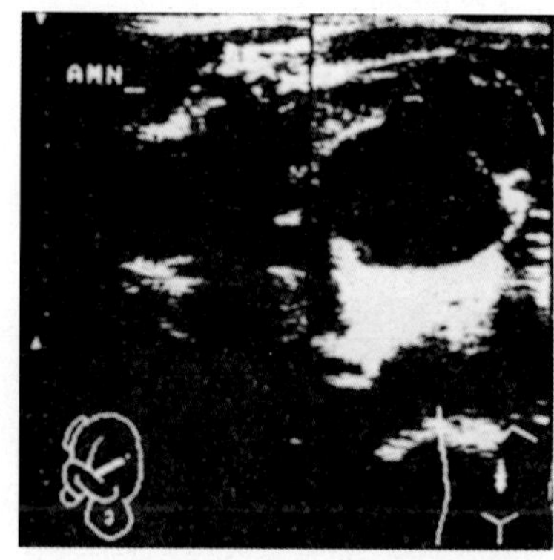

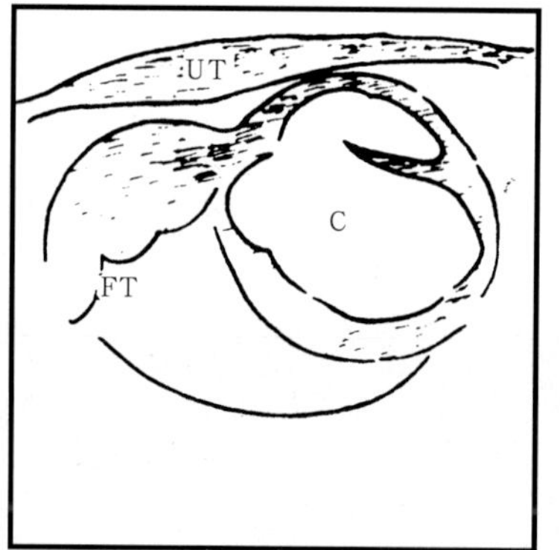

孕30周，胎儿下腹胀大，见一双叶囊泡，此为“双叶征”

FT-胎体　UT-子宫

C-“双叶征”中央有偏心不完全

图5-8-112 肛门闭锁

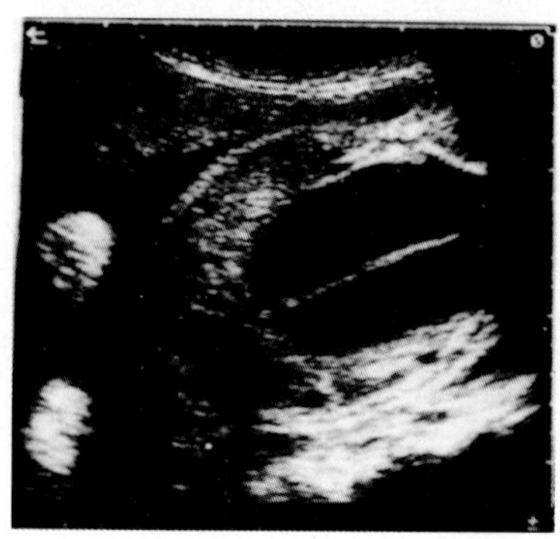

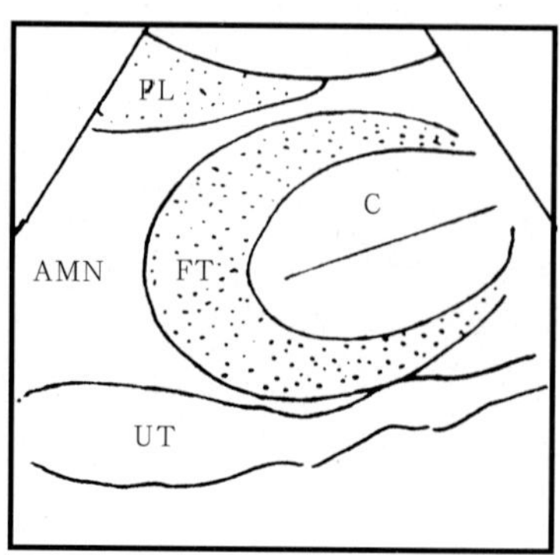

孕33周，胎腹下方见一较大双叶囊肿，中央有一不完全分隔

FT-胎体　C-双叶囊泡

PL-胎盘　AMN-羊水

UT-子宫

图5-8-113 肛门闭锁“双叶征”

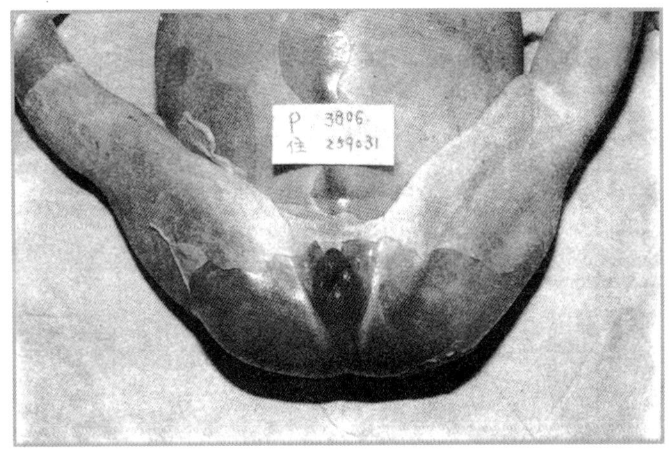

无肛门胎儿，皮肤脱落，是因宫腔注药引产之故

图 5-8-114 上例胎儿分娩后见外生殖器发育不良，无肛门

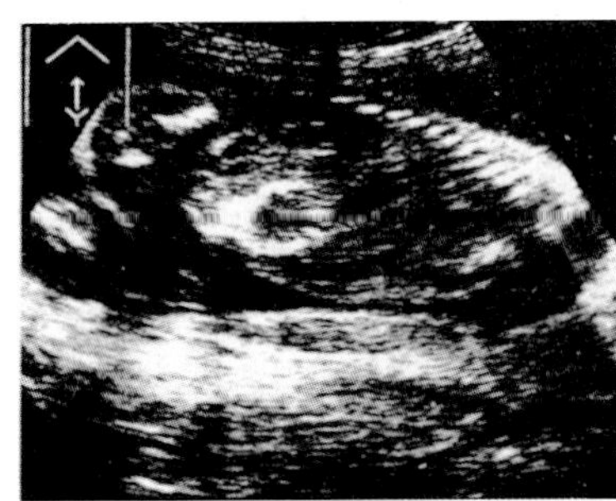

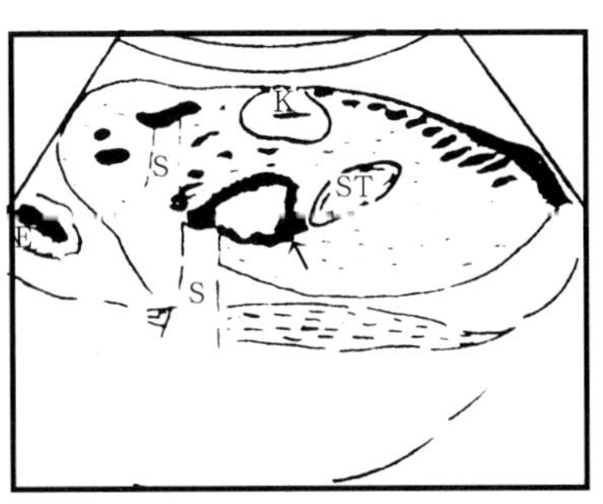

孕31周，羊水较多，胎儿小于孕龄，胎体内见一明显钙化环伴轻度声影

↑-所指为胎腹内钙化环

S-声影 K-肾

E-肢体 ST-胃

图 5-8-115 胎儿粪便性肠梗阻

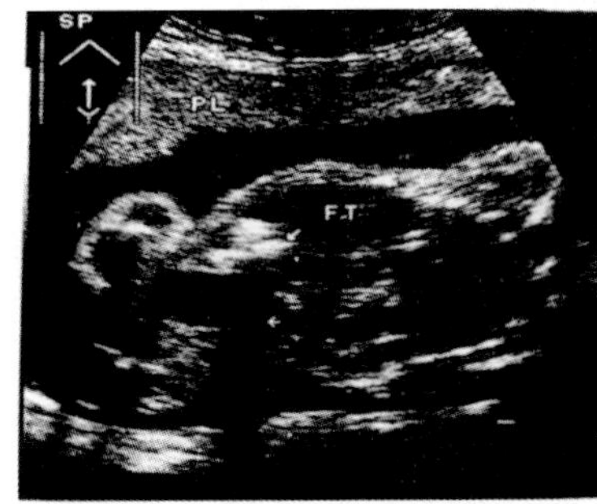

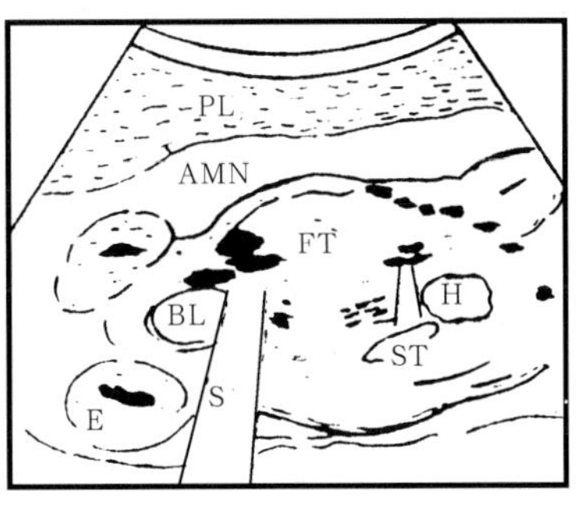

胎腹内见强回声团，后伴明显声影

FT-胎体 S-声影

H-心脏 ST-胃

BL-膀胱 E-肢体

AMN-羊水 PL-胎盘

图 5-8-116 上例同一胎儿另一角度

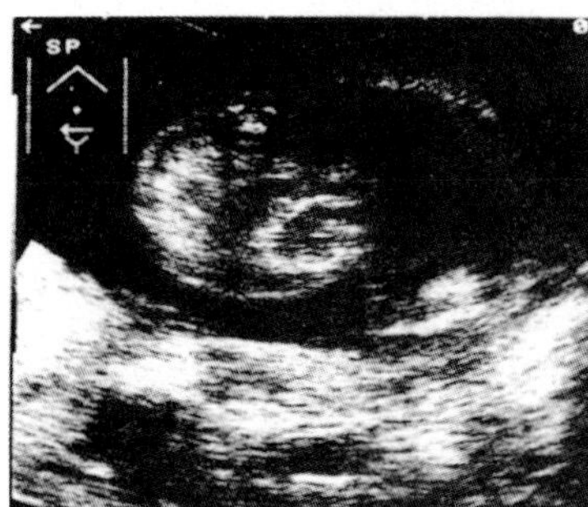

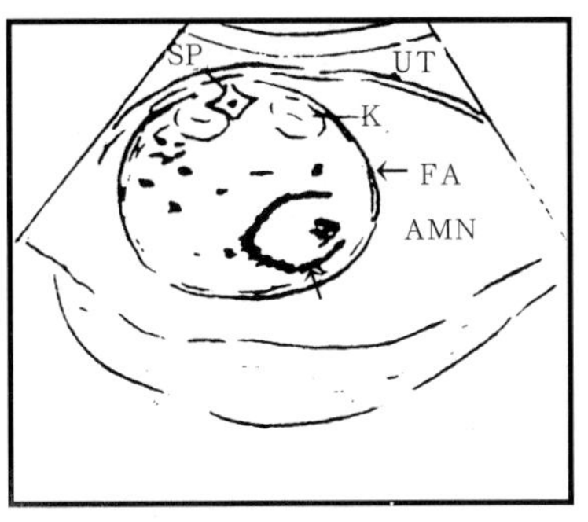

羊水较多，羊水中见胎儿横切面，在左下方见圆形环

SP-脊柱 FA-胎腹

UT-子宫 AMN-羊水

↑-所指为胎腹内环

K-肾

图 5-8-117 钙化环

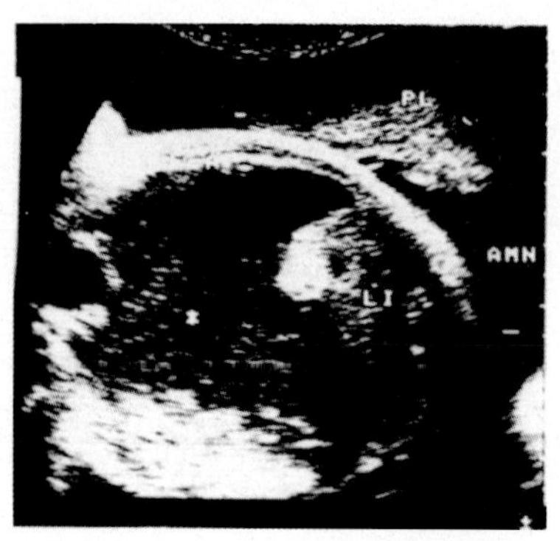

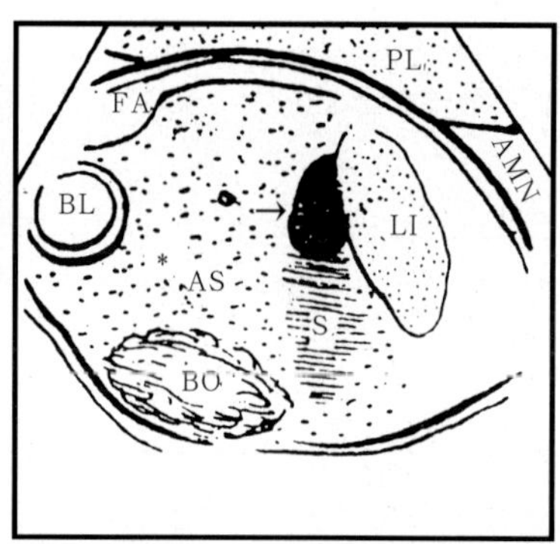

孕38周，羊水较多，胎腹胀大呈球状，胎腹腔内含大量混浊腹水，肝下方有强回声团伴声影（钙化），腹水内见点状密集回声

FA-胎腹　LI-肝
↑-钙化团　BO-肠管
S-声影　AMN-羊水
PL-胎盘　BL-膀胱
AS-腹水

图 5-8-118 粪便性肠梗阻

四、腹壁发育异常

1.病理

（1）脐疝：胎儿腹壁脐部位有缺陷可形成脐疝，其发病率约为1/3 000～1/5 000，其病变多在孕8～11周形成，缺损大小不等，小者仅可容一肠环通过，大者则内脏大部可一并脱出。其外包裹一透明膜为疝囊，分娩时易破裂使内脏均脱出而外翻，本病常合并先天性心脏病或肠道异常。

（2）裂腹畸形：表现为胎儿真性腹壁缺损，从脐部裂开，内脏可通过裂孔脱出，既无疝囊又无皮肤覆盖，肠管飘浮在羊水内，此为与脐疝的鉴别要点。

（3）膈疝：胎儿横膈有缺损，则腹腔脏器可通过缺损处进入胸腔，形成膈疝。如同时有脐疝时则心脏可通过膈疝脱垂而进入脐疝囊内。

2.临床表现　除合并有羊水过多外，孕妇无其他特殊不适。

3.超声诊断

（1）脐疝与腹裂的超声表现

①胎儿腹壁有缺损。

②自缺损处脱出腹腔脏器，漂浮在羊水中为腹裂。

③从腹壁处突出一囊，内含胎儿内脏及腹水者为脐疝。

④疝囊内有搏动的心脏者为合并膈疝。

⑤常合并羊水过多。

参见图 5-8-119～5-8-129。

（2）膈疝的超声表现

①胎儿胸腔内除见心脏及肺外，在心脏旁尚可见充液或衰减的肠管，纵切、横切均可见。亦可见肝脏及胃进入胸腔。

②胎儿在子宫内活动异常，有打嗝或呕吐动作，张口吐舌频繁出现。

③常合并羊水过多。

④胎儿发育欠佳。

参见图 5-8-130。

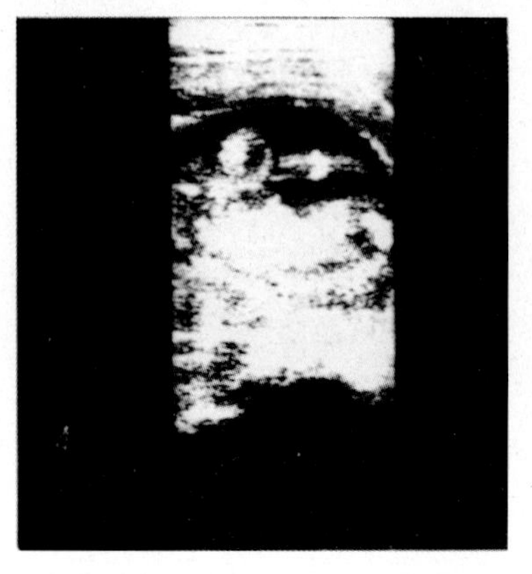

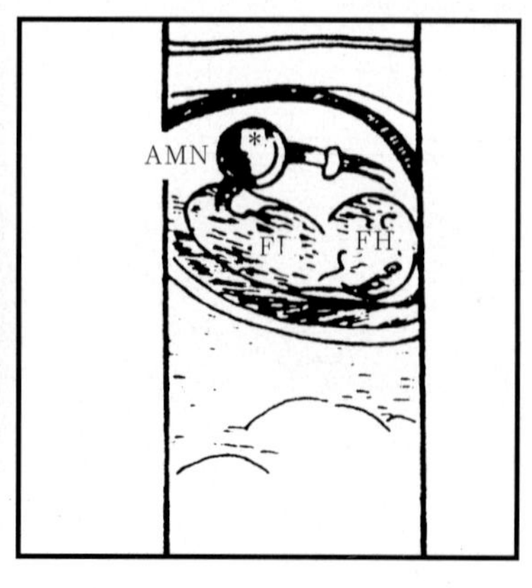

孕12周，胎儿仰卧位，胎儿脐部上方可见一圆形囊与脐带不分离

FH-胎头　FT-胎体
AMN-羊水　＊-脐疝囊

图 5-8-119 脐疝

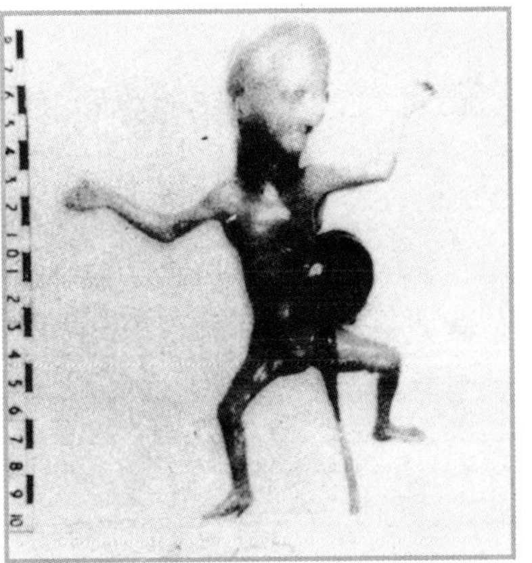

图 5-8-120　引产后标本

可见胎儿脐部突出一疝囊内含内脏

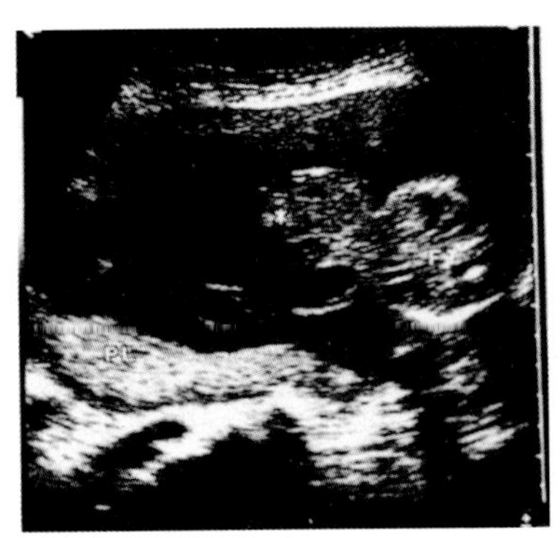

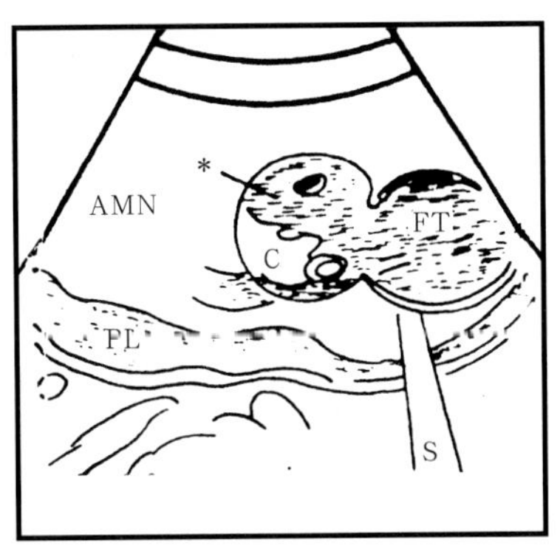

图 5-8-121　脐疝

孕23周$^{+6}$，胎儿腹壁前方有缺损，由此突出一包块，有囊壁，内含脱出的内脏

FT-胎体　S-声影

AMN-羊水　PL-胎盘

*-疝囊内含脏器及液性区

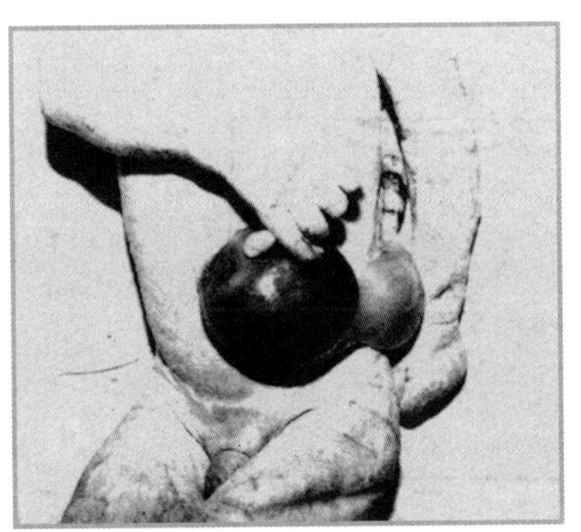

图 5-8-122　引产后标本

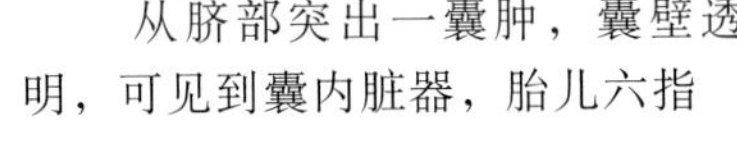

从脐部突出一囊肿，囊壁透明，可见到囊内脏器，胎儿六指

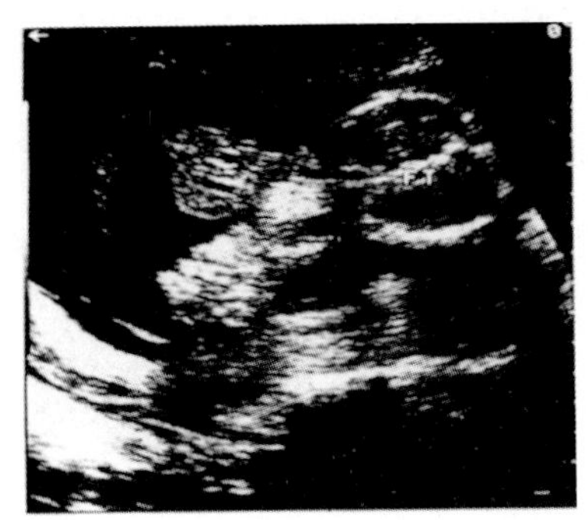

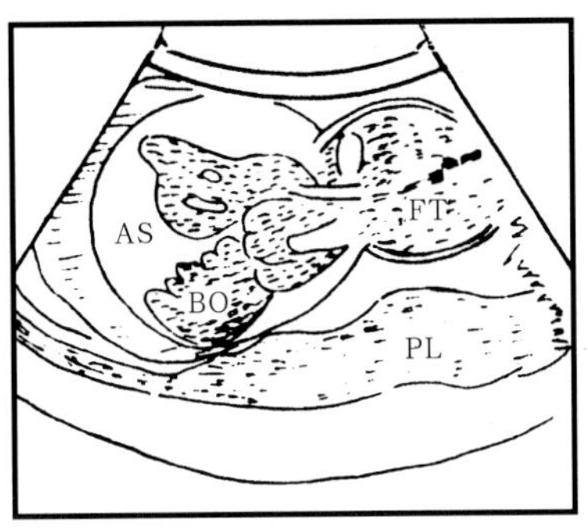

图 5-8-123　脐疝

孕34周，胎儿腹前壁缺损，由此突出一较大疝囊内含脏器

FT-胎体　AS-腹水

BO-肠管　PL-胎盘

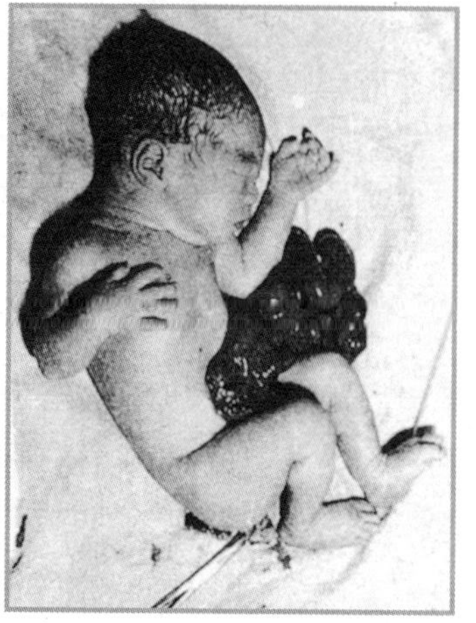

囊壁已破，胎儿肠管暴露

图 5-8-124 引产后

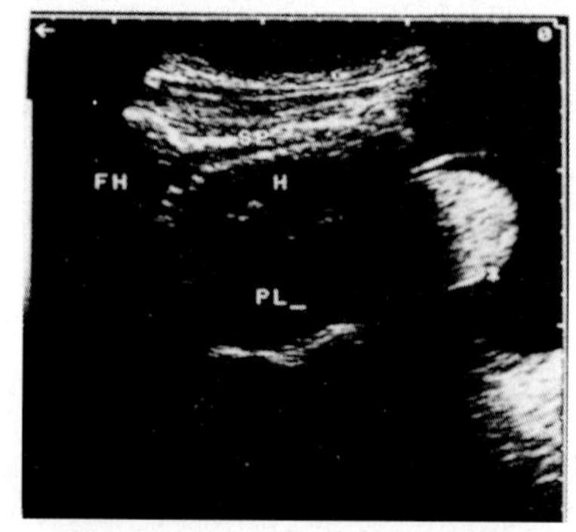

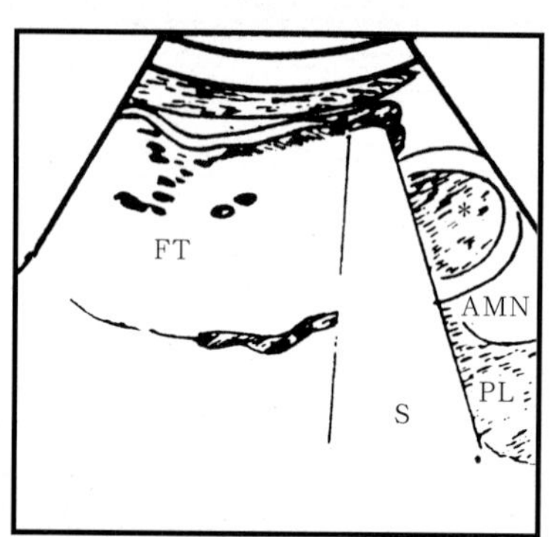

孕27周，胎儿腹壁不完整，由此突出一包块，有囊壁含内脏

FT-胎体　S-声影

AMN-羊水　PL-胎盘

*-疝囊

图 5-8-125 脐疝

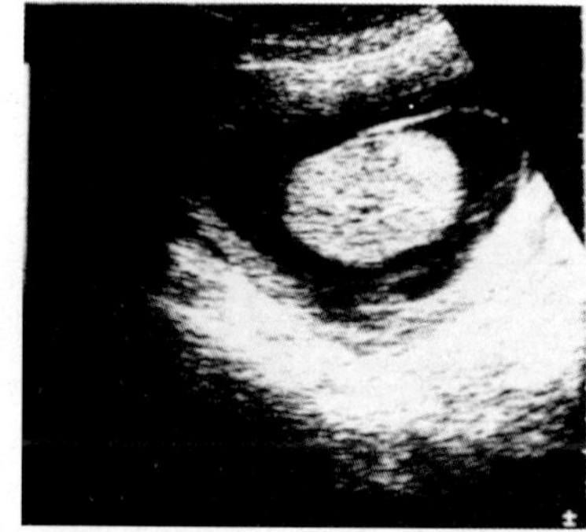

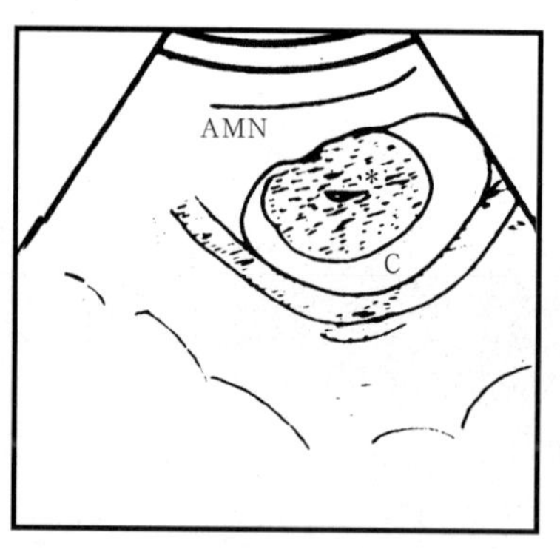

上例同一胎儿可见囊壁，含内脏

*-疝囊及内脏　C-液区

AMN-羊水

图 5-8-126 脐疝囊

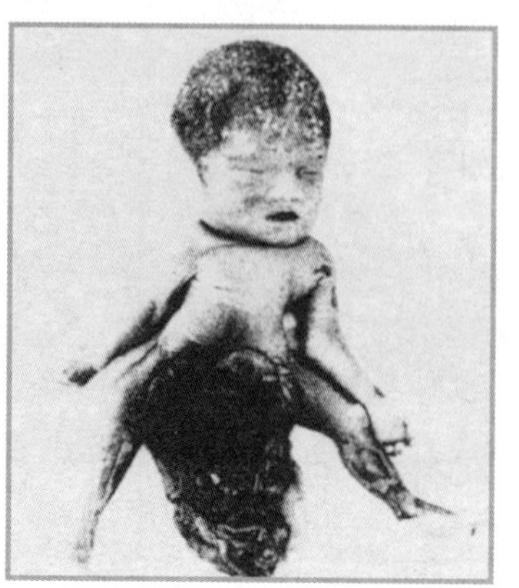

胎儿身体短小，脐部突出疝囊，引产后脐疝囊壁已破，内脏外翻

图 5-8-127 上例胎儿引产后标本

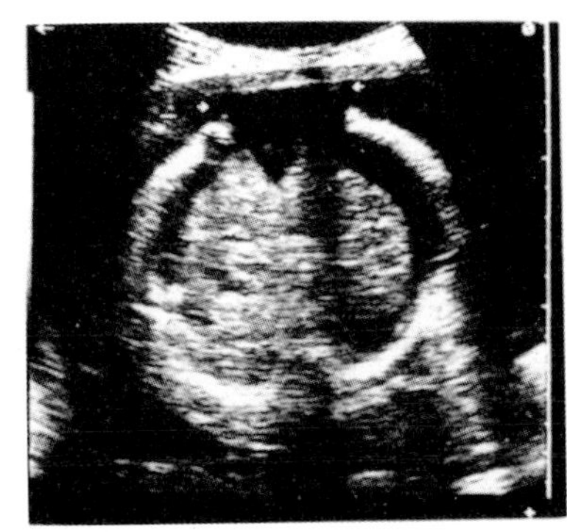

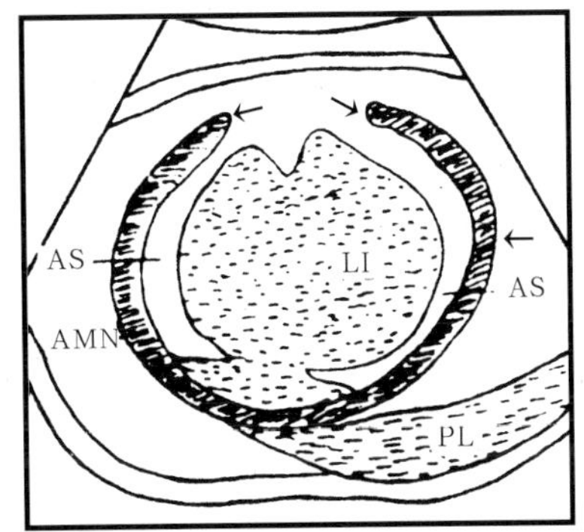

孕40周，胎儿腹壁有较大片缺损，此处膨出疝囊，内脏与腹壁间围绕腹水

↑-缺损腹壁 AS-腹水
LI-肝 AMN-羊水
PL-胎盘

图5-8-128 脐疝合并膈疝

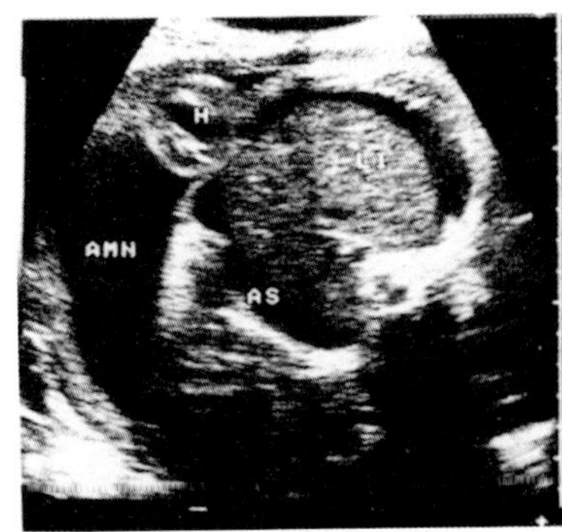

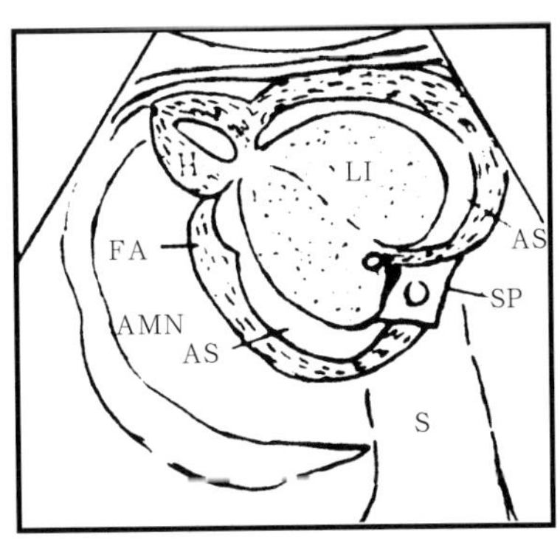

上例同一胎儿在另一角度见胎儿心脏脱入疝囊，并有节律的跳动，说明横膈有缺损

FA-胎腹
H-胎心（脱入疝囊）
LI-肝 AS-腹水
AMN-羊水 S-声影
SP-脊柱

图5-8-129 脐疝合并膈疝心脏脱出

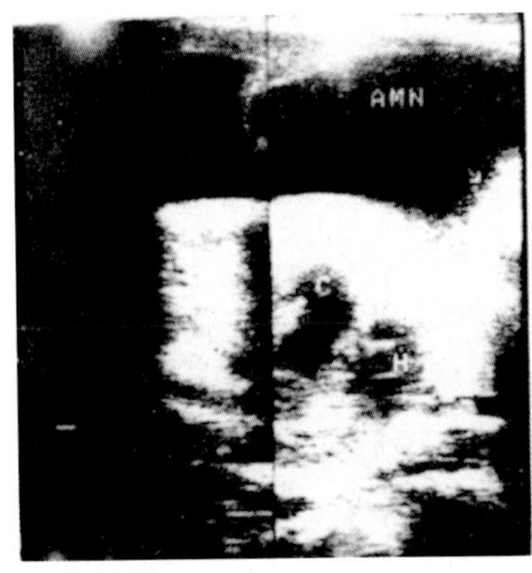

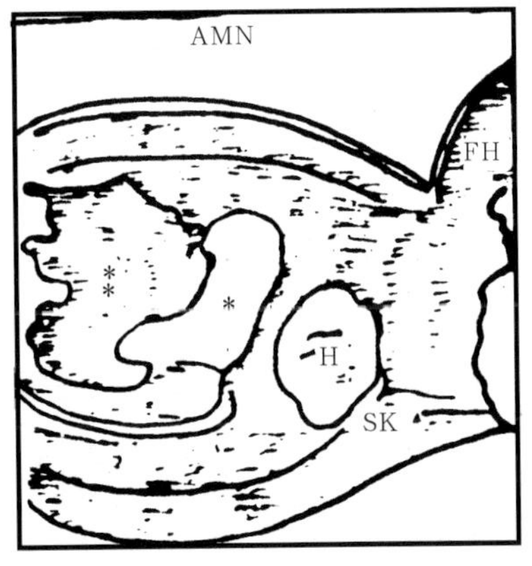

孕36周，在胸腔内可见胎儿心脏，其下方可见一充液肠管，肠管通过横膈缺损处进入胸腔

FH-胎头 H-胎心脏
SK-皮肤 *-进入胸腔肠管
**-腹内脏器

图5-8-130 膈疝

五、腹水及胸水

胎儿腹水与胸水可单独出现亦可联合出现，由多种病因造成。临床可能合并羊水过多，余无其他症状。其超声诊断如下。

1.腹水 超声不难诊断，在腹壁与内脏之间有不等量液性暗区。如腹水量极少时可在腹壁至内脏间见一液性裂隙，如腹水量很多，则胎腹可极度膨胀，腹壁很薄似一层膜，可与宫壁相贴似羊水过多，腹水内有内脏漂浮（图5-8-131～5-8-137）。

2.胸水 在胸壁与心脏之间有不等量液性暗区，其中可见搏动的胎心，在胎心上方可见两侧被压缩的肺脏、随胎心跳动而上下活动（5-8-138～5-8-141）。

3.胸、腹水同时存在 腹、胸腔内均有积水，胸、腹腔间可见有横膈，其上方胸腔内有心脏和肺脏。其腹腔内有肝脾、肠管等内脏（图5-8-142～5-8-144）。

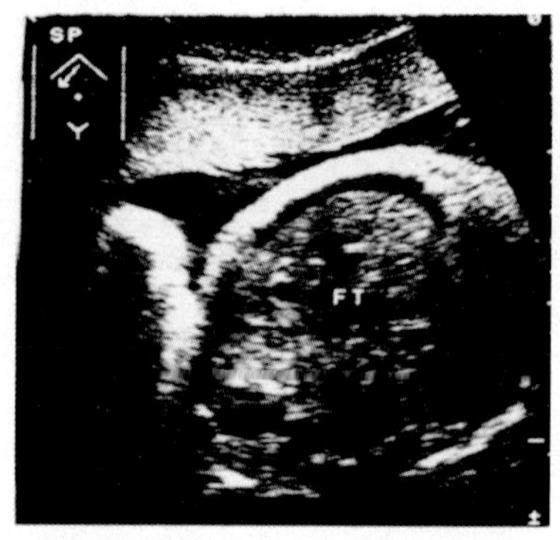

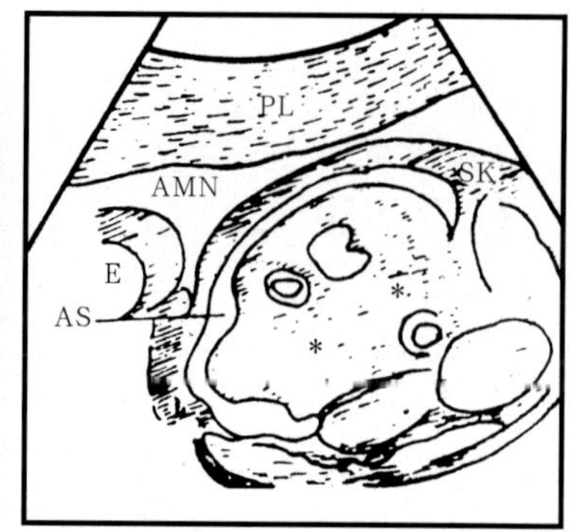

图 5-8-131 胎儿轻度腹水

孕34周，胎儿内脏与腹壁间有一薄层液

PL-胎盘　AMN-羊水
AS-腹水　E-肢体
*-内脏　SK-皮肤

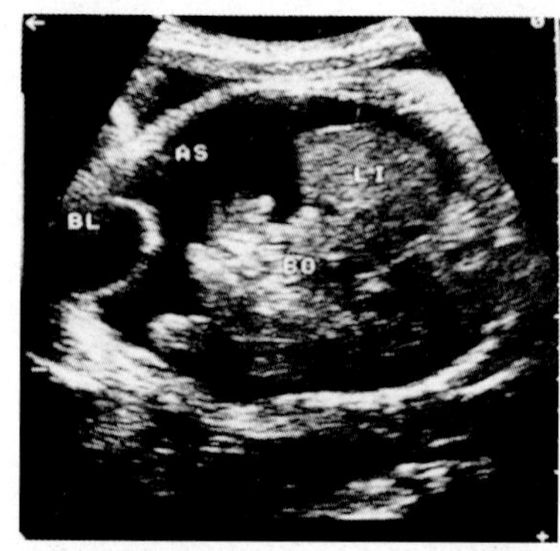

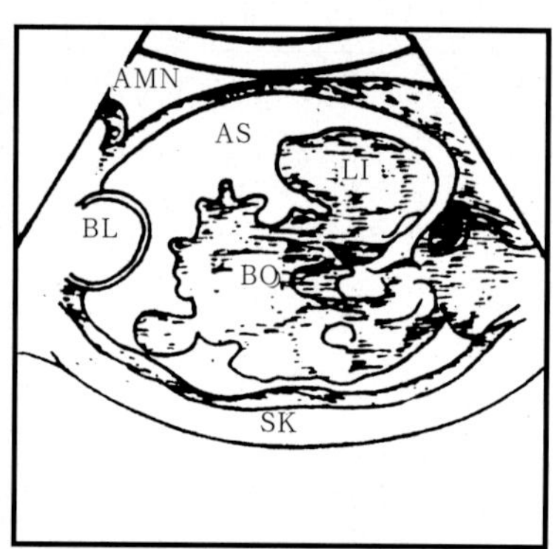

图 5-8-132 胎儿腹水

孕40周，胎腹膨胀，内有较多腹水

SK-皮肤　LI-肝
BO-肠　BL-膀胱
AS-腹水围绕脏器
AMN-羊水

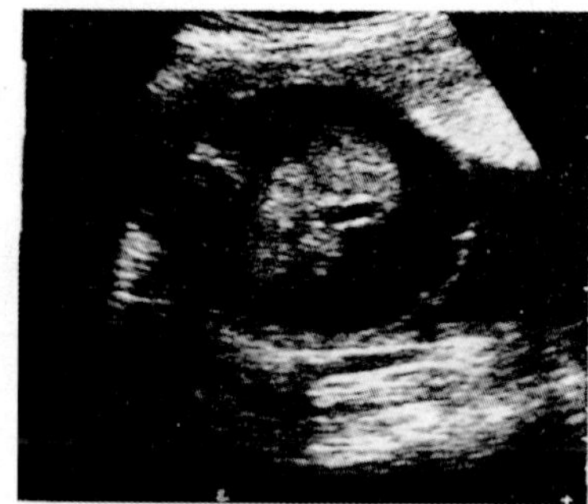

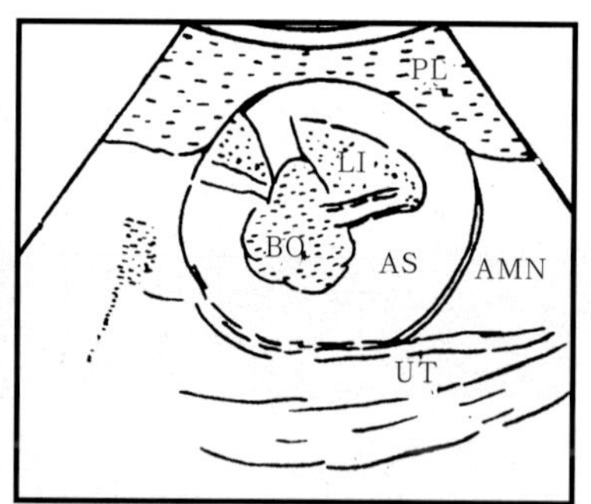

图 5-8-133 胎儿腹水

孕25周，胎儿腹腔内含大量腹水围绕内脏，腹壁因膨胀而变薄

LI-肝　BO-肠
AS-腹水　AMN-羊水
UT-子宫　PL-胎盘

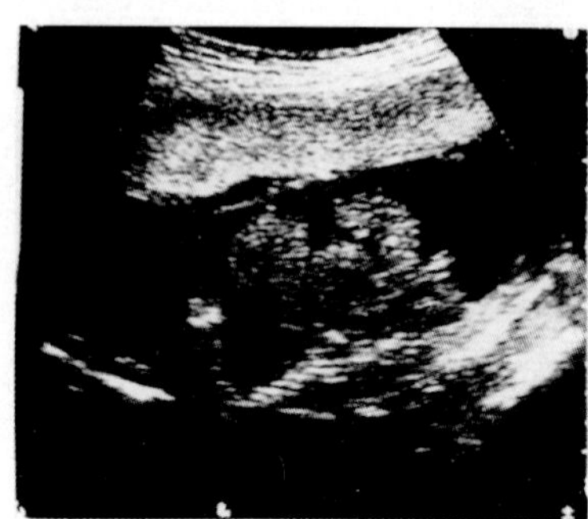

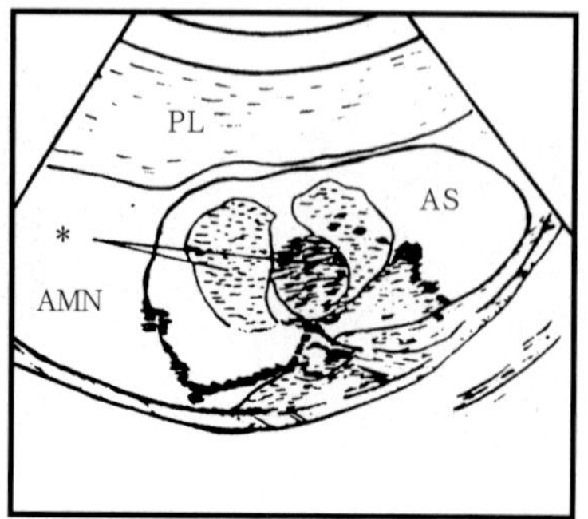

图 5-8-134 胎儿腹水

上同一胎儿，躯体纵切面，见胎儿腹壁菲薄，内含大量腹水围绕内脏

PL-胎盘　*-内脏
AMN-羊水　AS-腹水

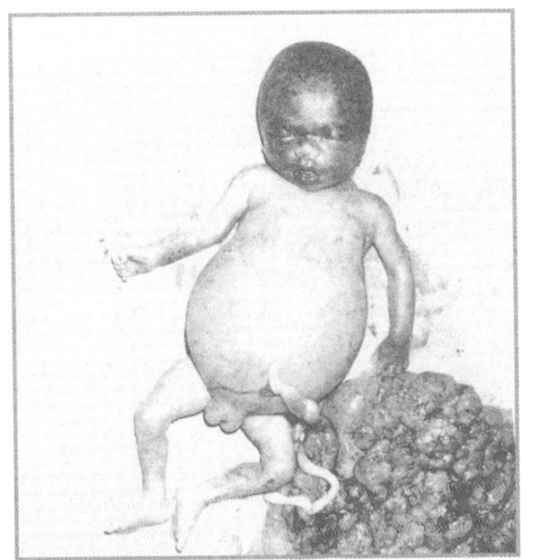

见胎腹膨隆胀大，外阴水肿

图 5-8-135 引产后胎儿

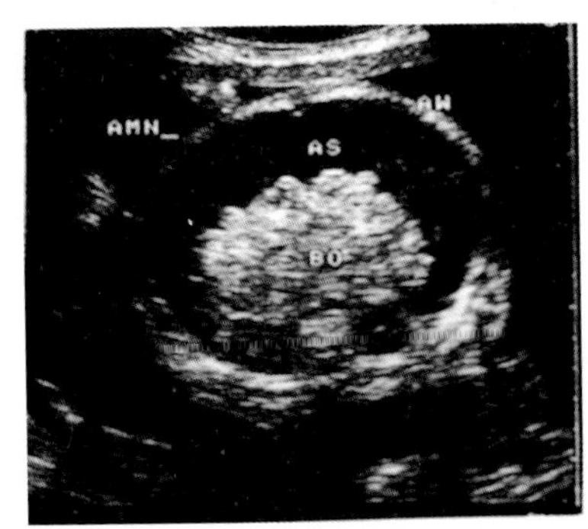

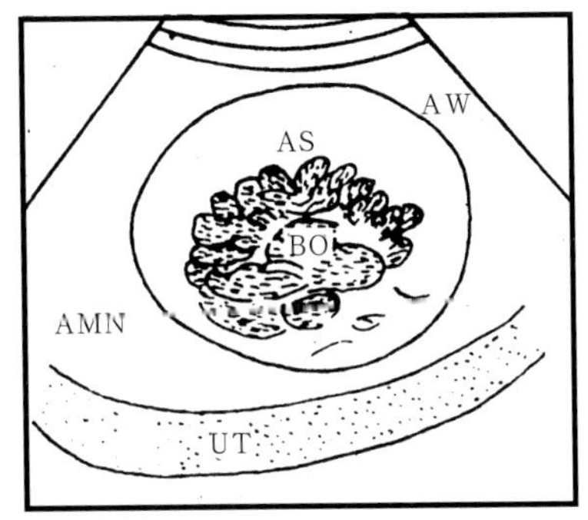

孕40周，胎腹横切面，见内脏与腹壁间大量腹水，内漂浮胎肠管

AW-腹壁　BO-肠管
AS-腹水　AMN-羊水
UT-子宫

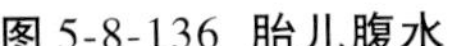

图 5-8-136 胎儿腹水

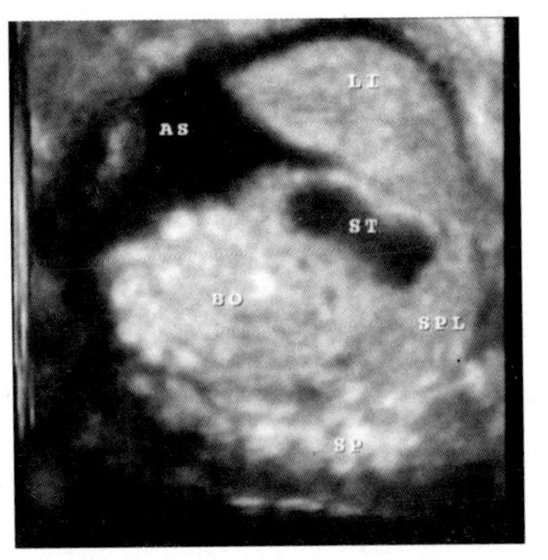

腹水，内可见肝（LI）、胃（ST）、小肠(BO）脾(SPL)、腹水（AS)、脊柱（SP)

图 5-8-137 三维图像

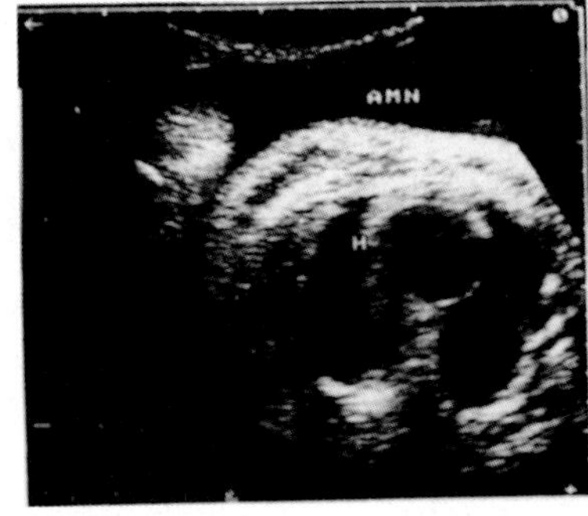

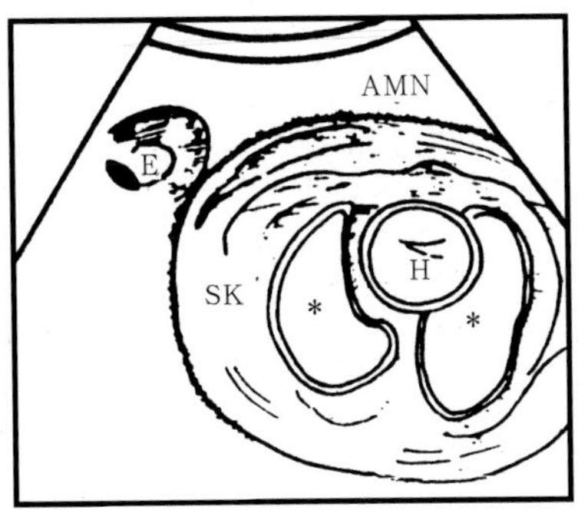

孕33周，横切面，胎儿胸腔内有胸水，中央见心脏，胎儿有明显水肿

H-胎心脏　*-胸水
SK-皮肤有水肿
E-肢体　AMN-羊水

图 5-8-138 胎儿胸水

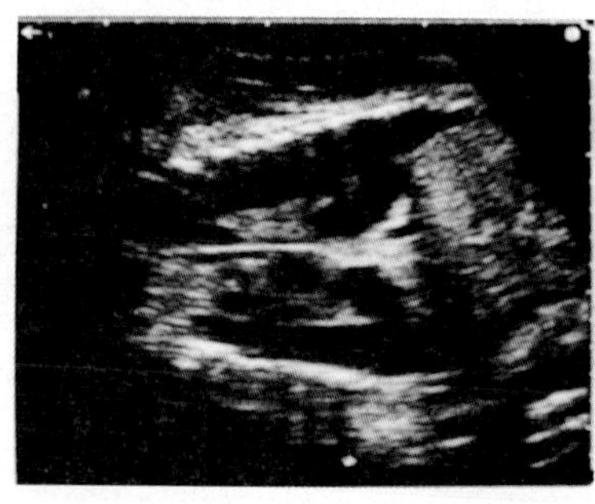
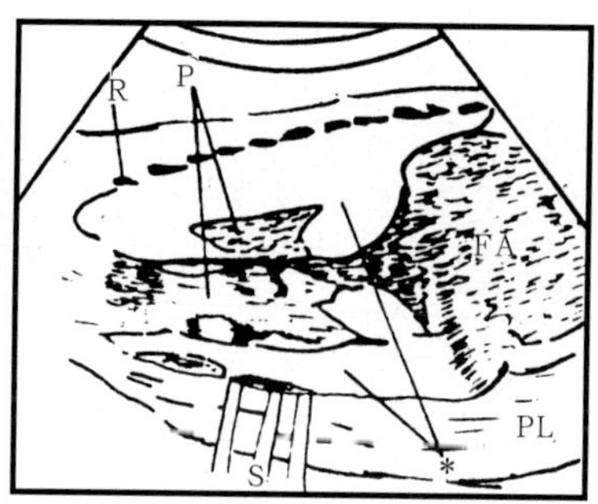

图 5-8-139 胎儿胸水

孕 37 周，纵面，两胸腔内有积水，可见被压缩的肺脏

P-肺（已被压缩） S-声影

R-肋骨 PL-胎盘

FA-胎腹 ＊-胸水

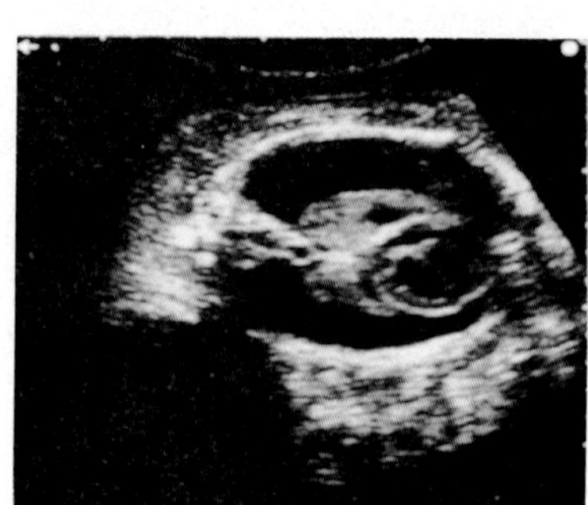
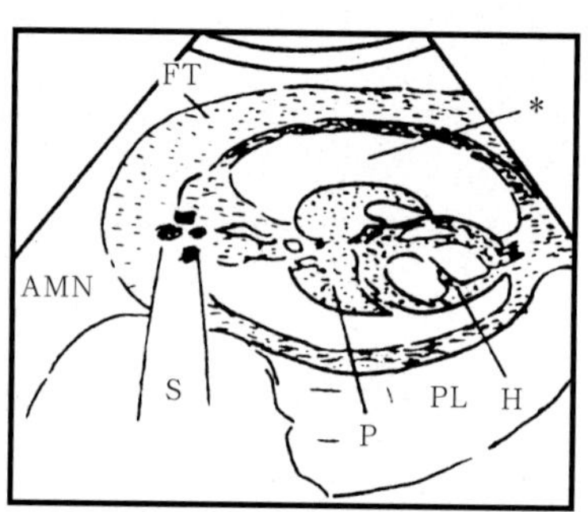

图 5-8-140 胎儿胸水

孕 37 周,横切面，胸腔内见积水，可见心脏，其上方两旁被压缩的肺紧附在心脏两上侧，胎儿水肿明显

FT-胎体 PL-胎盘

H-心脏 P-肺

S-声影 AMN-羊水

＊-胸水

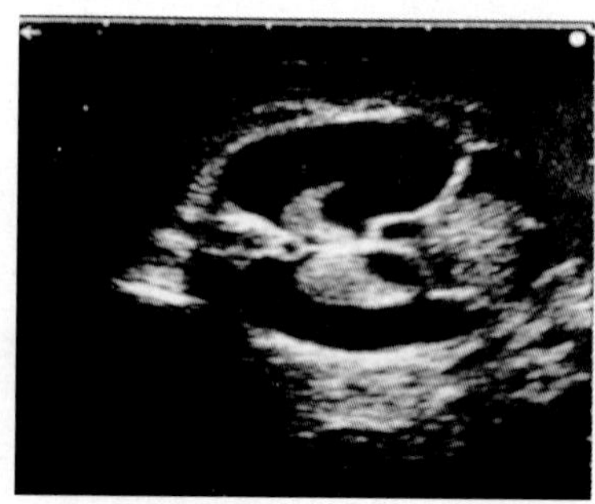
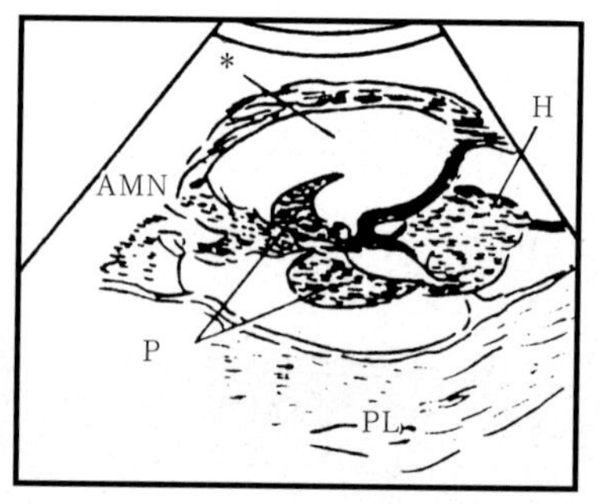

图 5-8-141 胎儿胸水

上例同一胎儿，在心脏跳动时被压缩的双肺上下煽动，可见上方胎肺上扬

P-肺 PL-胎盘

H-心脏 ＊-胸水

AMN-羊水

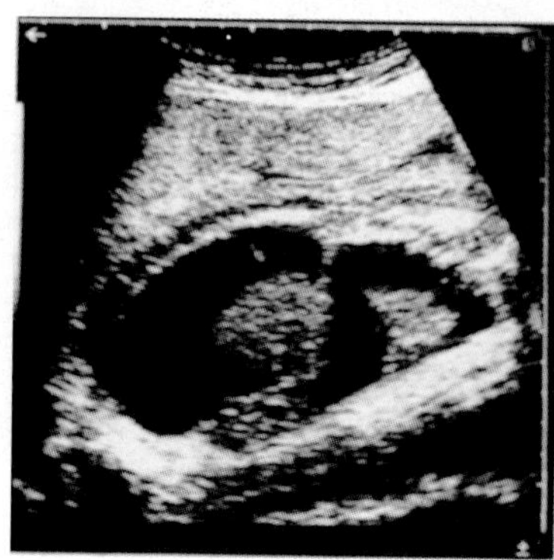
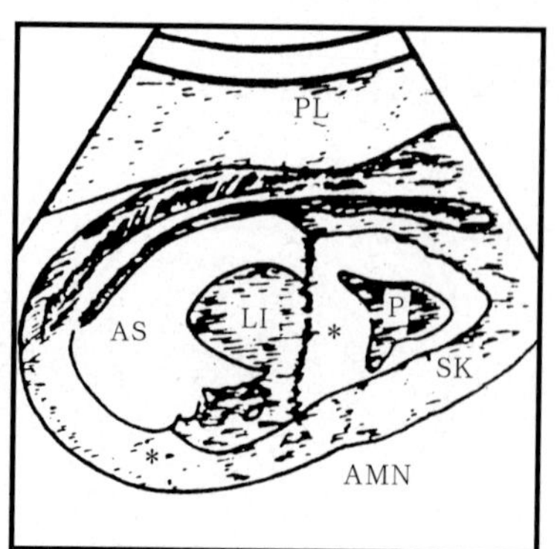

图 5-8-142 胎儿胸腹水

孕 37 周$^{+4}$，胎儿纵轴可见胸、腹腔内均有积水，胎儿有水肿

SK-皮肤 AS-腹水

P-肺（被压缩） ＊-胸水

PL-胎盘 AMN-羊水

LI-肝

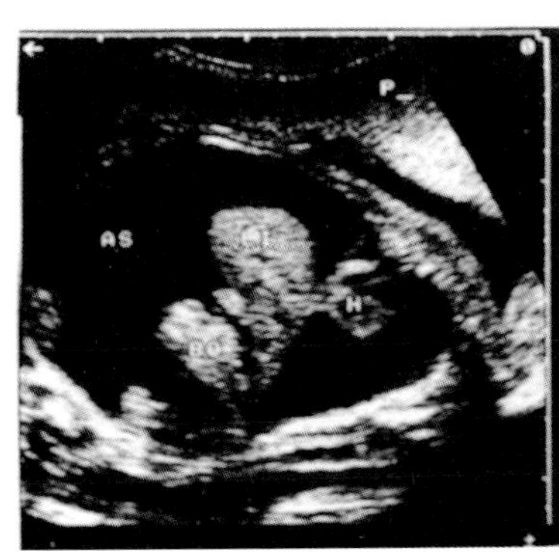

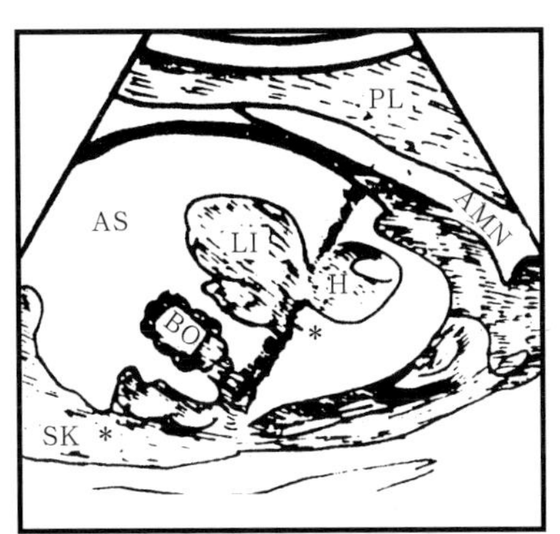

孕28周，胎儿纵轴，大量胸腹水，胎腹膨胀

PL-胎盘 SK ＊-皮肤水肿

LI-肝 H-心

AS-腹水 ＊-胸水

BO-肠 AMN-羊水

图 5-8-143 **胎儿大量胸腹水**

六、泌尿系统异常

1.肾发育不全或肾缺如 一侧或二侧肾发育不全，以前者为多见，胎儿表现为宫内生长受限，并常伴多发畸形。

超声图像表现：正常情况下，孕20周后，在胎儿脊柱两侧可清楚看到椭圆形肾脏，如胎肾缺如或发育不良者则不易看清正常轮廓，如为双侧肾缺如，则看不到充液的膀胱，多合并羊水过少、无羊水、胎儿生长受限（图5-8-145）。

2.肾盂积水 胎儿肾盂积水常为单侧的，因为输尿管近端狭窄所致，显示一侧肾脏增大。肾盂、肾盏出现扩张、积水，通过纵横切检出不难。输尿管低位梗阻时可同时发现输尿管扩张。本病须与多囊肾相鉴别（图5-8-146，图5-8-147）。

3.多囊肾 常为双侧，因一侧肾发育不良可为单侧表现。声像图表现分为三类：

（1）Potter Ⅰ型：双肾对称性增大，可充满胎儿腹腔，肾实质回声明显增强，中央结构器结构不清仅见痕迹；伴羊水过少或无羊水，膀胱不充盈。

（2）Potter Ⅱ型：多囊泡型，图像显示单侧

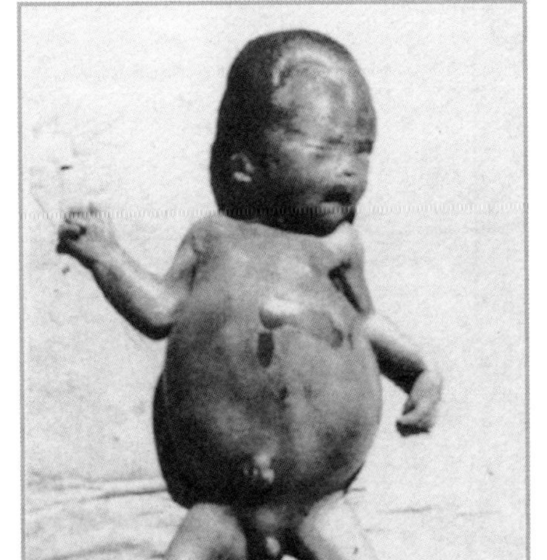

图 5-8-144 **引产后的胎儿标本**

可见腹胸均膨胀，外阴水肿

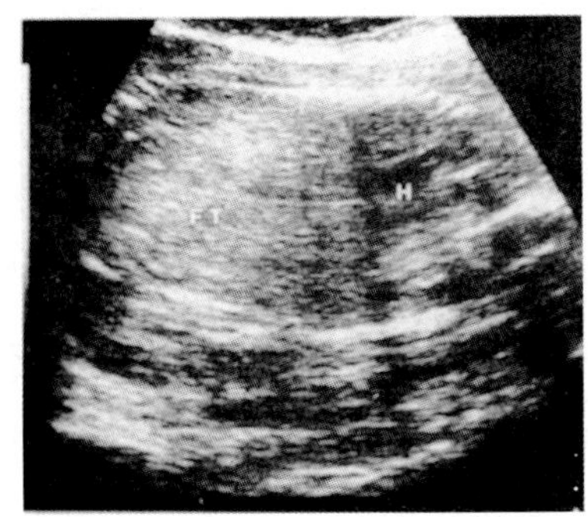

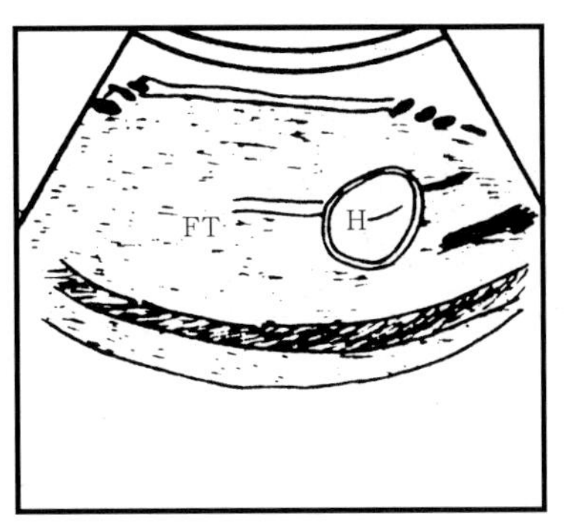

孕32周，胎儿纵切面，寻查不到胎儿肾脏，无羊水，产后尸解证实

H-心脏 FT-胎体

图 5-8-145 **胎肾缺如**

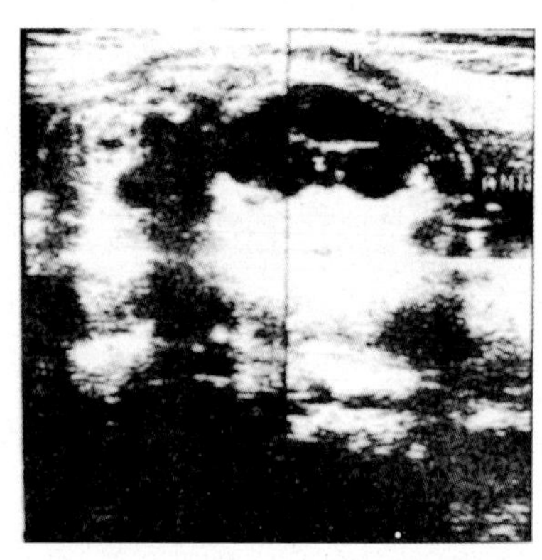

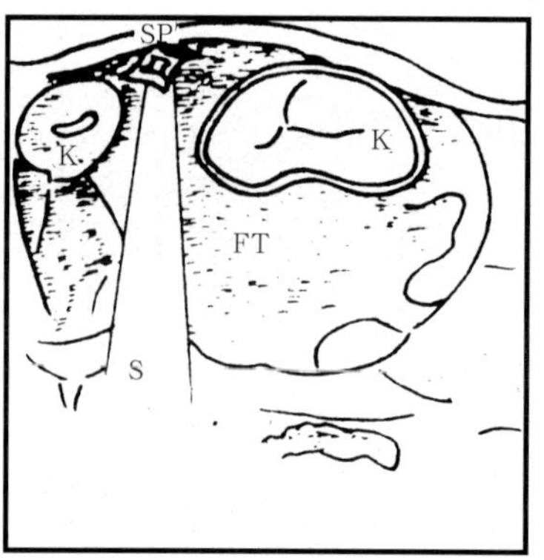

横切面，一肾有积水，一肾正常

SP-脊柱　S-声影

FT-胎体　K-肾

图 5-8-146 胎儿肾盂积水

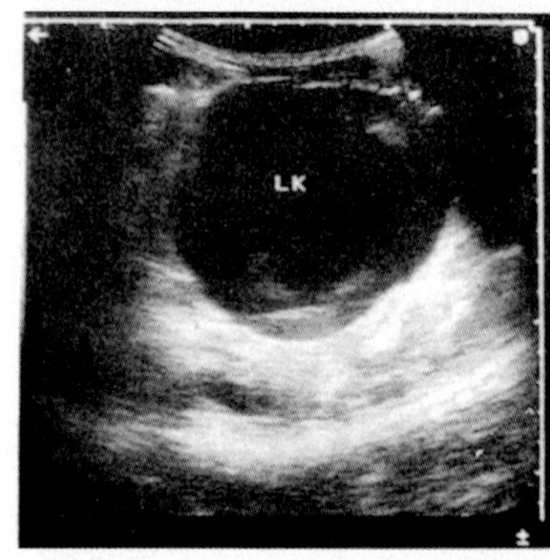

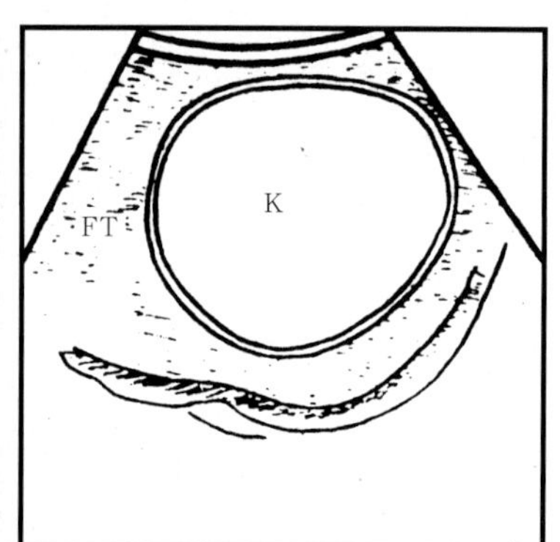

后16个月复查，患侧肾盂积水进一步发展，极度扩张成圆囊状，实质已被压，消失

K-肾（积水成水囊状）

FT-胎体

图 5-8-147 上例同一胎儿出生后 16 个月

或双侧肾脏增大，肾区内见多个大小不等囊泡，界限清楚，互不贯通，常伴羊水过少。

(3) Potter Ⅲ型：双肾增大，肾区内多个大小不等囊肿，囊肿以外可探及正常肾实质回声。羊水正常或略少（彩图5-8-148～5-8-152，图5-8-153～5-8-156）。

4.尿道梗阻及尿道憩室　因尿道梗阻，尿液潴留于膀胱，使膀胱扩张充满腹腔，本病应与胎儿腹腔内其他大囊肿相鉴别，极度扩张的膀胱常使肾盂有积水可以帮助诊断。尿道憩室超声图见尿道口部一隔状强回声向膀胱内突出（图5-8-157）。

5.鞘膜积液　鞘膜积液，积液量可多、可少。可清楚看到阴囊增大，有中隔，两侧鞘膜内均可见液性暗区，各含一光团为睾丸（图5-8-158）。

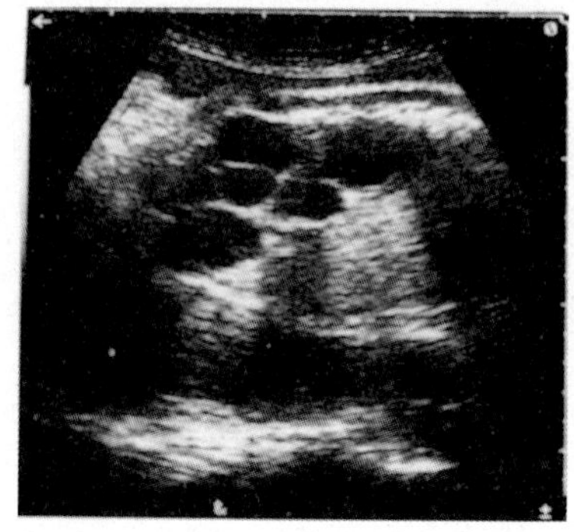

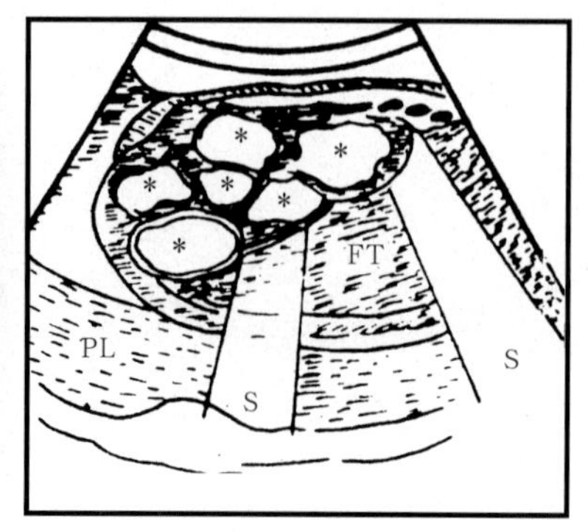

孕 27 周，右肾增大多囊状

FT-胎体　PL-胎盘

＊-多囊肾的多个囊互不贯通

S-声影

图 5-8-153 多囊肾(LS) Potter Ⅱ型

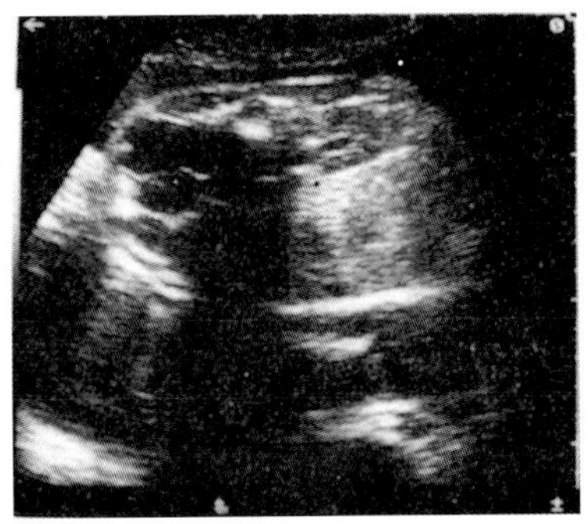

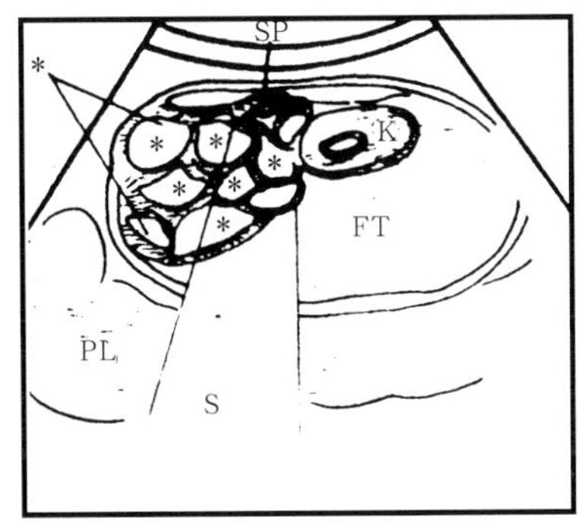

图 5-8-154 **多囊肾（TS）**

上例同一胎儿横切面，右肾多囊左肾正常

SP- 脊柱　FT- 胎体

S- 声影　PL- 胎盘

* - 多囊肾　K- 左正常肾

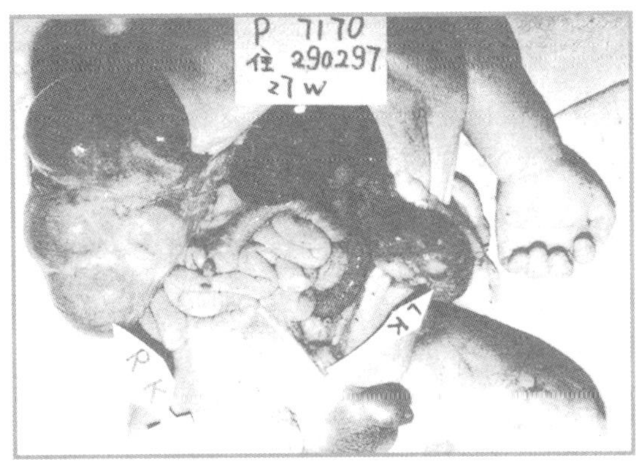

图 5-8-155 **引产后胎儿解剖**

左肾正常大小，右肾增大为多囊状

LK- 右肾正常　RK- 多囊肾

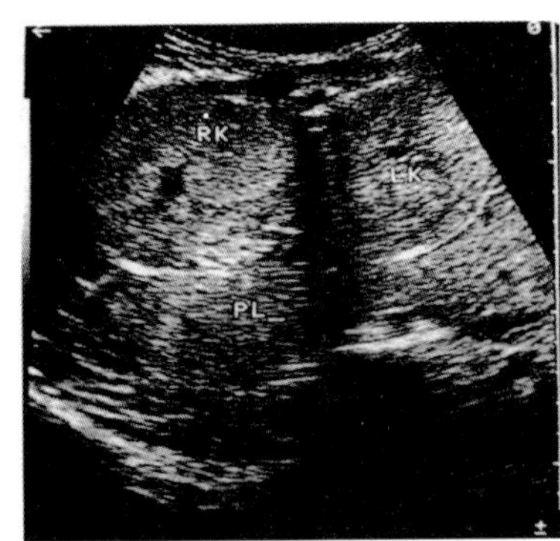

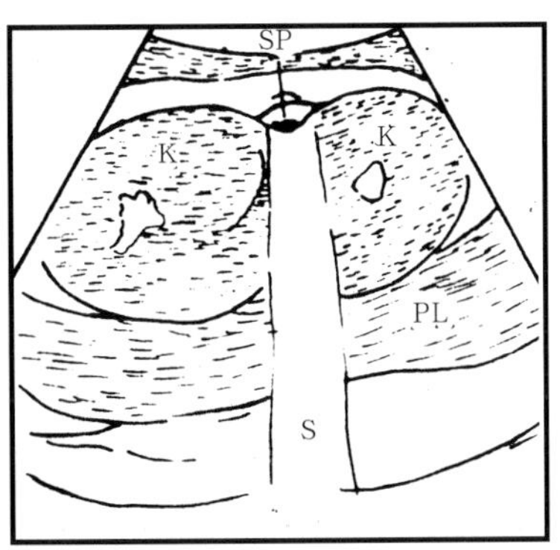

图 5-8-156 **双侧巨大肾**

孕27周，胎儿腹腔为两个巨大肾充满，其内部结构已消失正常形态，为实质性但较疏松。病理：弥漫性多囊肾

SP- 脊柱　K- 两巨大肾

PL- 胎盘　S- 声影

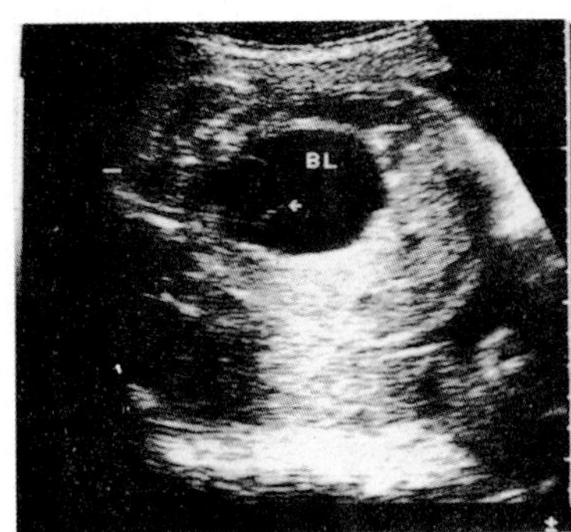

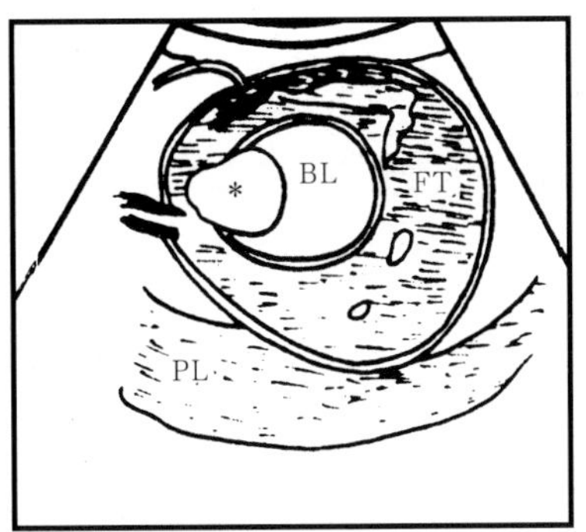

图 5-8-157 **尿道憩室**

孕 36 周，充盈的膀胱内有一囊，突出为尿道憩室

FT- 胎体　BL- 膀胱

* - 尿道憩室　PL- 胎盘

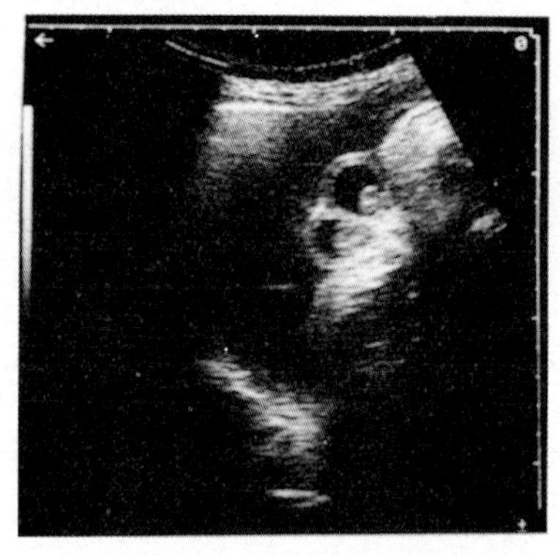
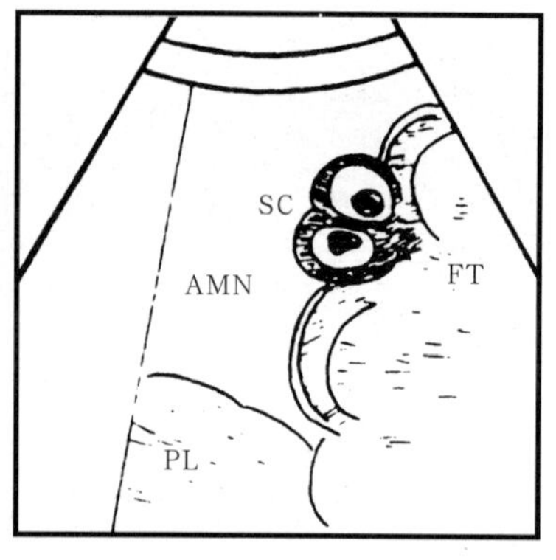

孕38周$^{+3}$，胎儿心脏大并有水肿，阴囊有鞘膜积液内含睾丸

FT-胎体　SC-阴囊

PL-胎盘　AMN-羊水

图5-8-158 胎儿阴囊鞘膜积液

七、骨骼系统异常

已发现的胎儿骨骼发生异常就有55种之多，有些可由超声做出诊断。骨骼发育异常可见于头部、胸部、四肢。因此，在检查胎儿骨骼时应包括以下内容：

胎头：a.胎头的双顶径及头围测量；b.颅骨壁厚度，正常不超过3mm；c.观察胎儿颜面及前额部。

脊柱：脊柱的纵切面及横切面。

胸部：胸围的测量，观察肋骨有无异常。

腹部：腹围测量。

肢体：股骨及肱骨长度，有无角度、骨折或骨质增厚，亦可观察胎足及胎手骨骼。

除观察胎儿骨骼外，还应注意有无胎儿宫内生长迟缓、羊水过多和胎儿呼吸情况等。必要时请做X线检查。

以下为常见的两种胎儿骨骼异常疾患。

1.软骨发育不全　为常染色体显性遗传病，表现为双顶径、头围及头围／腹围率均增大，股骨及肱骨均短小。严重软骨发育不良，因胸腔发育不良致胸腔狭窄，肺脏不能发育而胎儿出生后不能成活。其超声图像特点如下：

（1）胎儿头颅较大而圆，前额突出，双顶径、腹围增大。

（2）胸腔狭窄，呼吸振幅很小。

（3）腹部明显膨隆，脊柱平直，有时有腹水。

（4）胎儿肢体短而弯曲。此点在诊断上有帮助。

（5）羊水过多。

诊断本病时，常不被检查者警觉，但当测量股骨、肱骨始发现为明显短肢才引起注意，由此可见，胎儿肢体测量是很重要的（图5-8-159～5-8-168）。

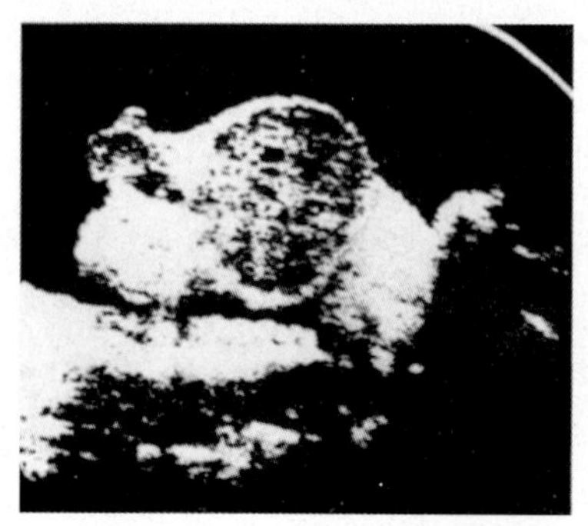
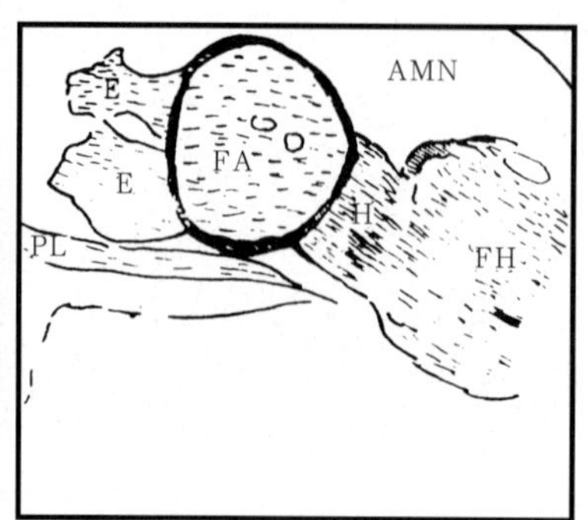

可见大头，突出腹部，窄胸，短肢

FH-胎头　H-胎心脏

FA-胎腹　AMN-羊水

E-肢体　PL-胎盘

图5-8-159 严重软骨发育不全

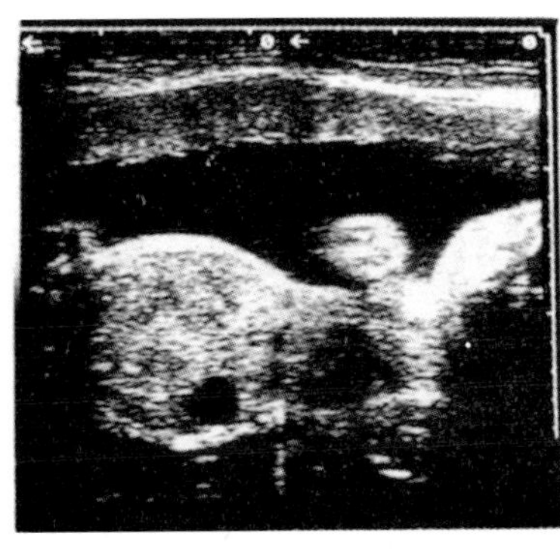

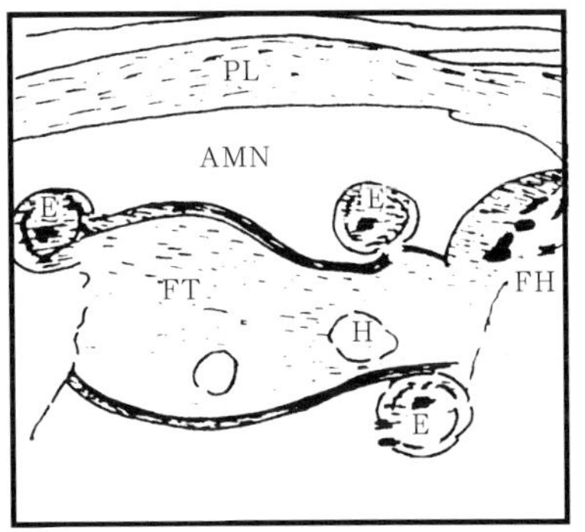

图 5-8-160 严重软骨发育不全

孕25周，胎头较大，窄胸，膨隆的胎腹，短肢，过多羊水

FH- 胎头　H- 胎心脏
E- 肢体　FT- 胎体
AMN- 羊水　PL- 胎盘

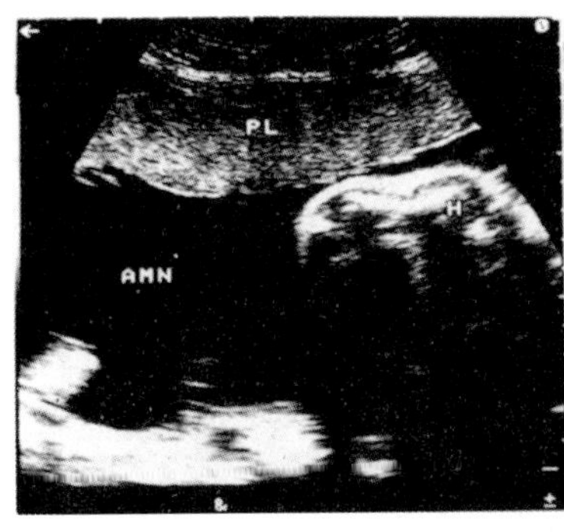

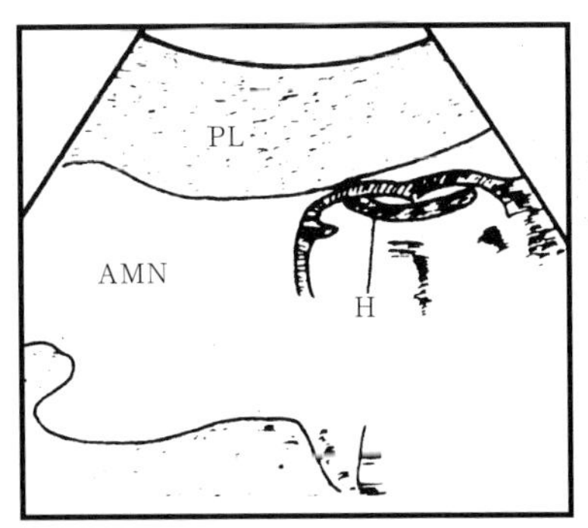

图 5-8-161 肱骨短而弯曲

上例同一胎儿，图中见肱骨短而弯曲，羊水过多

H- 肱骨　PL- 胎盘
AMN- 羊水

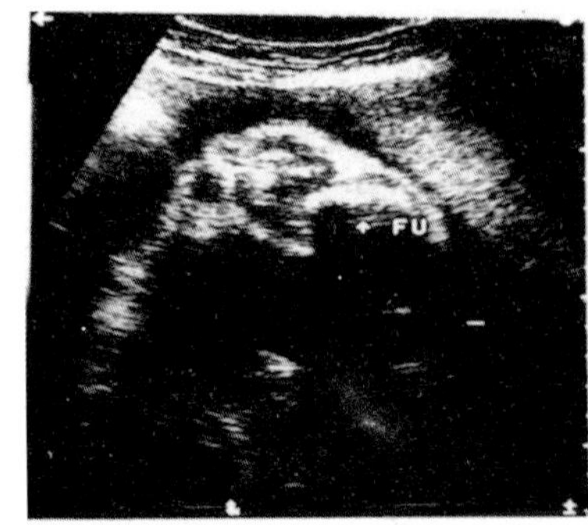

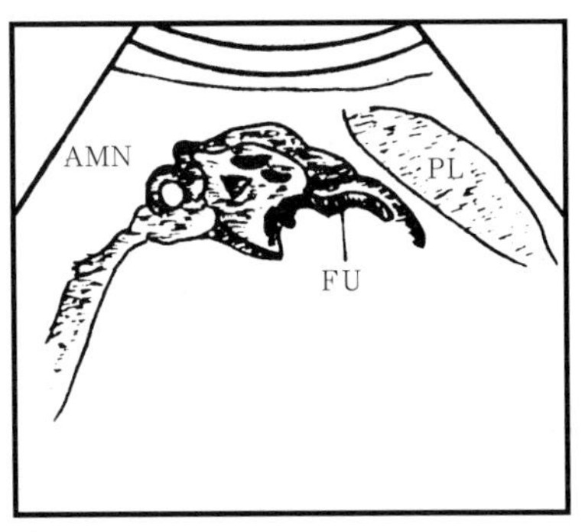

图 5-8-162 股骨短而不直

股骨短而弯曲

FL- 股骨　PL- 胎盘
AMN- 羊水

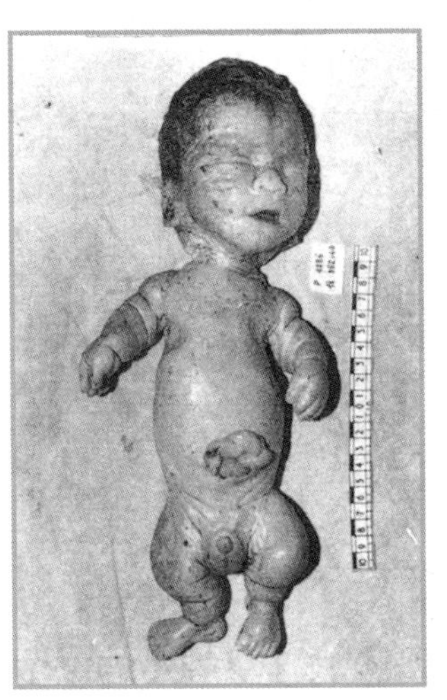

图 5-8-163 引产后胎儿正面观

头颅较大，胸部狭窄，腹部隆起，四肢短小

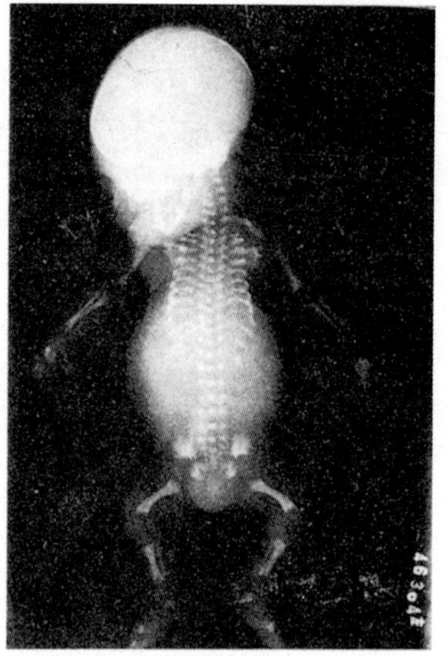

图 5-8-164 引产后胎儿 X 光照片

X 线检查，四肢骨短小

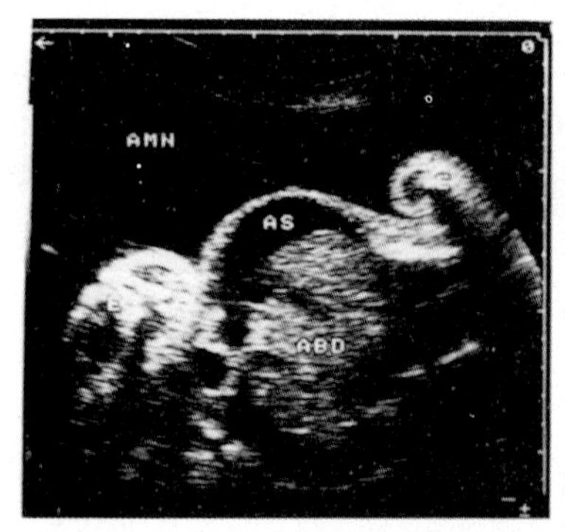

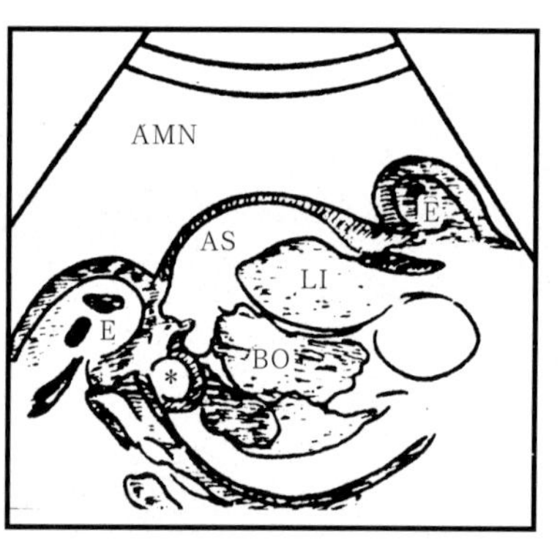

图 5-8-165 严重软骨发育不良

孕27周，羊水过多，胎儿四肢短小，腹部膨隆，腹水

AS-腹水　BO-肠管

LI-肝　＊-膀胱

E-肢体　AMN-羊水

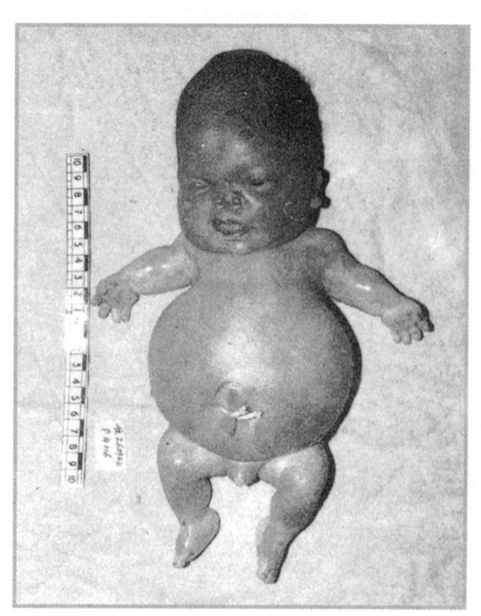

图 5-8-166 引产后胎儿

头大，腹膨隆，窄胸，四肢短小

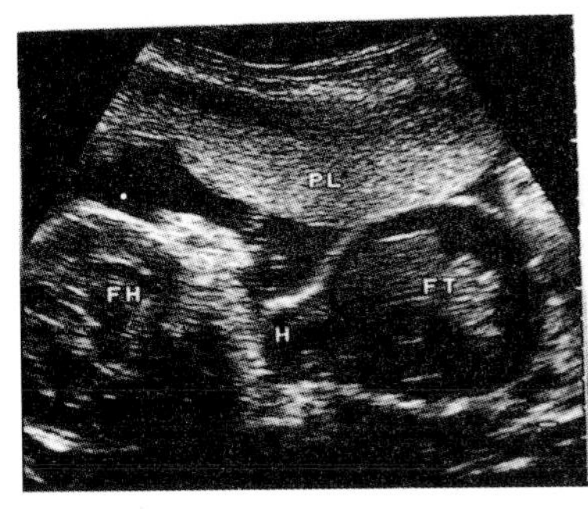

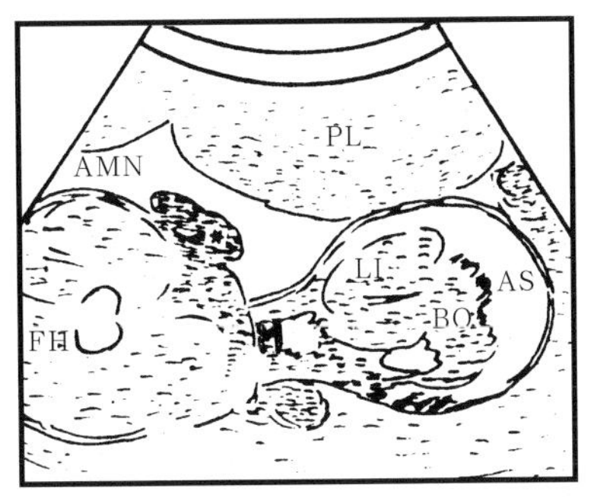

孕29周，胎头大，有腹水，胸狭窄，腹部隆起，四肢短

FH-胎头 LI-肝
H-心脏 AS-腹水
BO-肠 PL-胎盘
AMN-羊水

图5-8-167 严重软骨发育不良（侧卧位）

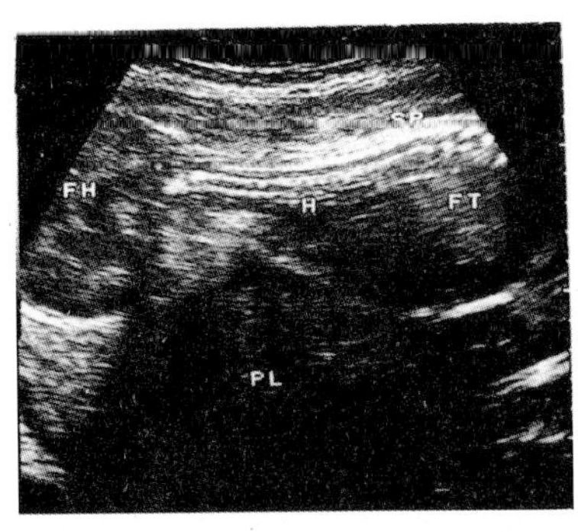

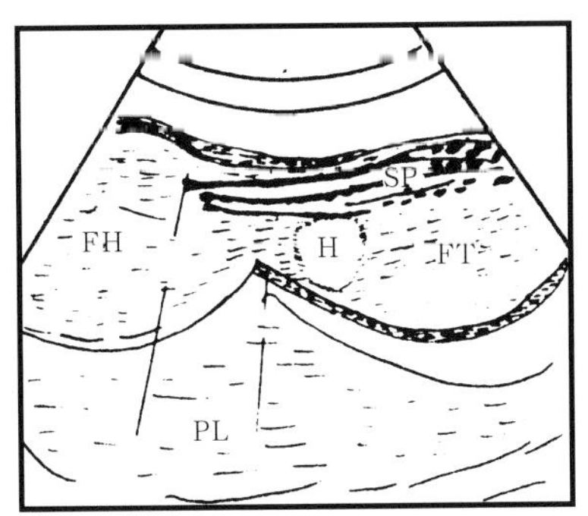

较大的头颅，很狭窄的胸，膨隆的腹部

FH-胎头 H-心脏
SP-脊柱 FT-胎体
PL-胎盘

图5-8-168 上例同一胎儿俯伏位

2.成骨发育不全 此病为一种严重的先天性骨骼发育不全，其表现为：

(1)胎儿头颅正常或颅骨壁很薄，常有塌陷。

(2) 胸腔变形，肋骨脆，易折断。

(3) 四肢骨短而宽，弯曲质脆，可成角，易在宫腔内骨折。这是一种先天性隐性遗传病，常发生宫内死胎或产后不久死亡（图5-8-169）。

3.胎儿骨母细胞瘤 发病部位常在脊柱、扁骨及四肢，肿瘤呈膨胀性生长，压迫骨质，有明显界限，常有增厚的骨外膜，形成壳状结构。

超声表现：病变局部软组织膨隆，呈中低回声，皮肤增厚，回声增强，长骨横径局部成球样膨胀，正常组织已破坏，其内回声为实性（图5-8-170～5-8-172）。

4.四肢畸形 妊娠中期羊水量较多，胎儿活动度大，超声易显示四肢的全貌。多角度扫查胎儿上下肢及手足，可检出一侧肢体缺失、双侧肢体缺失、羊膜带综合征导致的截肢样肢体部分缺失、尺骨或桡骨、胫骨或腓骨缺失及内翻足等（彩图5-8-173～5-8-175）。

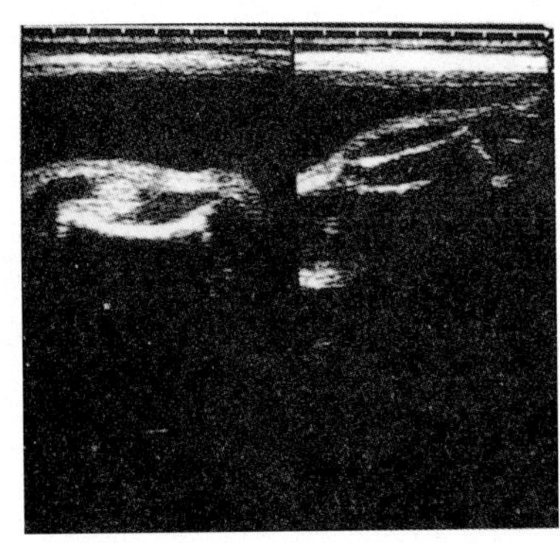
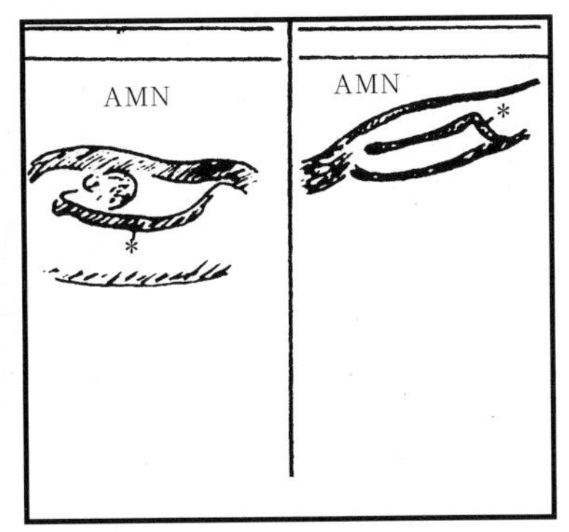

股骨弯曲，肱骨骨折
左图：* -为股骨弯曲而短
右图：* -为肱骨细有骨折

图5-8-169 成骨发育不全

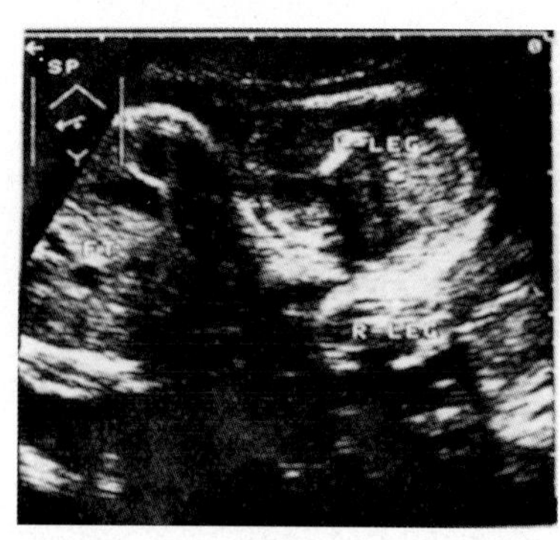

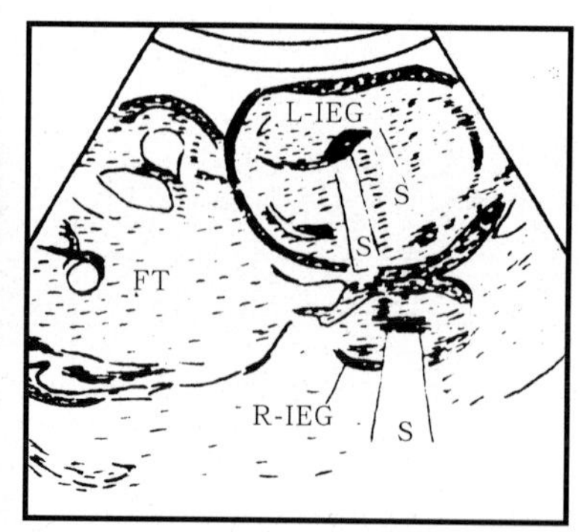

孕38周，胎儿股骨部肿大成一包块

L-IEG- 左腿肿大成圆形包块状，内见股骨

R-IEG- 右大腿正常　S- 声影

FT- 胎体

图 5-8-170 胎儿股骨骨母细胞瘤（横切面）

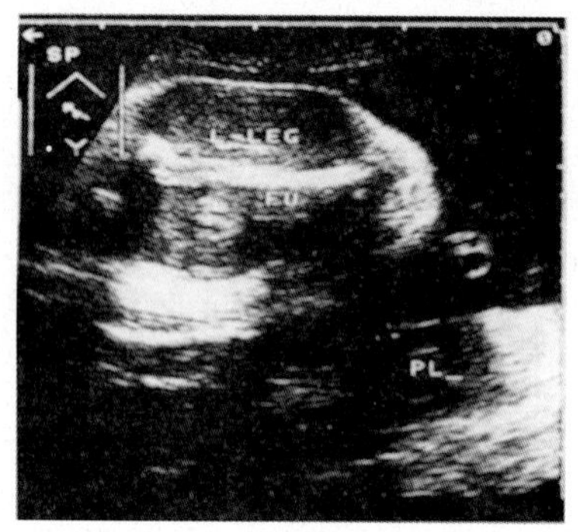

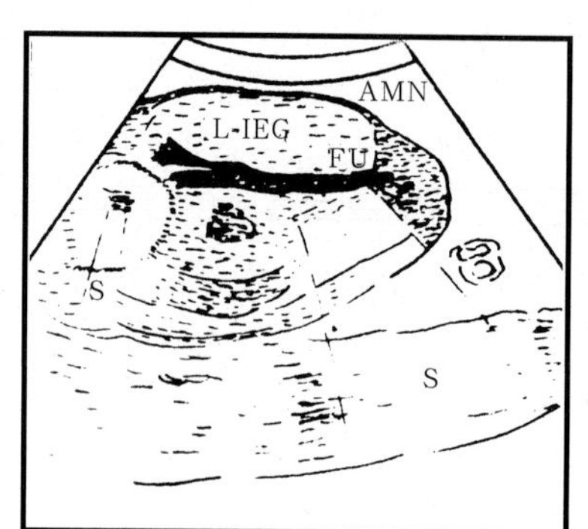

纵切面，大腿肿大，内见不规则股骨

L-IEG- 左下肢　FU- 股骨

S- 声影　AMN- 羊水

图 5-8-171 左腿骨母细胞瘤（纵切面）

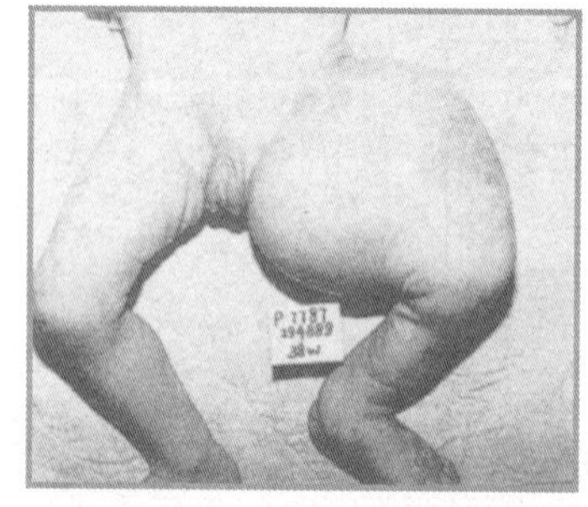

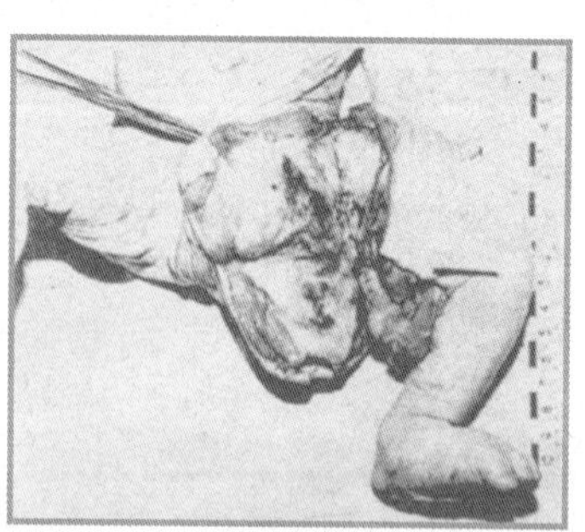

左图为胎儿左腿肿大，右图将肿块切开为微黄色、较实且硬的包块

病理：骨母细胞瘤

图 5-8-172 骨母细胞瘤胎儿引产后，患腿外观及切面

八、胎儿淋巴系统异常

由于淋巴系统发育有缺陷所致，常见的有水囊状淋巴管瘤，多发生在胎儿的头颈及背侧。水囊状淋巴管瘤的大小、结构有很大差异，其囊壁可很厚，包绕在胎头颈部及躯体上部，内有分隔。大囊内常见较厚的分隔，由胎儿颈部伸向囊内，囊的其余部分为稀疏分隔。由颈部结缔组织构成，可作为识别水囊状淋巴管瘤的标志。水囊肿由胎儿颈部两侧淋巴管扩张而成，常合并全身水肿。病变也可发生在局部，如一个肢体膨隆肿胀，而其他部分可正常。本病发生率占胎儿异常的2%～3%，在围生期中死亡率很高。其超声特点如下：

（1）胎儿头及颈部围绕一较大囊肿，囊壁较厚。

（2）囊内有网状隔，有时水肿很厚而呈“茧”状回声。

（3）胎儿身体其他部位水肿。

（4）局部水囊状淋巴管瘤内回声亦头颈部病变图像，呈网状，但其中无较长分隔（图 5-8-176～5-8-187）。

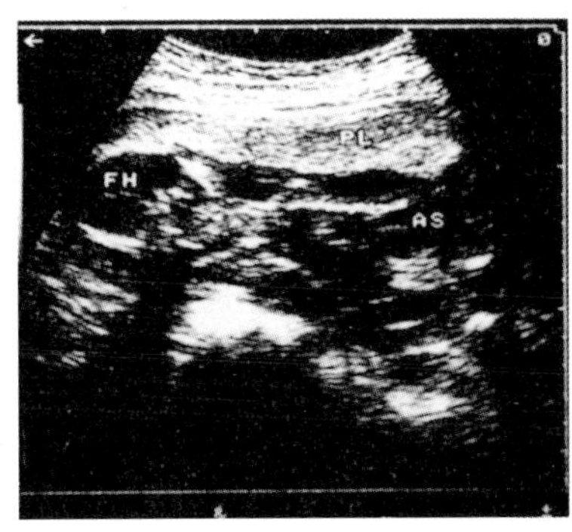

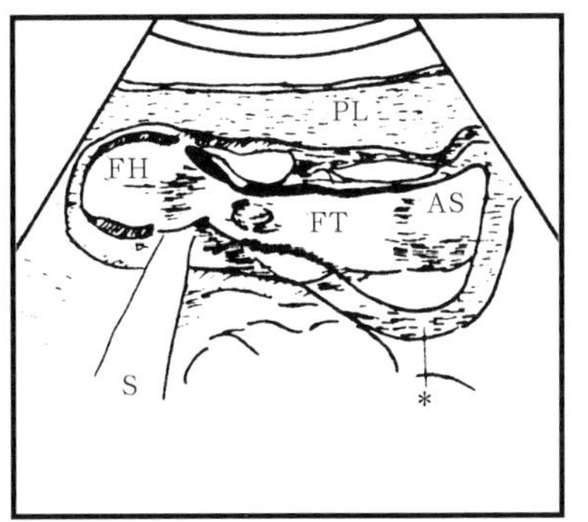

图 5-8-176 胎儿淋巴管水囊肿

孕20周，宫腔内无羊水，胎儿已死亡，围绕胎体一厚层“茧状物”，腹内有腹水

FH- 胎头　PL- 胎盘

FT- 胎体　AS- 腹水

＊- 茧状物包围　S- 声影

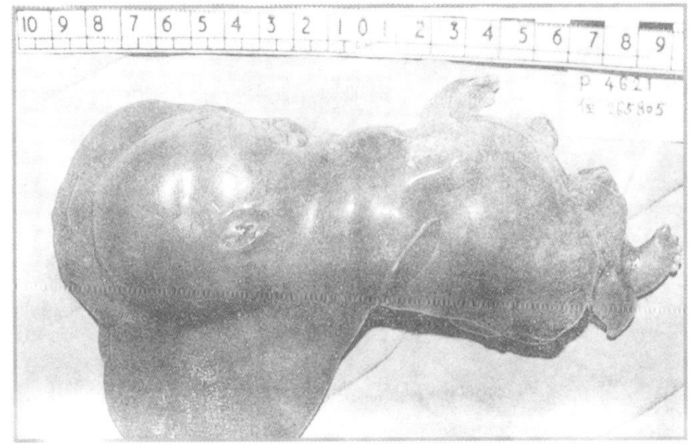

图 5-8-177 胎儿水囊状淋巴管瘤标本

全身水肿，头颈部大囊肿，四肢短小

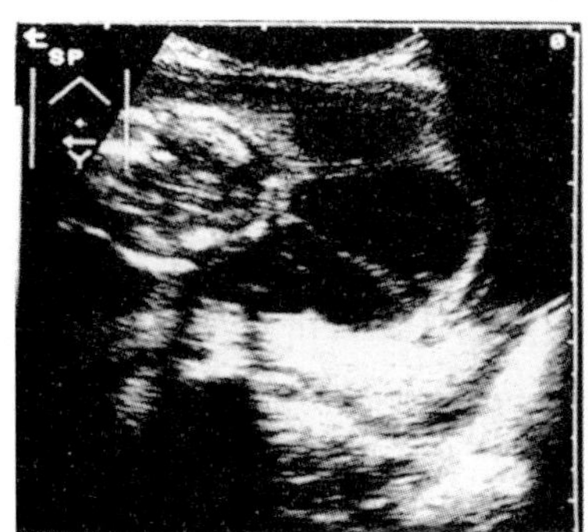

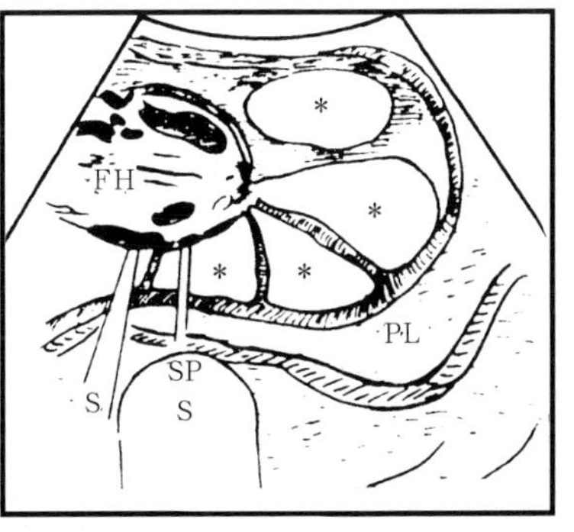

图 5-8-178 胎儿头颈部淋巴管水囊肿

孕32周，可见胎儿颅骨，其周围一大囊肿，有放射样隔

FH- 胎头　PL- 胎盘

＊- 囊内液体　S- 声影

SP- 脊柱

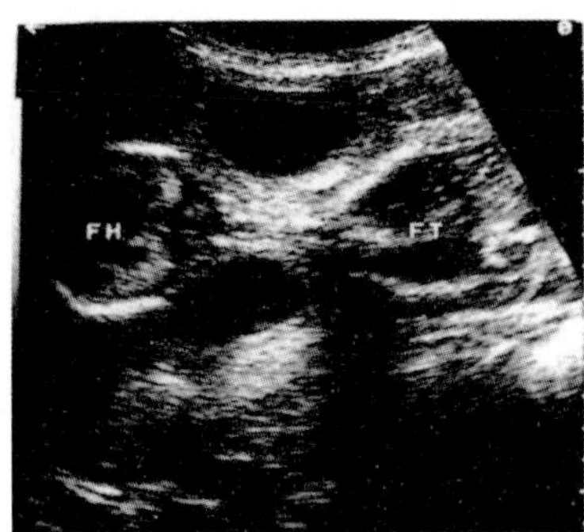

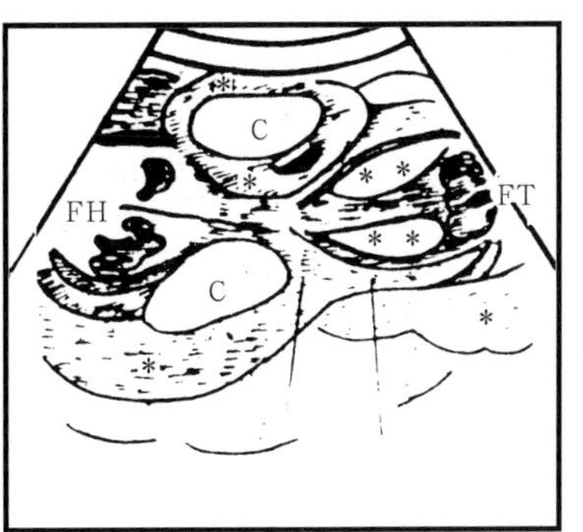

图 5-8-179 胎儿头颈部淋巴管水囊肿

孕23周，胎头、胎颈周围包裹囊肿及茧状物，有胸水

FH- 胎头　C- 囊肿

＊- 茧状物　FT- 胎体

＊＊- 胸水

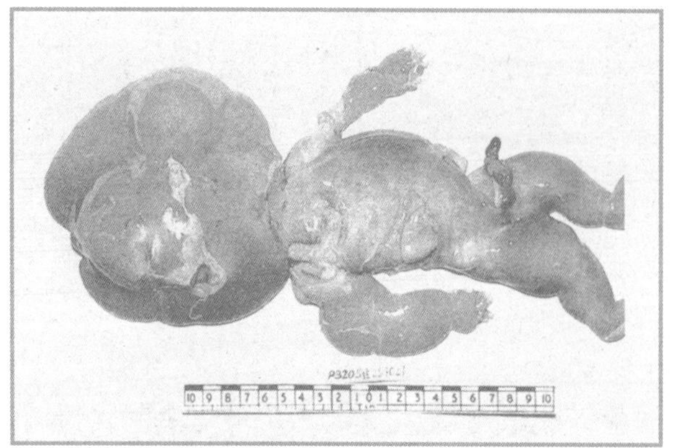

图 5-8-180 淋巴管水囊肿

标本全身水肿，头颈部大囊肿

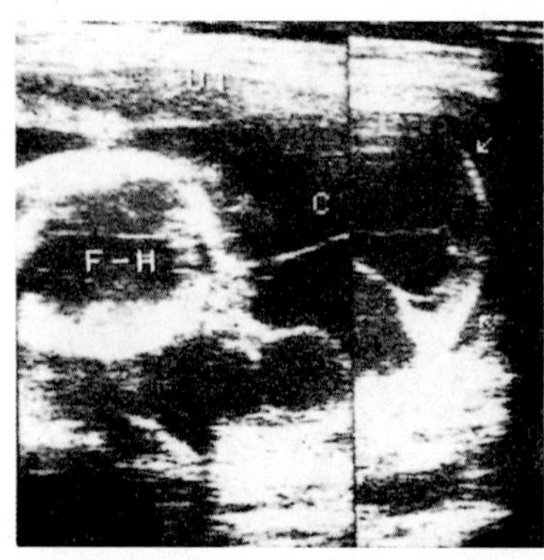

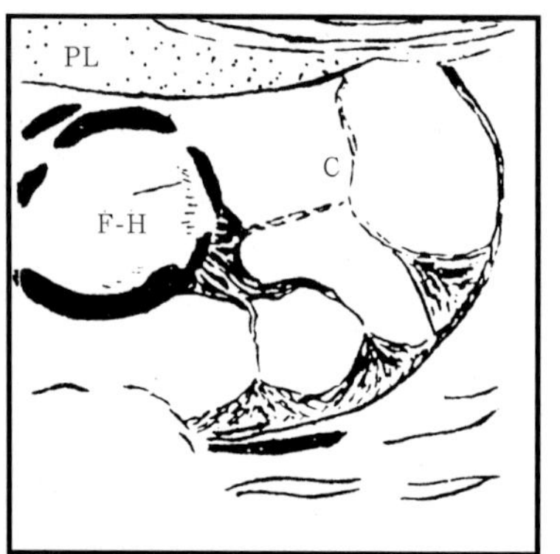

图 5-8-181 胎儿淋巴管水囊肿

胎头颅围绕一大囊肿，有放散状隔

FH-胎头　C-囊肿

PL-胎盘

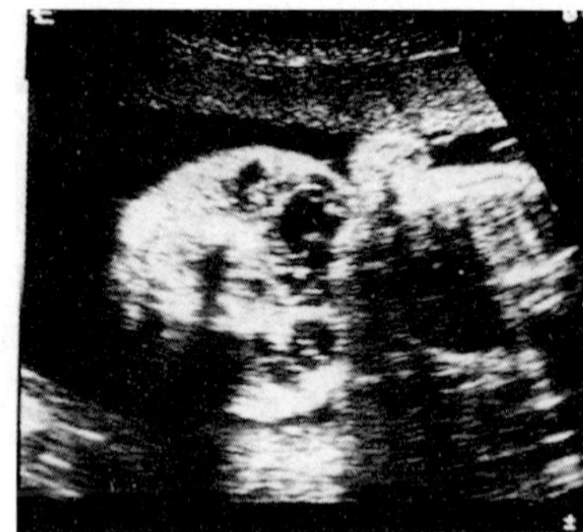

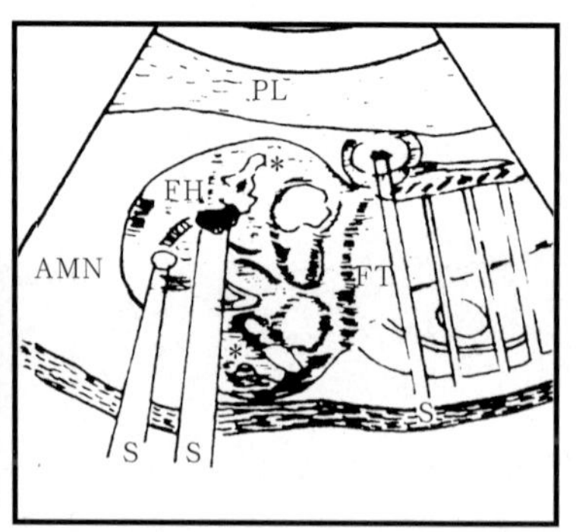

图 5-8-182 胎儿头部淋巴管水囊肿

胎头增大，颅骨发育不良，其周围呈高度水肿状

PL-胎盘　FH-胎头

FT-胎体　S-声影

＊-水肿的头部软组织

AMN-羊水

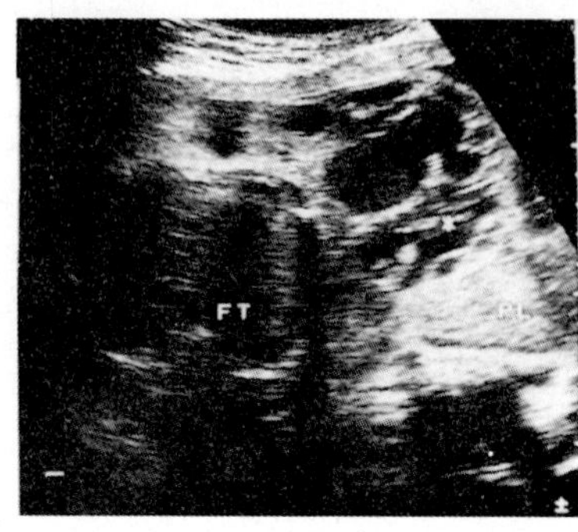

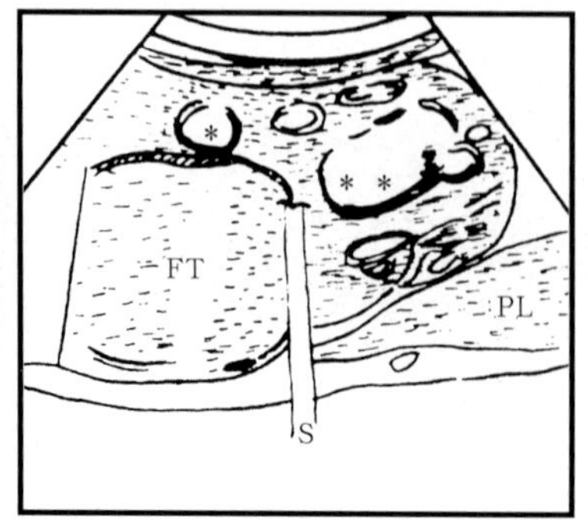

图 5-8-183 上臂局部淋巴管囊肿

孕32周，宫腔内可见胎体侧方伸出一蜂窝状长形包块，此为胎儿上臂的淋巴管囊肿

PL-胎盘　FT-胎体

＊＊-囊　S-声影

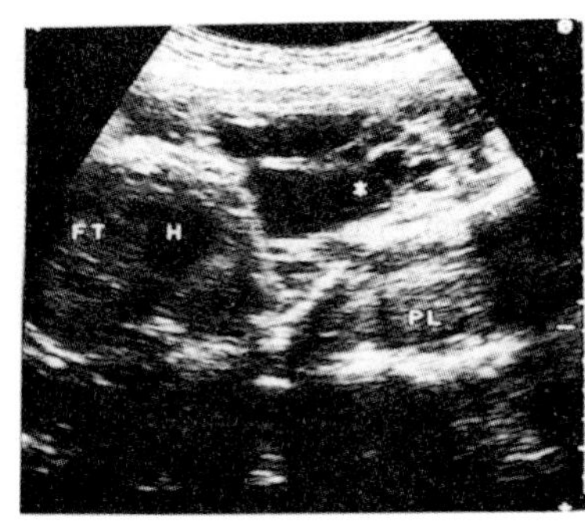

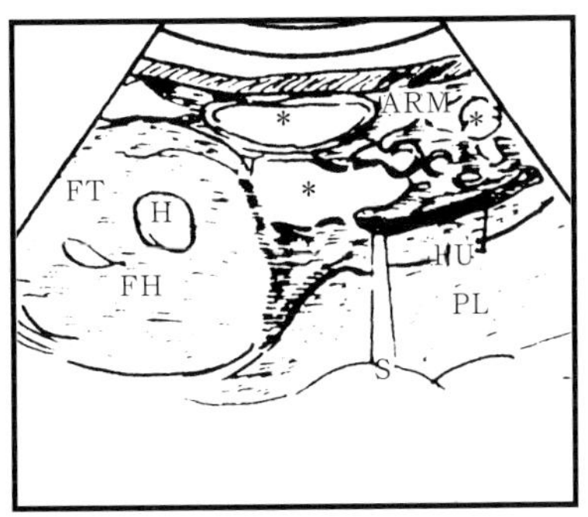

由胎体侧方伸出上臂为蜂窝状，含大小不等囊，可见肱骨
FT-胎体 H-胎心脏
HU-肱骨 PL-胎盘
S-声影 ARM-上臂
*-臂内小囊 FH-胎头

图 5-8-184 上例同一胎儿

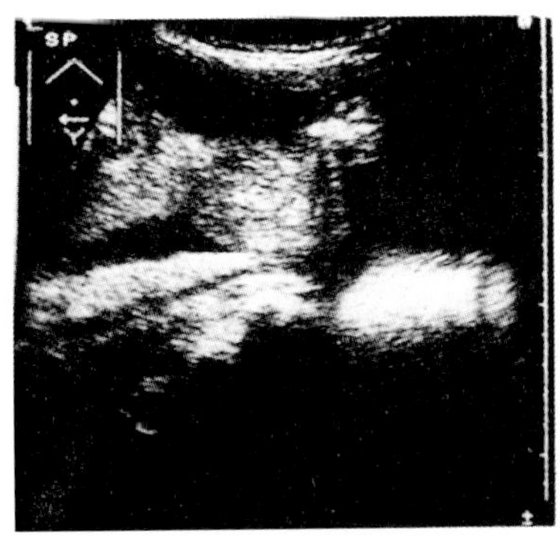

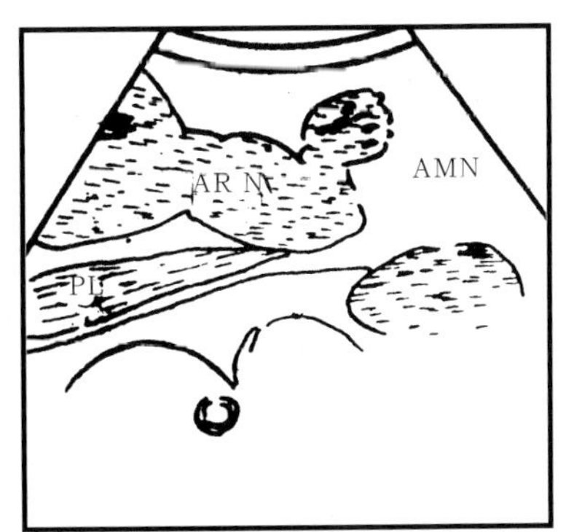

ARM-前臂 PL-胎盘
AMN-羊水

图 5-8-185 胎儿前臂亦呈高度水肿状

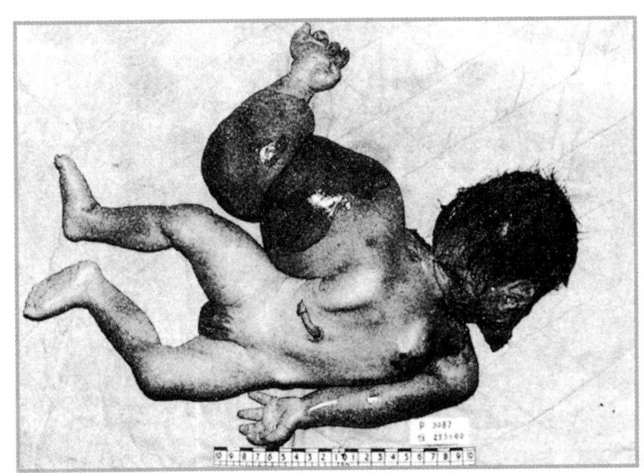

图 5-8-186 右臂局部淋巴管瘤累及上臂及前臂标本

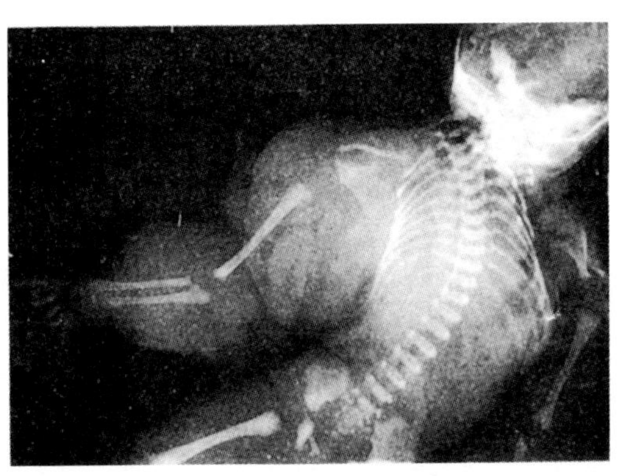

图 5-8-187 X 线显示患侧手臂高度水肿

九、胎儿肿瘤

1.畸胎瘤 胎儿畸胎瘤为少见疾患，如畸胎瘤内有寄生胎则更少见。畸胎瘤分为囊性及实性多位于骶尾部，甚至从盆内伸出，大小不等。

临床无明显特点，产前不易查出，在分娩时始发现骶尾部一肿瘤，致使娩出困难。

胎儿骶尾部畸胎瘤的超声诊断。

(1) 骶尾部良性囊性畸胎瘤

①由胎儿骶部突出一囊性包块，有较光滑囊壁，囊肿深入盆底。

②囊内含液性暗区，同时可见强回声带或强回声团，这种回声虽不多，但为囊性畸胎瘤的特征。

③注意脊柱的尾端是否合拢，有时不易分辨，这关系到与尾椎部的脊膜膨出的鉴别，后者尾尖部不合拢（图 5-8-188～5-8-191）。

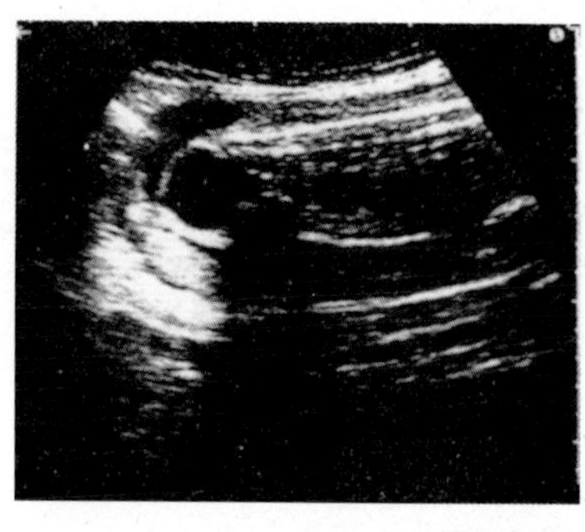
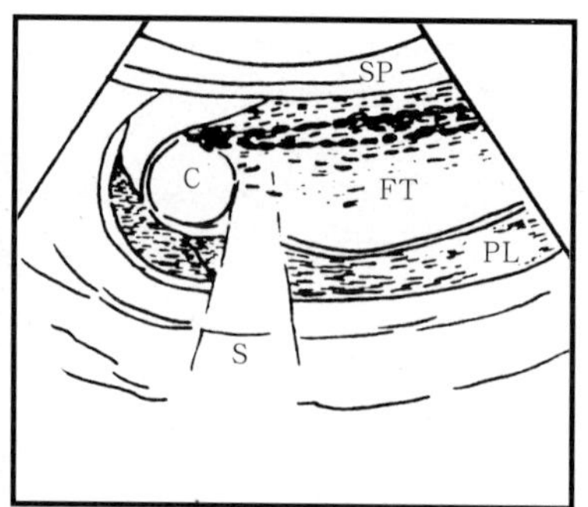

图 5-8-188 胎儿骶尾部囊性畸胎瘤

纵切面，孕26周，骶尾部突出一囊肿，脊柱回声正常

SP-脊柱 FT-胎体

C-囊肿 S-声影

PL-胎盘

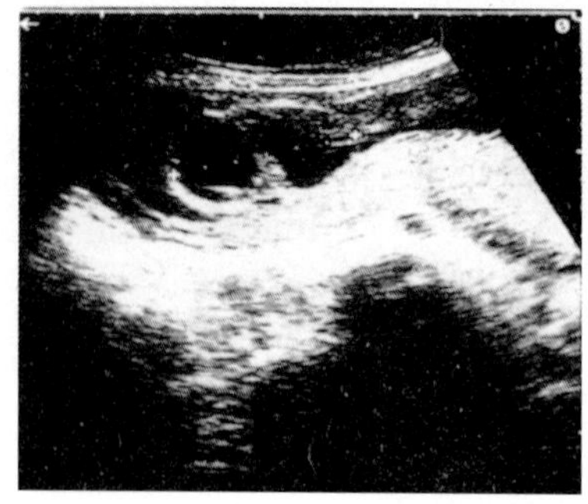
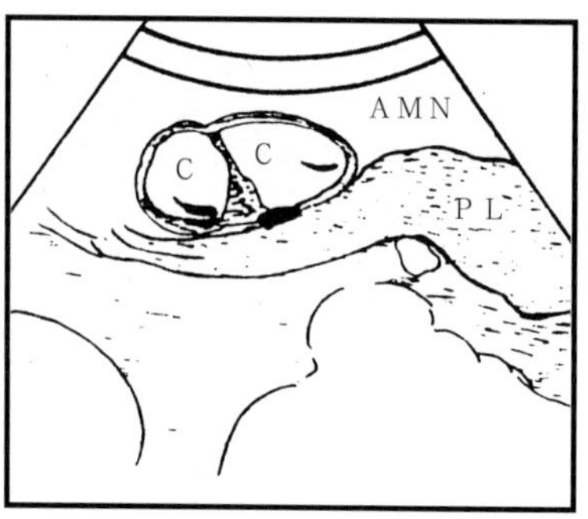

图 5-8-189 上同一病例横切面

见胎臀上方一囊肿，中央一纵隔，囊内有强回声带

PL-胎盘 C-囊肿

AMN-羊水

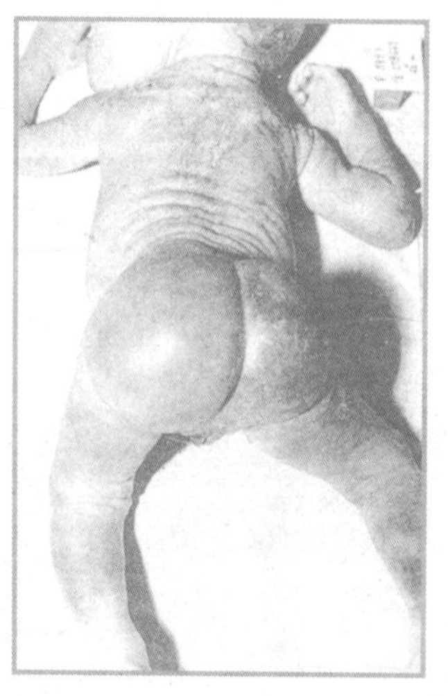

图 5-8-190 引产后胎儿

臀部两侧均有囊肿突出，基底较深，囊内有毛发及小块骨

病理：囊性畸胎瘤

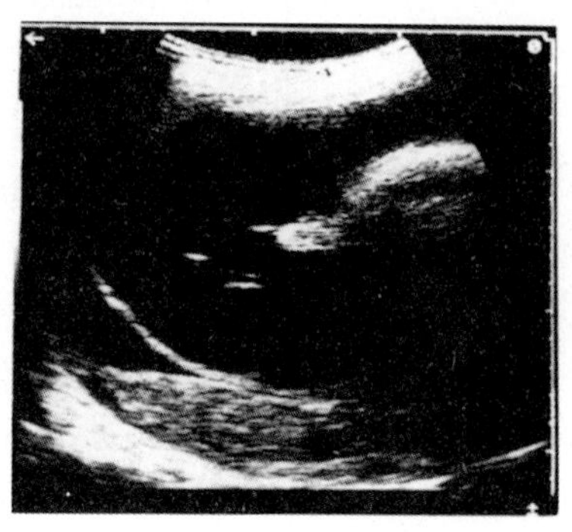
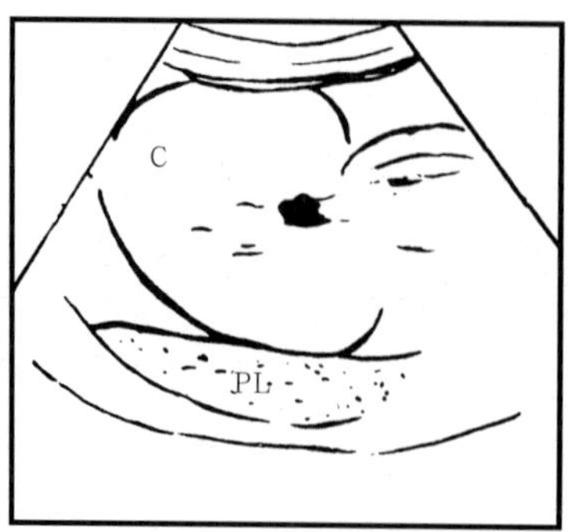

图 5-8-191 骶尾部囊性畸胎瘤

孕34周，见胎儿骶尾部一圆囊内见强回声带，尾椎不清

PL-胎盘 C-囊肿

（2）骶尾部实性畸胎瘤

①胎儿骶尾部突出一大实性包块，边界清楚，有囊壁。

②内为实性为主回声，有强回声带及强回声团。有骨骼样回声，由衰减的实性区及部分囊性区。混合而成复杂图像者可能为低分化畸胎瘤（恶性）。

③脊柱尾端未见分开，但尾尖部回声紊乱。（图5-8-192，图5-8-193，彩图5-8-194，彩图5-8-195）。

2.卵巢肿瘤　超声检查发现为女性胎儿，两肾正常，未见有肾盂积水，可见膀胱。膀胱上方边界清，囊性或囊实性包块，多为圆形或椭圆形（图5-8-196，图5-8-197，彩图5-8-198）。

3.肝胆占位性病变　上腹部占位性病变以肝囊肿较为常见，表现为圆形囊性无回声影像，边界清（图5-8-199），肝血肿表现为肝内低回声占位，肝脏体积增大（彩图5-8-200，彩图5-8-201），胆道囊肿较少见（彩图5-8-202，彩图5-8-203）。

4.头面部肿瘤　胎儿头面部肿瘤以口腔肿瘤多见，表现为口鼻形态失常，囊性或囊实性占位突出于口腔外（彩图5-8-204，彩图5-8-205）。

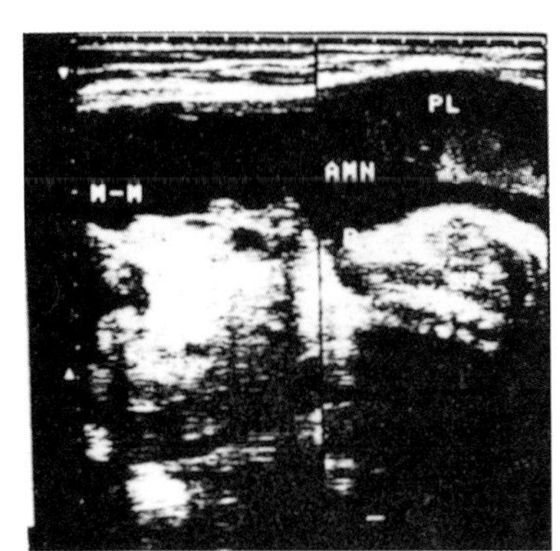

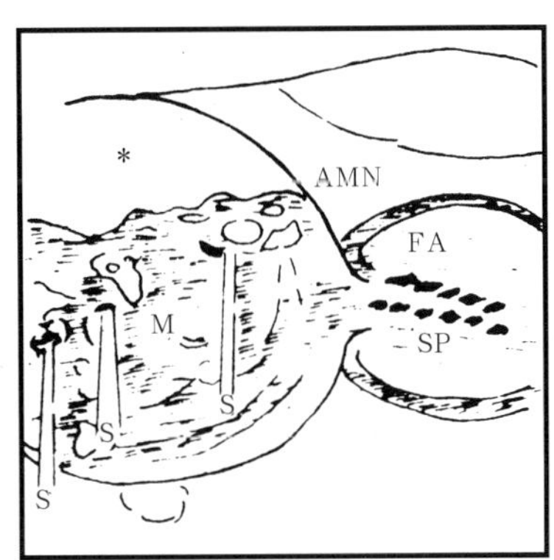

孕30周，胎儿骶尾部突出一实囊性肿块，内有强回声团伴声影

FA-胎腹　SP-脊柱

M-囊内实性区　S-声影

AMN-羊水　*-液区

图5-8-192　胎儿骶尾部恶性畸胎瘤

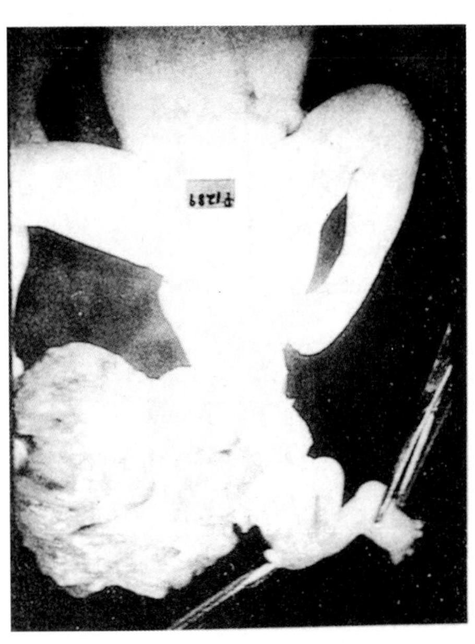

胎儿骶尾部一大包块，切开见有寄生胎，上半身溶于实性块内，两下肢分化好

病理：胎儿骶尾部恶性畸胎瘤含寄生胎

图5-8-193　引产后标本

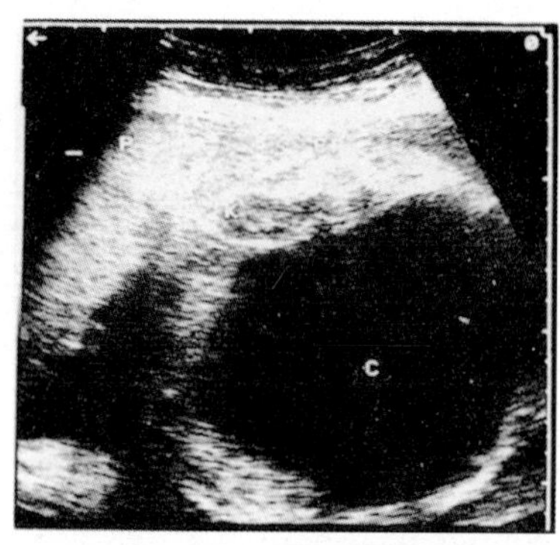

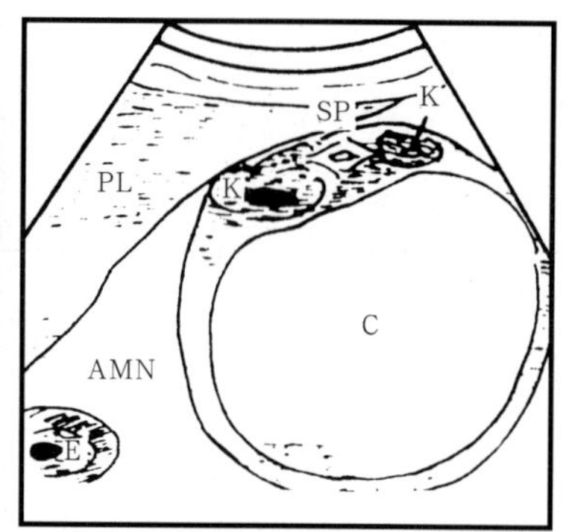

孕36周，胎体横切，脊柱两侧可见两肾，未见肾盂积水，腹内一巨大囊肿，女性外阴

SP- 脊柱　K- 肾脏

PL- 胎盘　AMN- 羊水

E- 肢体　C- 囊肿

图 5-8-196 胎儿巨大卵巢囊肿

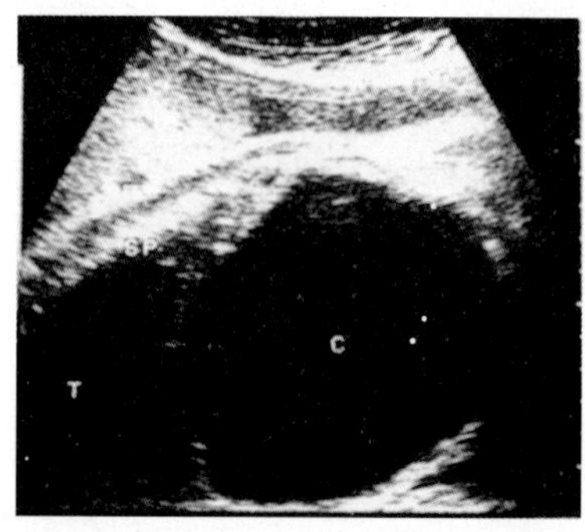

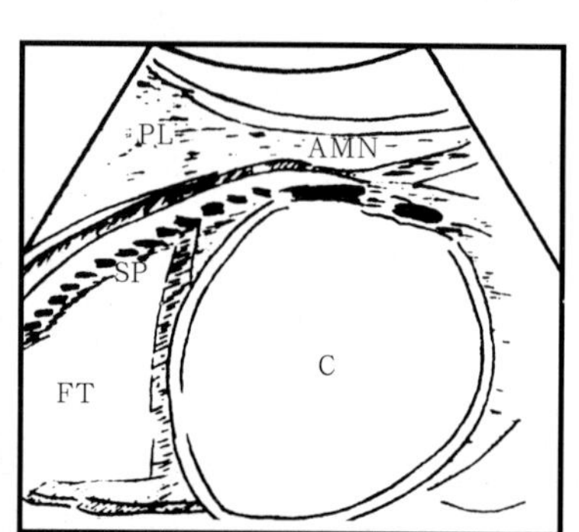

胎儿纵轴，腹中一大囊肿，生产后手术证实为卵巢囊肿

SP- 脊柱　FT- 胎体

C- 大囊肿　PL- 胎盘

AMN- 羊水

图 5-8-197 上例同一胎儿

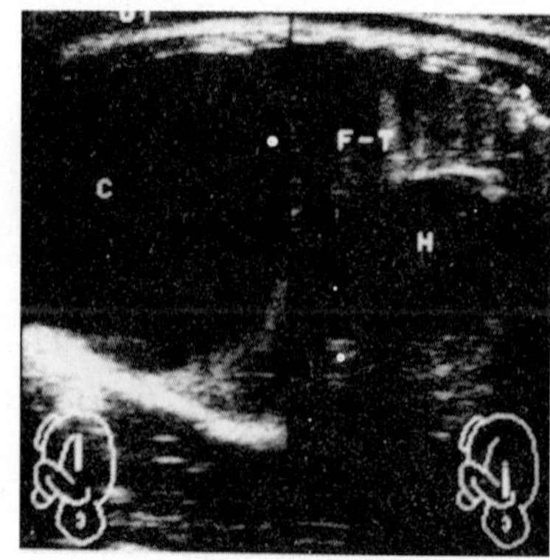

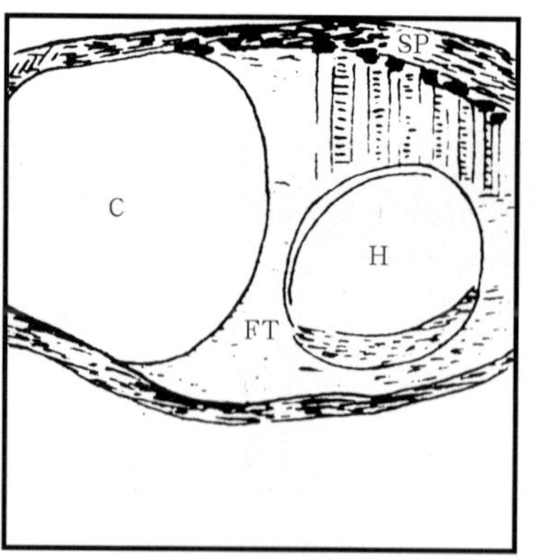

孕39周，腹腔内为一大囊肿充满，手术证实为肝囊肿

H- 心脏　FT- 胎体

C- 囊肿

图 5-8-199 胎儿肝囊肿

十、胎儿水肿

胎儿水肿为多种原因造成，如Rh因子不合、ABO溶血、药物中毒、先天性心脏病、糖尿病等（图 5-8-206～5-8-217）。

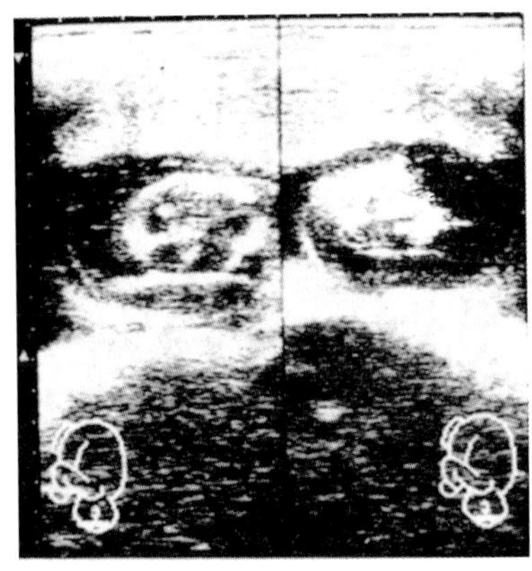

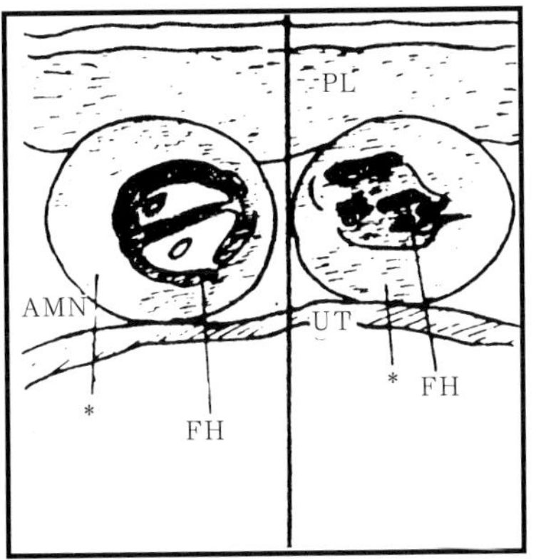

孕16周，头颅不规则，周围包绕一茧状物为高度水肿软组织

FH-胎头 UT-子宫

AMN-羊水 PL-胎盘

* -水肿的软组织

图 5-8-206 胎儿水肿

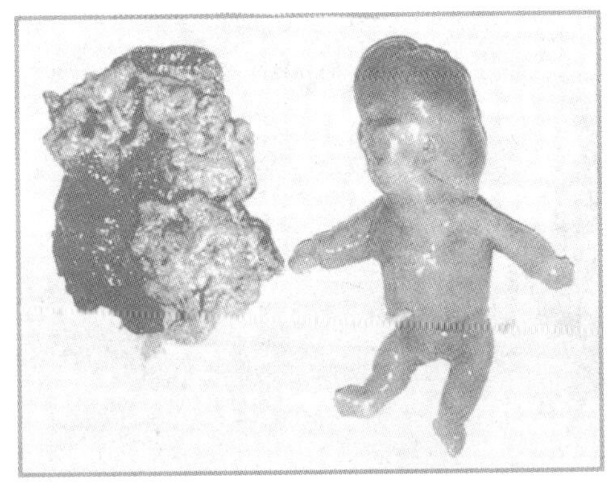

胎儿高度水肿，透明似玻璃人，左侧为胎盘，患儿母亲为精神病患者，服用了大量抗精神病药物

图 5-8-207 引产后标本

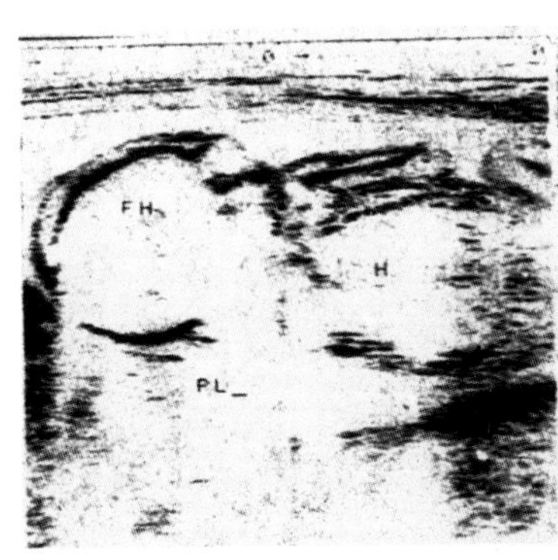

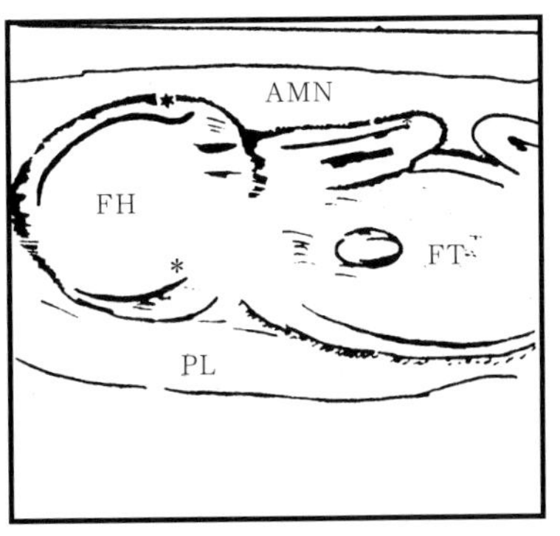

孕32周，胎儿全身水肿，胎儿已死亡

FH-胎头 AMN-羊水

FT-胎体 PL-胎盘

* -水肿的皮肤

图 5-8-208 全身水肿

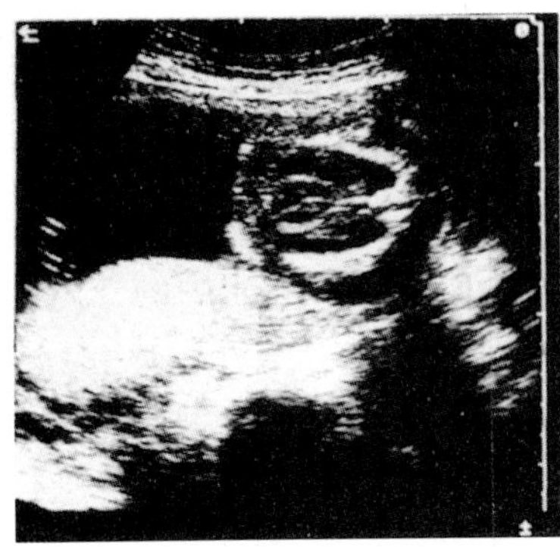

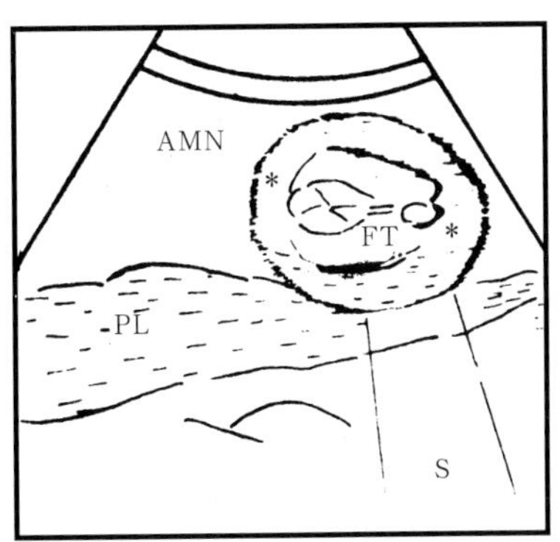

胸壁水肿

FT-胎体 * -水肿胸壁

S-声影 AMN-羊水

PL-胎盘

图 5-8-209 胸壁水肿

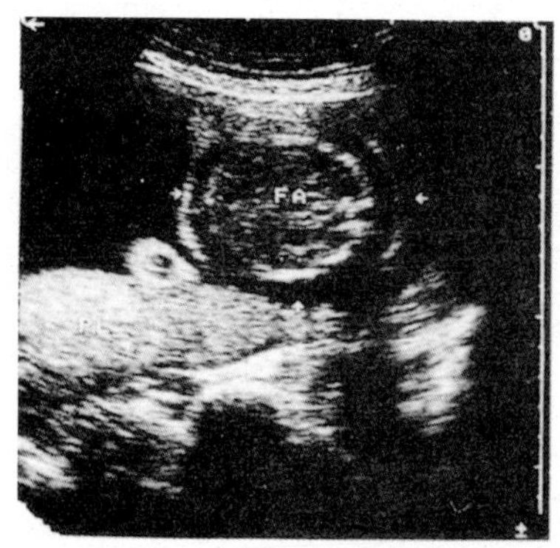

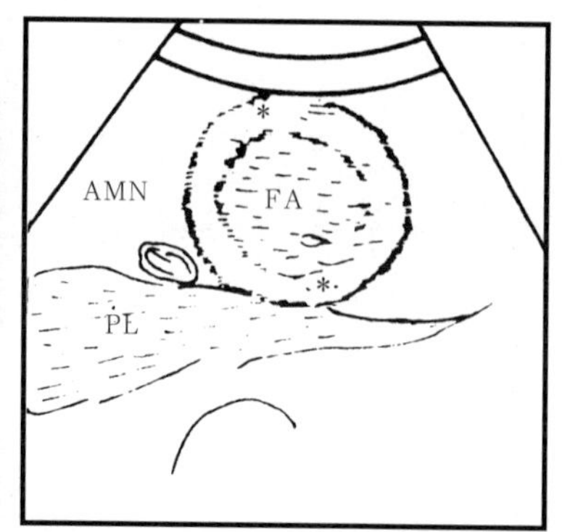

腹壁高度水肿呈茧状物
FA-胎腹 ＊-高度水肿腹壁
AMN-羊水 PL-胎盘

图 5-8-210 上例同一胎儿的腹壁水肿

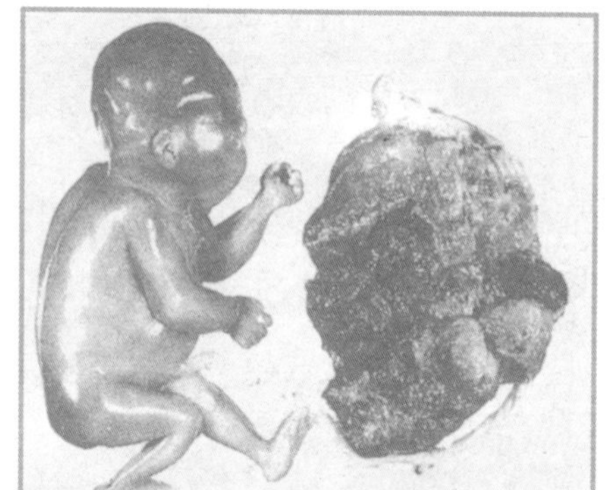

胎儿全身水肿，右侧为胎盘

图 5-8-211 引产后胎儿

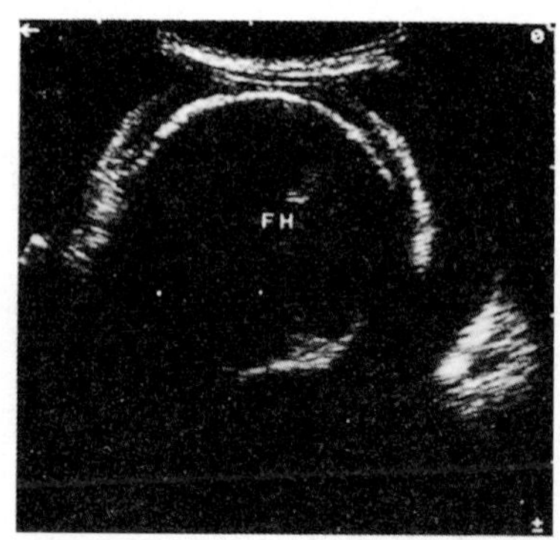

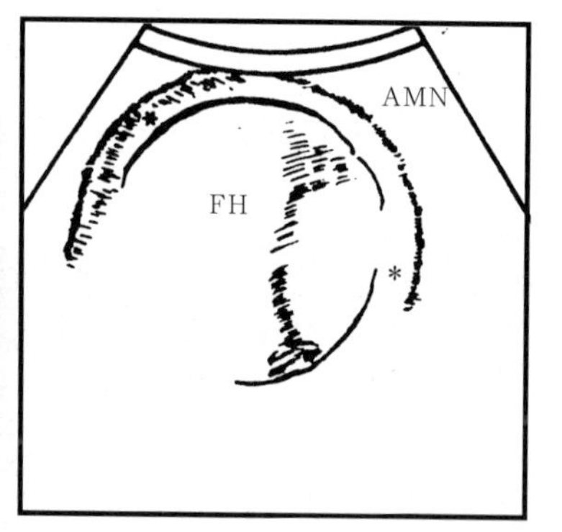

孕36周，可见颅骨环外围绕茧状物
FH-胎头 ＊-胎儿头皮水肿
AMN-羊水

图 5-8-212 胎儿头皮水肿

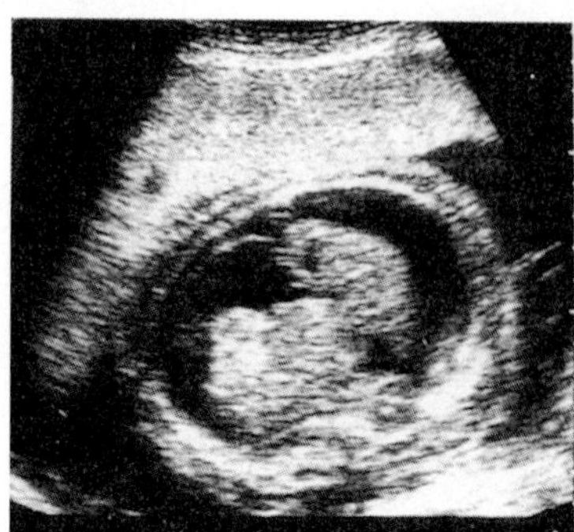

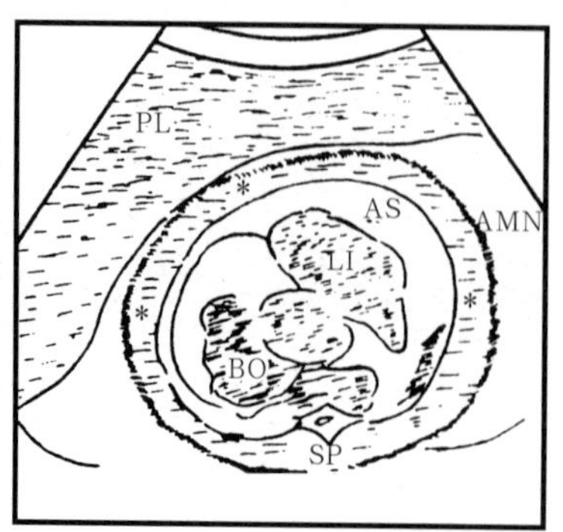

孕37周$^{+4}$，胎腹内含腹水
SP-脊柱 BO-肠
AS-腹水 AMN-羊水
LI-肝 PL-胎盘
＊-水肿的腹壁

图 5-8-213 腹壁水肿腹水

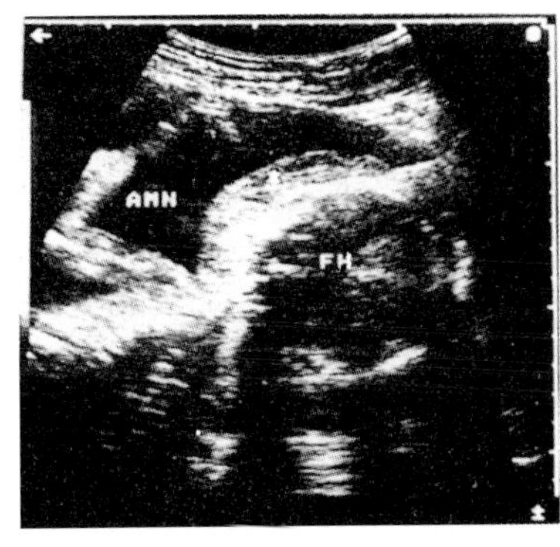

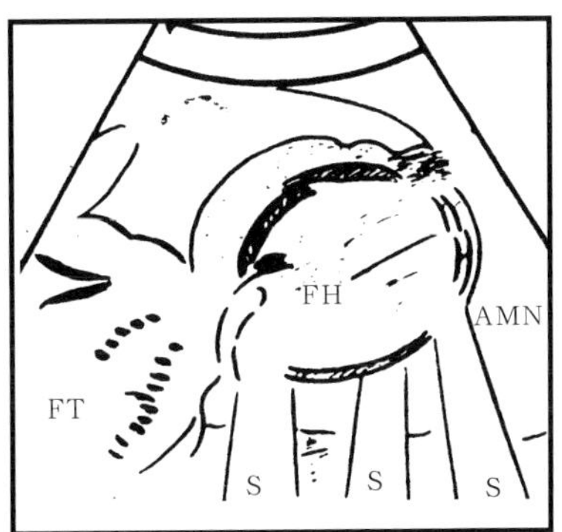

图 5-8-214　面部水肿

FH- 胎头　PL- 胎盘
FT- 胎体　AMN- 羊水
S- 声影

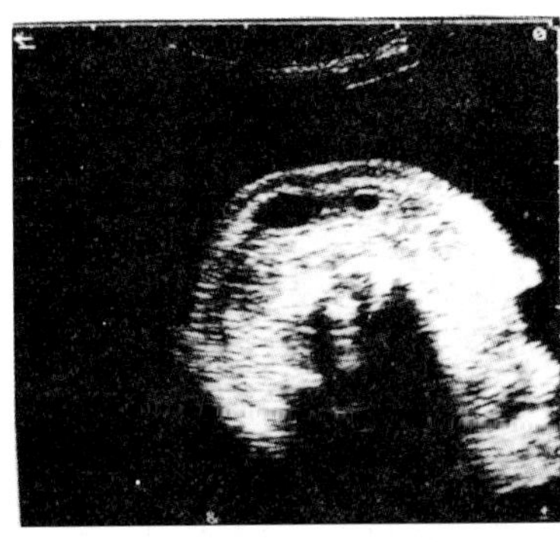

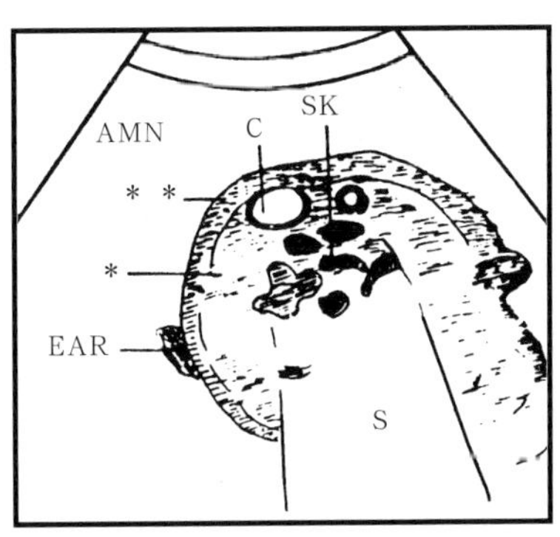

图 5-8-215　胎头高度水肿

孕25周+5，羊水多，胎头水肿，头颅发育不良后伴声影，外围一茧状物

SK- 颅骨　C- 退化小囊
S- 声影　SMN- 羊水
EAR- 耳　* - 水肿软组织
* * - 头皮

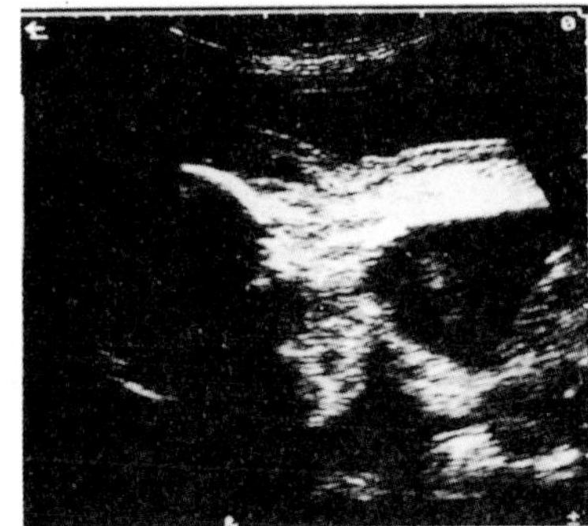

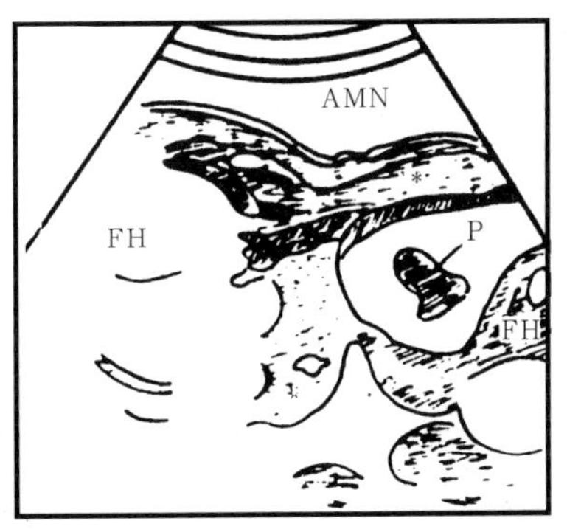

图 5-8-216　高度水肿胎体

胎头及胸部皮肤高度水肿，面部亦水肿，胸腔有胸水

FH- 胎头　P- 被压缩肺
AMN- 羊水

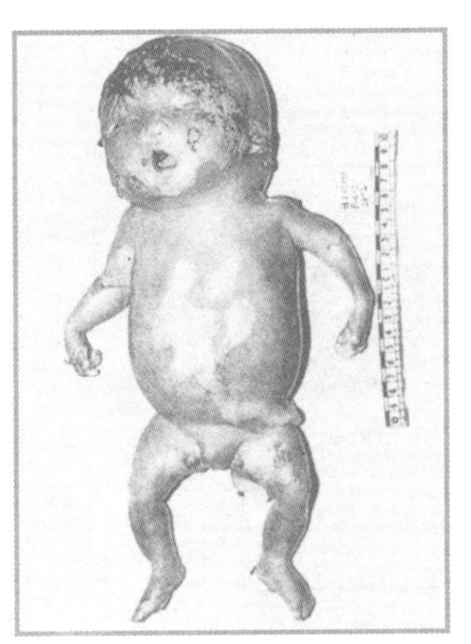

图 5-8-217　引产后胎儿

胎儿全身高度水肿，腹胸膨隆

第九节 死胎的超声诊断

一、临床表现

妊娠早期胚胎死亡，临床往往难以做出及时明确的诊断，须反复检查方可肯定。一般如早孕反应突然停止，阴道有出血，子宫不再增大或反而缩小，妊娠实验阴性，表示胎儿已死亡。如在孕20周以后，可根据以下表现判断胎儿死亡：a.胎动停止，未听到胎心声；b.子宫停止增大反而缩小；c.胎死宫内4～8周以上，病人自感无力，嗜睡，口臭；d.有少量出血或有腹坠感。

二、超声诊断

超声诊断胎儿宫内死亡，优于其他诊断方法。妊娠早、中、晚期胎儿死亡均可及时做出诊断。早期胚胎死亡的超声图像已在早期流产一节内叙述；中、晚期妊娠的胎儿死亡有以下特点：

1.近期死亡胎儿的超声表现 超声问世前，胎儿突然死于宫内，在确诊上给医师带来很大困难，听诊时，腹主动脉搏动、胎盘血流声响可混淆诊断，而超声检查根据以下特点可立即做出诊断：

(1) 胎心搏动与胎动消失：此为诊断宫内胎儿死亡的最重要的指标，此外可见到胎儿腹主动脉搏动亦消失。

(2) 宫腔内“寂静”的感觉：正常活胎，宫腔内胎儿活跃，使宫腔内很有“生气”(胎心搏动，胎儿活动，羊水搅动，一刻不停)。胎死宫内后，上述现象消失，将探头搁置腹部不要移动，观察片刻则可感到宫腔内毫无动静，只见子宫被动受母体腹主动脉搏动影响及随产母呼吸上下移动外，宫内一片“寂静”。

(3)胎儿形态无变化：因为胎儿死亡不久，故形态上无变化。

2.胎儿死亡一段时间后的超声表现

(1) 子宫各径线均小于相应孕周的径线。

(2) 胎儿颅骨重迭或塌陷：胎儿死亡超过4周，因脑组织浸软萎缩，胎儿颅腔张力减低而使颅骨塌陷及重叠。

(3)胎儿脊柱及肋骨变形：胎儿脊柱弯曲度增大，呈团聚状或成角状。死亡胎儿肋间肌松弛，肋骨失去相互平行排列状态，排列紊乱，相互重叠。

(4) 胎儿头皮水肿或脱离：胎儿死亡后，头皮水肿，颅骨周围出现一低回声环影像，如有头皮脱离则见头皮与颅骨之间出现液性区，一般胎儿死亡后3天出现此征，亦可出现全身水肿。

(5) 胎儿颅内或腹腔内结构紊乱不清。

(6) 胎儿体内气体征：胎儿死后12小时即可产生氮气，使胎体软组织因含气体而呈云雾状回声。

(7) 胎盘可有肿胀增厚或萎缩变小，胎盘边缘可脱离子宫壁。

(8) 随胎儿死亡时间推移，羊水被吸收，羊水量减少（图5-9-1～5-9-9，彩图5-9-10～5-9-11）。

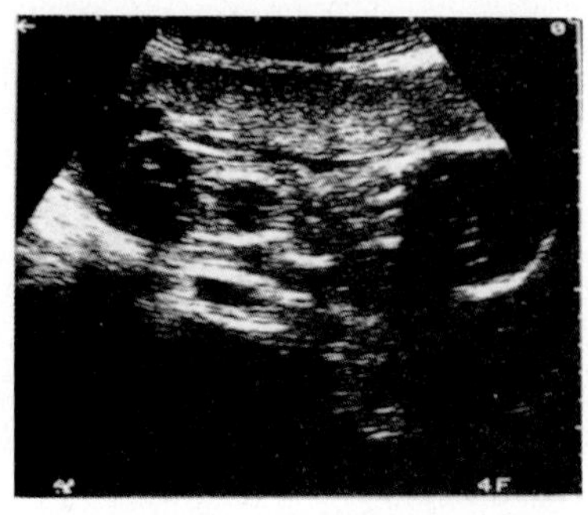

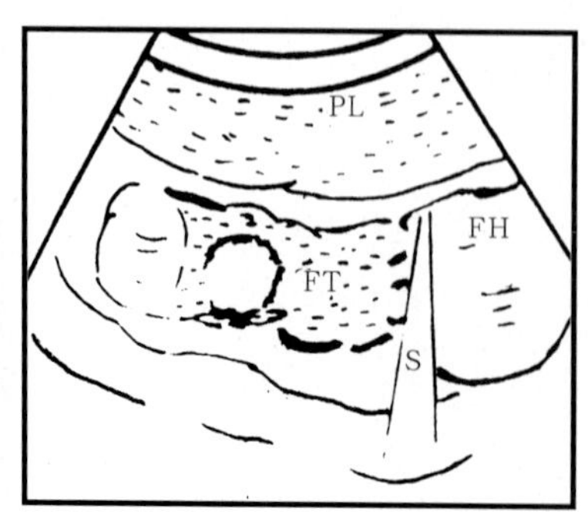

孕24周，胎死宫内，宫腔内羊水少，影像不清，胎头胎体均变形，萎缩，有脐疝

FH-胎头 FT-胎体

S-声影 PL-胎盘

图5-9-1 死胎，合并脐疝

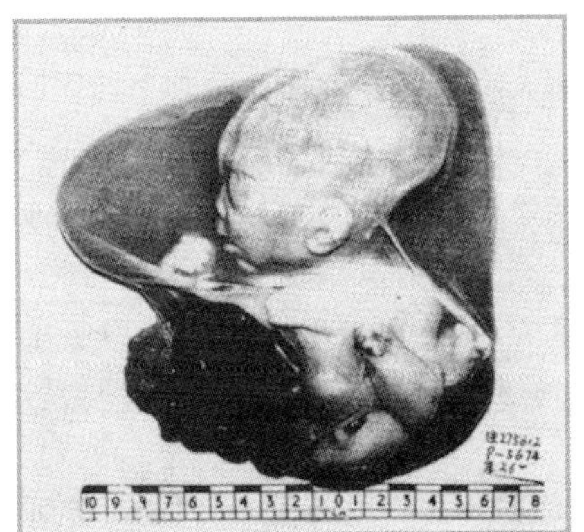

图 5-9-2　上例胎儿引产后标本

短躯体，有脐疝，胎囊包裹胎儿一并娩出

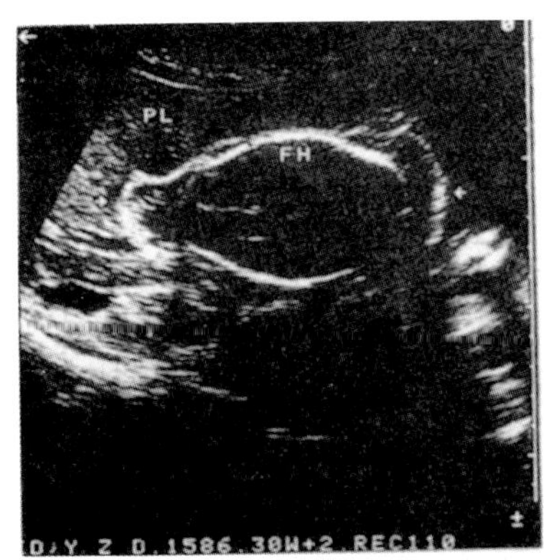

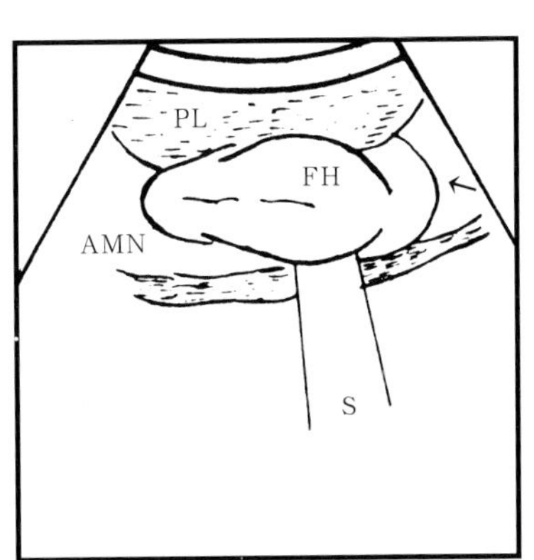

图 5-9-3　死胎头颅变形

孕 30 周$^{+2}$，颅骨变形重叠，张力减低，后部头皮剥离

PL- 胎盘　FH- 胎头

↑ - 分离的头皮　AMN- 羊水

S- 声影

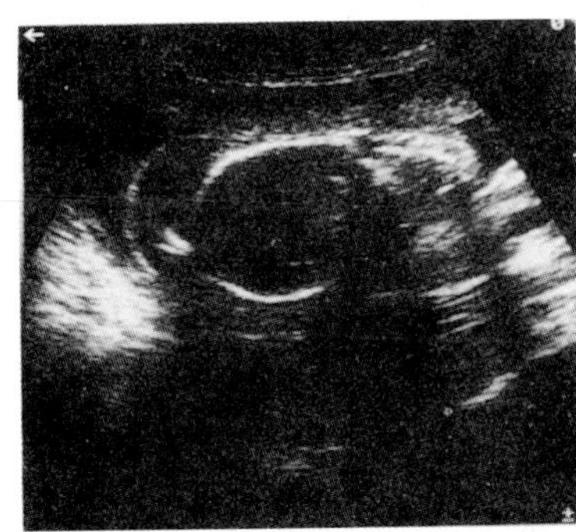

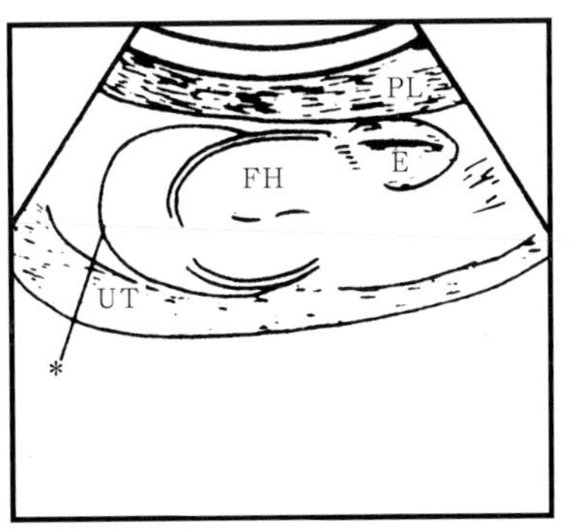

图 5-9-4　胎死宫内，头皮分离

孕 30 周$^{+4}$，胎头张力减低头皮分离

FH- 胎头　E- 肢体

PL- 胎盘　UT- 子宫

* - 脱离的头皮

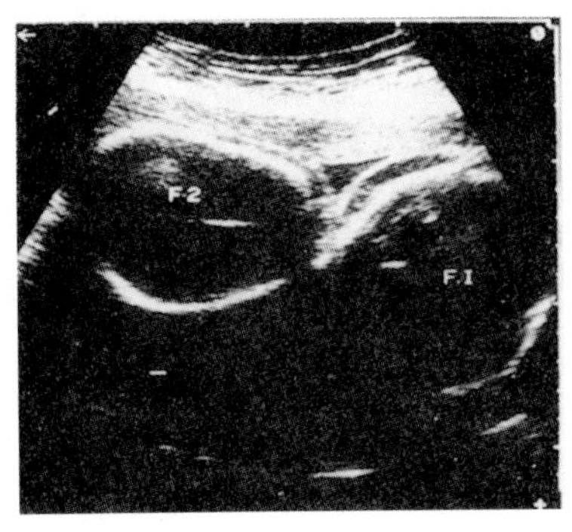

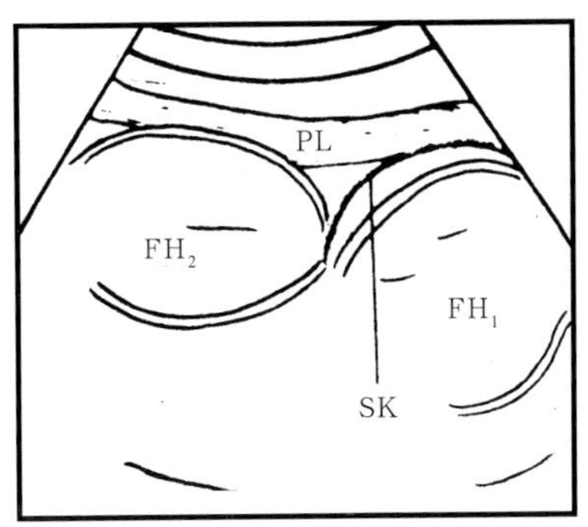

图 5-9-5　双胎宫内

孕 28 周，双胎，第一胎胎头变形，头皮脱离，第二胎胎头张力不佳

FH- 胎头　PL- 胎盘

SK- 分离的头皮

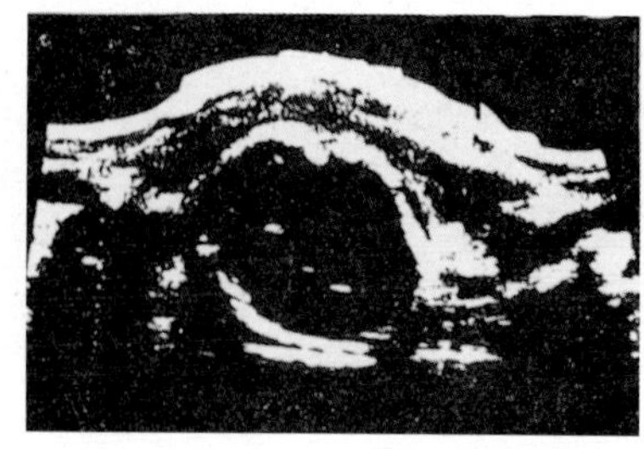
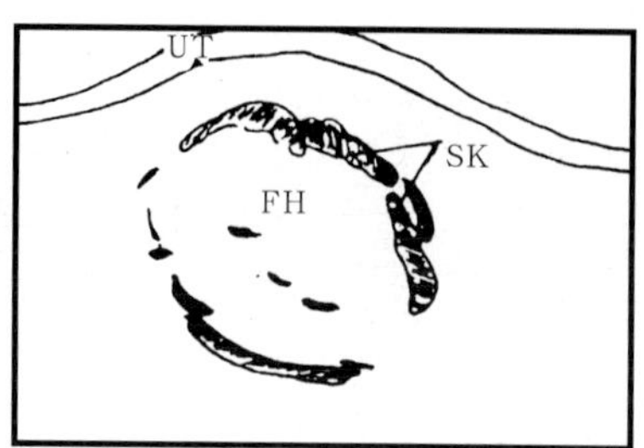

图 5-9-6 死胎

头颅变形重叠，张力减低，中线断续

FH- 胎头　SK- 颅骨

UT- 子宫

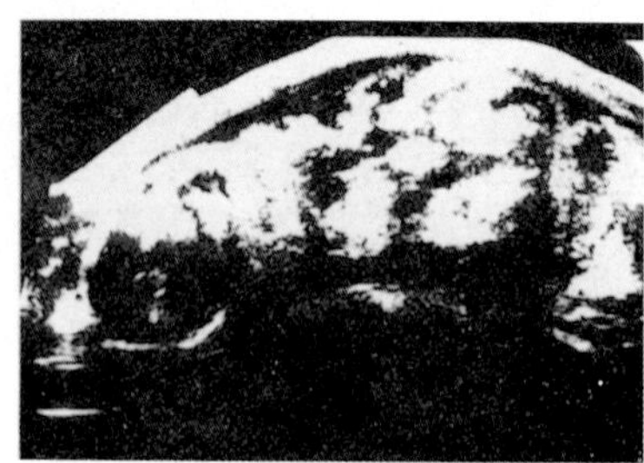
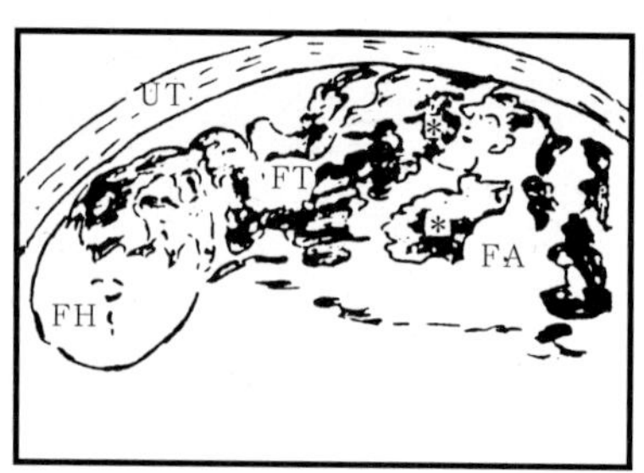

图 5-9-7 死胎软组织浸软产气

孕足月，胎动消失 6 周，胎儿面部、躯体呈云雾状，软组织已浸软

FH- 胎头　FT- 胎体

FA- 胎腹　UT- 子宫

* - 浸软的组织

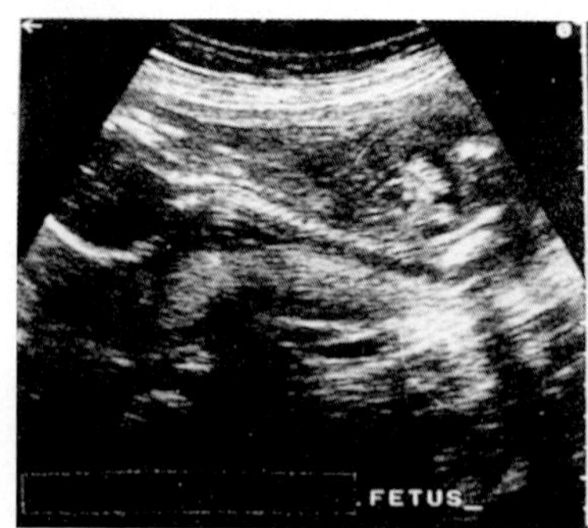

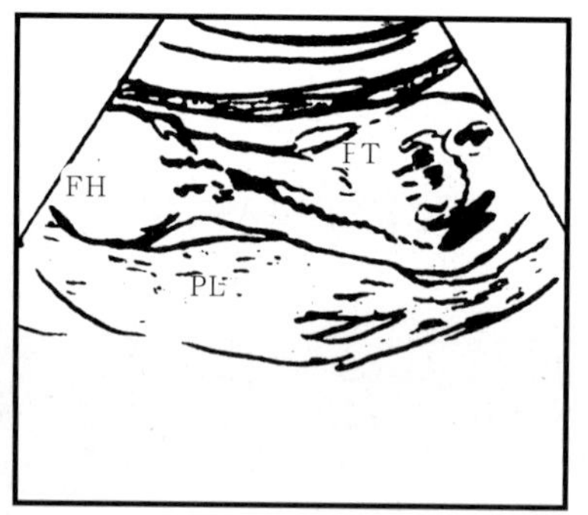

图 5-9-8 死胎

孕17周，胎死宫内，胎头变形，胎体瘦细，脊柱平直，有腹水

FH- 胎头　PL- 胎盘

FT- 胎体

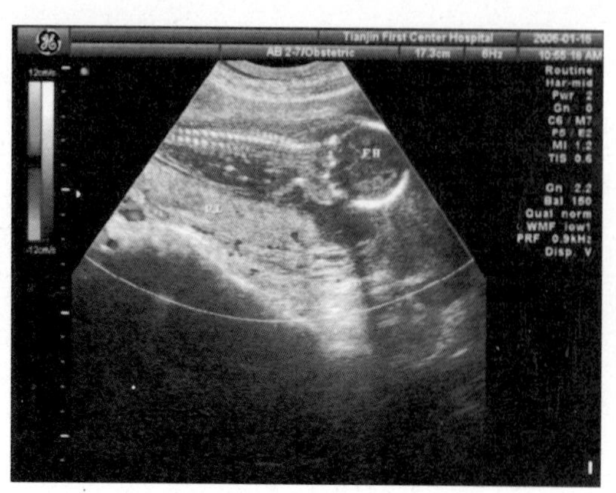

图 5-9-9 死胎

孕18周，胎死宫内，胎体纤细，脊柱平直

第十节 生殖道创伤及手术并发症的超声诊断

生殖道创伤是意外事件：多见的为子宫破裂，手术并发症包括伤口愈合不佳、伤口感染、腹腔异物、宫腔异物、腹壁或腹腔血肿、盆腔内假性动脉瘤、子宫穿孔、宫内节育器、嵌顿等。

一、产后子宫及宫腔残留物

足月产后子宫收缩成球样，如孕4个月大小，肌壁很厚，回声较未孕子宫衰减，颗粒粗糙但均匀，宫腔波略厚，回声强，此为蜕膜层。此种情况为宫腔已排空的子宫（图5-10-1）。如果宫腔内残留有胎膜，则宫腔内可见一强回声带。如宫腔内残留有胎盘小叶，则在宫腔内看见中强回声影像，内可见钙化斑，周边可见星点状血流，可形态不规整偏一侧，可看清肌壁。如果子宫收缩不佳则宫腔内有积血，宫腔内可见液性区含不规则的团块（图5-10-2，图5-10-3）。

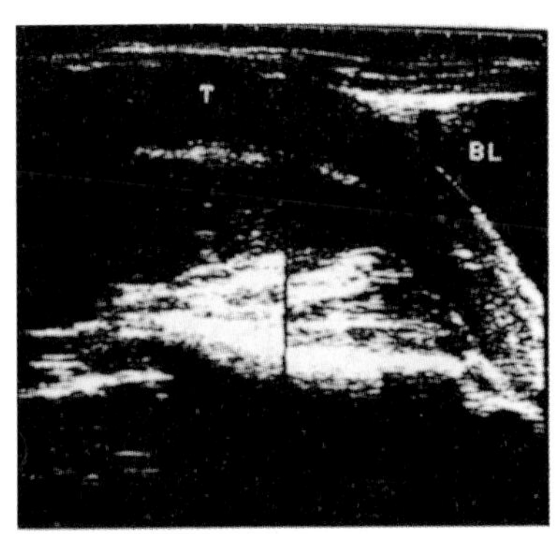

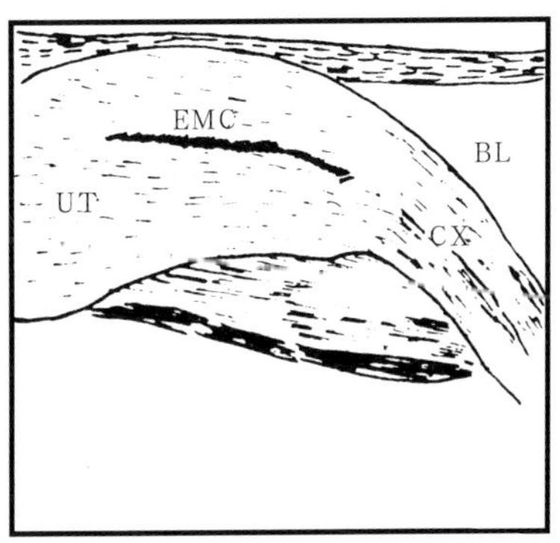

产后子宫收缩如孕4个月大小，肌壁较松疏，内膜腔有略厚蜕膜

UT-子宫 CX-宫颈

EMC-宫内膜腔 BL-膀胱

图5-10-1 正常产后子宫

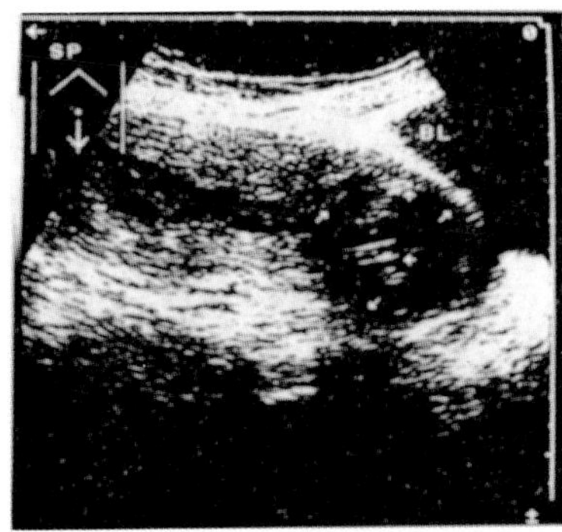

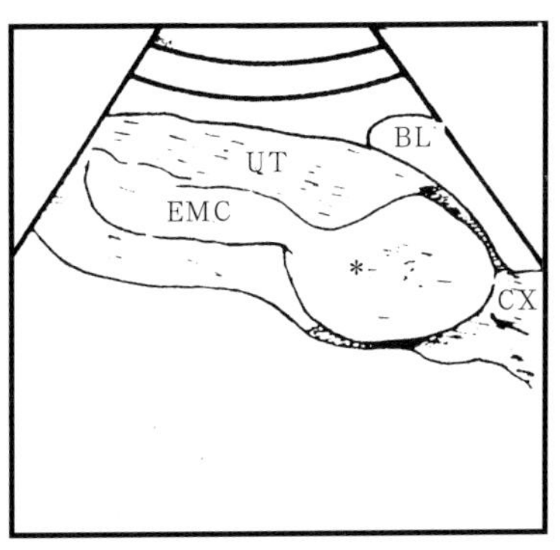

纵切面，子宫前位，浆膜层连续可见子宫上段肌层很厚，子宫下截菲薄，但愈合尚佳，其宫腔内积血

UT-子宫 BL-膀胱

EMC-宫内膜腔 CX-宫颈

*-下截处积血延至上截

图5-10-2 剖腹产后宫腔内积血

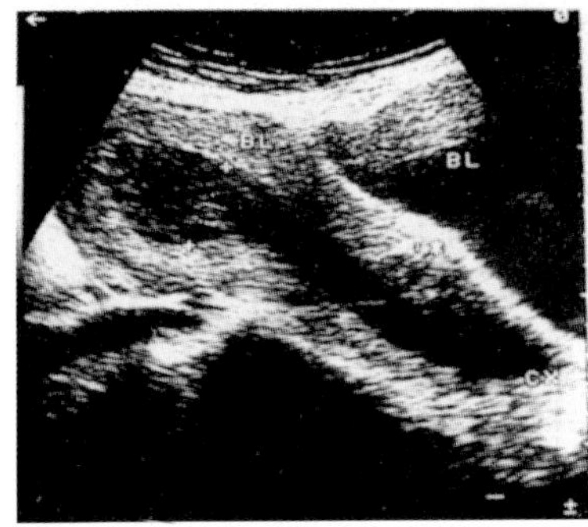

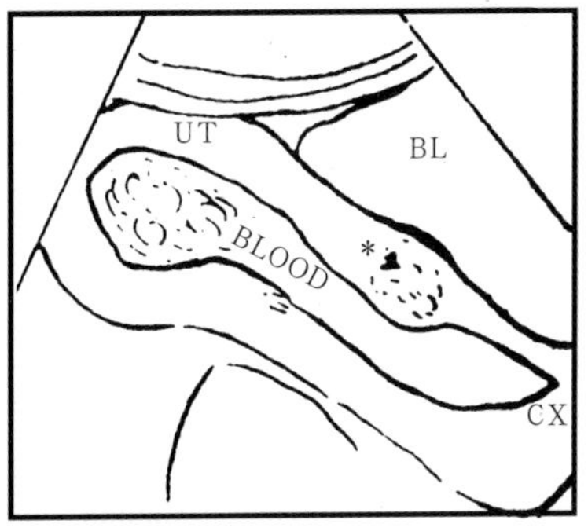

纵切面，剖腹产后10天有阴道出血，子宫前位伤口愈合好，宫腔内有中等量积血

UT-子宫 BL-膀胱

BLOOD-宫腔内积血

CX-宫颈 *-伤口愈合佳

图5-10-3 剖腹产后宫腔内少量积血

二、剖宫产后子宫伤口愈合情况

1.剖宫产后近期子宫伤口愈合的超声观察

关于剖宫产后子宫伤口愈合过程，超声检查是目前唯一能直接观察子宫伤口愈合情况的手段。以子宫下截切口为例，探查时以纵、横切面兼用。

（1）正常子宫壁在妊娠期厚度：从孕30周至足月期间，取子宫上、下截宫壁前壁厚度进行测量：充盈膀胱后纵切面可暴露子宫下段的宫壁，表现为胎先露上一低回声带，均匀一致。测量内容：a.脐水平以上子宫壁厚度0.5~0.7cm；b.脐耻之间子宫壁厚度0.4～0.5cm；c.子宫下截的子宫壁厚度0.3~0.4cm（图5-10-4～5-10-6）。

（2）剖宫产后近期子宫下截切口愈合情况：

①切口愈合良好：子宫下截前壁切口处轻度隆起，浆膜层表面连续、光滑、完整，可有浆膜层轻度增厚现象；其下方为肌层，此处有缝线，回声较强，但其间无明显暗区，肌层下方为光滑的黏膜层（图5-10-7）。

②切口愈合欠佳：浆膜层隆起较明显，可有断续，有水肿现象，肌层缝线处出现小的暗区，考虑切口感染，炎性渗出液，使用有效抗生素治疗，绝大多数可痊愈（图5-10-8～5-10-9）。

③切口未愈合：浆膜层表面凹凸不平断续不完整，肌层可见增厚的上截与菲薄的下截，肌壁连贯性不佳，似有“断裂”现象，其后方常出现无回声区，如感染造成组织肿胀坏死，缝线脱落，血管外露，产后若干天出现阴道大量出血，可以多次出血甚至引起休克。或切口处出现较大无回声区，浆膜层可完整但肌层有空洞样缺损断裂，亦可引起大量出血，多数需要采取紧急措施，必要时行子宫切除术（图5-10-10～5-10-13，彩图5-10-14～5-10-16）。

④切口肌层愈合不佳(一种特殊类型)：剖宫产时，切口缝合对合不好，形成子宫肌层留有空隙并与宫腔相通，造成产后长期阴道淋漓不断出血。此类病人多无伤口感染，成为子宫肌层愈合不良的一种特殊类型。

超声检查为子宫正常大小，宫腔波清晰可见，伤口部位的浆膜层尚连续，肌层有2~3个腔隙形成筛孔状空洞，与宫腔相通（图5-10-17，图5-10-18）。

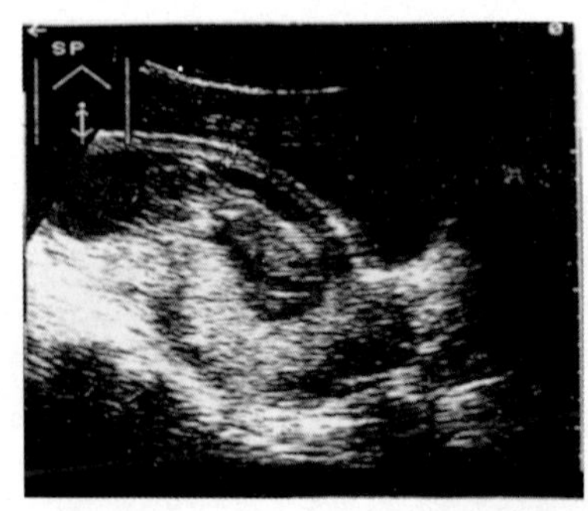

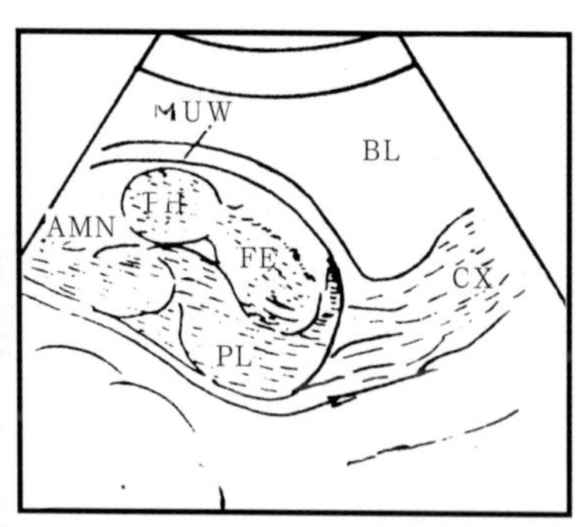

前壁厚5cm

BL-膀胱 MUW-子宫壁
FH-胎头 AMN-羊水
PL-胎盘 FE-胎儿
CX-宫颈

图5-10-4 正常中期妊娠子宫壁厚度

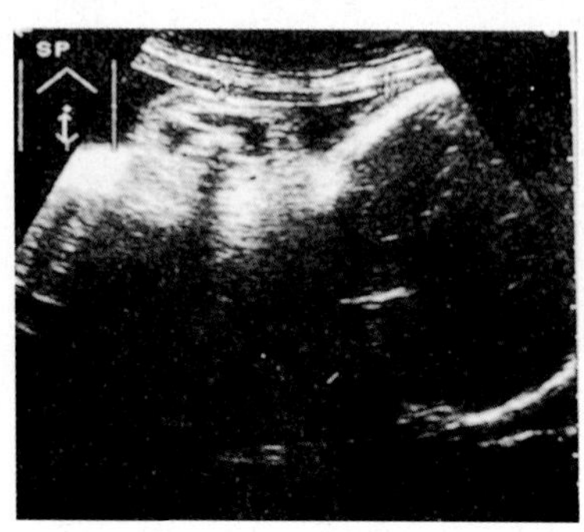

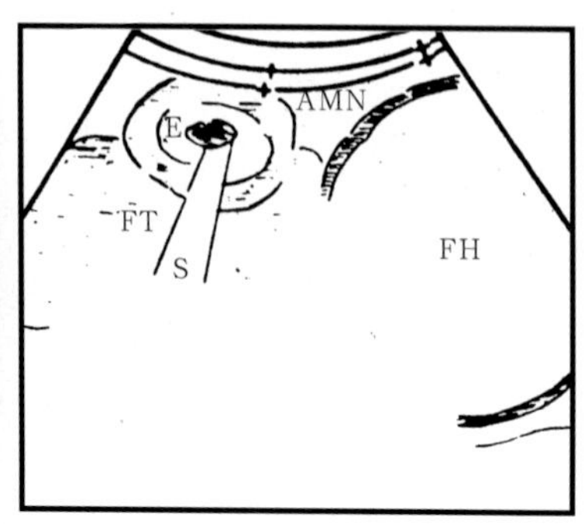

子宫前壁下截测量，上方0.5cm（厚)，下方0.4cm（厚）

FH-胎头 FT-胎体
E-肢体 AMN-羊水
S-声影

图5-10-5 晚期妊娠子宫壁厚度

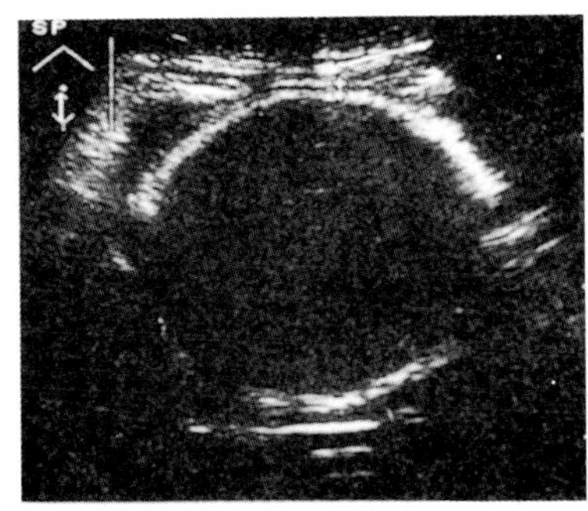

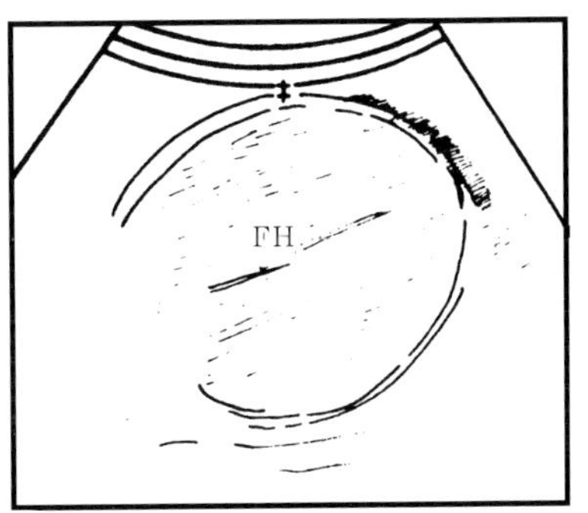

图 5-10-6 子宫下截肌壁的测量

孕41周，前次有剖腹产史，观察颅骨与腹壁之间宫壁的厚度，常为0.3～0.4cm

FH-胎头　+～+-为宫壁厚度

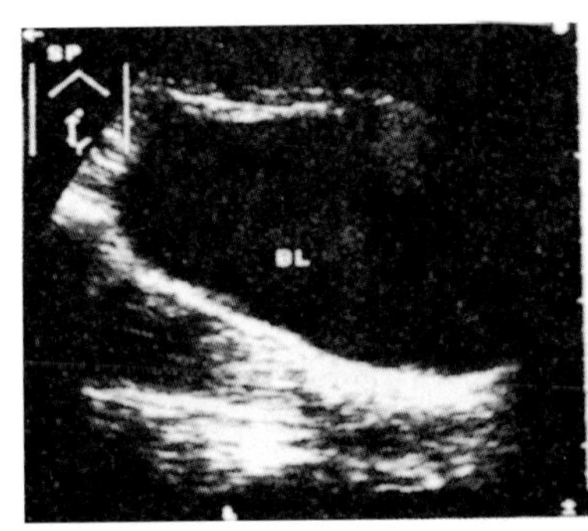

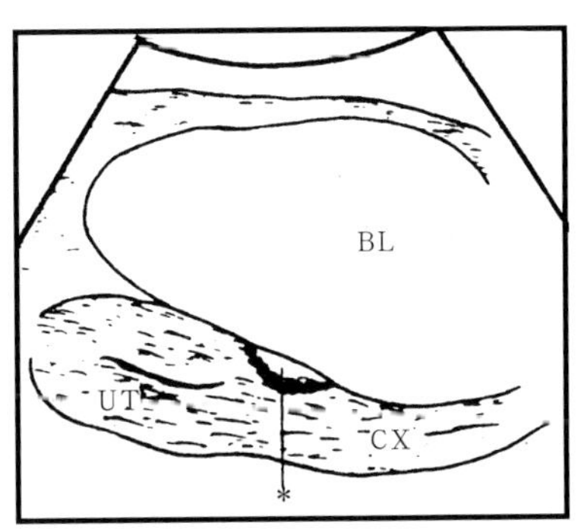

图 5-10-7 剖宫产后，子宫切口愈合良好

纵切面，剖腹产后两个月，子宫前壁平坦，浆膜层连续光滑，口处略突起，肌层处完整，黏膜层无缺损

UT-子宫　BL-膀胱

＊-伤口处

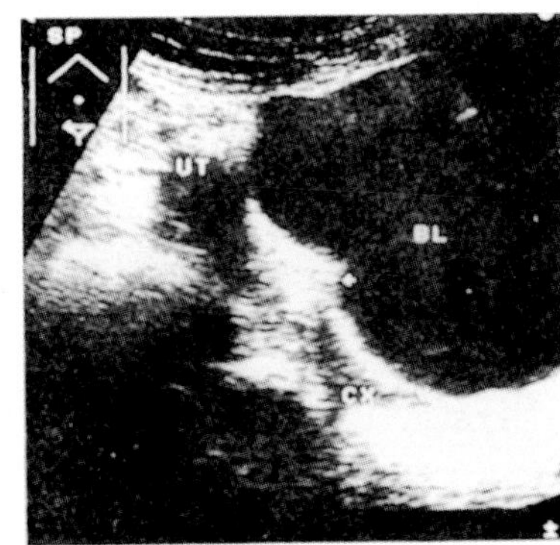

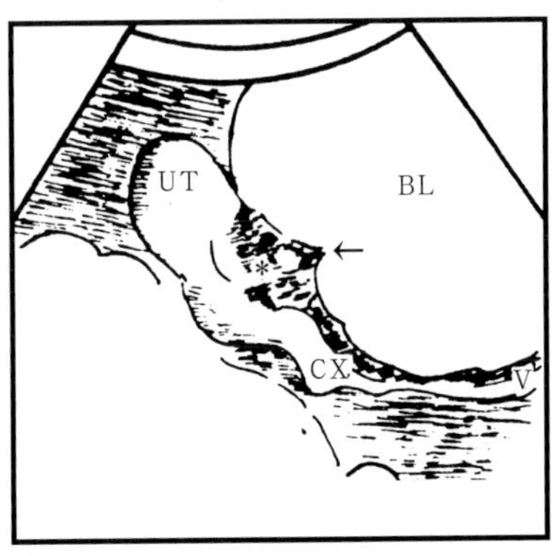

图 5-10-8 剖宫产后36天，子宫切口愈合欠佳

纵切面，子宫前位，接近正常大小，其前壁伤口处隆起，浆膜层欠连续，肌壁连贯性较差，其下方有衰减暗区，用大量抗菌素卧床治疗后愈合出院

UT-子宫　CX-宫颈

BL-膀胱　＊-切口愈合不佳

V-阴道

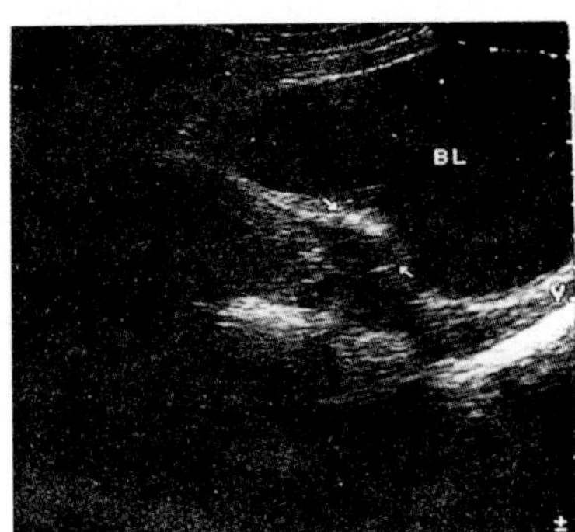

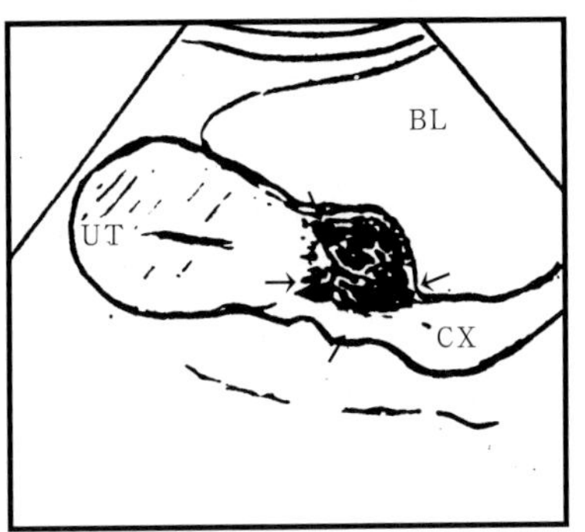

图 5-10-9 切口愈合欠佳

切口隆起，回声衰减，有渗出小暗区

UT-子宫　BL-膀胱

↑-子宫切口愈合欠佳

CX-宫颈

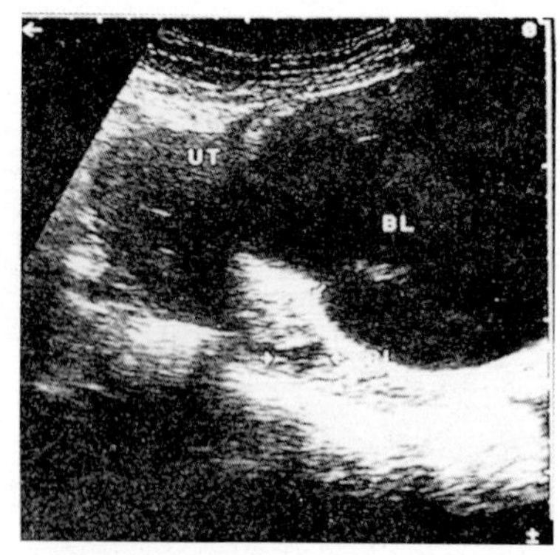

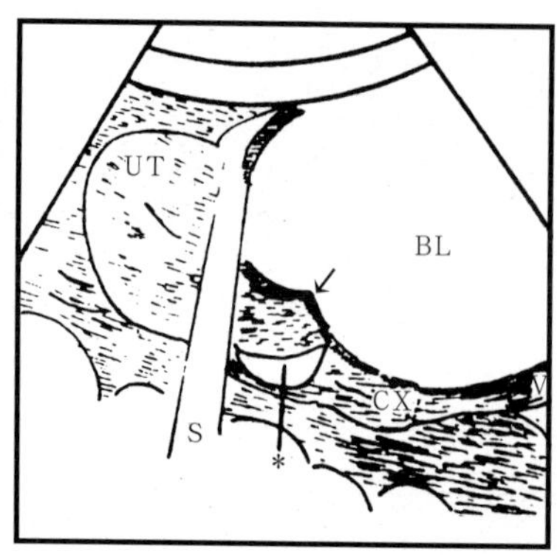

图 5-10-10 剖宫产后 23 天，伤口未愈合

阴道数次大量出血，休克。纵切面，子宫呈细长形，子宫前表面凹凸不平，切口处略突起，浆膜层尚连续，肌层断裂有暗区，观察中又一次大出血，急做全切术，发现伤口处肌层未愈合有血管外露

UT- 子宫　S- 声影

BL- 膀胱　CX- 宫颈

＊ - 肌层断裂处有小面积积血

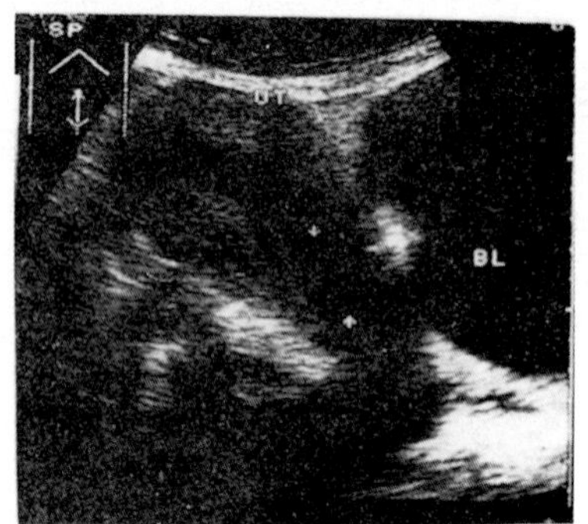

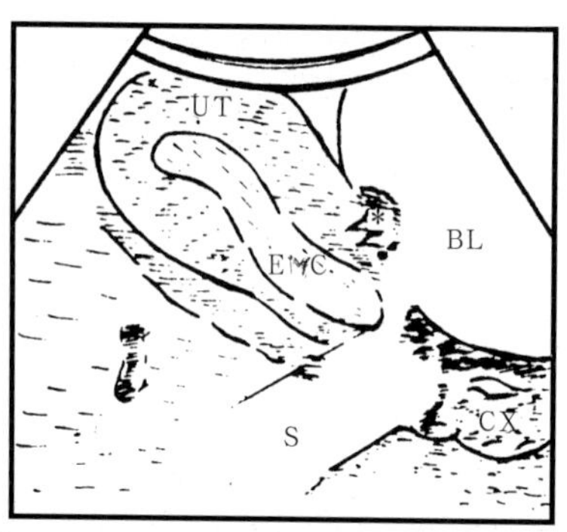

图 5-10-11 剖宫产后 22 天，切口未愈合

纵切面，子宫前位，增大如两月大小，子宫前壁不平，浆膜层不连续，肌层有断裂，宫腔内有少量积血

UT- 子宫　BL- 膀胱

CX- 宫颈　S- 声影

EMC- 子宫内膜腔

＊ - 突起的切口

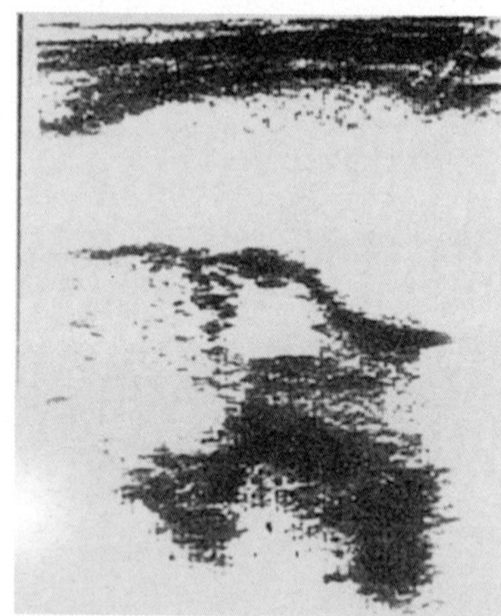

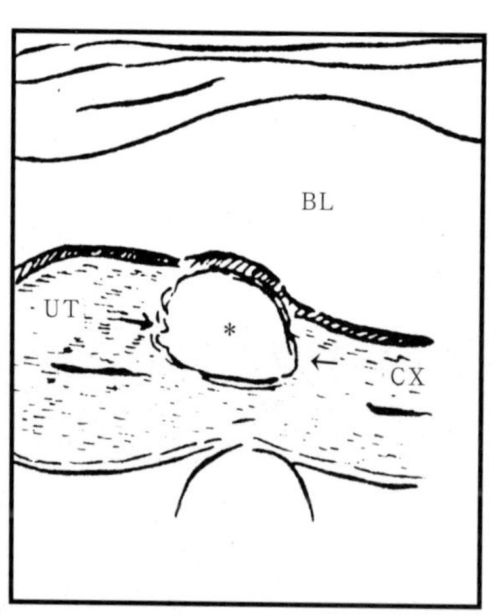

图 5-10-12 剖宫产后切口未愈合

剖宫产后28天，发烧，数次大量阴道出血，纵切面，子宫浆膜层尚连贯，切口处肌层完全断裂形成一出血腔，伤口肌层未愈合，子宫全切，标本切口处糟脆，肌层未愈合有子宫血管裸露

UT- 子宫　BL- 膀胱

＊ - 子宫肌层断裂呈空腔状

CX- 宫颈

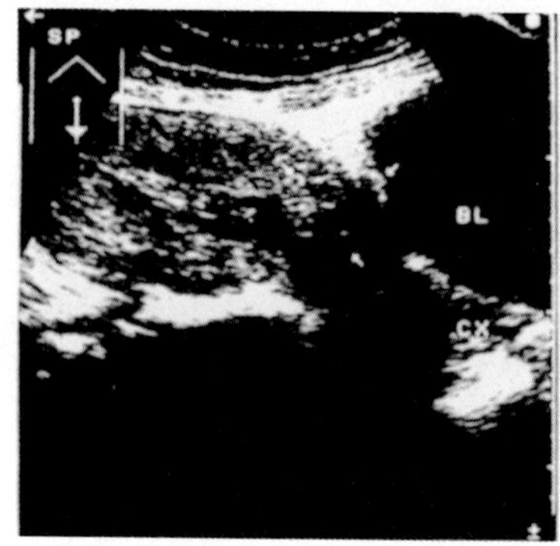

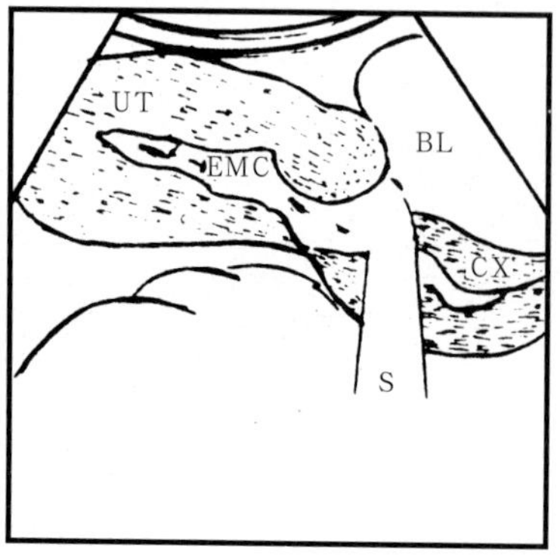

图 5-10-13 剖宫产后切口未愈合

纵切面，产后 7 天因阴道大量出血，做子宫切除，证实伤口感染未愈合，子宫前壁浆膜层与肌层均断裂，上端肌层很厚，下端肌层较薄，宫腔少量积血

UT- 子宫　BL- 膀胱

EMC- 宫腔　S- 声影

CX- 宫颈

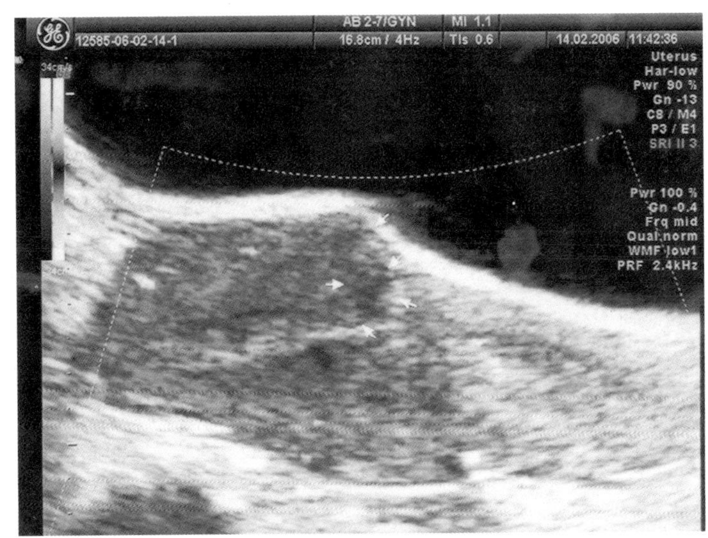

图 5-10-17　**剖宫产后，子宫肌层愈合不佳**

肌层与宫腔相通

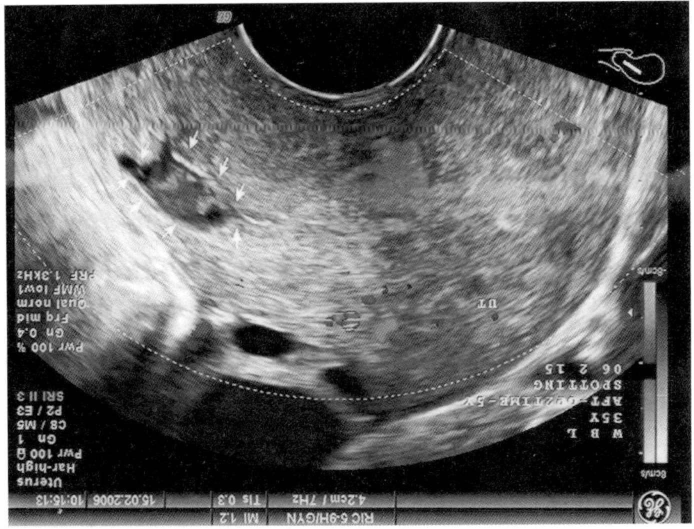

图 5-10-18　**剖宫产后，伤口肌层愈合不佳**

子宫下截处留有空隙，与宫腔相通，箭头所指为未愈合的肌层

2.剖宫产后远期子宫切口愈合的超声观察

有剖宫产历史，再次妊娠观察子宫切口愈合情况，以作为生产方式的参考依据。超声医师应了解子宫前壁的厚度是否均匀。了解子宫前壁下截切口愈合情况。前次剖宫产切口是纵切口或横切口往往无法得知，但在探查时兼用纵、横切扫查切口区域则可了解切口情况。

观察切口疤痕是测量从膀胱边缘至胎儿先露之间的距离（F-B）。

F-B > 3mm，肌壁均匀一致，宽度5cm，为伤口愈合良好。

F-B < 3mm，肌壁菲薄，为伤口愈合欠佳。

F-B间距极薄，肌层缺如，可能见到一不光滑线形回声，结缔组织代替肌层，为子宫不完全破裂。

在诊断子宫伤口愈合情况时必须与临床表现相结合，询问病人间隔前次剖腹产时间，有无腹痛史，并触摸伤口区有无压痛。

三、妊娠子宫破裂

妊娠子宫破裂为产科中极为凶险的并发症，产妇死亡率为5%，胎儿死亡率为50%～75%或更多。按其发病原因可分为三种：a.剖宫产后疤痕破裂（约占50%）；b.创伤性破裂（约占20%）；c.自发性破裂（约占30%）。按子宫破裂程度分为完全性破裂和不完全性破裂，按发病时间又可分为孕期破裂和分娩期破裂。

1.病理

（1）子宫完全破裂：子宫完全破裂后，大多数胎儿及胎盘一同排入腹腔，胎儿死亡，子宫收缩，有内出血。

（2）子宫不完全破裂：子宫肌层破裂而浆膜层尚保持完好，胎儿仍在宫腔内。

2.临床表现 子宫破裂发生在孕期时，症状与体征均表现明显，突然腹部剧痛，失血，休克。子宫破裂如发生在临产时，可能症状被阵痛掩盖。子宫破裂后，胎儿胎盘被排入腹腔，宫缩痛停止，而后因为出血致持续性腹痛，休克。检查腹部可出现3个包块，即排入腹腔的胎儿，下腹部偏于一侧的子宫及充盈的膀胱。

3.超声表现

（1）子宫完全破裂：子宫完全破裂后，胎物均排入腹腔，超声图像非常复杂须按以下顺序进行检查，避免因不得要领而延误时间。

①首要一点先找出已收缩的子宫：子宫破裂之后，胎儿、胎盘和羊水流入腹腔，子宫收缩成球形；如孕4个月大小，偏于一侧。收缩时间不长的子宫，肌壁较为疏松，如在子宫外见胎儿则诊断确立。

②寻找腹腔内胎儿：颅骨光环很容易识别，然后寻出胎体，多数已死亡（无心跳）。

③寻找腹腔内胎盘：因肠管及内出血，血与羊水相混，胎盘环境改变，形态不如在宫腔内整齐清晰。

④腹腔内影像复杂：腹腔内除看到上述的胎儿、子宫外，尚有大量液性暗区、血块及肠管，图像结构紊乱（图5-10-19～5-10-24）。

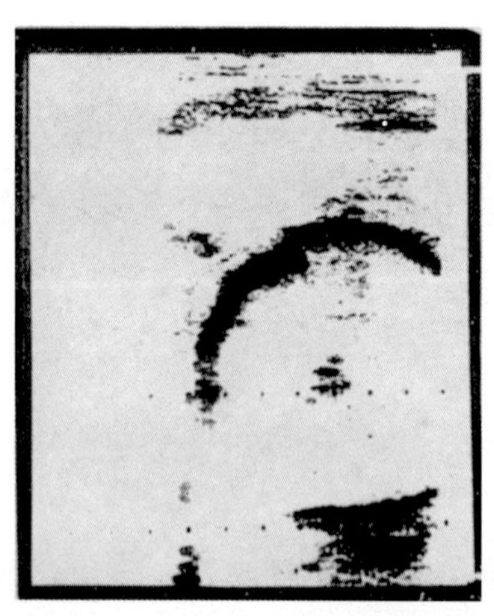

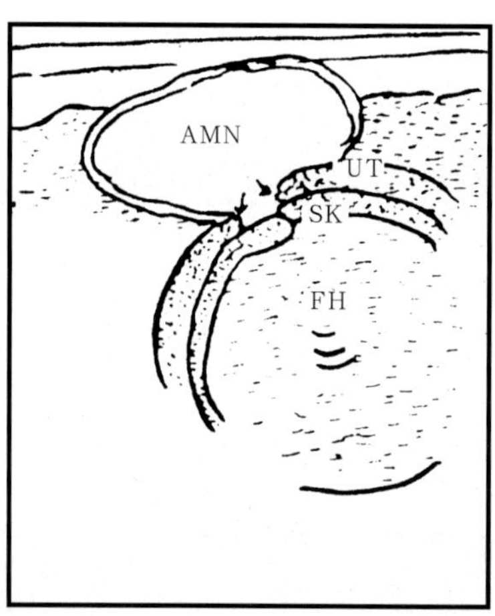

孕28周，前次剖腹产后半年怀孕，因伤口痛入院，因活动突然下腹剧痛，床旁超声检查发现子宫破裂，胎囊膨出

UT-紧包胎头的子宫肌壁断裂如箭头所指

AMN-膨出的胎囊内羊水

FH-胎头 SK-颅骨

图5-10-19 子宫破裂

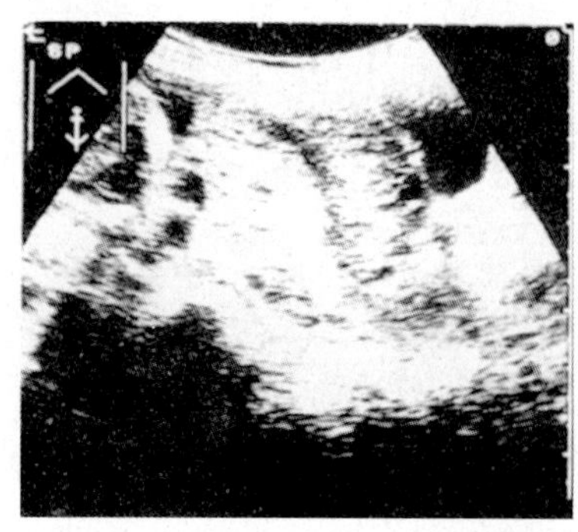

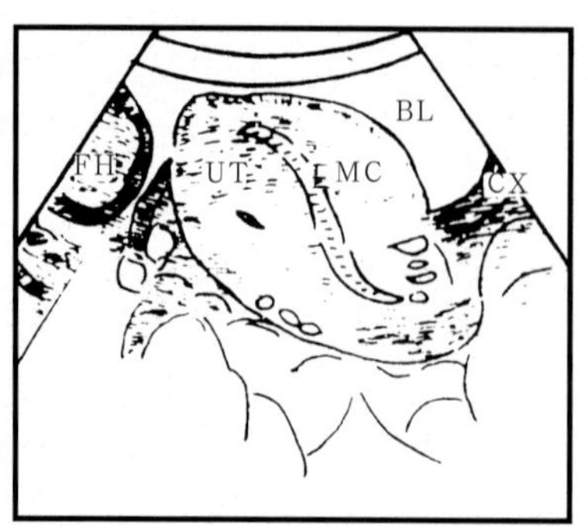

孕25周，正中纵切，可见前位子宫饱满增大，在其上方见一囊，内含一活胎，胎儿大小与孕龄相符

UT-子宫 BL-膀胱

EMC-宫内膜腔 CX-宫颈

FH-胎头

图5-10-20 残角子宫妊娠慢性破裂→腹腔妊娠

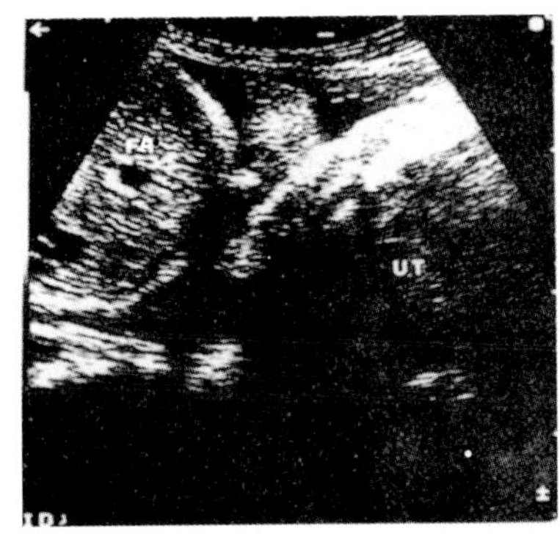

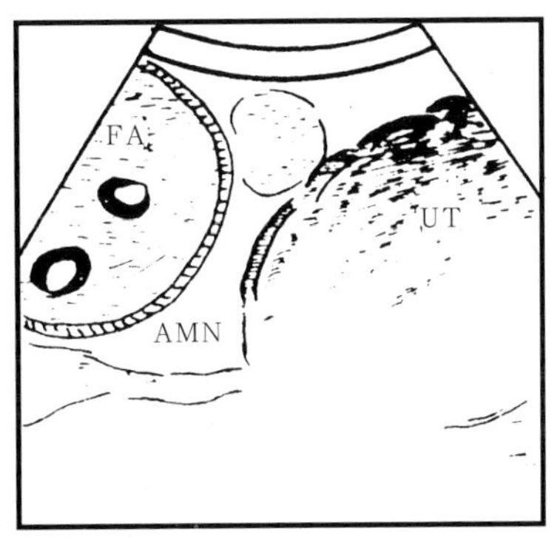

孕41周，纵切面，在左下方见一收缩的圆形子宫，其上方见胎体，周围环绕羊水及血液

UT-子宫　FA-胎腹

AMN-羊水

图5-10-21 子宫完全破裂，胎儿物进入腹腔

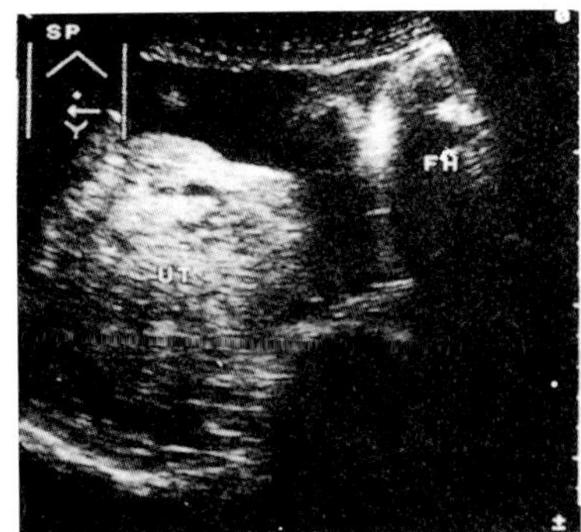

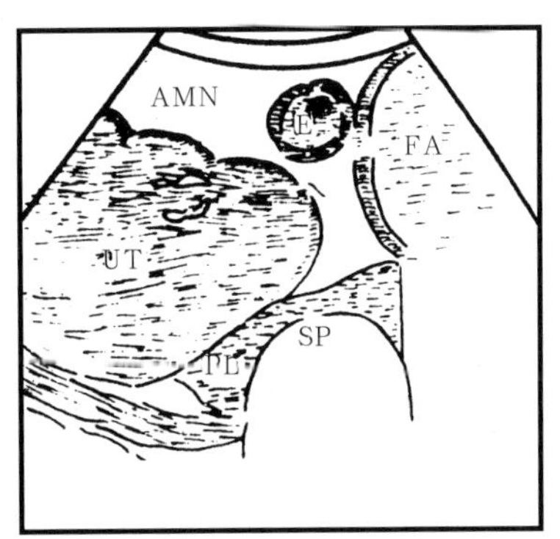

横切面，右下方可见收缩的子宫，在上方见胎体，有液区环绕（羊水和血）

UT-子宫　PL-胎盘

SP-脊柱　E-肢体

AMN-羊水及血

FA-胎儿腹部

图5-10-22 子宫完全破裂

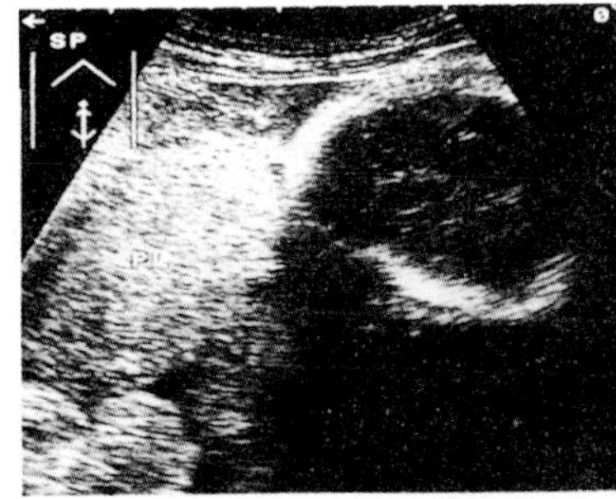

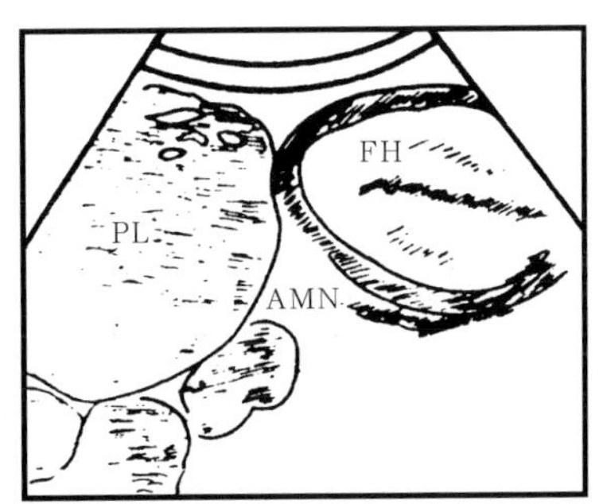

右侧为胎盘，左侧为变形的胎头

PL-胎盘　FH-胎头

AMN-羊水

图5-10-23 子宫完全破裂

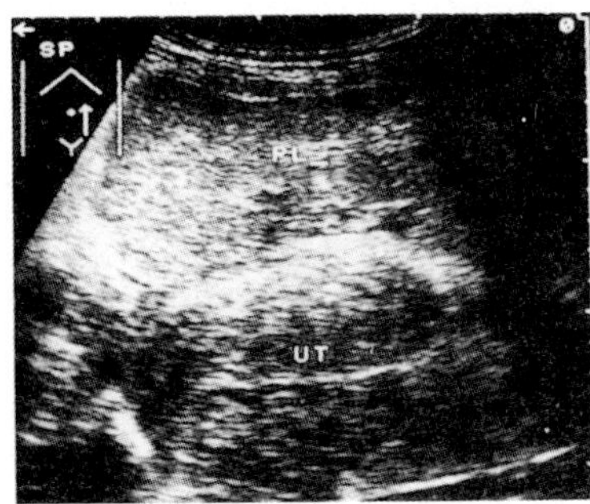

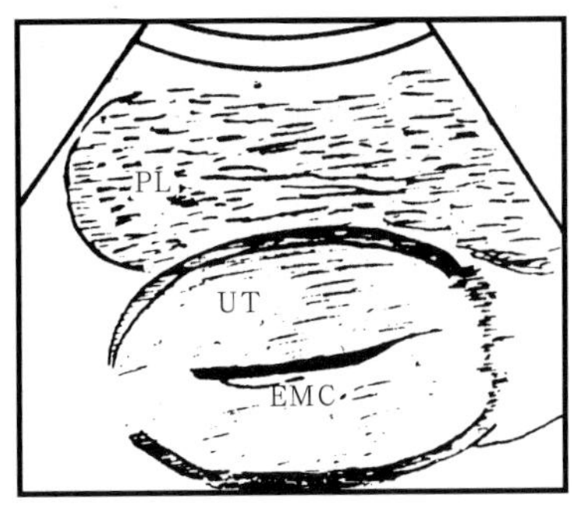

侧面纵切，可见下方为收缩的圆形子宫，内见清晰的宫腔波，其上方见胎盘

UT-子宫　PL-胎盘

EMC-宫腔波

图5-10-24 子宫完全破裂

残角子宫妊娠慢性破裂。少数残角子宫妊娠，当胎儿长到孕4个月后肌壁慢性撕裂，胎囊逐渐向腹腔内突出而继发为腹腔妊娠，妊娠可持续至足月，胎盘仍种植在破裂的残角子宫腔内，给超声诊断带来一定困难，因胎膜很像肌壁，残角子宫内种植的胎盘很像前置胎盘，如果正常主子宫未被发现则可误诊为前置胎盘；如果主子宫被发现则腹腔妊娠的诊断不难确立。

（2）子宫不完全破裂：预示妊娠子宫先兆破裂，有重要的临床意义，但诊断有一定的难度。

①子宫发育不良：子宫发育异常，如双角子宫一角妊娠，可一角突起，严重时宫角底部肌壁可很薄，甚至肌壁撕裂仅有浆膜层，为子宫不完全破裂。

②子宫疤痕愈合不佳：子宫伤口愈合不佳，肌层缺乏而以膜样结缔组织所代替，亦视为子宫不完全破裂。

四、剖宫产后子宫与腹壁粘连

剖宫产后，子宫常常和腹壁粘连。因此，在临床表现有不规则阴道流血，腹痛或合并炎症，检查发现子宫底与腹壁分不开。出血症状的出现是因为子宫收缩不良所致。

超声所见纵切子宫呈细长形，宫颈伸长明显，宫底与腹壁相连不可分开，横切时子宫紧粘在腹壁上（图5-10-25～5-10-30）。

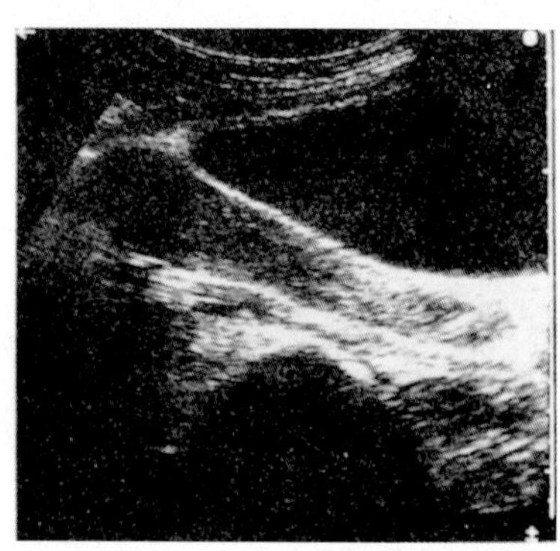

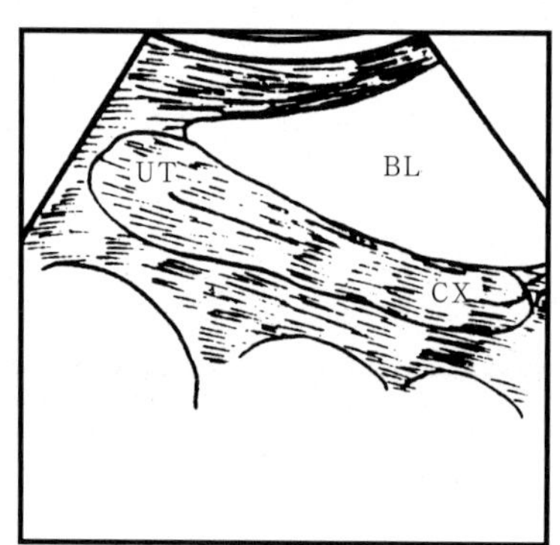

纵切面，有剖宫产史，宫底与腹壁粘连，将子宫牵拉的细长，宫缩受限

UT-子宫　CX-宫颈

BL-膀胱

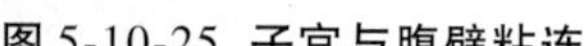

图5-10-25 子宫与腹壁粘连

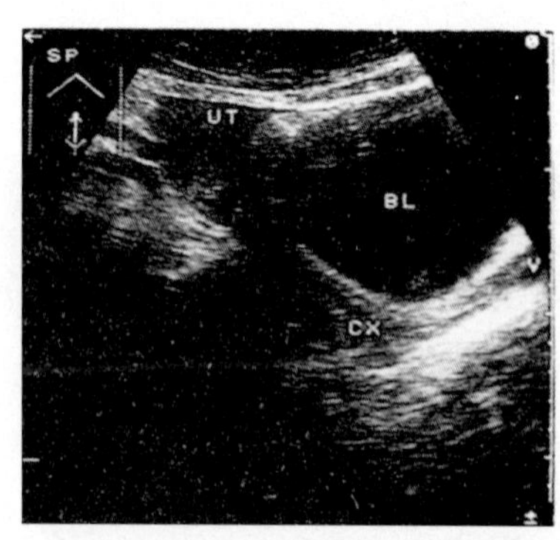

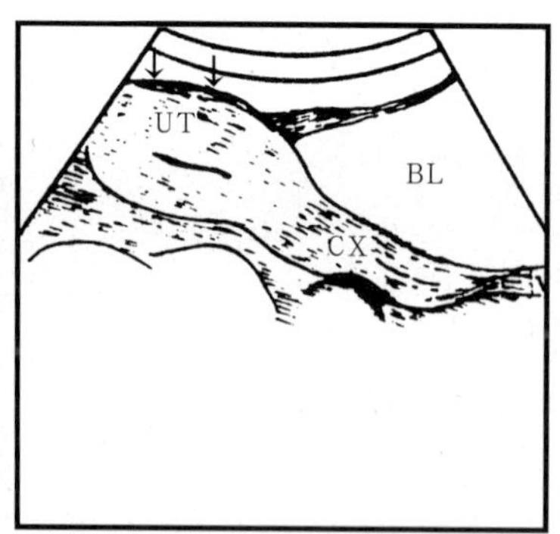

纵切面，有剖宫产史，子宫底部与腹壁粘连，影响子宫缩复常引起月经量多及淋漓不断出血

UT-子宫　CX-宫颈

BL-膀胱　V-阴道

↓↓-子宫底与腹壁粘连处

图5-10-26 子宫与腹壁粘连

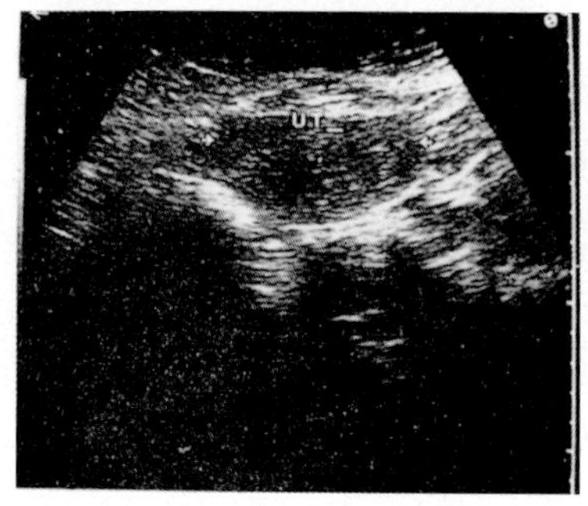

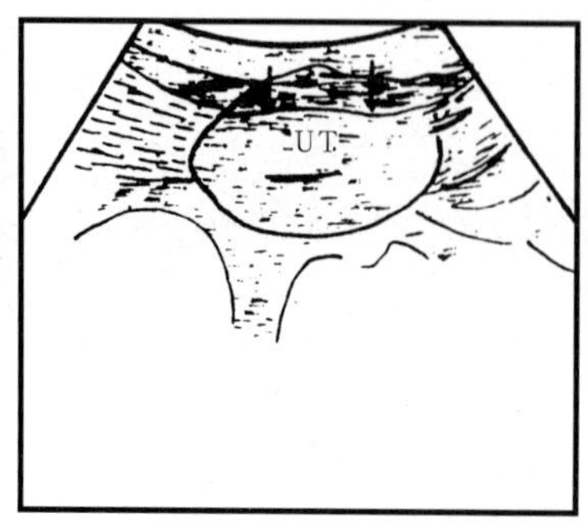

子宫与腹壁粘连紧贴

UT-子宫　↓↓-粘连处

图5-10-27 上同一病例横切面

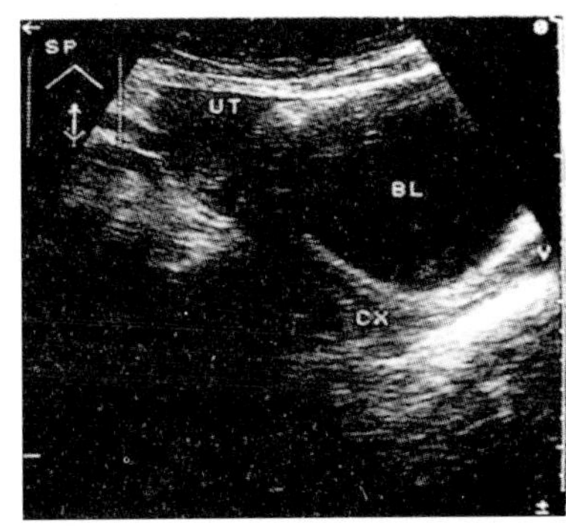

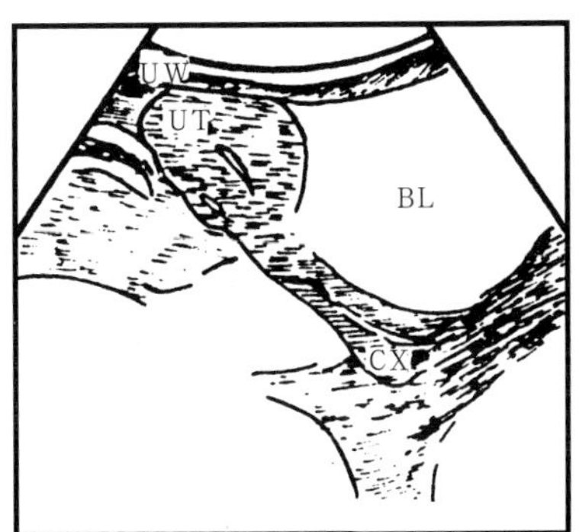

有剖宫产史，月经量多，子宫与腹壁粘连，宫颈被牵拉得细长

UT-子宫 UW-子宫壁

CX-宫颈 BL-膀胱

图 5-10-28 子宫底与腹壁粘连

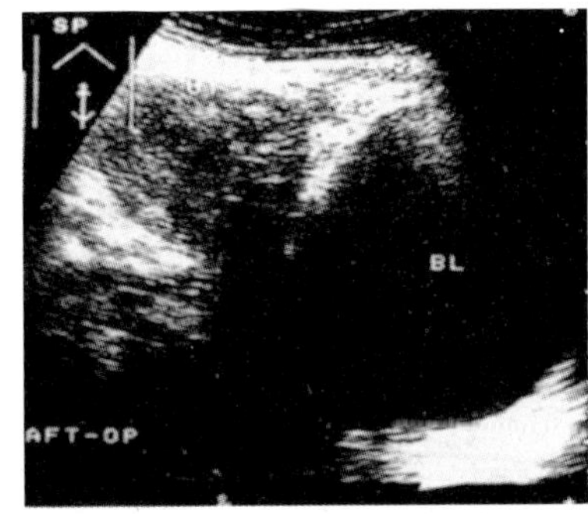

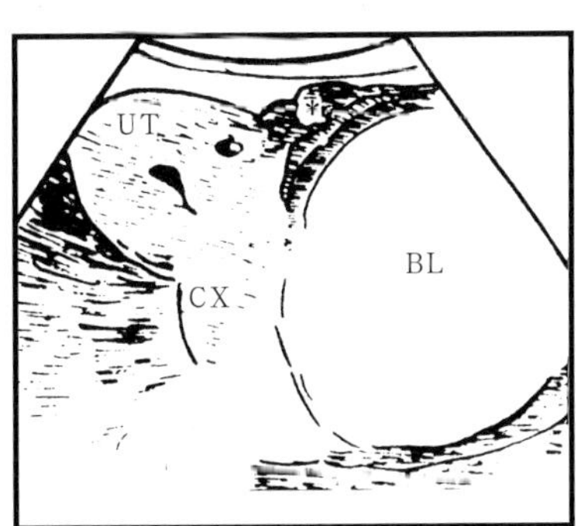

剖宫产后20天，伤口肿、红、硬，图像见子宫与腹壁粘连，子宫切口与腹壁切口处有一长条状衰减包块为切口感染

UT-子宫 CX-宫颈

BL-膀胱 ＊-切口感染处

图 5-10-29 宫底与腹壁粘连，有感染

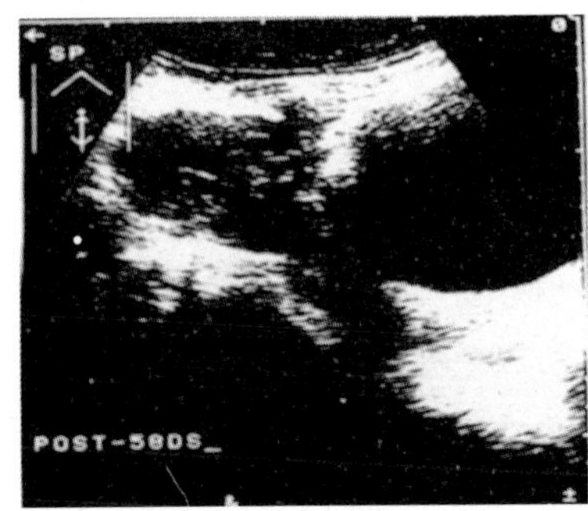

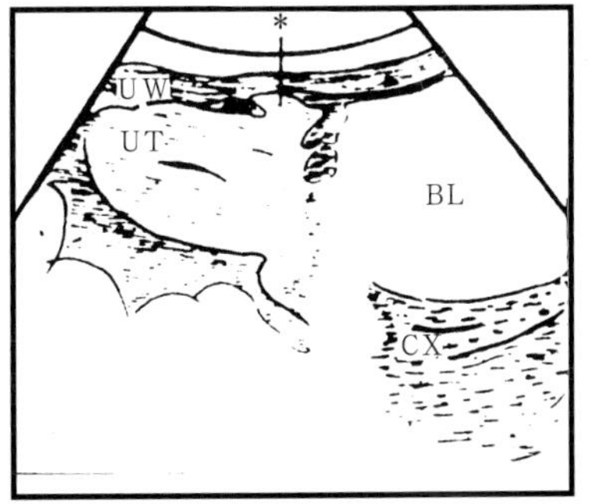

剖宫产后58天，腹部切口红、肿、痛，图中可见子宫与腹壁粘连，子宫切口与腹壁切口相连并感染，见感染包块

UT-子宫 UW-子宫壁

BL-膀胱 CX-宫颈

＊-子宫切口与腹壁切口间感染区

图 5-10-30 剖宫产后伤口感染

五、腹壁伤口窦道

腹壁伤口感染可与腹腔内炎性包块相通而形成腹壁窦道。如果腹壁伤口感染与子宫前壁伤口感染相连接贯通，则形成腹壁子宫腔窦道。此类病人常有伤口长期不愈合或阴道有脓性分泌物。

腹壁窦道、腹壁子宫腔窦道的超声表现如下。

子宫前壁或宫底部与腹壁紧密粘连，子宫粘连周围有不规则包块（炎性包块），可见到从腹壁通向炎性包块或子宫腔的窦道，表现为明显衰减条状不规则回声（图5-10-31，图5-10-32）。

六、腹壁血肿、脓肿

腹壁伤口止血不好，小血管出血而形成腹壁血肿，如有感染则易形成脓肿。伤口肿胀痛疼，如果伤口红肿痛热或发烧、白细胞升高，则有感染（图5-10-33）。

腹壁血肿超声表现为在腹壁内见偏圆形或梭状低回声暗区，多发生在肌层内，也可见腹膜下血肿，向腹腔内突入（图5-10-34，图5-10-35）。

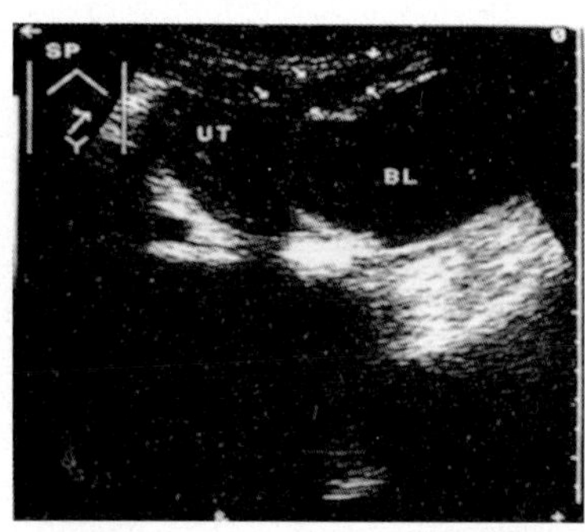

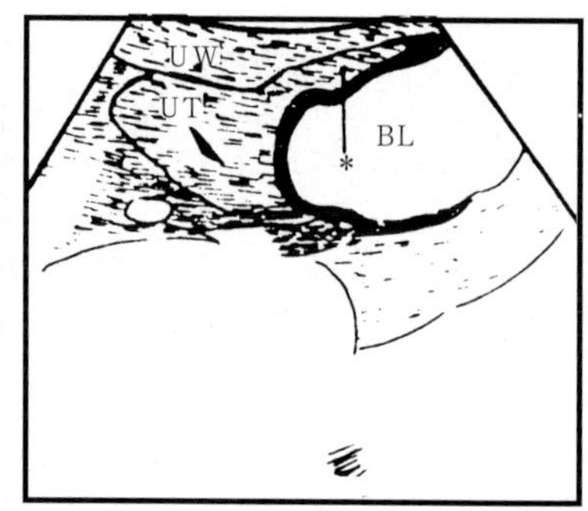

图 5-10-31 剖宫产后腹壁子宫窦道

剖宫产后伤口感染长期不愈合，阴道流脓性分泌物，图中可见子宫已恢复正常大小，宫底与腹壁粘连，子宫伤口与腹壁伤口粘连感染贯通形成窦道，腹壁伤口不愈合

UT-子宫 UW-子宫壁

BL-膀胱 ＊-窦道

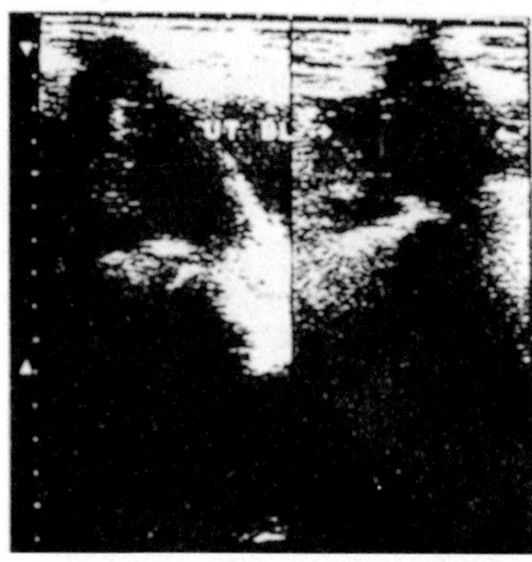

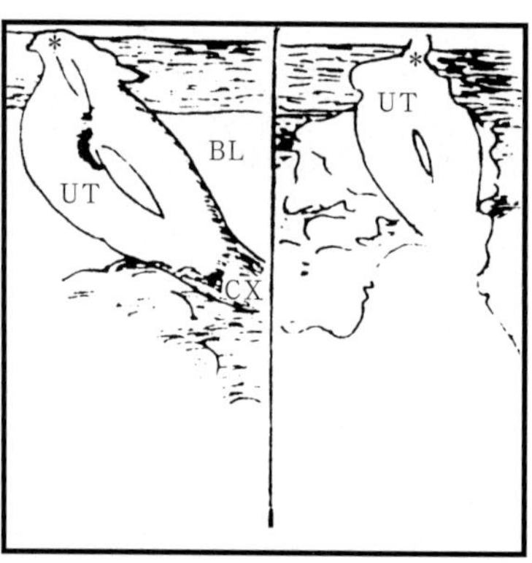

图 5-10-32 剖宫产后子宫腹壁伤口瘘管

剖宫产后一年余，腹壁伤口时好时坏，阴道脓性分泌物，子宫伤口与腹壁伤口贯通成腹壁子宫瘘管

UT-子宫 BL-膀胱

CX-宫颈 ＊-子宫腔腹壁瘘管

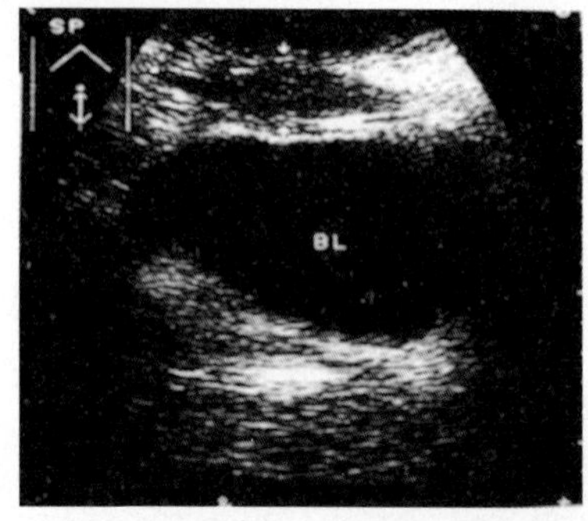

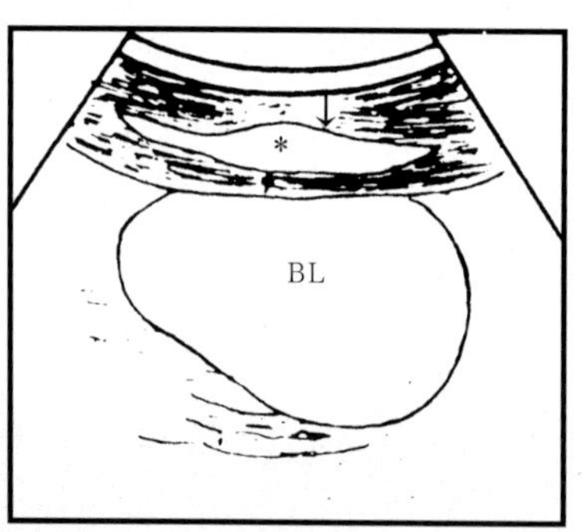

图 5-10-33 腹壁炎性包块

产科手术后，伤口感染，红肿痛，可见子宫壁内一梭状包块在腹直肌层内

BL-膀胱 ＊-炎块

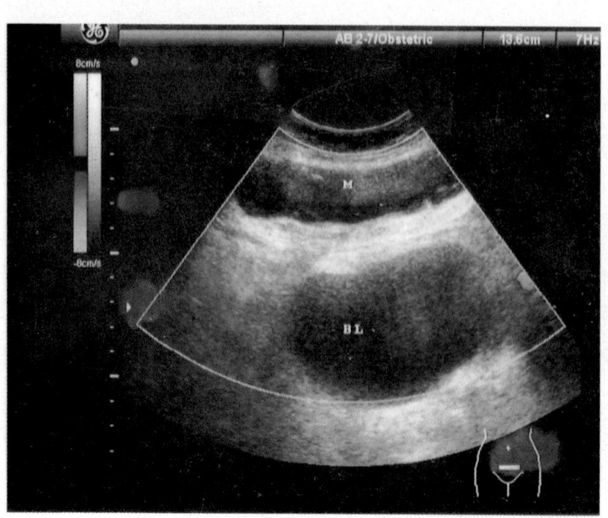

图 5-10-34 腹壁血肿

产科手术后，腹壁肿胀，B超见腹壁、腹直肌内血肿面积很大如圆饼状，吸出200余毫升血液

M-血肿 BL-膀胱

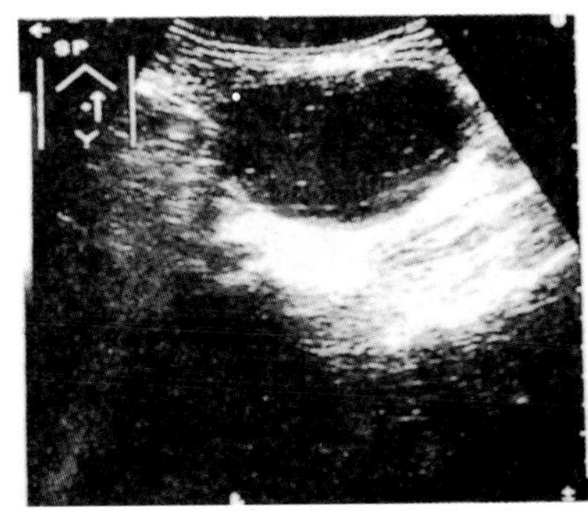
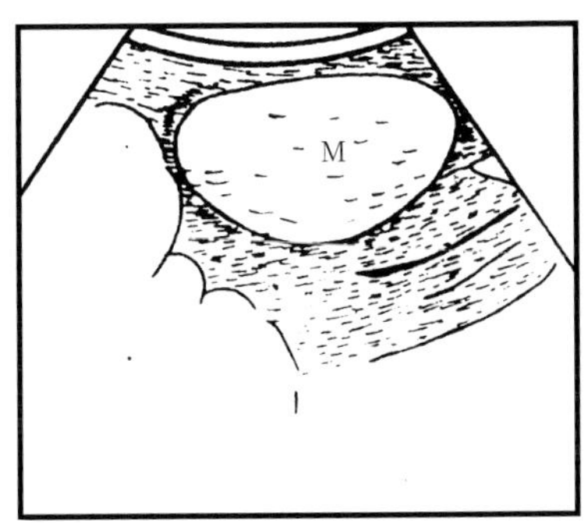

剖宫产后3个月腹痛，可见伤口部位腹壁向腹腔内突出一较大圆形液性暗区，此为腹壁向腹腔内突出血肿

M-腹壁血肿

图5-10-35 腹壁内慢性血肿

七、腹腔内异物（纱布）

纱布遗留腹腔内，在临床诊断常较困难，须行开腹探查术，用超声确诊此病准确性很高。其声像图特点如下：

（1）腹、盆腔内特殊衰减的包块，其后方伴有扇形明显衰减声影，上窄下宽，好似一“黑色大瀑布”。

（2）初期衰减包块上部含有不规则强回声斑，数日后缩小或消失。

（3）纱布所在部位不同，大小不同（纱布、纱垫）则衰减包块分布面积或部位不同，如位于盆腔内，衰减包块很低且很隐蔽（图5-10-36～5-10-40）。

（4）鉴别诊断：部分卵巢勃伦那肿瘤带蒂的子宫浆膜下肌瘤伴钙化，均表现为明显衰减包块并伴声影，应予以鉴别（图5-10-41）。

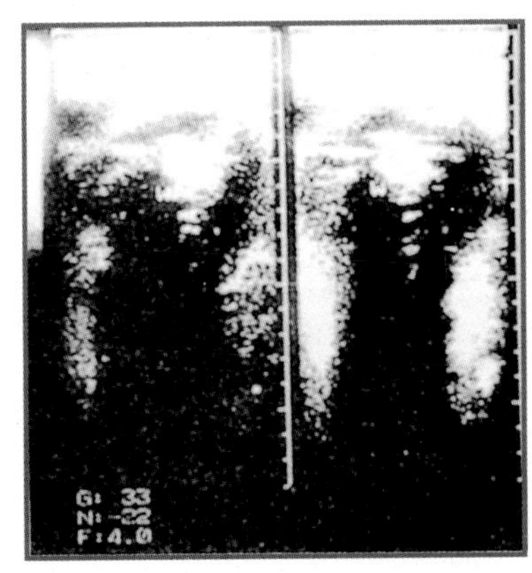

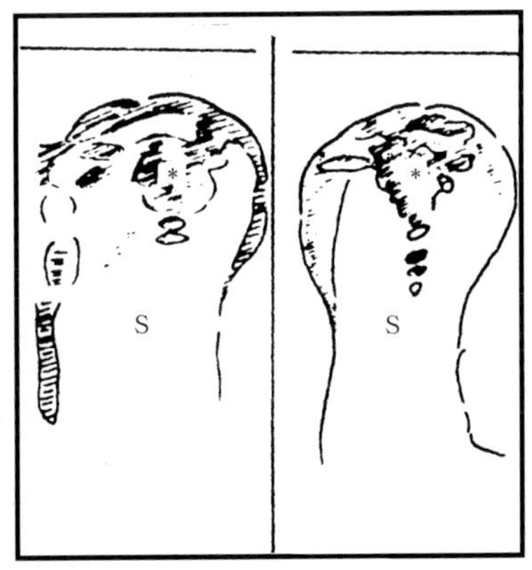

剖宫产后20天，发现腹腔内包块可活动。声像图表现一圆形包块，上方有强回声包块，边缘模糊，其余为衰减较重区域并伴有深重声影，包块为大网膜包裹的纱布团

*-纱布，内含气体

S-声影

图5-10-36 腹腔内纱布

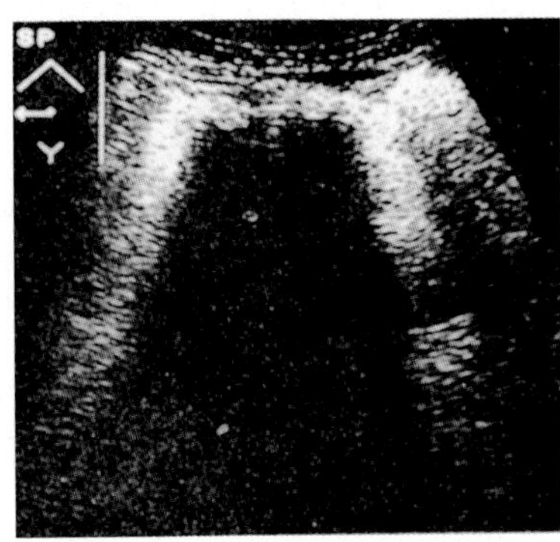
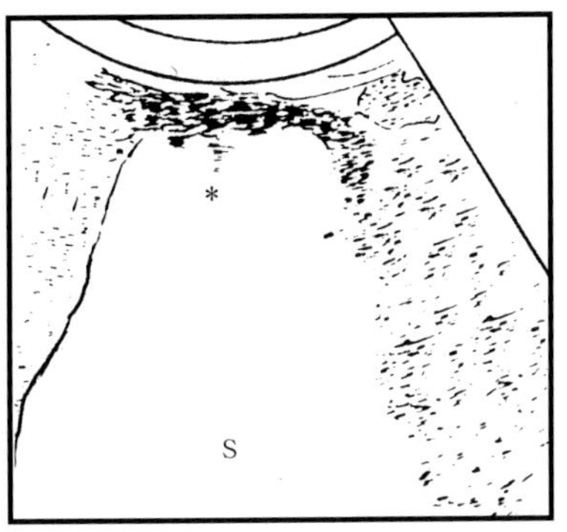

剖宫产后25天，腹腔内一极衰减包块位于脐下右侧，可活动，包块与后方深重声影连成一片，很像一“黑色大瀑布”

*-衰减包块周围为肠管

S-深重声影

图5-10-37 腹腔内纱布

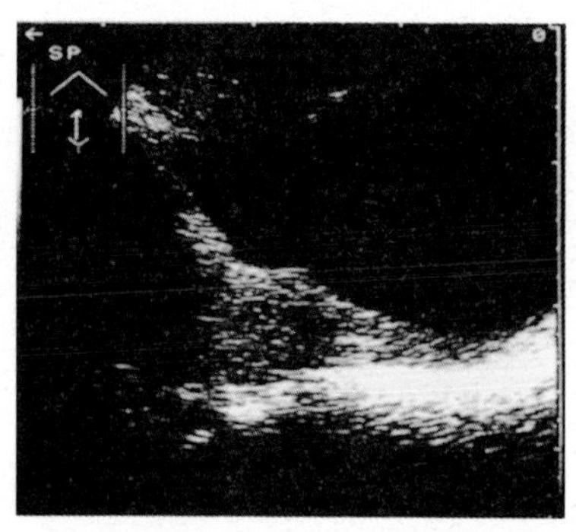

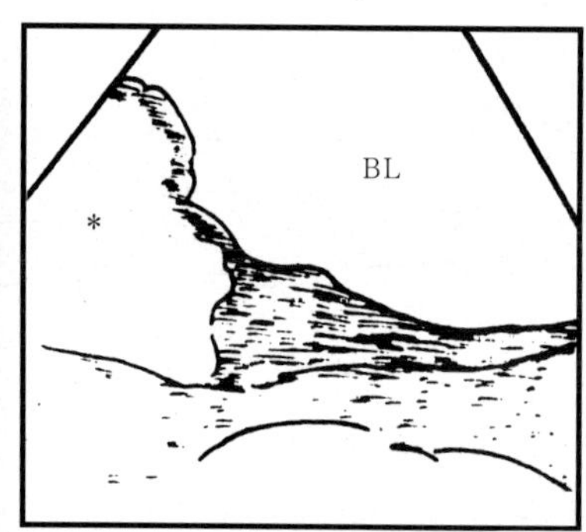

剖宫产后24天，阴道大量流脓入院，右侧腹纵切面可见子宫伤口愈合良好，宫底被阴影遮盖，子宫右上方有一大片较深重衰减声影，此为盆腔下端腹膜后一大纱垫，在超声引导下从阴道取出

BL-膀胱，下方为子宫

＊-大纱垫表现衰减很重包块

图 5-10-38 腹膜后纱布

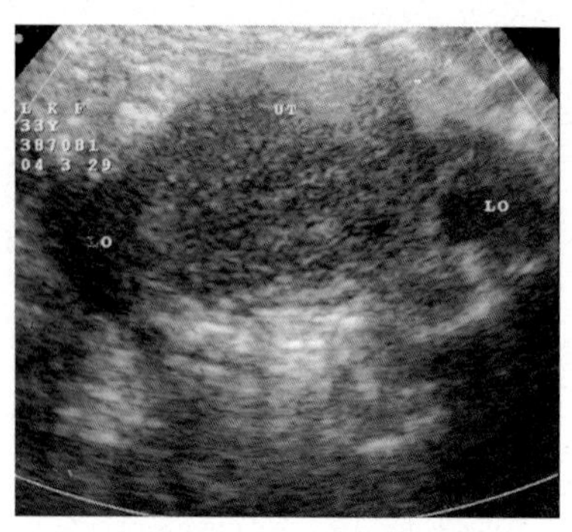

剖宫产术后20天，横切面可见子宫完整，两侧可见卵巢

图 5-10-39 盆腔纱布

在子宫右侧发现衰减包块，伴有深重扇面形声影（纱布）

图 5-10-40 上例同一患者

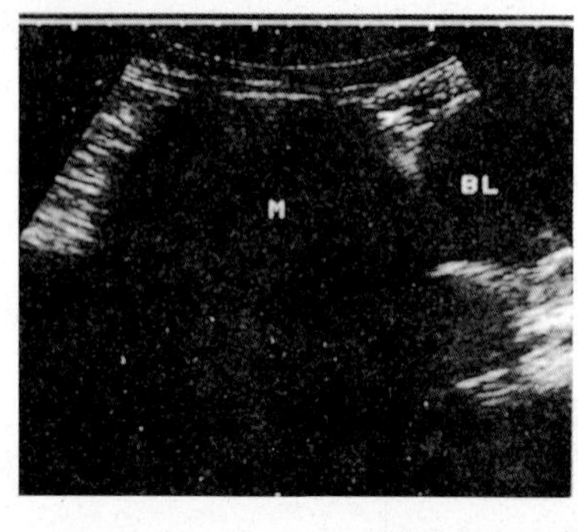

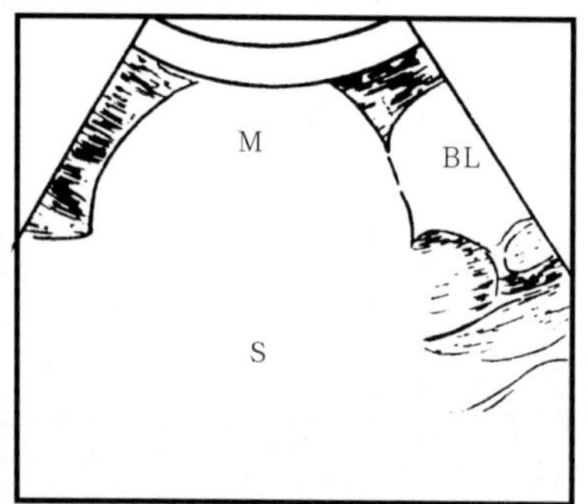

卵巢勃伦那瘤有时可见到此类深重的声影，结合临床可鉴别

M-卵巢勃伦那瘤

S-声影 BL-膀胱

图 5-10-41 卵巢勃伦那瘤

八、假性动脉瘤

假性动脉瘤是动脉损伤或感染导致动脉壁全层破裂，在血管周围软组织内形成血肿。随着手术及交通事故的增加，假性动脉瘤的发病率亦逐年增加。

1.病理 假性动脉瘤为一搏动性圆形或椭圆形包块，其包膜是由纤维结缔组织构成，损伤的动脉与假动脉瘤体有一瘘道相通。

假性动脉瘤形成过程分为四期：血肿形成期，血液凝固期；瘤体形成期及瘤体增大期。瘤体多发生在腹主动脉、髂动脉，盆腔较少见。

2.超声诊断

（1）瘤体为圆形或椭圆形搏动性包块，囊壁清晰。

（2）可见瘤体漩涡状血流。

（3）亦可见动静脉瘘五彩缤纷的血流频谱（彩图 5-10-42～5-10-44）。

九、妊娠子宫嵌顿

孕早期子宫约有11%～19%为后屈位，多数随着妊娠子宫的增大，在孕12周自然复位，升入腹腔。但可因各种原因如三度后屈子宫、粘连等使得妊娠子宫不能越出小骨盆形成嵌顿，嵌顿后可出现尿潴留、腹痛、出血、结局多为流产（彩图 5-10-45，彩图 5-10-46）。

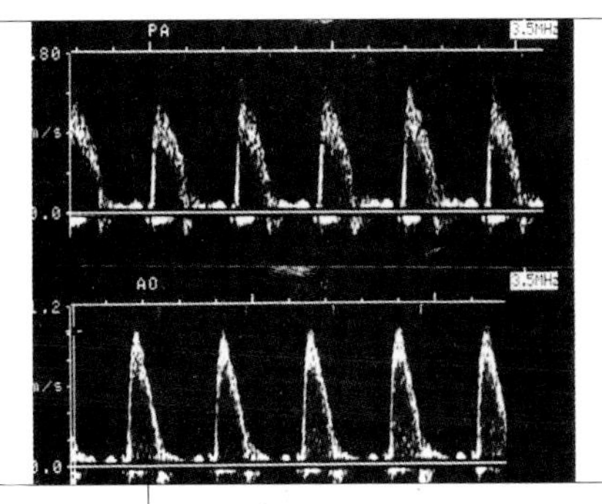

第六章

胎儿超声心动图检查

- 胎儿的心脏发育及血液循环特点
- 胎儿超声心动图检查的适应证
- 胎儿超声心动图常规检查方法
- 胎儿先天性心脏病的超声诊断
- 胎儿心律失常及其他异常的超声诊断

先天性心脏病是一种最常见的先天性畸形，在活产婴儿中发病率约为8‰。有些复杂而且严重的畸形将导致新生儿期的死亡，如果我们能够在胎儿时期正确地诊断和监护先天性心脏病，那么对于提高和促进我国的优生优育水平，对于及时地合适地治疗先天性心脏病，对于社会和人类都是极为有益的。

1970年，胎儿超声心动图以一崭新的领域被引入医学界，为我们打开了观察胎儿心脏的窗口，随着二维超声分辨率的提高和多普勒超声（包括彩色多普勒频谱）技术的进展，胎儿超声心动图（fetal echocardiography）已经能够很好地评价心脏结构和血流动力学的变化，诊断胎儿先天性心血管畸形，评价心功能以及各种类型的心律不齐和胎儿水肿。此外，观察有些药物对胎儿心血管系统的影响（如消炎痛治疗先兆早产中胎儿动脉导管的收缩），已被临床广泛应用。胎儿心脏超声已经发展成为高危妊娠监护的一个重要手段，受到妇产科、心血管科、新生儿科和放射科多方面的关注，并得到迅速而广泛地应用及推广，操作技术也越来越高精，作为一种对胎儿及母体均无创伤的检查方法，正日益受到医护人员及患者的欢迎。

第一节　胎儿的心脏发育及血液循环特点

一、心脏的发育

胚胎的血管系统发生较早，由中胚层的细胞发育而来，胚胎第二周末，原始血管先后由胚外中胚层及胚内中胚层发生，于第三周末胚体外和胚胎内的血管网彼此连接形成原始的心血管系统，最早的血液循环即由此开始。

原始心脏在人胚第三周近似为一条纵形管道，随着胚胎发育，心管出现几个膨大部，即心球、心室和心房。随之心球与前方的动脉干连接，心房尾侧形成膨大的静脉窦。心管的生长较快，其头尾两端分别为腮弓及横膈固定，呈弯曲性生长，形成一个像“U”型的球室袢。心球至心室的部分向腹侧及右侧突出（右转型心袢），心房静脉窦和动脉总干渐渐集中至心脏头侧。心房与心室连接处的通道称为房室管，在胚胎的第四周，心房、房室管、心室、动脉干开始左右分隔。

房室管处的心内膜生长出心内膜前垫及后垫，相对生长并靠拢愈合，将房室管分为左、右两部，继之向下生长形成二尖瓣和三尖瓣。同时，房间隔和室间隔亦分别发育形成，将心脏分隔为四个腔室。在心球及动脉干的内面生长发育出螺旋状的主动脉、肺动脉隔，将心球及动脉干分隔成主动脉通道及肺动脉通道。而动脉干囊部后壁发育的主肺动脉隔将主动脉及肺动脉分开，主动脉和肺动脉开口处的心内膜下组织发育形成半月瓣，至胚胎的第八周，心脏已基本发育形成。

在胚胎的心脏发育过程中，遗传和环境等致畸作用可造成心脏的发育不良及畸形，其最易受损的时间为第三周至第八周。

二、血液循环的特点

胎儿的营养供应、代谢产物的排除及气体交换是经过脐血管及胎盘与母体之间通过渗透方式进行的。由胎盘来的脐静脉血富含氧和营养物质，脐静脉进入胎儿体内，到肝脏下缘分成两支：一支流入肝血窦，经肝内代谢循环，由肝静脉汇集入下腔静脉；一支经静脉导管将大约60%的脐静脉血导入下腔静脉；与来自下半身的静脉血相混合，共同流入右心房。由于下腔静脉在右心房开口处正对着卵圆孔，致使来自下腔静脉的高含氧量的血大部分通过卵圆孔流入左心房。左心室射出的血通过升主动脉优先分布到冠状动脉、脑动脉、头颈部及上肢，只有少量流入降主动脉。由于胎儿的肺处于不张状态，右心室射出的血有90%以上通过肺动脉干及敞开的动脉导管到达降主动脉，只有不到10%的血到达肺部作为肺脏本身增长发育的血供。降主动脉的血液除少量供应躯干及下肢外，大部分经过髂内动脉分出的一对脐动脉到达血管阻力极低的胎盘，与母体血液进行物质交换。

胎儿这种在特定条件下的血液循环能保障高氧饱和度的血液供给心肌和脑，低氧饱和度的血回流至胎盘。如此特殊的血液循环主要是通过三个通道完成的：卵圆孔、静脉导管、动脉导管。这三条通道在出生后正常情况下均闭合，脐动脉退化成为脐侧韧带、脐静脉闭锁为肝圆韧带而静脉导管退化为静脉韧带。胎儿出生后，肺开始执行呼吸功能，肺阻力明显下降，肺静脉血回流增加，左心房压力高于右心房使卵圆孔瓣膜紧贴于第二隔上，在出生后的一年左右完全关闭。此时，左心系统压力明显高于右心系统，动脉导管内的血流方向转变为由左向右，高含氧量的动脉血及某些生物物质（如抗前列腺素物质）可引起动脉导管壁上的肌肉收缩导致动脉导管的关闭。

第二节 胎儿超声心动图检查的适应证

胎儿超声心动图检查的适应证可分为以下三个方面：

一、来自母体方面的因素

1.各种类型的糖尿病 尤其是在妊娠早期即为胰岛素依赖型而糖控制不满意者。最常见的为先天性心肌肥厚及心脏扩大，发生率可高达30%～50%。其胎儿畸形的发生率可为正常人群组的4～5倍，其中1/3为心血管畸形。常见为房间隔缺损，室间隔缺损，大动脉转位。

2.结缔组织疾病 如系统性红斑狼疮，RH溶血病、风湿性关节炎、斯耶格伦综合征。其先天性心脏病的发病率在系统性红斑狼疮中为25%～30%，斯耶格伦综合征中为40%，风湿性关节炎中为5%。其主要损害为胎儿心脏房室传导阻滞，这些疾病所产生的抗体可以通过胎盘损害胎儿的心脏传导系统。

3.病毒感染 妊娠初3个月内，早期某些病毒感染如风疹、弓形体感染、水痘、流感、流行性腮腺炎等，其胎儿先天性心脏病的发病率为10%左右。风疹病毒感染的先天性心血管疾病的发生率可高达35%，常见为肺动脉狭窄、动脉导管未闭。

4.致畸药物及射线 孕早期接受某些药物的治疗可导致心脏的畸形。如氧化锂可导致三尖瓣下移畸形，大伦丁可引起肺动脉及主动脉狭窄，三甲双酮会造成大动脉转位、法乐四联症及左心系统发育不全。

另外，某些药物对胎儿循环生理有影响。如某些抗高血压药可致心功能减低，前列腺素合成酶抑制剂可导致胎儿动脉导管收缩甚至关闭。

慢性酒精中毒的母亲，其胎儿中25%～30%患有“胎儿酒精综合征”，可伴有先天性心脏病，常见为室间隔缺损、房间隔缺损、动脉导管未闭。

过量的X线、同位素、辐射亦为致畸因素，可引起不同类型的先天性心脏畸形及胎儿生长受阻。

5.高龄孕妇及不正常妊娠史 孕发年龄大于35岁，其胎儿染色体异常发生率增高，先天性心脏病的发生率也随之增高。羊水过多、羊水过少、单脐动脉，均可合并有先天性心脏畸形。既往史中有不正常妊娠史，如流产、胎死宫内均为胎儿超声心动图检查指征。羊水过多，常见于胃肠道闭锁；羊水过少，可因肾脏发育不全引起，均可合并心血管畸形。

二、来自胎儿方面的因素

1.常规超声检查发现胎儿心脏可疑异常　根据我们数年来对胎儿先天性心脏病的统计，其中85%的患者因为在常规超声中发现"四腔心异常"而转来进行系统胎儿超声心动图检查，所以我们认为在18周左右的常规超声检查是十分重要的。

2.某些器官的畸形与先天性心脏病有较大关联　脑积水、食道闭锁、十二指肠闭锁、空肠闭锁、脐突出、胃肠膨出、肾脏发育不全、膈疝。

3.染色体异常　染色体异常的胎儿中先天性心脏病的发病率很高。在常染色体21-三倍体（唐氏综合征），其发生率为50%，常见为房室通道，房间隔及（或）室间隔缺损。在常染色体13-三倍体中先天性心脏畸形可高达84%，而常染色体18-三倍体中可高达99%，XO综合征（泰勒综合征）常合并左心系统的畸形。其他遗传基因缺陷疾病如农内综合征，常合并有肺动脉狭窄、房间隔缺损、动脉导管未闭。威廉斯综合征常合并主动脉及肺动脉瓣上的狭窄。迪-乔治综合征可伴主动脉弓异常、室间隔缺损、动脉导管未闭。

4.胎儿心律失常　胎儿心律失常包括心率过缓（心率低于100/min）、心率过速（心率高于200/min）和心律不齐。以上三种情形均为胎儿超声心动图检查的适应证。胎儿超声心动图可以区别各种类型的心律失常，了解心脏功能，排除心脏结构异常以及随访观察。

5.胎儿水肿　胎儿水肿的定义为胎儿皮下、体腔（胸、腹腔）积液。非免疫问题引起的胎儿水肿可因心脏畸形或心功能不全引起。母体与胎儿血型不合引起的溶血性贫血，可造成继发性的血容量增加，心脏功能超负荷，引起胎儿心功能不全而致胎儿水肿。

三、先天性心脏病的家族史

家庭史包括父母亲本身为先天性心脏病患者；家庭中已有其他子女患先天性心脏病；较近的旁系亲属中患先天性心脏病。在此组病人中，先天性心脏病的发生率为3%～5%。值得注意的是，在家庭中已有子女患左心系统阻塞性疾病时，其同胞的发病率明显上升（至15%），并仍以左心系统缺陷为多见。

第三节　胎儿超声心动图常规检查方法

胎儿超声心动图检查可在妊娠16周进行，20周至22周时容易获得最满意的图像。一般情况下，一个完整的胎儿超声心动图检查约需30～40分钟，其中包括：二维超声心动图；M型超声；多普勒超声（包括彩色多普勒）。在满足穿透力的情况下，尽可能地选用高频率探头，以取得较高的分辨率。在大多数的情况下，5MHz的中程聚焦探头可取得满意的图像。

一、二维超声心动图检查

对于心脏的检查，我们提倡使用节段分析法，利用此法一步步地检查心脏，对诊断先天性心脏病非常有用。这个步骤包括序列地确定心尖的位置、心房位置、心房心室的连接、大血管的连接以及心脏周围动静脉血管的连接状态。完整的胎儿超声心动图检查应包括：a.腹部横观及冠状观，以确立心房、腹部的对应关系；b.胸腔横观，以确定心脏的方位，心尖的位置及心胸比例；c.四腔观，以明确心房、心室方位和关系，判断心腔间隔、房室瓣的情况；d.左、右心室流出道的长短轴观；e.主动脉及动脉导管的观察；f.静脉的连接。

1.腹部降主动脉及下腔静脉的横观和冠状观　此项检查对确定胎儿的左右大有帮助。主动脉位于脊柱的左方，有搏动感。下腔静脉位于脊柱右方，与主动脉相比略偏前。超声可清晰地显示胃泡位于左上腹部，心脏的下方。当胎儿内脏反位时，上述结构可改变。

2.胸腔横观　我们用心脏面积与胸腔面积的比值来表示（心脏面积/胸腔面积）胎儿心脏大小，其比值为0.25～0.33（图6-3-1）。心脏底部位于胸腔的中后部，心尖朝向左方。由于胎儿肝脏较大，使膈肌上抬，心脏更呈水平位，右心室更多地靠近胸前壁。

3.四腔观　探头与胎儿脊柱平行，先进行纵向扫查，在心脏平面处做90°的角度旋转，一般均可取得满意的心脏四腔观。根据胎儿体位的不同，可为心尖四腔观，也可为胸骨旁长轴四腔观（图6-3-2）。

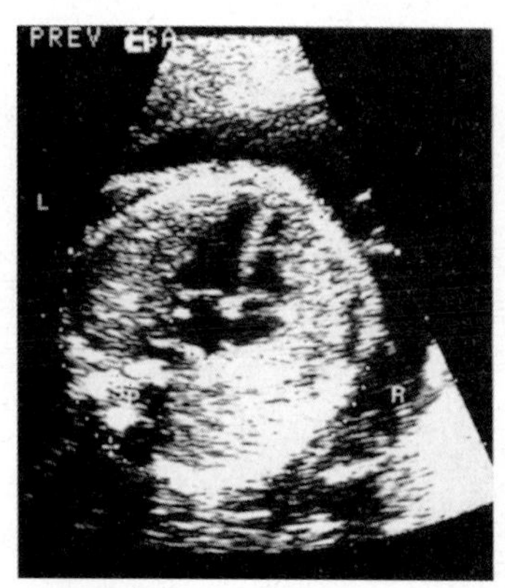

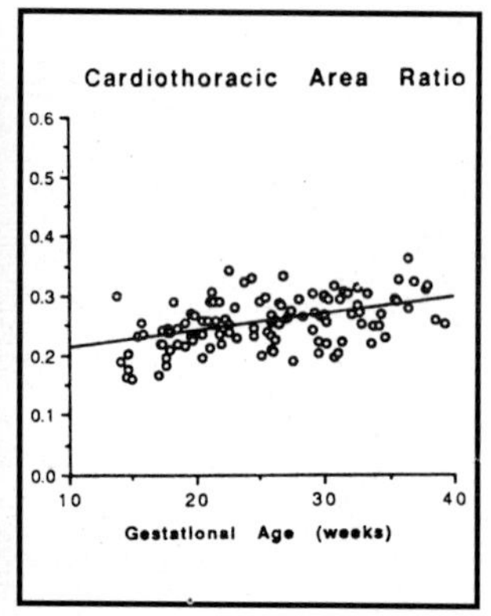

左图，孕22周胎儿胸腔四腔水平横观。胎儿为右枕前位，脊柱位于10点的位置。此图显示了心脏在胸腔中的位置，并显示了心脏面积与胸腔面积比值为0.25

右图，为正常胎儿的心胸面积比值

图6-3-1 正常胎儿胸腔横观

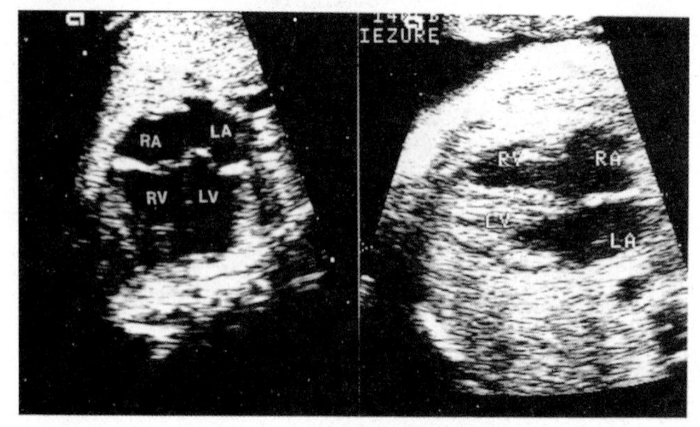

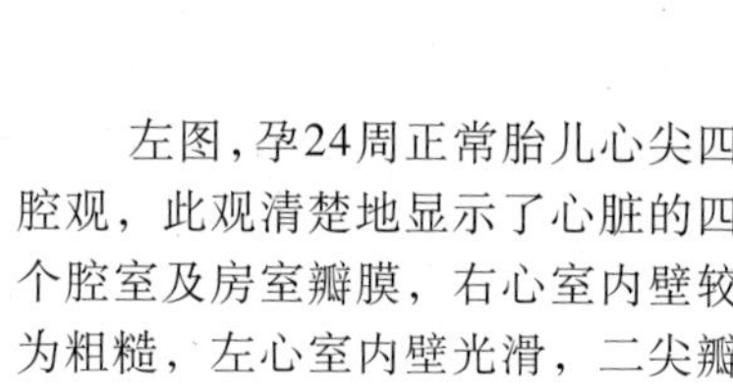

左图，孕24周正常胎儿心尖四腔观，此观清楚地显示了心脏的四个腔室及房室瓣膜，右心室内壁较为粗糙，左心室内壁光滑，二尖瓣略接近心底部

右图，为胸骨旁长轴四腔观

LA-左心房 RA-右心室

LV-左心室 RV-右心室

图6-3-2 正常胎儿四腔观

标准的四腔观可清楚地显示心脏的四个腔室及左、右房室瓣膜。透声窗较好的情况下，可显示左右肺静脉连接与左心房，左心房的后方可见降主动脉的横断面。在右位动脉弓时，降主动脉可稍偏向中线的右侧（脊柱的右前方），左、右心房大小大致相等，心房之间有心房间隔，卵圆孔为胎儿期心房间隔的通道，卵圆孔瓣膜向左心房飘动。左房室之间为二尖瓣，右房室之间的三尖瓣的附着点比二尖瓣略低（更接近心尖部）。左右心室大小基本相等，左心室内壁较为光滑，可见双组乳头肌附着于左室壁。在妊娠中期，有时可见增强的回声点附着于乳头肌腱索之上，在妊娠晚期则缩小或消失，所以可视此为正常。右心室腔呈三角形，内壁较粗糙，可见调节束(moderator band)，一端附着于室间隔的中下1/3，另一端附着于右心室壁心尖部。

四腔观是比较容易也是比较重要的切面，此观可显示大部分的心脏结构，可诊断或排除十几种常见的心脏畸形，如左心室或右心室的发育不全、房室瓣膜闭锁、三尖瓣下移、大的房室间隔缺损、心脏肿瘤、先天性心肌肥厚等。

4.左心室流出道观 以心尖四腔观为基准，探头向胎儿头部前侧倾斜，如从胸骨旁长轴四腔观开始，则探头向胎儿右肩部旋转30°，探头扫查平面倾斜于心室前壁，可显示升主动脉，其前壁与室间隔相连续，其后壁与二尖瓣前叶通过纤维组织延续（图6-3-3）。与此呈对比的是，肺动脉与三尖瓣之间则为突出的肌性圆锥，在某些先天性心脏病的诊断中，以上特点为鉴别诊断之要点。探头如继续向胎儿前体倾斜，可显示出肺动脉。主动脉与肺动脉的关系可描述为肺动脉在主动脉的左前方，其起始部与主动脉呈“十字交叉”状，此交叉及位置关系是排除各种类型的大动脉转位的要点。

5.右心室流出道观 以四腔观为基准，探头稍稍移向胎儿头部并向胎儿左前侧旋转45°～50°，可显示出大动脉短轴右心室流出道观（图6-3-4）。此观见主动脉横断面位于中央呈圆形结构，内可见主动脉瓣的回声。围绕着主动脉由右向左为右心房、三尖瓣、右心室、右心室流出道、肺动脉、左右肺动脉及动脉导管。肺动脉内径大于主动脉的内径约20%。右肺动脉位于左心房的

后方，左肺动脉向左后方伸展，与右肺动脉呈近90°角。动脉导管一般垂直延续于肺动脉主干，与降主动脉相通，其内径与降主动脉基本相似。

6.动脉导管弓与主动脉弓观　将探头与胎儿的长轴平行，寻求前腹正中观（脊柱位于图像的基底部）或后背正中观（脊柱位于图像的上部），将探头稍向左移，可显示出降主动脉、腹主动脉。以此作为基准，将探头向头侧移动寻求主动脉弓及升主动脉。主动脉弓的形状类似“拐杖把”状，弯曲度较大起源于升主动脉。主动脉弓可见三支头臂动脉发出，而动脉导管弓呈直角形，有些作者形容为“曲棍球杆”状，位于主动脉弓下方，其起始于肺动脉（图6-3-5）。此两弓非常接近，如由动脉导管弓探测主动脉弓，多将探头轻度向胎儿头部及右侧移动，进行小角度扫描一般均可获得主动脉弓的图像。

7.静脉的连接　以动脉弓观为基准，探头平行移向胎儿右侧，可显示上下腔静脉与右心房之间的关系。下腔静脉的内径略大于上腔静脉，肝静脉在下腔静脉进入右心房前与其汇合。肺静脉在胎儿心脏超声中较难显示，但在图像清晰时可见左、右肺静脉分别在左、右两侧与左心房底部相连（图6-3-6）。

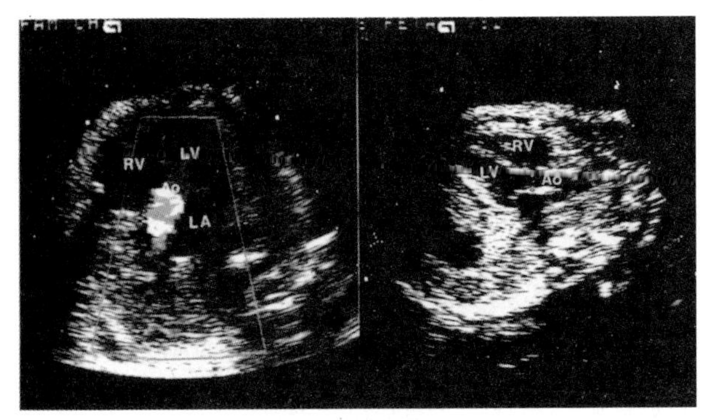

图6-3-3　正常胎儿左心室流出道观

左图，为正常24周胎儿心尖部左心室流出道观

右图，胸骨旁长轴左室流出道观。此观显示了主动脉与左心室及二尖瓣的关系。主动脉前壁与室间隔相连续，其后壁与二尖瓣前叶相连续

LA-左心房　LV-左心室
RV-右心室　AO-主动脉

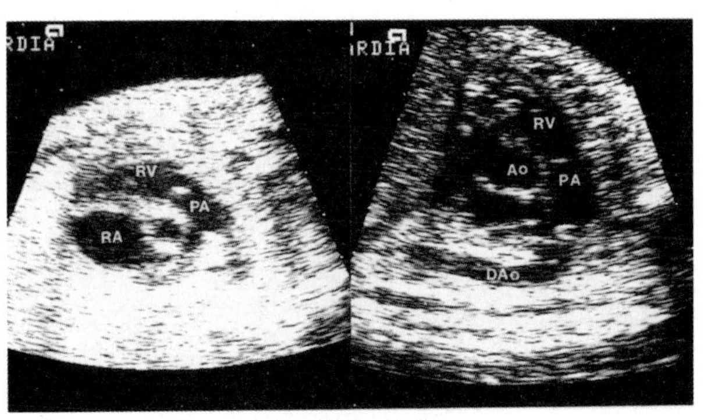

图6-3-4　正常胎儿右心室流出道观

RA-右心房　RV-右心室
PA-肺动脉　DAO-降主动脉

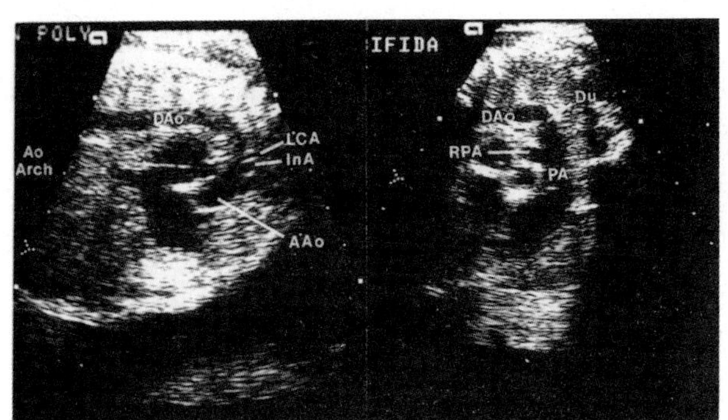

图6-3-5　正常胎儿动脉导管弓与主动脉弓观

左图，为正常32周胎儿主动脉弓观

右图，为同一胎儿动脉导管弓观

AAO-升主动脉　DAO-降主动脉　INA-无名动脉　LCA-左颈总动脉　PA-肺动脉　RPA-右肺动脉　DU-动脉导管

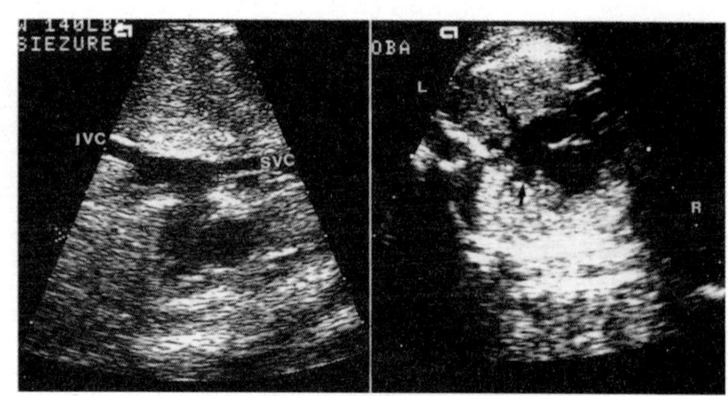

左图，为正常30周胎儿的腔静脉观，上腔静脉与下腔静脉分别由上下方与右心房相通

右图，为胎儿心尖四腔观，显示了右肺静脉和左肺静脉（黑箭头所指处）与左心房底部相连

SVC- 上腔静脉

IVC- 下腔静脉

图 6-3-6 正常胎儿腔静脉观

二、M 型超声心动图

M型超声心动图是通过时间活动曲线来观察心脏的活动。取样线通过二维超声的指导，穿过心脏不同的切面进行扫描检查。在胎儿心脏超声检查中多用于探测及分辨胎儿心律不齐，测量心腔腔室及大血管内径，计算心室缩短分数，观察心脏的活动。

M型超声心动图还多用于测量心脏腔室及大血管内径。在测量心室内径时，我们多采用乳头肌水平双心室短轴观，取样线垂直穿过双心室，可以记录下右心室壁、室间隔、左心室壁的活动，以此测量心室壁及室间隔的厚度、心室腔的收缩期及舒张期内径（图6-3-7）。心室壁及室间隔的肥厚可见于母体为糖尿病的患者，双胎自体输血综合征的胎儿（血容量增加而致长期心脏超负荷），及某些先天性心脏疾患。胎儿不易同时获得满意的心电图作为测量的指导时，我们取心室舒张期的最大内径作为舒张期内径，收缩期内径则取心室壁向心收缩的尖峰点与室间隔的垂直连线。虽然胎儿期右心系统占优势，但心室间隔的活动仍与左心室同步。心脏缩短分数的正常范围是0.28～0.38，其计算公式为：

$$缩短分数=\frac{舒张期内径-收缩期内径}{舒张期内径}\times 100\%$$

M 型超声也可用于心包积液的探测及测量。

三、多普勒超声

多普勒对血流动力学的探测十分有效，脉冲多普勒（PW）用于血流动力学改变的定位检查，连续多普勒（CW）多用在探查高流速的血流（如动脉导管收缩，严重的瓣膜狭窄或关闭不全）。彩色多普勒对于异常血流的显示十分敏感，在胎儿超声心动图检查中是很有帮助的。

1.二尖瓣及三尖瓣血流 胎儿二尖瓣及三尖瓣的多普勒频谱为双峰呈M型（心室舒张期）。第一峰（e峰）为舒张早期心室快速充盈而形成；第二峰（a峰）为心房收缩而造成（图6-3-8）。与成人不同的是其第二峰大于第一峰，大多数学者认为其原因是胎儿心脏的顺应性较低。其a与e的比值（a/e）随着妊娠期的推移而减低，但始终大于1。三尖瓣的血流速度亦大于二尖瓣，其流量也大于二尖瓣，从而进一步证实了胎儿的右心系统占优势。若在心收缩期有血流返射回心房，则表示

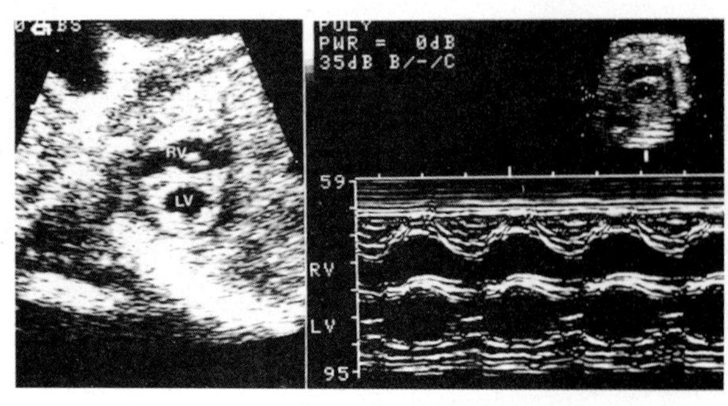

取样线垂直穿过双心室，较好地显示室间隔的厚度、心室壁的厚度及活动情况

RV-右心室 LV-左心室

图 6-3-7 正常胎儿 M 型超声心动图

有瓣膜回流，这种回流速度高且为湍流，回流的严重程度可影响到预后。

2.主动脉及肺动脉血流　主动脉及肺动脉的多普勒频谱显示为收缩期的收缩上升单峰层流（图6-3-9），主动脉血流速度大于肺动脉，但频谱窄，可能与主动脉内径小于肺动脉有关。肺动脉血流频谱还显示峰值上升支快于主动脉。

3.下腔静脉及肺静脉　下腔静脉显示为血流朝向心房的双相频谱（具体形态及代表意义见图6-3-10），心房收缩期可见短暂的返流。当严重的三尖瓣返流时，右心室后负荷过重及胎儿水肿时，此返流波明显增大，常提示右心功能不全。肺静脉的多普勒图形与下腔静脉类似，其形成及意义亦与下腔静脉相同（图6-3-11）。

4.主动脉弓及动脉导管弓　两弓的多普勒频谱形态相似，均为收缩期的高速血流及舒张期的低速血流（图6-3-12）。但是，动脉导管的收缩期血流总是高于主动脉弓，舒张期血流动脉导管呈波峰状而主动脉弓呈平缓状。正常情况下，其血流搏动指数（PI）高于1.9。动脉导管血流搏动指数的降低提示动脉导管的收缩。

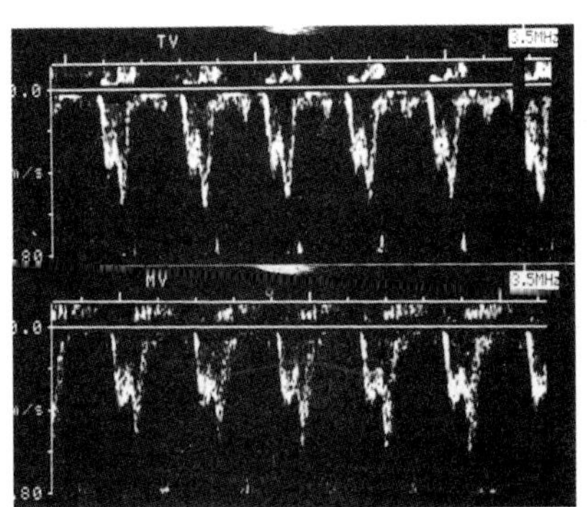

正常24周胎儿，二尖瓣与三尖瓣的多普勒血流频谱。双图均显示A峰大于E峰

TV-三尖瓣　MV-二尖瓣

图6-3-8　正常胎儿多普勒血流频谱

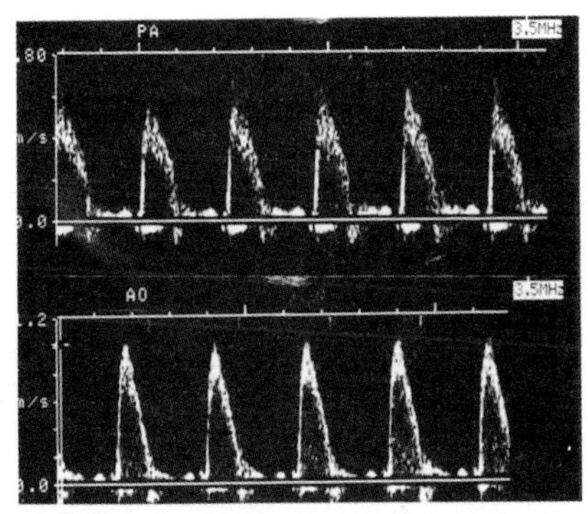

正常22周胎儿，主动脉与肺动脉多普勒血流频谱。主动脉流速大于肺动脉，但频谱较窄

AO-主动脉　PA-肺动脉

图6-3-9　正常胎儿多普勒血流频谱

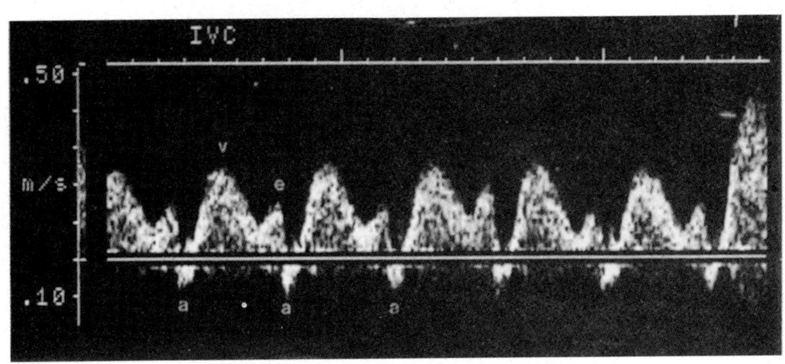

正常20周胎儿,下腔静脉多普勒血流频谱。其v峰高大，代表着心脏的收缩期，下腔静脉血流快速入右心房。e峰较小，代表着心脏舒张期，其时期与房室瓣的E峰相等。A峰为一负相血流，其形成原理为心房收缩血流倒向下腔静脉所致，其时相与房室瓣的A峰相同

图6-3-10　正常胎儿多普勒血流频谱

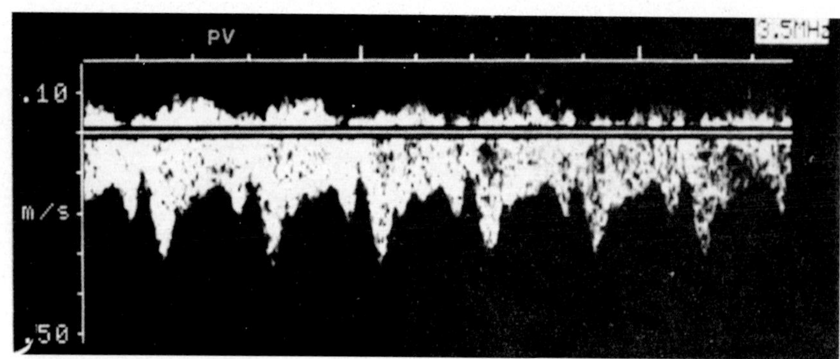

图 6-3-11 正常胎儿多普勒血流频谱

正常 27 周胎儿,肺静脉血流频谱。其形成及其意义与下腔静脉大致相同

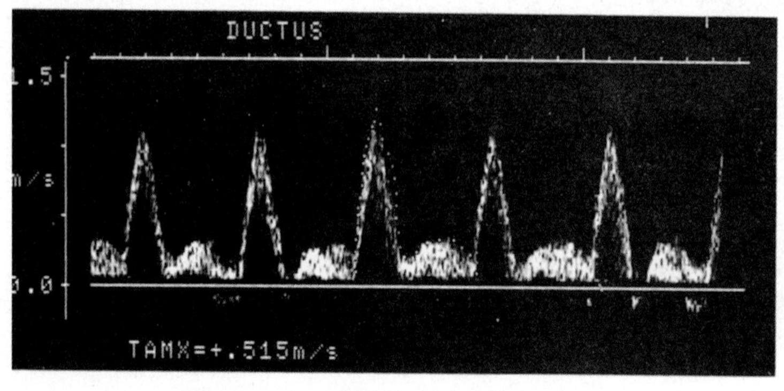

图 6-3-12 正常胎儿多普勒血流频谱

正常 32 周胎儿,动脉导管血流频谱。动脉导管血流速度最高，并可见舒张期的低速波峰状血流

第四节 胎儿先天性心脏病的超声诊断

由于胎儿时期血流动力学的不同，卵圆孔及动脉导管水平的分流使左、右心血液动力学呈平行关系。一侧心脏的阻塞常引起对侧心脏的代偿性扩大，因此，心脏所对应的各腔室及大血管不对称是胎儿心脏解剖及血液动力学异常的可靠信号。由此而运用仔细地节段诊断法进一步探测及鉴别诊断，对胎儿先天性心脏病的及时发现和诊断是十分重要的。

先天性心血管异常可分类为：a.右心系统异常：如右心室发育不全、三尖瓣或肺动脉狭窄或闭锁。b.左心系统异常：如左心室发育不全、二尖瓣或主动脉瓣狭窄或闭锁、主动脉弓缩窄。c.影响心脏分隔而产生的异常分流：如房间隔或室间隔缺损、房室共道。d.大动脉及锥干异常：如大动脉转位、右心室双出口、法乐四联症、永存动脉干。

一、右心畸形

1.肺动脉狭窄及肺动脉闭锁 在胎儿时期，因为不存在肺泡的呼吸活动,肺泡未能得以扩展，肺组织处于高阻力状态，与右心室之间不存在着压力阶差，即使在肺动脉狭窄的情况下也不出现肺动脉内的高速血流,所以给诊断带来一定困难。在肺动脉瓣环或主肺动脉狭窄的情况下，肺动脉瓣或主肺动脉内径明显小于正常，有时可见狭窄后的局部扩张。清晰的二维图下测量肺动脉瓣环或主肺动脉的内径并与正常标准值相对比对诊断有很大的意义（图 6-4-1)。虽然探测不到高流速的血流，但脉冲和彩色多普勒频谱可显示出湍流的迹象。严重的肺动脉瓣狭窄可引起相应的形态学改变如右心室肥厚、三尖瓣返流，亦可引起不同程度的右心室和三尖瓣发育不良。

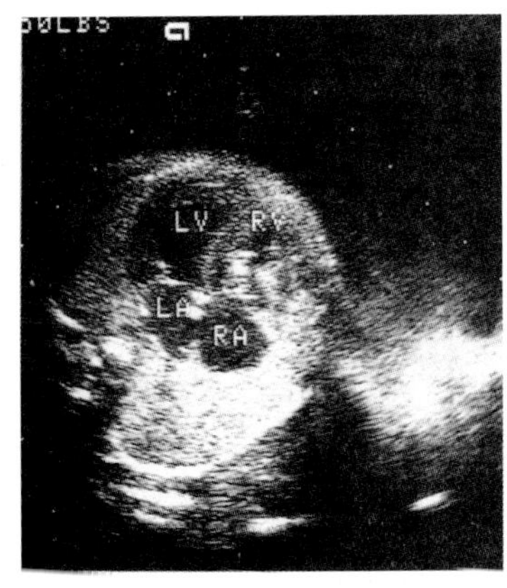

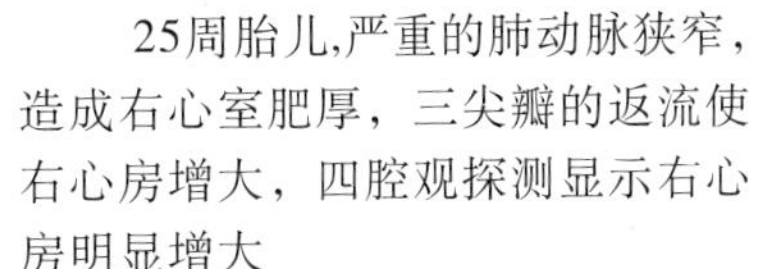
25周胎儿,严重的肺动脉狭窄,造成右心室肥厚,三尖瓣的返流使右心房增大,四腔观探测显示右心房明显增大
RV-右心室 LV-左心室
RA-右心房 LA-左心房

图6-4-1 严重的肺动脉狭窄

单纯的肺动脉瓣狭窄（瓣环及主肺动脉内径正常时）比较难以诊断，因超声仪器的分辨率有限，对瓣膜的细小结构显示不满意，即往的经验认为在胎儿期的诊断是不可能的。根据我们的经验，检查者如能从多角度进行脉冲和彩色多普勒的检测，仍可发现在瓣膜上方较局限的区域内，彩色多普勒显示为小多色彩区，而脉冲多普勒频谱为流速并不明显增加的湍流。

在肺动脉闭锁的情况下，左、右心室大小不对称，主肺动脉显示不清，探测不到右心室流出道血流。左、右肺动脉多明显小于正常，彩色多普勒可显示由动脉导管回灌入肺动脉的血流。

2.三尖瓣狭窄及关闭不全 此处所讨论的为三尖瓣本身发育异常。三尖瓣狭窄的结果可导致右心发育不良，并常可见伴左心扩大及室间隔缺损。三尖瓣关闭不全所致的三尖瓣返流其结果可以导致右心房甚至右半心的扩大。四腔心及胸骨旁大动脉短轴观可以清楚地显示三尖瓣的形态、大小、附着位置及活动的状况。其附着位置是与三尖瓣埃勃斯坦畸形相鉴别的要点。彩色多普勒对诊断有很大的帮助，尤其是显示返流的程度。正常胎儿可以存在极少量的三尖瓣返流，可视为生理性的，应与三尖瓣发育不良所致的返流相区别。

3.三尖瓣闭锁 三尖瓣闭锁可以是无孔的三尖瓣，也可以是右心房与右心室之间三尖瓣组织缺失。右心房的血液通过卵圆孔流入左心房，左心室承担全心的输出负荷，左心相对增大。常伴有室间隔缺损、肺动脉狭窄、大动脉转位等其他畸形，室间隔的缺损使左室和残存的右室流出道相通（图6-4-2)。胎儿四腔观为最佳观察切面，可见右心房和右心室之间无正常连通，无正常瓣膜结构，亦无瓣膜开闭活动。右心室明显发育不良，彩色多普勒控测不到右心房到右心室之间的血流。由于常合并有其他畸形，所以应仔细探测流出道，做出完整诊断。

4.三尖瓣埃勃斯坦畸形 三尖瓣下移至右心室，多为隔瓣叶及后瓣叶下移，附着于室间隔及右心室前壁，隔叶多见发育不良甚至缺失。由于瓣叶下移，右心室被分为两个腔，下移瓣膜以上

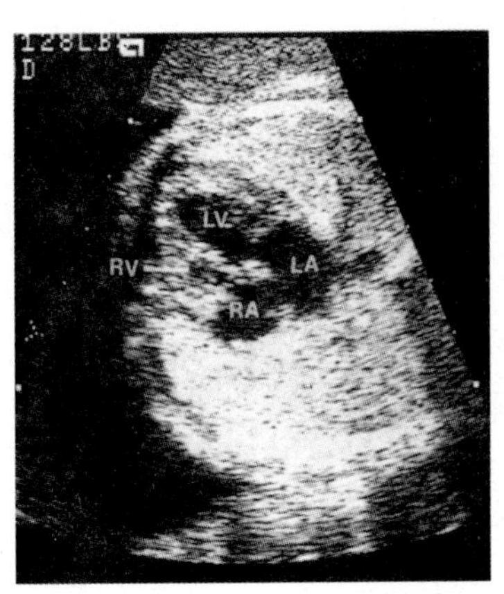

26周胎儿
RA-右心房 RV-右心室
LA-左心房 LV-左心室

图6-4-2 三尖瓣闭锁及右心室发育不良

的右心室腔与右心房融合，为房化的右心室，其壁薄。而瓣膜以下至心尖部的右心室，为功能性右心室。瓣叶下移的同时，可有狭窄和关闭不全(图6-4-3)。它可引起功能性右心室发育不良并可伴有肺动脉狭窄。一般认为，右心室流出道发育不全是继发于三尖瓣畸形所致的右心室流出道受限。如果畸形严重，可以造成巨大的右心房，并可早在中期妊娠出现。极度增大的右心房使肺组织移位并引起肺组织发育不全。但是，有些相对无症状的三尖瓣埃勃斯坦畸形病例，其症状直到晚年才出现。胎儿三尖瓣埃勃斯坦畸形的诊断并不困难，四腔观可以清晰地显示各腔室的大小及隔叶附着点，胸骨旁大动脉短轴观亦有助于诊断。

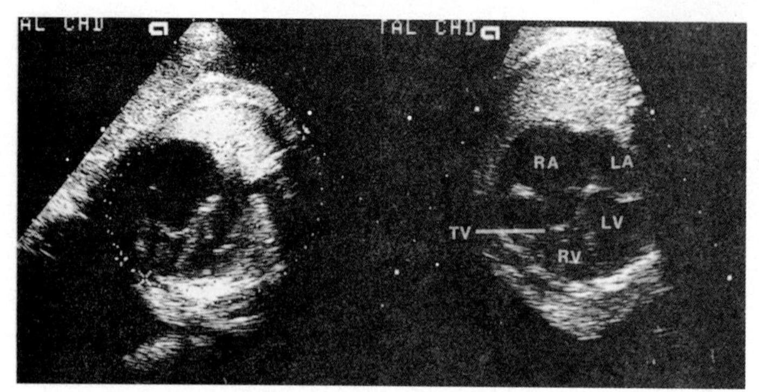

32周胎儿

左图，为由于右心房扩大而致的心胸比值增大（0.5）

右图，为四腔心观示右心房显著扩大，三尖瓣膈叶下移发育不良，前叶冗长

RA-右心房 RV-右心室

TV 三尖瓣

图 6-4-3 三尖瓣下移畸形

二、左心畸形

左半心先天性病变可为单一病变，但多见左心多种病变复合存在。这些畸形在四腔观上表现为心腔大小不对称，右心结构增大，左心发育不全（极少数例外）。最严重的病例表现为左心发育不良综合征。有些报道指出，晚期妊娠出现的严重心腔大小不对称并不伴有严重的先天性心脏病，但是，中期妊娠（4～6个月）时就出现的心腔大小不对称几乎总由先天性心脏病引起。

1.主动脉缩窄 胎儿主动脉缩窄表现为左心房、左心室、主动脉相对发育不全和右心房、右心室、肺动脉相对增大。其弓状结构发育特殊，表现为横弓发育不良（图6-4-4），动脉分支间距增加，动脉导管和主肺动脉增粗。发现以上征象可疑诊为主动脉缩窄，但有时在胎儿出生后才能证实。有些作者指出了心脏左右两侧大小不对称在诊断中的重要性，但不是特异性表现。主动脉缩窄常伴有其他左半心的病变，最常见的为主动脉瓣的双瓣叶畸形（可合并或不合并有主动脉瓣狭窄），当左心室变小时，要注意排除二尖瓣狭窄或瓣叶的畸形（如降落伞样二尖瓣）。

一般认为要做出在胎儿时期的主动脉缩窄的诊断是十分困难的。大部分的主动脉缩窄位于主动脉的峡部（左锁骨下动脉与动脉导管之间），胎心时期，左心室通过主动脉射出的血液供应升主

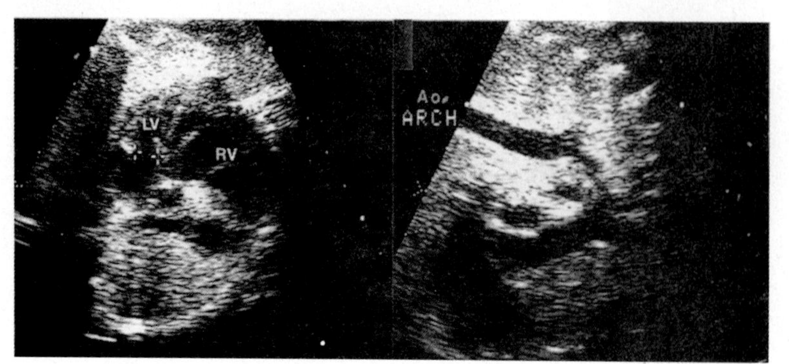

36周胎儿

左图，显示了心脏左右两侧不对称，右侧明显大于左侧

右图，显示了主动脉横弓发育不良，峡部直径仅为2mm

RV-右心室 LV-左心室

AOARCH-主动脉弓

图 6-4-4 主动脉缩窄

动脉及头臂分支，降主动脉的血则由动脉导管供应，主动脉缩窄并不影响胎儿时期的血循环。在胎儿时期及新生儿动脉导管未闭时，多普勒对主动脉缩窄的诊断帮助不大，也许有时在主动脉的峡部可见舒张期的血流速度增加。根据多年的临床经验，我们认为以下几点可作为诊断参考，首先要对主动脉弓进行多角度的扫描，测量主动脉弓各段的内径，尤其是主动脉弓峡部。近足月胎儿的主动脉弓峡部内径应大于3.0mm，中期妊娠时因心血管内径小，不易测量，且无正常值做以比较，所以我们可用左锁骨下动脉作为对比，如峡部直径大于或等于左锁骨下动脉，则基本排除主动脉缩窄的诊断。观察主动脉弓的形态亦有助于诊断，主动脉弓正常呈柔和的弯曲，像反写的"C"字形。在主动脉缩窄时，其弯曲度变小并僵直。测量胎儿左心室的长径及二尖瓣瓣环的直径亦有助于诊断，在此两径基本正常的情况下，一般可提供比较乐观的信息。

2.左心发育不良综合征 当左心发育不良综合征伴有主动脉瓣闭锁、二尖瓣闭锁，代偿性的右心室、三尖瓣、肺动脉瓣、主肺动脉和动脉导管的增大时，此时左、右心比例可表现为极端的不对称（图6-4-5）。在发育不全的升主动脉内倒流的血液来自动脉导管，这是冠状动脉血供的唯一来源。因此，身体上、下部的血液均经由动脉导管来自右心室。主动脉内的倒流血液是胎儿体循环导管依赖型先天性心脏病的必需条件。此病在胎儿时期诊断并不困难，超声可见左心房、左心室均明显小于正常，当有二尖瓣闭锁时，在二尖瓣位置显示为增强的纤维回声，但无瓣膜的开闭活动。主动脉明显小于正常，在主动脉瓣闭锁的病例，有时升主动脉难以显像，而右心房、右心室明显大于正常，三尖瓣的血流量明显高于正常，肺静脉比正常胎儿更易显示，并呈轻度扩张。在角度较好，图像清晰的情况下，可见左心房经卵圆孔至右心房的血流（正常情况下应为右心房至左心房的分流）。主动脉弓亦发育不良，多普勒可显示自动脉导管倒流入主动脉内的血流。

3.主动脉狭窄 作为一个孤立的病变，胎儿的主动脉狭窄导致右心扩大，右心室泵出大部分的胎心血流。胎儿主动脉狭窄的诊断条件与严重新生儿主动脉狭窄的诊断条件相同，即瓣膜异常、瓣口阻塞的多普勒征象，右心室扩大、升主动脉狭窄后扩张和左心室乳头肌回声增强。明显的二尖瓣返流是一个不好的信号，可能会引起左室和右心房的严重扩大（图6-4-6），以及卵圆孔的提前关闭。

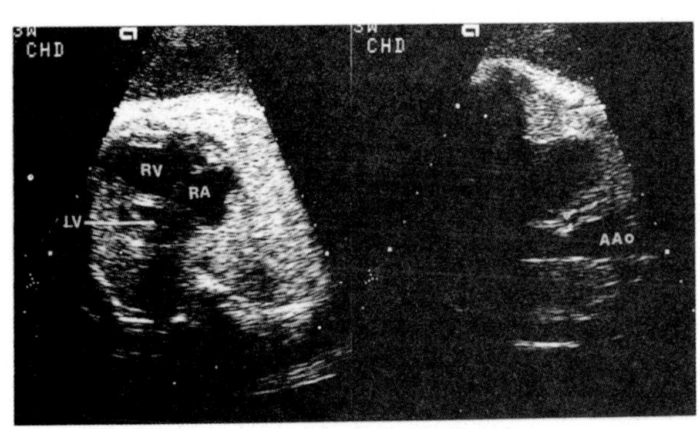

胎儿升主动脉直径2mm，左心室严重发育不良

RA-右心房 RV-右心室

LV-左心室 AAO-升主动脉

图6-4-5 左心发育不良综合征

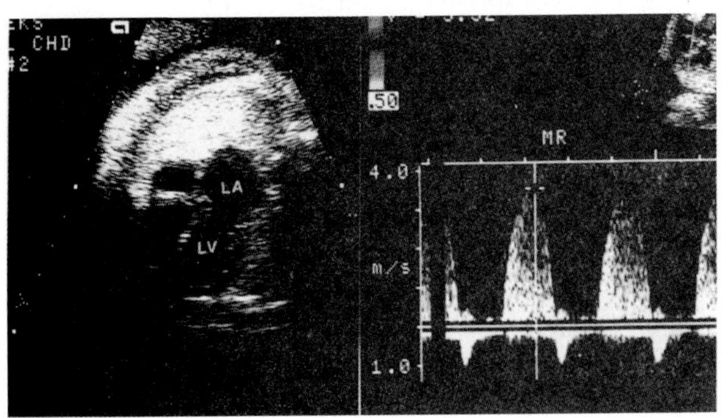

28周胎儿

左图，显示由于二尖瓣返流而致左房、左室增大

右图，为连续多普勒测得的二尖瓣返流，速度为4m/s

LV-左心室 LA-左心房

MR-二尖瓣返流

图6-4-6 严重的主动脉狭窄合并重度二尖瓣返流

三、间隔缺损

间隔缺损可发生在几个不同的间隔水平，亦可有多发性缺损。房间隔水平有：原发孔、继发孔、静脉窦。室间隔不平有：膜周部、肌部、流入道间隔、流出道间隔、主肺动脉间隔（亦称为漏斗部间隔，其分隔主动脉和肺动脉及其瓣膜）。目前，对宫内间隔缺损诊断的准确性尚需做进一部的研究。但一般认为，即使做胎儿超声心动图检查，仍有许多小的甚至大的缺损漏诊。

1.房间隔缺损 宫内超声心动图检查通常不下房间隔缺损的诊断，特别是继发孔型房间隔缺损。在卵圆孔部位如果看不到正常胎儿常有的膨向左心房的继发房间隔膨出瘤，可提示卵圆孔房间隔缺损。但是，没有上述征象仍有卵圆孔房间隔缺损的可能，因此，胎儿超声心动图不是发现这种缺损的可靠方法。

2.室间隔缺损 单发的室间隔缺损造成心室间交通，引起出生后的左向右的分流。室间隔缺损亦可作为复杂畸形的一部分，如法乐四联症。室间隔缺损亦可与其他先天性心脏病并发，如患有房室通道的新生儿可同时有肌部的室间隔缺损。

单发性的室间隔缺损不论是膜周部、流入道、肌部或是流出道室间隔缺损，胎儿超声心动图检查都有可能漏诊。由于有粗大的动脉导管，胎儿循环的左、右心室收缩压基本相等，所以，几乎没有使血液经室间隔缺损分流的压力阶差。除非有流出道阻塞并存，否则，单发性室间隔缺损不会出现心房和心室的大小不对称。肌部和膜周部小缺损是最常见的先天性心脏缺损，也最易在超声心动图检查时漏诊。如果缺损较大，延伸到一个以上的部位，常规的胎儿心脏超声就可以发现（图6-4-7），而分流通常是在收缩期由左向右，而在舒张期由右向左。

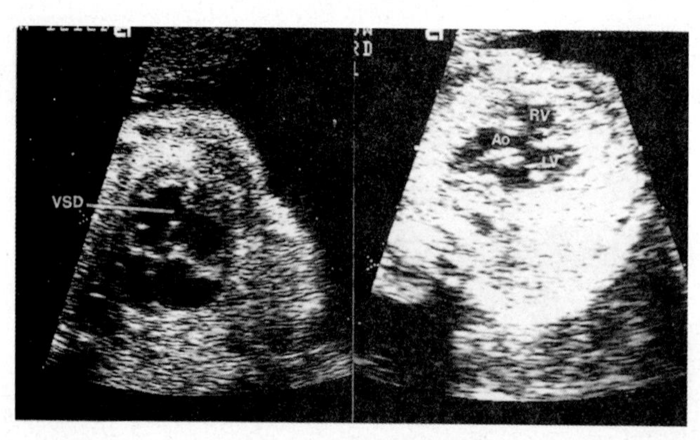

左图，为26周胎儿，大型肌部室间隔缺损

右图，为另一20周胎儿，室间隔嵴部（黑箭头所指处）缺损

RV-右心室　LV-左心室

AO-主动脉　VSD-室间隔缺损

图6-4-7 **室间隔缺损**

3.房室管畸形 又称为心内膜垫缺损，最常发生于先天性愚型综合征。根据房室管畸形的范围和大小，房室管畸形分为两种类型：部分型和完全型。这种异常是低位房间隔和心室流入道间隔缺损，称之为“心脏的心脏”缺损。心室间隔的结构取决于附着在室间隔的瓣叶的腱索的数量和密度，如果有瓣叶附着于间隔上，从而排除了心室间交通的可能性。其缺损为部分型即不完全型。如果只有少数或根本没有瓣组织附着于室间隔顶端，则为完全型。在这种情况下，两心室共用一个房室瓣，取代了正常的二尖瓣和三尖瓣，这种瓣膜的结构异常在胎儿超声心动图上表现为间隔缺损和瓣膜的位置及运动异常（图6-4-8）。有些病例，彩色多普勒检查可见瓣膜返流，严重的返流可能会导致胎儿水肿甚至宫内死亡。

有些对位不良的房室管畸形常引起左心室发育不良和右室扩大，并可伴有右室双出口或大动脉转位。

脏器位置异常如左心房异构（多脾综合征），常合并有部分型和完全型房室管畸形，特别常见的是同时还伴有完全性房室传导阻滞，通常认为这种阻滞是因为窦房结缺如和低传导节律所致。

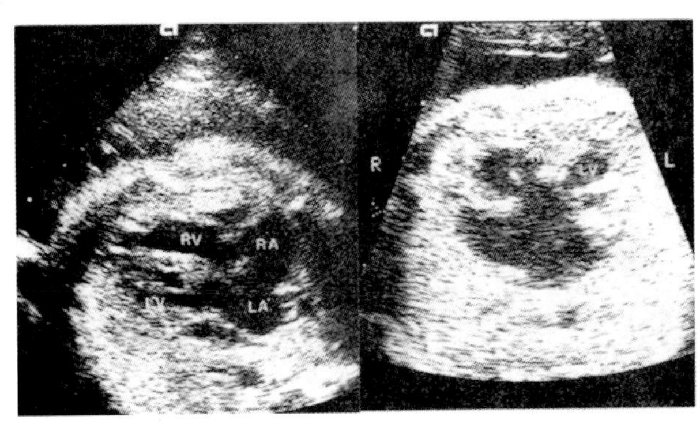

两不同胎儿均患有完全性房室内膜垫缺损，图示心房间隔下部及心室间隔上部缺失，仅有一组房室瓣膜

RA-右心房　RV-右心室
LA-左心房　LV-左心室

图 6-4-8 **房室内膜垫缺损**

四、大动脉及锥干畸形

1.大动脉转位　胎儿大动脉转位可依据大动脉发出部位及走形，分为完全性（右型）大动脉转位和矫正型（左型）大动脉转位。在完全性大动脉转位时，肺动脉由左心室发出而主动脉由右心室发出。大动脉转位的胎儿心脏四腔观是正常的，无左、右两侧的不对称。但正常的两心室流出道十字交叉消失，取而代之的是主动脉自右心室的肌性圆锥发出，肺动脉自左心室发出，肺动脉瓣并与左心室的二尖瓣相连续，从与肺动脉平行的主动脉起自前方向后上弯曲形成弯度很小的主动脉弓，动脉导管由左室流出道自然延伸，但导管弓较正常略小，没有正常的"曲棍球杆"状。有无头臂动脉自一侧发出，是确认是不是主动脉的根据。

矫正型大动脉转位在存在着大动脉转位的同时还有心室的转位。左侧的心室为形态学的右心室，与主动脉相连，执行着左心室的动能；右侧的心室为形态学的左心室，与肺动脉相连，执行着右心室的功能。虽然存在着大动脉及心室的转位，但在生理上得到了矫正。其超声特点为左侧心室为右室形态，心室内壁较粗糙，可见调节束，房室瓣的附着点低于对侧，大动脉呈平行状排列，主动脉位于肺动脉的左侧。

2.法乐四联症　其形成原因为漏斗部间隔（两组半月瓣之间的肌性间隔）的向前错位形成主动脉骑跨在对位不良的室间隔缺损之上，并形成肺动脉瓣下狭窄。虽然有右心室流出道阻塞和室间隔缺损，但由于两心室共同与骑跨在室间隔之上的主动脉相通，两心室的大小仍保持相等（图6-4-9）。与肺动脉相比，主动脉扩大，而主肺动脉发育不良的严重程度则与肺动脉瓣下流出道阻塞的程度成比例。"肺动脉瓣缺如综合征"被看成是法乐四联症的一种变异，它具有法乐四联症的心室形态学特点，但同时伴有肺动脉环的狭窄和显著的肺动脉扩张，通常没有动脉导管故肺动脉处于低压状态。显著扩张的主肺动脉及其分支可被误诊为胸部肿块，但彩色和连续波多普勒可发现典型的湍流从而有助于诊断。

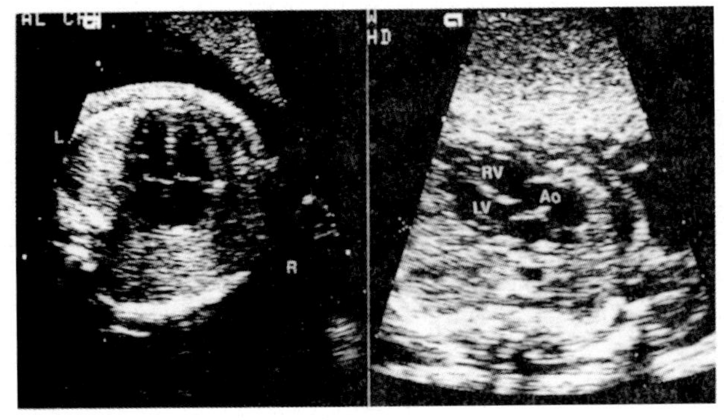

21周胎儿

左图，为"正常"四腔心观

右图，为左室长轴流出道观，其两侧心室大小正常，可见主动脉骑跨及室间隔缺损

LV-左心室　RV-右心室

AO-升主动脉

图 6-4-9 **法乐四联症**

3.永存动脉干 永存动脉干系漏斗部间隔和主肺动脉隔缺损而形成。其解剖特点为仅有一根大动脉由心室发出，只有一组半月瓣，为多个瓣叶所组成。由此单动脉干再发出肺动脉（图6-4-10）。此病较少见，但表现类型较多，目前多采用的是Calder的分型法，根据肺动脉从不同部位的发出而分为四型，每型又根据有无合并室间隔缺损而分为A型（合并室间隔缺损）和B型（不合并室间隔缺损）。

胎儿超声心动图长轴观上可见与法乐四联症相似的骑跨的动脉干，其内径明显大于正常。与法乐四联症最主要的鉴别点是永存动脉干的瓣膜常为多瓣叶（4~6个），瓣叶一般增厚累赘，多伴有瓣膜的返流，有时可见瓣膜狭窄。严重的瓣膜返流其胎儿预后不良，出生后的手术效果也较差。

4.右心室双出口 右心室双出口是主动脉和肺动脉都从右心室发出，主动脉与二尖瓣前叶的纤维连续中断，可见肌性组织环绕于肺动脉及主动脉瓣下，几乎均伴有室间隔的缺损，并常合并有肺动脉或主动脉瓣下的阻塞。房室瓣的状况对出生后的处置是十分重要的。在这种比较复杂类型的先天性心脏病中，很重要的是辨认心房的位置，因为常伴有内脏反位综合征（图6-4-11）。

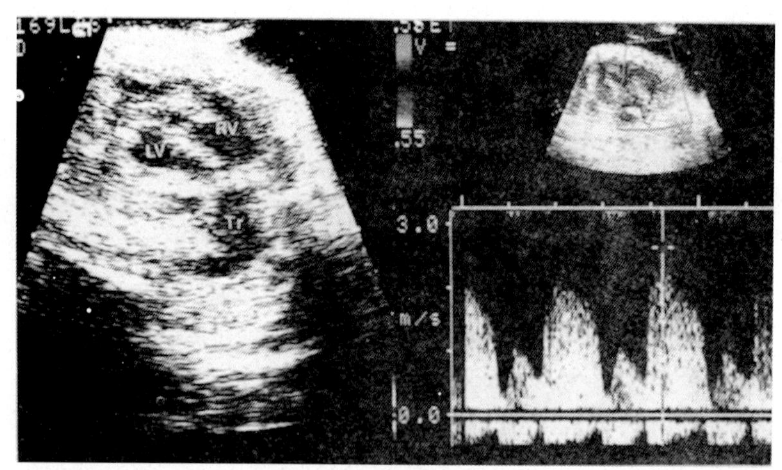

27周胎儿，动脉干根部肺动脉分出处扩大，左、右心室大小相等，可见动脉干骑跨，动脉干发出头臂动脉后与降主动脉相连

LV-左心室 RV-右心室

TR-动脉干 DAO-降主动脉

图6-4-10 **永存动脉干**

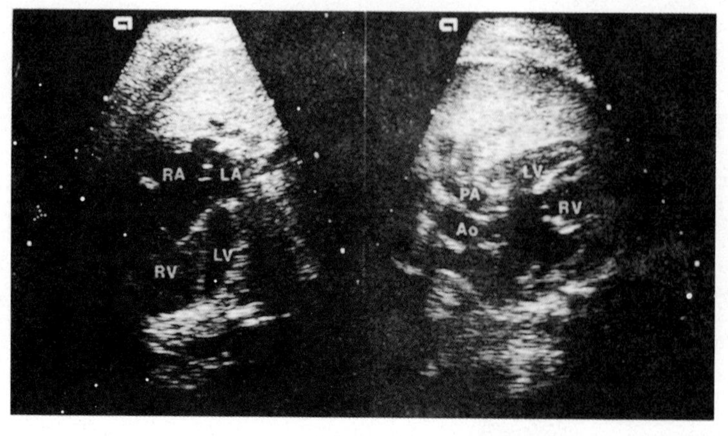

胎儿四腔心观显示右侧心脏大于左侧，流出道观显示主动脉和肺动脉均出自右心室

PA-肺动脉 AO-主动脉

RA-右心房 RV-右心室

LA-左心房 LV-左心室

图6-4-11 **房室共道，右心室双出口**

第五节　胎儿心律失常及其他异常的超声诊断

一、胎儿心律失常的超声诊断

胎儿心律失常大都由听诊首先发现，因而胎儿心律失常的超声心动图分类也通常以听诊发现为基础，分为：快速型、慢速型、不规则型。心率超过200/min为快速型心律失常，包括窦性心动过速、房性心动过速、心房扑动与心房颤动。心率低于100/min为慢速型心律失常，包括窦性心动过缓、非传导性房性早博及完全性心脏阻滞。不规则型包括房性早搏、室性早搏及伴有房室传导阻滞的快速型心律失常。其中房性早搏又分为：传导性、非传导性（阻滞性）及传导非传导结合性。

超声心动图则是通过直接观察心房、心室壁、心脏瓣膜及心内血流的运动异常来认识心律失常，是对心脏机械运动节律异常的诊断。它可以确定心律失常的存在，而且可以辨认心律失常的类型，提供有关心律失常对胎儿健康影响的重要信息。胎儿心律失常的临床意义可以很不相同，如产前间断出现房性早搏，可在生产过程中或产后几天内消失，对胎儿无不良影响可不做任何处理。

最常见的胎儿心律不齐为传导性或非传导性的房性早搏，不伴有心脏的异常，对胎儿无不良影响，可不做任何处理。但是，严重的持续性的胎儿室上性心动过速时可导致胎儿死亡。更值得注意的是房室传导阻滞可伴有复杂的先天性心脏畸形，所以在检查时，首先要排除心脏结构的畸形，再重点观察心律失常。

诊断心律失常时，最常用M型超声和多普勒超声。M型超声检查时将取样线穿过心房及心室，显示心房壁、房室瓣、心室壁、半月瓣的活动，以观察心房收缩与心室收缩之间的关系，辨别出是哪一类型的心律失常，如传导性及非传导性房性早搏、室性早搏、心房颤动、室上性心动过速、房室传导阻滞等（图6-5-1）。在房性早搏时，可见提前出现的心房收缩波，其后可伴有与其相应的心室收缩波（传导性房性早搏）。如房性早搏不传，则无相应的心室收缩波出现（图6-5-2）。室性早搏表现为提早出现的心室收缩波，其前无心房波的出现。在有完全性房室传导阻滞时，房室之间无依赖关系。当多普勒超声检测心律失常时，最常使用四腔观及左室流出道观，将脉冲多普勒取样容积增大，跨于心室流入道及流出道之间，同时记录下流入道及流出道的血流频谱，观察它们之间的相互关系，从而做出诊断（图6-5-3，图6-5-4）。

频繁出现的心律失常要密切观察随访，在持续性室上性心动过速可考虑用洋地黄类药物治疗。

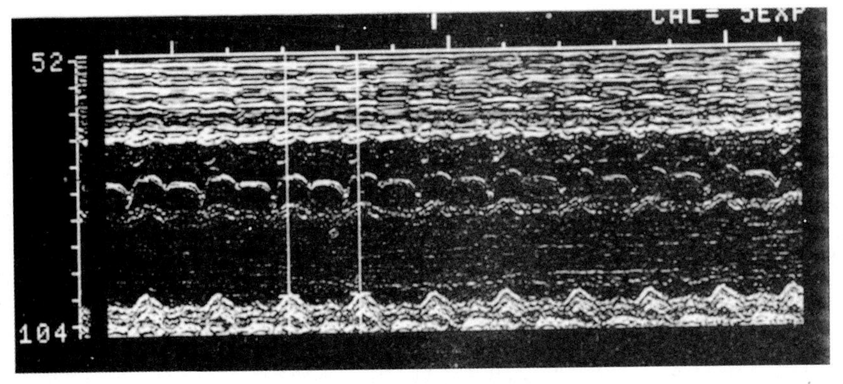

30周胎儿，M型超声心动图显示了室上性心动过速，其频率为220/min

图6-5-1　室上性心动过速

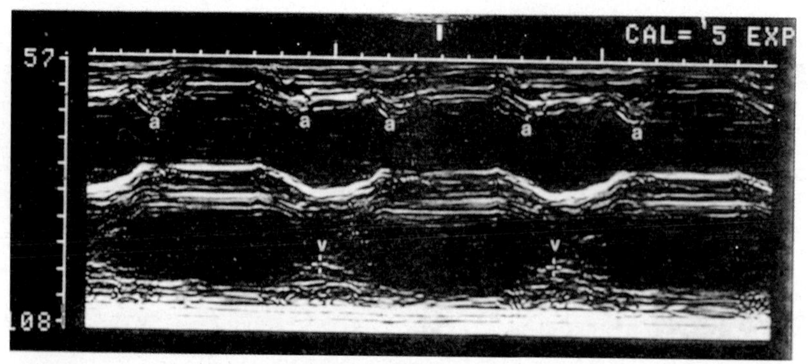

M 型取样线同时穿过胎儿心房及心室壁

a- 心房收缩 v- 心室收缩

图 6-5-2 严重房室传导阻滞，心动过缓

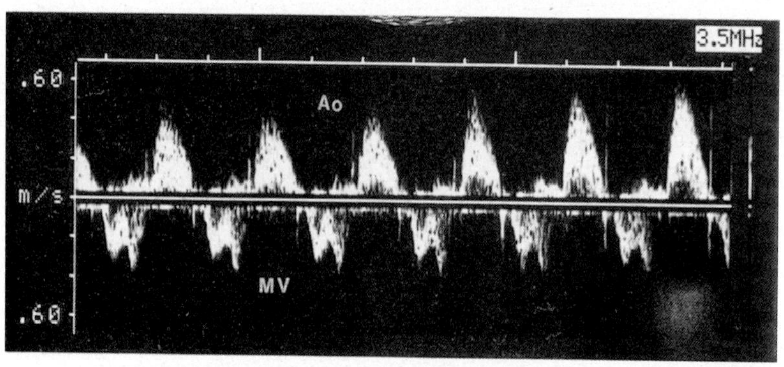

超声束与心脏长轴平行，取样容积置于左心室腔内的流入，与流出道的交汇处，所记录到的正常胎儿多普勒血流频谱

二尖瓣（MV）为流入道血流速度频谱，产生于心舒张期

主动脉（AO）为流出道血流速度频谱，产生于心室收缩期，与主动脉瓣血流速度频谱相似

图 6-5-3 正常胎儿多普勒血流频谱

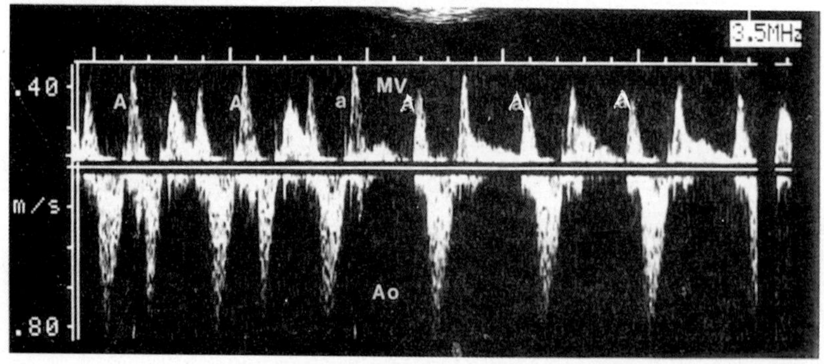

房性早搏下传及不下传至心室。多普勒取样容积置于左心室流入与流出道的交汇处，图中 A 所指为房性早搏下传至心室。图中a所指为房性早搏引起的血流频谱，但不见相应的心室收缩所引起的血流频谱

MV- 二尖瓣 AO- 主动脉

图 6-5-4 房性早搏

二、胎儿充血性心力衰竭的评价

胎儿充血性心力衰竭是造成胎儿死亡的一个重要原因，可因某些导致严重心脏瓣膜返流的先天性心脏病引起；在双胎输血综合征时，较大的胎儿因血容量增加，心脏长期超负荷也可引起充血性心力衰竭；亦可见于严重的、持续性的胎儿心律失常（室上性心动过速、完全性房室传导阻滞）。当胎儿充血性心力衰竭时，左、右心室收缩力降低，心输出量减少，心脏扩大，房室瓣膜返流，静脉回流障碍，下腔静脉内径增宽，心房收缩期时返流入下腔静脉的血流增加，继之引起脐静脉血流异常。胎儿心脏超声对以上异常的检出率较高且敏感。正常的脐静脉多普勒频谱呈持续平坦的低速血流，当充血性心力衰竭时，可出现脐静脉搏动征，表现为心房收缩期的血流缺失或负相血流，其形成机理可用充血性心力衰竭导致的静脉压力增高来解释。我们曾对24例胎儿水肿（非免疫性）病例进行了分析，发现有16例出现异常脐静脉搏动征，其中12例胎儿死亡。因而我们认为，异

常脐静脉搏动征是胎儿危象的一个可靠信号。

根据我们多年的经验，以下三点异常超声可提示胎儿充血性心力衰竭：

（1）胎儿心脏增大，可表现为胎儿心脏与胸腔面积的比值大于0.33。

（2）异常的静脉多普勒频谱，多表现为心房收缩期的反向血流增加。

（3）三尖瓣的返流，即使是比较轻度的返流，亦提示着心脏负荷的增加。

三、消炎痛对胎儿的影响

消炎痛是一种前列腺素抑制剂，并能影响其他依赖性前列腺素过程，常用于治疗早产和羊水过多。消炎痛对早产新生儿的动脉导管有非常良好的关闭作用，如果在妊娠晚期用于母体，也会引起胎儿动脉导管的缩窄或关闭。随着孕龄的增加，胎儿动脉导管对消炎痛的敏感性也增加，在接近妊娠32～34周时更为显著。敏感的动脉导管在接受首剂消炎痛数小时内收缩，如不继续给药，则这一收缩过程将逆转。尽管如此，长期使用消炎痛可导致慢性动脉导管缩窄，从理论上讲有造成出生后永久性肺动脉高压的危险。因此，对长期接受消炎痛治疗的妊娠晚期胎儿，有必要做动脉导管缩窄情况的系列观察。用多普勒通过导管取样可获得导管缩窄的信息。可用脉冲多普勒检查，但连续波多普勒对辨认和精确测量高速血流敏感性较高。彩色多普勒对于显示高血流速及湍流是十分有帮助的。正常情况下，胎儿动脉导管血流速度最快，其峰值速度可因活动和使用抑交感的产科药物而进一步增加。动脉导管缩窄使峰值血流速度和舒张期血流速度都增加（图6-5-5），舒张期血流相对增加较大而搏动性降低，搏动性可借搏动指数（PI）做客观的测量，这一指数可由带有血管软件的电脑系统计算得出。由脉冲或连续多普勒得到导管血流频谱，测量最大和最小血流速度，描绘整个波形从而得出时间平均血流速度。其计算公式如下：

$$PI=\frac{\text{最大血流速度(收缩期)}-\text{最小血流速度(舒张期)}}{\text{时间平均血流速度}}$$

妊娠周期中动脉导管搏动指数正常值不变，小于1.9提示缩窄（小于1.0提示重度缩窄），大于3.0提示高排血状态，例如，在拟交感疗法时。严重动脉导管收缩时，可合并有三尖瓣返流，最后导致右心功能失调。我们建议孕妇在开始接受消炎痛治疗时，先做一个基本的胎儿心动图检查，在接受治疗期间应该进行隔日的超声观察，特别注意动脉导管的大小、经过导管血流的情况，以及有无三尖瓣的返流。这种三尖瓣的返流是暂时性的，继发于动脉导管的收缩，停止使用消炎痛后，收缩的动脉导管可很快地回复，三尖瓣的返流亦随之于数日内消失。

一般来说，动脉导管在妊娠25周以后对消炎痛较敏感，虽然最敏感的患者有首剂用药5小时后出现收缩，但大部分情况下，在用药48小时后出现收缩。对于较中、重度的收缩应及时停药，在停药后2～3天内动脉导管即可恢复正常。对于轻度收缩而需继续用药者，可采取减少用量，在严密超声观察下谨慎进行。

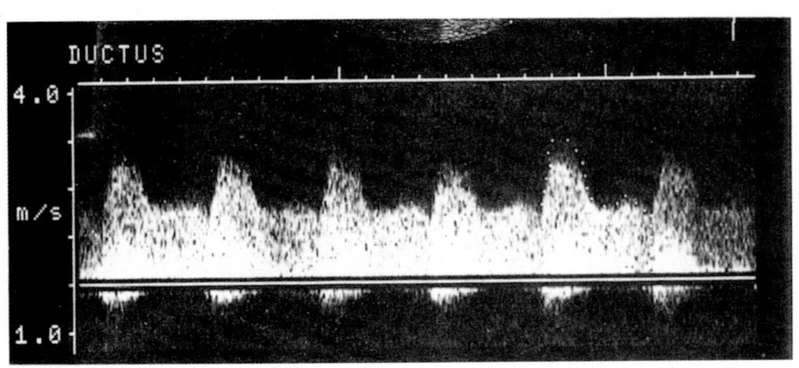

显示为动脉导管内的收缩和舒张期血流速度增加（以舒张期为明显），搏动指数明显下降

图6-5-5 消炎痛治疗先兆早产时的胎儿动脉导管收缩

3

第三篇

妇　科

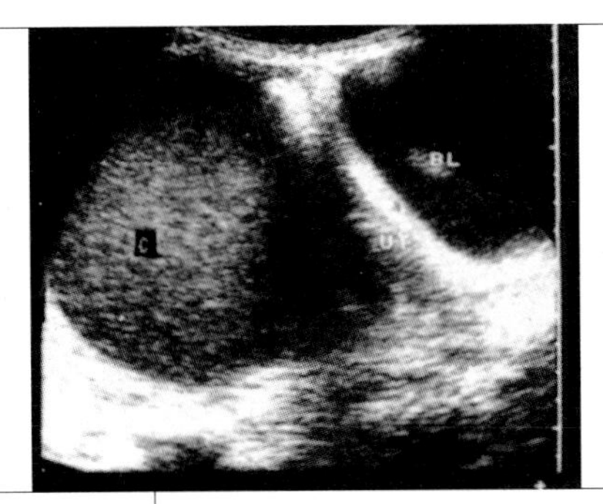

第七章 妇科疾病的超声诊断

第一节　子宫位置异常的超声诊断

健康妇女直立时，子宫呈前倾前屈位，俯伏于膀胱上方；当膀胱充盈时，随充盈程度向后仰，过度充盈时可将子宫向后压至水平位，子宫由两侧圆韧带牵制；当将尿排空后，圆韧带收缩，将子宫拉回至前倾状态。大多数妇女子宫呈前位（图 7-1-1）。

前位子宫超声图像。适当充盈膀胱后，子宫逐渐后仰；膀胱充盈欠佳时，子宫呈直立位尚可见宫体与宫颈间的折叠线（图 7-1-2，图 7-1-3）。膀胱适当充盈时，子宫呈后仰位。此时在子宫体与宫颈间出现一个小的角度，此为宫体、宫颈分界处，其下面相应的部位即为子宫内口（图 7-1-4，图 7-1-5）；当膀胱过度充盈时，将子宫继续向后压而使子宫呈水平位，宫体、宫颈之间的角度几乎消失（图 7-1-6）。当将尿液排空后，子宫又恢复至前倾前屈位，此时子宫轮郭又不清晰了。

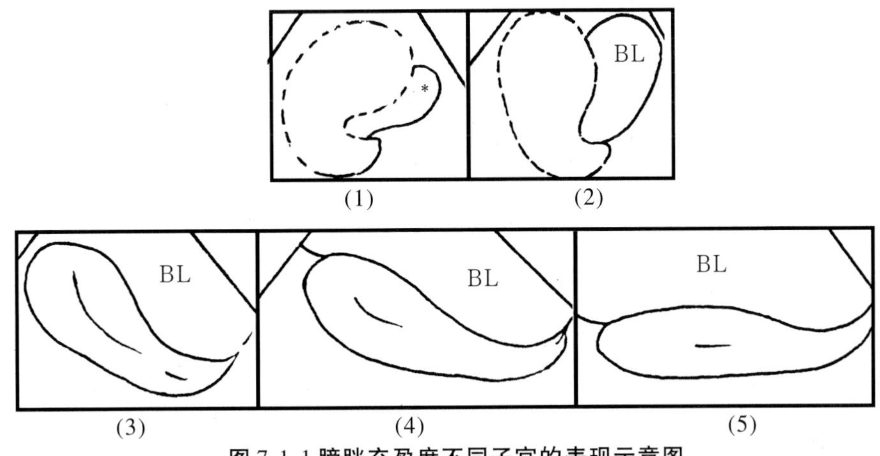

图 7-1-1 膀胱充盈度不同子宫的表现示意图

(1) 膀胱充盈欠佳，子宫前倾位，子宫轮廓与宫波、宫肌均看不清　＊ - 膀胱
(2) 膀胱充盈欠佳，但较 1 中的尿液多，将子宫推向直立但宫肌宫波仍不清
(3) 膀胱充盈适度，将子宫推向轻度后仰，此时子宫轮廓内膜肌壁均可看清
(4) 膀胱充盈过度，将子宫压向盆后壁，子宫被压扁变形，宫颈伸长，轮廓、内膜、肌壁清晰
(5) 膀胱极度充盈，将子宫压成水平位，子宫变薄宫颈伸长，子宫变形

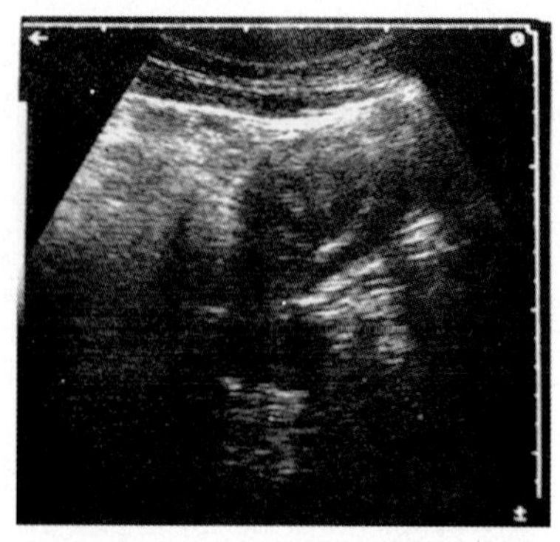

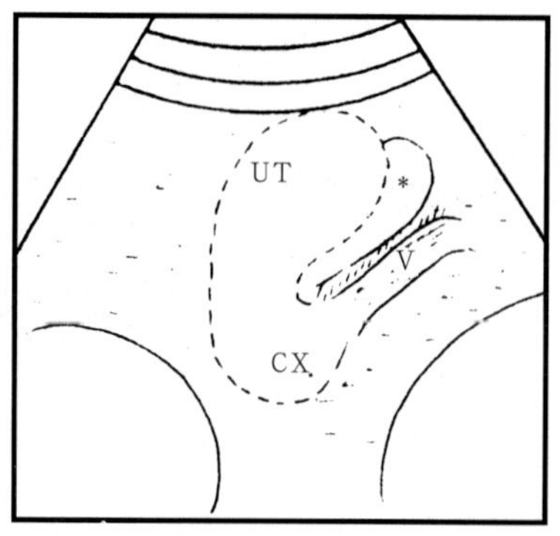

图 7-1-2 膀胱充盈欠佳

纵切面，子宫呈前倾前屈位，其前方仅见一狭窄膀胱，子宫周围为小肠包围，其轮廓、内膜及肌壁、图像均看不清，附件更无法显示

UT-子宫　CX-宫颈

V-阴道　* -膀胱

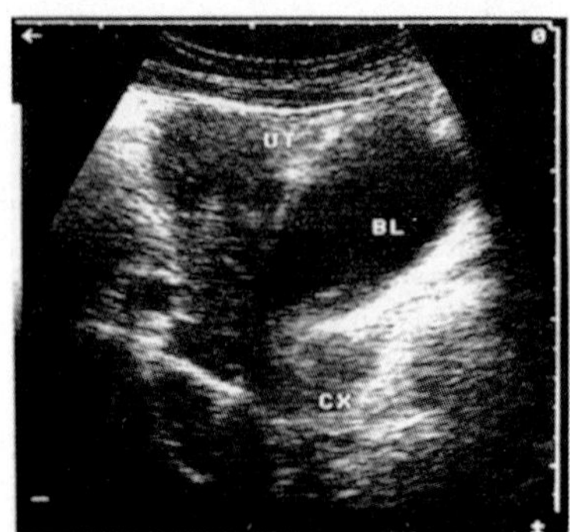

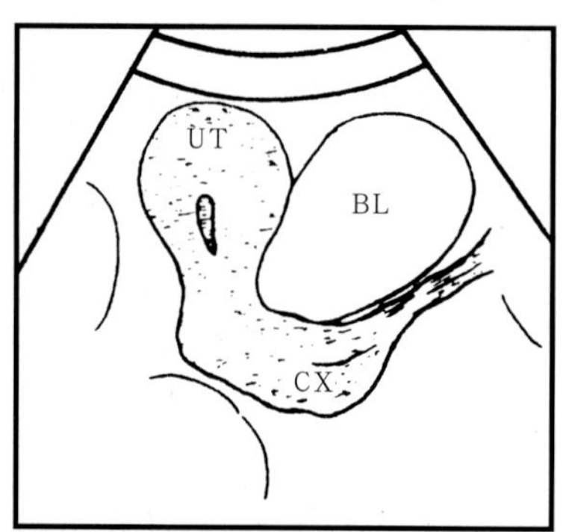

图 7-1-3 膀胱充盈欠佳

纵切面，子宫被推向直立状，子宫轮廓、内膜、肌壁、宫颈回声均不清

UT-子宫　CX-宫颈

BL-膀胱

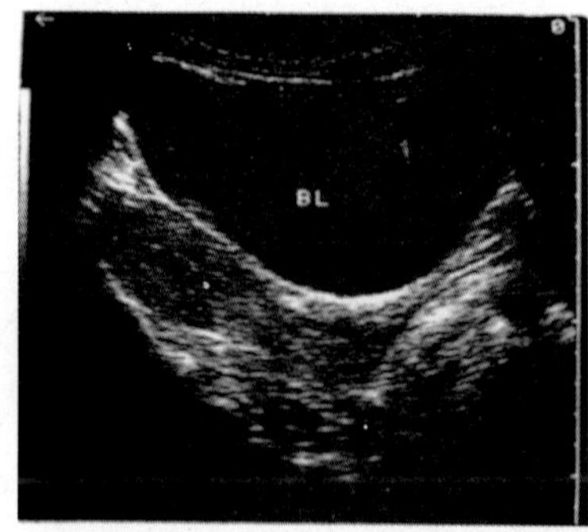

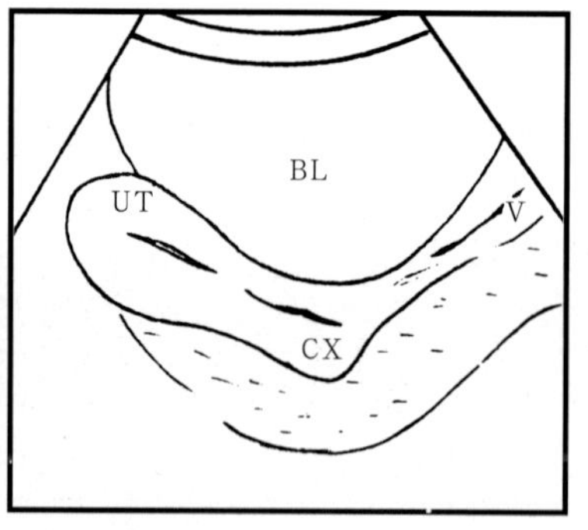

图 7-1-4 膀胱充盈适度

纵切面，子宫前位子宫全貌及上 1/3 阴道均显示清晰，子宫轮廓、肌壁及内膜均能看清，阴道内气线显示清楚

UT-子宫　CX-宫颈

BL-膀胱　V-阴道

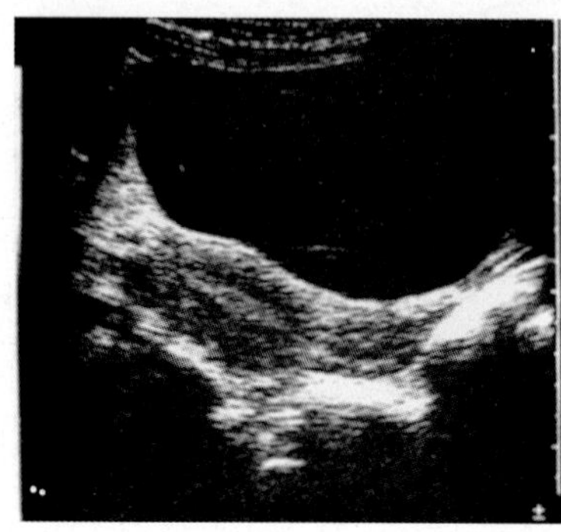

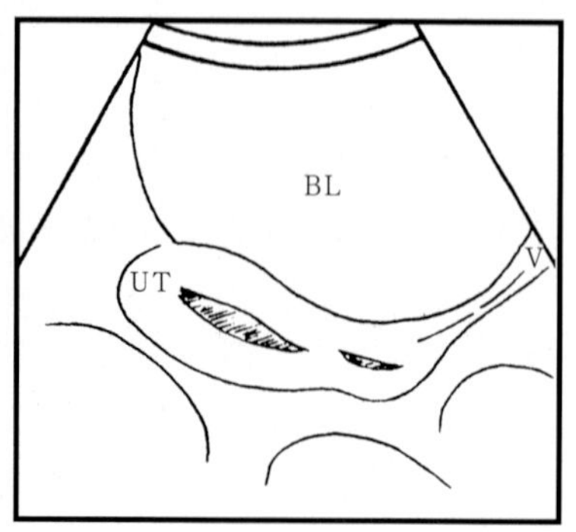

图 7-1-5 膀胱充盈适度

纵切面，子宫被压向后方，子宫轮廓、内膜、肌壁内回声均能看清

UT-子宫　BL-膀胱

V-阴道

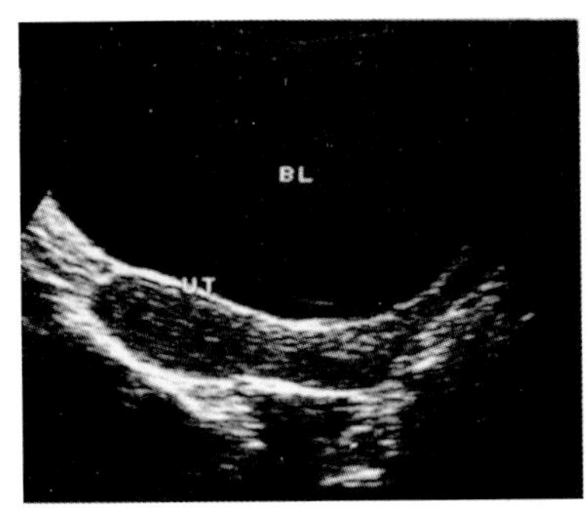

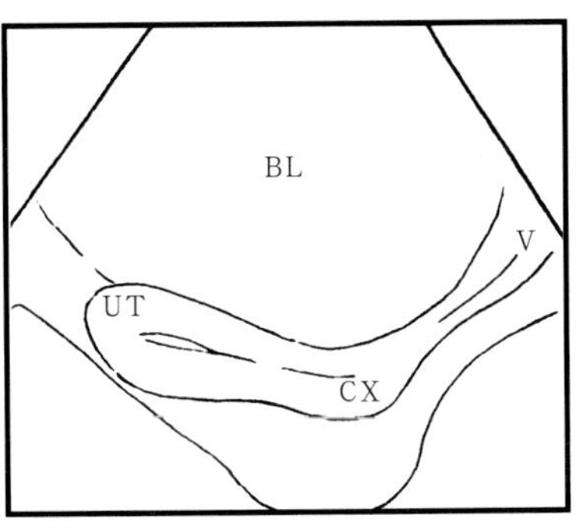

纵切面，膀胱极度充盈，子宫被压向盆后壁，呈水平位，子宫变扁变薄，宫颈被抻长，测量径线不准

UT-子宫　CX-宫颈
BL-膀胱　V-阴道

图 7-1-6　膀胱过度充盈

一、病理解剖

部分妇女分娩后，盆底受损伤或先天盆底发育不佳，致使子宫变位。以子宫后位最为常见，包括子宫后倾和子宫后倾后屈位。前者是指整个子宫沿纵轴向后移动，而子宫体与子宫颈的关系不变；后者是指子宫体在子宫峡部水平向后弯曲，致使子宫颈与子宫体形成向后反屈角度。两种情况常合并存在，称为后倾后屈子宫（或后位子宫），单独存在者少见。临床上按子宫后位程度不同分为三度。

Ⅰ度：子宫底倾向骶骨岬；

Ⅱ度：子宫底倒向骶骨窝；

Ⅲ度：子宫底向后弯曲，倾倒在子宫直肠窝内（图 7-1-7）。

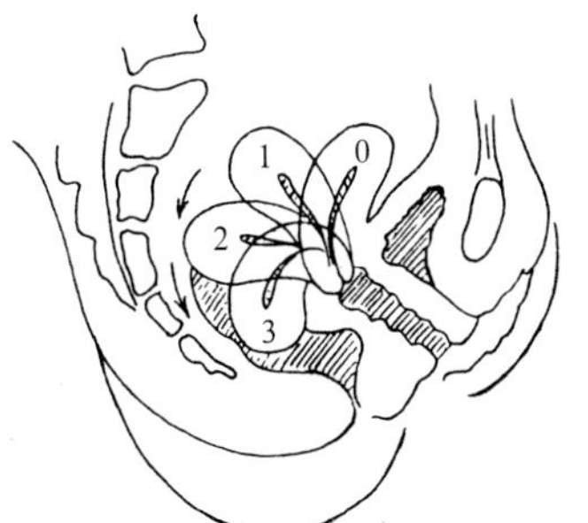

0-正常子宫位置
1-Ⅰ度子宫后位
2-Ⅱ度子宫后位
3-Ⅲ度子宫后位

图 7-1-7　子宫后位的临床分度法示意图

二、临床表现

活动性的子宫后位，绝大多数无症状，双合诊可以复位，无需治疗。较严重子宫后位病人可出现以下症状：

（1）不孕症：因子宫极度后倾后屈，子宫颈外口向上翘，精子不易进入宫腔。

（2）白带过多：是因后位子宫血流不畅而充血，宫颈腺体分泌增加。

（3）痛经：经血流出不畅而致痛经。

（4）腰背痛：子宫后位常有卵巢下垂至子宫直肠窝内，引起性感不快，腰背痛及肛门下坠感。

（5）重度子宫后位在早孕（3～4个月）期间可导致妊娠子宫的嵌顿，或可引起急性尿潴留及流产。

三、妇科检查

Ⅰ度后位，双合诊呈后倾位，较容易将子宫推至前位；Ⅱ度后位，阴道内手指可触及子宫体后面；Ⅲ度后位，双合诊或三合诊时，后穹窿部及直肠内的手指可触到反屈的宫底部，有时很像子宫后方包块，而误认为后穹窿的肿物。

四、超声表现

后位子宫远不如前位子宫的图像清晰。子宫体自子宫狭部处向后呈不同程度弯曲，随其弯曲程度加重，图像更难辨认。一个严重后倾后屈子宫，在声像图上可能会误判为直肠凹的肿物，所以超声工作者必须掌握本病的声像图的特点（图 7-1-8）。

1.纵切面　子宫轮廓显示不清晰，表面不光滑；因声束不能垂直宫腔波或宫肌壁，故看不清宫腔波及宫壁内精细结构；子宫显示较大，尤其前后径明显；子宫底常呈衰减状，可被误认为子宫后方肌瘤或囊肿；纵切外形呈蜗牛状，宫颈、宫体之间有界限；子宫颈位置高于子宫体部（图 7-1-9～7-1-13）。

2.横切面　将探头横置于耻骨联合上方，向上慢慢移动，先看到在子宫上方的子宫颈横切面回声较强，再向上移则在宫颈下方出现一较大较衰减的包块，此为后位子宫体，易误将宫体误诊断为子宫直肠窝内肿瘤，而将宫颈误诊为浆膜下肌瘤（图 7-1-14，图 7-1-15）。

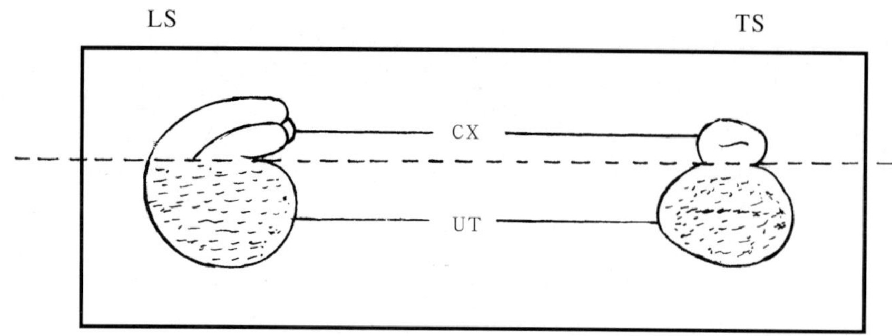

子宫体显示较大，宫波、宫肌均显示不清，宫底显示衰减，宫颈位于宫体上方。虚线为子宫峡部水平，其上方为宫颈，下方为宫体

CX-宫颈　UT-子宫

LS-纵切面　TS-横切面

图 7-1-8 子宫后位，纵、横切面示意图

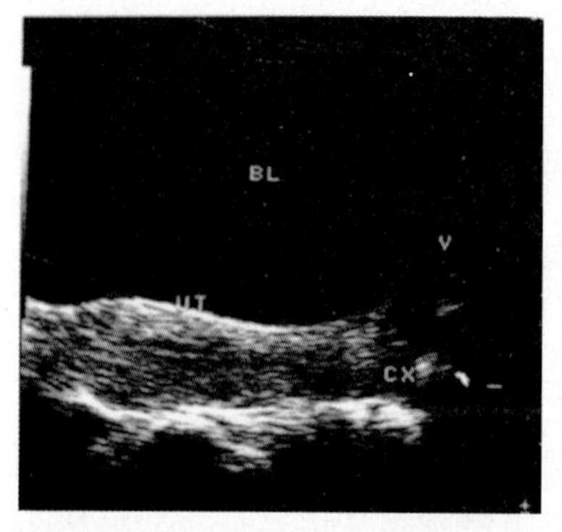

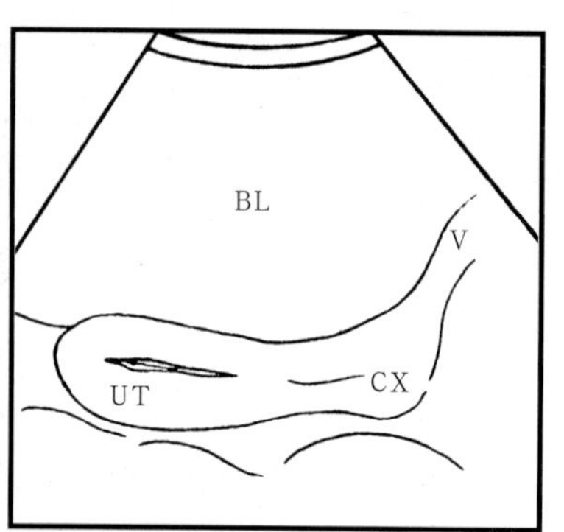

纵切面,子宫被压向盆后壁呈水平位，为受膀胱充盈度影响，所致

UT-子宫　CX-宫颈

BL-膀胱　V-阴道

图 7-1-9 子宫水平位

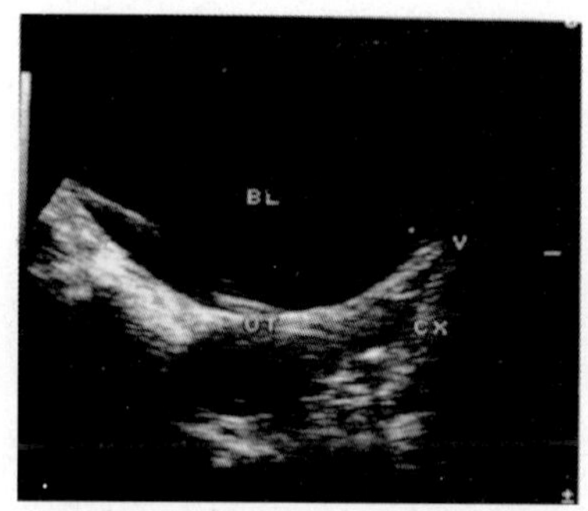

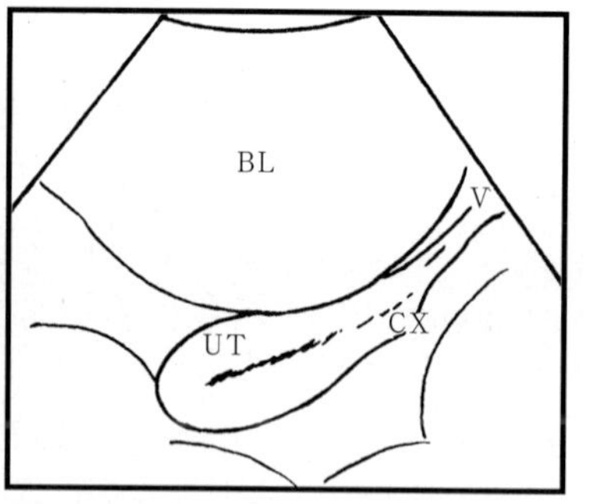

纵切面,子宫后倾位，宫颈高于宫体，宫波尚欠清晰，宫底衰减

UT-子宫　CX-宫颈

V-阴道　BL-膀胱

图 7-1-10 后倾位子宫

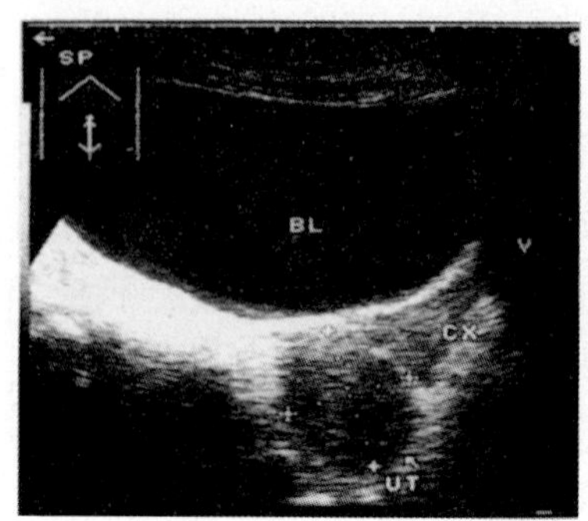

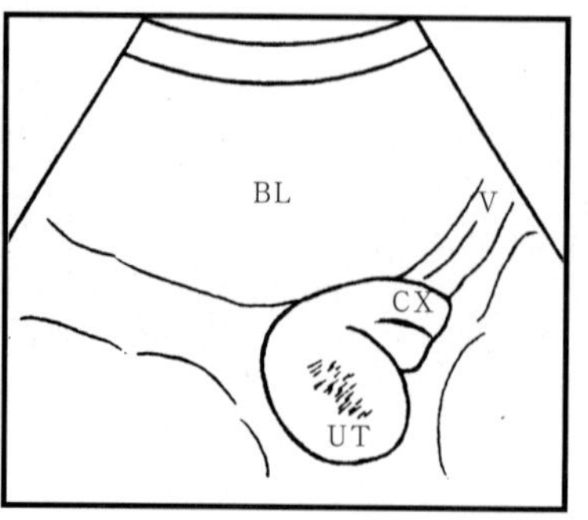

纵切面，宫体向后反屈，可见有折叠线，看不清宫波，宫底衰减，宫颈高于宫体

BL-膀胱　UT-子宫

CX-宫颈　V-阴道

图 7-1-11 子宫后倾后屈位

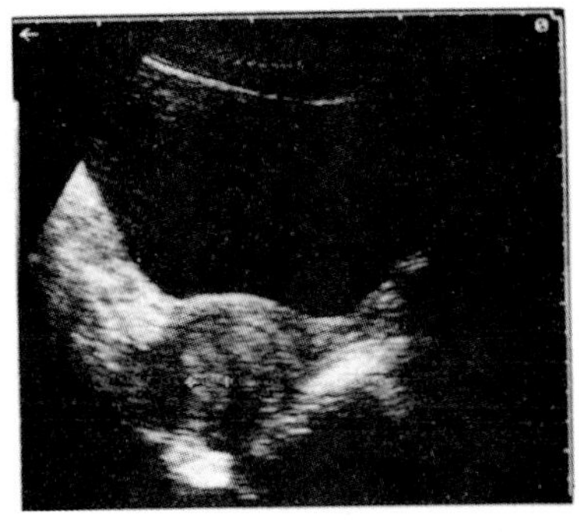

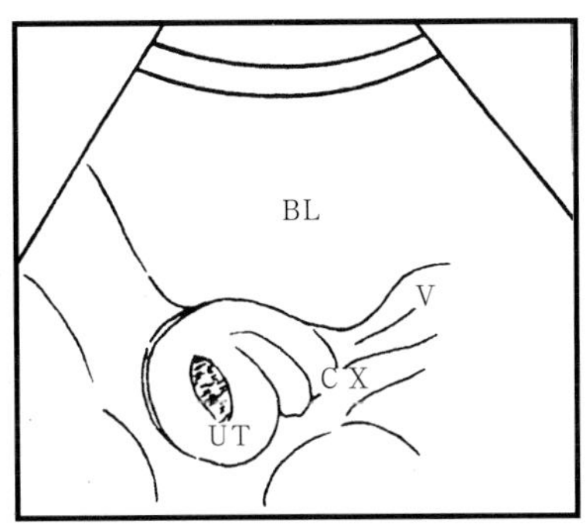

图 7-1-12 子宫后倾后屈位

纵切面，宫体从峡部向后反屈，宫后壁紧靠宫颈后壁呈“蜗牛”状，宫颈高于宫体，宫底衰减，可见宫波

UT-子宫 CX-宫颈 V-阴道
BL-膀胱

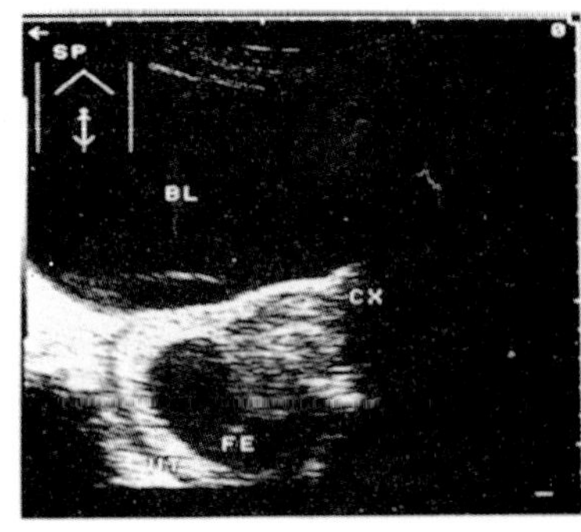

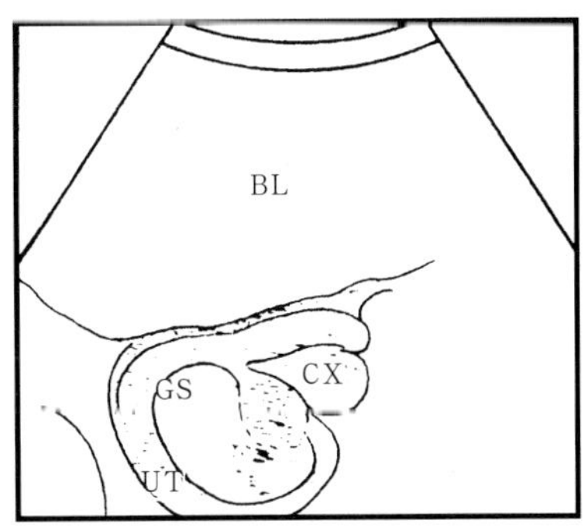

图 7-1-13 子宫后倾后屈位合并早孕

纵切面，后屈位早孕子宫，胎囊扩大但仍保持后屈位置，宫颈高于宫体

UT-子宫 GS-胎囊
CX-宫颈 BL-膀胱
FE-胎儿

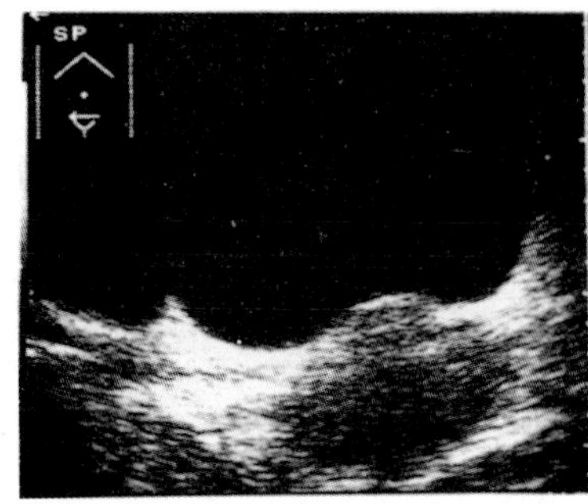

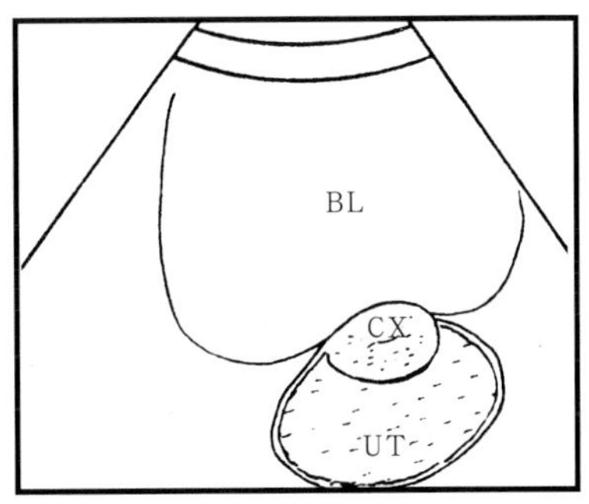

图 7-1-14 子宫后倾后屈位

横切面：上方突出的为子宫颈，下方较大圆形衰减包块为子宫体

UT-子宫 CX-宫颈
BL-膀胱

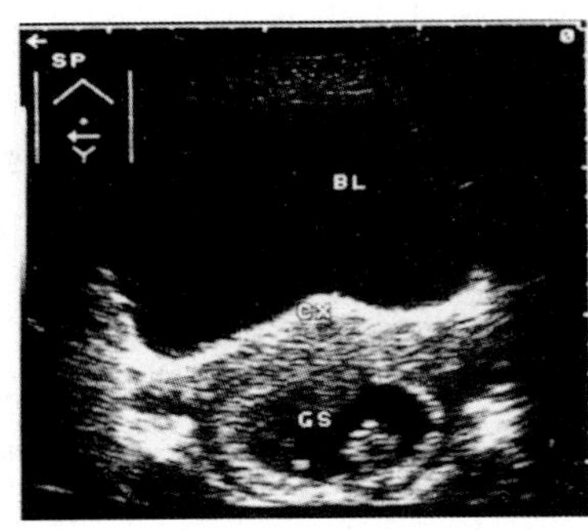

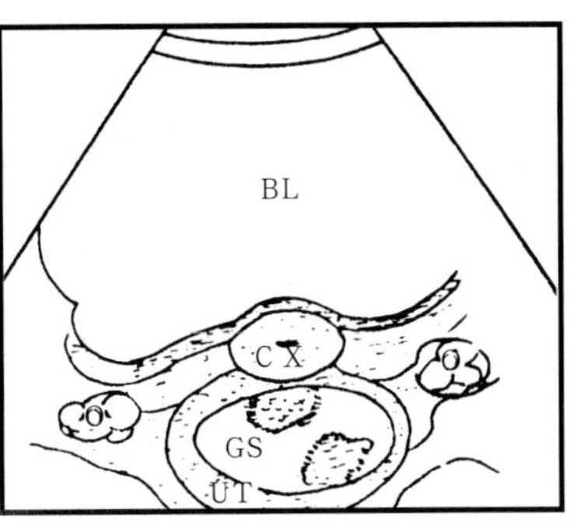

图 7-1-15 后屈子宫合并早孕

横切面，上方为宫颈，下方子宫内为胎囊，可见胎芽

CX-宫颈 UT-子宫
GS-胎囊 O-卵巢
BL-膀胱

第二节 生殖道先天异常的超声诊断

一、先天性无子宫

子宫是由两侧副中肾管向中线横行伸延会合而形成，如果在中途停止发育不能会合则无子宫形成（图7-2-1）。无子宫常合并无阴道，但可有正常的输卵管与卵巢。肛查在子宫位置触不到子宫。

超声图像为在充盈膀胱的后方，不论纵切还是横切均找不到子宫轮廓。可见弧形骶骨，上方有一薄层软组织。在两侧可看到卵巢，体积多较小。因常合并先天性无阴道故看不到阴道气线（7-2-2）。

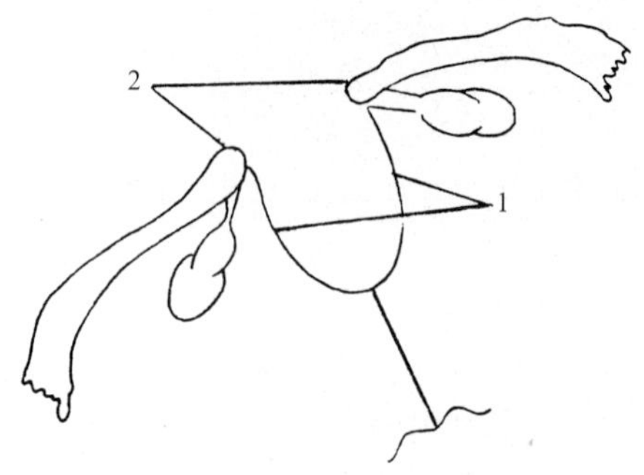

图7-2-1 先天性无子宫无阴道示意图
1.纤维性索条
2.实质性肌性结节

二、始基子宫

两侧副中肾管向中线横行伸延，会合后不久即停止发育，形成始基子宫。子宫体很小，多无子宫腔、无子宫内膜，故无月经来潮，可有卵巢（图7-2-3）。

三、幼稚子宫

青春期前任何时间，子宫停止发育，则出现各种不同程度的子宫发育不全。表现子宫颈比子宫体长，宫颈小，常呈前屈或后屈位，可造成痛经、月经量少、闭经或不孕（图7-2-4）。

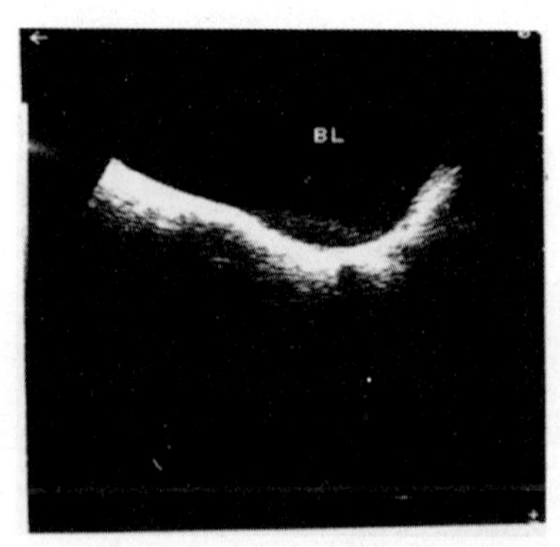

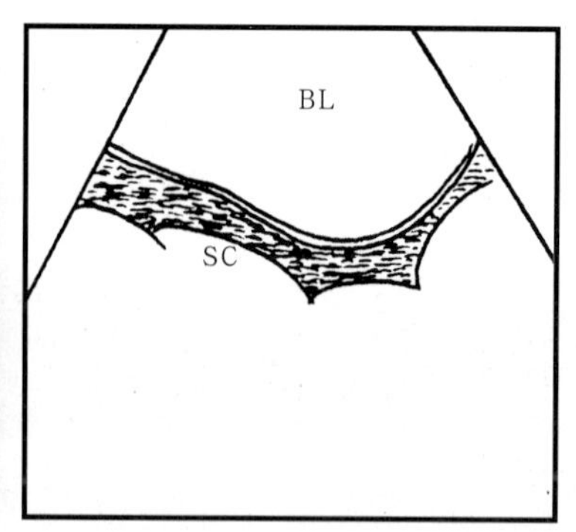

正中纵切面，图中仅见弧形骶骨及其上方覆盖的一层软组织，阴道部位无气线

BL-膀胱 SC-骶骨

图7-2-2 先天性无子宫无阴道

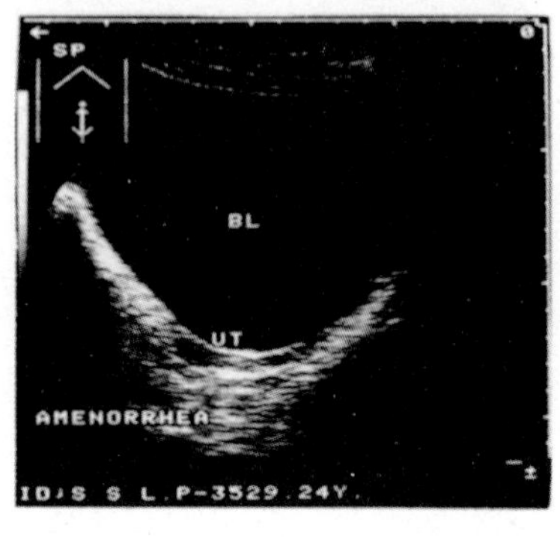

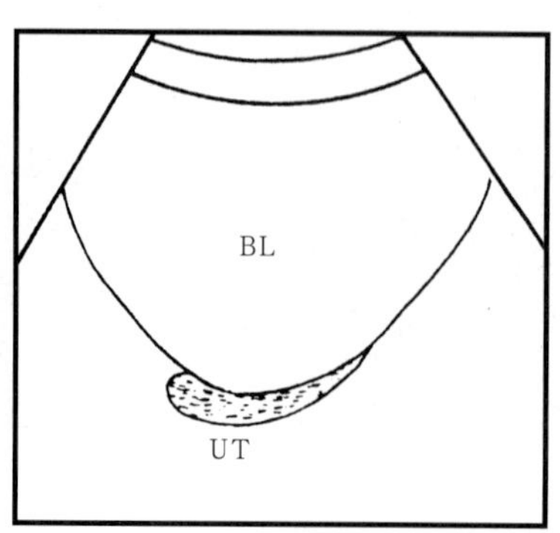

纵切面，子宫很小，无宫腔波，其两上方可见卵巢

UT-始基子宫 BL-膀胱

图7-2-3 始基子宫

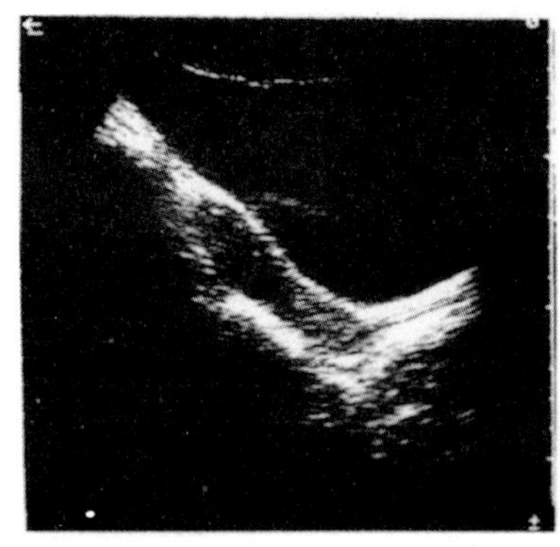
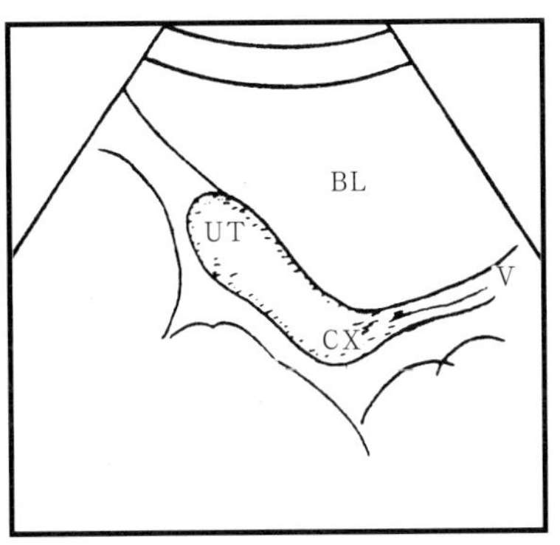

纵切面，患者28岁，月经稀发量少，可见阴道气线

UT-子宫 CX-宫颈

V-阴道 BL-膀胱

图7-2-4 幼稚子宫

四、子宫畸形

1.病理

(1)双子宫双阴道：副中肾管发育后完全没有会合，各具输卵管、子宫、宫颈及阴道。

(2)双角子宫：双侧副中肾管尾端已大部会合，宫底部会合不全，形成左右各一角，称为双角子宫。有时子宫底下陷，呈弧形子宫，容易造成流产或胎位不正。

(3)残角子宫：一侧副中肾管发育异常，可形成残角子宫，与对侧宫腔未贯通。如偶有功能，可造成宫腔积血或残角子宫妊娠。

(4)纵隔子宫：两侧副中肾管会合后，纵隔未被吸收，而将子宫分为两半。纵隔可能下伸至阴道的称完全纵隔，也可有不完全纵隔。纵隔子宫除子宫底横径较宽外，其外形是正常的（彩图7-2-5，彩图7-2-6）。

2.临床表现 子宫发育不良者无月经或月经量少，痛经。双子宫、双角子宫常有经血量过多或时间延长。此外常有不孕，发育异常的子宫可引起流产、早产或胎位不正，产后可多量出血。如为残角子宫妊娠，孕4个月前后可发生子宫破裂。

3.超声图像 超声诊断子宫发育异常，依据其外形及其内部结构回声给以判断。

(1)双子宫双阴道：横切面，自宫底至宫颈、阴道做一系列横行扫查。宫底部为蝶状，下移探头至宫体部见横径较宽，有二宫腔波；再下移探头，见一横径较宽或哑铃状宫颈亦可见两宫颈管波；倾斜探头则见一横径较宽阴道，有两气线（图7-2-7～7-2-13）。纵切面，将探头纵置下腹一侧，慢慢向对侧移动，则先显示一个子宫纵切面含宫波，继续向对侧移动，此子宫逐渐缩小或消失，而另一子宫纵切面则显示出来。两子宫不一定同等大小，可能其中之一较大。

(2)双角子宫：横切面，宫底平面呈显羊角形的两个子宫角，两角内含分叶状宫腔波、在膀胱内产生一“V”字形压迹，宫体下段及宫颈多表现如正常形态，须和子宫肌瘤及附件实性肿物相鉴别（图7-2-14）。双角子宫一侧妊娠时，易将未孕侧子宫当成子宫肌瘤，应注意此侧有无宫腔波。

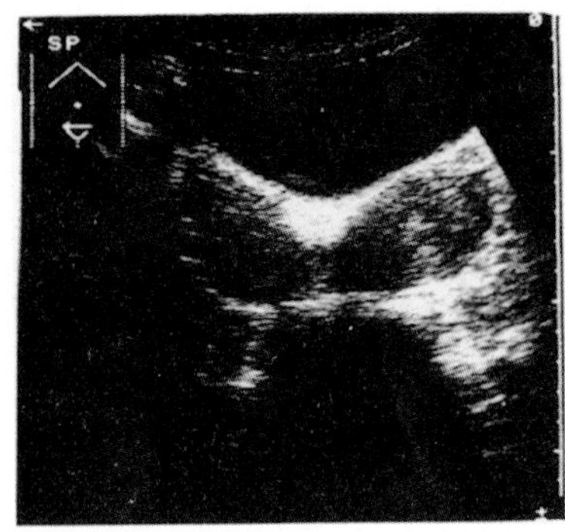

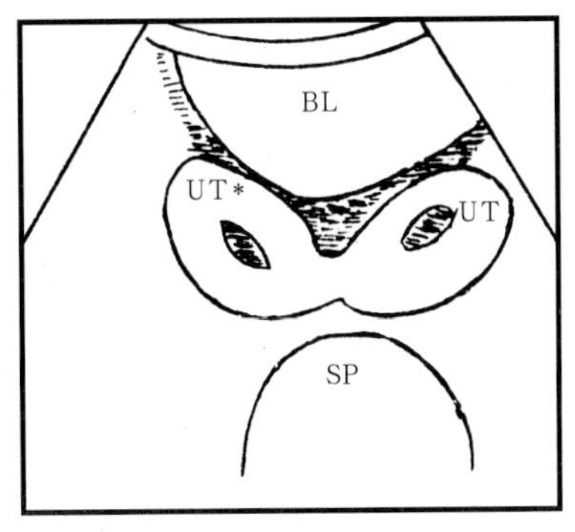

横切面，在宫底做横切，两个子宫互相靠近以纤维组织相连，两子宫各有宫腔波

BL-膀胱 UT-子宫

SP-脊柱

图7-2-7 双子宫

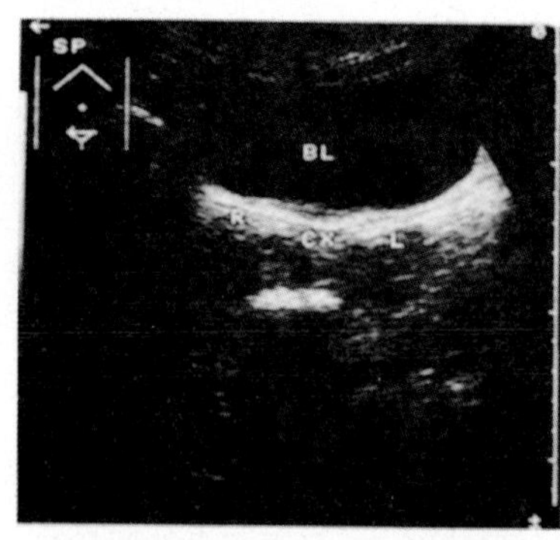

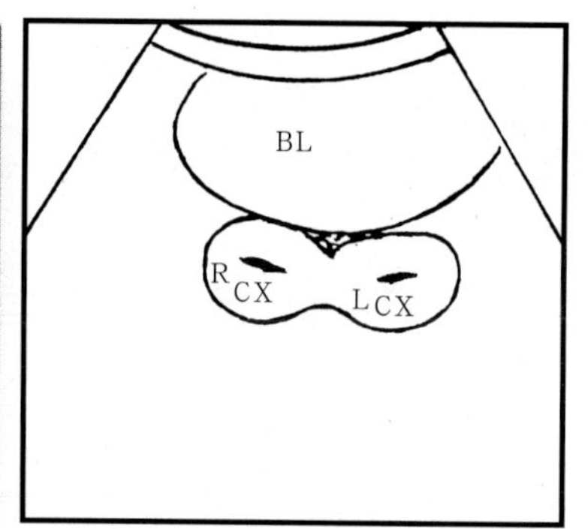

宫颈横切，两个宫颈互相靠拢
R-CX 右宫颈　L-CX 左宫颈
BL- 膀胱

图 7-2-8 双宫颈

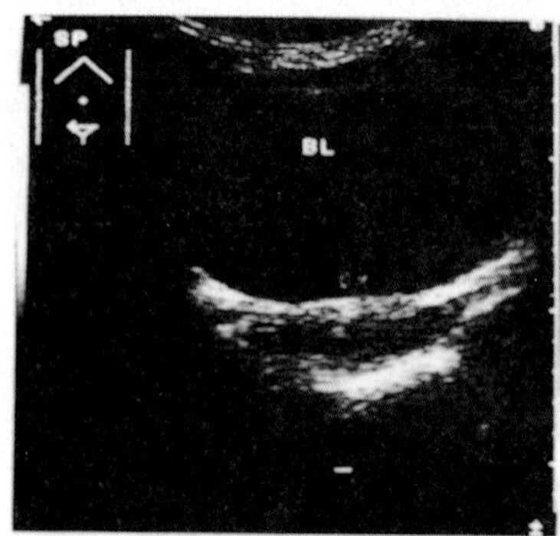

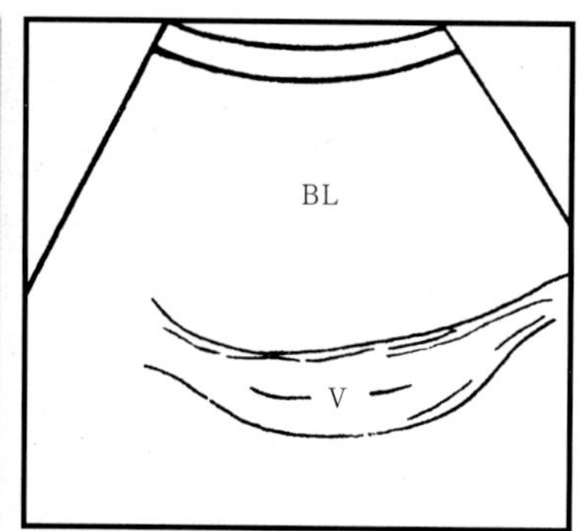

阴道横切，横宽阴道有两个阴道气线

图 7-2-9 双阴道

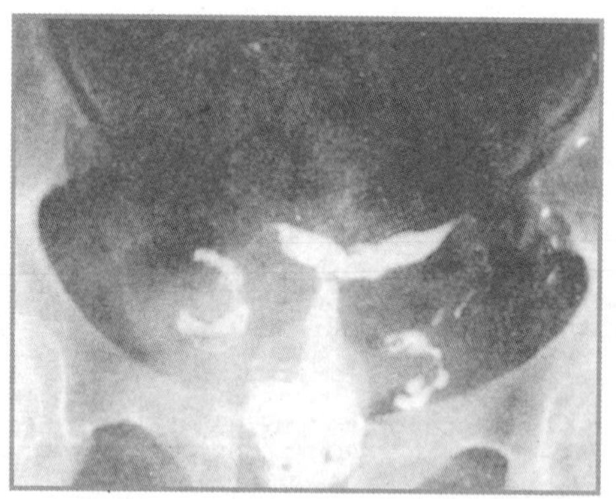

见两侧宫腔，并见输卵管

图 7-2-10 上病例的子宫输卵管造影

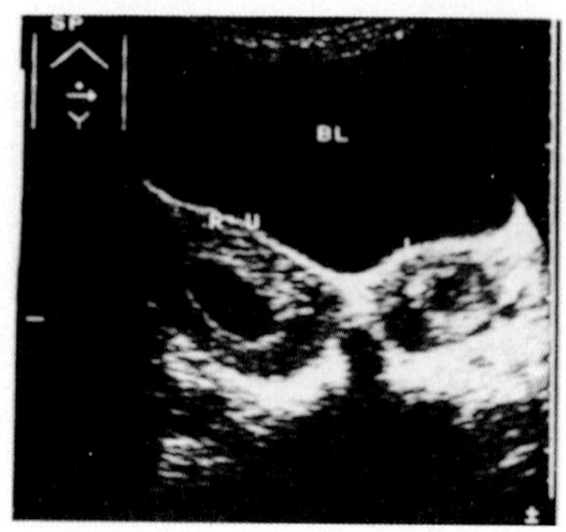

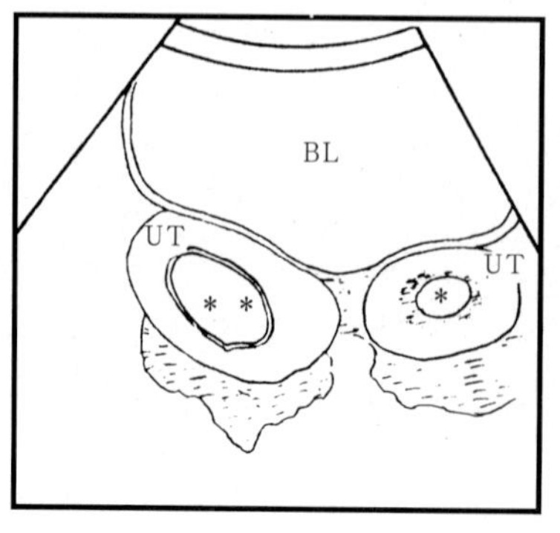

横切面，右侧子宫妊娠可见胎囊，左侧子宫腔内见较厚蜕膜组织
BL- 膀胱　UT- 子宫
* - 增厚蜕膜　* * - 胎囊

图 7-2-11 双子宫双阴道右侧妊娠

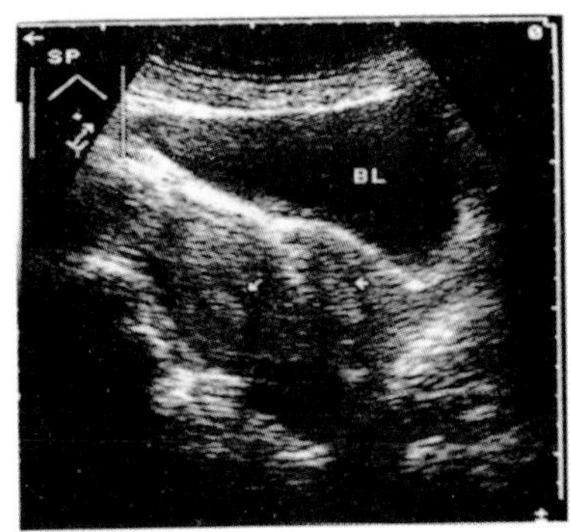

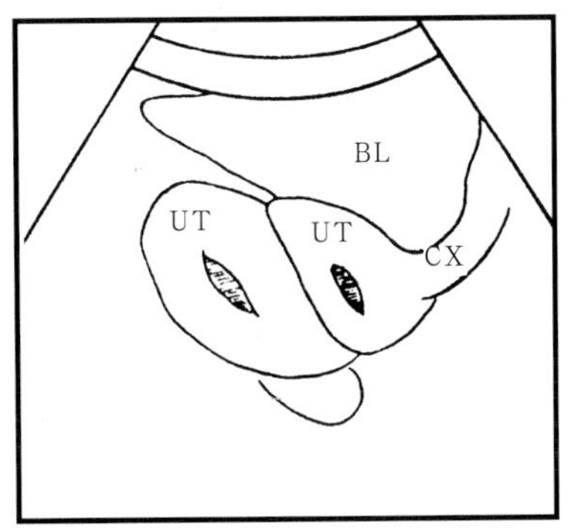

图 7-2-12　双子宫（不对称）

斜横切面，两子宫呈不对称排列，两子宫间有界限，并各含宫腔波

UT- 子宫　CX- 宫颈

BL- 膀胱

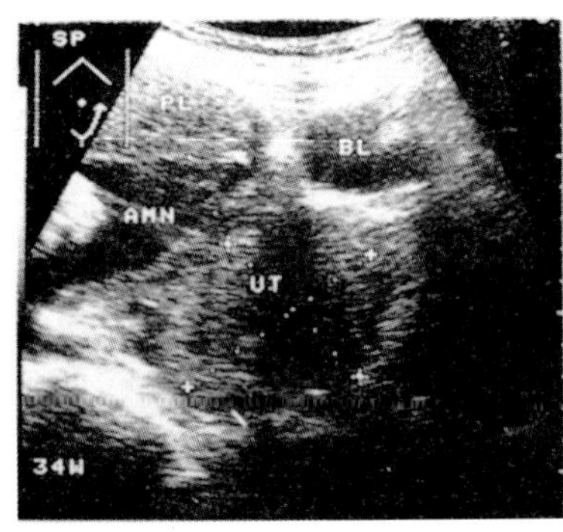

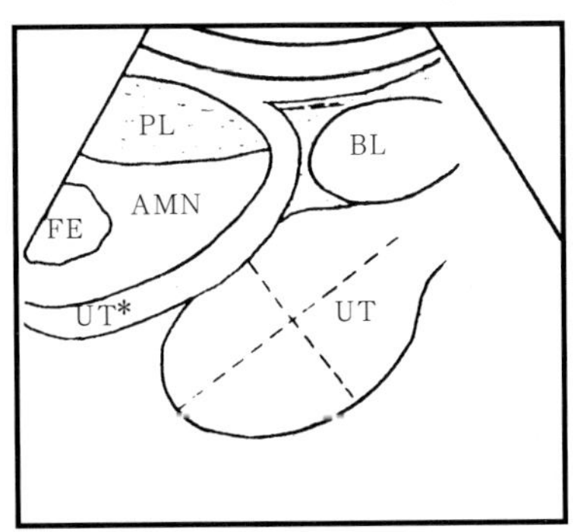

图 7-2-13　双子宫右侧妊娠

左斜切面，右侧子宫妊娠孕34周，子宫下截处可查到左侧子宫（略大饱满），对胎儿下降有梗阻。右上方为妊娠子宫

BL- 膀胱　UT- 子宫（左）

PL- 胎盘　AMN- 羊水

UT ＊ - 右侧妊娠子宫

FE- 胎儿

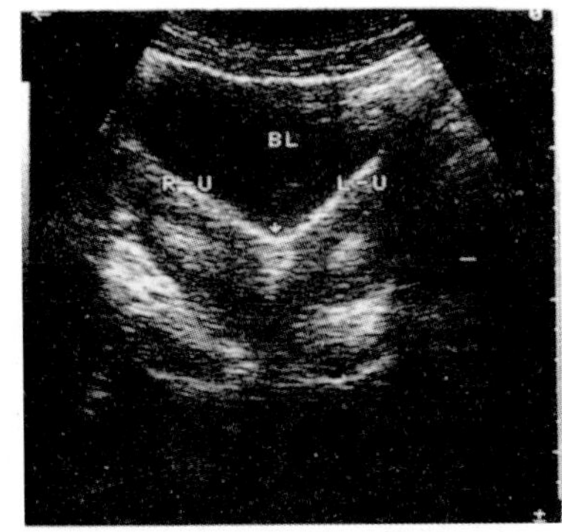

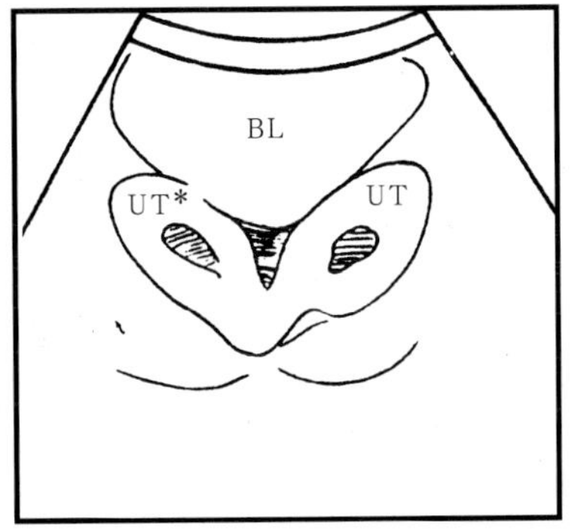

图 7-2-14　双角子宫

横切面，在宫底水平面两子宫呈羊角形，两子宫腔内各见宫波，仅有一个子宫颈

UT ＊ - 右子宫　UT- 左子宫

BL- 膀胱

横切面，子宫底下陷呈弧形又称马鞍形子宫，在妊娠期间可引起流产或胎位不正。自宫体向下移动探头时仅见一个无增宽的子宫颈及阴道。

（3）残角子宫：子宫一侧发育正常，另一侧为残角子宫（图 7-2-15），常与浆膜下肌瘤混淆，残角子宫内如有积血易与卵巢囊肿混淆，残角妊娠时，子宫旁侧上方见一正圆形包块，内含胎儿时引起注意（图 7-2-16）。

（4）弧形子宫：横切，横径较宽，宫底肌层内面突出一嵴（图 7-2-17，彩图 7-2-18）。

（5）纵隔子宫：横切面，子宫形态正常，但宫底较宽，宫体内中央似见衰减的纵隔但轮廓不清，将子宫分成对称或不对称两部，可见到两侧各自宫波。纵切面，从子宫一侧将探头慢慢推移至对侧则先见一宫波，消失后再出现一宫波（图 7-2-19～7-2-23，彩图 7-2-24～7-2-29）。

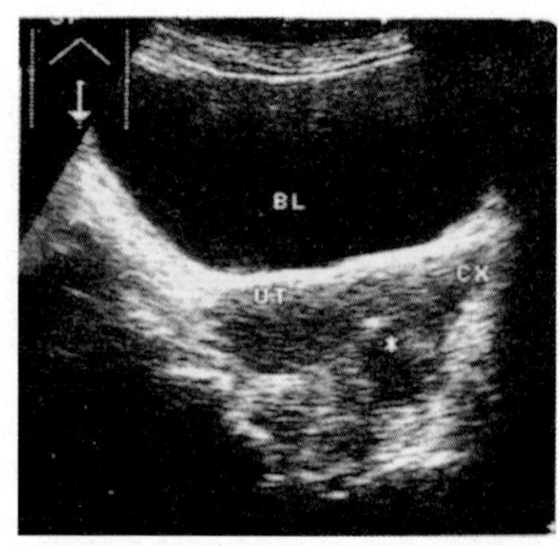

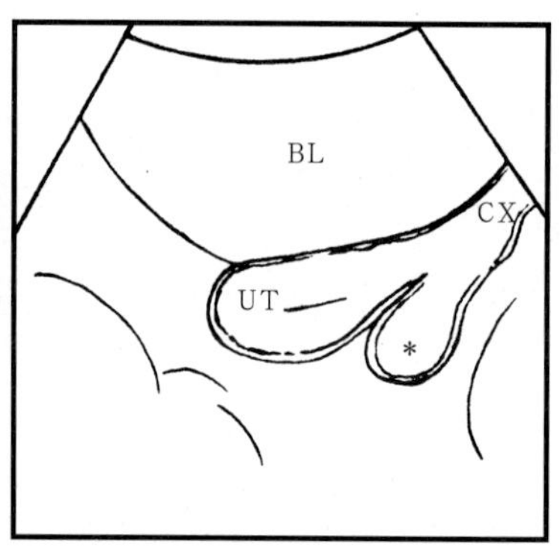

纵切面，正常子宫呈后倾位其左旁突出一个小包块，回声与子宫同

UT-子宫　＊-残角子宫

BL-膀胱　CX-宫颈

图 7-2-15 残角子宫

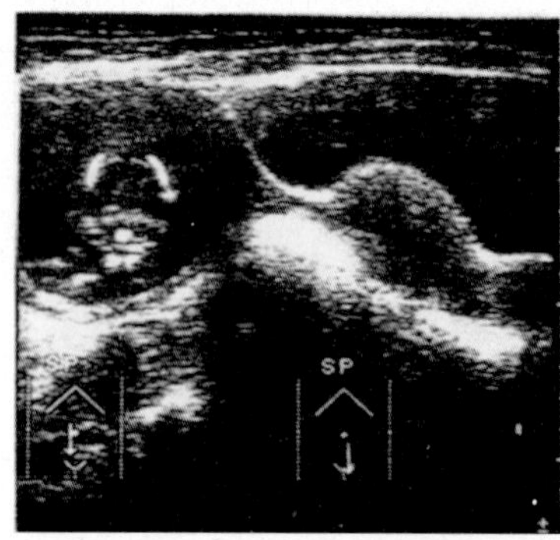

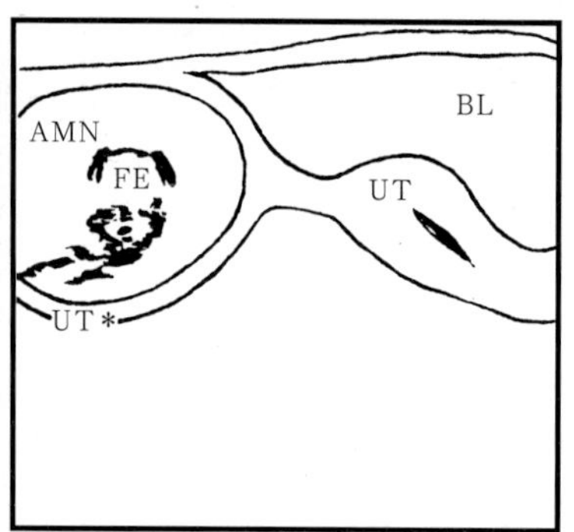

纵切面，子宫略饱满，其右上方可见一正圆形包块，内见胎儿（已死），并见均匀的肌壁

UT-子宫　BL-膀胱

UT ＊-残角子宫

FE-胎儿

AMN-羊水

图 7-2-16 残角子宫妊娠

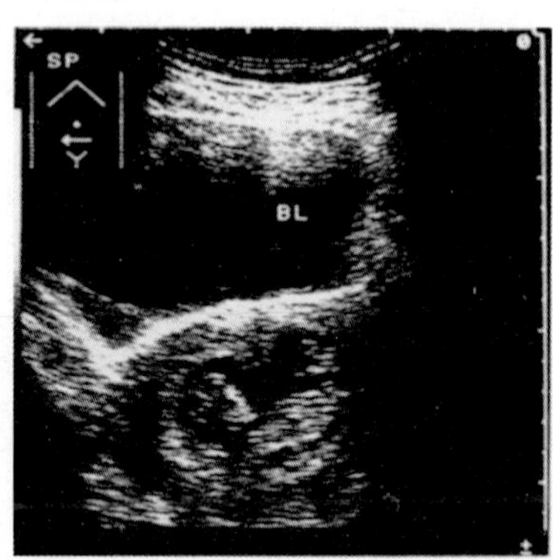

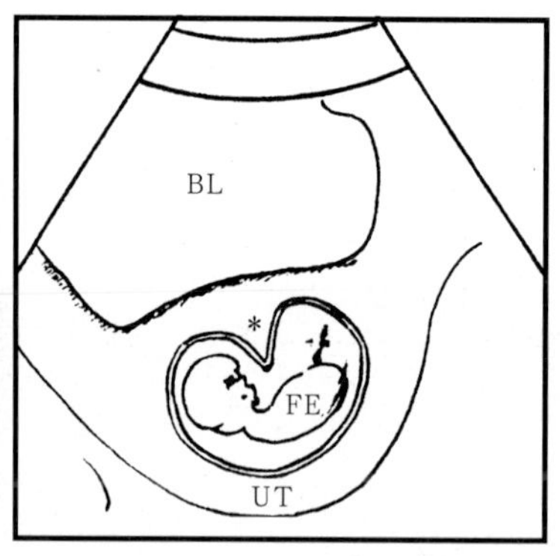

横切面，子宫腔内可见仰卧位的胎儿，其前壁中央内壁向内突出一嵴

UT-子宫　FE-胎儿

＊-突出纵嵴　BL-膀胱

图 7-2-17 弧形子宫妊娠

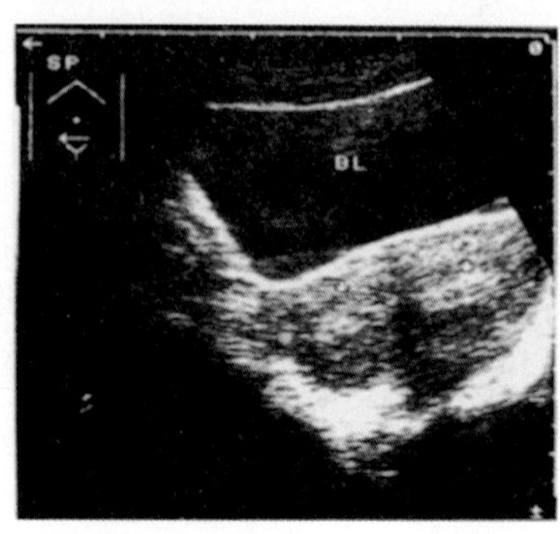

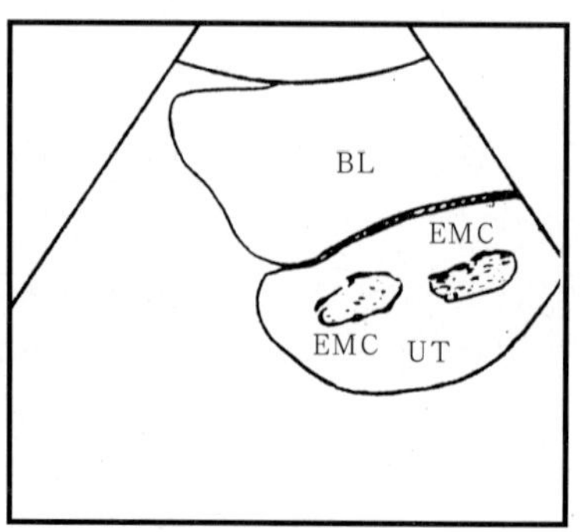

横切面，横径较宽，子宫内可见两个梭样宫波，其中央似有纵行界限

UT-子宫　EMC-宫波

BL-膀胱

图 7-2-19 纵隔子宫

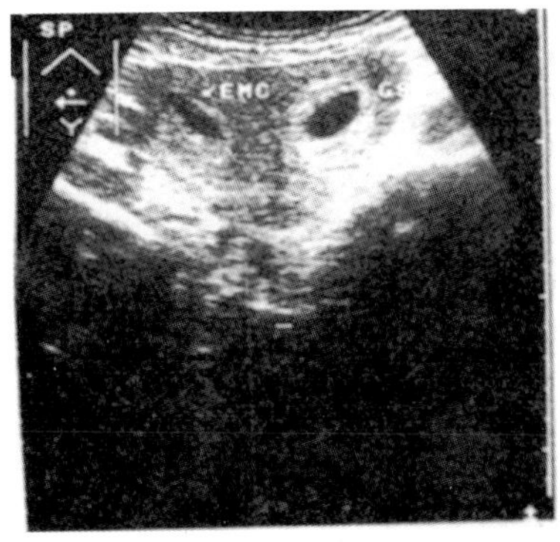

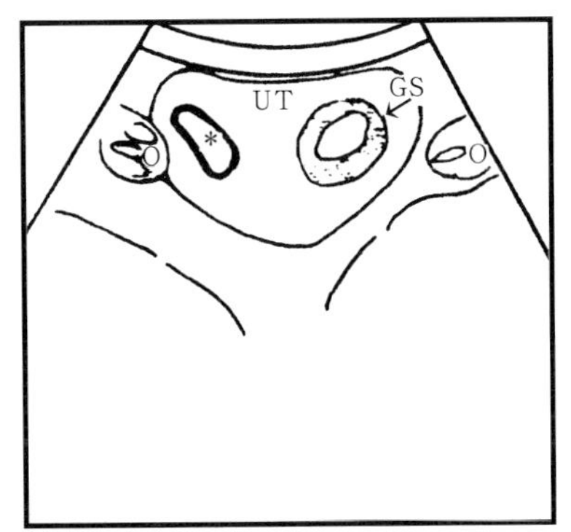

横切面，子宫横径较宽，前壁中央略凹陷，左侧见胎囊，右侧为蜕膜

UT-子宫　GS-胎囊

＊-蜕膜　O-卵巢

图 7-2-20　**纵隔子宫左侧妊娠**

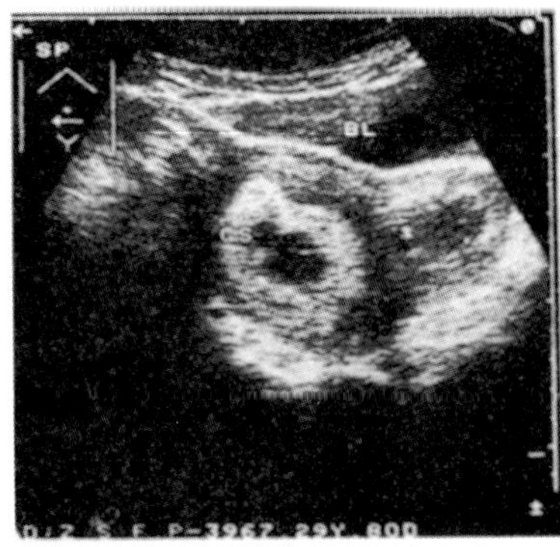

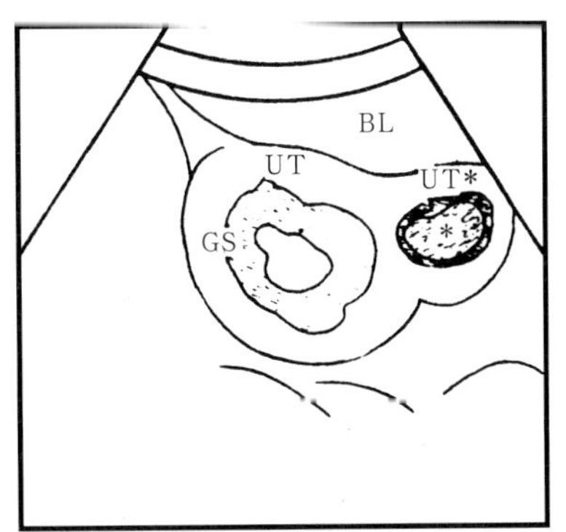

横切面，右侧子宫妊娠，可见增厚的胎囊环，左侧子宫腔内有增厚蜕膜

UT-右侧妊娠子宫　GS-胎囊

UT＊-左侧子宫　BL-膀胱

＊-蜕膜组织

图 7-2-21　**纵隔子宫右侧妊娠**

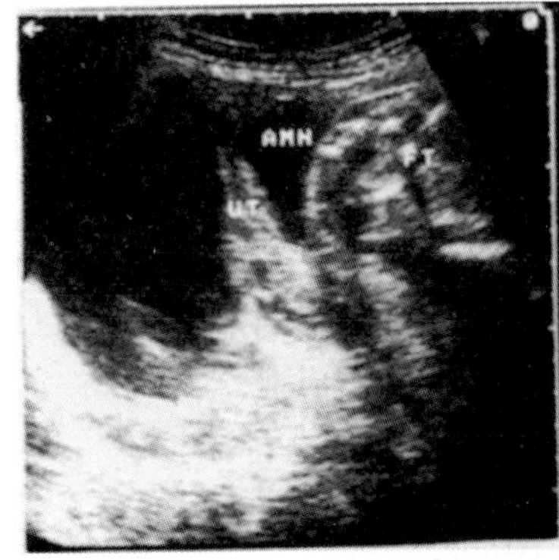

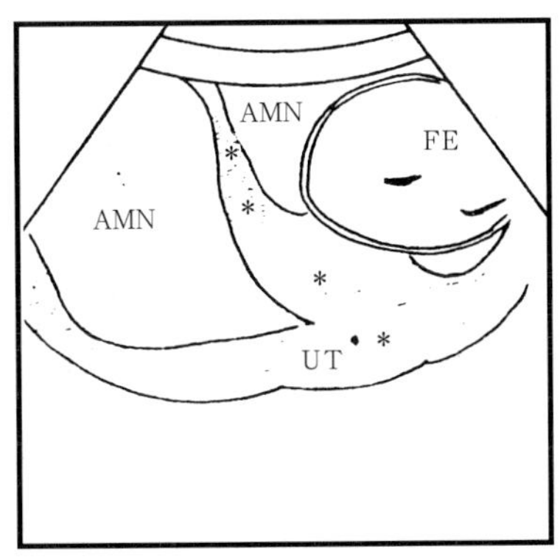

妊娠子宫内可见一纵隔，左侧见胎体，右侧见羊水

UT-子宫　＊＊＊-子宫纵隔

FE-胎儿　AMN-羊水

图 7-2-22　**不完全纵隔子宫合并晚期妊娠**

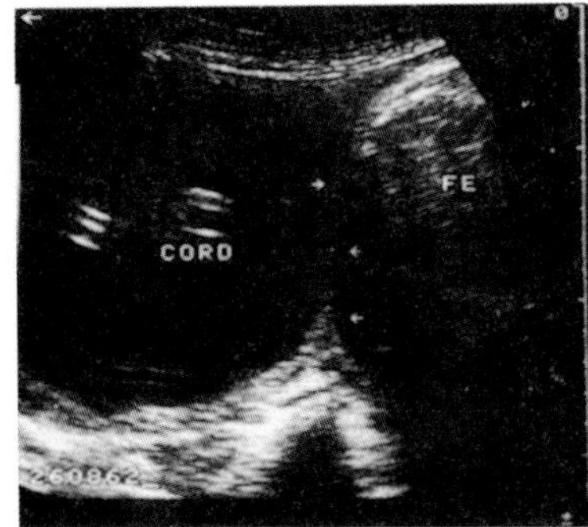

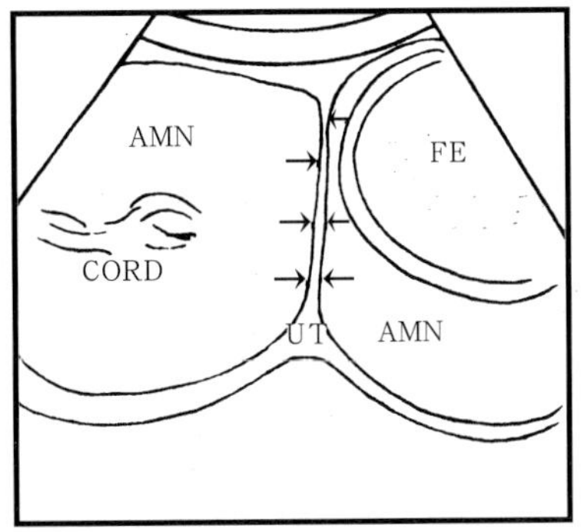

妊娠子宫内中央见一弦样纵隔，左侧可见胎儿，右侧充满羊水并可见漂浮的脐带

UT-子宫　FE-胎儿

AMN-羊水　CORD-脐带

↓-箭头所指为纵隔

图 7-2-23　**不完全纵隔子宫左侧晚期妊娠**

五、处女膜闭锁

1．病理 此病系处女膜发育旺盛所致。如子宫阴道发育正常，青春期后，经血不能外流积存于阴道内形成积血。积血继续积存，血量越积越多，逐渐向宫腔内延伸，形成阴道子宫积血。积血继续增加进而可扩展至两侧输卵管，流入腹腔、子宫直肠窝，伞端附近腹膜受积血刺激，发生水肿、粘连、闭锁，形成阴道、子宫、输卵管经血潴留（图 7-2-30，彩图 7-2-31）。

2．临床表现 青春期后，少女月经不来潮，下腹部周期性疼痛，进行性加重，严重时可伴尿潴留。妇科检查发现下腹部可触及肿块。外阴处女膜处无孔呈膨隆状、紫兰色，肛查触到一个长圆形囊性包块，有压痛。如有感染则疼痛加重并有腹胀、发烧和白细胞升高。

3．超声诊断 纵切面，阴道显著扩张，呈长圆形囊状，内为无回声或有液面的黏稠液体，内含密集的点状颗粒，偶可见结石。可见到薄而均匀的阴道壁。积血严重者，子宫颈及子宫均被扩张，与扩张的阴道相连通，但因宫壁较厚，故扩张程度不如阴道大，实时超声可见子宫收缩舒张致宫腔内液体流动。积血进一步增加可伴两侧输卵管积血扩张，子宫直肠窝内可见液体（图 7-2-32～图 7-2-34，彩图 7-2-35～7-2-38）。

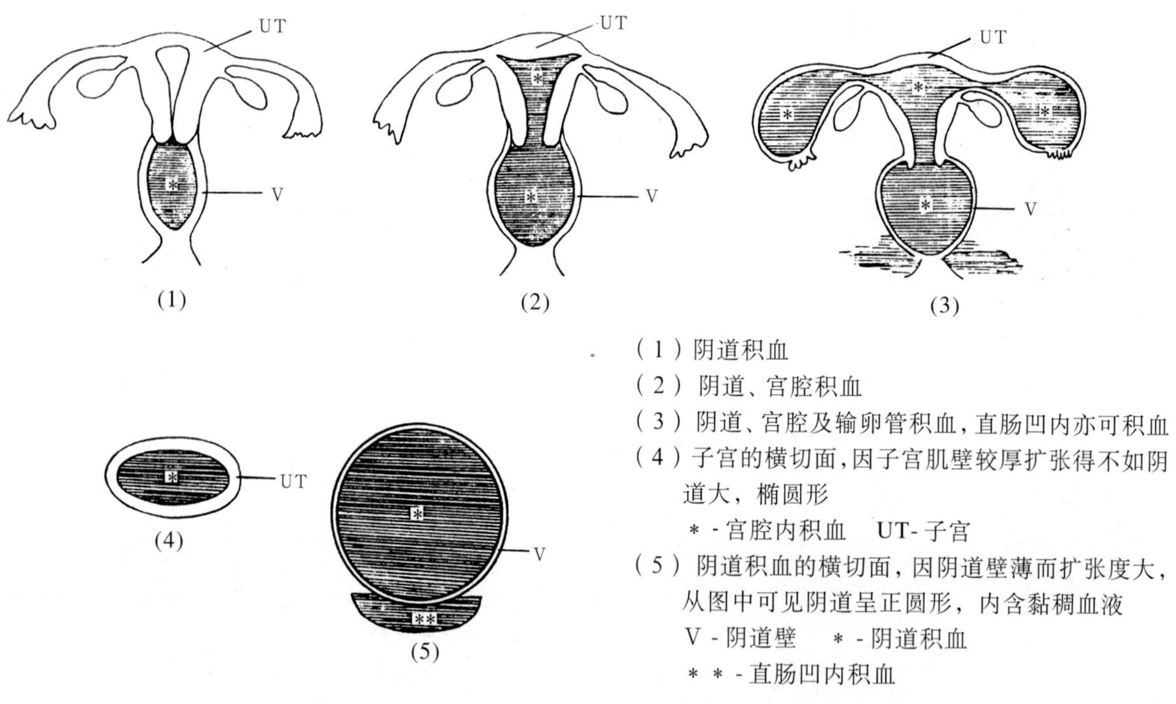

图 7-2-30 处女膜闭锁：阴道、宫腔及输卵管积血示意图

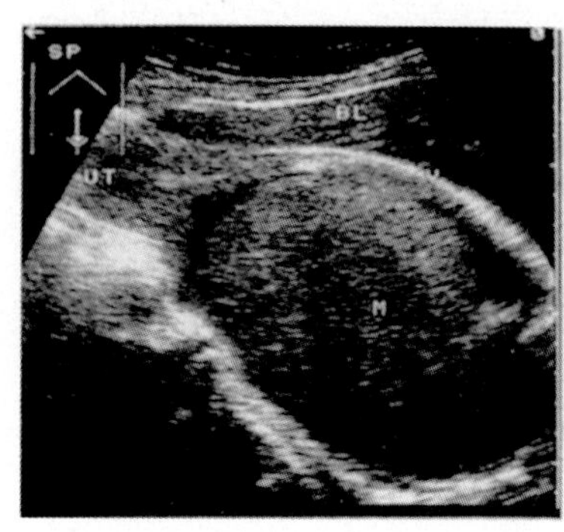

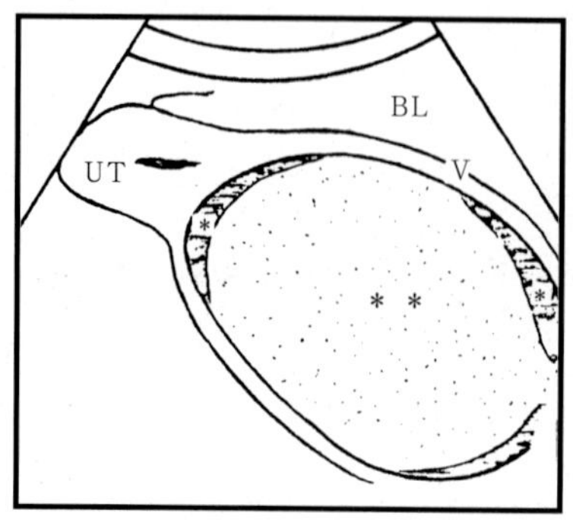

纵切面，19 岁无月经来潮，周期性下腹痛，下腹包块。其上方为正常宫体，下方为扩大的积血阴道，清晰见到阴道壁，周围有衰减区

UT-子宫 BL-膀胱

V-阴道壁 ＊＊-阴道积血

＊-衰减区（血清）

图 7-2-32 处女膜闭锁阴道积血

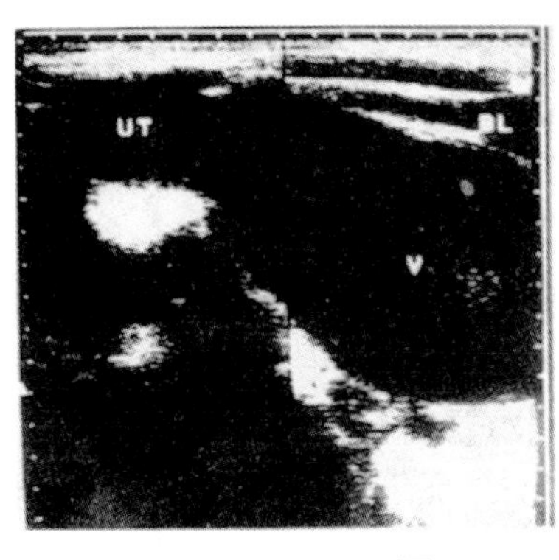

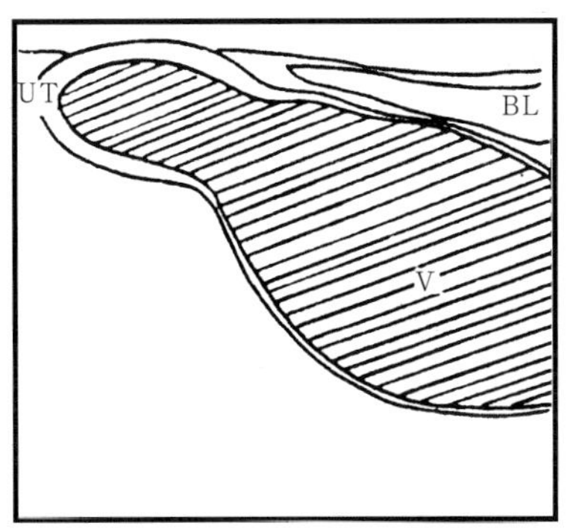

纵切面，阴道、宫腔、输卵管积血

UT-子宫　V-阴道

BL-膀胱

图 7-2-33 **处女膜闭锁**

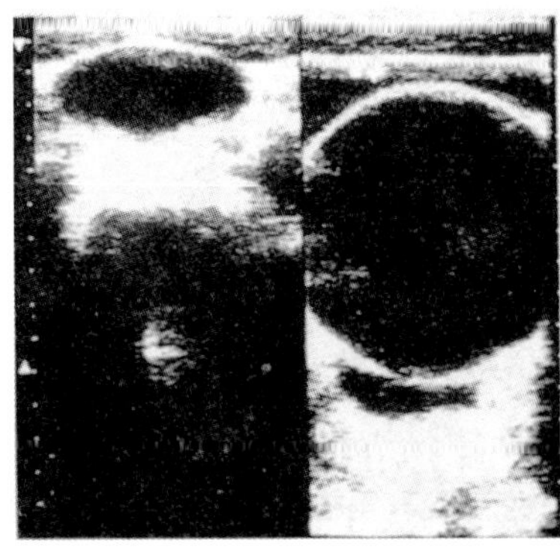

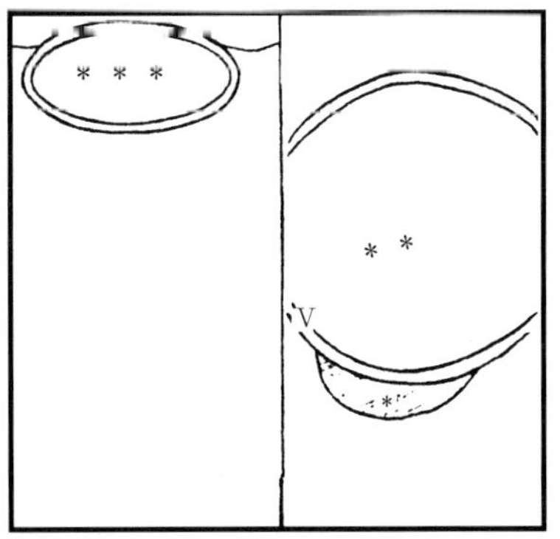

右上方为子宫积血，椭圆形见宫壁

左图为一正圆形阴道积血，见阴道壁，直肠凹有积血

* * * -子宫积血

* * -阴道积血

* -直肠凹积血

V-阴道壁

图 7-2-34 **横切面**

六、阴道斜隔综合征

双子宫，双宫颈，斜隔起于两个宫颈之间，向远侧端偏离中线斜行，与阴道外侧壁融合，形成一侧阴道为盲端，斜隔上可有一小孔，使两阴道之间有贯通（图 7-2-39，彩图 7-2-40）。

1.临床表现　阴道淋漓出血或有脓性分泌物，或有闭经因盲端逐渐淤血而成囊性物。妇科检查：可被误认为附件或阴道囊肿，如在囊肿上发现小孔流脓，则对诊断有很大帮助，患者多为少女。

2.超声检查

（1）可见两个子宫体。

（2）两个子宫颈。

（3）一侧子宫轮廓可见，与另一宫体相重，不易辨别。子宫下方可见一囊性占位（盲端积血）。

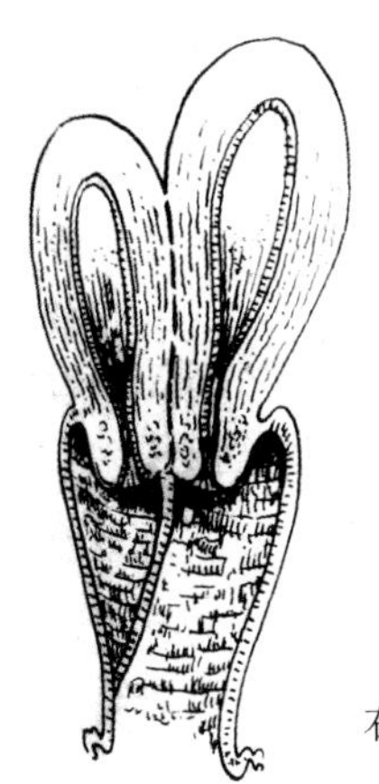

右侧为盲端阴道

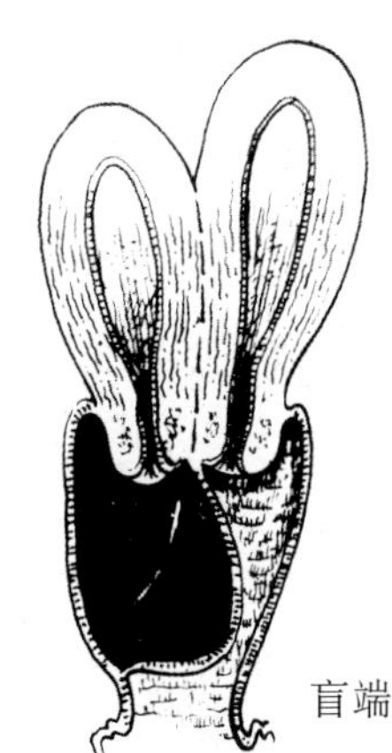

盲端阴道经血潴溜可误诊为阴道囊肿

图 7-2-39 **阴道斜隔综合征示意图**

(4) 另一侧正常子宫及阴道因被阴道盲端血肿挤压，不易查清。

(5) 患侧多数肾缺如，或发育不佳。对侧肾代偿性增大。

本病在诊断时较困难，须结合病史、妇科检查及超声诊断综合分析方可做出正确诊断（彩图7-2-41，彩图7-2-42）。

第三节 子宫内膜异位症的超声诊断

正常子宫内膜覆盖于子宫腔内面，因某种原因使子宫内膜在子宫腔以外的部位生长，称为子宫内膜异位症。这种内膜的功能可随雌激素水平而变化，能产生少量“月经”而引起临床症状。本病发病高峰在30～40岁。子宫内膜异位症发病率远比临床所见为高。

一、病理

子宫内膜异位有内在性和外在性两种：内在性即子宫内膜位于子宫肌层内；外在性是指发生在其他部位的子宫内膜，如卵巢、输卵管、子宫韧带、阴道直肠隔、膀胱、腹膜、腹部伤口疤痕、宫颈、阴道、外阴，甚至于手臂大腿等处。

1.内在性子宫内膜异位症 子宫内膜由基底层向肌层生长，局限于子宫肌层，又称为子宫肌腺病，常弥漫分布于整个肌层内，因而引起肌纤维的反应性增生，使子宫呈均匀性增大，但很少能超过儿头大小。亦有局灶型者，病灶集中在一局部，使外形不甚规则，酷似子宫肌瘤，但无包膜，此为与肌瘤鉴别点。子宫肌腺病常见后壁，增厚较前壁显著，切面可见增生的肌组织，似肌瘤的旋涡结构，但无包膜。病灶中间或可见软化灶，偶然亦可见散在含少量陈旧积血小囊及蓝色病灶。子宫内膜异位症中，腺肌病发病率最高，并有25%～40%合并外在性内膜异位。

2.外在性子宫内膜异位症 子宫内膜可侵犯多个器官及组织。卵巢为最易受侵器官，约占外在性内膜异位症的80%，其次为子宫直肠窝、骶韧带、阴道直肠膈、子宫颈后壁等处。子宫后壁与卵巢紧密粘连。侵犯子宫直肠窝的病灶可呈紫黑色小点，甚至成菜花样突起；侵犯阴道直肠隔或骶骨韧带，形成触痛性结节；侵犯直肠可致肛门憋坠和大便疼痛，严重者可使直肠狭窄。

子宫内膜侵犯卵巢后，周期性出血使卵巢胀大，形成内膜出血性囊肿，直径多5～6 cm，也可10余cm大。表面有一增厚的纤维囊壁包绕，内含棕黑色黏稠陈旧血液，又称卵巢“巧克力”囊肿，多与阔韧带后叶或子宫、子宫直肠窝，腹膜、直肠前壁、周围肠管紧密粘连。约1/3患者为双侧卵巢“巧克力”囊肿。其外观似增大之卵巢，经仔细检查，可见其表面有针尖大小出血点。卵巢血肿可以破裂而导致急腹症。

肠道受侵约占外在性内膜异位症的10%，受侵部位可有周期性肿胀疼痛。

内膜异位病灶侵犯膀胱，可引起泌尿系统症状（彩图7-3-1，彩图7-3-2）。

二、临床表现

1.症状

(1) 痛经：为本疾患常见而突出症状之一，多为继发性。痛经可发生在经前、经时或经后，严重者难以忍受而不能坚持工作。由于周期性内膜增生，出血引起痛经，同时促使子宫肌挛缩，加重痛经程度。月经过后，异位的子宫内膜萎缩，经痛消失。亦有25%无痛经者。

(2) 月经量过多：内在性子宫内膜异位症，月经量往往增多，但亦有减少者。

(3) 不孕症：盆腔内膜异位症，常可引起输卵管粘连或管腔堵塞，或因卵巢病变，影响排卵的正常进行造成不孕。

(4) 性交痛及大便坠胀：异位的子宫内膜侵犯子宫直肠窝、直肠或阴道直肠隔，使周围组织粘连肿胀，致使性感不快及性交疼痛。经期大便痛疼难忍，经期过后，此症状消失。

(5) 膀胱症状：异位内膜侵犯膀胱壁时，则可有周期性尿频、尿痛症状，病灶侵犯膀胱黏膜时，则可发生周期性血尿。

(6) 腹壁伤口痛性病灶：异位内膜侵犯腹壁伤口时，则在伤口处出现周期性痛性包块。

2.妇科检查 子宫均匀增大，因增大程度不同可呈饱满、中等增大、球样增大，但很少超过孕3个月子宫大小，亦可有局灶型呈不规则外形，较硬，如果子宫后位有粘连者则往往固定。增大的子宫不易和子宫肌瘤鉴别。子宫直肠窝或骶韧带等处常可触及黄豆或蚕豆大小结节，触痛明显，后穹窿有时可见黑紫色出血点或小结节。

卵巢“巧克力”囊肿常与周围组织粘连固定，双合诊可触到张力较大包块，有压痛。破裂后出现急腹症。

三、超声诊断

子宫肌腺病。子宫内膜侵犯肌层，使子宫的大小、形态、内回声、子宫前后壁的厚度、宫波的形态等均有改变。

1.子宫的大小　子宫增大，增大的程度不同。

2.子宫的形态　对诊断肌腺病有很大帮助，但因病灶侵犯部位不同，形态上亦有所不同，子宫常表现饱满，宫底圆钝、筒状或球状。

3.子宫肌壁回声　子宫肌壁回声较强、不均匀且颗粒粗糙，如有肌腺瘤存在时其回声比子宫肌瘤回声强，与子宫壁之间无明显界限（即无包膜），此为与肌瘤的鉴别点。痛经严重的病人在子宫肌壁间可见到黄豆粒大小的衰减小囊或是在痛经严重期间见肌壁内多个细小弥漫的略衰减的区域。

4.宫腔波前移　异位子宫内膜多侵犯子宫后壁，故绝大多数患者后壁均比前壁厚，故宫腔波有前移现象，因后壁增厚常使宫波呈弓形。异位病灶在前壁使子宫前壁局部突出很像子宫肌瘤但无包膜，宫腔波后移。

5.血流不丰富为星点状　参见图7-3-3～7-3-10，彩图7-3-11～7-3-13）。

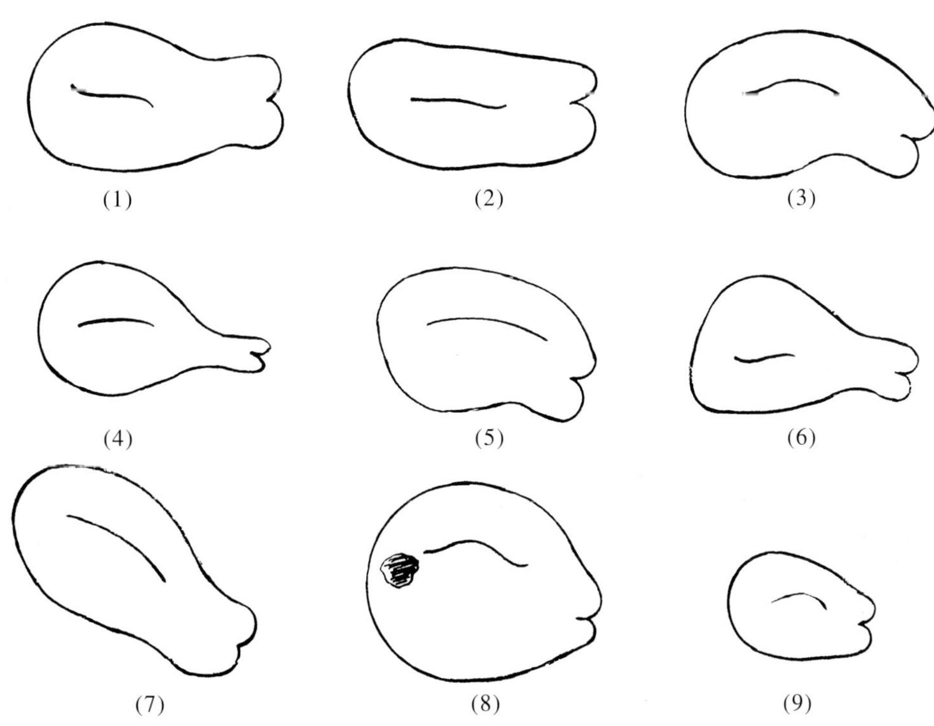

图7-3-3　肌腺病：子宫形态改变的部分示意图

(1) 子宫增大，饱满，宫底圆钝，宫颈肥大，宫波前移
(2) 子宫增大呈筒状，失去峡部曲线，宫底圆钝，宫颈肥大，宫波可前移
(3) 子宫增大，宫体饱满圆钝，宫波前移呈弓状
(4) 子宫体球样增大，宫颈正常大小，宫波前移
(5) 子宫增大，呈块状，厚度显著增大，长度增大不明显，宫颈肥大，宫波前移
(6) 宫体明显增大，宫波后移，前壁明显增厚且不规则，常有肌腺瘤存在，宫颈正常
(7) 子宫较均匀增大，宫波轻度前移，宫颈增大
(8) 子宫体呈球样增大明显，宫波明显前移，弓状，后壁明显增厚，有小囊
(9) 子宫呈短粗状，宫波前移，弓状

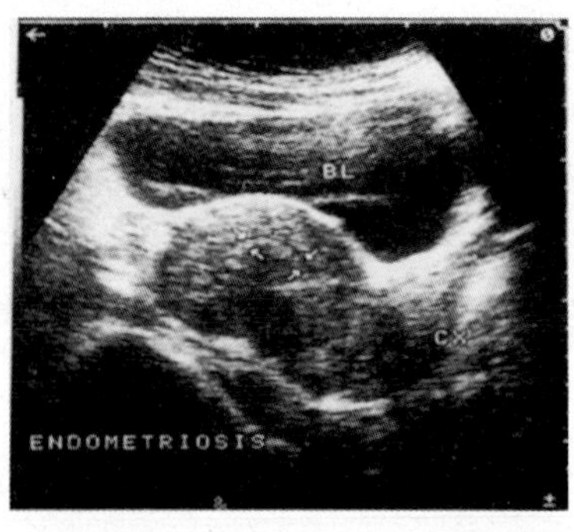

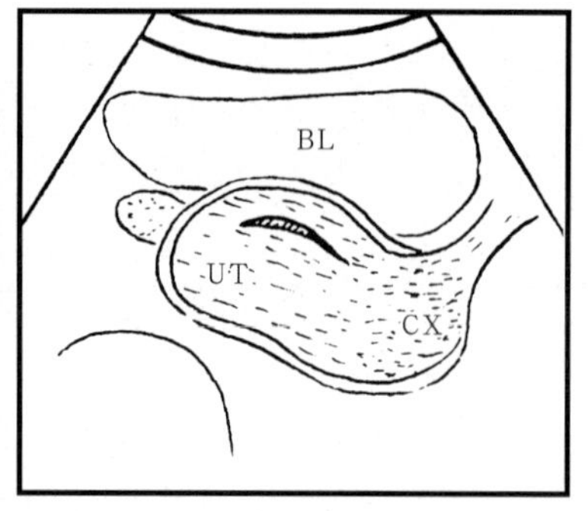

纵切面，子宫饱满略大，宫底圆钝，宫颈肥大，宫波前移，肌壁粗糙回声不均

UT-子宫　BL-膀胱

CX-宫颈

图 7-3-4 子宫肌腺病

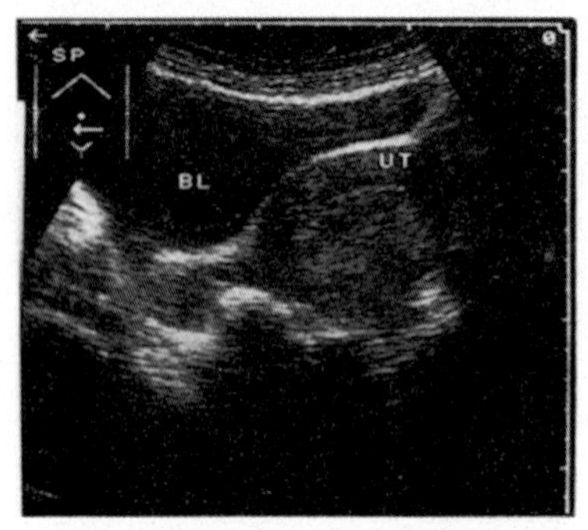

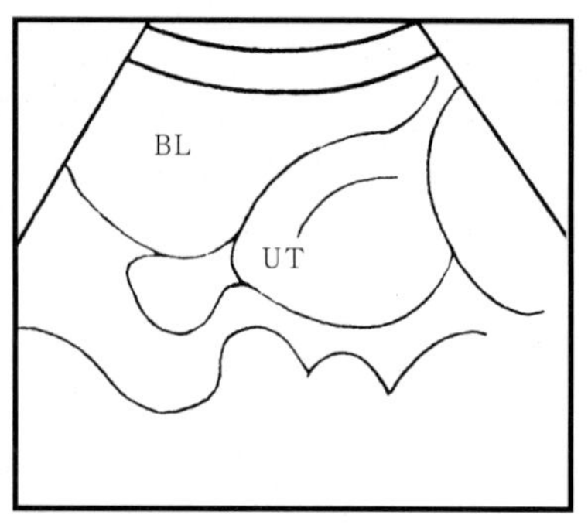

横切面，子宫偏左，肥大，后壁增厚，宫波前移，弓形，回声不均匀，粗糙

UT-子宫　BL-膀胱

图 7-3-5 子宫肌腺病

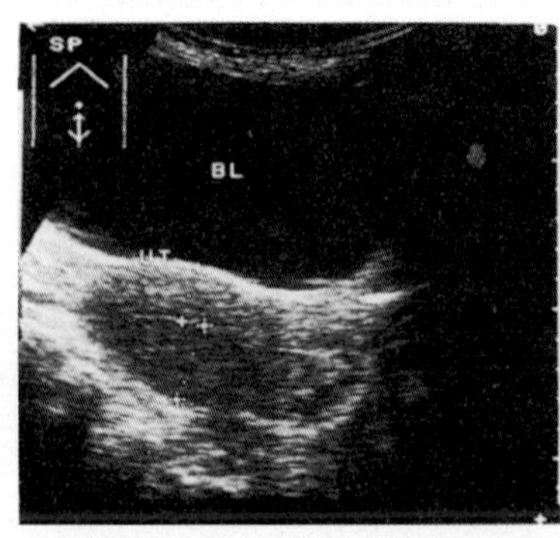

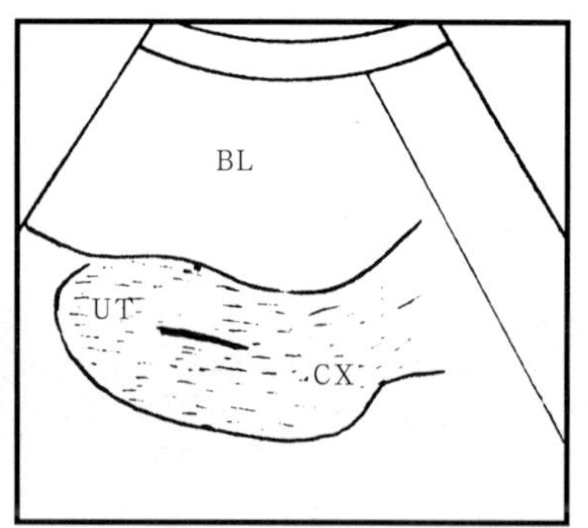

纵切面，子宫呈筒状增大，宫颈肥大与子宫相等，宫波前移，回声不均，粗糙

UT-子宫　CX-宫颈

BL-膀胱

图 7-3-6 子宫肌腺病

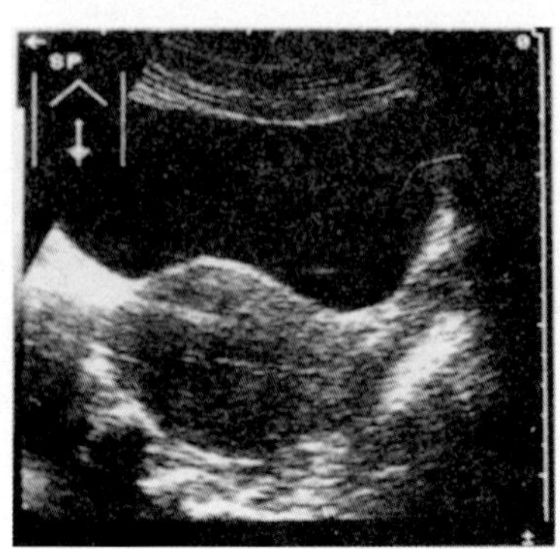

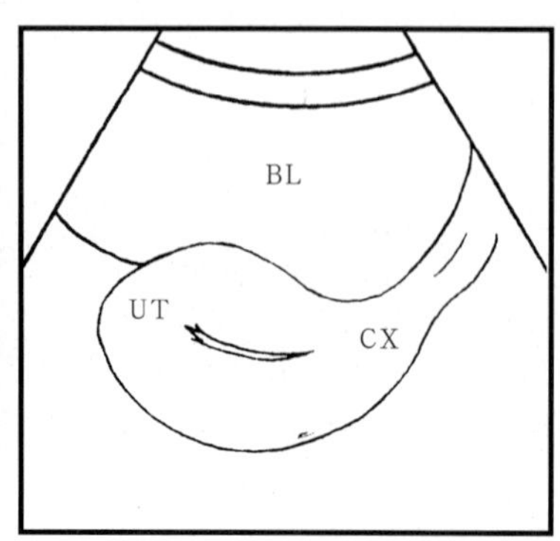

纵切面，子宫呈球样增大，宫颈轻度肥大回声不均

UT-子宫　CX-宫颈

BL-膀胱

图 7-3-7 子宫肌腺病

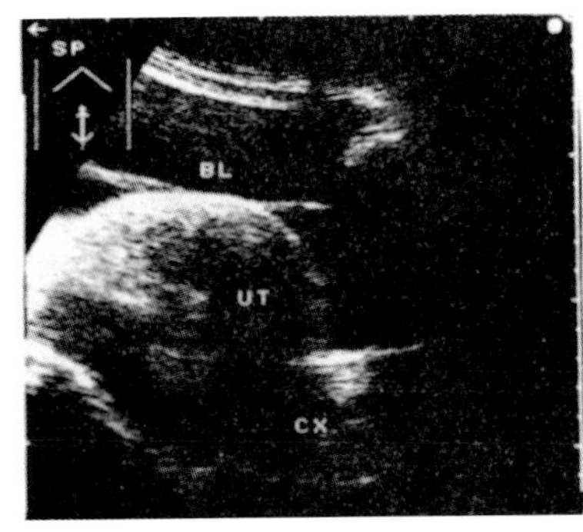

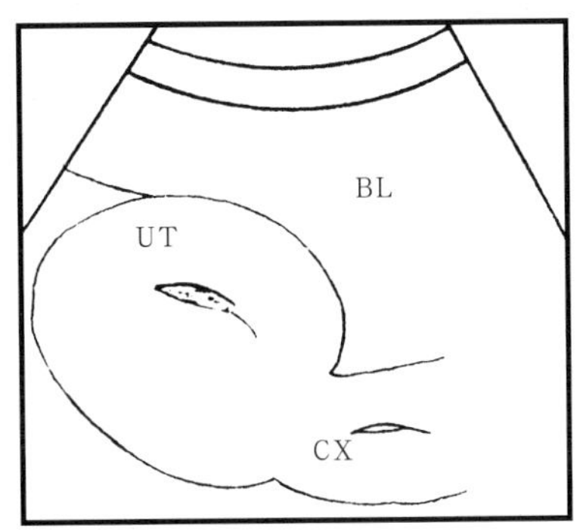

纵切面，子宫呈球样增大，孕两个半月大小，宫波明显前移，回声不均，宫颈轻度增大

UT-子宫　CX-宫颈

BL-膀胱

图 7-3-8　**重度子宫肌腺病**

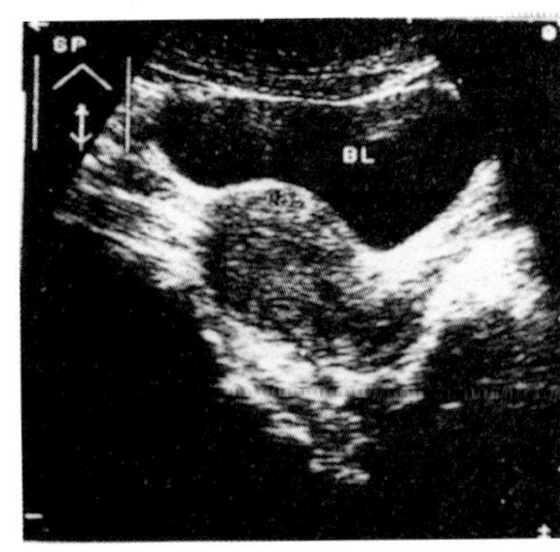

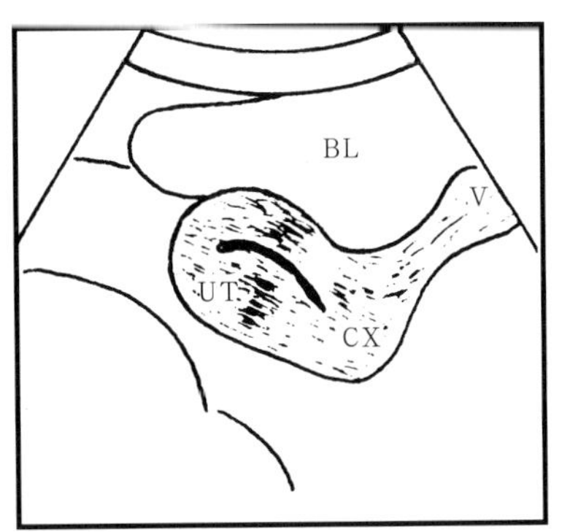

纵切面，子宫增大，短粗状，宫波明显前移呈弓形，宫底圆钝，宫颈肥大，肌壁粗糙回声不均

UT-子宫　CX-宫颈

V-阴道　BL-膀胱

图 7-3-7　**子宫肌腺病**

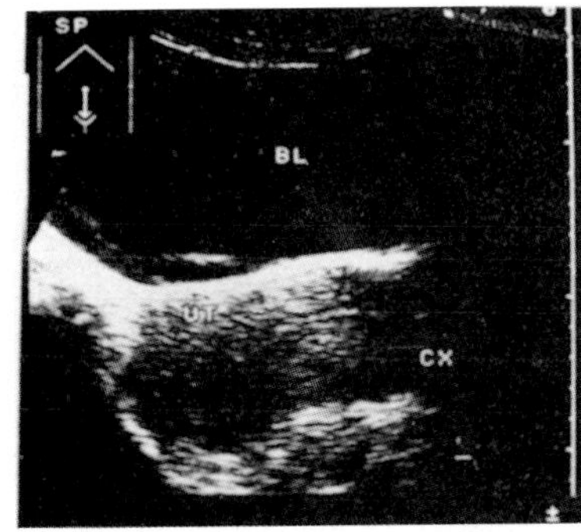

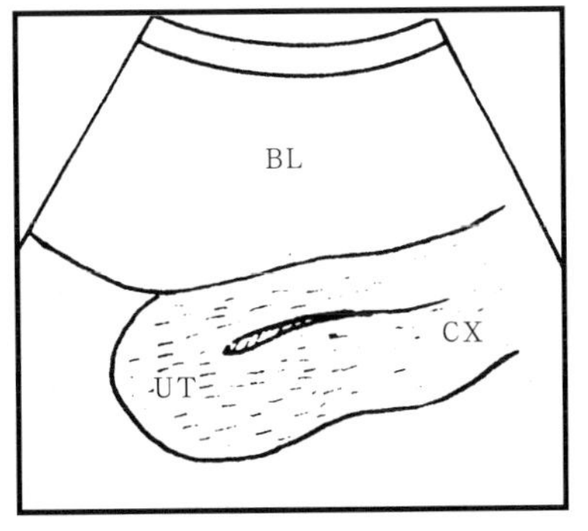

纵切面,子宫明显增大后倾位，宫颈肥大，宫波前移，肌壁回声不均

UT-子宫　CX-宫颈

BL-膀胱

图 7-3-10　**子宫肌腺病**

四、鉴别诊断

1.子宫肌瘤　肌腺病与肌瘤在临床检查时难以鉴别，妇科检查子宫均增大而较硬，B超可以做出鉴别。子宫肌瘤有包膜，与肌壁有一定界限，血流常围绕肌瘤而肌腺症子宫虽较大但无肌瘤界限。

2.功能失调性子宫出血　子宫均匀增大、饱满。常伴有一侧或双侧卵巢增大，含闭锁囊泡。子宫内膜增厚，重者宫内膜呈球形，含小暗区（腺体）（图 7-3-14）。

3.慢性子宫肥大　子宫均匀增大，子宫波居中，条状，无痛经史，多见于多产妇及长期慢性炎症刺激（图 7-3-15）。

4.盆腔淤血症　有痛经史，盆腔坠胀感。子宫均匀增大，宫波居中，彩色多普勒可助诊。

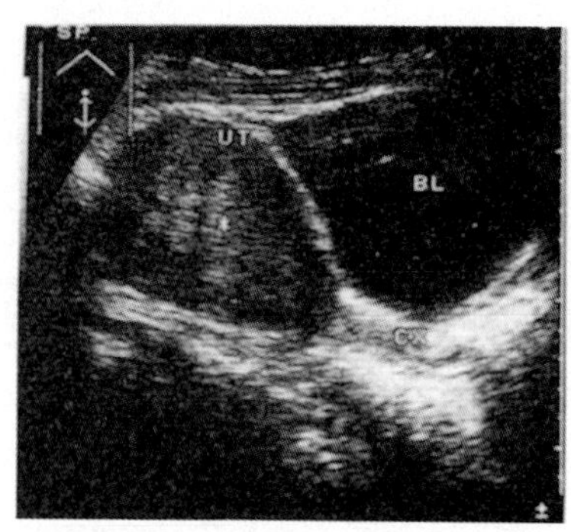

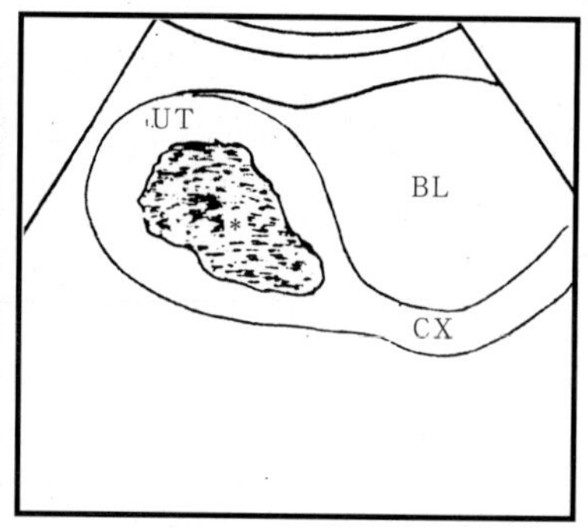

纵切面，子宫体增大，宫腔内膜明显增厚呈团状，厚约4.2cm，宫颈正常

UT-子宫　＊-子宫内膜

CX-宫颈　BL-膀胱

图7-3-14 功能性子宫出血

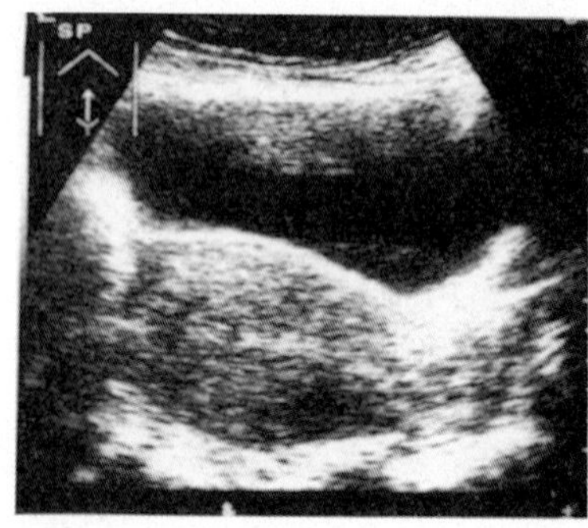

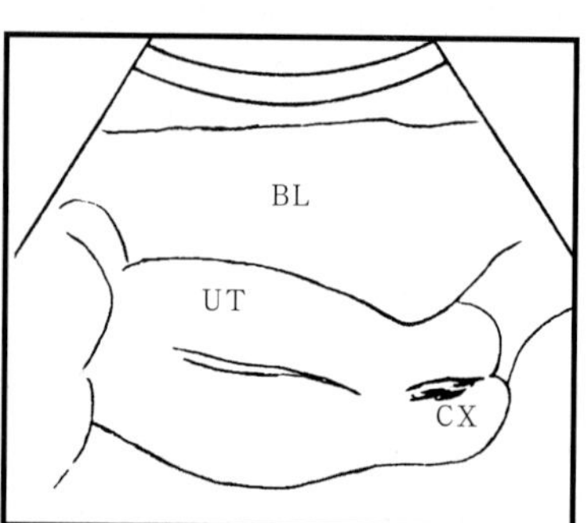

纵切面，子宫均匀增大，宫波居中，宫颈亦肥大

UT-子宫　BL-膀胱

CX-宫颈

图7-3-15 子宫慢性肥大

5.盆腔内及腹壁子宫内膜异位症

(1)卵巢子宫内膜异位囊肿又称为“巧克力”囊肿：由于异位内膜侵犯卵巢而形成。其超声表现如下：

①形态：一般为正圆形，张力较大的囊性肿物，但遇有粘连或受周围盆腔脏器挤压则可变为不规则形。

②囊肿包膜厚而表面不光滑，囊肿生长初期比较活跃，增大迅速则其壁显示似较薄，常可很大且张力又大，容易破裂而造成急腹症。病期长者壁变厚。囊肿常与子宫密切粘着致使子宫有“缺损”或“压迹”表现。

③内回声：较短病史者，囊肿内含有均匀低回声颗粒，病史较长者，内含的颗粒密度增加，回声增强，随病史的延长内回声接近实性。有时囊壁内面有贴壁的强回声斑或囊内粘连带。亦有囊内为清亮液无回声区。囊肿多为单侧的，亦可见双侧性，极少数有恶变者(图7-3-16～7-3-29，彩图7-3-30～7-3-32)。

(2)腹壁伤口疤痕内膜异位病灶：腹壁伤口疤痕处出现逐渐长大的病灶，周期性肿大、痛疼，超声可查出其所在层次、部位及范围(图7-3-33，彩图7-3-34)。

(3)膀胱内异位病灶：在膀胱充盈下可检出，病灶常突向膀胱腔内，侵犯黏膜层引起症状，表现为膀胱内突出结节，黄豆或蚕豆大小(图7-3-35)。

(4)子宫直肠窝、骶韧带、阴道直肠异位病灶：子宫直肠窝异位病灶为一衰减包块，形态不规则，肛门憋坠感明显，将探头横置于耻骨联合上，略倾斜则可查阴道直肠隔及阴道膀胱隔，一般二者厚度均不超过0.5cm。阴道直肠隔受侵犯时此隔变厚或厚薄不均(图7-3-36、图7-3-37)。

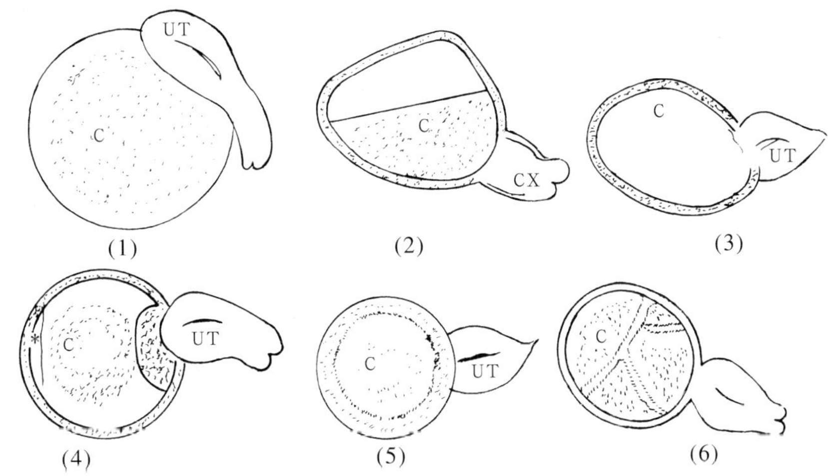

图 7-3-16　卵巢内膜异位囊肿的各种表现示意图

(1) 新出现的囊肿：囊肿正圆形，张力较大，壁不厚，内壁光滑，内含密集的低回声颗粒，这种形式的囊肿时间不长，几个月内突然长大形成，过大者可破裂　UT - 子宫　C - 囊肿

(2) 囊肿病期较长，囊壁较厚，其特点是在某个切面此囊肿似将子宫压出切迹，说明与子宫粘连甚紧，囊内可见液平面，后方为密集，液面上方为清亮液

(3) 囊肿病期较长，厚壁与子宫粘连紧，子宫底有压迹，囊内基本为清亮液　UT - 子宫　C - 囊肿

(4) 厚壁含较密颗粒，内壁出现贴壁强回声斑，与子宫粘连密切　UT - 子宫　C - 囊肿　* - 内贴壁状物块

(5) 囊肿壁很厚，内含极密颗粒，似实性，此种病期很长，已不活跃　UT - 子宫　C - "巧克力"囊肿

(6) "巧克力"囊肿内见粘连带（不光滑较粗糙）

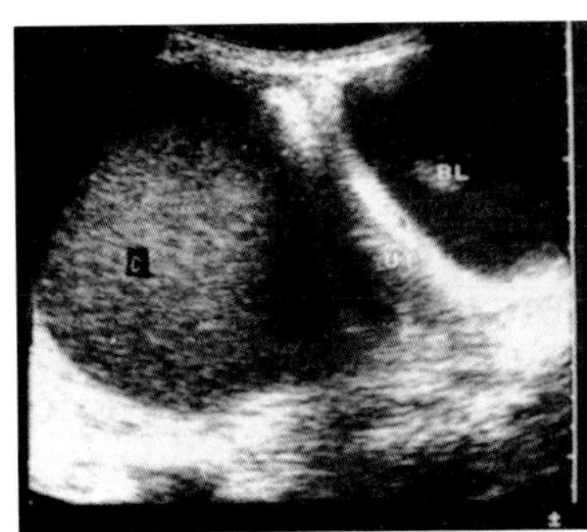

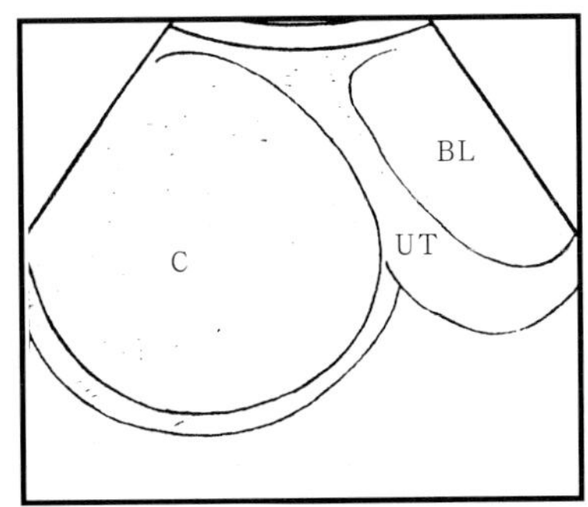

纵切面，子宫后方见一近正圆形囊肿，壁不厚，内壁光滑，囊内含低回声密集颗粒，病期较短

UT- 子宫　C- "巧克力"囊肿

BL- 膀胱

图 7-3-17　"巧克力"囊肿

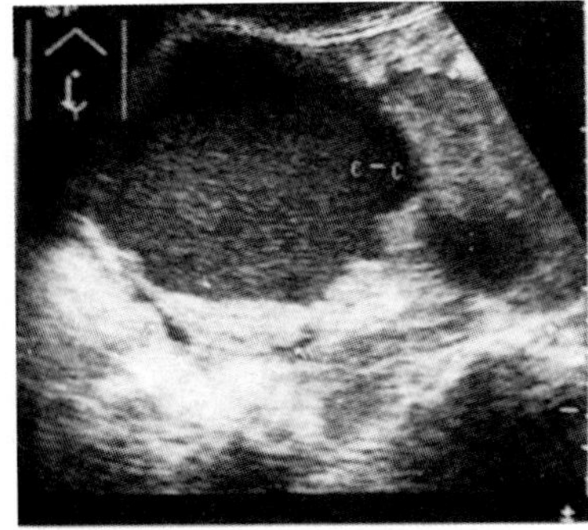

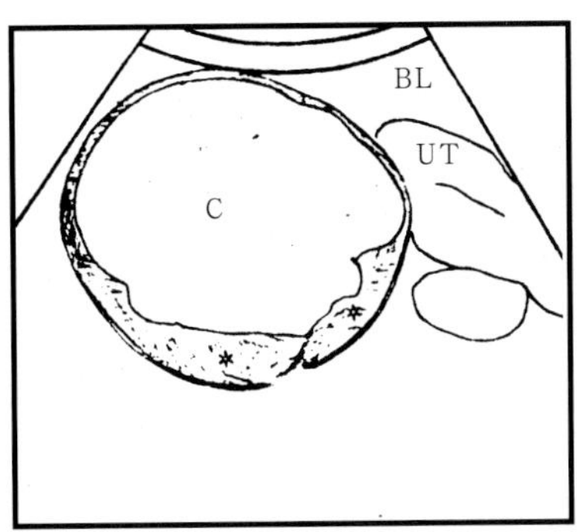

纵切面，子宫后方见圆形囊肿，壁不厚，后方内壁可见一层不规则强回声斑（此为沉积物，机化）

UT- 子宫　BL- 膀胱

C- 囊肿

图 7-3-18　"巧克力"囊肿

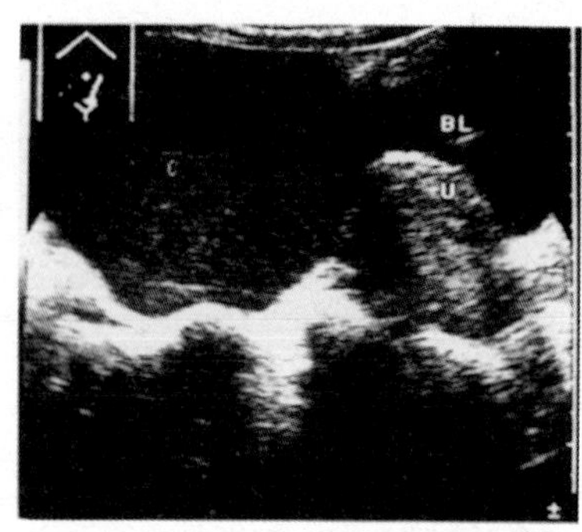

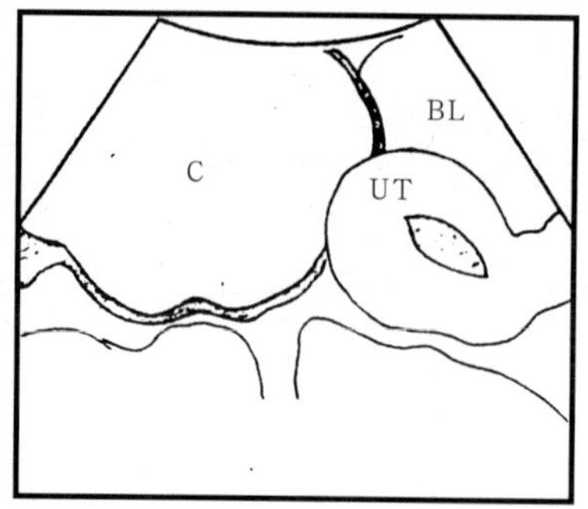

纵切面，子宫增大饱满，其后上方见一圆形囊肿，壁不厚，囊内含密集颗粒

UT-子宫　CX-宫颈

BL-膀胱　C-囊肿

图 7-3-19 “巧克力”囊肿

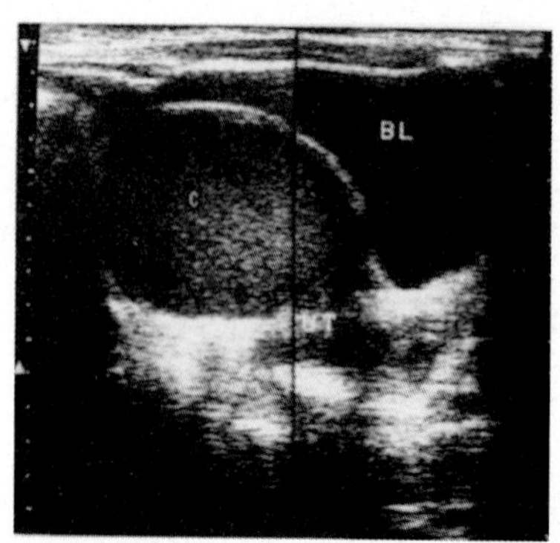

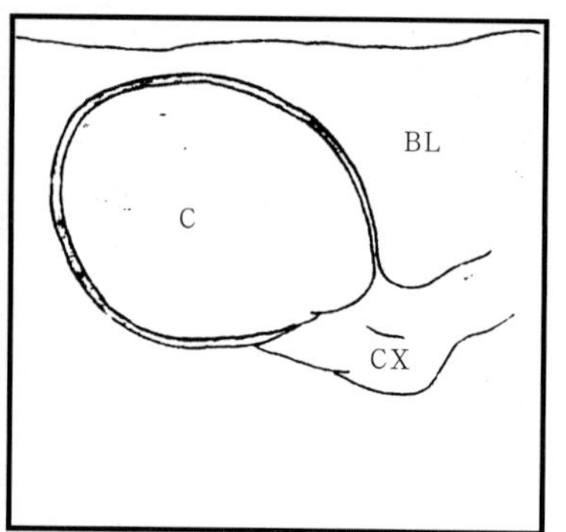

纵切面，子宫底有明显压迹，其上方见囊肿，壁较厚，囊内含密集颗粒

UT-子宫　CX-宫颈

BL-膀胱　C-囊肿

图 7-3-20 “巧克力”囊肿

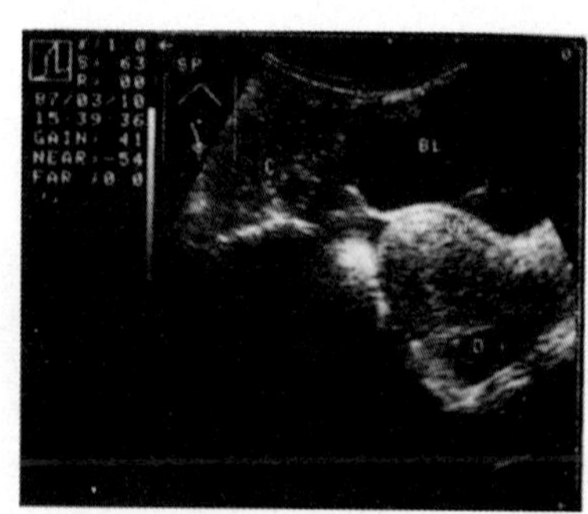

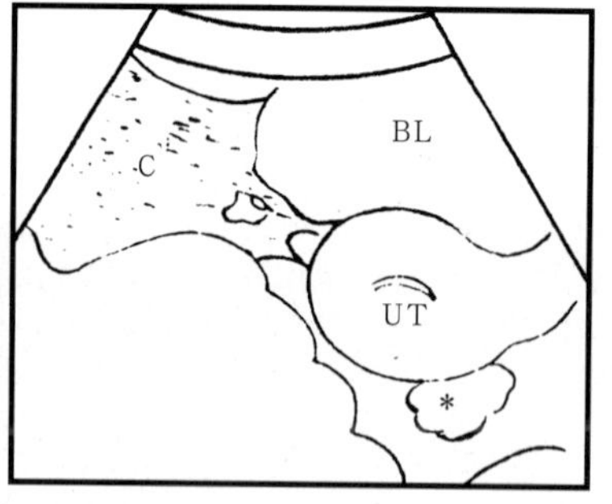

纵切面，子宫增大圆钝，其上方见一张力不大囊肿，即囊肿自发破裂，其内容物流入直肠窝等处

UT-子宫　BL-膀胱

C-囊肿已破

* -直肠窝内液区

图 7-3-21 “巧克力”囊肿破裂

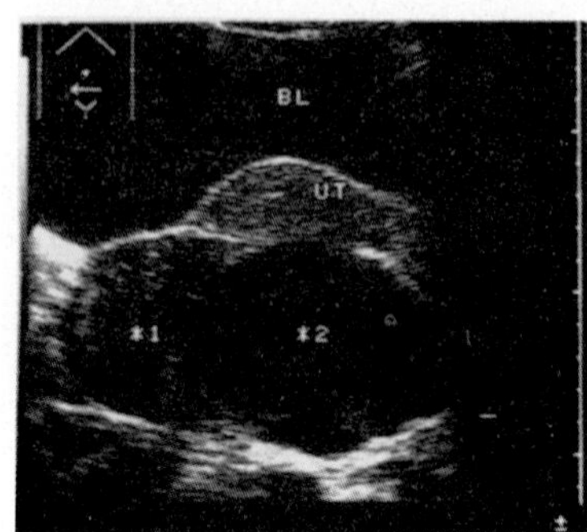

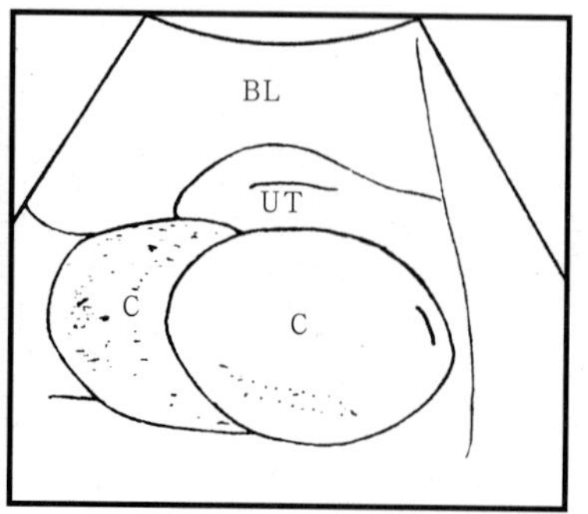

横切面，子宫后方可见两个囊肿，粘连甚紧有重叠，右囊肿仅见部分含密集颗粒，左侧囊肿可见全貌，囊内含清亮液

UT-子宫　BL-膀胱

C，C-为左右两侧“巧克力”囊肿粘连甚紧

图 7-3-22 双侧“巧克力”囊肿

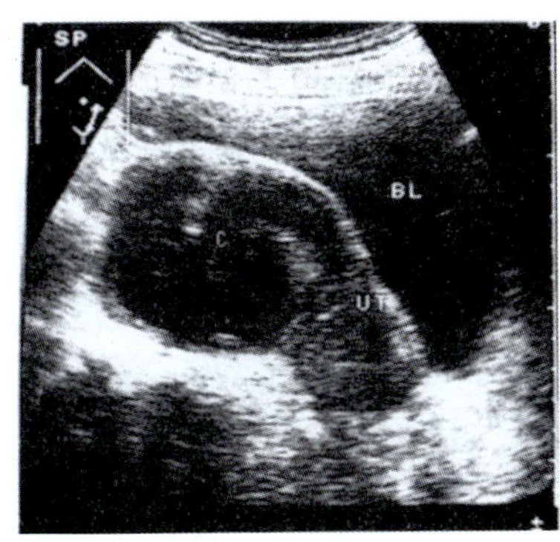

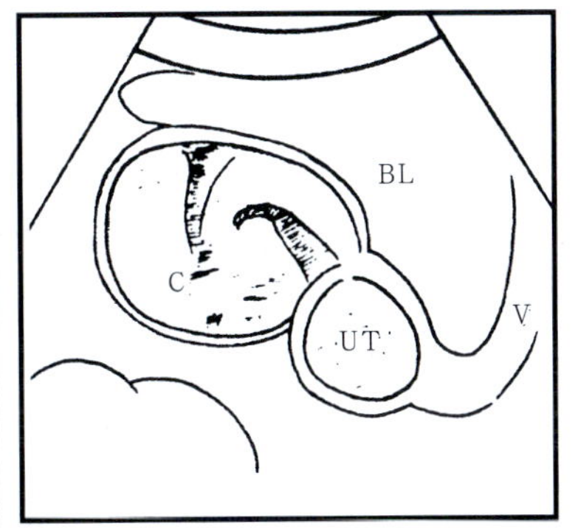

横切面，壁较厚，内含粘连带，不光滑

BL- 膀胱　C- 囊肿

UT- 子宫　V- 阴道

图 7-3-23　“巧克力”囊肿

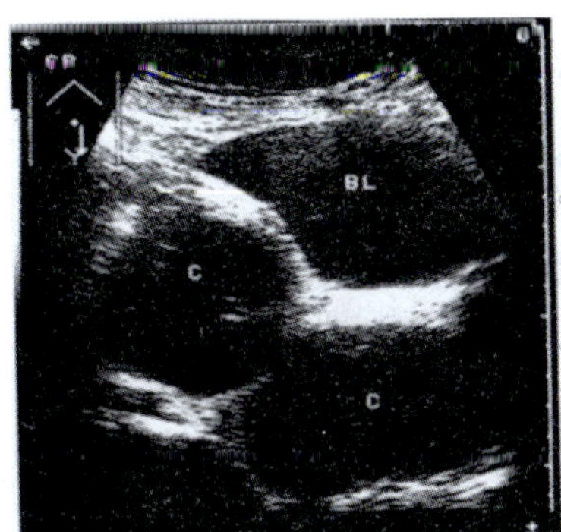

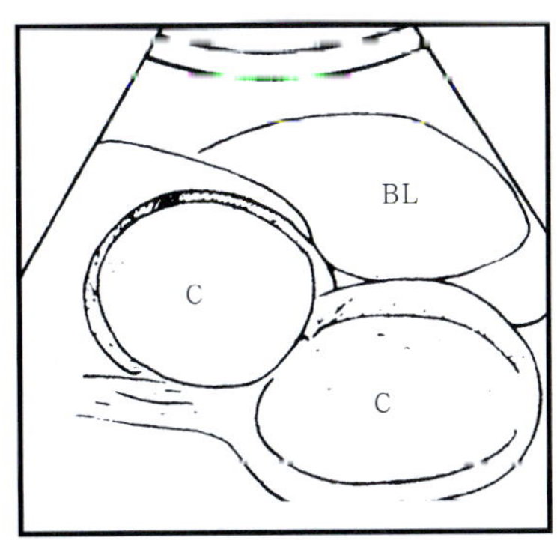

图中可见两个厚壁的“巧克力”囊肿，粘连，内含稀疏颗粒

C，C- 左右两侧“巧克力”囊肿

BL- 膀胱

图 7-3-24　双侧“巧克力”囊肿（两侧粘连）

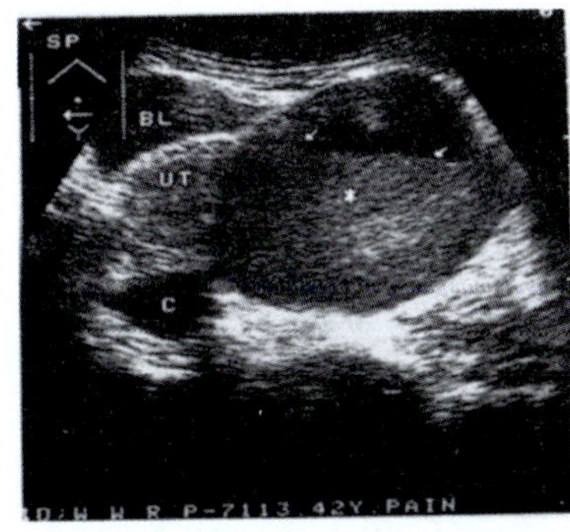

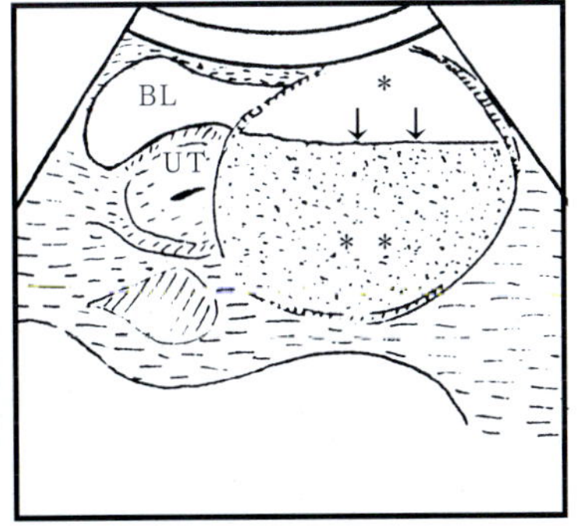

横切面，子宫左侧见一囊肿，内含有液平面的血液，液平上方为清亮液，下方为含密集颗粒的黏稠血液

BL- 膀胱　UT- 子宫

↓↓- 液面

* - 液面上清亮液

* * - 液平下含密集颗粒血液

图 7-3-25　“巧克力”囊肿

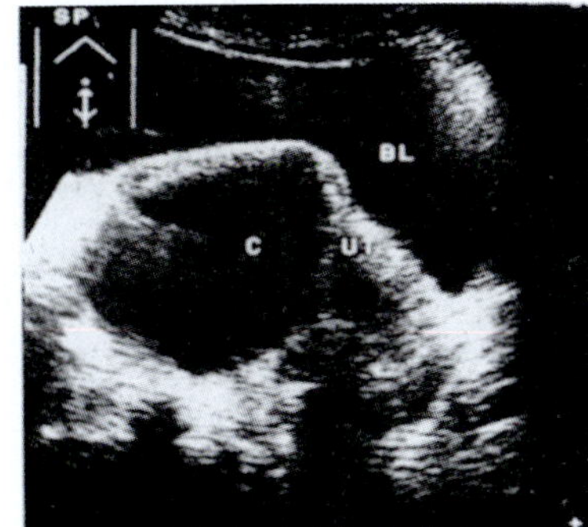

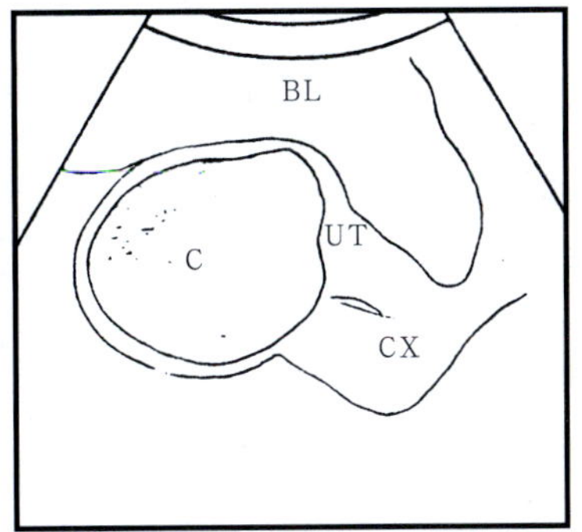

纵切面，子宫短粗，上方见一张力不大囊肿，壁厚，囊内含疏稀颗粒，子宫底与囊肿粘连甚密，宫底有压迹

UT- 子宫　BL- 膀胱

C- 囊肿

图 7-3-26　“巧克力”囊肿

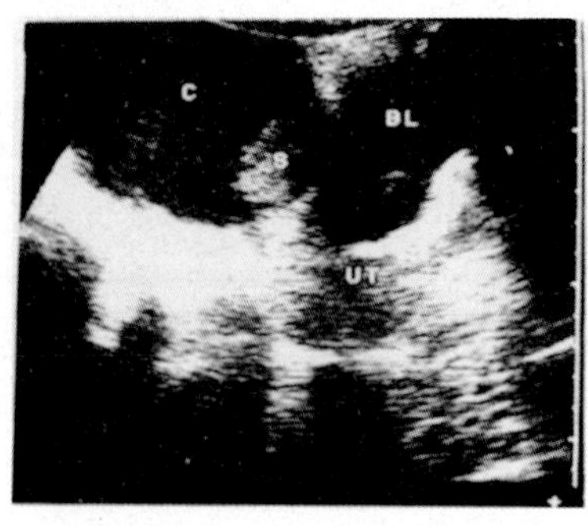

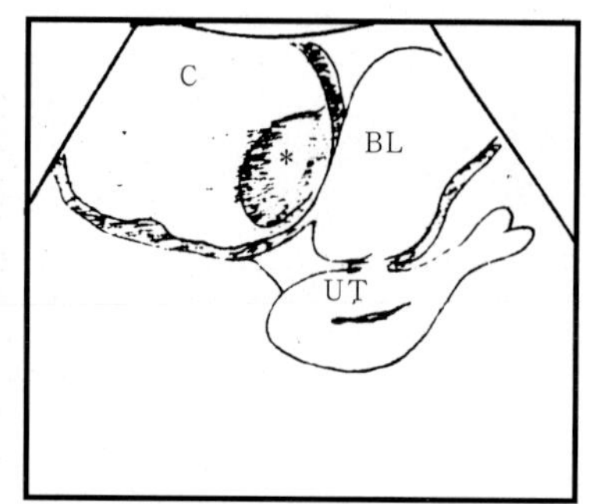

纵切面，子宫上方见一厚壁囊肿，内含密集颗粒，另见内壁突出一实性块状物

UT-子宫　BL-膀胱

C-囊肿

*-内壁块状物

图 7-3-27 “巧克力”囊肿

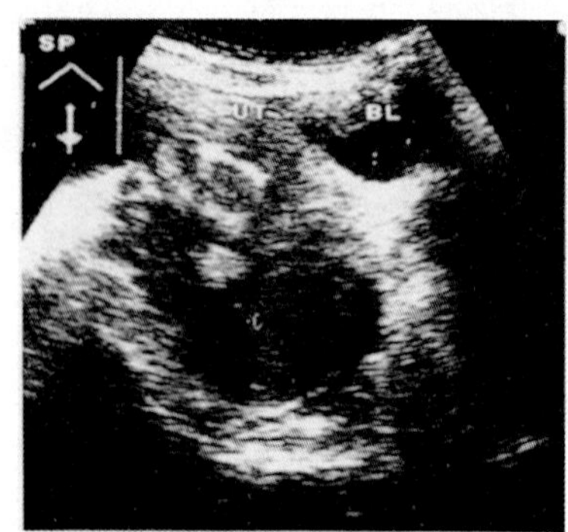

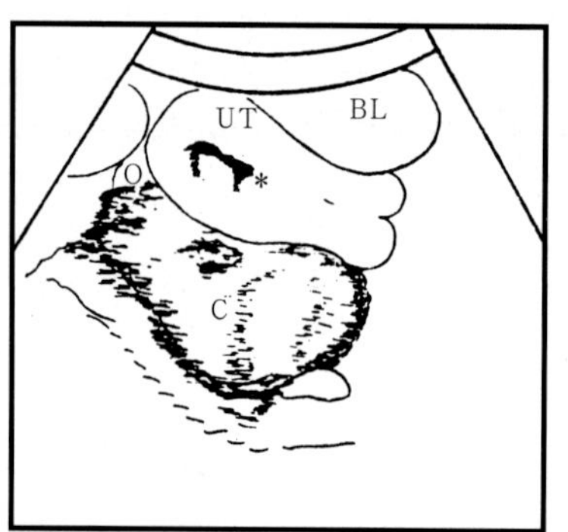

纵切面，子宫前位饱满、直肠窝内含一囊肿，壁界不清，与肠粘连较紧，内含块状物及颗粒

UT-子宫　BL-膀胱

C-囊肿　*-宫内节育器

图 7-3-28 “巧克力”囊肿

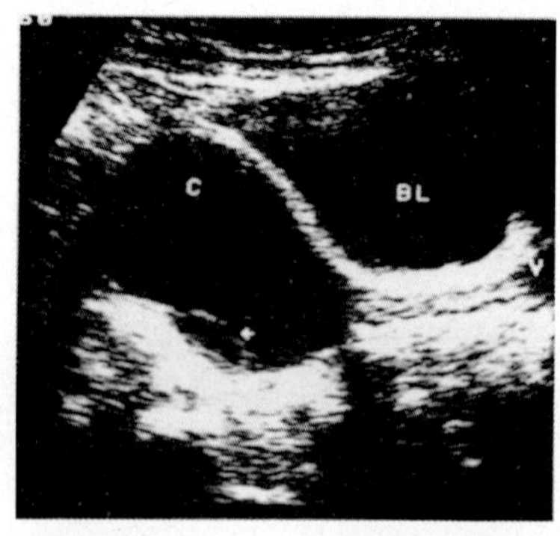

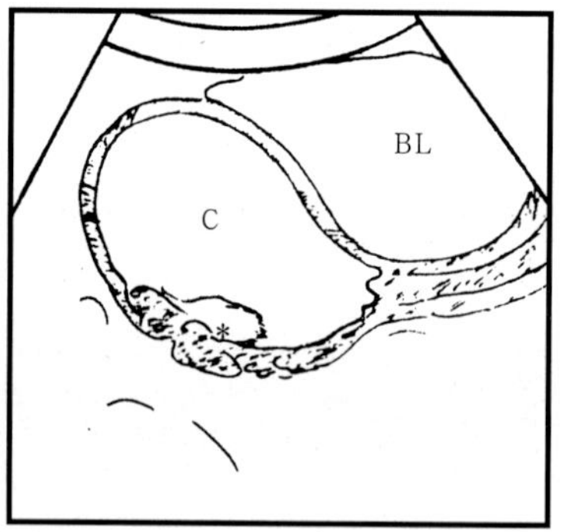

壁较厚，内呈清亮液（有形物被吸收），内壁尚有突出疏松块，此多为病期较长

BL-膀胱　C-囊肿

*-内壁突出实性块

图 7-3-29 “巧克力”囊肿

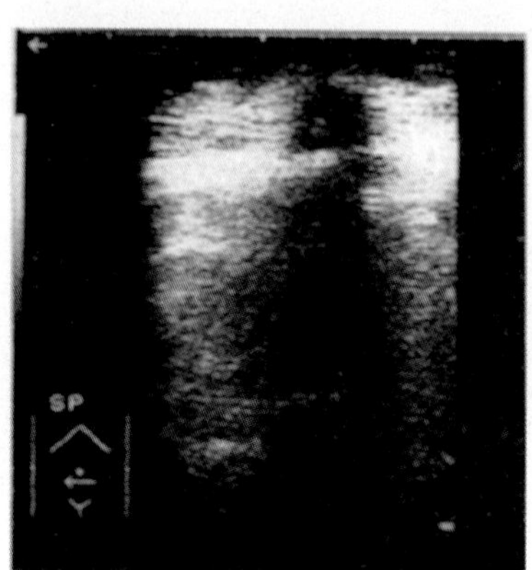

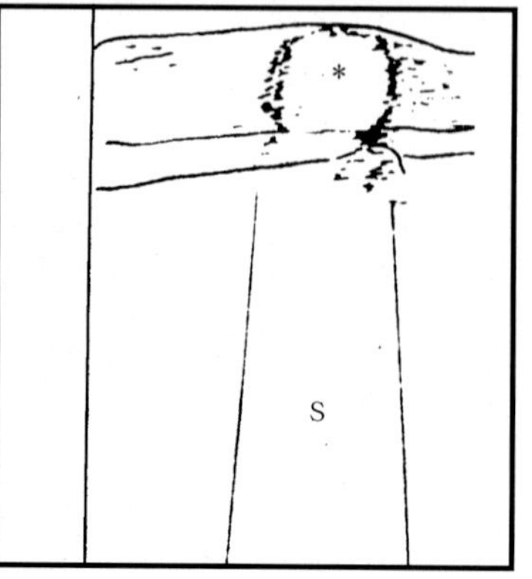

横切面，伤口疤痕处见一衰减包块，位于腹直肌层，伴声影

*-异位病灶　S-声影

图 7-3-33 伤口疤痕处子宫内膜异位病灶

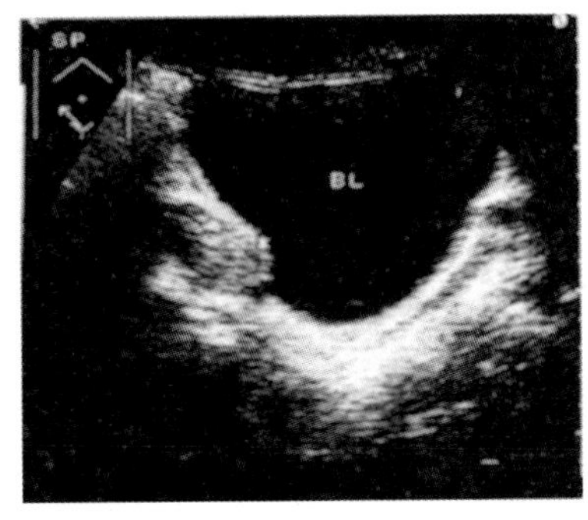

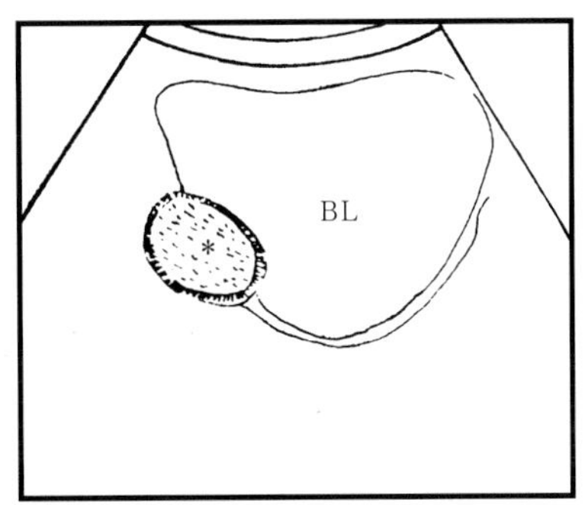

膀胱肌层及黏膜突出一结节状，子宫内膜异位病灶

BL- 膀胱 ＊- 病灶侵犯膀胱

图 7-3-35 子宫内膜异位病灶侵犯膀胱

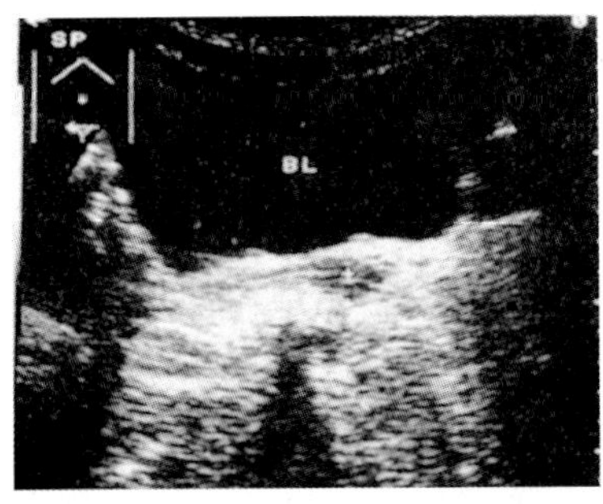

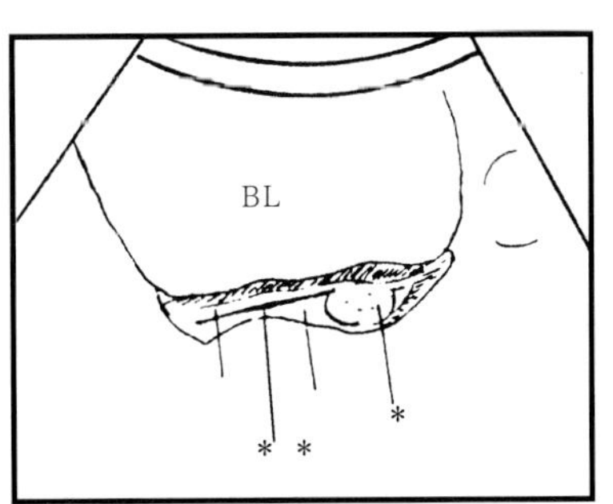

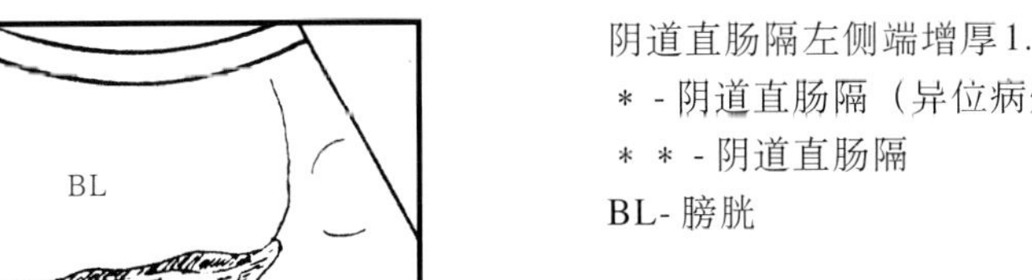

阴道直肠隔左侧端增厚1.1cm

＊- 阴道直肠隔（异位病灶）

＊＊- 阴道直肠隔

BL- 膀胱

图 7-3-36 子宫内膜异位病灶侵犯，阴道直肠隔增厚

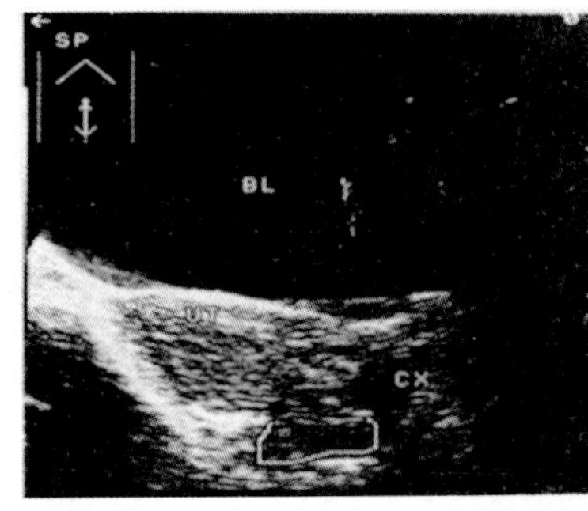

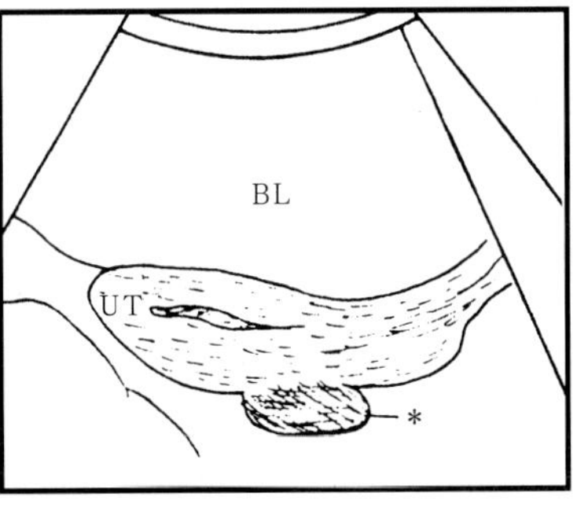

纵切面，子宫后方可见一条形衰减包块，为直肠窝内膜异位病灶与直肠粘连并有侵犯

UT- 子宫 CX- 宫颈

＊- 直肠窝内膜异位病灶

BL- 膀胱

图 7-3-37 子宫直肠窝内膜异位病灶

第四节 功能失调性子宫出血的超声诊断

凡由于调节生殖的神经内分泌机制失常引起的子宫出血，均属于本范畴，简称为功血。

一、病理

本疾患分为无排卵型及有排卵型两种。

1. 无排卵型功血

(1) 增殖期子宫内膜：最多见，这种内膜在月经后半期仍表现增殖状态。

(2) 子宫内膜增殖症：子宫内膜全部或局部增厚，甚至呈息肉样增殖，腺体数目增加，呈囊状扩张，散布于内膜中，呈发糕样。

复合增生型腺体数目增多呈腺瘤样增生，不易与腺癌鉴别，需严密追访；间质增生者表现为间质细胞高度增生，排列紧密，严重者可发展为子宫内膜肉瘤趋向非典型增生型腺体数目增多，形态及上皮细胞排列均不规则，染色深浅不一，有时与早期癌不易区别。

2. 排卵型功血 包括有子宫内膜不规则成熟、子宫内膜不规则剥落、月经期子宫内膜、分泌期子宫内膜及蜕膜样变化等形态。

综上所述，均可造成子宫内膜增厚及出血。

二、临床表现

1. 不规则子宫出血 为本病最常见的症状，月经周期紊乱，多发生在更年期与青春期，在这两时期，卵巢功能极不稳定。出血前常有短时期的闭经，一般无痛经。

妇科检查：多数病例有子宫轻度增大、饱满。常伴有卵巢轻度增大，内含小囊肿。基础体温为单相型，内膜常无分泌现象。

2. 月经过频 月经周期缩短，但尚保持一定规律性。

3. 月经量过多 出血方式不同，有的病人来潮时即很凶猛，一次出血量可达500～600ml；另一种为经期延长。

4. 月经中间期出血 又称为排卵性出血。是由于激素水平暂时性下降所致的撤退性出血，属生理现象，量少时不必处理。

5. 绝经后的子宫出血 此时期出血应警惕子宫恶性肿瘤的发生。

6. 贫血 因出血，常伴有轻重不等贫血。

三、超声诊断

应用超声观察子宫内膜的厚度、内回声及其形态的表现，结合临床表现可做出初步的评价，最后的诊断则需要依靠病理镜检。

1. 子宫均匀性增大 由于雌激素的刺激使子宫增大，均匀性，肌壁回声较正常者衰减。

2. 子宫内膜增厚 正常子宫内膜的厚度为10mm左右。而本疾病的子宫内膜可明显地增厚，宫内膜呈梭状甚至球形强回声团，围绕内膜周围有一圈衰减晕，边缘较整齐。子宫内膜可含有筛孔状暗区为扩张的腺体。但并非所有功血的病人子宫内膜均增厚，亦有厚度不到10mm者，需结合病史分析。

3. 子宫内膜的回声 不尽相同，与内膜弯曲腺体产生黏液蛋白多少有关。内膜增生和内膜癌腺体分泌黏液蛋白量明显增多，黏液浓缩使内膜回声增强。筛孔状暗区为扩张的腺体。

子宫内膜外围绕一层低回声晕，这是内膜与宫肌内壁的接触处，是围绕宫壁内面的毛细血管网。这种低回声晕在子宫内膜癌者即消失了。子宫内膜癌向肌壁侵蚀而使内膜形态不规则。

4. 卵巢饱满或增大 因受雌激素刺激，卵巢囊性变而增大，超声图像表现为卵巢轻度增大，内含单个或多个小囊泡（图7-4-1～7-4-4）。Malpani等人1990年曾对90例功血病人的超声图像进行分析并有病理证实，据其观察，功血子宫内膜厚度为18.1mm（8～45mm），而其正常对照组内膜厚度为5.4mm（2~10mm)。但子宫内膜的厚度并无特异性，许多宫腔内疾患可表现子宫内膜增厚，如宫腔息肉、子宫内膜癌等。子宫内膜的厚度在正常或异常内膜间有着重叠和交叉现象。绝经期后的内膜很薄，常为线状。但在绝经后如子宫内膜厚度＞5mm，则应认为不正常。

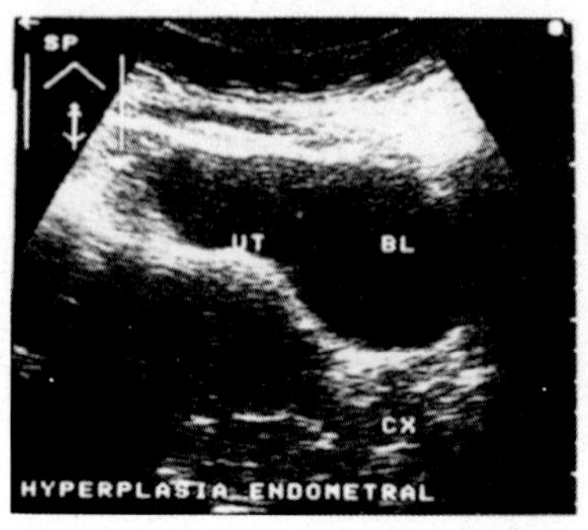

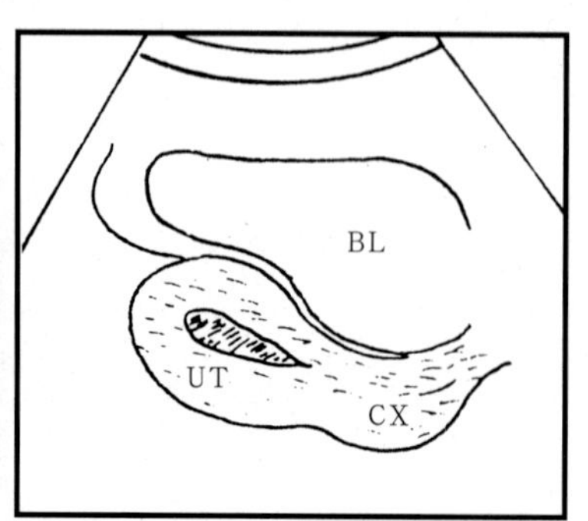

纵切面，子宫轻度增大，梭状宫内膜界限不清，厚约1.2cm，病理为子宫内膜增殖症

UT-子宫 BL-膀胱

CX-宫颈

图7-4-1 子宫内膜增殖症

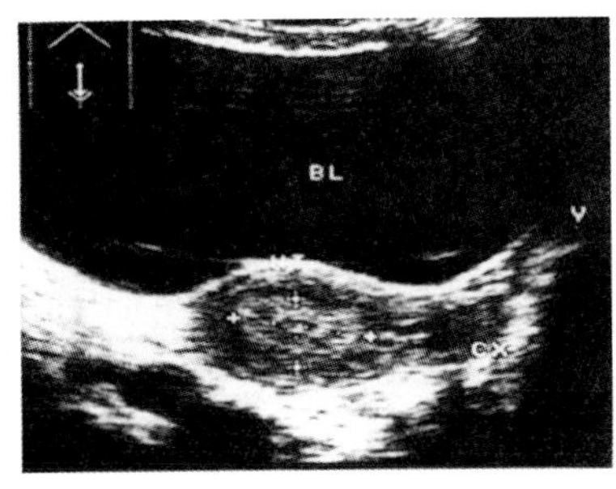

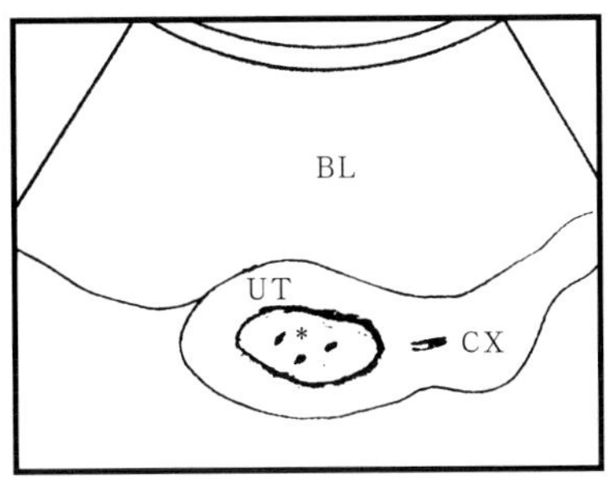

图 7-4-2　子宫内膜增殖症

纵切面，子宫饱满，宫内膜厚2.5cm，周围有衰减晕，界限清，内膜含多个小衰减区

UT- 子宫　CX- 宫颈

V- 阴道　BL- 膀胱

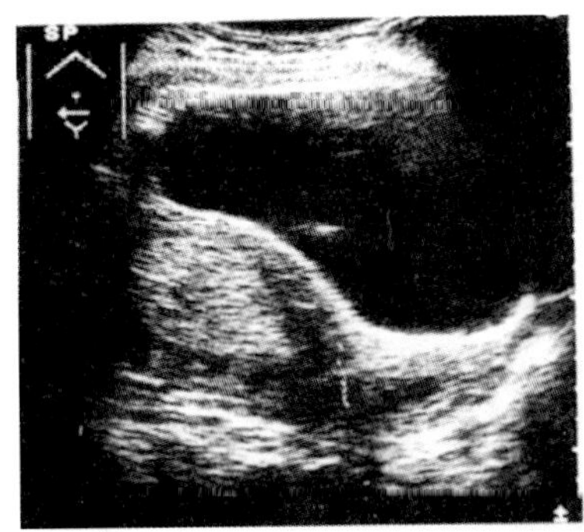

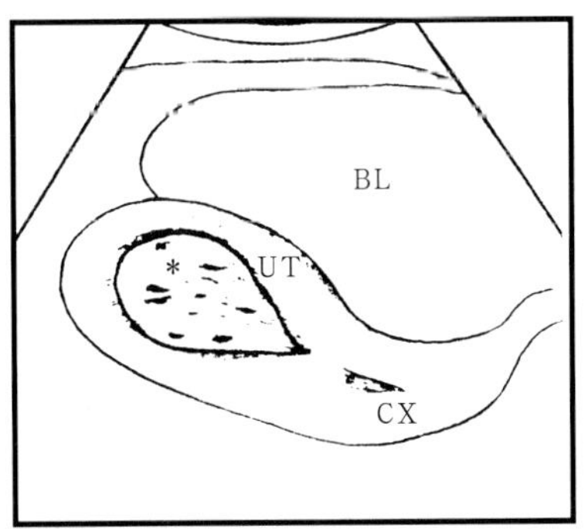

图 7-4-3　子宫内膜腺瘤样增生

纵切面，子宫增大，宫腔波厚3.8cm,边缘尚清晰，内膜含多个小衰减区为扩张腺体

UT- 子宫　* - 内膜

CX- 宫颈　BL- 膀胱

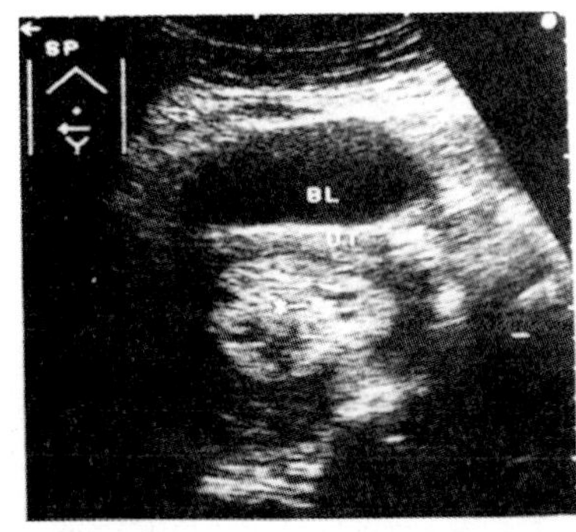

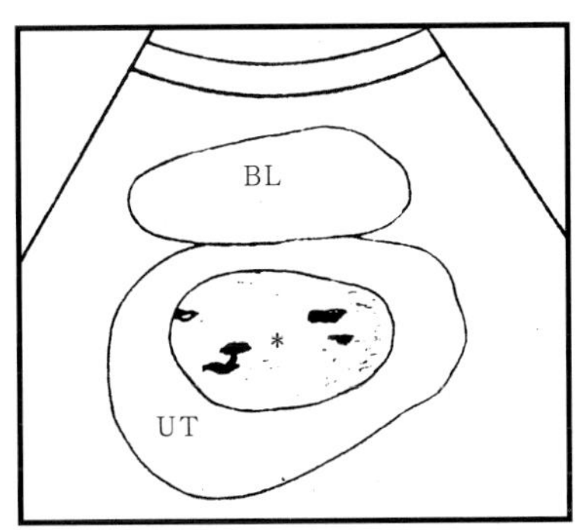

图 7-4-4　子宫内膜腺瘤样增生

上图横切面，内膜增厚并含有多个腺体（小的无回声区）

UT- 子宫　* - 内膜明显增厚

BL- 膀胱

第五节　子宫内膜息肉的超声诊断

子宫内膜息肉为一带蒂的瘤样病变，是内膜腺体和间质增生而局限性隆起形成的。

一、病理

息肉多发生于子宫底部，也可位宫体及宫颈，多呈细长、舌状，表面光滑、质软，表面覆以子宫内膜上皮，可单发也可多发，表面光滑、质软，刮宫时，可被漏检，蒂长时可垂至子宫外口（图 7-5-1）。

二、临床表现

月经淋漓不净，或经期延长，也可无临床症状。

三、超声表现

宫腔内条状中强回声影像，回声略强于内膜，形态规整或欠规整与内膜有界限，周围有积

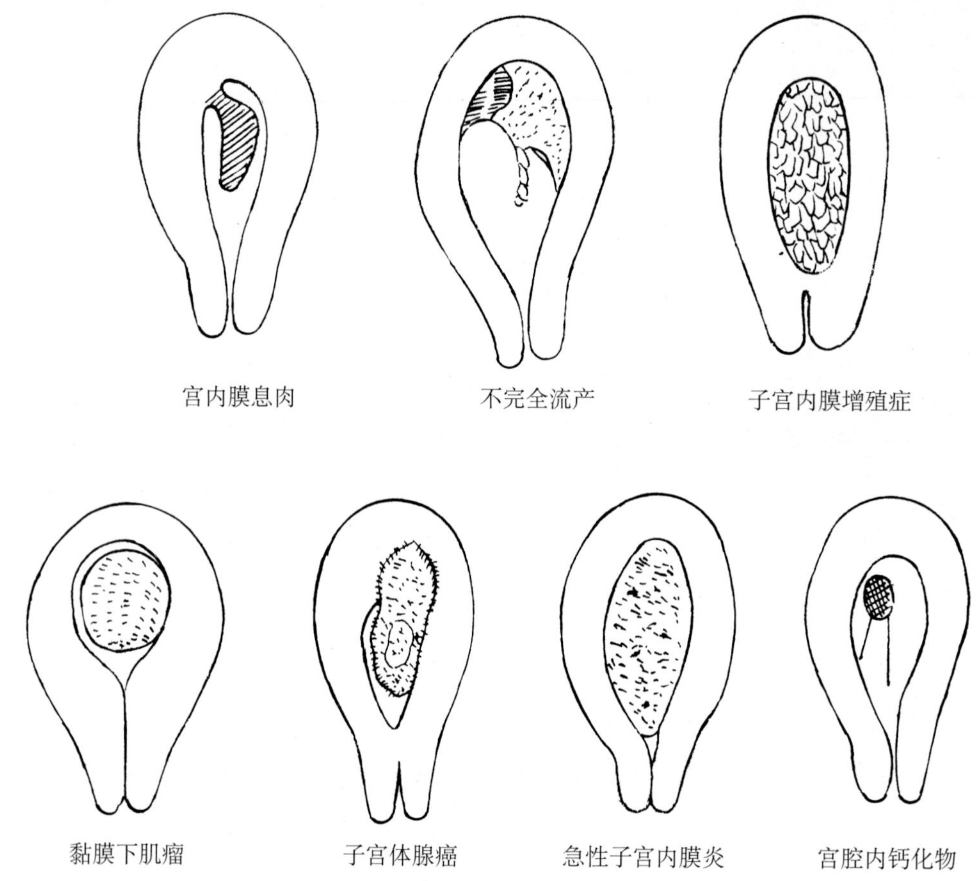

图 7-5-1 子宫腔的异常回声示意图

液时，蒂部显示清晰，多发息肉表现为宫腔波厚而回声不均匀。彩色多普勒见息肉内血流不丰富，较大息肉蒂部可探及量点状血流信号，偶可显示出动脉频谱为低速血流（图 7-5-2）。

四、鉴别诊断

子宫内膜息肉须与宫腔内各种异常回声相鉴别：

1.不全流产 有闭经及阴道流血史，可掉出烂肉样物或人工流产、药物流产后，阴道淋漓出血，子宫稍大，宫腔内见回声不均影像，形态不规则，子宫肌壁局部血流较丰富（图 7-5-3）。

2.子宫内膜增殖症 月经量多，经期延长，内膜厚而规则，回声均匀，内可见无回声小囊，血流信号不丰富（图 7-5-4）。

3.子宫黏膜下肌瘤 形态规则，圆或椭圆形，中低回声内可见钙化斑，较大时周边可见血流包绕（图 7-5-5）。

4.子宫内膜癌 发病年龄较大，多见于绝经前后，不规则阴道流血，超声见内膜肥厚，回声不均匀，形态不规则，血流较丰富，经阴道超声可见宫肌浸润程度（图 7-5-6）。

5.急性子宫内膜炎 多见于宫腔手术或流产后，有明显感染症状，发热，下腹坠痛，脓性白带，子宫较大，内膜增厚边缘不清，且回声较低，可有少量宫腔积液，宫肌血流较丰富（图 7-5-7）。

6.宫腔钙化斑 多见于盆腔结核患者，子宫不大，内膜较薄，宫腔内是强回声斑伴声影（图 7-5-8）。

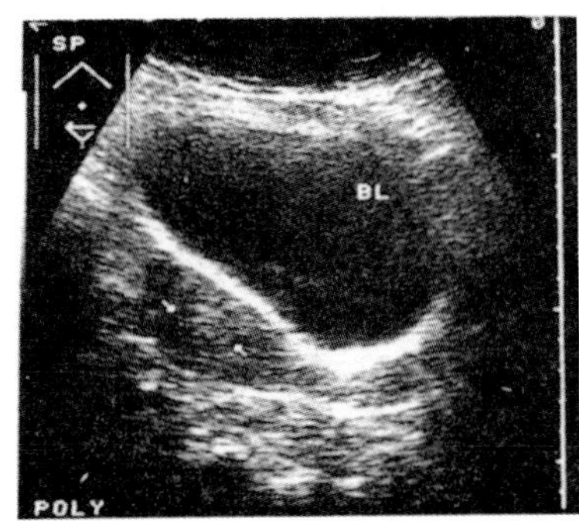

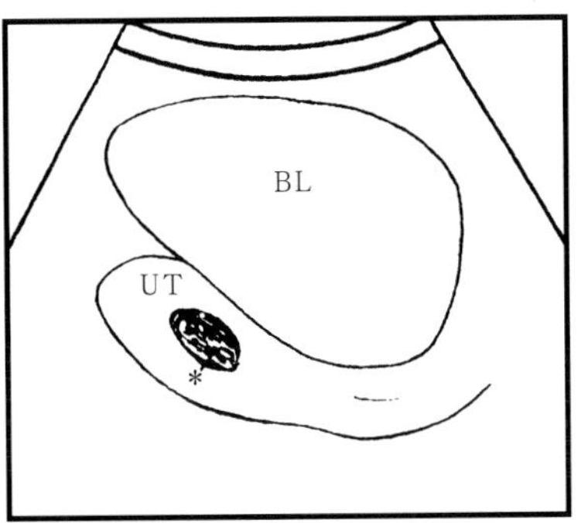

纵切面，子宫前位，宫腔内见一中强回声团，其周围有裂隙

BL- 膀胱　UT- 子宫

* - 内膜息肉

图 7-5-2 **子宫内膜息肉**

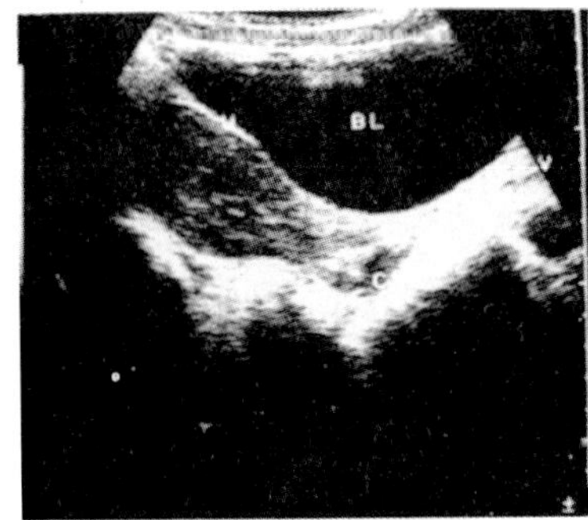

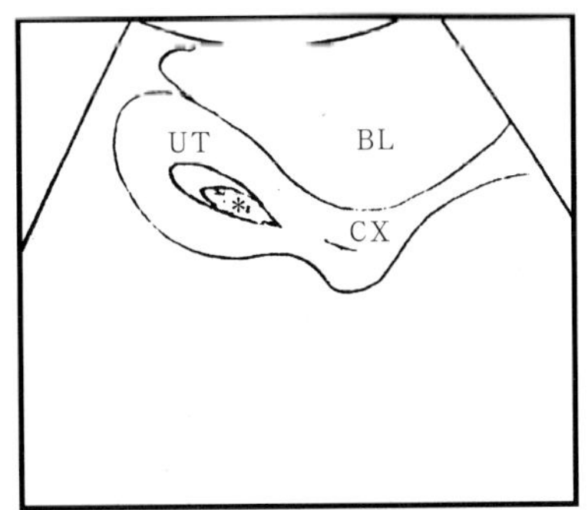

纵切面，前位子宫，略饱满，宫腔内尚有残留的胎物，回声不均匀

UT- 子宫　BL- 膀胱

CX- 宫颈　* - 残留物

图 7-5-3 **不完全流产**

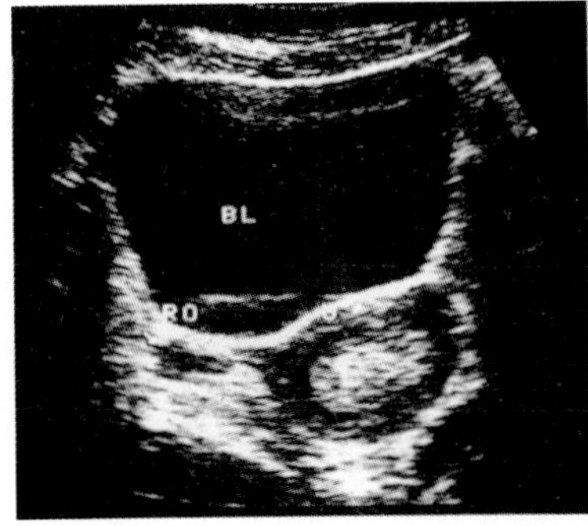

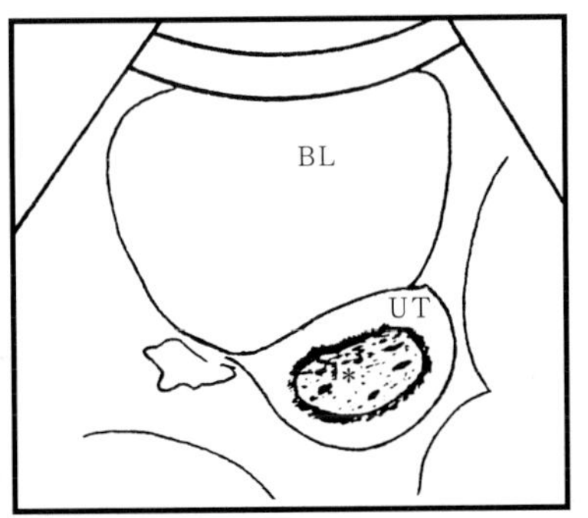

横切面，子宫偏左、增大，内含增厚的宫内膜含腺体

UT- 子宫　BL- 膀胱

* - 宫内膜

图 7-5-4 **子宫内膜增殖症**

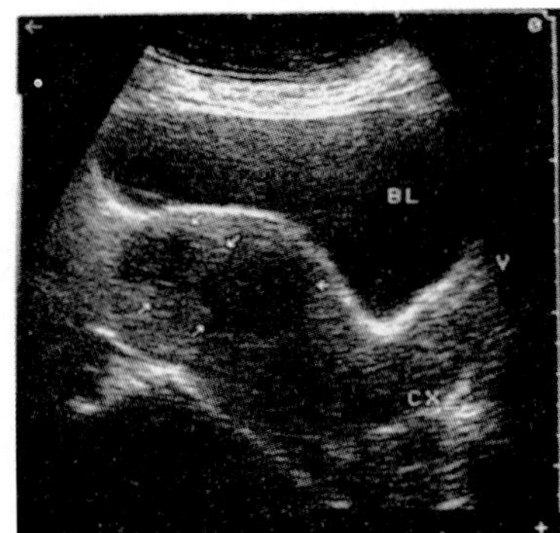

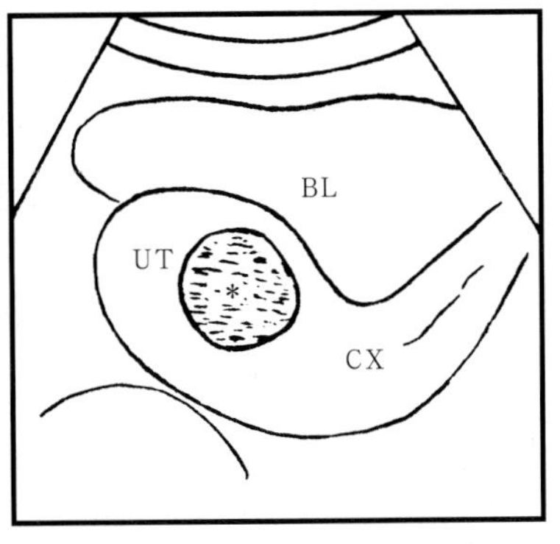

纵切面，宫腔内见一衰减圆形包块

UT- 子宫　BL- 膀胱

CX- 宫颈　* - 黏膜下肌瘤

图 7-5-5 **子宫黏膜下肌瘤**

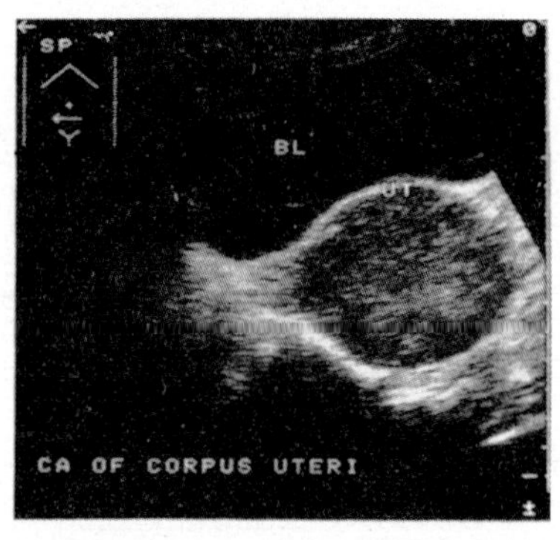

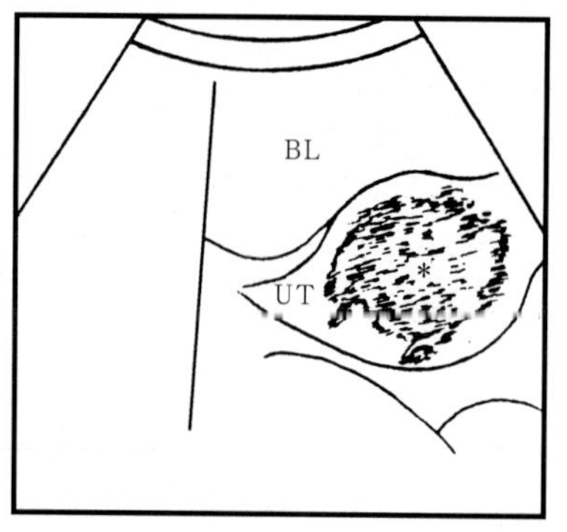

横切面，子宫增大偏左，宫腔内中强回声团，边缘极不规则，侵蚀肌壁

UT- 子宫

* - 内膜癌

BL 膀胱

图 7-5-6 子宫内膜腺癌

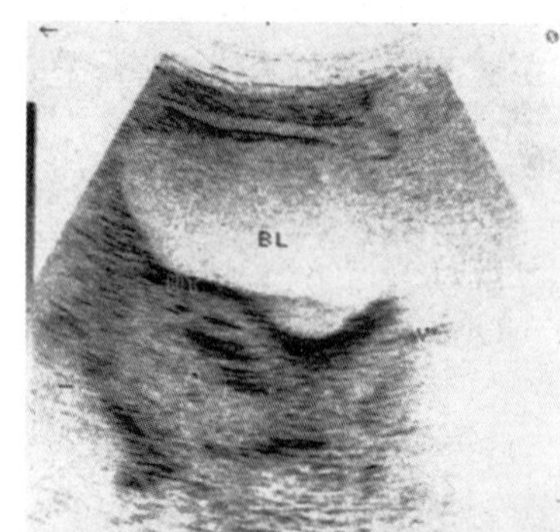

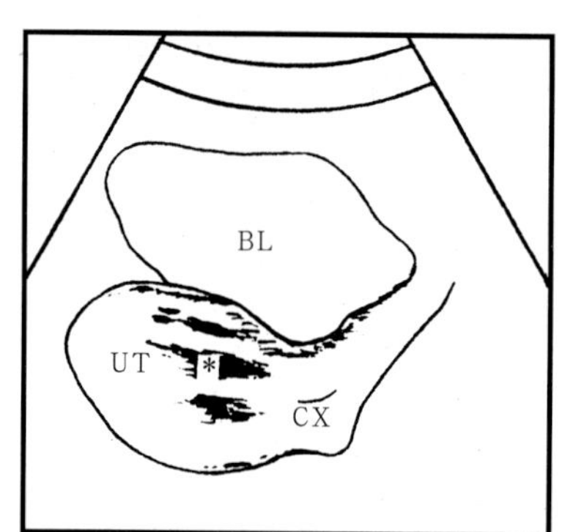

纵切面，66岁妇女，发烧，下腹痛，脓性分泌物，子宫增大，内膜厚，回声强，分布不均

UT- 子宫 CX- 宫颈

* - 内膜炎（化脓）

BL- 膀胱

图 7-5-7 急性子宫内膜炎

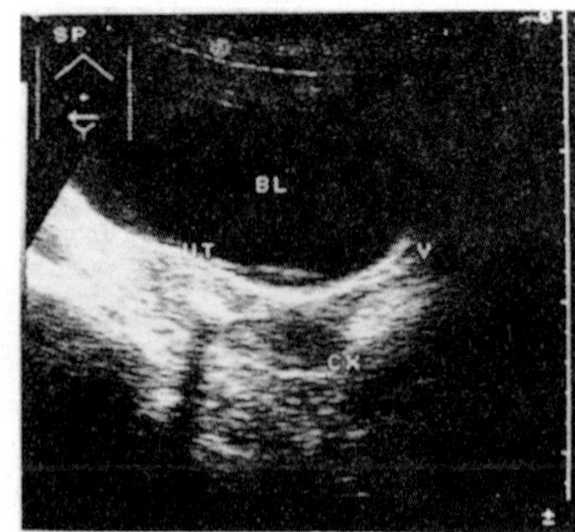

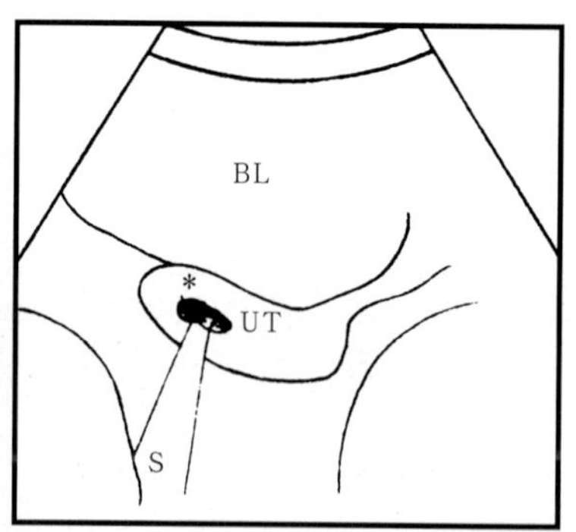

纵切面，子宫略小，宫腔内见一强回声团伴声影

UT- 子宫 S- 声影

* - 钙斑

图 7-5-8 宫腔内钙化物

第六节 子宫颈疾患的超声诊断

一、子宫颈肥大及宫颈腺体囊肿

1. 病理 由于子宫颈慢性炎症的长期刺激，宫颈组织反复充血、水肿、炎性细胞浸润及结缔组织增生，致使子宫颈肥大。正常子宫颈直径2.5cm左右，严重肥大者则可增大一倍，子宫形态改变成筒状。炎症水肿消退后，子宫颈纤维化所致的肥大宫颈仍不能消退。子宫颈增大过程中宫颈腺体管口被增生组织挤压，腺口堵塞，致使腺体内分泌物不能外流而造成腺体扩张，形成大小不等的囊性结构称为子宫颈腺囊肿或称那勃囊肿。囊肿一般小而分散，分布于宫外口表面则向外突出，如所在位置较高称为高位那勃囊肿，临

床用窥阴器不能查见。

2.超声图像 纵切、横切面均可见子宫颈显著肥大，使全子宫外形可呈桶状而失去其曲线，回声无明显变化（图7-6-1）。

那勃囊肿（Nabothian cysis）可分布在宫颈前唇或后唇，宫颈内口以下，囊肿小如米粒，大如蚕豆，或更大，多为圆形，边界清，周边无血流信号，可单独出现，亦可数个连成串分布，高可达宫内口，低可突出于宫外口，囊内为无回声结构（图7-6-2～7-6-4）。

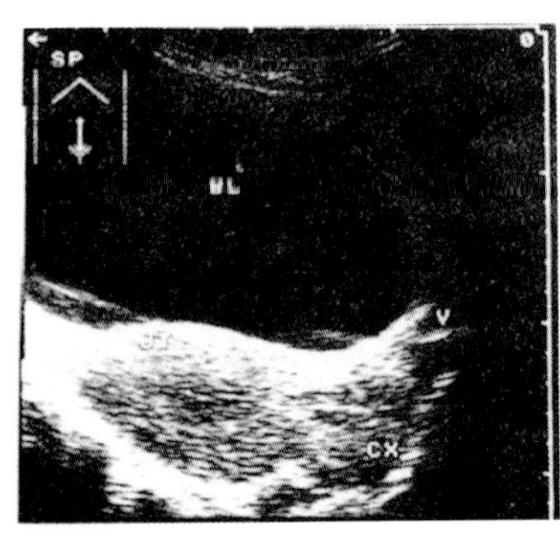

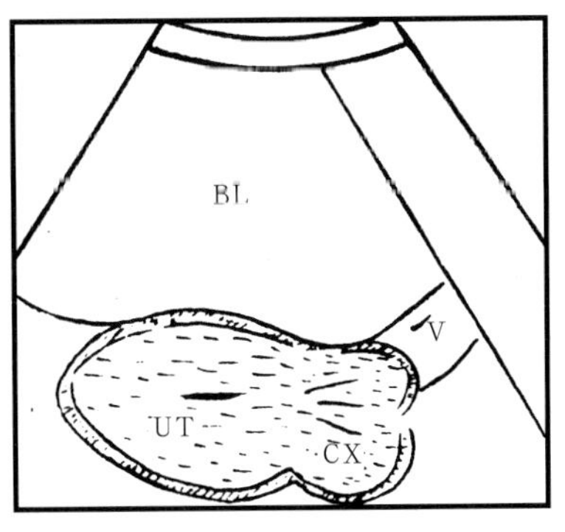

纵切面，子宫水平位，略大，子宫颈肥大，厚4.8cm

BL-膀胱　CX-宫颈

UT 子宫　V-阴道

图7-6-1 子宫颈肥大

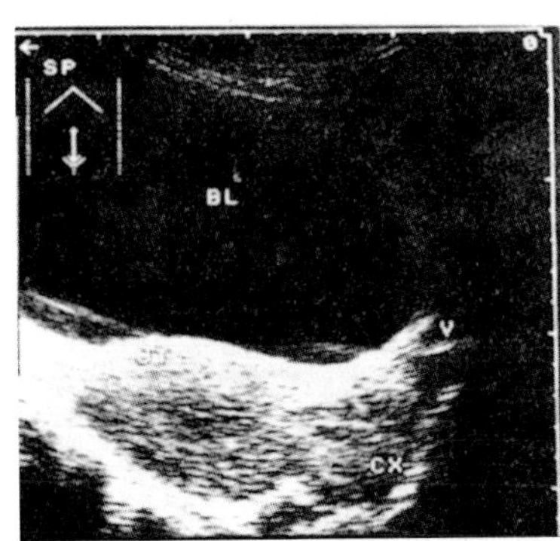

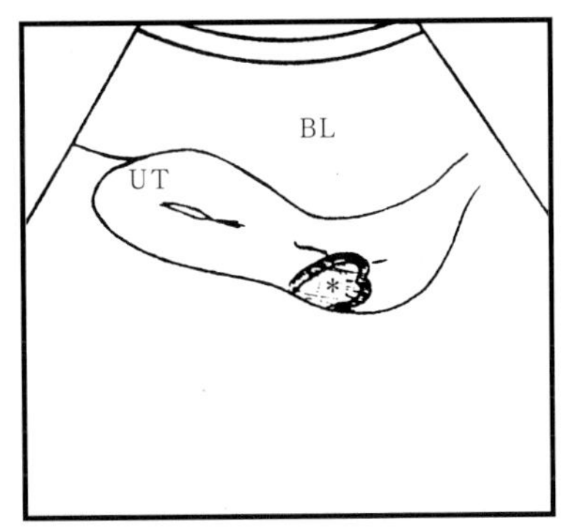

纵切面，子宫前位，宫颈后壁较高部位见一圆形囊肿，边界清

UT-子宫　BL-膀胱

*-囊肿

图7-6-2 宫颈高位那勃囊肿

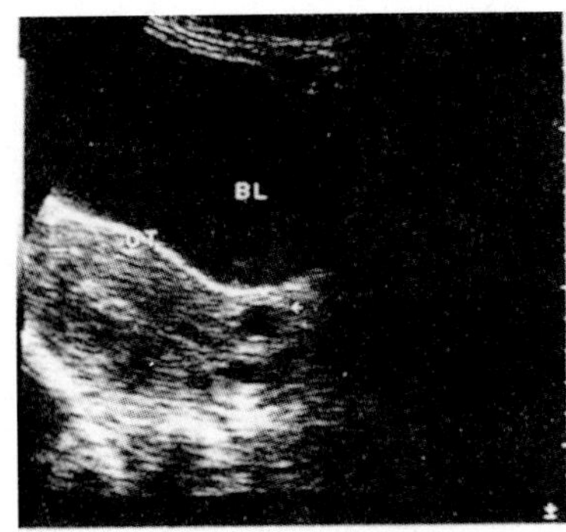

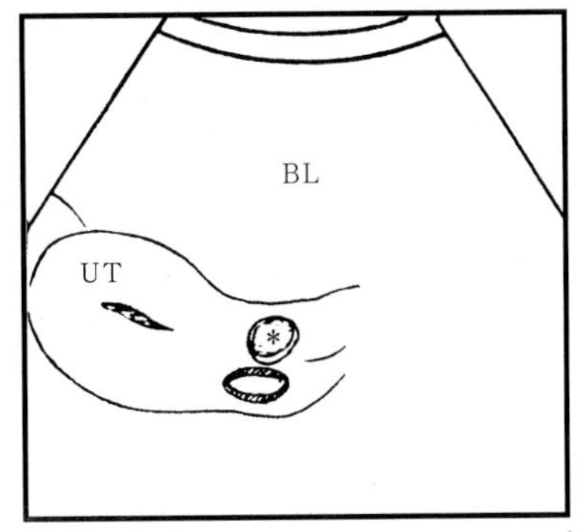

纵切面，宫颈前后壁各有一囊肿，边界清

BL-膀胱　UT-子宫

*-囊肿

图7-6-3 宫颈前后唇那勃囊肿

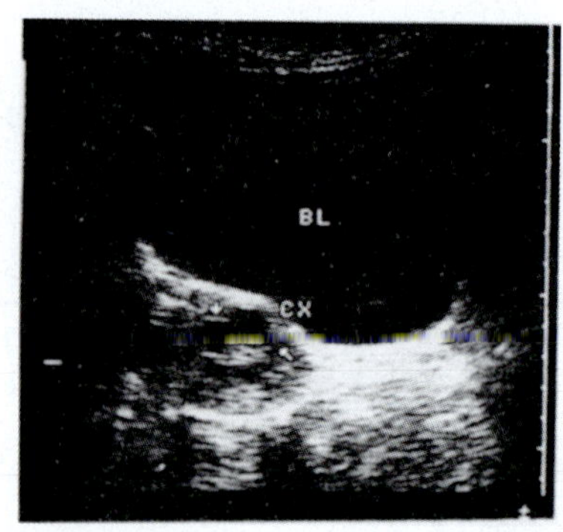

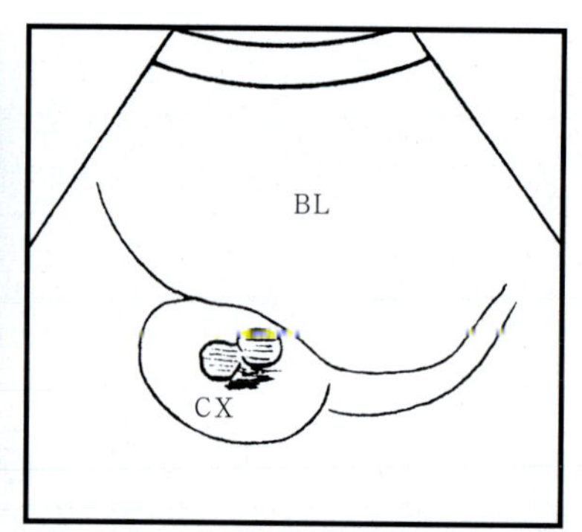

横切面，宫颈偏右，前后唇见小囊肿

CX- 宫颈

图 7-6-4 上图病例的横切面

二、子宫颈息肉

1.病理 子宫颈息肉一般是由于子宫颈管黏膜堆集而成，多为炎症刺激所致，有蒂，随着生长而突出于宫颈口之外。宫颈息肉质软，呈亮红色，脆而易出血。宫颈息肉一般较小，较大者蒂根近宫内口处，蒂长可达2～3cm而露于宫外口。

2.超声图像 息肉较小者超声不易查出，较大者可见宫颈管内或宫外口有不规则回声（图7-6-5），彩色多普勒无明显变化，偶可于蒂根部见星状血流信号，多无频谱显示。

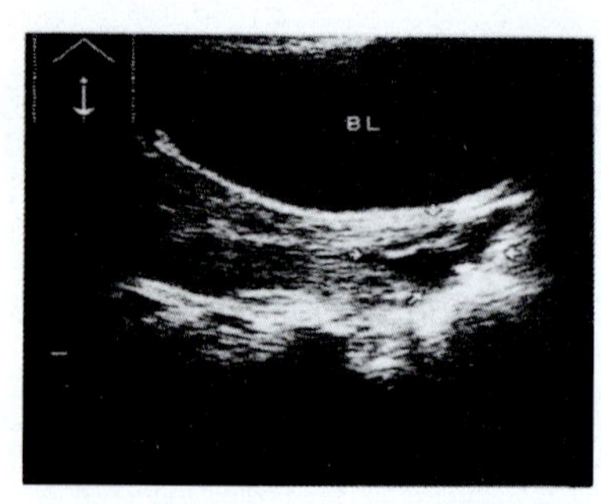

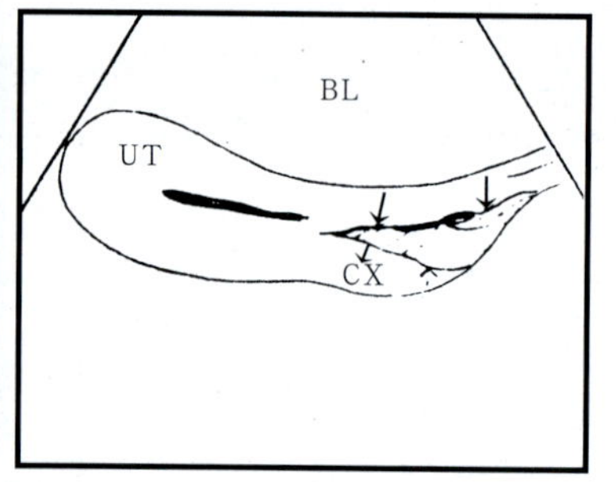

纵切面，子宫前位，子宫颈管扩张，自内口下方有一衰减包块伸出子宫颈外口，此为宫颈息肉

UT- 子宫　CX- 宫颈

↑ - 所指范围为宫颈息肉

图 7-6-5 宫颈息肉

第七节 盆腔生殖器官炎症的超声诊断

女性盆腔生殖器官炎症（简称盆器炎）为妇女常见疾病，包括子宫炎、输卵管卵巢炎、盆腔结缔组织炎及盆腔腹膜炎。

一、急性子宫炎

1.病理

（1）急性子宫内膜炎：轻度感染的子宫内膜仅有充血、水肿、多形核白细胞及圆形细胞浸润。严重感染则发生广泛坏死化脓。进一步累及肌层而成急性子宫体炎，呈水肿状态。

（2）子宫体炎：严重子宫内膜炎通过直接侵犯经淋巴管及血管播散而使子宫肌层发炎，表现子宫充血、水肿，甚至发生弥漫性坏死或多处化脓。治愈后轻者可不留痕迹，重者可遗留子宫纤维化，子宫肥大，甚至发生多处子宫壁脓肿。

2.临床表现 发病急，寒战高烧，下腹剧痛，大量脓性分泌物，有臭味，检查下腹压痛，子宫增大有明显压痛，子宫颈举痛，白血球升高。

3.超声诊断 急性子宫内膜炎表现为内膜肿胀、增厚、中等回声，须与子宫内膜增殖症鉴别。

急性子宫体炎的早期为子宫轻度增大，回声衰减，重者子宫轮廓模糊不清，宫肌肿胀，衰减加重（图 7-7-1，彩图 7-7-2）。

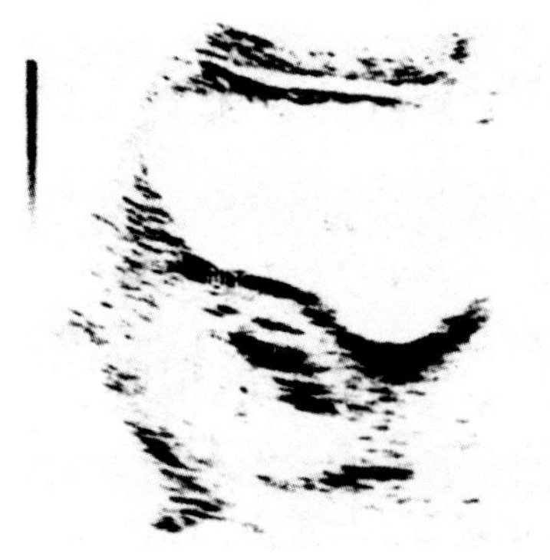

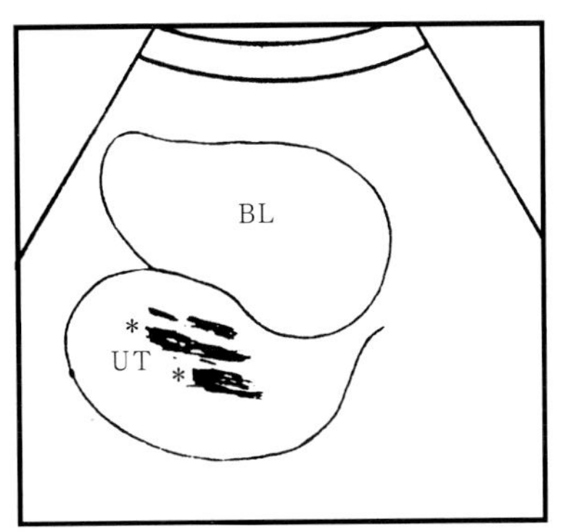

纵切面，子宫前位饱满增大，内膜亦肿胀，回声强
BL- 膀胱　UT- 子宫
＊＊ - 宫内膜肿胀

图 7-7-1　急性子宫内膜炎、子宫肌炎

二、急性输卵管卵巢炎

1.病理

(1) 输卵管卵巢炎：为盆器炎症中最多见的一种，多为双侧性，或称附件炎。上行感染波及输卵管内膜引起炎症、黏膜水肿，有脓性渗出液。初期炎症局限于输卵管内膜，很快波及输卵管肌层，最后累及浆膜层，有纤维素沉着，形成输卵管周围炎。输卵管充血、红肿、卷曲、伞端闭锁。

(2) 输卵管积脓：输卵管炎致使伞端闭锁，大量脓液潴留于输卵管内而形成输卵管积脓。因壶腹部肌层薄弱易扩张，而峡部肌层较厚较难扩大，故所形成的脓肿似烧瓶状，膨大处可达 12～15cm。脓肿常与周围脏器粘连。输卵管间质部炎症可使输卵管壁明显增厚，输卵管变粗。

(3) 输卵管卵巢脓肿：输卵管脓肿与卵巢脓肿贯通而形成输卵管卵巢脓肿，为盆腔脓肿多见的一种。

(4) 宫旁结缔组织炎：炎症沿宫旁淋巴管向外扩散，首先在宫旁组织及阔韧带蜂窝组织产生炎症。

(5) 盆腔积脓：附件炎急性期严重者，产生脓液常积存于子宫直肠窝而形成脓肿。

2.临床表现　病人寒战高烧，下腹两侧疼痛，大便时加重，经血量过多，脓性白带。检查：下腹部有明显压痛、肌紧张、反跳痛（+）、胀气。妇科检查常因病人不合作而不能获得满意效果。如能触摸到子宫则感子宫饱满或增大，剧烈触痛，子宫活动欠佳，一般不易触及附件肿块。当有输卵管卵巢脓肿存在时，虽经积极治疗，但体温常常仍不下降，呈弛张或稽留热。有明显盆腔腹膜刺激症。阴道检查在一侧或两侧可触及痛性囊块。子宫直肠窝有脓肿时，可触到后穹隆饱满或有包块。

3.超声图像

(1) 急性输卵管卵巢炎：早期见输卵管轻度增粗肿大，卵巢饱满，回声衰减。随着炎症的加重，输卵管卵巢与子宫和盆壁之间界限变得模糊不清，难以识别（图 7-7-3）。

(2) 输卵管脓肿：似烧瓶状囊肿，内为低回声区含密集颗粒。如输卵管脓肿很大成圆形，则难与输卵管卵巢脓肿鉴别（图 7-7-4～7-7-6）。

(3) 输卵管卵巢脓肿：可为双侧或单测性，为囊性包块，由于粘连而呈不规则外形，壁较厚，内可见不光滑的分隔，液性区内常含不等量沉积物（图 7-7-7，彩图 7-7-8～7-7-10）。

(4) 子宫直肠窝积脓：盆腔炎急性期，常合并盆腔腹膜炎，渗出的脓液积存在子宫直肠窝内，因粘连严重而不易与双侧输卵管卵巢脓肿相鉴别。

(5) 宫旁结缔组织炎：子宫被低回声脓液所包围，子宫漂浮其中，须结合病史做出诊断。

4.鉴别诊断

(1) 异位妊娠：已形成混合型包块或陈旧性的声像表现，有时与输卵管卵巢脓肿很相似。

(2) 卵巢囊肿：当囊肿扭转合并感染时，则其周围有渗出粘连，或囊内有出血时则难与输卵管卵巢脓肿鉴别，前者囊壁光滑，形态多规整。

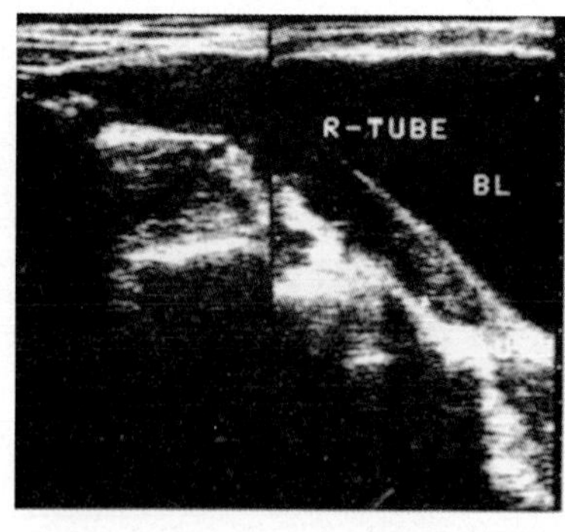

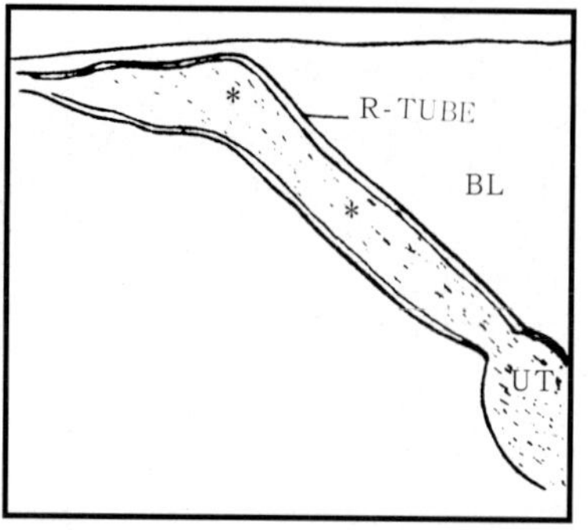

图 7-7-3 右侧输卵管炎症

纵斜切面，增粗的输卵管，其直径约1.5cm(正常0.5cm)，僵硬直伸入右髂凹，伞端较庞大

UT- 子宫　BL- 膀胱

R-TUBE- 右输卵管

* - 输卵管

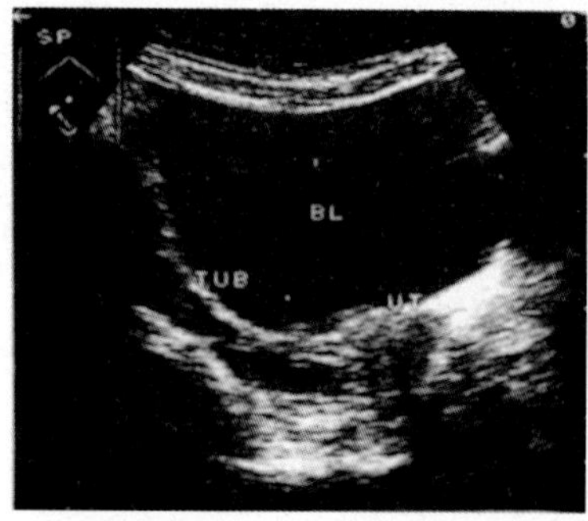

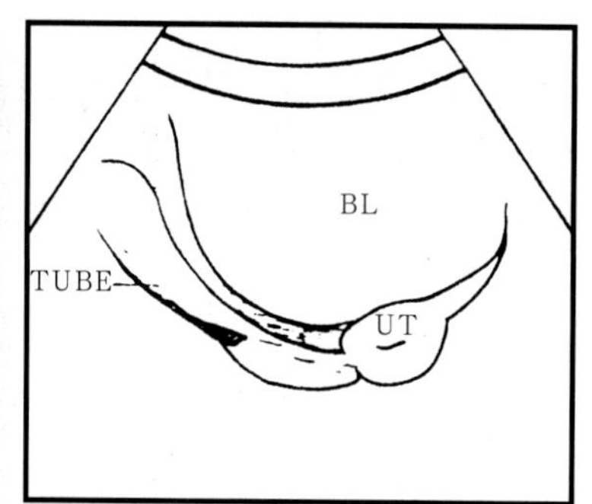

图 7-7-4 右侧输卵管脓肿

右输卵管内含脓液，增粗

UT- 子宫　BL- 膀胱

TUBE- 输卵管

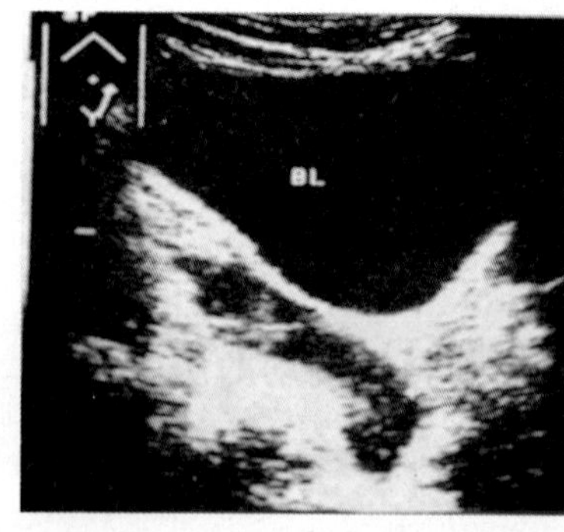

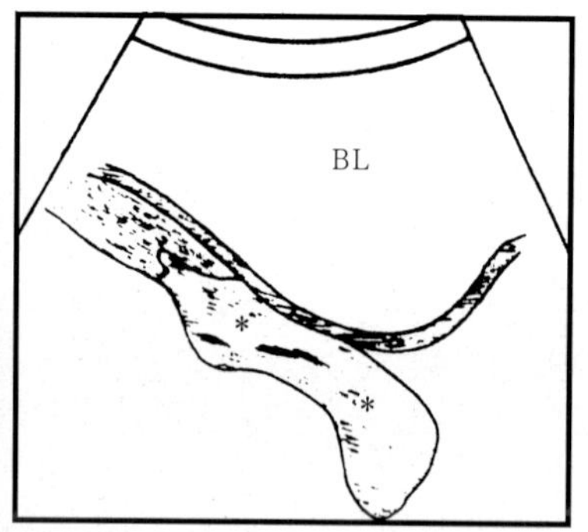

图 7-7-5 左侧输卵管脓肿

左斜切面，见左侧输卵管内扩张，含脓液，伞端闭锁

BL- 膀胱　* - 输卵管积脓

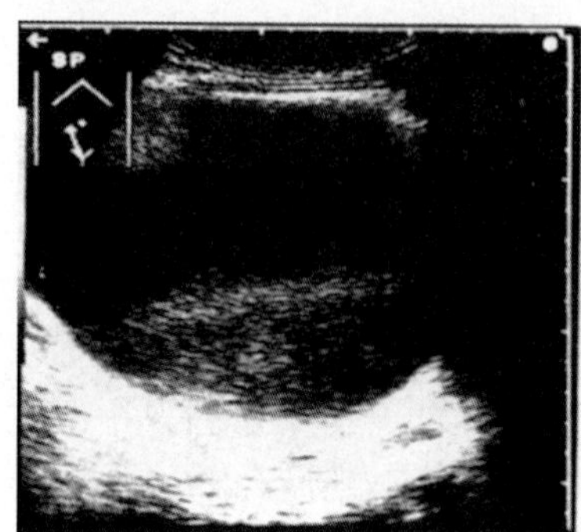

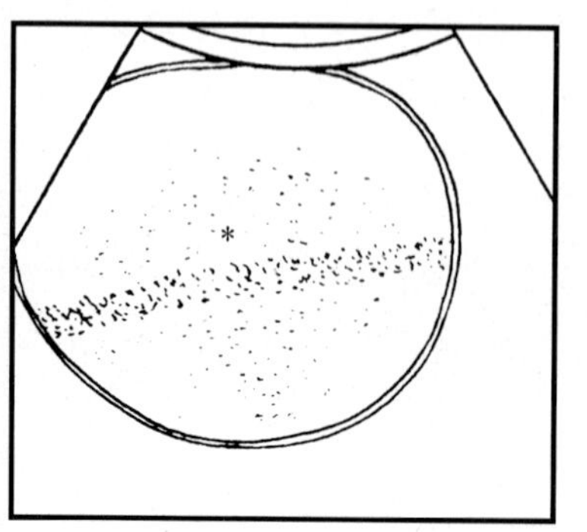

图 7-7-6 输卵管脓肿

右侧斜切，见一圆形的囊肿，张力大，其囊内为脓液无血流

* - 为输卵管脓肿，囊内有沉积物（脓细胞）

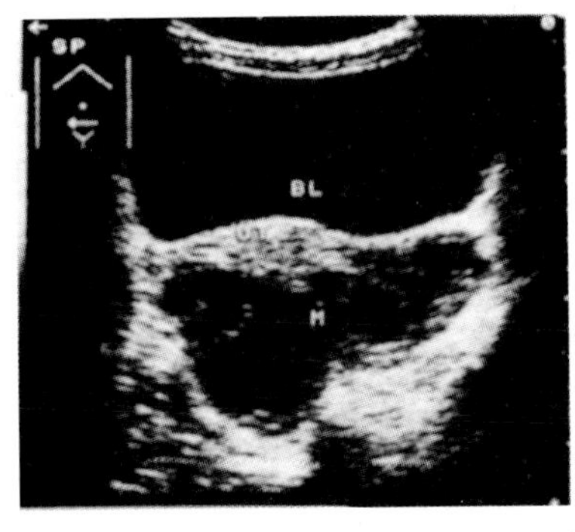

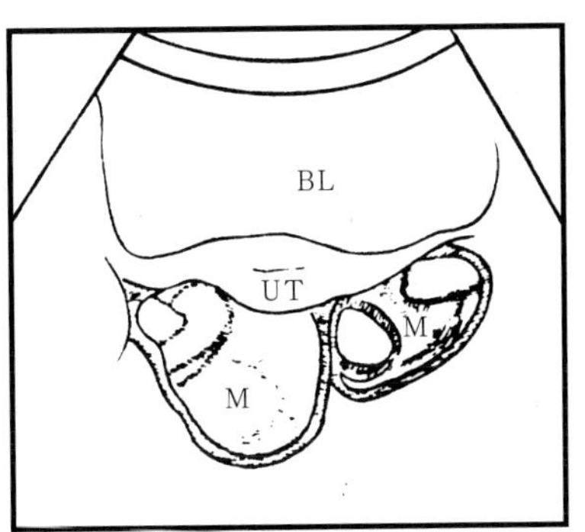

横切面，子宫后方可见哑铃状混合囊肿，为两侧输卵管卵巢脓肿。在子宫后方粘连，内含粘连带及脓液

UT- 子宫 BL- 膀胱

M- 脓肿

图 7-7-7 **双输卵管卵巢脓肿**

三、慢性输卵管卵巢炎

1. 病理

(1) 输卵管积水：输卵管炎症致使伞端闭锁，管腔液体积存。由于输卵管长期脓肿，脓液吸收呈浆液性演变为输卵管积水，常不甚大，呈烧瓶状。输卵管积水外表面光滑，管壁因膨胀而变薄。一般有纤维样条索与盆腔腹膜粘连。

(2) 输卵管卵巢囊肿：输卵管卵巢脓肿经吸收后而成为输卵管卵巢囊肿，含多隔及液性区，与盆腔组织有粘连。

(3) 附件炎性包块：慢性输卵管卵巢炎，逐渐呈炎性纤维增生而形成坚实的炎性包块。一般较小。如肠管、大网膜、子宫、盆腔腹膜粘连，可形成大包块，子宫被包围其中难以分辨。

2. 临床表现 病人可长期下腹疼痛、腰痛、胀气。常有月经量多、过频。妇科检查：子宫活动度差，患侧宫旁增厚，有压痛。附件区可能触到囊性包块。

3. 超声图像 输卵管积水呈烧瓶状与输卵管积脓相似，只是囊壁薄而光滑，内清亮无回声（彩图 7-7-11，图 7-7-12～7-7-18）。

输卵管卵巢积水可为多房性不规则囊性包块，其周围常见到粘连蠕动的肠管。

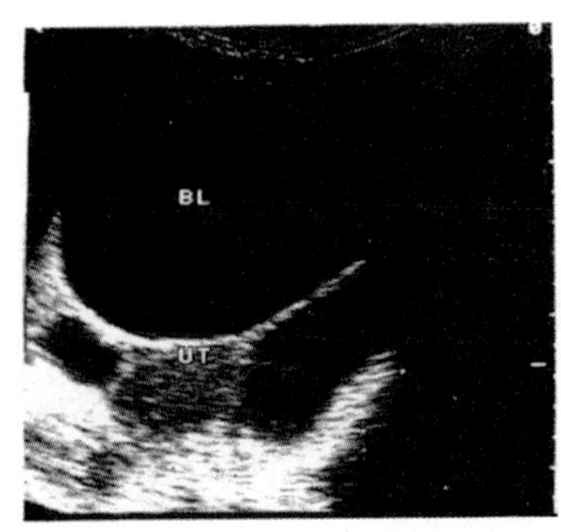

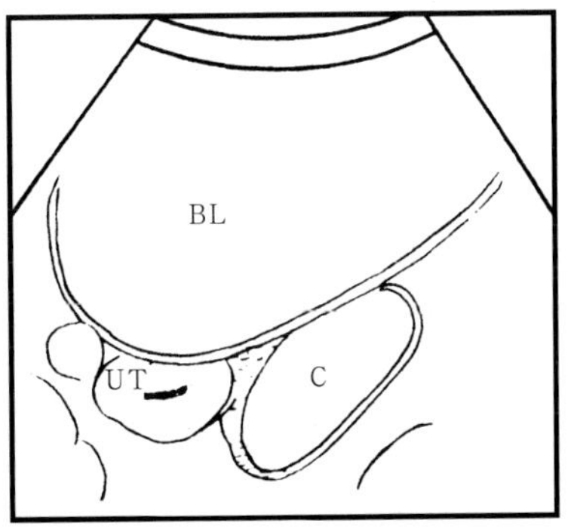

横切面，双侧见囊性长圆形囊肿，为输卵管积水

UT- 子宫 C- 输卵管积水

BL- 膀胱

图 7-7-12 **双侧输卵管积水**

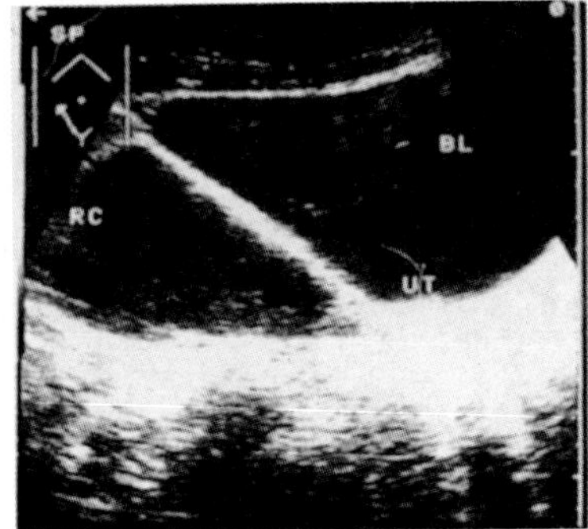

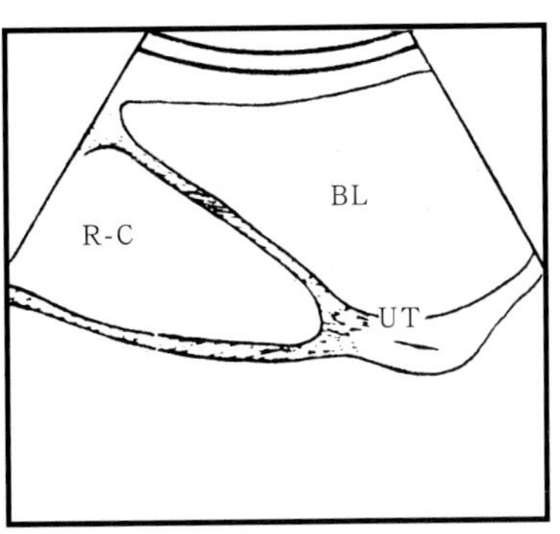

右侧输卵管积水呈烧瓶状

UT- 子宫 BL- 膀胱

R-C- 右输卵管积水

图 7-7-13 **右侧输卵管积水**

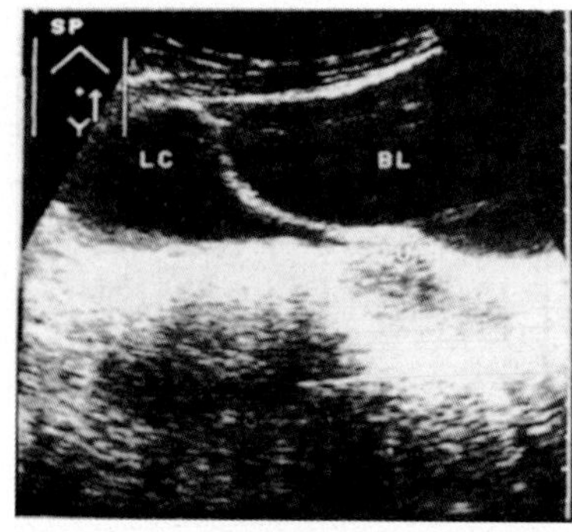

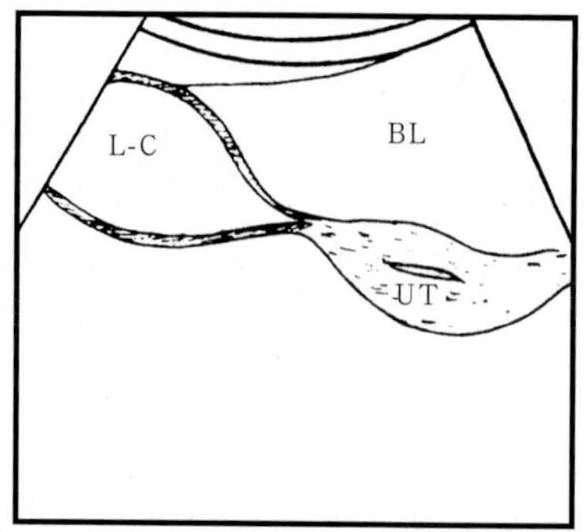

UT- 子宫
L-C- 左输卵管积水
BL- 膀胱

图 7-7-14 上同一病例的左侧输卵管积水

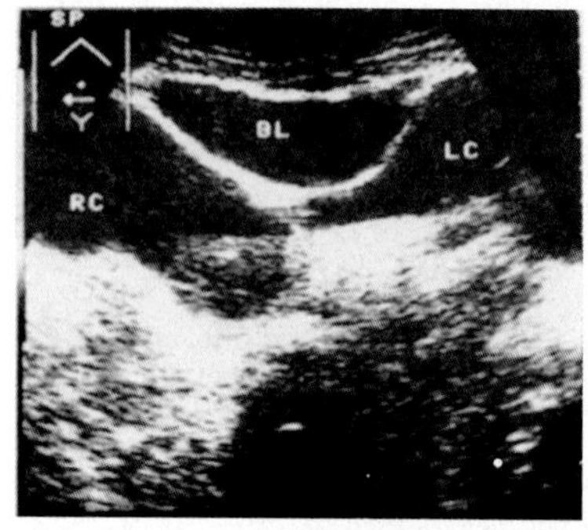

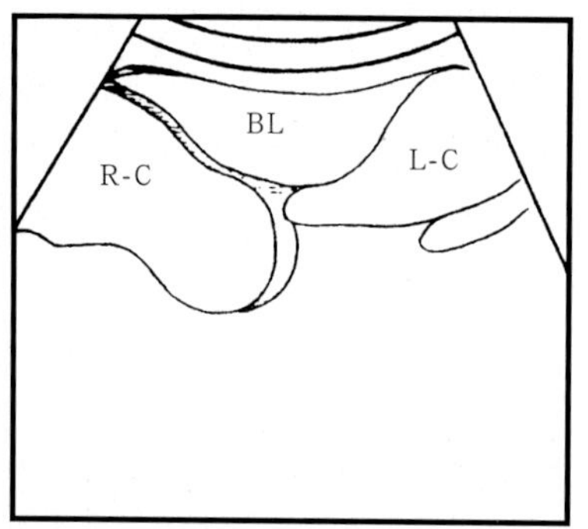

横切面，可见双侧输卵管积水均为长圆形烧瓶状
R-C- 右输卵管积水
L-C- 左输卵管积水
BL- 膀胱

图 7-7-15 双侧输卵管积水

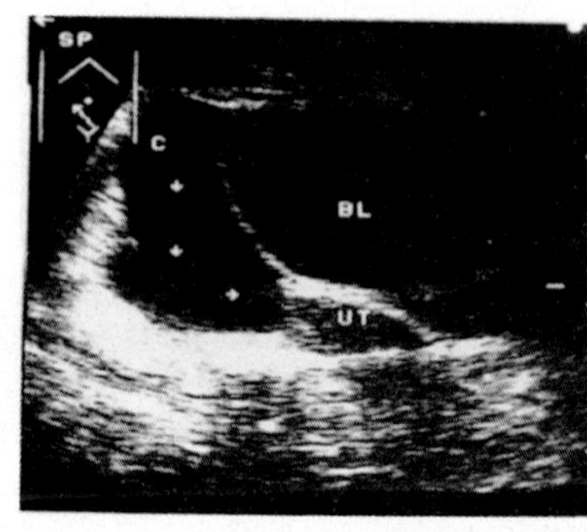

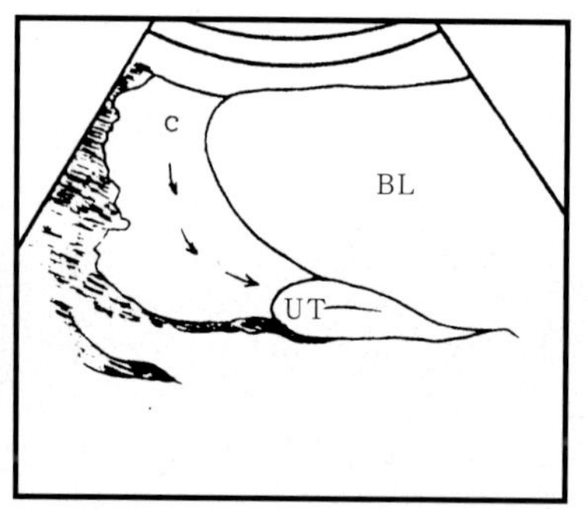

右侧输卵管呈烧瓶状
UT- 子宫　C- 输卵管积水
BL- 膀胱

图 7-7-16 右侧输卵管积水

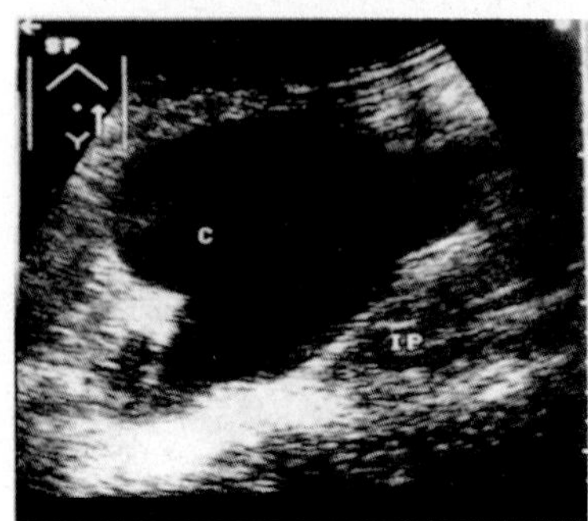

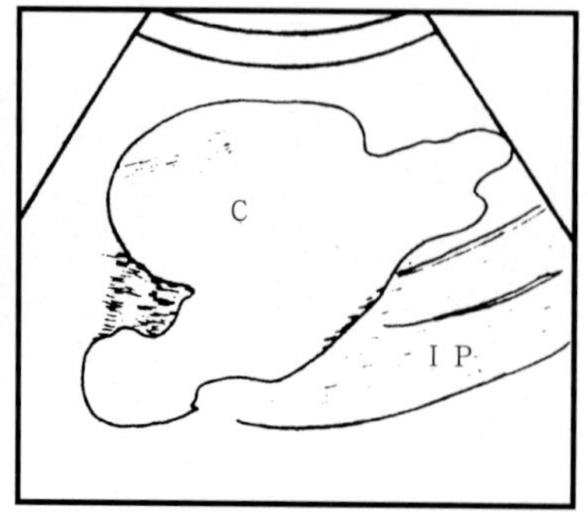

左侧输卵管积水，体积较大，壁很薄，内管清亮液体
C- 左侧输卵管积水
IP- 髂腰肌

图 7-7-17 上同一病例

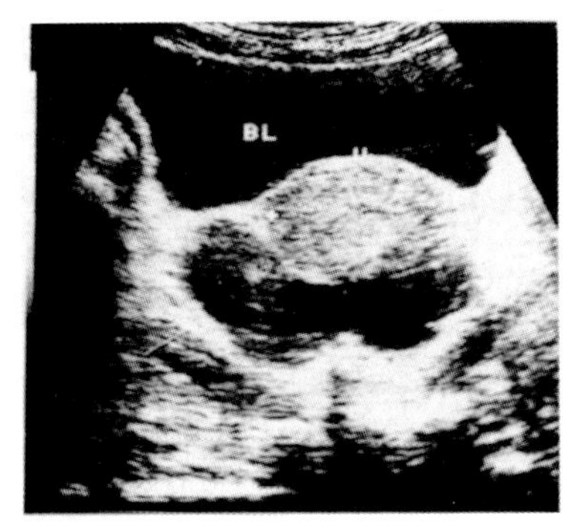

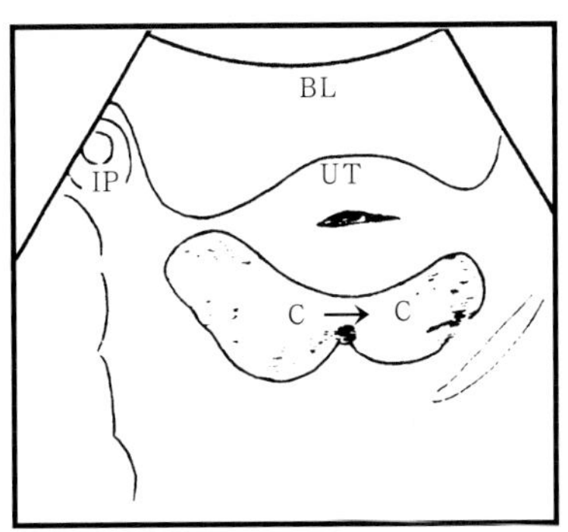

横切面，子宫后方见哑铃状囊肿，为输卵管卵巢脓肿，经消炎后已逐渐吸收脓液而变为积水

UT-子宫　　IP-髂腰肌

C-双侧输卵管积水

BL-膀胱

图 7-7-18　双侧输卵管积水

四、宫腔积脓

由于宫颈新生物生长而阻塞宫颈通路，分泌物逐渐存留在宫腔内，如有感染则形成子宫腔积脓（图 7-7-19）。

五、盆腔腹膜囊肿

此种囊肿多在外科手术或妇科手术后发生。由于感染粘连，常在肠管、大网膜、乙状结肠壁及内生殖器官之间形成包裹性积液（囊肿）。囊内衬以扁平的立方上皮细胞，囊内可有多个隔，它并非赘生物，病人一般无症状，但囊肿生长很大时，则可出现腹胀、腹痛。囊肿小时张力多不大，故妇科检查时触不到明显的包块，囊肿很大时则可触到囊块。

超声图像壁不清，可有多个隔。大多数较小或中等大小，常为长圆形，亦有相当大者，张力均不大（图 7-7-20，图 7-7-21）。

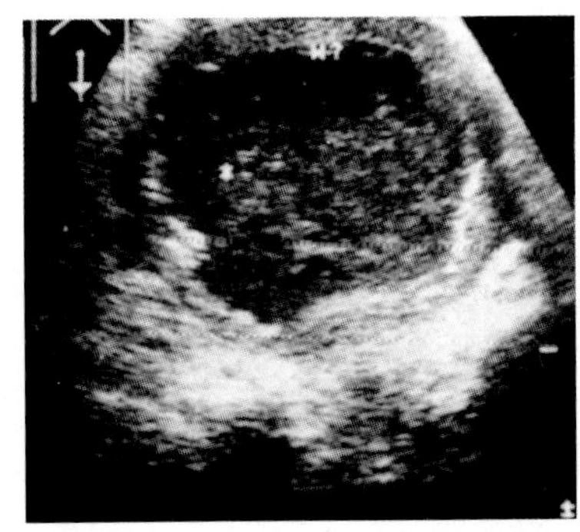

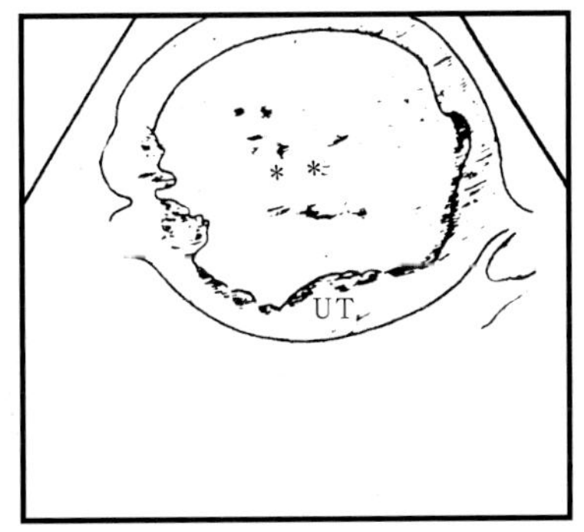

横切面，子宫颈癌，宫腔内积存大量脓液，宫内壁强回声，斑为脓痂

UT-子宫壁　　**-脓液

图 7-7-19　子宫腔积脓

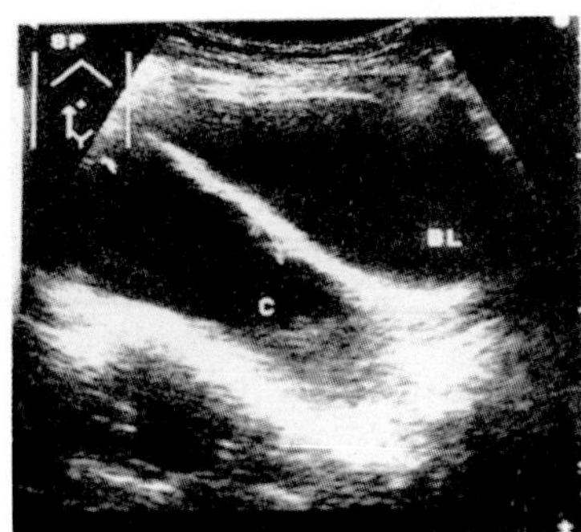

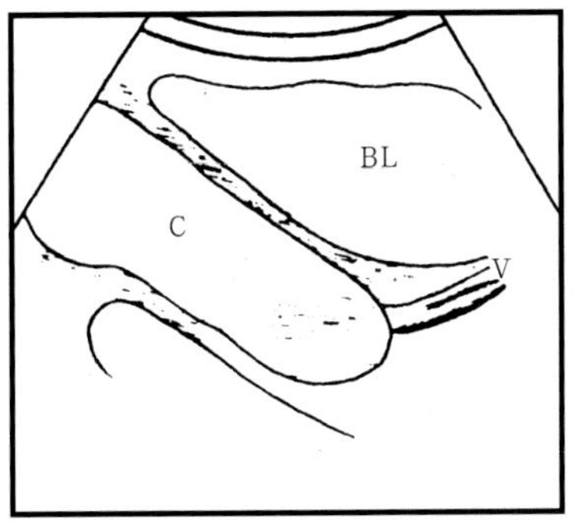

右纵切面，长圆形囊肿，内含液性暗区，张力低（子宫全切术后）

BL-膀胱　C-囊肿

V-阴道

图 7-7-20　右侧腹膜囊肿

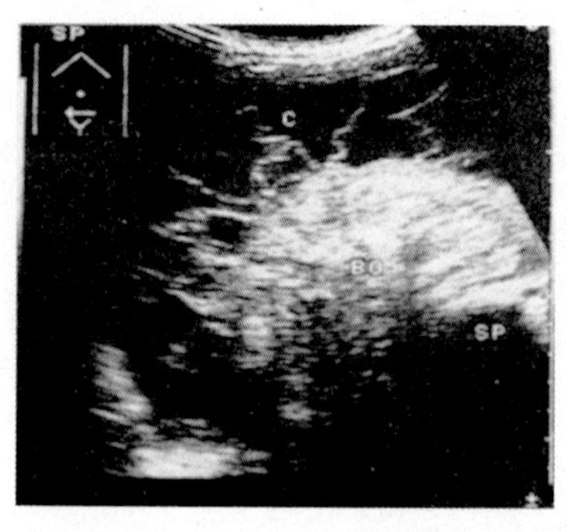

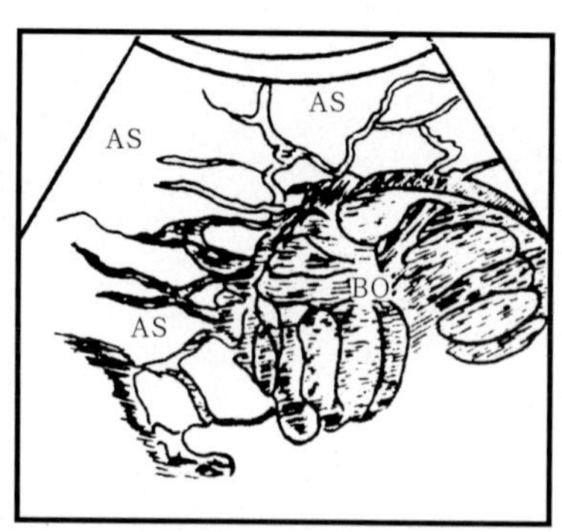

横切面，腹腔内边缘不清包块，回声强，其周围有许多放散状迂曲粘连带

BO-肠管团（粘连成团）

AS-腹水，伸出之粘连带呈散射状

SP-脊柱

图 7-7-21 肠结核腹腔包块

此种囊肿为非赘生物，应与大的卵巢囊肿、输卵管积水、肠系膜囊肿相鉴别。

第八节 盆腔淤血综合征的超声诊断

盆腔淤血综合征是一种独特疾病。1958年以来，通过盆腔静脉造影证实了盆腔静脉充盈、扩张及血液流速缓慢，支持盆腔淤血是引起此种独特疾病的概念。

一、盆腔血液循环的特点

妇女盆腔静脉数量多，结构薄弱。盆腔的中等静脉如子宫、阴道和卵巢的静脉，一般都是2～3条静脉伴随一条同名动脉。卵巢静脉甚至可多至5～6条，形成网状静脉丛。这些静脉间有许多吻合支，形成生殖器官环状静脉，汇合后流向粗大的髂内静脉。盆腔静脉血流缓慢，壁薄缺乏筋膜外鞘的支持，没有瓣膜，穿行在盆腔疏松的结缔组织中，因而易扩张和形成众多弯曲的静脉丛。盆腔脏器周围静脉系统像一个水网相连的沼泽地。

二、病因

由于盆腔静脉的解剖特点，以下因素可造成盆腔静脉淤血征：长期站立或坐式工作者；子宫后屈位；多产；输卵管结扎术。

三、临床症状

低位痛经，性感不快，极度疲劳，多见于25～40岁妇女。妇科检查：子宫触痛，附件区压痛，偶有宫旁增厚感。

四、超声检查

子宫常为后位，饱满略大，回声较低。

子宫两旁可见多个扩张的静脉血管液性回声，直径多数> 1cm。

彩色多普勒：两侧见扩张成片的血流，为静脉频谱。

三维：（玻璃体模式）子宫两侧成片静脉血流。

参见彩图 7-8-1～7-8-3。

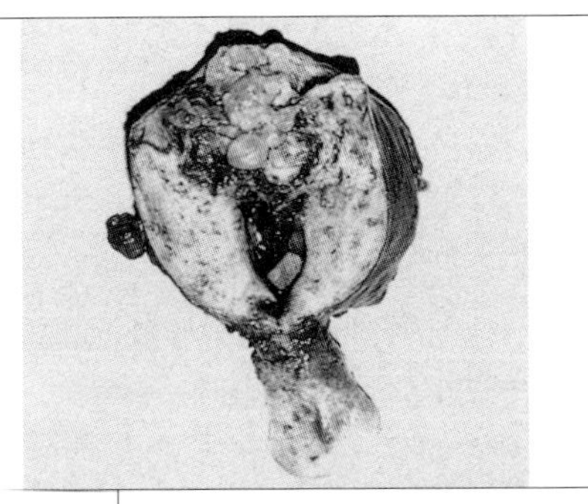

第八章 妇科肿瘤

第一节 子宫肌瘤的超声诊断

一、病理

子宫肌瘤由平滑肌细胞增生而成，其中含少量纤维结缔组织，仅作为一种支持组织而存在。典型的子宫肌瘤是一种实质性球形肿块，表面光滑，亦有凹凸不平者，切面呈白色螺旋状线纹，线纹乃纤维组织所形成，肌瘤的硬度决定于纤维组织成分。肌瘤外表有一层假包膜，系由肌瘤周围肌纤维束和结缔组织束构成，包膜与肌瘤间联结疏松，手术时易剥出。包膜中分布有放射状血管，在肌瘤中心，血管减少亦有丰富者。一般瘤体直径超过4cm以上者，中心容易发生退行性变。

1.肌瘤的分布 肌瘤在子宫上分布部位不同，分以下几种：a.肌间肌瘤：最为多见，在肌层内发生、增大，影响子宫收缩，同时子宫内膜面积亦可增大，常引起月经过多。b.黏膜下肌瘤：肌瘤向宫腔内突入，表面覆盖一层子宫内膜，与子宫有蒂相连，黏膜下肌瘤则成为异物，引起子宫收缩，肌瘤被挤下降，瘤蒂越拉越长，可通过宫口脱垂入阴道中或阴道口外。c.浆膜下肌瘤：向子宫体表突出，其上有一层腹膜覆盖，若继续向腹腔方向发展，最后仅有一蒂与子宫相连，蒂内含有的血管是肌瘤的唯一血供来源，如发生蒂扭转，蒂可坏死、离断而使瘤体落入腹腔，贴靠邻近器官（如大网膜、肠系膜）获得血液营养而成为“寄生性肌瘤”。d.阔韧带肌瘤：属于浆膜下肌瘤类型，肌瘤由侧壁向阔韧带两叶腹膜之间伸展。e.子宫颈部肌瘤：因解剖位置的特点，当瘤体增大到一定程度产生压迫症状，常造成分娩梗阻及手术困难。子宫肌瘤约90%位于子宫体部，仅4%～8%位于子宫颈（彩图8-1-1）。

2.肌瘤大小 差异悬殊，大者可达数十公斤，小者黄豆大小。肌瘤数目亦不相同，有单发者，亦有多发者，文献报道有多至200余个的。多发肌瘤使子宫外形变得凹凸不平。

3.肌瘤的变性 较大的肌瘤，中央缺乏血液供给，使肌瘤发生各种继发变性，超声彩色多普勒可观测到子宫及其肌瘤血流分布（彩图8-1-2），变性常发自瘤体中央部位，分良、恶性两类。

（1）肌瘤良性退变

①萎缩：绝经后，雌激素消退，子宫血液供给减少，肌纤维渐渐为胶原组织代替，肌瘤变硬，体积缩小并可出现钙化。此种情况多见于小型肌瘤。

②玻璃样变：为最常见的一种变性，瘤组织内出现同质性的蛋白物质为玻璃样变。瘤体大于4cm者可有不同程度玻璃样变。瘤体越大，变性越广泛越明显，其切面呈苍白色，光滑同质状，失去肌瘤特有的旋涡状外观，此退行变性不引起特殊临床症状。

③囊性变：当玻璃样变继续发展，液化形成许多大小不等空腔，也可融合成一大囊腔。囊腔

内壁光滑，也可能不平或有纤维束横贯其中。囊内含液体，多为无色透明。黏液状，囊性变的肌瘤甚软，易与妊娠子宫、卵巢囊肿相混淆。

④脂肪变性：少见，常在玻璃样变后期发生，并为钙化的前躯。脂肪变性可发生于肌瘤的一部分或散在各处呈区域性或全部，质软。切面是均匀的黄色脂肪组织。

⑤钙化：钙化可分为两种，其一为弥漫型即钙化斑弥漫分布于瘤体内，严重者最后形成所谓“子宫石”，硬如石块；另一型为边缘性钙化，呈层状沉积，形成多层易碎的包膜。

红色变性：为一种特殊型肌瘤坏死。常发生在单一较大肌瘤中。妊娠期或产褥期易发生此种变性。切面呈肉红色，腥臭。保持旋涡状外形。此种变性可引起临床急性症状。

(2) 肌瘤恶性变：子宫肌瘤肉瘤样变，发生率很低，国内报道约0.5%，国外约0.2%～1%。临床表现为肿瘤在短期内迅速长大，并伴子宫出血。切面呈灰黄色，脆而软，似生鱼肉状，血流丰富。

二、临床表现

子宫肌瘤为女性生殖器中最常见的一种良性肿瘤。发病率较高，在30岁以上妇女约20%子宫内有潜在大小不等肌瘤，多见于30～50岁妇女。

子宫肌瘤常见症状有：a.子宫出血：月经量过多，主要由黏膜下肌瘤及肌间肌瘤引起。经期延长可造成贫血；b.盆腔肿块：病人可无意中触到包块或在查体时发现；c.不孕及压迫症状。

三、超声图像

1.子宫增大、轮廓变化 根据肌瘤大小、数目及生长部位不同决定子宫大小及形态的变异。子宫可均匀增大或不规则增大。因肌瘤部位不同可出现不同图像。

(1) 浆膜下肌瘤：肌瘤向子宫表面突出，可略突、大部突出或完全突出以一蒂相连（此须与附件实性肿物鉴别），可发生在任何部位：宫底、宫体、峡部、宫颈（图8-1-3，图8-1-4）。位置较低的中小肌瘤回声较衰减时常与附件的囊性肿物相混淆。

(2) 肌间肌瘤：肌瘤如为单发，子宫外形常常是均匀增大，宫体内见一衰减区域此为子宫肌瘤。其与宫壁之间有界限（图8-1-5，图8-1-6，彩图8-1-7，图8-1-8）。

(3) 黏膜下肌瘤：肌瘤突向宫腔内，有部分

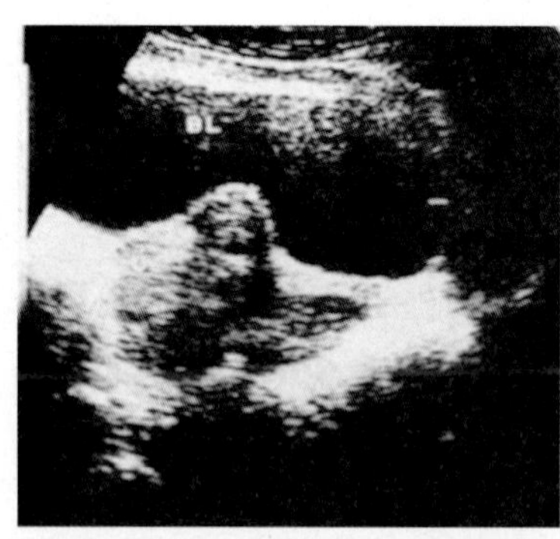

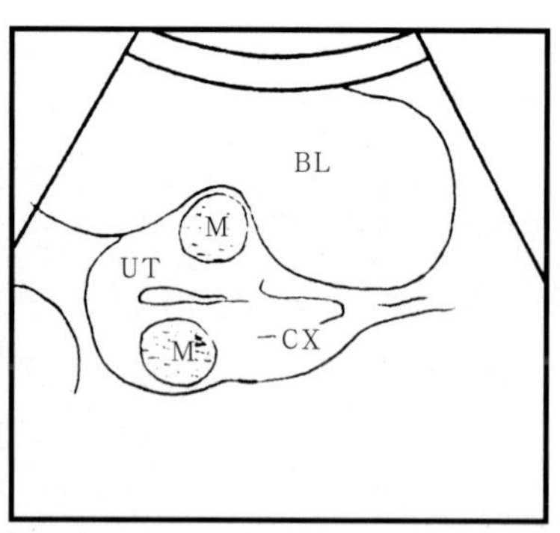

纵切面，子宫前壁向外突出，包块为浆膜下肌瘤，其后壁有另一肌间肌瘤

UT-子宫 CX-宫颈

M-肌瘤 BL-膀胱

图 8-1-3 浆膜下肌瘤

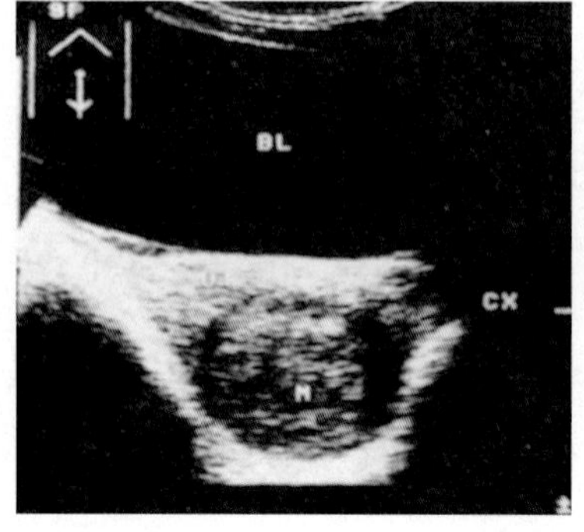

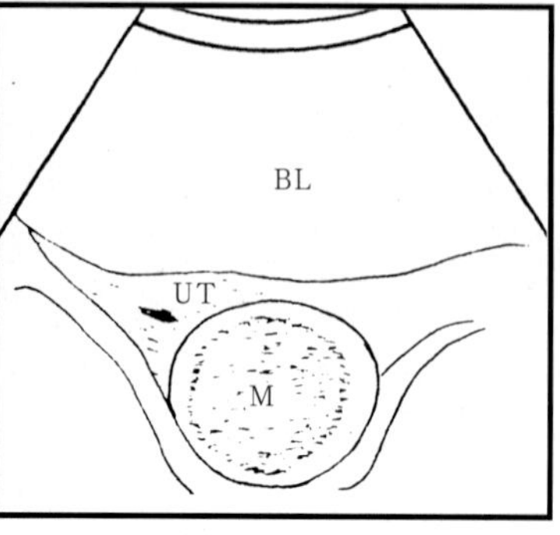

纵切面，子宫后壁见一衰减实性包块与子宫肌有明显界限，肿瘤向外突出

UT-子宫 M-浆膜下肌瘤

BL-膀胱 CX-宫颈

图 8-1-4 子宫后壁浆膜下肌瘤

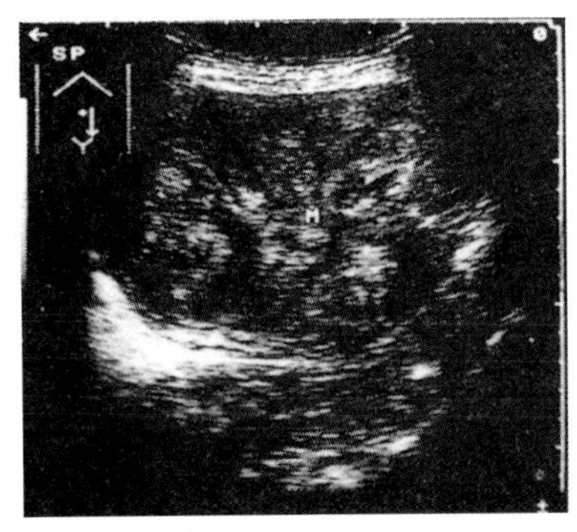

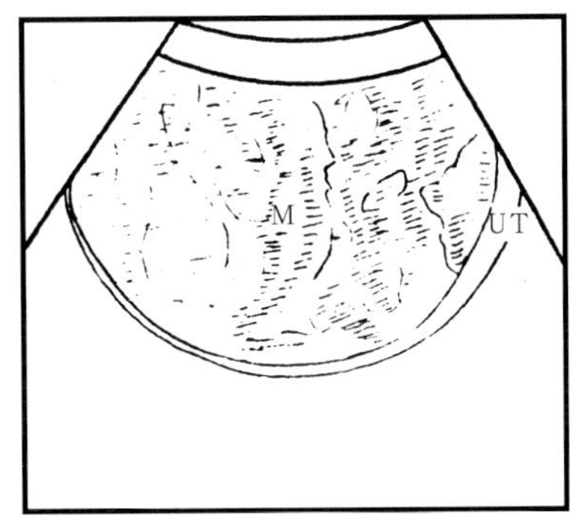

肌瘤内有回声较强的花纹状回声
UT-子宫　M-肌瘤

图 8-1-5　**肌间肌瘤**

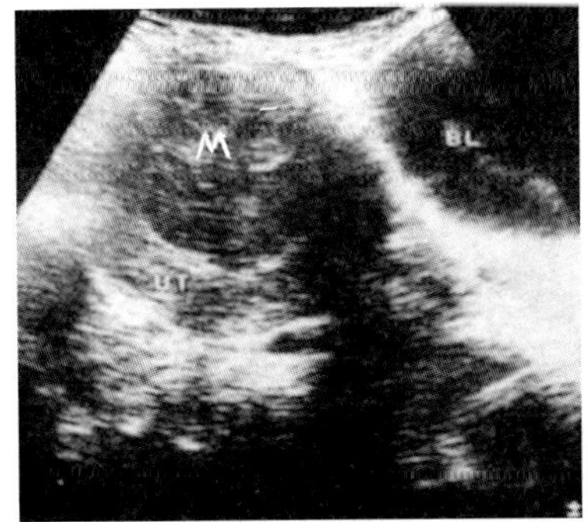

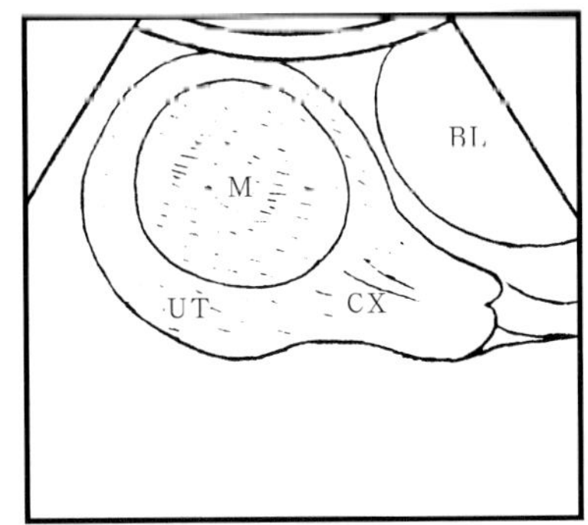

纵切面，子宫体球样增大，其前壁可见一界限清晰的肌间肌瘤
UT-子宫　CX 宫颈
BL-膀胱　M-肌瘤

图 8-1-6　**肌间肌瘤**

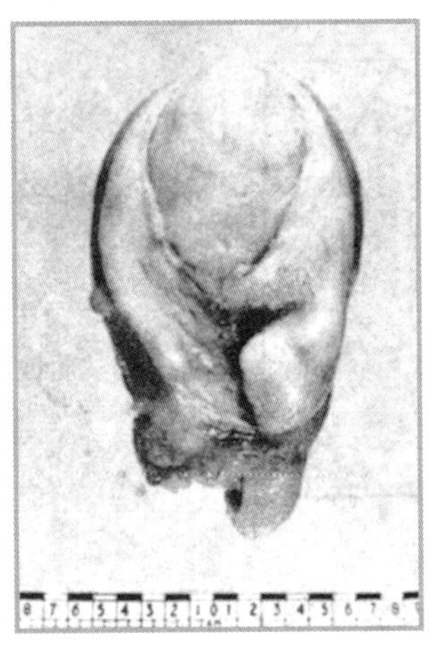

子宫全切标本，将标本切开见肌壁间突出一肌瘤，下方可见宫腔

图 8-1-8　**上例术后标本**

突入或完全突入，前者基底较宽，后者可仅由一蒂相连，因此可见肌瘤与肌壁之间有衰减的裂隙，这一特征为诊断黏膜下肌瘤要点，如果肌瘤下降则可达宫颈管内。子宫肌瘤回声低于肌壁（图 8-1-9～8-1-13，彩图 8-1-14，彩图 8-1-15）。

（4）宫颈肌瘤：肌瘤位于子宫颈时，宫颈表现显著增大，回声较宫体肌瘤强，均质或呈栅栏状，须与宫颈癌、宫颈妊娠鉴别（图 8-1-16 至 8-1-18）。

（5）阔韧带肌瘤：从横切面看，肌瘤常在子宫一侧，较低部位其浆膜层与肌瘤相连（图 8-1-19～8-1-21，彩图 8-1-22，彩图 8-1-23）。

2.回声变化　子宫肌瘤回声很复杂，是根据肌瘤纤维结缔组织多少及有无变性而定。有变性者又属于哪一种？超声医师必须掌握肌瘤的各种病理变性以便获得准确诊断。

（1）衰减回声：未有变性的肌瘤或较小的肌瘤，一般瘤体呈衰减回声而宫壁为中等回声。

（2）栅栏状回声：肌瘤较大出现强暗相间栅栏状回声，可能有区域性玻璃样变。

（3）花纹状回声：这种肌瘤结缔纤维组织较多及玻璃样变，瘤体呈回声强弱相间花纹状。

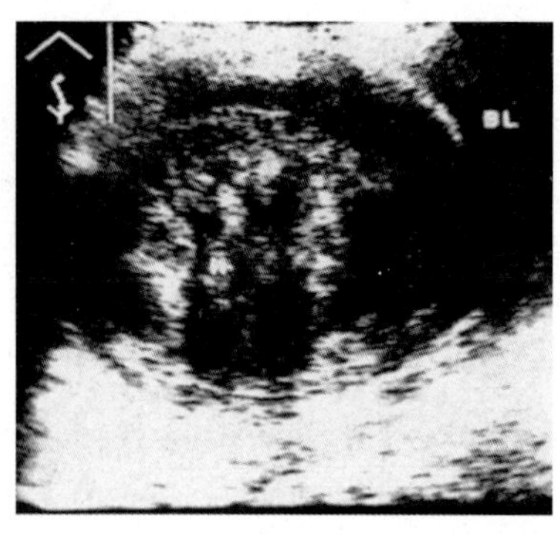

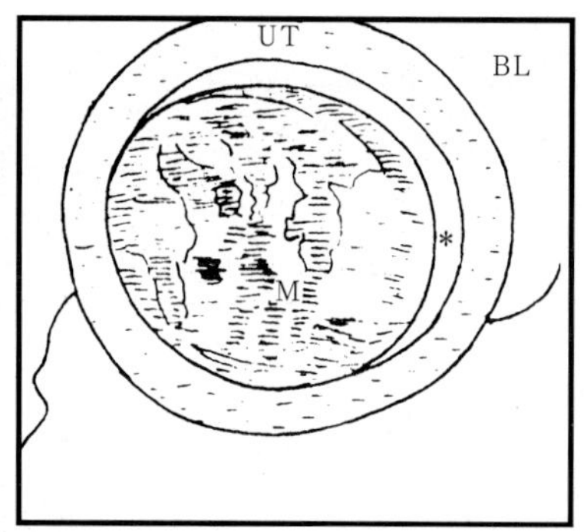

纵切面，子宫呈球样增大，子宫肌瘤突向宫腔，其10至5点处可见宫腔裂隙，此裂隙是作为诊断黏膜下肌瘤的一种标志

UT-子宫　M-肌瘤

＊-宫腔裂隙　BL-膀胱

图 8-1-9 黏膜下肌瘤

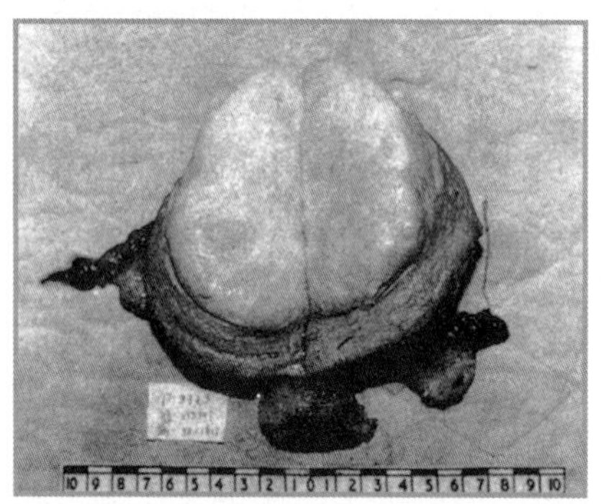

切开宫腔见肌瘤塞满宫腔，宫腔裂隙在前壁已切开

图 8-1-10 切下子宫标本

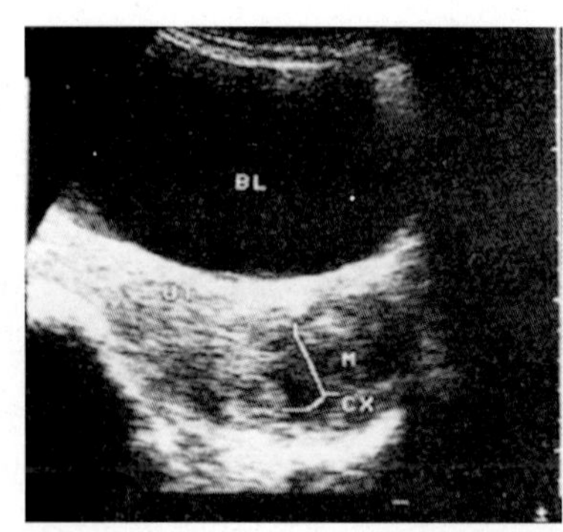

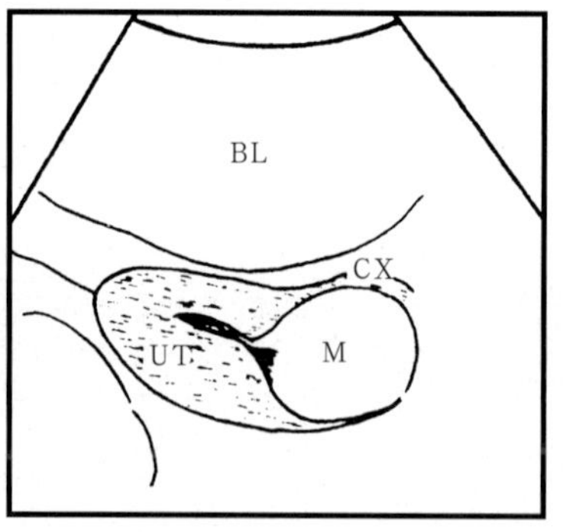

纵切面，子宫前位，宫颈管扩张，从内口处见一蒂，下方为黏膜下肌瘤

UT-子宫　M-肌瘤

CX-宫颈　BL-膀胱

图 8-1-11 黏膜下肌瘤

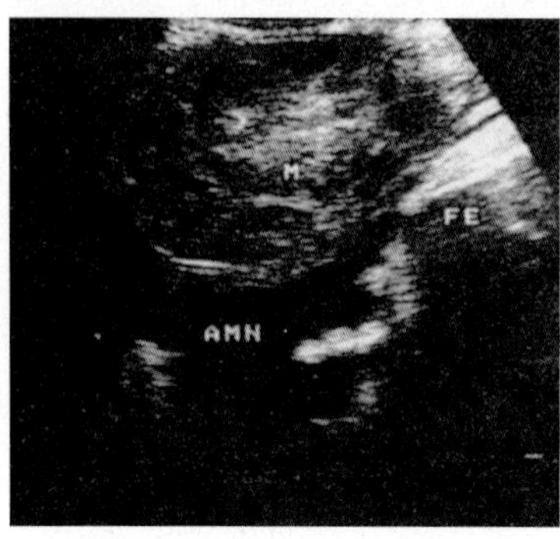

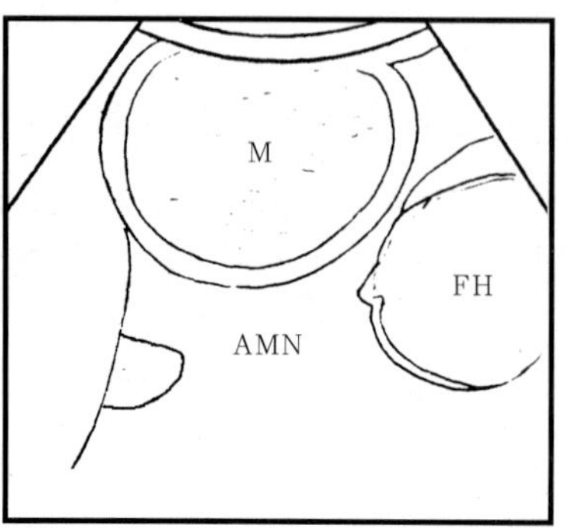

妊娠子宫前壁向宫腔内突出一衰减实性包块，来源于肌壁

M-黏膜下肌瘤　AMN-羊水

FH-胎头

图 8-1-12 子宫黏膜下肌瘤合并晚期妊娠

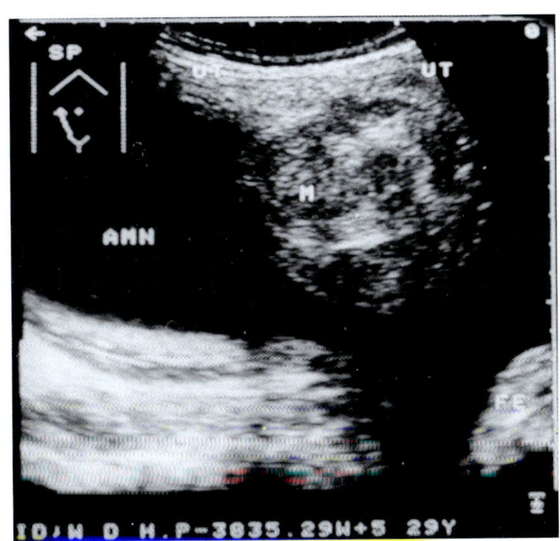

UT-子宫 M-肌瘤
AMN-羊水 FE-胎儿

图 8-1-13 子宫黏膜下子宫肌瘤合并妊娠

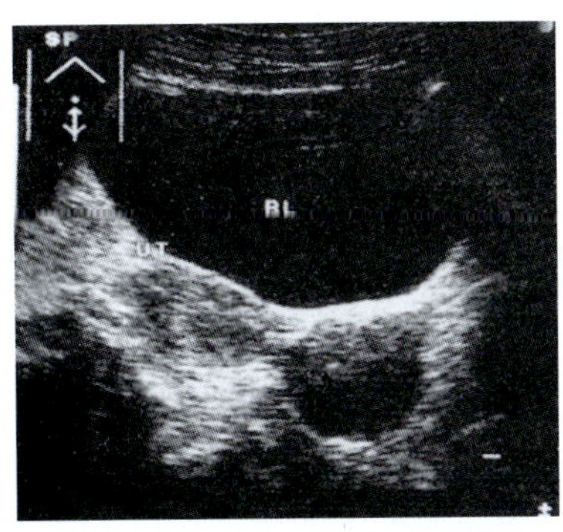

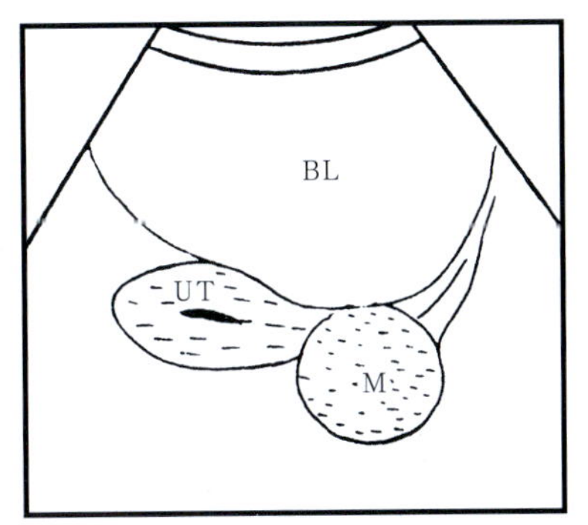

纵切面，子宫颈下方突出一圆形衰减实性包块

UT-子宫 M-肌瘤
BL-膀胱

图 8-1-16 宫颈肌瘤

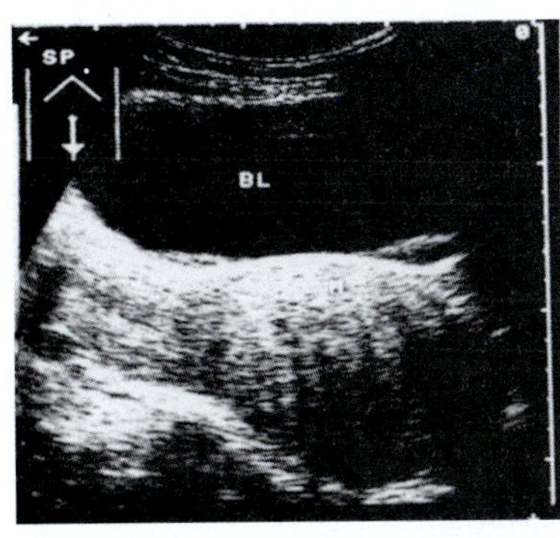

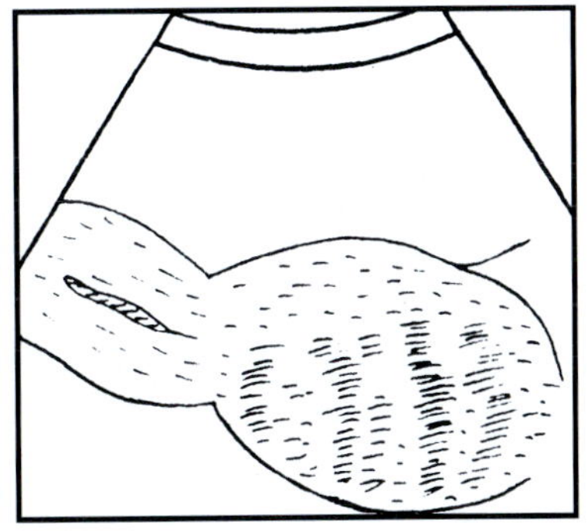

纵切面，上方为正常宫体，其中见宫波。宫颈肌瘤回声呈栅栏状，回声较强

UT-子宫 M-肌瘤
BL-膀胱

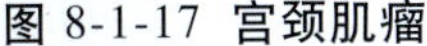
图 8-1-17 宫颈肌瘤

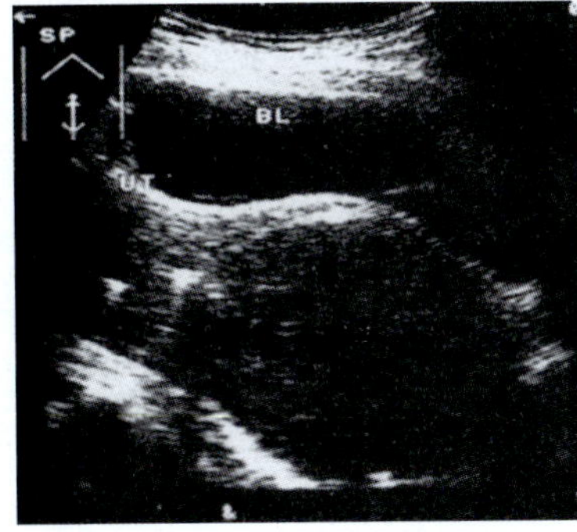

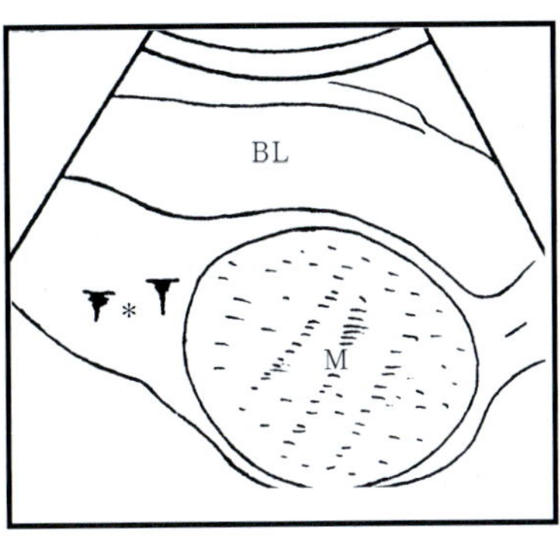

纵切面，上方可见宫体，内见IUD，其下方见一肿大衰减实性包块为宫颈肌瘤

UT-子宫 * -节育器
M-肌瘤 BL-膀胱

图 8-1-18 宫颈肌瘤

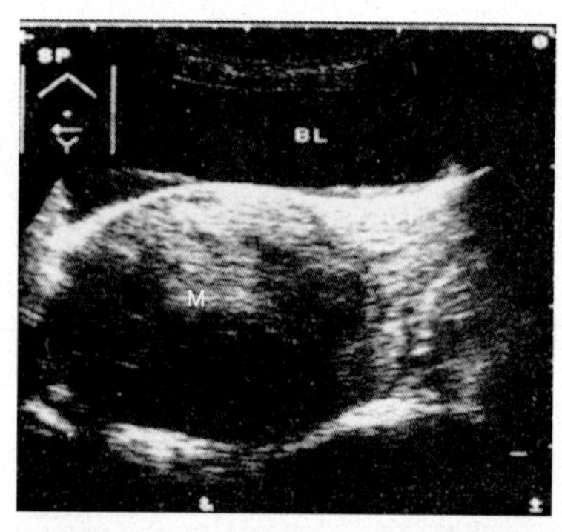

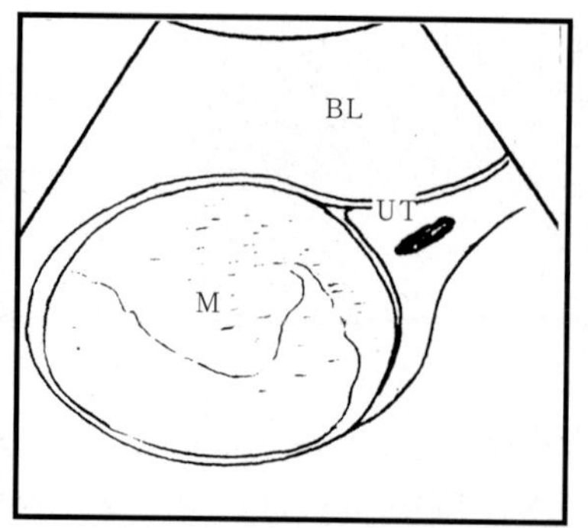

图 8-1-19 阔韧带肌瘤

横切面，子宫偏向左侧，右侧突出一衰减包块，其上方浆膜层相连

UT- 子宫 M- 肌瘤

BL- 膀胱

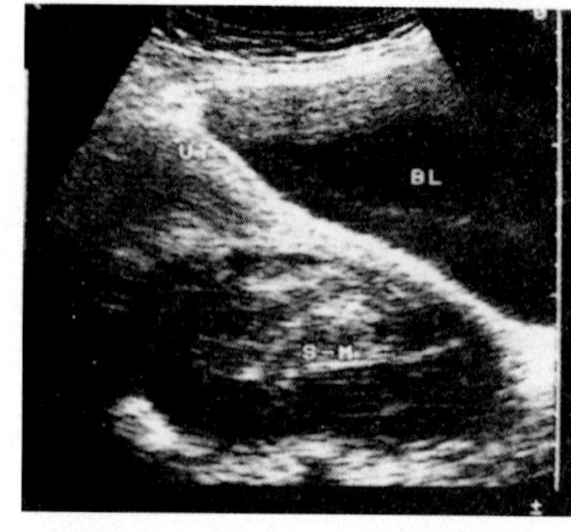

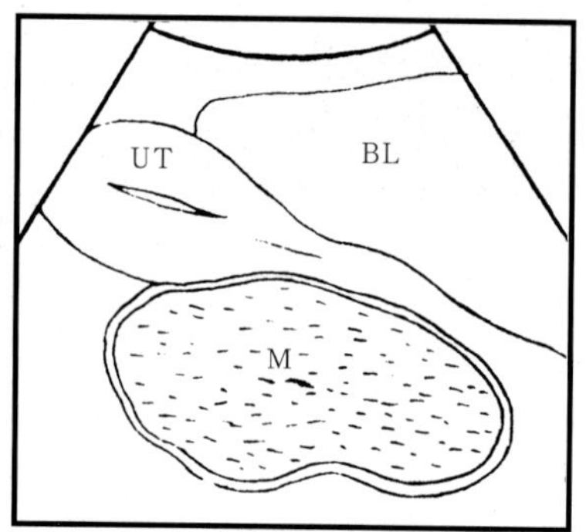

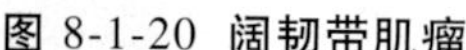

图 8-1-20 阔韧带肌瘤

纵切面，右上方见子宫体，宫颈被牵扯得细长，宫颈后方见一衰减实性包块为阔韧带肌瘤

UT- 子宫 M- 肌瘤

BL- 膀胱

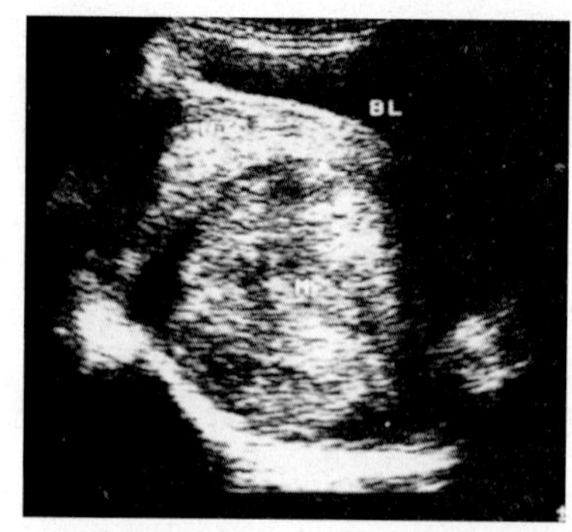

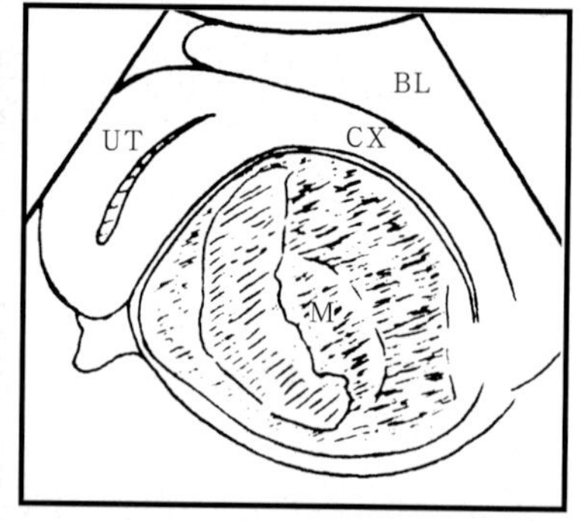

图 8-1-21 阔韧带肌瘤

纵切面，前上方可见宫体，其宫颈被牵扯成细长状，其后方见一回声，较强不均匀实性包块

UT- 子宫 BL- 膀胱

M- 肌瘤 CX- 宫颈

3.子宫肌瘤各种变性的声像图特征

(1) 玻璃样变：玻璃样变其切面失去旋涡样切面而变为同质样，其回声较为衰减（图8-1-24，彩图 8-1-25）。

(2) 囊性变：玻璃样变进一步发展，液化而形成数目、大小不等的无回声区，严重者液化连成片成大囊回声，前者有时很像葡萄胎，后者酷似卵巢囊肿。仔细观察瘤体的非囊区仍可看出肌瘤的特点，回声可很强亦可较衰减（图8-1-26，图 8-1-27，彩图 8-1-28～8-1-31）。

(3) 脂肪样变：瘤体内可见区域性强回声，其与肌瘤之间界限清晰，有时亦可见整个肌瘤体为强回声团，边缘清晰或模糊（图 8-1-32，图 8-1-33，彩图 8-1-34，彩图 8-1-35）。

(4) 钙化：肌瘤钙化有各种形式，可见肌瘤包膜钙化强回声环，或在瘤体内有弥漫性钙化斑，或局灶性钙化斑块或伴声影（图 8-1-36～8-1-38）。

(5) 红色变性：常在妊娠期或产褥期发生急性腹痛，肌瘤明显衰减（彩图 8-1-39，彩图 8-1-40）。

(6) 肉瘤样变：肌瘤长大迅速，内回声复杂，血流丰富（图 8-1-41，彩图 8-1-42）。

4.鉴别诊断 子宫浆膜下肌瘤应与卵巢实性肿瘤相鉴别；黏膜下肌瘤应与子宫内膜息肉相鉴别。子宫肌间肌瘤在与子宫肌腺瘤鉴别时除注意子宫形态、回声等特征外，更要注意血管走行特点（彩图 8-1-43～8-1-46）。

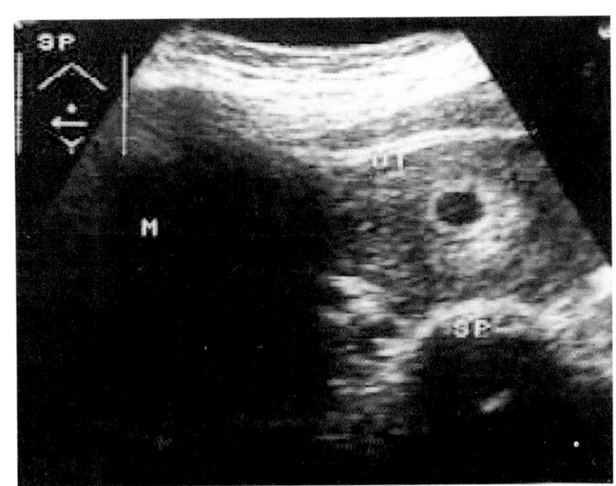

UT- 子宫
M- 子宫肌瘤回声衰减（玻璃样变）

图 8-1-24　浆膜下肌瘤

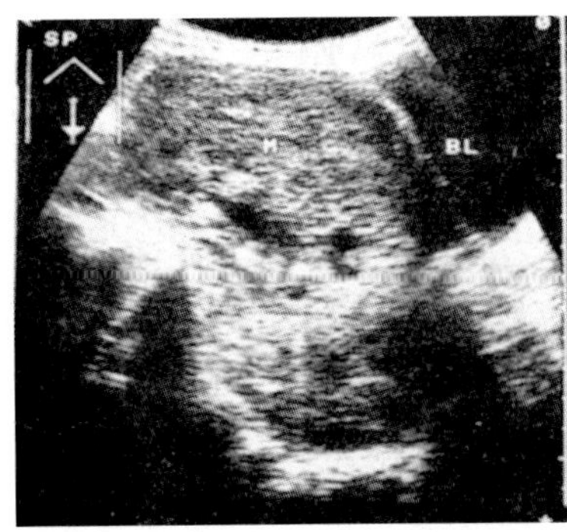

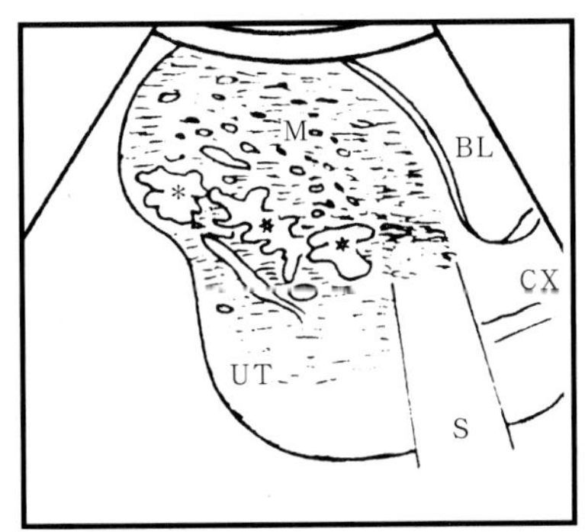

纵切面，子宫前位明显增大，肌瘤松疏，出现多个小囊区为囊变区

UT- 子宫　CX- 宫颈
M- 肌瘤　＊- 囊变区
BL- 膀胱　S- 声影

图 8-1-26　子宫肌瘤囊性变

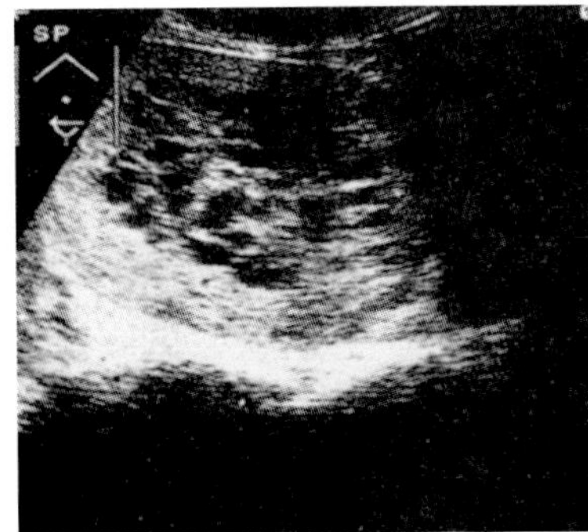

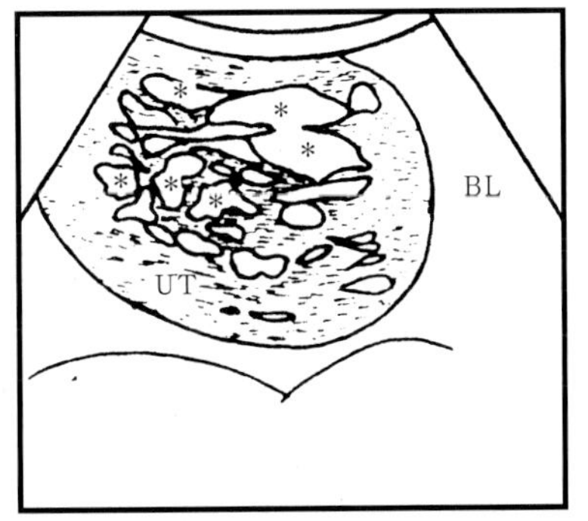

子宫增大，肌瘤区内含许多大小不等囊性区，此为肌瘤囊变，很像葡萄胎

UT- 子宫　＊- 囊变区
BL- 膀胱

图 8-1-27　子宫肌瘤囊性变

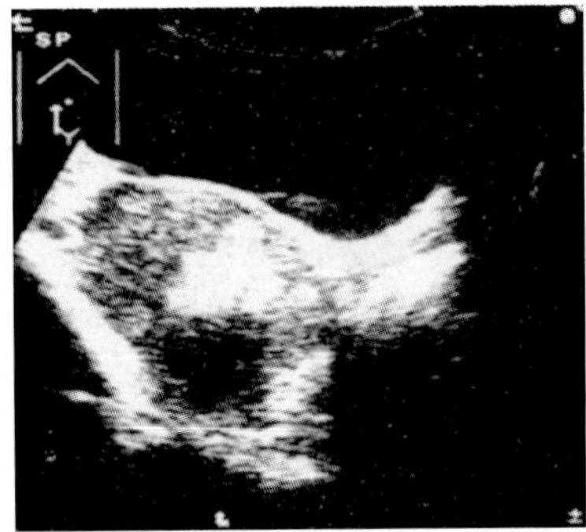

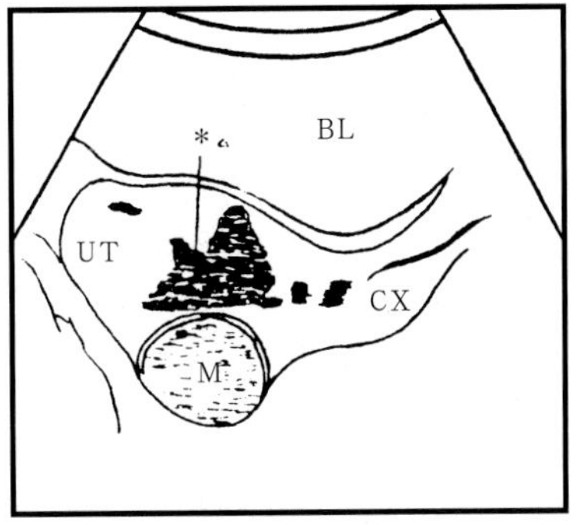

纵切面，子宫增大，多个肌瘤，其上方呈部分脂肪样变

UT- 子宫　＊- 脂肪变
CX- 宫颈　M- 肌瘤
BL- 膀胱

图 8-1-32　子宫肌瘤部分脂肪样变

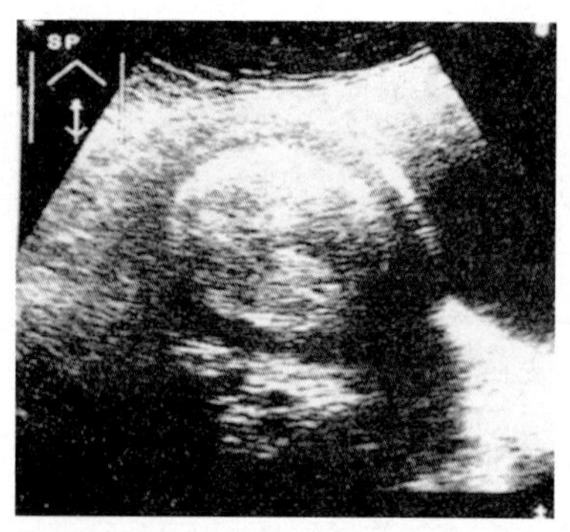

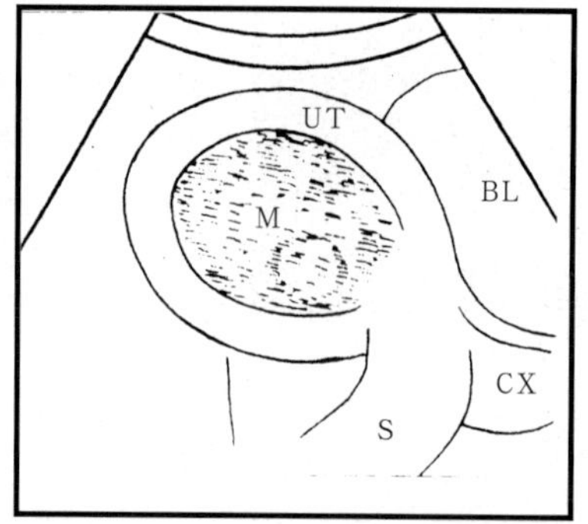

图 8-1-33 子宫肌瘤脂肪样变

纵切面，子宫增大，内见一强回声团为较大肌瘤脂肪样变

UT-子宫　BL-膀胱

CX-宫颈　S-声影

M-肌瘤有脂肪样变

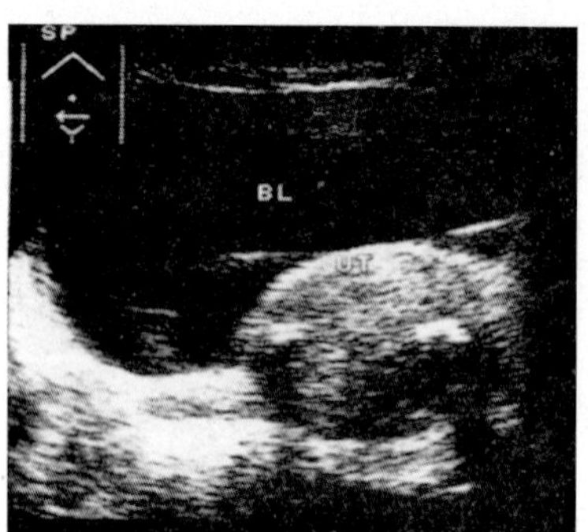

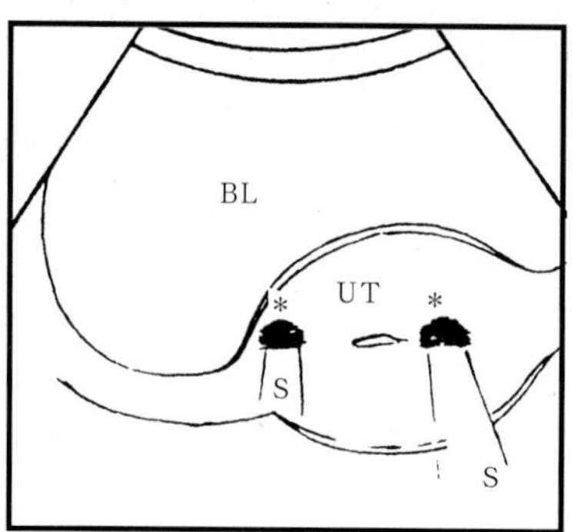

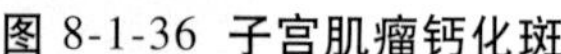

图 8-1-36 子宫肌瘤钙化斑

横切面：子宫内见小肌瘤钙化并伴有声影

UT-子宫　＊-小肌瘤钙化

S-声影　BL-膀胱

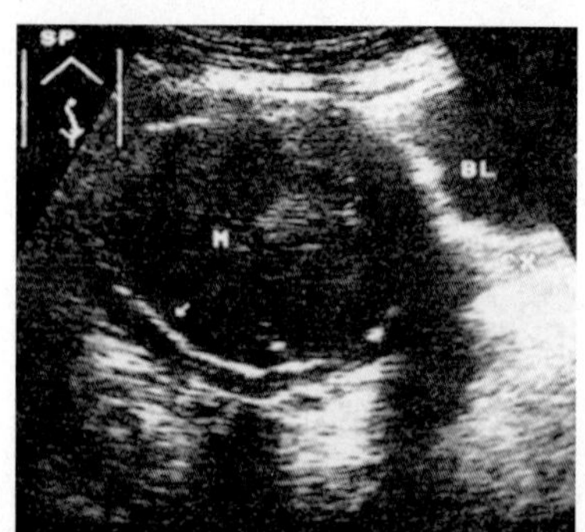

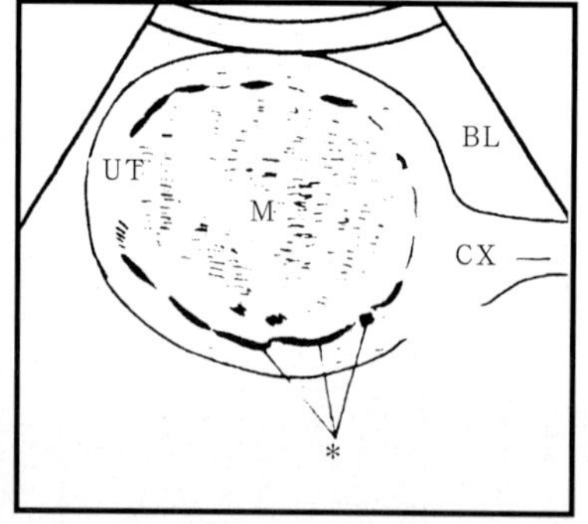

图 8-1-37 子宫肌瘤包膜钙化环

纵切面，子宫增大，肌瘤周围见一强回声环为肌瘤包膜钙化

UT-子宫　CX-宫颈

M-肌瘤　＊-钙化环

BL-膀胱

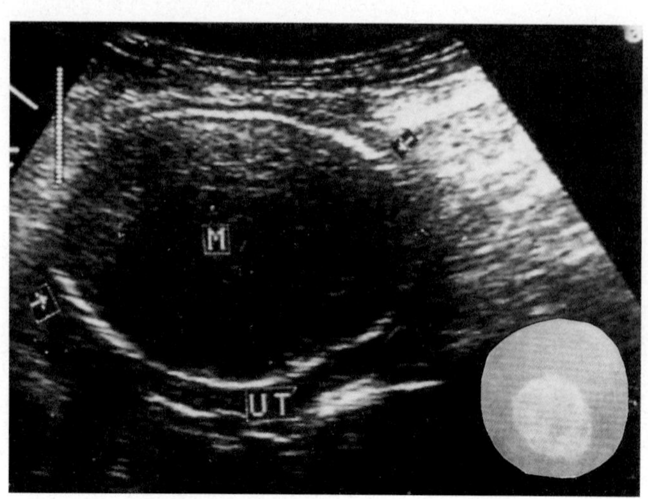

图 8-1-38 子宫肌瘤周围包膜钙化环

子宫肌瘤周围包膜钙化环，右角为X光像

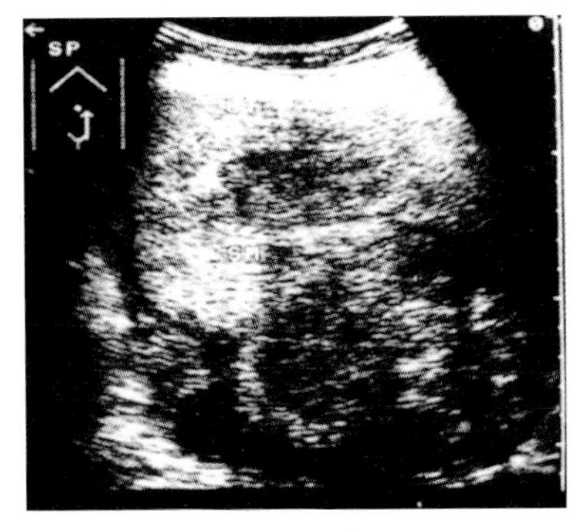

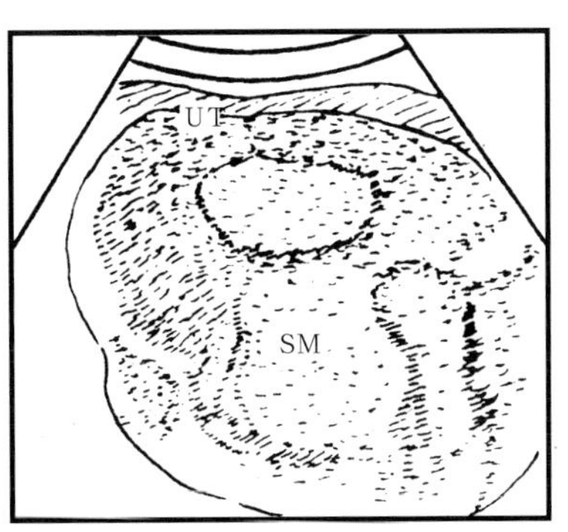

纵切面，短期内肌瘤长大迅速并有阴道出血，子宫增大明显不规则，回声极不均匀，病理证实为肉瘤变

UT-子宫　SM-肉瘤变

图 8-1-41　子宫肌瘤肉瘤变

第二节　子宫体癌的超声诊断

子宫体癌绝大多数为腺癌，称为子宫体腺癌，多发生在子宫内膜，也称子宫内膜癌。

一、子宫体腺癌

1.病理　病变开始多发生在子宫体上段的内膜，以子宫两角为多见，其次为后壁。初期子宫可较小，正常大小或略增大。就病变的形态和范围分型，可分为弥漫型、局限型和息肉型。

（1）弥漫型：病变可分布于大部或全部内膜。病变黏膜增厚、粗糙并有大小不规则的息肉样突起，体积较大时，硬、脆、表面有浅溃疡，晚期坏死。常合并感染，癌肿进一步发展可侵犯肌层、浆膜并可转移到卵巢、子宫旁组织、直肠与膀胱。

（2）局限型：癌肿范围局限，仅侵犯一部分子宫内膜，并向深层侵犯，致使子宫增大，宫肌坏死，感染形成宫壁溃疡，甚至穿孔。晚期侵犯周围组织或转移。

（3）息肉型：癌肿呈息肉状赘生物，体积可较大，质脆，表面常有坏死。好发于子宫角部，常见于绝经后的妇女。

2.临床分期

Ⅰ期：病变局限于子宫内膜，未侵及肌层。

Ⅱ期：病变侵犯肌层，但未达浆膜层。

Ⅲ期：病变扩散至浆膜层，向卵巢或输卵管转移。

Ⅳ期：癌肿转移到盆腔以外器官。

3.临床表现

（1）子宫不规则出血：绝经期前、后有不规则阴道出血为本病主要症状，晚期时阴道出血中可夹杂有烂肉样组织。

（2）阴道分泌物：初期可能仅有少量血性白带，后期因感染坏死，可有大量恶臭的脓血液体流出。有时分泌物中夹杂有癌组织的小碎片。如果宫颈管被癌组织堵塞，则可发生宫腔积脓。

（3）下腹痛：约有10%～40%可引起下腹痛，此症多发生在晚期。癌组织穿透浆膜，侵犯膀胱、直肠或压迫其他组织，可引起腹痛。此外，宫腔积脓、子宫收缩均可引起腹痛。最后呈顽固性疼痛进行性加重。

妇科检查早期多无阳性发现，子宫正常大小；晚期宫肌受侵而增大，如侵犯宫颈管可表现宫颈肥大，累及宫旁及附件时可触及肿块或宫旁增厚。诊断性刮宫是确诊不可缺少的方法，最好采用分段诊刮。

4.超声诊断　超声检查子宫体腺癌，应结合临床资料及病理报告。

（1）子宫外态：子宫大小、形态表现不一样。发病初期子宫可为萎缩或正常大小，至中、晚期时子宫增大，一般回声较为衰减，形态规则或不规则。

（2）宫肌、宫腔回声：绝经期后病人子宫萎缩，病变初期子宫尚未增大，病变局限于内膜，面积甚小，故宫腔内可一无所见；随病变扩大则可见宫内膜增厚，其边缘不规则，厚薄不均似增生过长的子宫内膜；病情进入中晚期时癌肿侵入肌层则子宫开始增大，宫腔内可见回声不均影像，边缘不规则，可靠近浆膜层。声像图测量侵犯肌层深度以做到超声上的分期，但癌肿侵犯肌壁后子宫壁有水肿，故准确测量侵犯深度有一定困难；如宫颈有阻塞时则可见宫腔内有积脓，其周边有时看到一层不规则的强回声环（脓痂）。经阴道超声可显示更清晰（图 8-2-1～8-2-7，彩图 8-

2-8～8-2-11)。

二、子宫内膜透明细胞癌

子宫内膜透明细胞癌是一种特殊类型的子宫内膜癌，其恶性程度较高，多发生于绝经后妇女。其超声图像无特异性，与内膜腺癌不易区分，但其长势较腺癌猛，回声较低（图 8-2-12)。

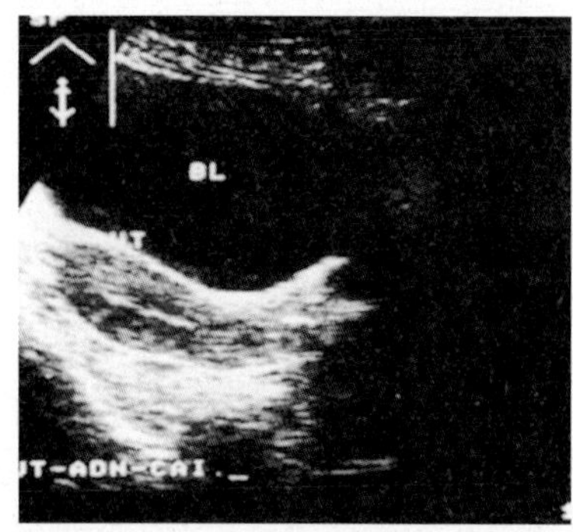

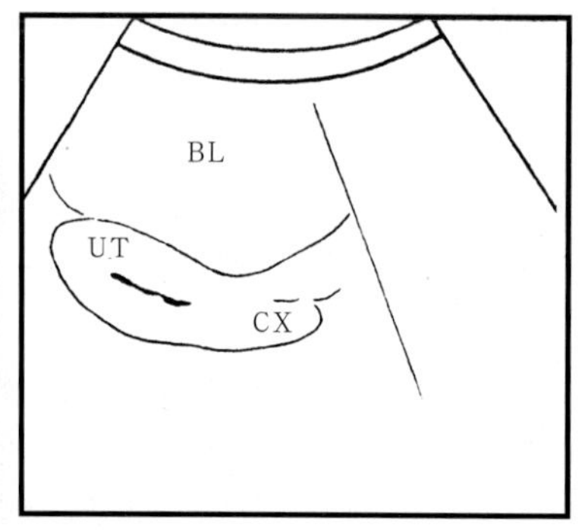

纵切面，子宫前位正常大小，可见线状宫波，宫波线不平直，有粗细不均现象，但尚未侵犯肌层，是宫体腺癌 I 期

UT- 子宫　CX- 宫颈

BL- 膀胱

图 8-2-1　子宫体腺癌 I 期

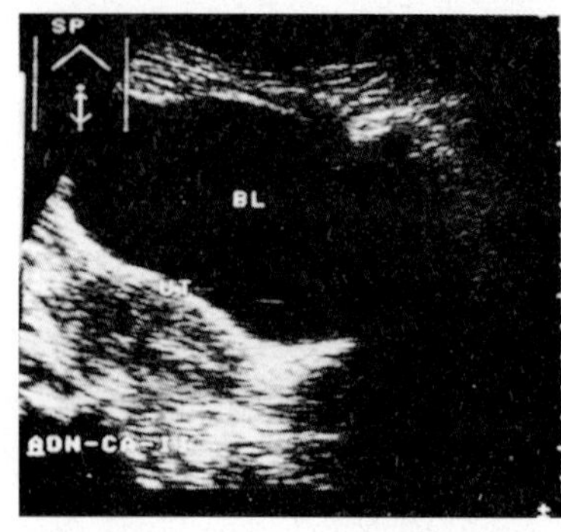

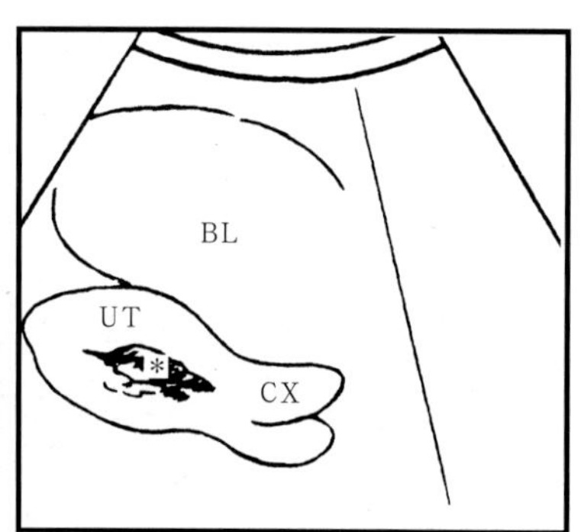

纵切面，子宫略饱满，腔内病灶呈梭状，较厚，不光滑，已侵犯肌层

UT- 子宫　CX- 宫颈

BL- 膀胱　* - 宫内病灶

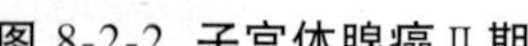

图 8-2-2　子宫体腺癌 II 期

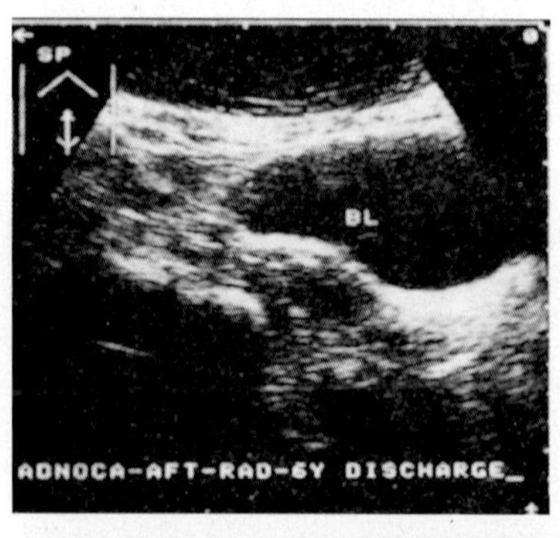

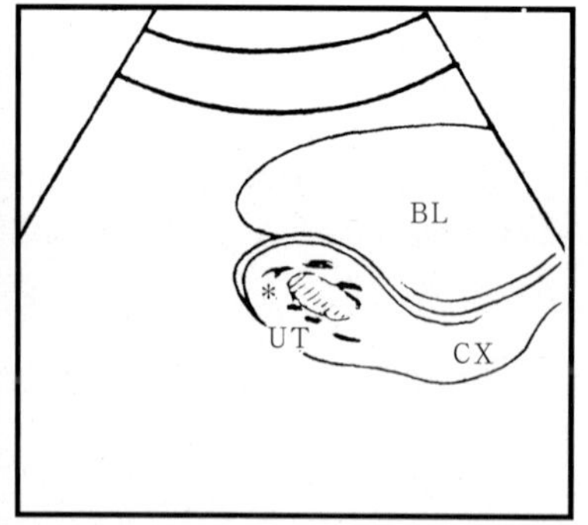

宫体腺癌放疗后复发纵切面，子宫正常大小、宫体内少量液体，围绕内腔有断续不完整强回声环

UT- 子宫　BL- 膀胱

* - 积液

图 8-2-3　子宫体腺癌复发

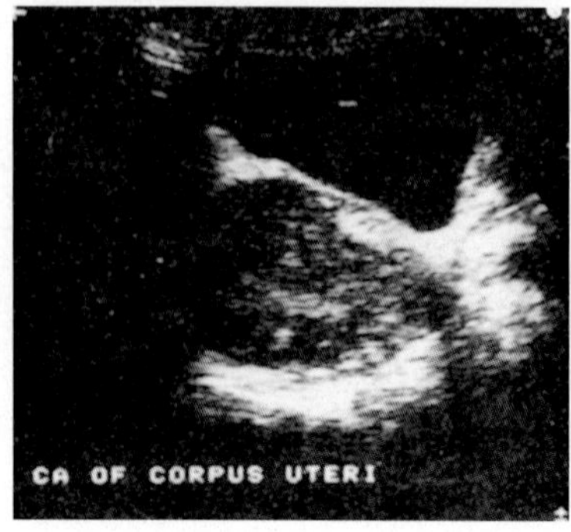

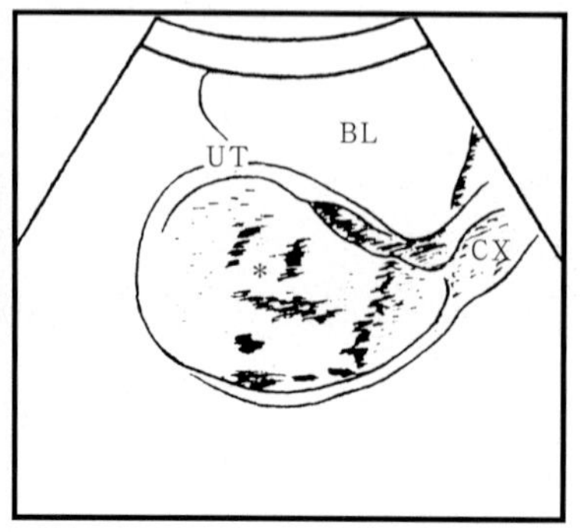

纵切面，子宫增大，病灶充满宫腔，浸润宫肌达浆膜层

UT- 子宫　BL- 膀胱

CX- 宫颈　* - 病灶

图 8-2-4　子宫体腺癌 III 期

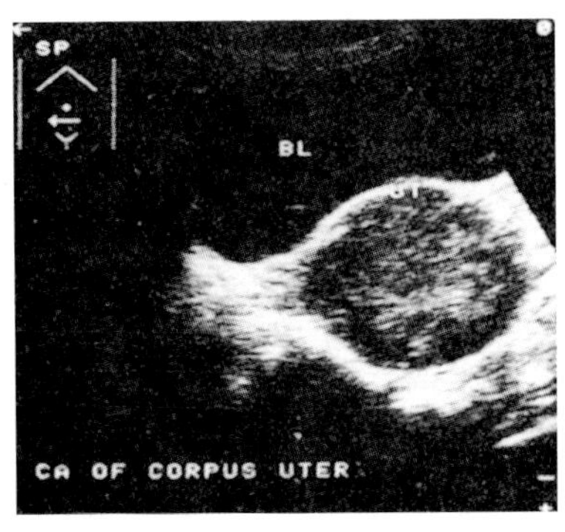

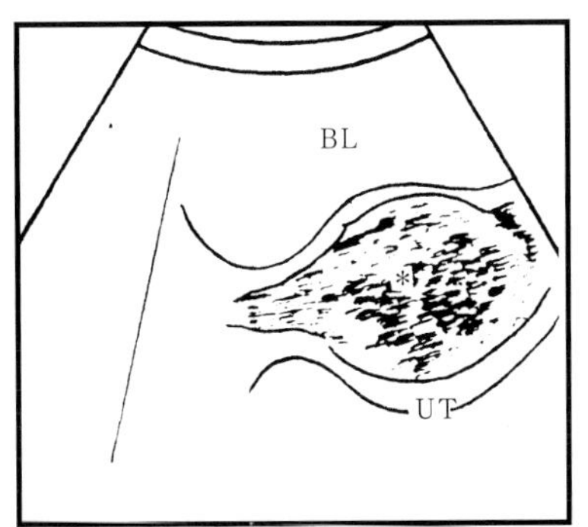

横切面，子宫增大，宫腔内癌肿，病灶浸润达浆膜层

UT- 子宫　BL- 膀胱

＊ - 病灶

图 8-2-5 子宫体腺癌Ⅳ期

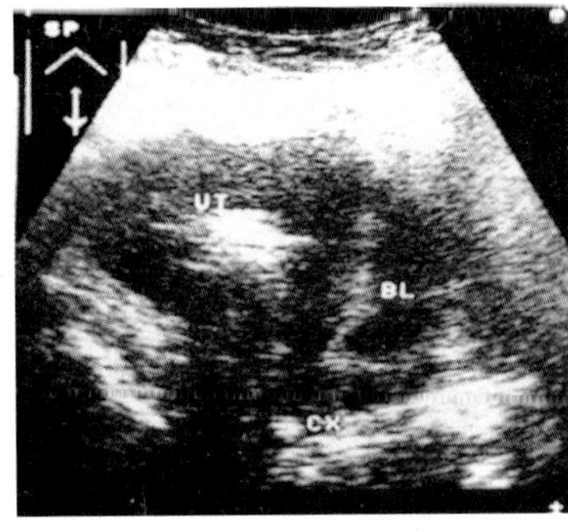

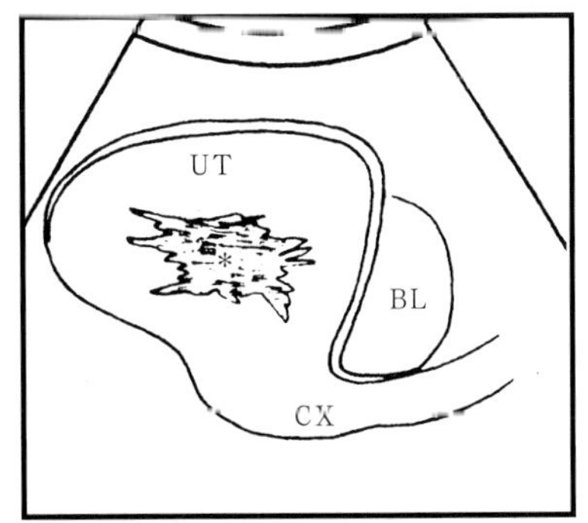

纵切面，子宫直立状，增大，内膜癌肿侵犯肌层、浆膜层

BL- 膀胱　UT- 子宫

CX- 宫颈　*- 病灶

图 8-2-6 子宫体腺癌

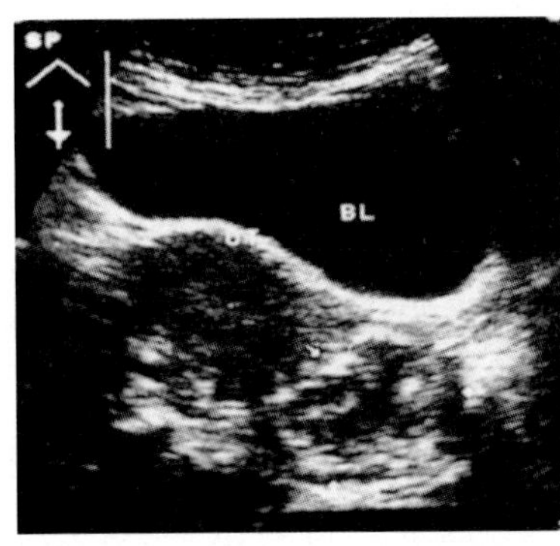

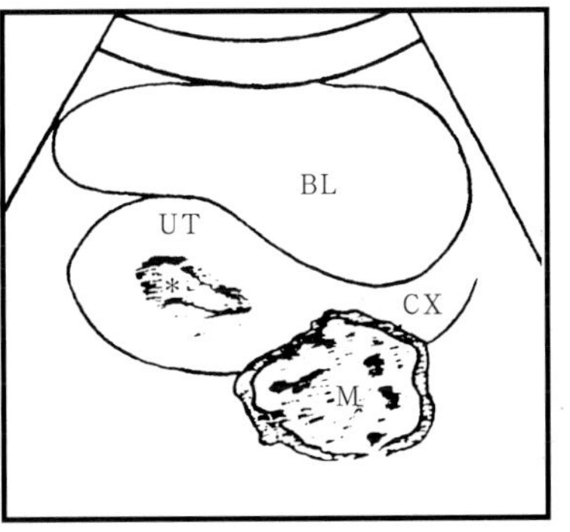

纵切面，子宫增大前位，内膜梭状增厚，浸润肌层，子宫后方见转移灶

UT- 子宫　BL- 膀胱

CX- 宫颈　＊ - 宫腔内病灶

M- 宫旁转移灶

图 8-2-7 子宫体腺癌

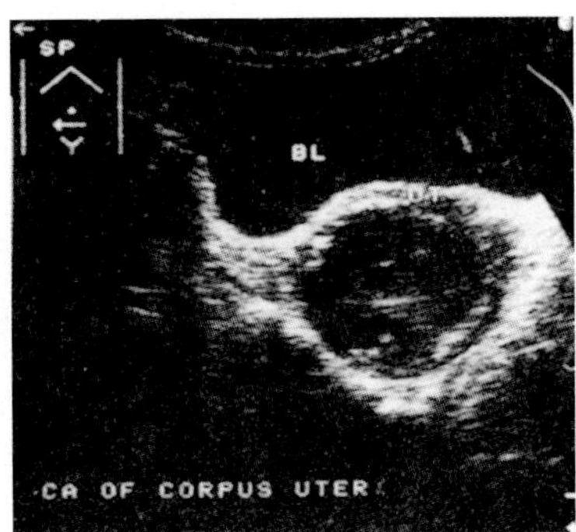

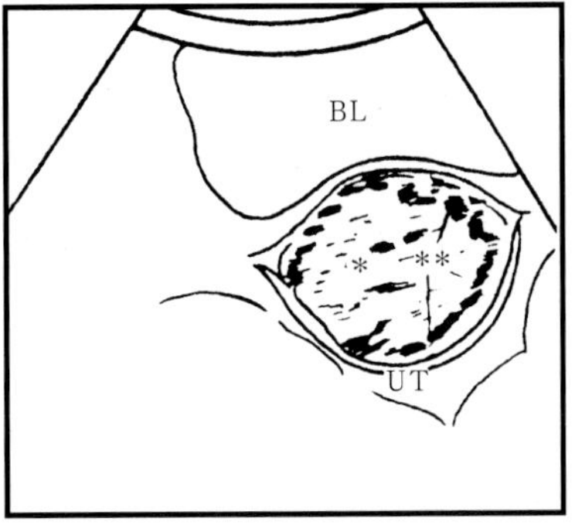

横切面，沿子宫内腔为一不规则光环，宫腔内有癌肿及脓液

UT- 子宫　BL- 膀胱

＊ - 癌肿及脓液

＊ ＊ - 沿中腔壁光环（脓痂）

图 8-2-12 子宫透明细胞癌

第三节 滋养细胞肿瘤的超声诊断

滋养细胞疾患包括良性滋养细胞疾患和恶性滋养细胞疾患。

良性滋养细胞疾患包括葡萄胎（又称完全性水泡状胎块）、部分性水泡状胎块及水泡状胎块与胎儿共存。恶性滋养细胞疾患包括恶性葡萄胎（又称侵蚀性葡萄胎或恶葡）、绒毛膜癌（绒癌）。

胎盘部位滋养细胞肿瘤：是兼有良、恶性内涵的肿瘤。

超声对上述各类型的滋养细胞疾患特点均能较真实的显示。因此，超声对滋养细胞疾患的诊断有很高的实用价值，对临床治疗有指导意义。

一、良性滋养细胞疾患

1.病理

（1）完全性水泡状胎块：此为一种良性病变，所有组成胎盘的绒毛均变为水泡状。绒毛与干梗相连，累累成串，很像一串串未成熟的葡萄，故名葡萄胎。水泡大小不一，小者如米粒，大者直径可达2cm。水泡之间常为血液所充盈。一般子宫肌壁血液供给充足，水泡常增生活跃，远离宫壁处血液供给不足。病变局限于宫腔内。

（2）部分性水泡状胎块：只有部分绒毛变为水泡状胎块，同时有羊膜腔及胎儿（常用畸形），称为部分性水泡状胎块。其染色体常为多倍体。

（3）水泡状胎与正常胎儿共存：在双胎妊娠中，一胎为正常胎儿，另一胎为完全性水泡状胎块。

尚有一种胎盘水泡变性，不属于滋养细胞肿瘤而是一种退行性变，因其与早期水泡状胎块不易鉴别，故在此一并叙述。镜下检查发现滋养细胞增生并不活跃，称为“胎盘退化性变”或称“水泡样变”。

2.临床表现

（1）闭经与阴道出血：闭经史，早孕反应较重，阴道出血常发生在妊娠早期，血量多少不等，多为棕色的少量出血，淋漓不断，出血可延长至2个多月或更长。如一旦发生流产，常有大量出血（约占1/3病人）。如血液积存于宫腔，成隐性出血，病人则表现有贫血貌，急性出血时可发生休克。

（2）子宫大于孕周：此为水泡状胎块的一个特有体征，主要是胎块增长迅速及子宫腔内大量积血所致。子宫大小与孕周不符。迅速增长的子宫可高达剑突，病人常感腹痛，但无胎动感觉。也有少数病人，子宫大小与孕周相符，甚或小于孕周，此类病人常被忽略。

（3）妊娠反应严重：水泡状胎块的反应表现较重，严重者可出现高血压、蛋白尿及浮肿，这种现象大多在闭经4个月后发生。

（4）妇科检查：子宫体大于孕周，宫底可达脐水平以上，软如囊，听不到胎心。触不到胎体，有时可触到两侧卵巢囊肿。囊肿小者常被较大子宫所掩盖而触不到。

3.超声诊断

（1）完全性水泡样胎块：完全性水泡样胎块在声像图中可分为典型和非典型两种。

①典型完全性水泡状胎块

A.子宫增大，绝大多数大于孕周，子宫后方有增强效应，显示清晰。

B.子宫内回声丰富，宫腔内充满闪亮密集、大小不等的小暗区，似蜂窝状，众多的小水泡表面创造出一个个声学界面，水泡的大小可由声像图判断（图8-3-1～8-3-11，彩图8-3-12）。

C.子宫腔内见不到胎儿及其附属物。

D.约有2/3以上病人可显示两侧黄素囊肿，囊肿可较小，亦可增大充满腹腔（彩图8-3-13）。

E.血流分布在肌壁部位，其丰富程度不一，彩色多普勒可测出血流频谱，其阻力指数低。

②非典型完全性水泡状胎块：完全性水泡状胎块中，约有10%～15%表现为非典型性，即子宫腔内除完全水泡状胎块图像外，尚有大片液性暗区。此为宫腔内积血，极易与滞留流产混淆，鉴别有一定困难。

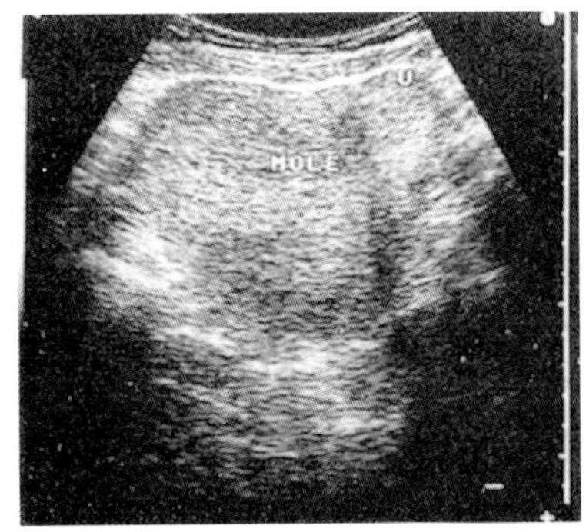

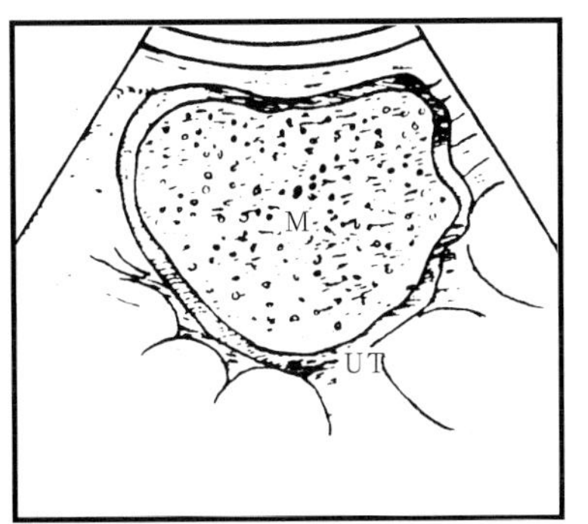

图 8-3-1　典型完全性水泡状胎块

孕60天，子宫较大，宫腔内充满细小水泡

UT- 子宫　M- 水泡状胎块

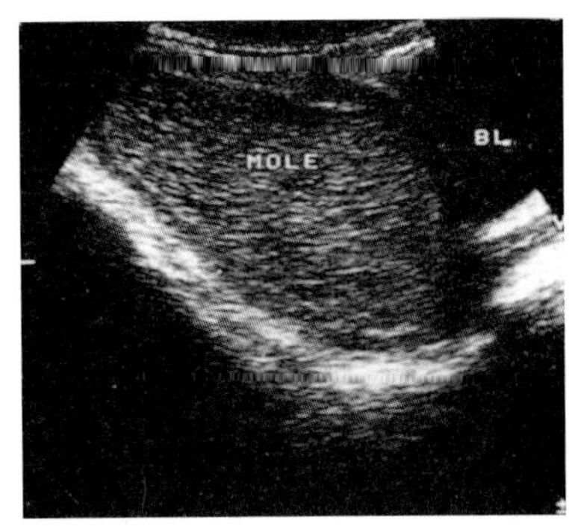

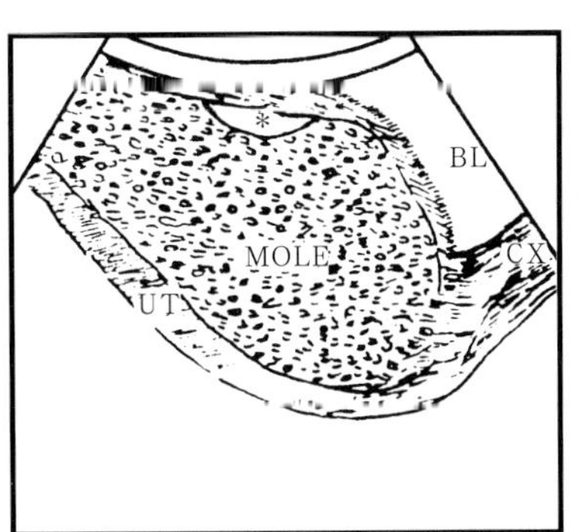

图 8-3-2　完全性水泡状胎块

孕20周，子宫大于该孕月应有大小，子宫腔内充满水泡，水泡略大，上方有血液

UT- 子宫　CX- 宫颈

MOLE- 水泡样胎块

BL- 膀胱　＊ - 少量血液

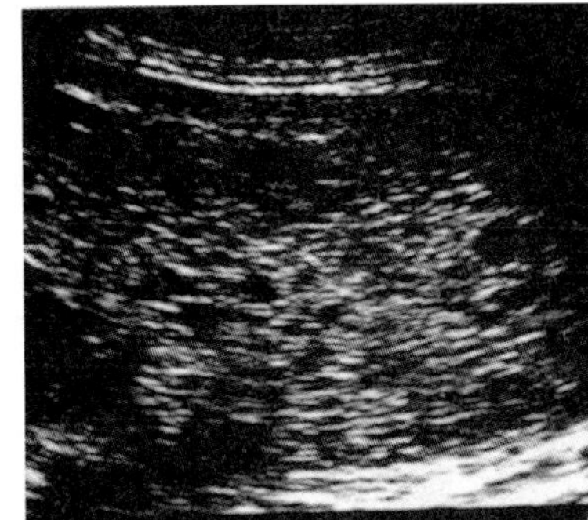

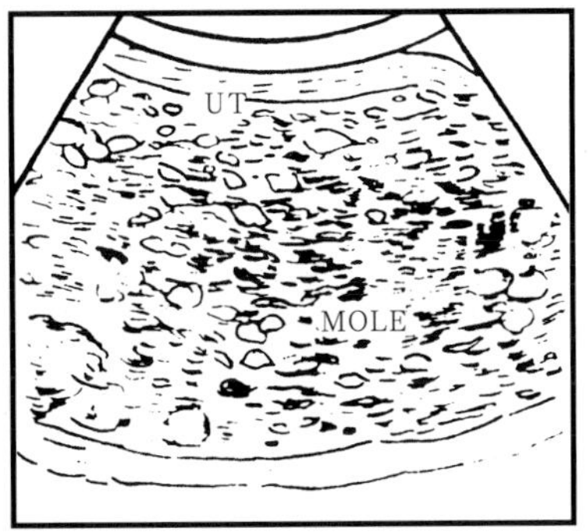

图 8-3-3　完全性水泡状胎块

孕 13 周，子宫较大与孕周不符，宫内含较大水泡，大的衰减区为血液

UT- 子宫

MOLE- 水泡状胎块

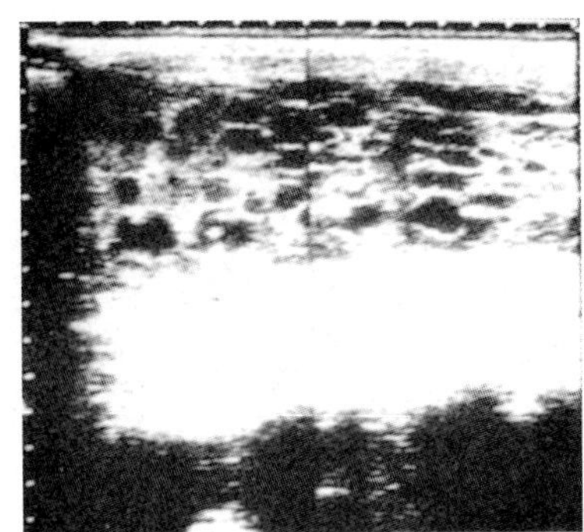

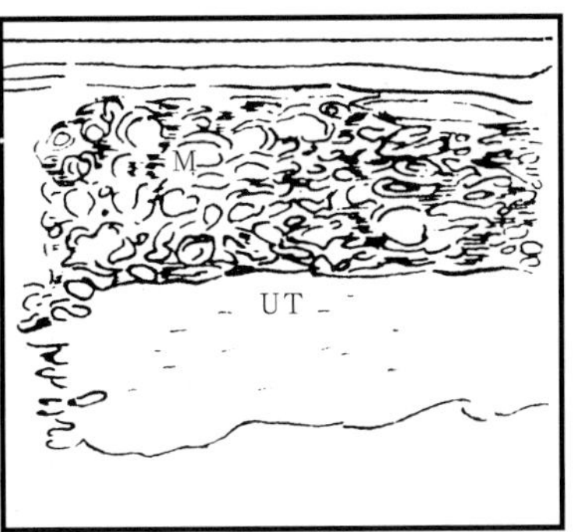

图 8-3-4　完全性水泡状胎块（大水泡）

子宫内水泡很大，子宫张力较小，刮宫后证实为大水泡型

UT- 子宫　M- 水泡状胎块

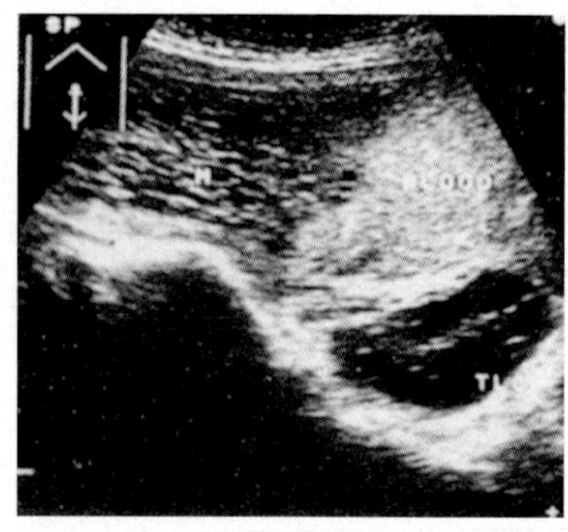

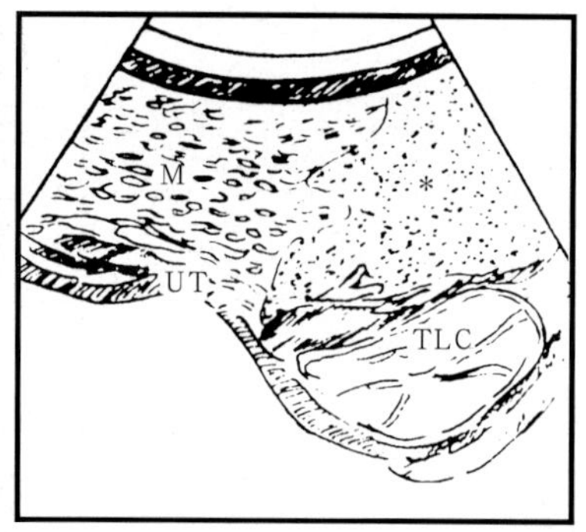

孕16周，子宫内上部充以水泡状胎块，其下方有大片出血，直肠窝有一黄素囊肿

UT- 子宫　M- 水泡状胎块

＊（BLOOD）大片出血

TLC- 黄素囊肿　CX- 宫颈

图 8-3-5 完全性水泡状胎块（有出血）

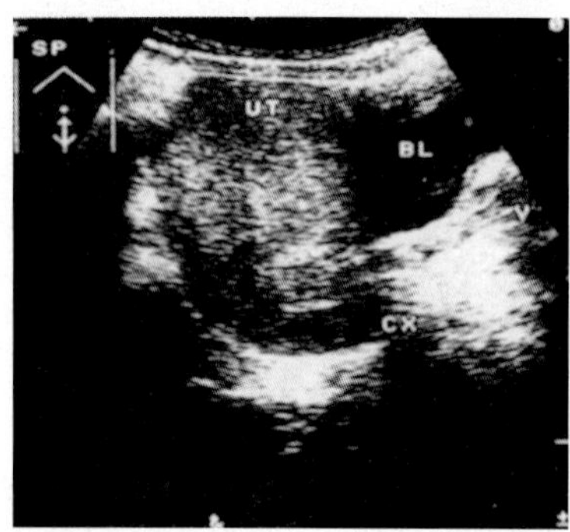

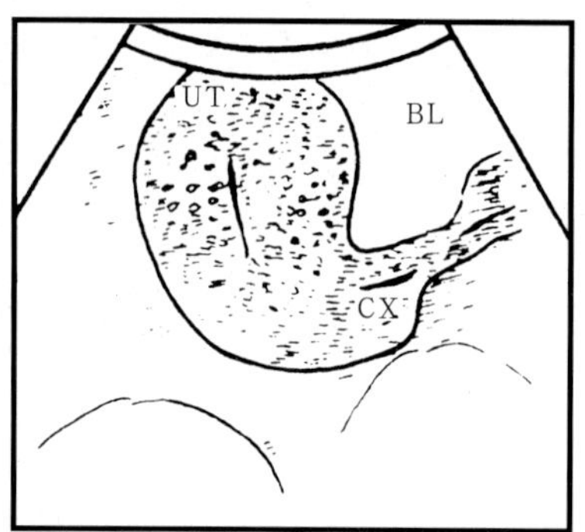

曾行三次刮宫，均刮出少量水泡，子宫仍大，似见宫腔裂隙，其周围见较密水泡状回声，诊断为水泡胎块滞留

UT- 子宫　M- 水泡状胎块

CX- 宫颈　V- 阴道

BL- 膀胱

图 8-3-6 葡萄胎滞留宫腔中

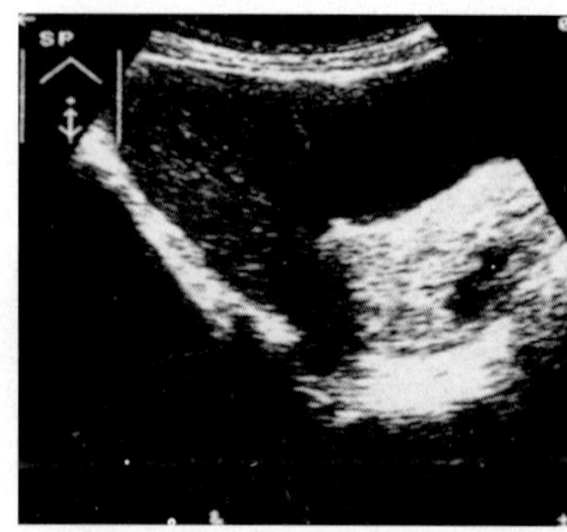

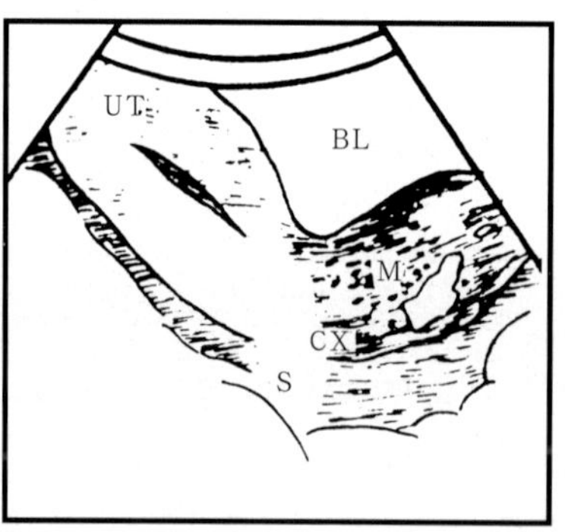

水泡胎块流产被挤入宫颈管内，回声较子宫强，有出血，宫腔内已干净

图 8-3-7 上例葡萄胎流产中

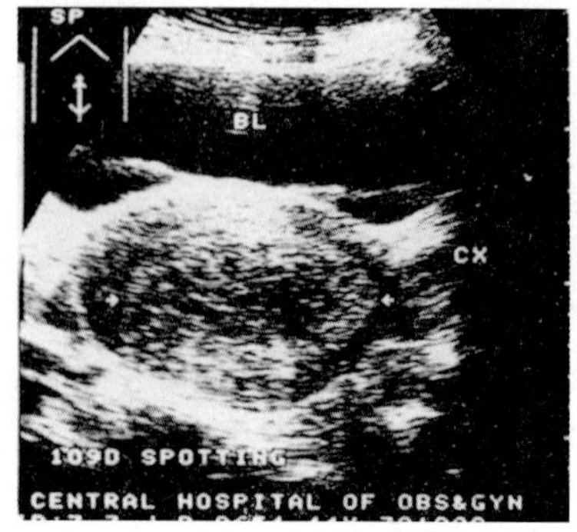

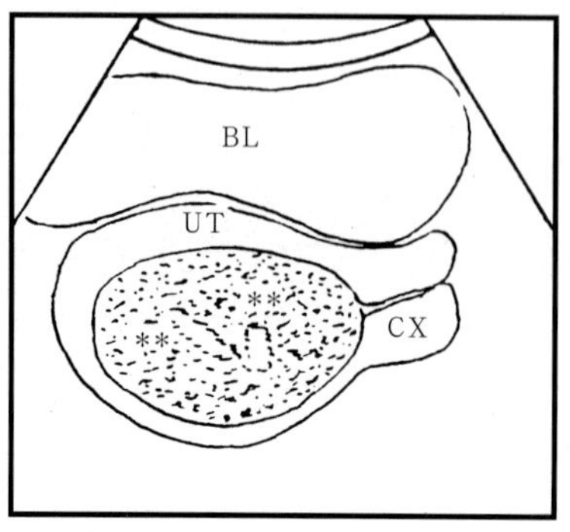

由于子宫收缩使水泡状胎块团缩，暗区为血液

UT- 子宫　BL- 膀胱

＊＊- 水泡胎块　CX- 宫颈

图 8-3-8 水泡状胎块

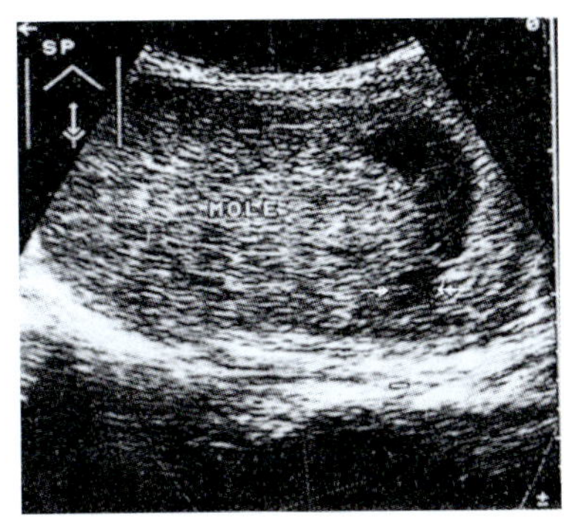

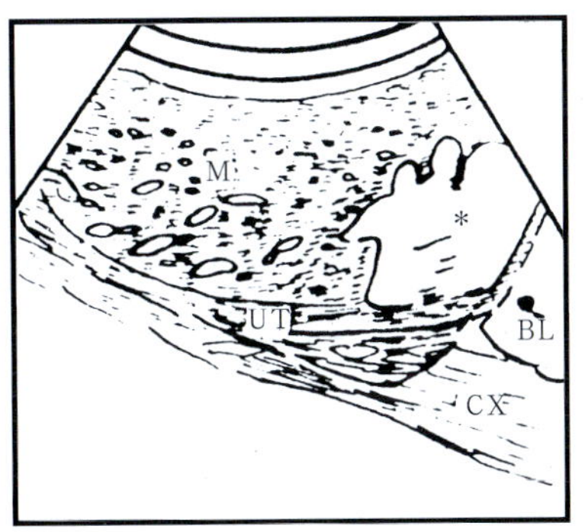

子宫纵切面：孕4个月，淋漓阴道出血，子宫增大与孕周相符，子宫内充满水泡状胎块，其下段有大片液性暗区

UT-子宫　M-水泡状胎块

＊(↑)-出血区

CX-宫颈　BL-膀胱

图 8-3-9　**完全性水泡状胎块**

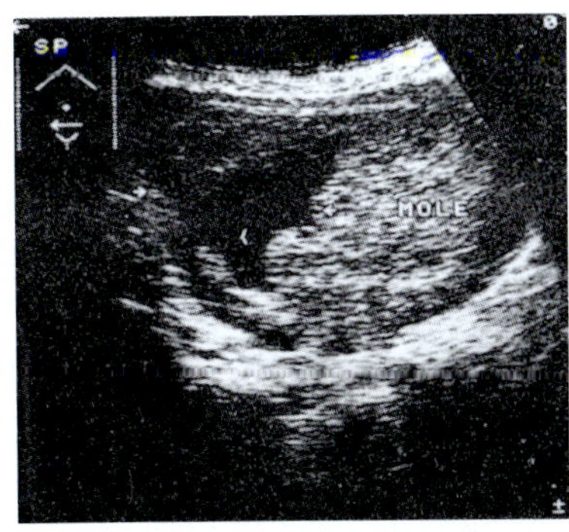

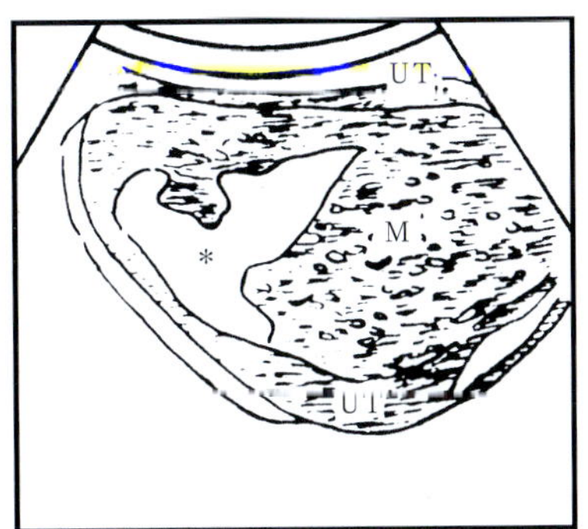

子宫横切面，子宫腔左侧为水泡状胎块，右侧有大片出血

UT-子宫　＊-出血

MOLE-水泡状胎块

图 8-3-10　**完全性水泡状胎块**

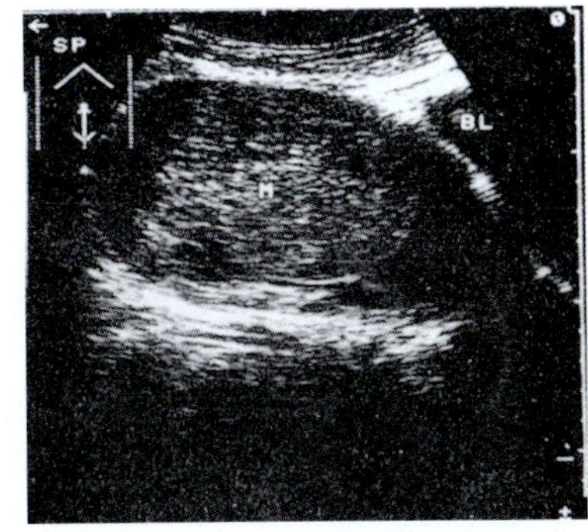

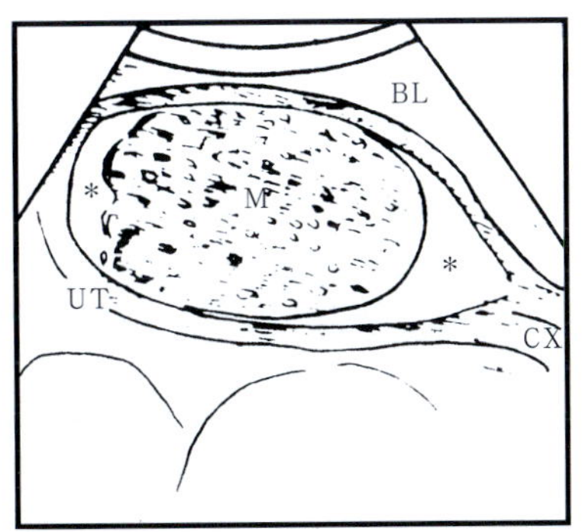

孕70天，子宫较大与孕周不符，宫腔内圆形水泡状胎块内为蜂窝状，宫腔上部及下段均有出血

UT-子宫　M-水泡状胎块

＊-出血区　CX-宫颈

BL-膀胱

图 8-3-11　**完全性水泡状胎块**

（2）部分性水泡状胎块：部分性水泡状胎块临床可无症状，或有阴道出血，腹部检查可触到胎体，听到胎心搏动，临床很难做出诊断。超声检查可以确定诊断，声像图表现如下：

①子宫增大，与孕周相符。

②胎盘的一部分呈水泡样回声，其他部分为正常胎盘组织，二者间有界限或界限不清。

③可见羊膜腔及胎儿，胎儿常有异常（图8-3-14）。

（3）完全性水泡状胎块与正常胎儿共存：完全性水泡状胎块与胎儿共存，是双胎之一为完全性水泡状胎块，另一为正常胎盘及胎儿。其发病率在孕妇中约为1/10 000～1/100 000。声像图特点为：宫腔内一正常胎盘及胎儿和一完全性水泡状胎块，二者之间有较明显界限。此种情况与完全性水泡状胎块一样，存在着潜在恶性，一旦确诊，应立即中断妊娠（图8-3-15，彩图8-3-16，彩图8-3-17）。

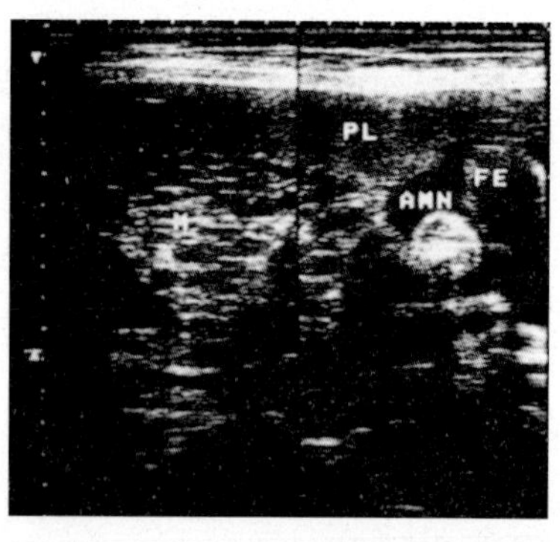

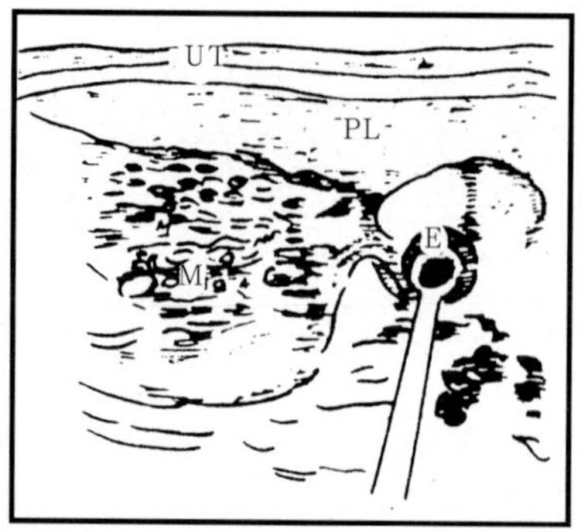

宫腔内可看到部分胎盘为正常，另一部分变成水泡状胎块，可见羊膜腔及胎儿肢体

PL- 胎盘 M- 水泡状胎块

AMN- 羊水 FE- 胎儿

图 8-3-14 部分性水泡状胎块

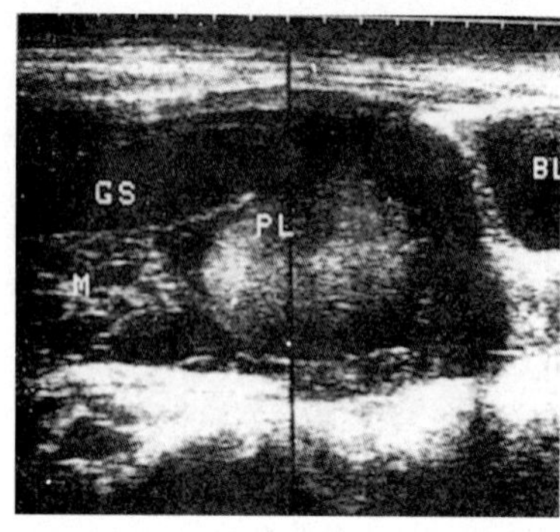

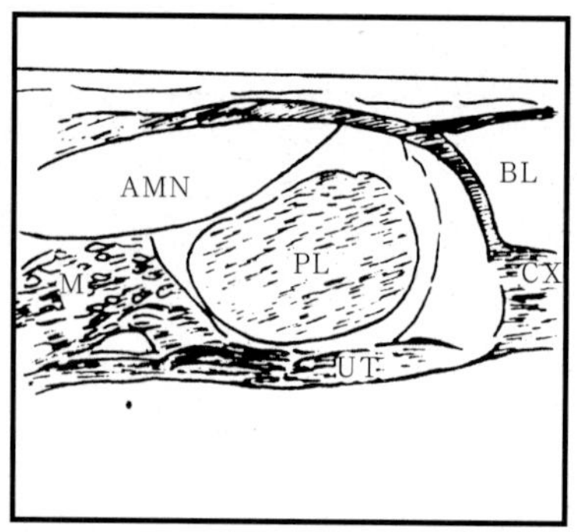

孕70天，宫腔内可见水泡状胎块（宫底部）及正常胎盘与羊膜腔

PL- 正常胎盘 CX- 宫颈

M- 水泡状胎块 UT- 子宫

BL- 膀胱 AMN- 羊水

图 8-3-15 水泡状胎块与胎儿共存

（4）胎盘水泡样变：声像图表现为子宫增大不明显，子宫腔内结构紊乱，胎盘肿胀，少量绒毛可有水泡样变。子宫小于该孕周，缺乏黄素化囊肿（图 8-3-18，图 8-3-19）。

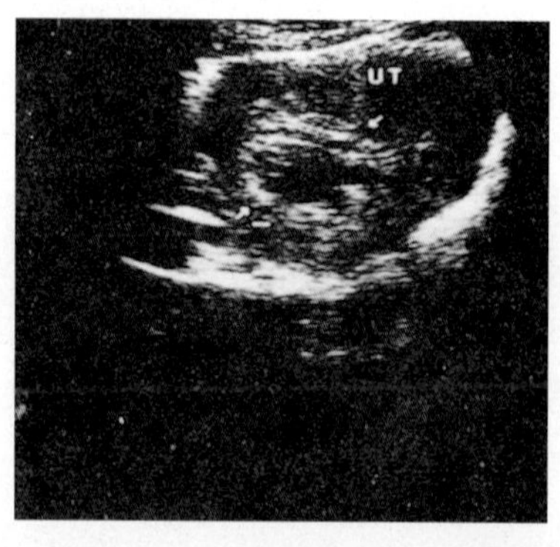

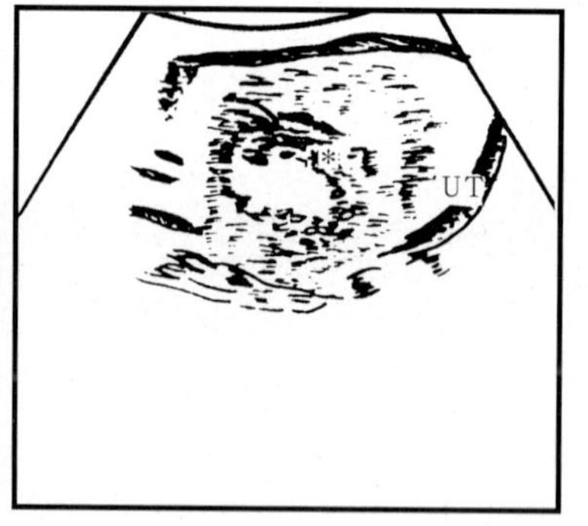
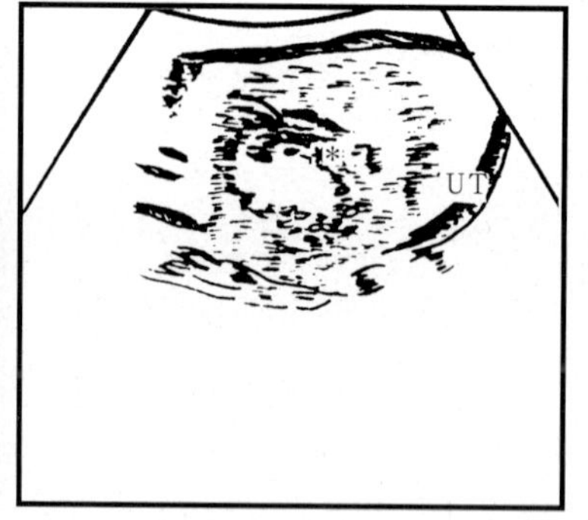

闭经 68 天，阴道淋漓不断出血，子宫与孕周相当，宫腔内变形胎囊，胎盘变得部分呈蜂窝状

＊-胎盘水泡样变（病理证实）

UT- 子宫

图 8-3-18 滞留流产（胎盘水泡样变）

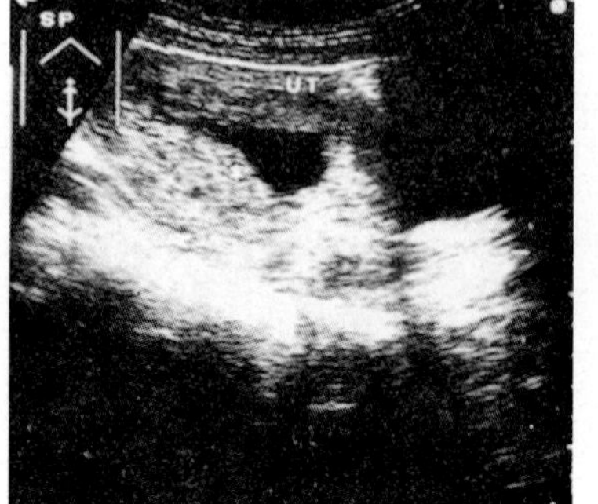

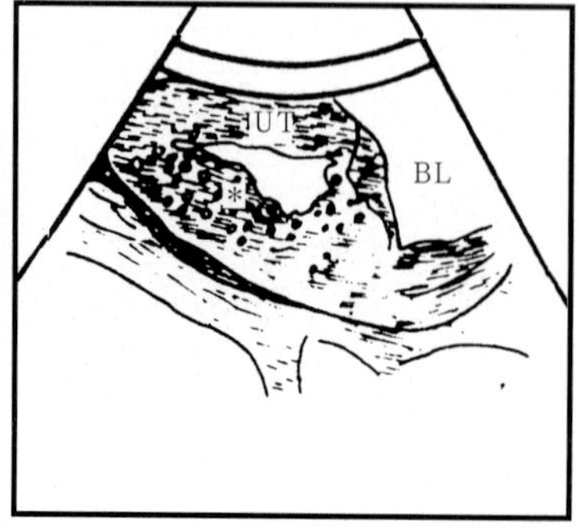

孕 12 周$^{+3}$，子宫小于孕周，变形胎囊，胎盘变厚呈蜂窝样变

UT- 子宫 ＊ - 水泡样回声

BL- 膀胱（病理为滞留流产胎盘水泡样变）

图 8-3-19 滞留流产（胎盘水泡样变）

黄素化囊肿，由于体内大量绒毛膜促性腺激素的刺激，双侧卵巢常发生多发性囊性变，大者可如儿头大小或充满腹腔。这是由萎缩的卵泡内颗粒细胞与卵泡膜细胞发生黄素化反应，扩大成囊肿，故称为“黄素囊肿”，它与一般的黄体囊肿不同。囊肿为多房性，表现凸凹不平呈分叶状。此囊肿一般在水泡状胎块排除后3～6个月可自行消退。超声表现：在子宫的两侧、上方或直肠窝内可见到囊肿，包膜清晰、光滑，囊内含隔常呈放射状分布，可见血流，房内为清亮液性暗区。超声检查此囊肿的阳性率明显高于临床检查（图8-3-20至8-3-24）。

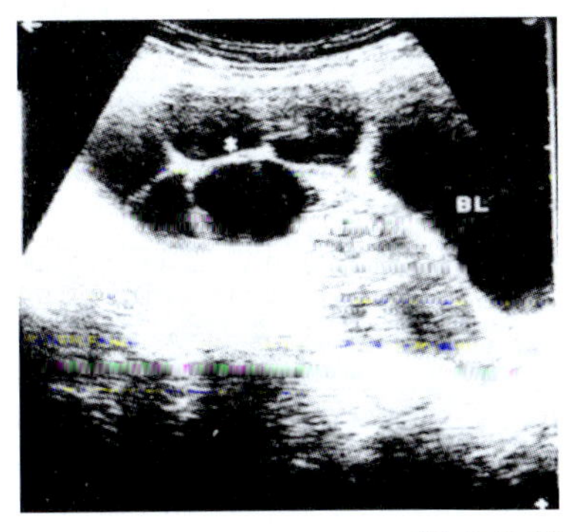

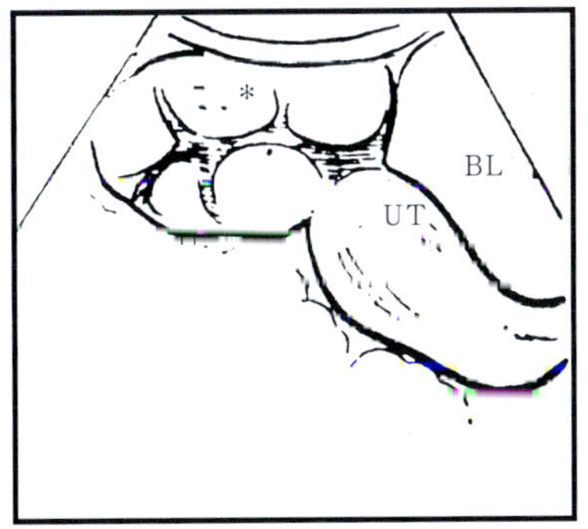

水泡状胎块刮宫术后，子宫上方可见一囊性肿物，内含放散性分隔

BL-膀胱　＊-黄素化囊肿

UT-子宫（饱满）

图 8-3-20　**黄素囊肿**

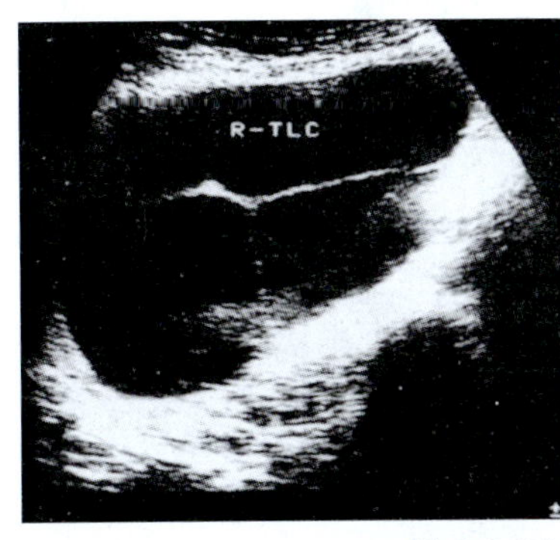

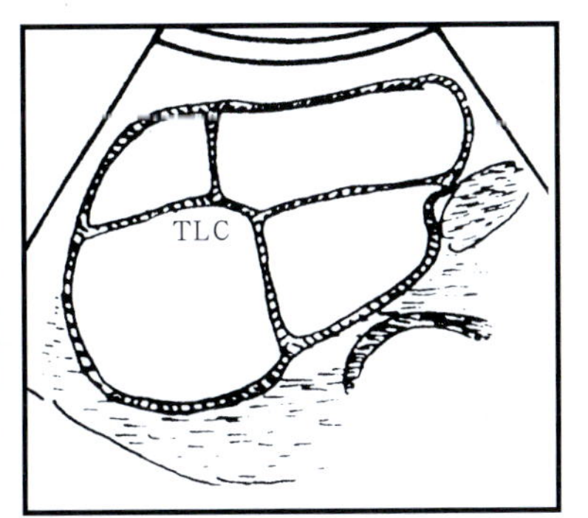

囊肿内有分隔，内为液性暗区

TLC-黄素化囊肿

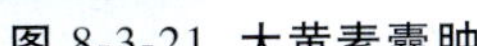
图 8-3-21　**大黄素囊肿**

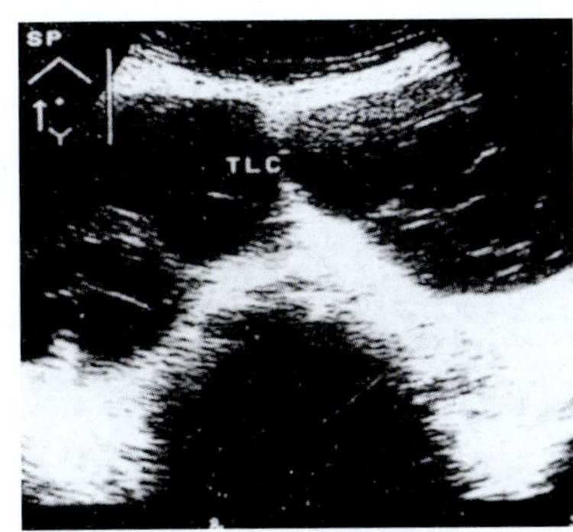

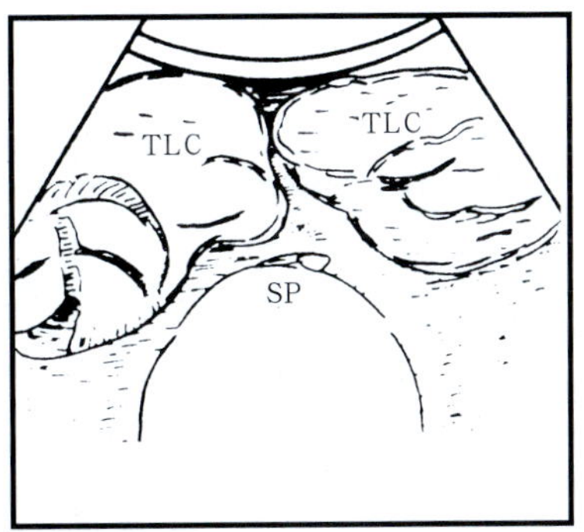

完全性水泡状胎块合并双侧较大黄素化囊肿，内有多个分隔，充满腹腔，隔上有血流

TLC-黄素囊肿　SP-脊柱

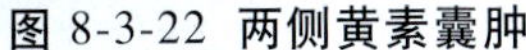
图 8-3-22　**两侧黄素囊肿**

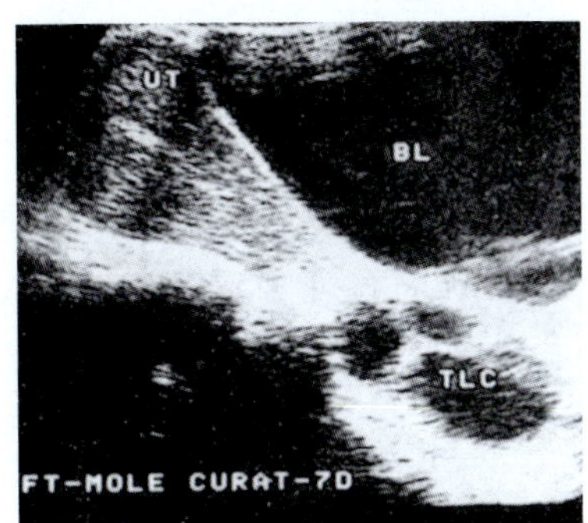

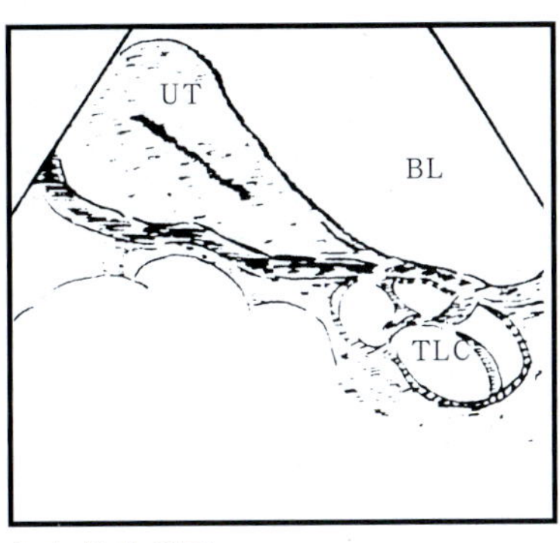

子宫饱满，水泡状胎块已刮除，直肠窝内可见分隔囊肿

UT-子宫　BL-膀胱

TLC-黄素囊肿

图 8-3-23　**直肠窝内黄素囊肿**

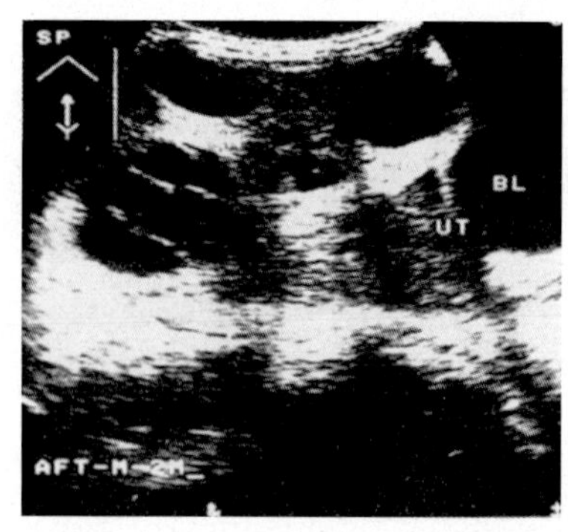

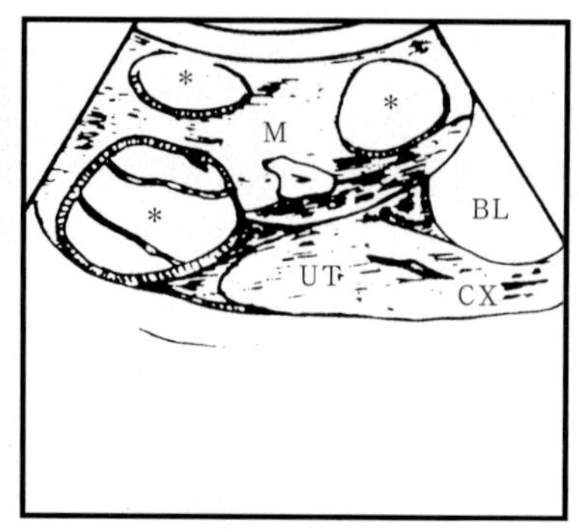

纵切，在水泡状胎块刮宫后，黄素囊肿扭转出血水肿

UT- 子宫 CX- 宫颈

＊- 血肿 BL- 膀胱

M- 囊肿水肿

图 8-3-24 黄素囊肿扭转，出血水肿

4.完全性水泡状胎块的鉴别诊断

(1)滞留流产：子宫大小与孕周不符(偏小)，多为孕8～10周大小。子宫内回声紊乱，如有胎盘水泡样变，则与早期完全性水泡状胎块不易区分。此外，滞留流产无黄素囊肿，HGC滴定度低于水泡状胎块（图8-3-25）。

(2)子宫肌瘤退行性变：子宫肌瘤囊性变，可见多个不规则液性暗区或衰减暗区，有时很像水泡状胎块，须结合临床资料及HCG测定全面分析方可得出正确诊断（图8-3-26）。

(3)子宫内膜癌：晚期子宫内膜癌子宫增大，回声衰减，宫腔内大块癌组织有坏死退变，有时与水泡状胎块难分。结合临床资料可得出较正确结果。

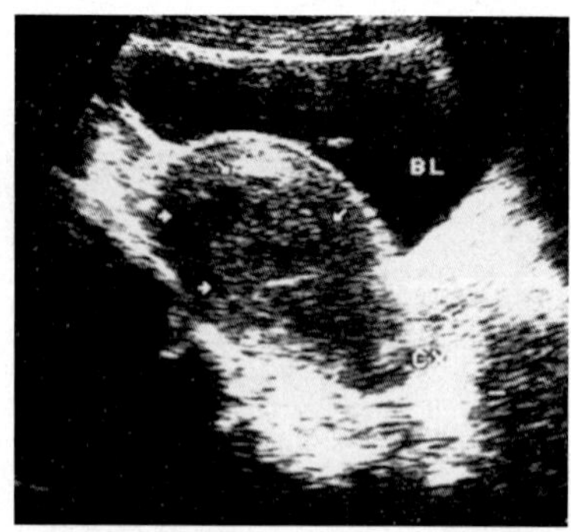

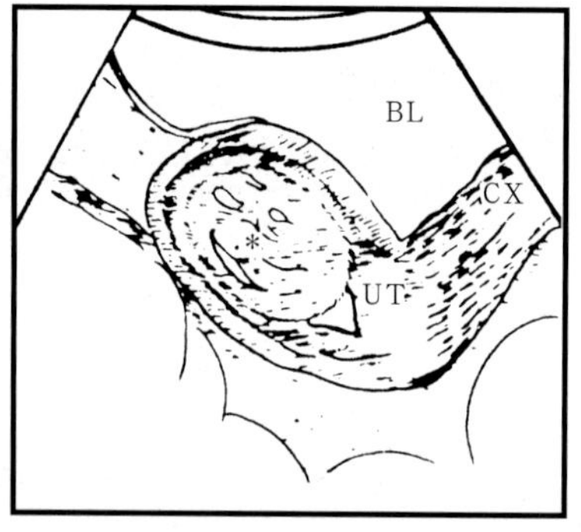

宫腔内结构紊乱，回声不均，团块与宫壁间有裂隙

＊- 宫内团块（胎物）

UT- 子宫 CX- 宫颈

BL- 膀胱

图 8-3-25 滞留流产

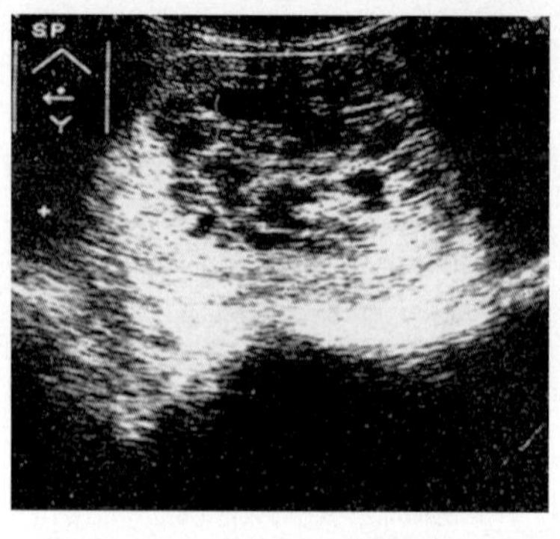

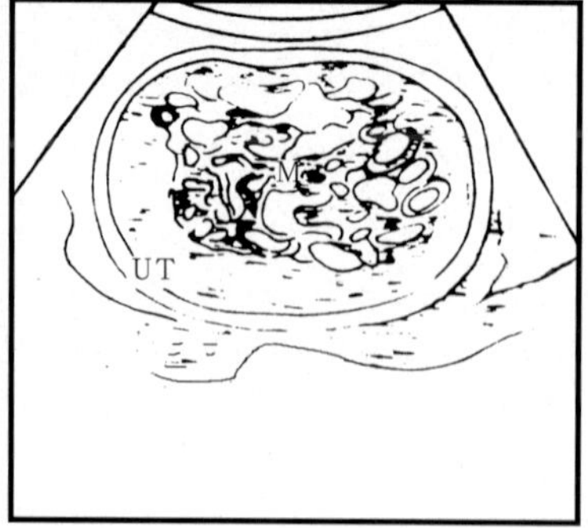

子宫肌瘤退行变，多个小囊但小囊较大

UT- 子宫 M- 肌瘤囊变

图 8-3-26 宫肌瘤囊性变

二、恶性滋养细胞肿瘤

1.病理 恶性滋养细胞肿瘤包括有恶性葡萄胎、绒毛膜癌（绒癌）。

(1) 恶性葡萄胎：子宫较大，与良性葡萄胎的不同点是病变侵入肌层或转移至附近甚至远处；在肌层内恶葡病灶继续增大、扩展，甚至穿破子宫壁。子宫表面可见蓝色结节，根据大体形态，可分以下三种类型：

①肉眼可见大量水泡，侵入肌层或肌层内血窦。

②肉眼见中等量或少量水泡，瘤组织有出血、坏死，滋养细胞中度增生。

③肿瘤几乎全为坏死组织和血块，滋养细胞高度增生，肉眼不易与绒癌相鉴别。

(2) 绒毛膜癌（绒癌）：绒癌的特点为瘤细胞大片侵犯肌层和血窦，并可有远处转移。肉眼观察到子宫增大，可不规则、柔软，浆膜常见蓝色结节。瘤组织呈暗红色，为血块和坏死组织构成，质软而脆，镜下不见绒毛结构，此点是与恶葡的鉴别点。

2.临床表现　水泡状胎块排除后约80%痊愈；约15%发展为恶性葡萄胎，约5%发展为绒癌。在诊断恶性滋养细胞瘤时，如遇以下情况，应考虑到本病的可能：

(1) 有过葡萄胎流产历史，生产、流产后出现不规则阴道持续出血者。

(2) 子宫增大，复旧不佳，形态不规则而且柔软者。

(3) 血尿HCG测定持续异常，有上升趋势。

临床诊断恶性滋养细胞肿瘤，除上述临床表现外，多以时间为依据：水泡状胎块清除后半年以内发病者，多为恶性葡萄胎；水泡状胎块流产后一年以上发病者，或产后、流产后发病者多为是绒癌；而水泡状胎块流产后半年以上，一年以下发病者则可能为恶性葡萄胎，亦可能为绒癌。

3.超声诊断　恶性滋养细胞瘤的病灶首先出现在子宫肌壁内，病灶从无到有，从小到大，从孤立到广泛，经过一系列的变化，只是在变化的各个阶段表现不同，因此，声像图丰富多样。其特点为极丰富五彩缤纷的血流、彩色多普勒是本病最佳诊断工具并可测出滋养层血流。

(1) 疏松型病变：此类病人多见于水泡状胎块排出不久，但子宫复旧不佳，表现子宫肿大，子宫肌很厚，而且非常疏松（为子宫壁内弥漫血窦内含瘤细胞，显示细小暗区或裂隙）。此类病人多在水泡状胎块排出以前瘤细胞已侵入子宫壁内血窦，较大裂隙间可看到血液流动。疏松型病变是恶性滋养细胞瘤的早期阶段，由此可知一旦发现水泡状胎块应当作为急症处理，以免迅速发展的水泡状胎块使宫内压力增大而侵入宫肌血窦（图8-3-27～8-3-30）。

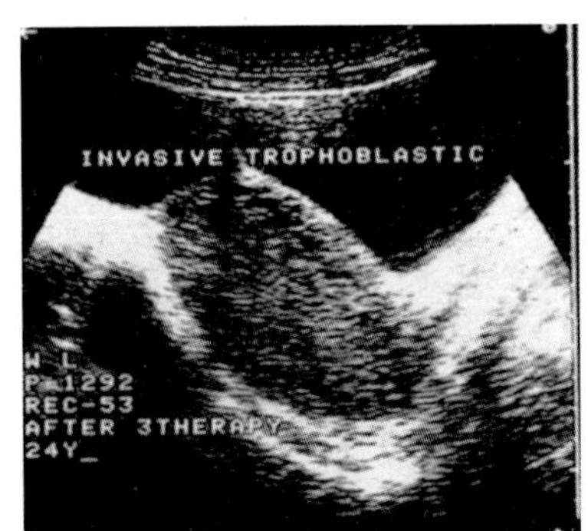

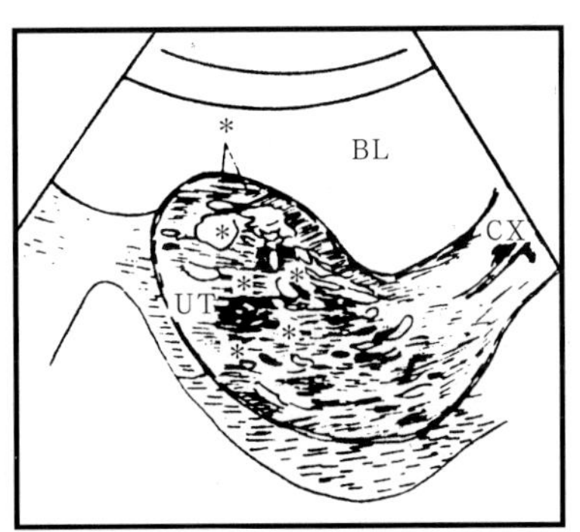

水泡状胎块刮宫后，子宫复旧不佳，子宫底与前壁呈疏松暗区，子宫仍大，血流极丰富

UT-子宫　＊-暗区呈疏松状

BL-膀胱　CX-宫颈

图8-3-27　恶性葡萄胎（疏松型）

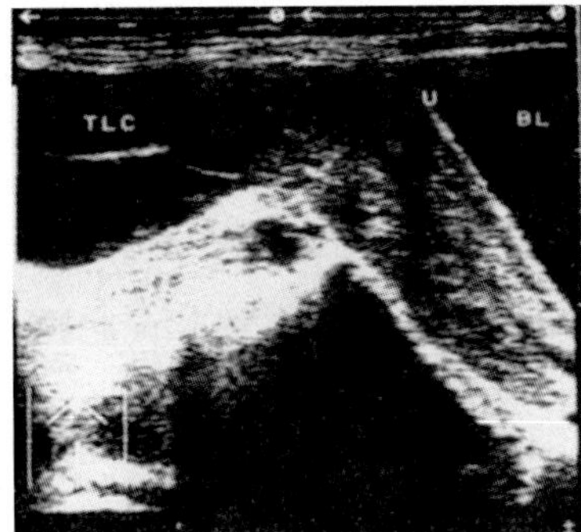

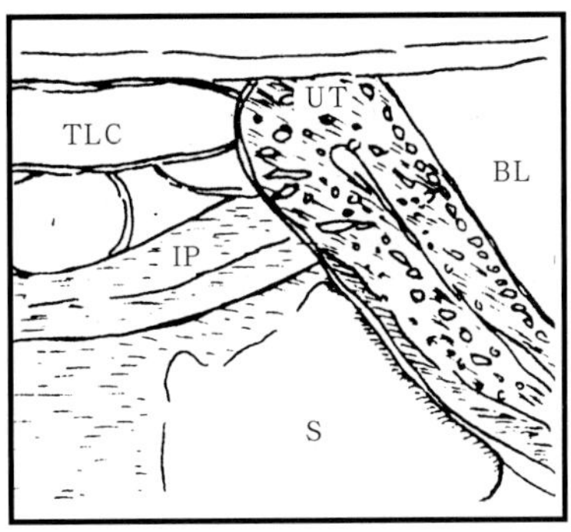

水泡状胎块刮宫后子宫仍然较大，肌壁蜂窝样小暗区，其上方有黄素囊肿

UT-子宫　IP-髂腰肌

TLC-黄素囊肿　BL-膀胱

图8-3-28　恶性葡萄胎（疏松型）

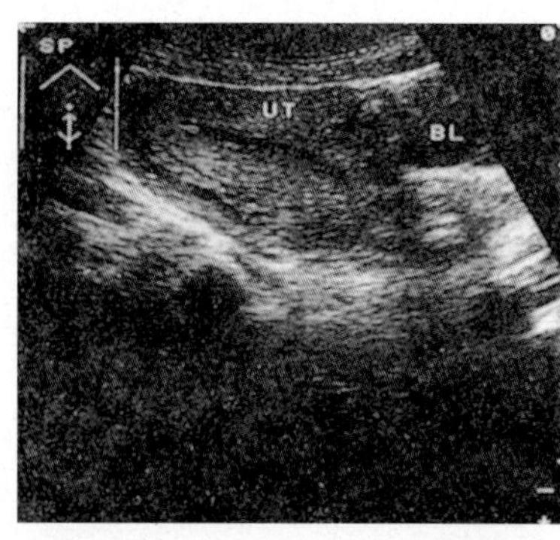

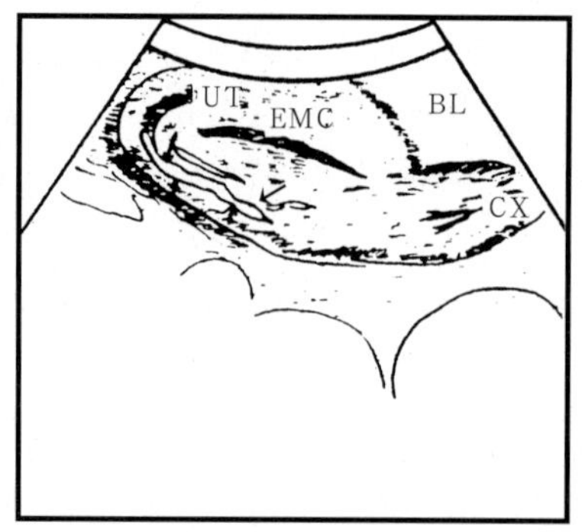

水泡状胎块清除后子宫复旧尚不理想，子宫后壁血窦尚未闭合，有瘤细胞侵入

UT- 子宫　↑ - 裂隙
EMC- 宫腔　CX- 宫颈
BL- 膀胱

图 8-3-29 后壁裂隙

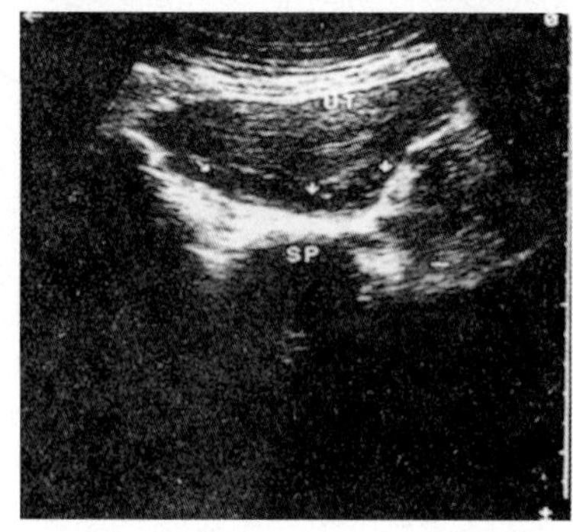

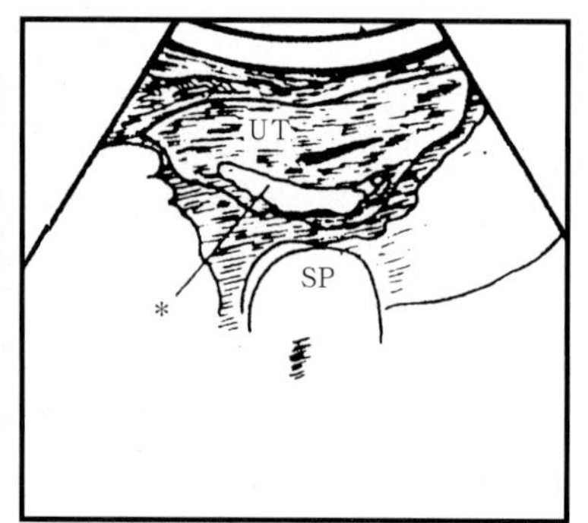

子宫横切面，可见后壁近浆膜处有较明显裂隙为清除水泡胎块后血窦未闭

UT- 子宫　* - 后壁裂隙
SP- 脊柱

图 8-3-30 后壁裂隙

（2）局限性病变：此类病变由疏松型病灶转变而来，这种病变持续时间较长故较为多见。病灶大小不一，由 1 厘米至数厘米不等。病灶位于前、后 、侧壁底部及宫颈、宫旁均可见到，以后壁为多。病灶声像图特点以大体病理为基础：如果肌壁内受一簇水泡胎块所侵犯，则病灶有类似水泡胎块的图像，水泡较少时不易辨认；如果肌壁内为出血性病灶，则图像边缘多不规则，界限不清晰，病灶内部呈海绵状回声（即不规则强回声斑与大小不等暗区相间）。恶性葡萄胎与绒癌均有这种图像，超声不能鉴别。有时病势凶猛，肌壁内多血，病灶内含较多丰富血流，这多见于恶葡，声像图符合病理所见（图 8-3-31～8-3-42，彩图 8-31-43～8-31-44）。

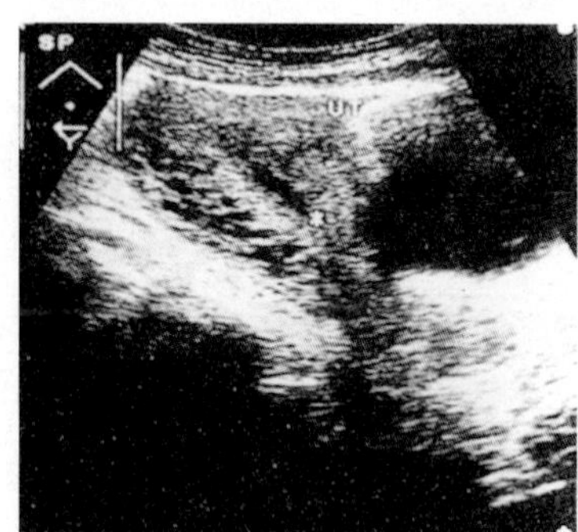

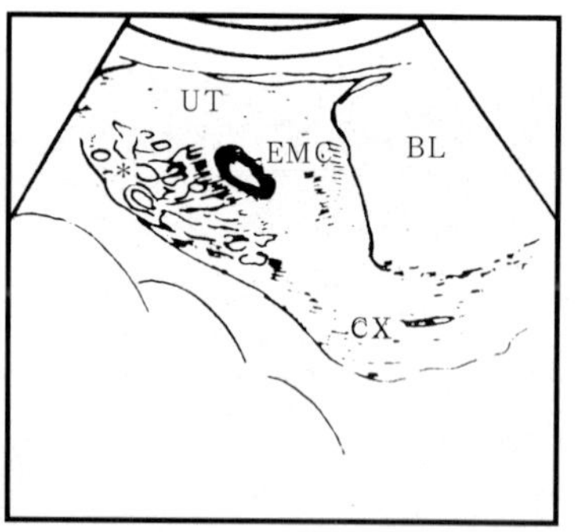

水泡胎块清除后两周，子宫尚未复旧正常，子宫后壁呈蜂窝状病灶，宫腔内少量液体，血流丰富

UT- 子宫　EMC- 宫腔
* - 病灶　CX- 宫颈
BL- 膀胱

图 8-3-31 恶性葡萄胎

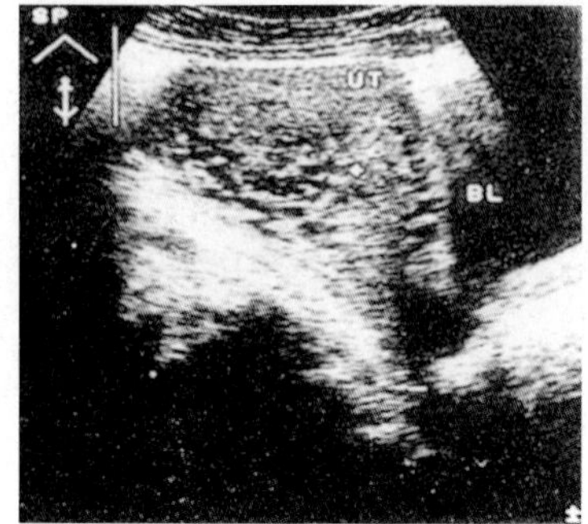

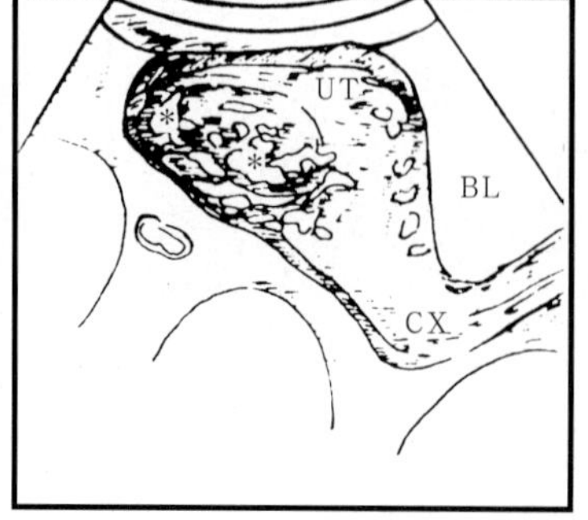

水泡状胎块排除后3个月，子宫增大，子宫后壁及前壁均有蜂窝状病灶，以后壁明显血流极丰富

UT- 子宫　CX- 宫颈
* - 病灶　BL- 膀胱

图 8-3-32 恶性葡萄胎

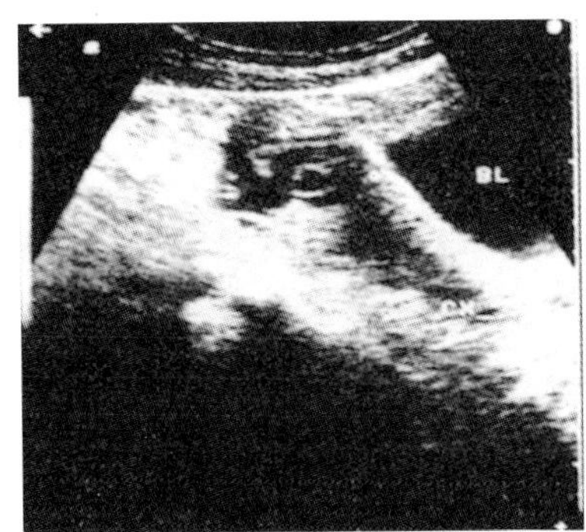

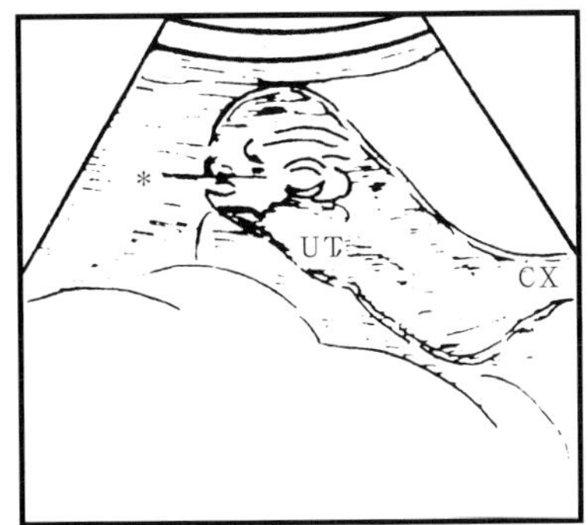

水泡状胎块刮宫后3个月，宫底部出现小水泡样病灶，手术后证实此处有一簇水泡胎块侵入，血流较丰富

UT-子宫　＊-病灶

CX-宫颈

图 8-3-33 恶性葡萄胎

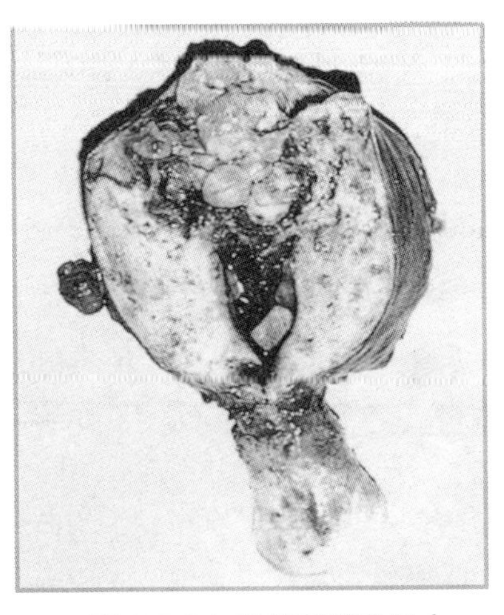

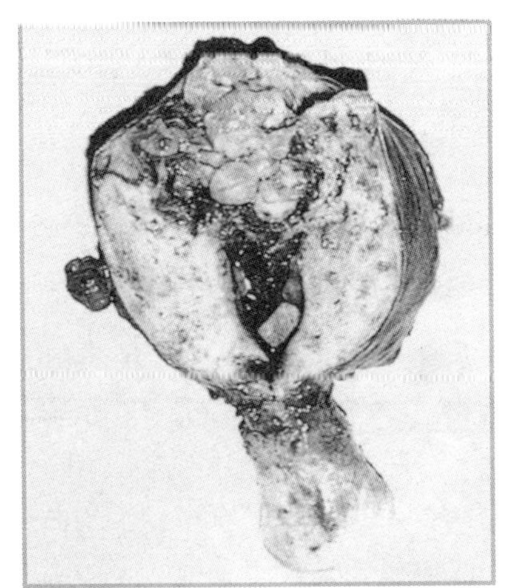

切开子宫见宫底部 簇葡萄状水泡侵入肌壁已达浆膜层

图 8-3-34 恶性葡萄胎标本

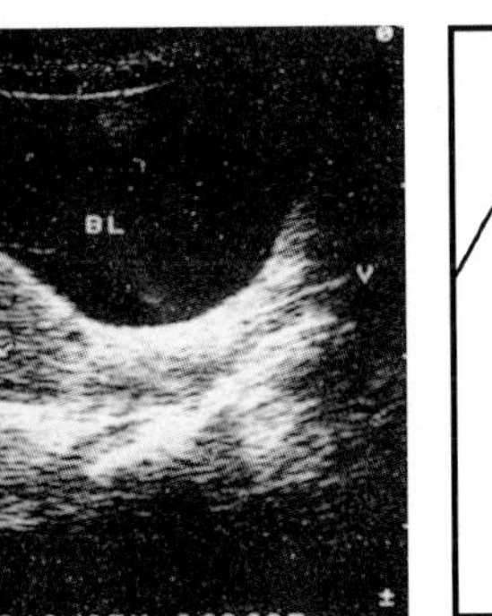

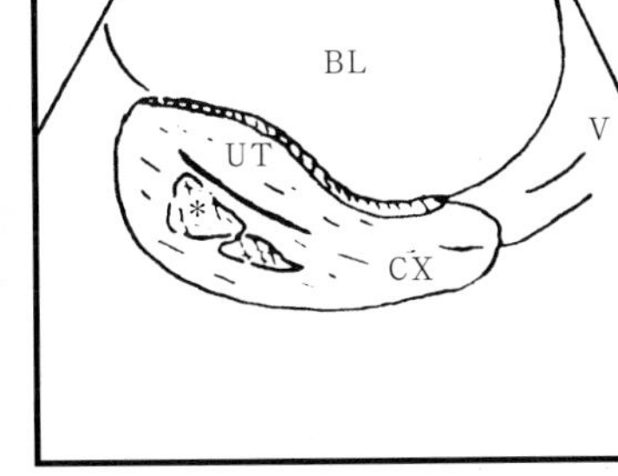

子宫后壁有局限性病灶

UT-子宫　＊-病灶

CX-宫颈　V-阴道

BL-膀胱

图 8-3-35 恶性葡萄胎（局限性）

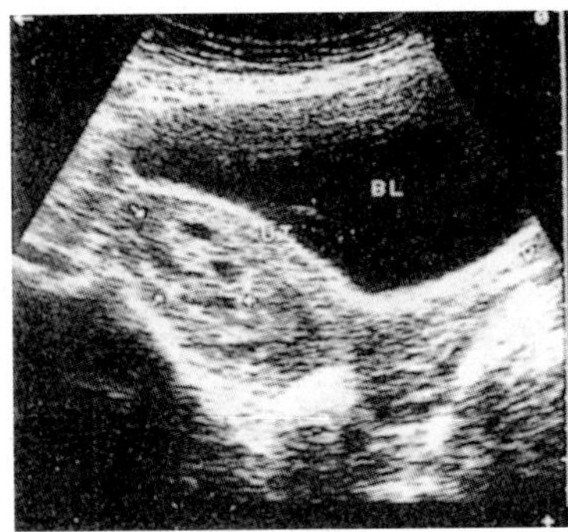

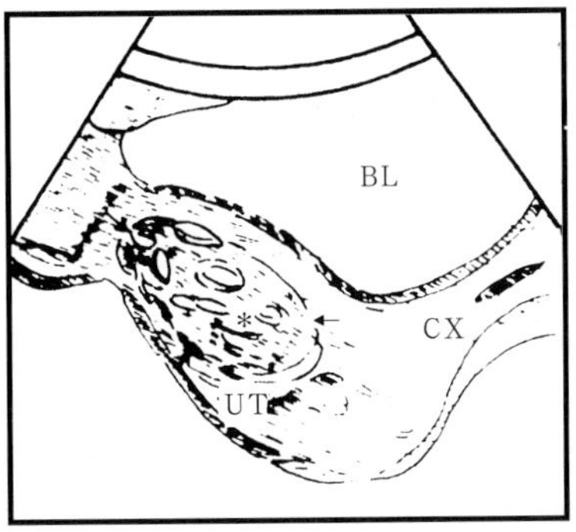

子宫饱满，子宫后壁有局限性病灶

UT-子宫　CX-宫颈

V-阴道　BL-膀胱

＊（↑）-局灶型病变血流丰富

图 8-3-36 恶性葡萄胎（局限性）

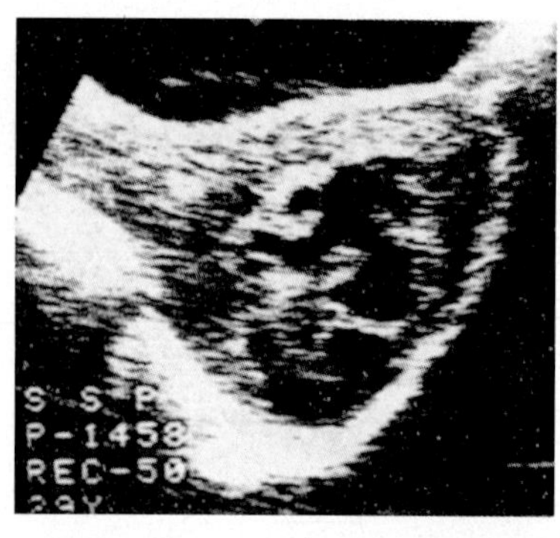

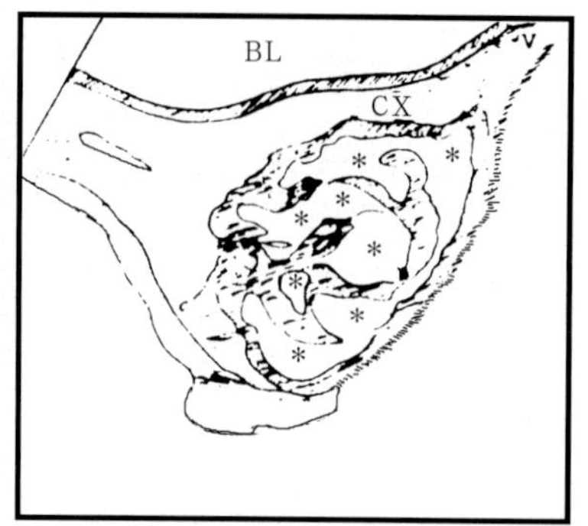

水泡胎块清除后两个月，子宫下段后壁明显突出，内为一蜂窝状局灶性出血性大病灶，血流极丰富

UT-子宫　CX-宫颈

V-阴道　＊-病灶内出血区

图 8-3-37 恶性葡萄胎——出血性大病灶

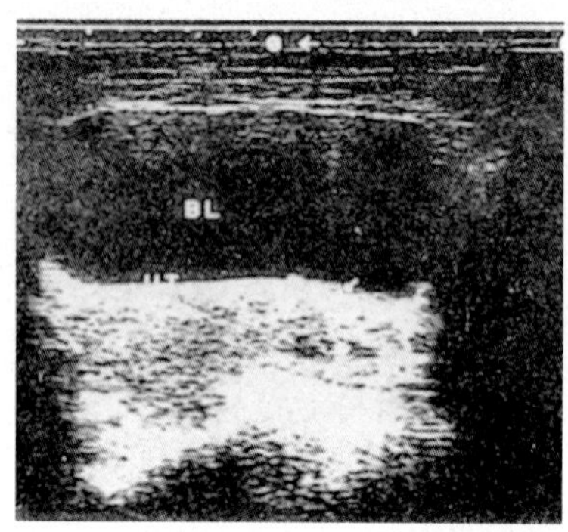

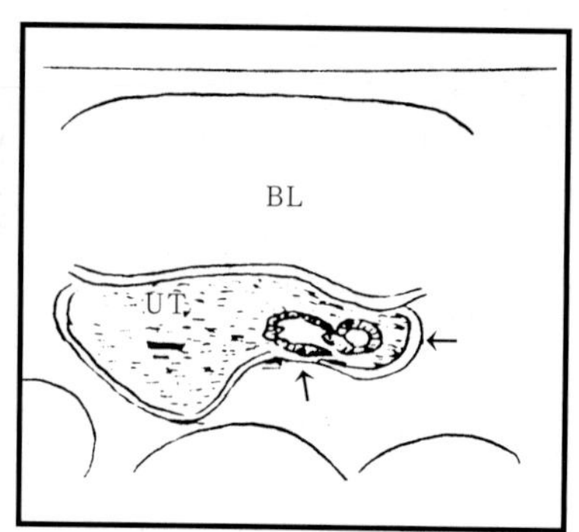

子宫横切面，左侧突出，内可见局限性病灶，病理：绒癌

UT-子宫　↑-突出部分内病灶

BL-膀胱

图 8-3-38 绒癌（局限性）

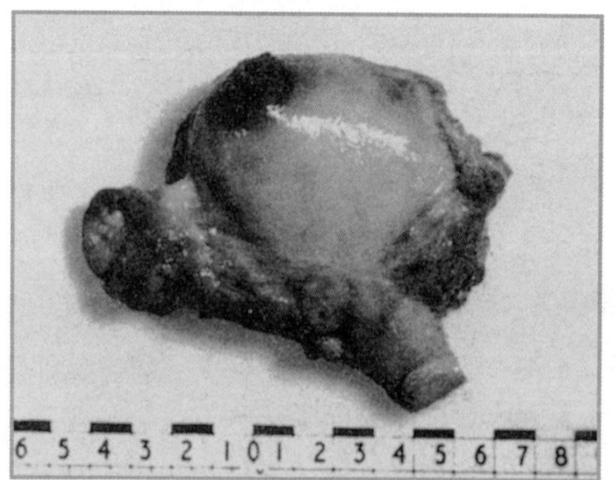

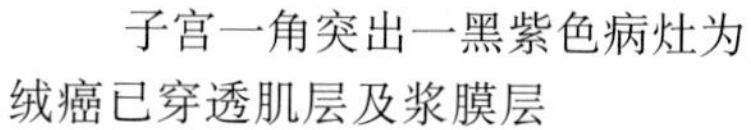
子宫一角突出一黑紫色病灶为绒癌已穿透肌层及浆膜层

图 8-3-39 子宫切除标本

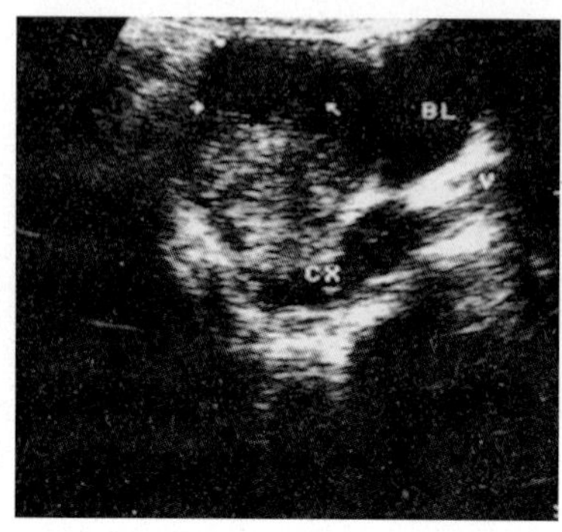

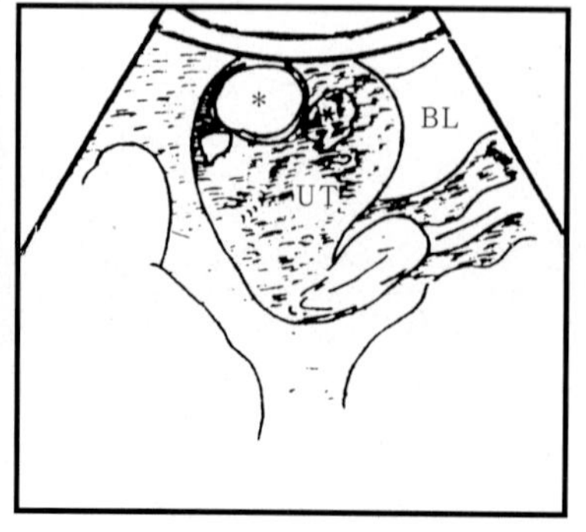

子宫饱满增大，右宫角及宫底有大的出血性病灶

UT-子宫　＊(↑)-病灶

BL-膀胱

图 8-3-40 恶性葡萄胎

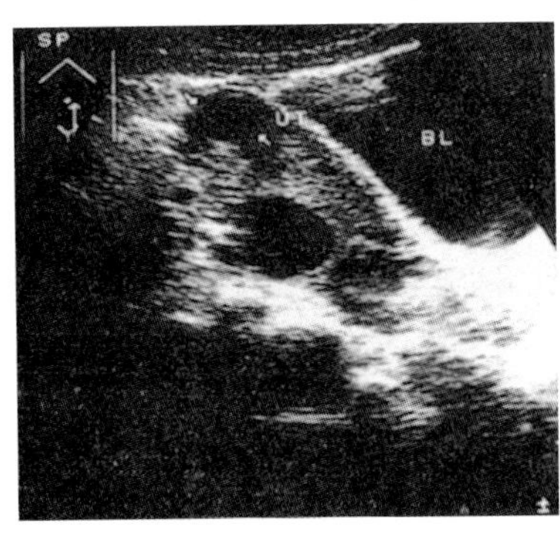

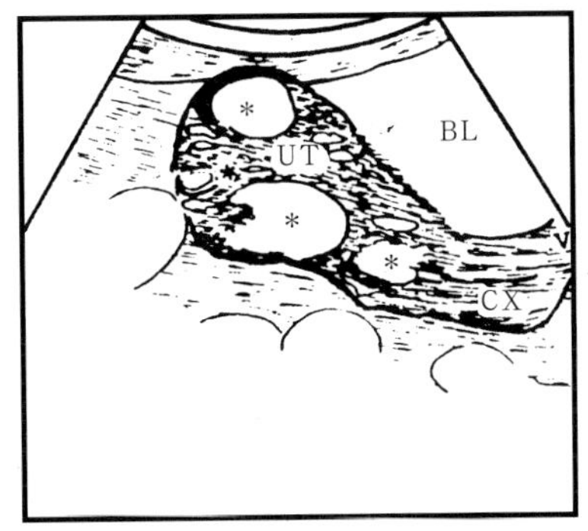

水泡状胎块刮宫后3个月，子宫肌壁出现多个出血性病灶

UT- 子宫　＊- 出血性病灶

CX- 宫颈　V- 阴道

BL- 膀胱

图 8-3-41　恶性葡萄胎

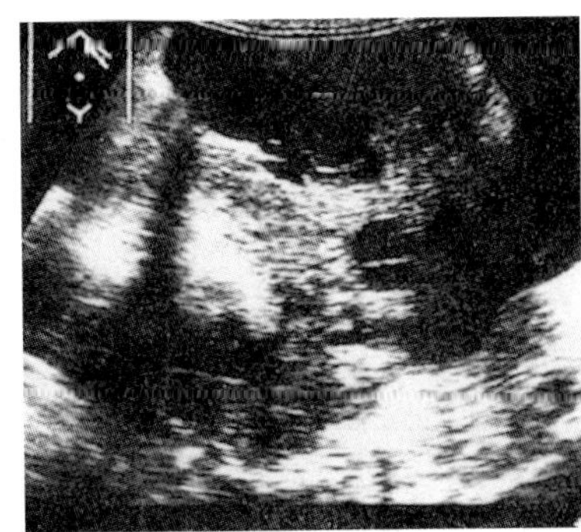

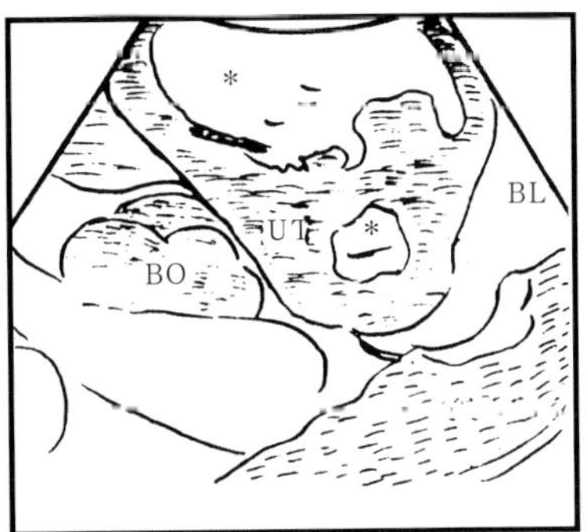

子宫增大，宫底及宫体部有大片出血性病灶，病情来势凶猛

UT- 子宫　＊- 出血性病灶

BO- 肠管　BL- 膀胱

图 8-3-42　恶性葡萄胎

(3) 广泛性病灶：多见于延误治疗的病人。子宫失去原有形态，明显增大，外形不规则，病灶呈弥漫性分布，蜂窝状回声，可见强回声影像，出血性暗区缩小（图 8-3-45）。

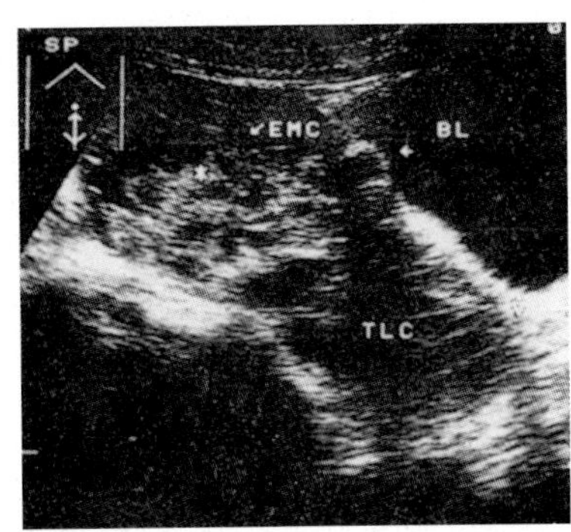

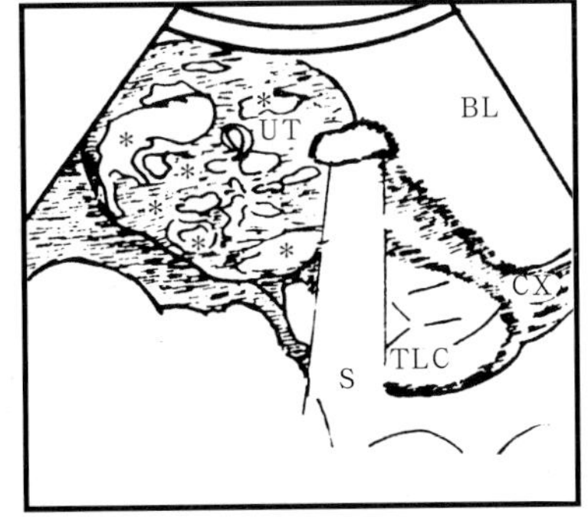

患妇42岁，水泡状胎块排除后3个月，持续阴道出血，HCG很高。子宫前位饱满增大，肌壁广泛散布病灶，千窗百孔呈蜂窝状，直肠窝内见黄素囊肿

UT- 子宫　BL- 膀胱

＊- 蜂窝状病灶　CX- 宫颈

TLC- 黄素化囊肿

图 8-3-45　恶性葡萄胎（广泛性病灶）

(4) 宫旁血管侵犯：瘤细胞通过子宫肌壁内血窦，侵入宫旁静脉及卵巢静脉，可形成动静脉瘘，引起血管明显怒张迂曲。宫旁的侵犯有大量的水泡胎块及出血性病灶。宫旁侵犯可见宫旁或宫颈旁有低回声包块，子宫侧壁接近宫旁血管的病灶容易与宫旁血管连通而造成侵犯，受侵的宫旁组织常与子宫侧壁病灶相连，内有大的血窦，有时可见流动的血液（图 8-3-46～8-3-55，彩图 8-3-56，彩图 8-3-57）。

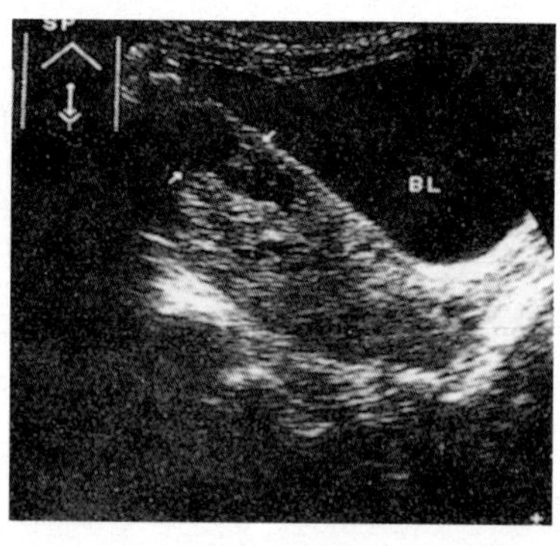

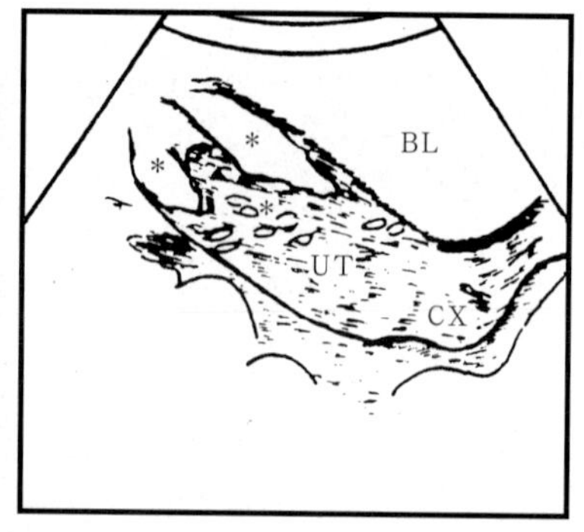

图 8-3-46 恶性葡萄胎宫旁转移

水泡状胎块排除后5个月转为恶性葡萄胎，病灶集中在宫底部并向宫旁血管转移

UT-子宫 CX-宫颈

*-出血性病灶

BL-膀胱 V-阴道

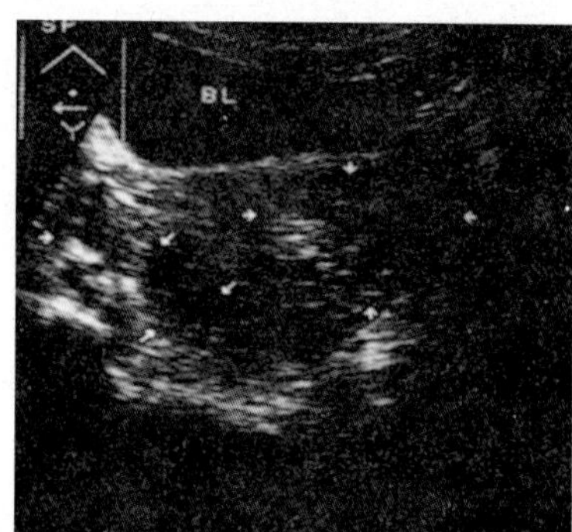

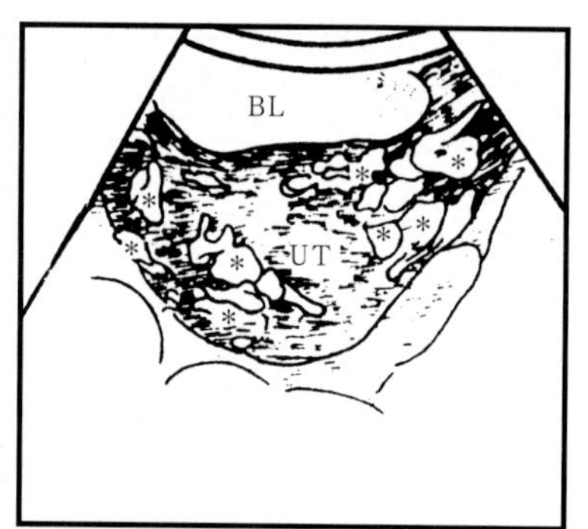

图 8-3-47 子宫旁组织受侵

上例同一病人，子宫两旁见蜂窝状出血性病灶，彩超观察血流极其丰富并有动静脉漏

UT-子宫 BL-膀胱

*-受侵犯的宫旁组织

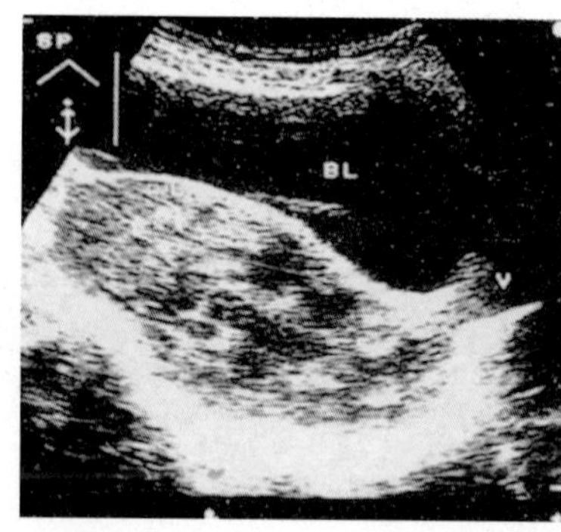

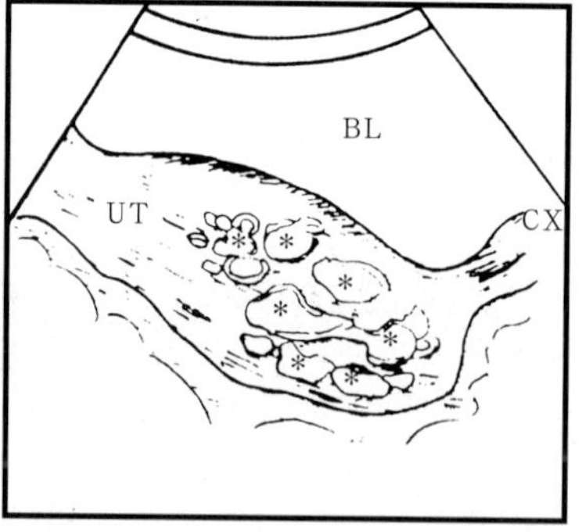

图 8-3-48 绒癌宫旁转移

患妇32岁，3年前曾患葡萄胎，阴道出血半年纵切面子宫增大，子宫出血性病灶集中在子宫下截并向宫旁转移

UT-子宫 BL-膀胱

CX-宫颈 *-病灶

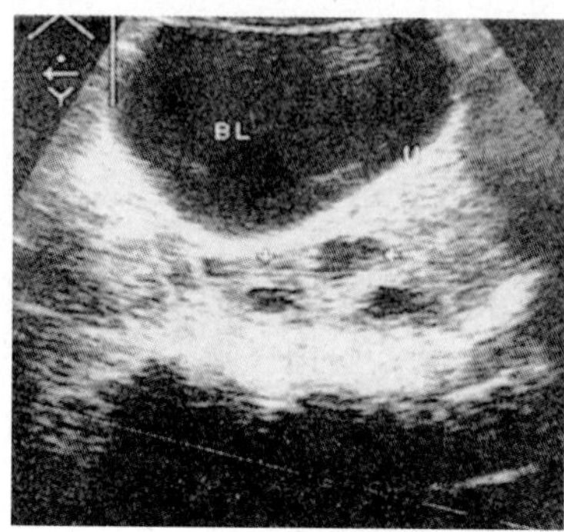

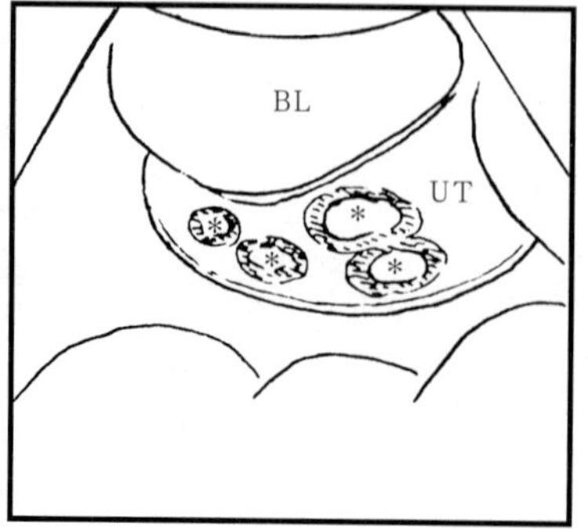

图 8-3-49 恶性葡萄胎右宫角病灶

病灶向右宫角侵犯

BL-膀胱 UT-子宫

* *-病灶

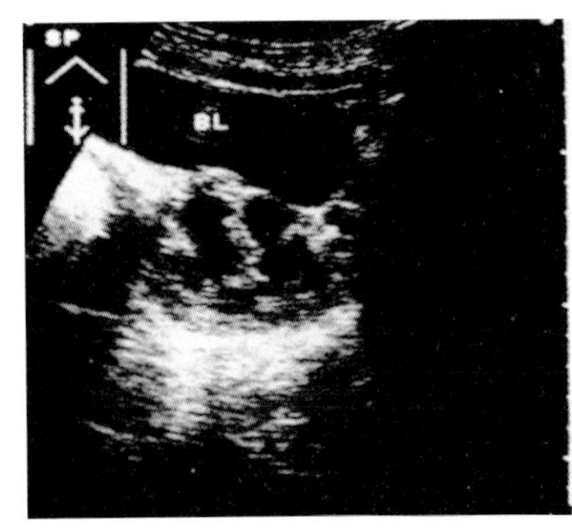

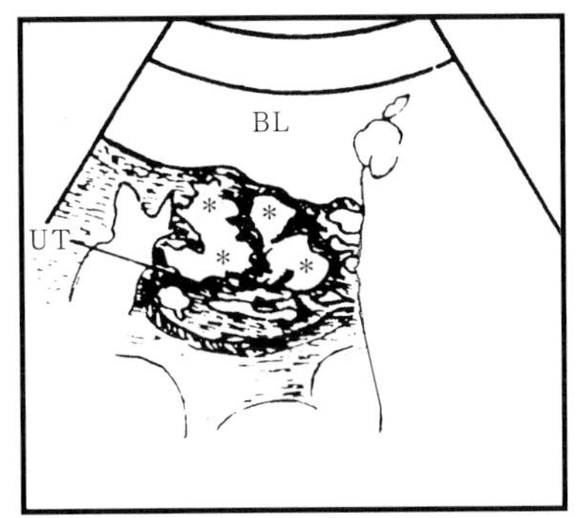

图 8-3-50　绒癌晚期

子宫为大量出血性病灶占据
UT-子宫　BL-膀胱
*-出血性病灶

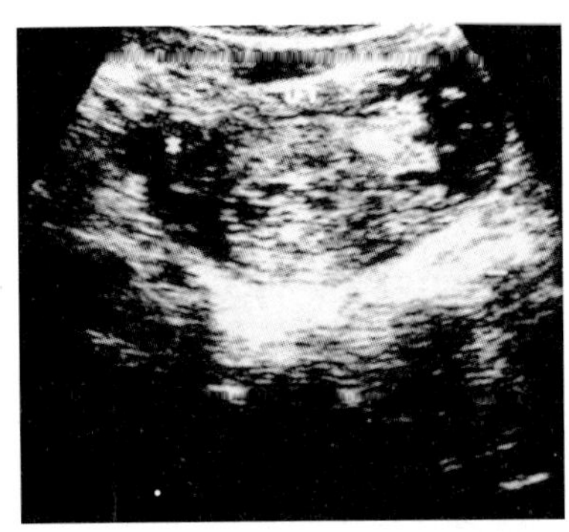
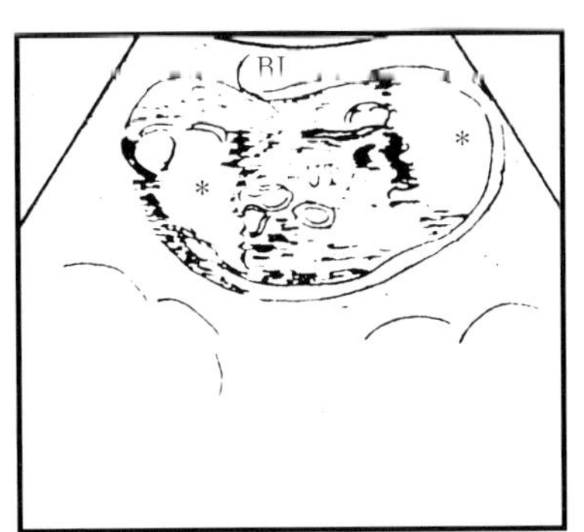

图 8-3-51　恶性葡萄胎子宫两旁血管侵犯

子宫两旁血管受侵，呈现衰减并可见有血液流动
UT-子宫　*-子宫两旁受侵
BL-膀胱

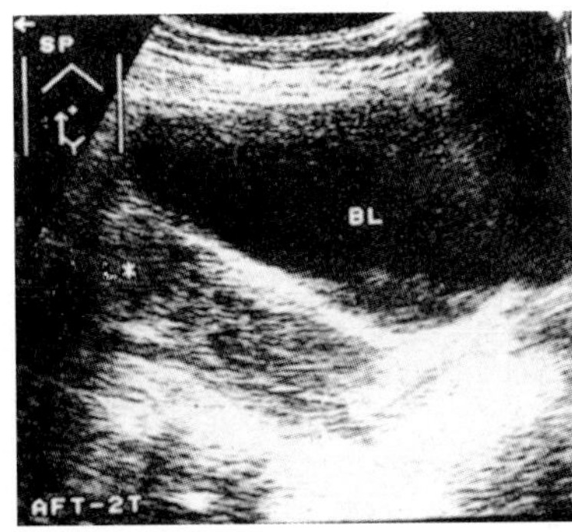

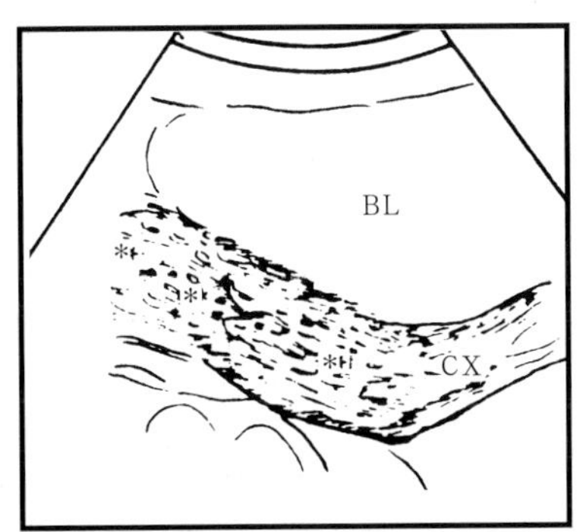

图 8-3-52　恶性葡萄胎宫旁受侵

子宫纵切面，可见宫旁血管受侵，血管扩张呈一衰减包块
BL-膀胱　*-宫旁血管受侵

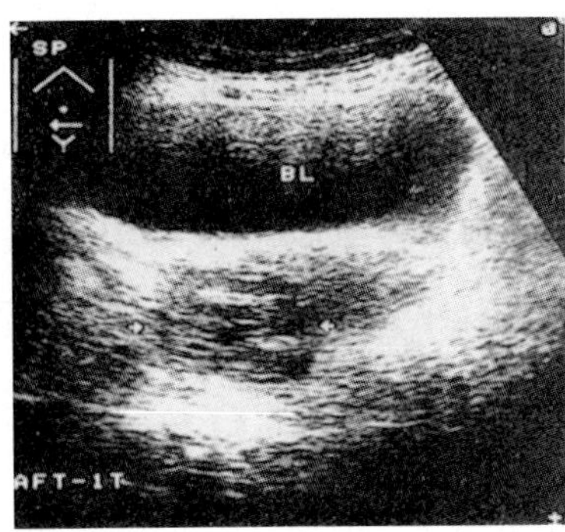

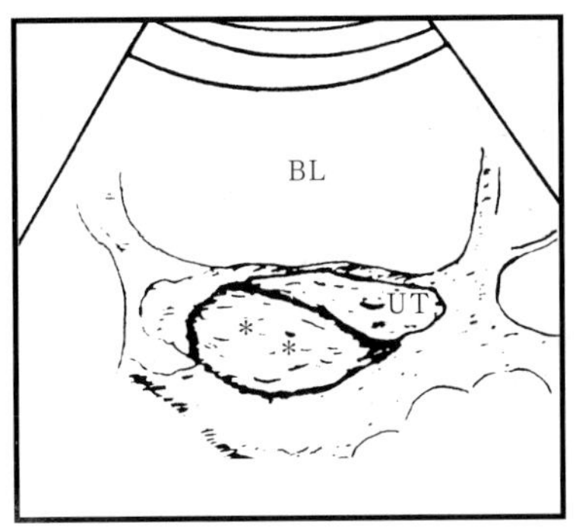

图 8-3-53　恶性葡萄胎右侧宫旁血管受侵

上例同一病人，子宫横切面，子宫偏左，其右下方可见一衰减包块为右宫旁受侵
UT-子宫　BL-膀胱
**-宫旁血管受侵

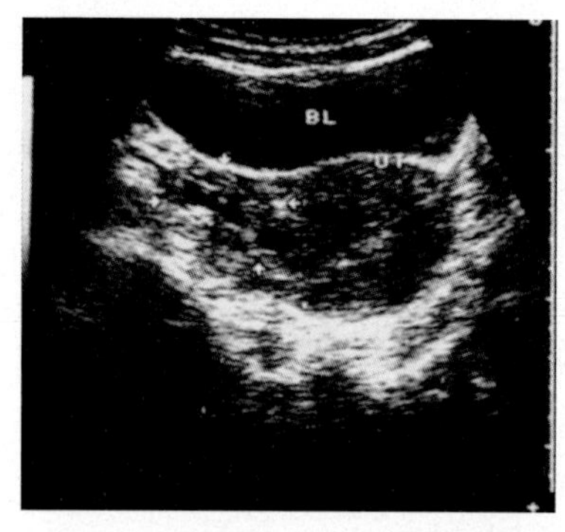

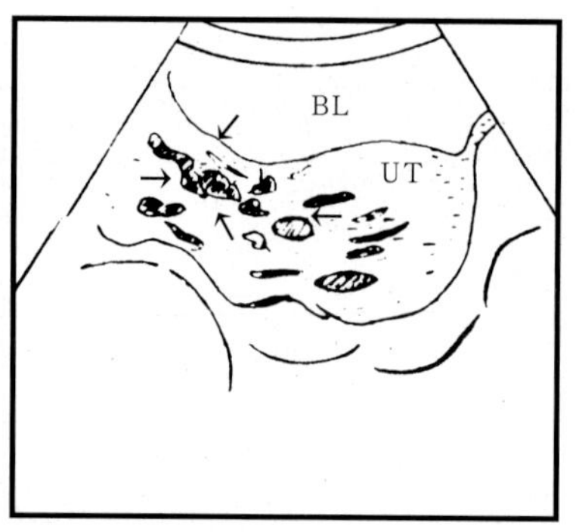

右侧宫角病灶侵犯宫旁
UT-子宫 BL-膀胱
↑-宫旁受侵血管及组织

图 8-3-54 恶性葡萄胎右侧宫旁血管及组织受侵

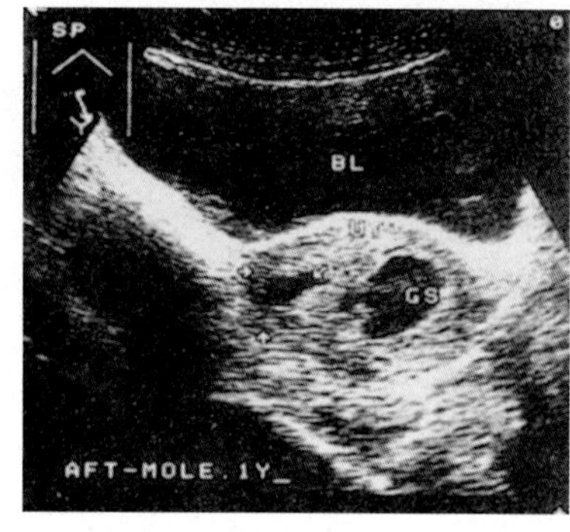

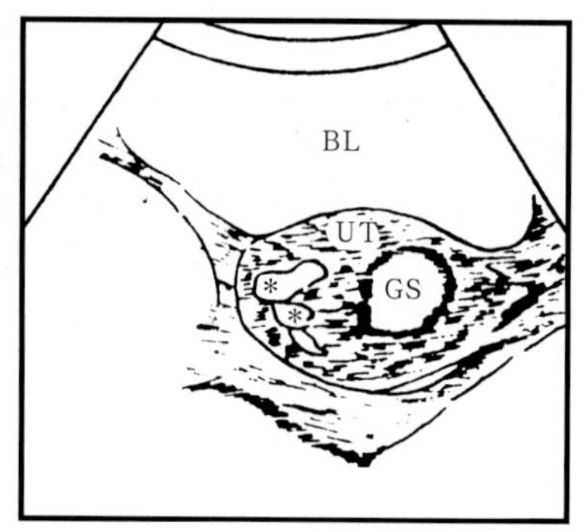

UT-子宫 GS-胎囊
↑(*)-所指为病灶
BL-膀胱

图 8-3-55 恶性葡萄胎合并早孕

(5) 子宫肌壁穿孔引起内出血：多因延误治疗，子宫穿孔后始求医，来时多很紧迫，给超声诊断带来一定困难。因有内出血，常与宫外孕相混淆，故须结合病史方可确诊。

以上所述各种超声表现，是病变发展过程中各阶段的表现，不能分割开来看。例如，水泡胎块未排出前，已有瘤细胞侵入肌壁血窦内，待水泡胎块排空后致使子宫复旧不佳，表现子宫肿大、疏松及细小暗区。此后病变局限。如未及时治疗和控制，则病灶可扩散，发展而呈广泛分布，甚至穿孔内出血。瘤细胞如经肌壁内血窦而侵入子宫旁和卵巢血管，则可出现宫旁静脉丛侵犯包块。

4.恶性滋养细胞肿瘤的鉴别诊断

(1) 子宫肌瘤是退行性变：如果原有子宫肌瘤，则在水泡胎块排除后肌壁内肌瘤可能被认为是病灶，尤其肌瘤有退行性变者。一般肌瘤边缘较为清晰，必须结合临床资料做全面分析。

(2) 胎盘残留：中期妊娠或晚期妊娠分娩后，有部分胎盘残留，时间较长，可见宫内强回声团及衰减区，因本病妊娠实验为阳性，且有很丰富血流故有时与恶性滋养细胞肿瘤难以区别。一般胎盘残留回声较强，边界清，与海绵状病灶不同(图 8-3-58)。

(3) 子宫体腺癌：宫体腺癌侵犯肌层，并有出血可造成回声较复杂图像。

(4) 滞留流产：见图 8-3-59。

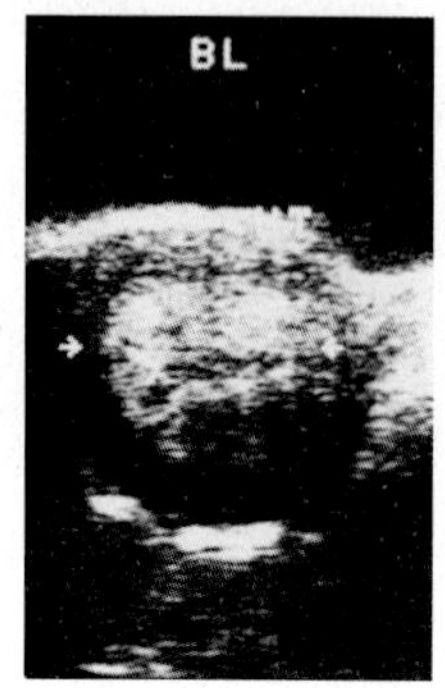

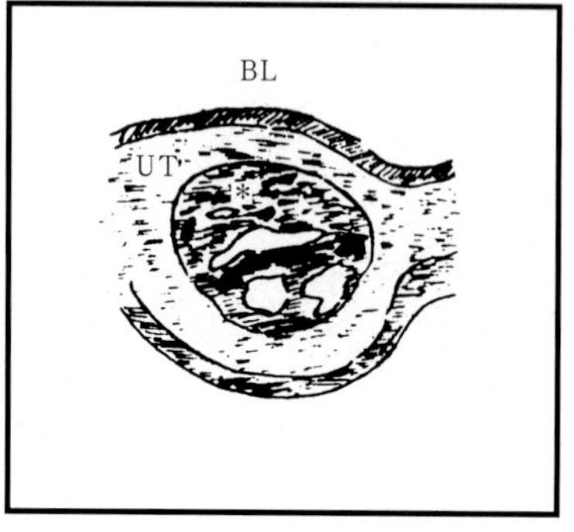

中期妊娠引产后淋漓不断出血一月余，子宫饱满增大，内见回声不均影像，妊娠实验阳性
UT-子宫 BL-膀胱
*-滞留宫内的胎盘小叶

图 8-3-58 胎盘小叶残留

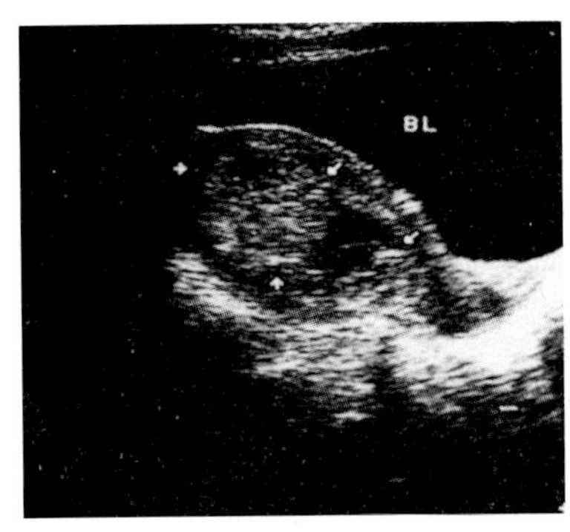

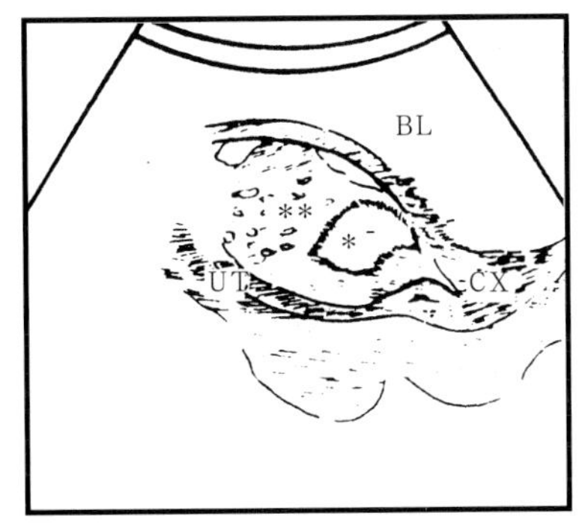

闭经60天后阴道出血，子宫增大40⁺天，宫腔组织紊乱，有强回声团及出血

UT-子宫 ＊-出血区

＊＊-胎物 CX-宫颈

BL-膀胱

图 8-3-59 滞留流产

5.恶性滋养细胞瘤的转移和盆腔复发 恶性葡萄胎最常见转移部位为肺，其次为阴道、外阴、阔韧带或脑部。盆腔亦可见复发包块。

三、恶性滋养细胞肿瘤化疗中的超声监测

超声诊断可以早期发现恶性病灶，并可以直接观察在化疗中盆腔及子宫内病灶的变化。化疗过程中如果病灶得到控制，向愈合方向转归，其超声图像的演变过程如下。

（1）子宫、病灶、及黄素囊肿同步缩小。

（2）子宫内或宫旁的病灶皱缩、塌陷、相同的小暗区缩小，液性暗区（血液）被吸收，皱缩的病灶回声增强。

（3）病灶与其界限逐渐模糊，但其痕迹依然可见。

（4）病灶处肌壁颗粒变粗，回声不均，但病灶已不复见。

部分病人因病灶广泛或宫旁病灶延误治疗，应用化疗亦久治不愈，最终采用手术切除。彩色多普勒超声在滋养细胞肿瘤中对早期诊断、类型分辨、化疗中的监测均具有重要价值，对临床治疗有指导意义，目前已是评价肿瘤的发生、恶变、痊愈的一项重要指标，超声监测已成为滋养细胞瘤不可缺少的一种重要手段（图8-3-60～8-3-83，彩图 8-3-84，彩图 8-3-85）。

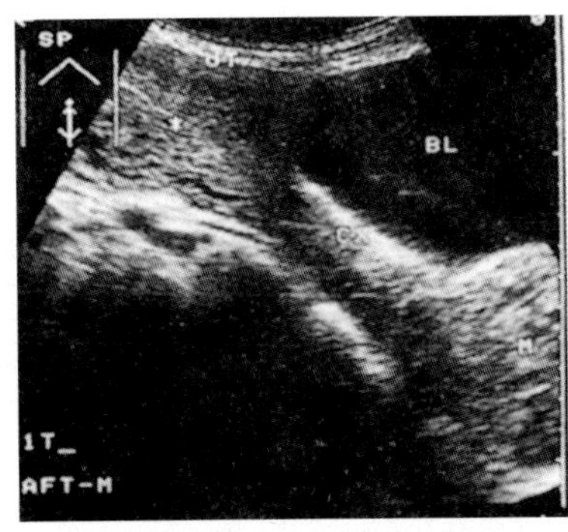

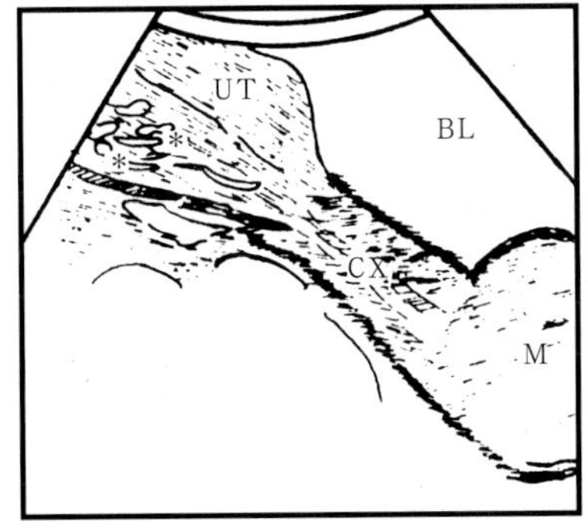

子宫前位略大，后壁疏松，宫颈细长，其下端有一圆形包块为转移病灶

UT-子宫 ＊＊-子宫后壁病灶

CX-宫颈 M-转移病灶

BL-膀胱

图 8-3-60 恶性葡萄胎宫颈及宫颈旁侵犯纵切面

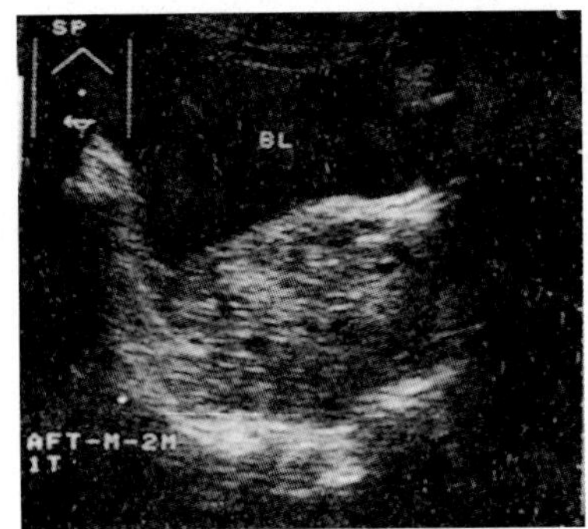

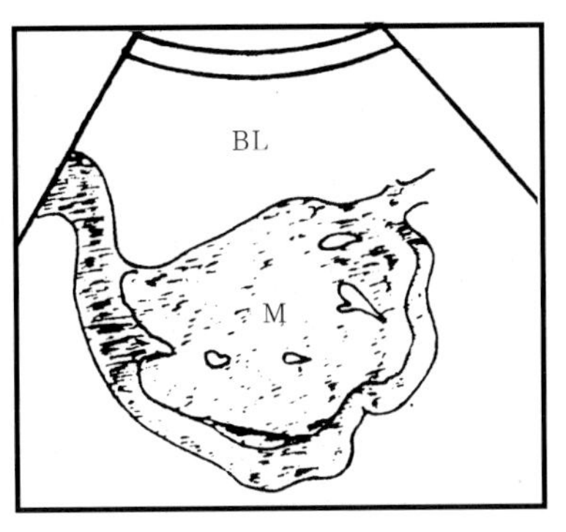

转移瘤较大并向左宫颈旁侵犯

M-转移肿瘤 BL-膀胱

图 8-3-61 宫颈下端转移病灶横切面

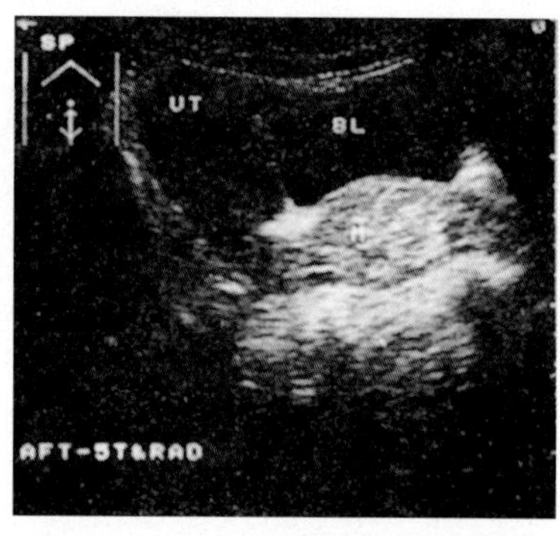

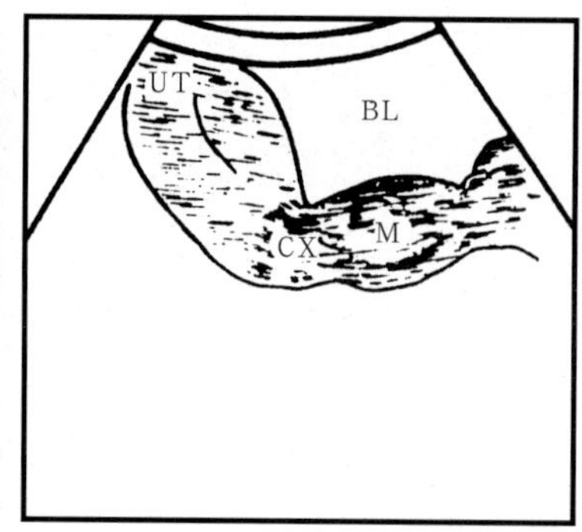

转移瘤明显缩小
M- 转移瘤，明显缩小
BL- 膀胱 CX- 宫颈
UT- 子宫

图 8-3-62 上同一病人化疗、放疗后

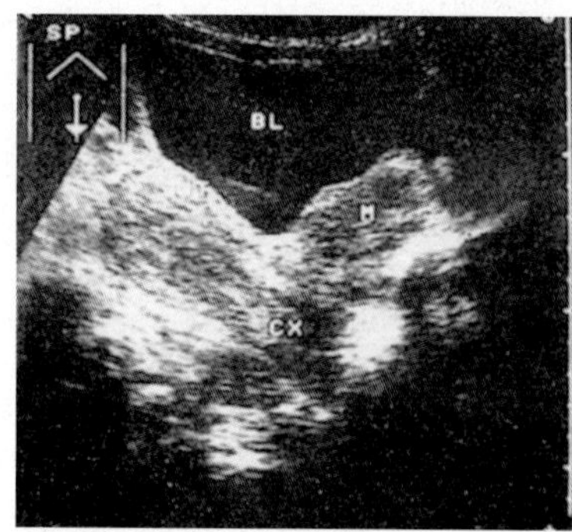

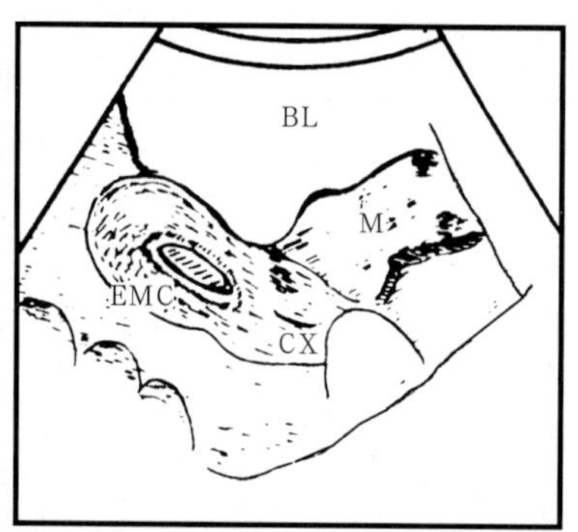

病人于 4 年前患水泡状胎块，发现阴道转移瘤，侵犯阴道前壁
UT- 子宫 CX- 宫颈
EMC- 宫内膜腔 BL- 膀胱
M- 转移灶

图 8-3-63 绒癌阴道转移（纵切面）

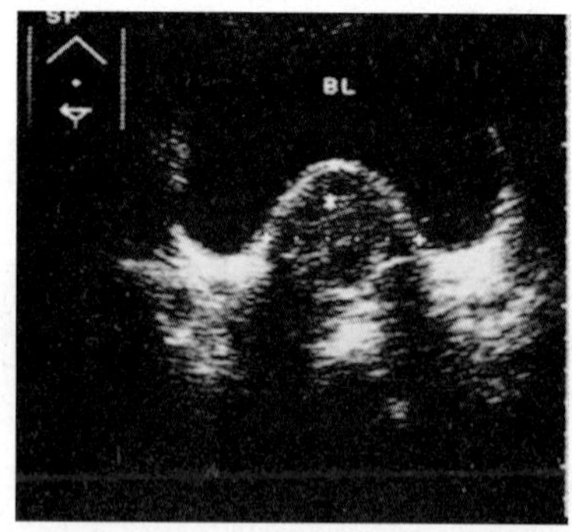

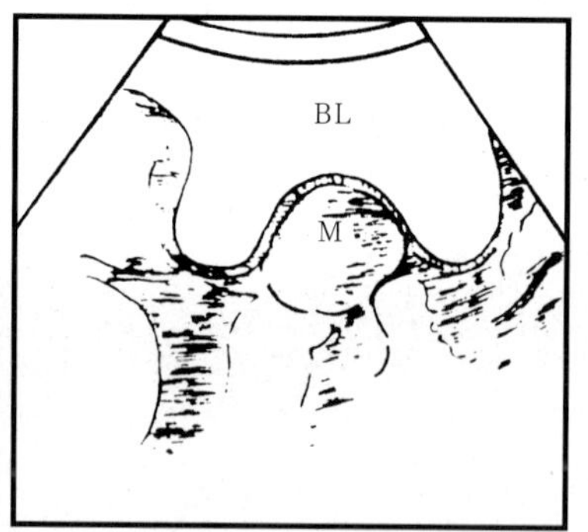

转移灶突入膀胱
BL-膀胱 M-转移灶

图 8-3-64 绒癌转移灶（横切面）

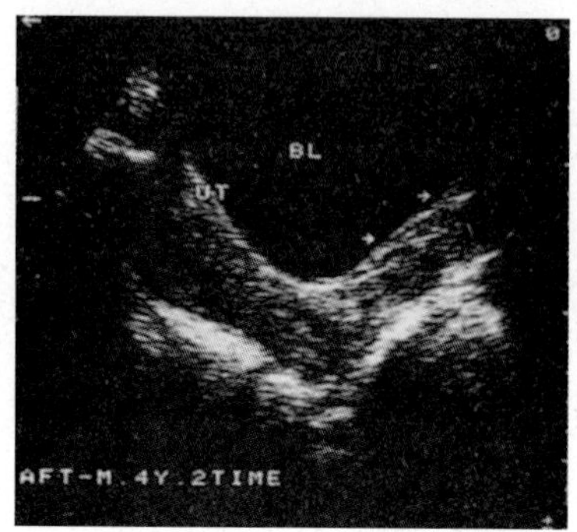

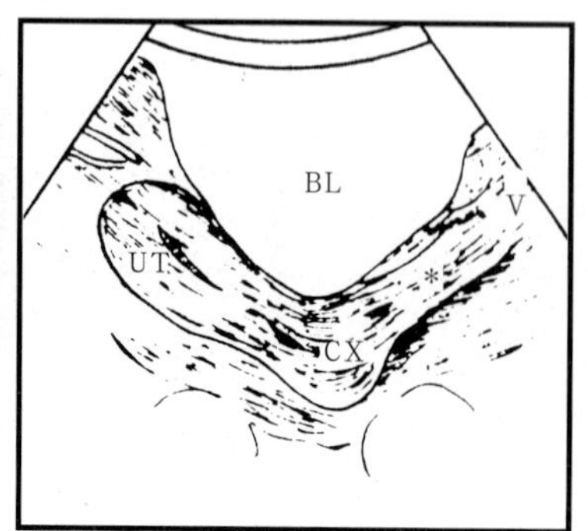

纵切面，绒癌转移灶经两个疗程化疗后明显缩小
UT- 子宫 BL- 膀胱
↓(*)- 所指为缩小的转移灶
V- 阴道

图 8-3-65 上同一病人化疗后

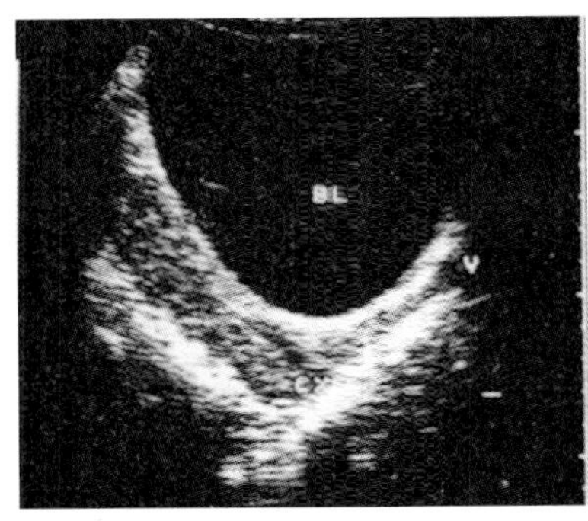

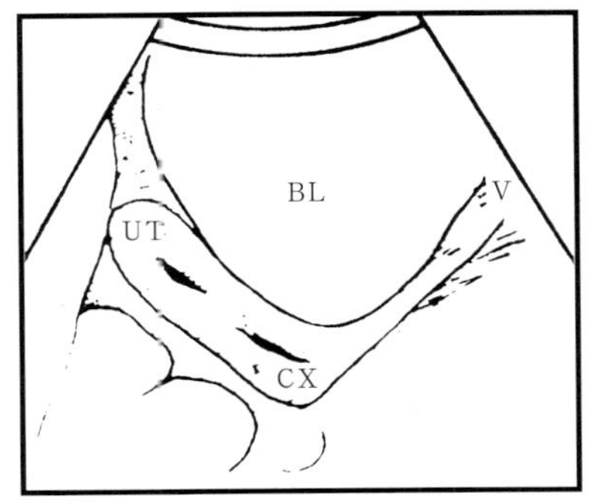

子宫与转移灶同步缩小
UT-子宫 CX-宫颈
V-阴道 BL-膀胱

图 8-3-66 上同一病人化疗 4 个疗程后

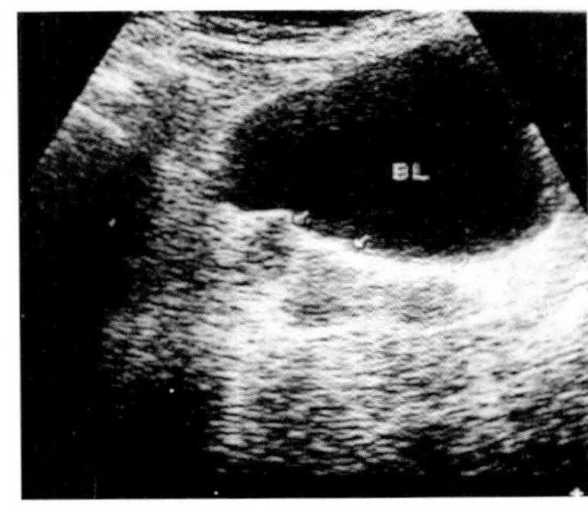

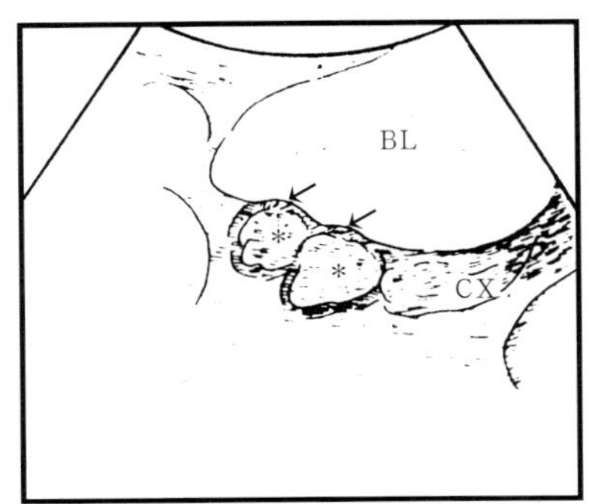

BL-膀胱 CX-宫颈残端
* - 盆腔复发病灶

图 8-3-67 绒癌子宫半切后，断端复发病灶

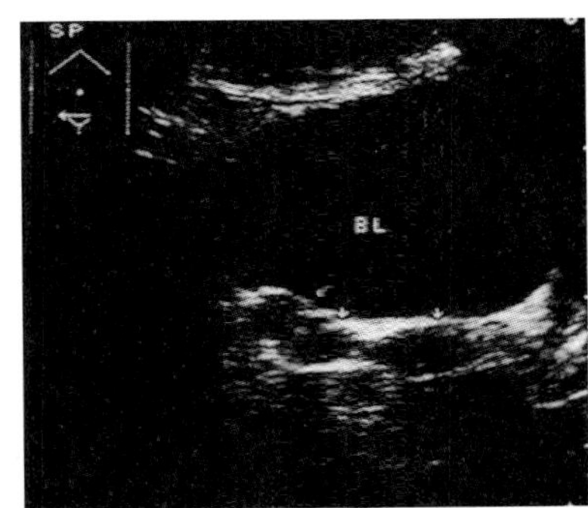

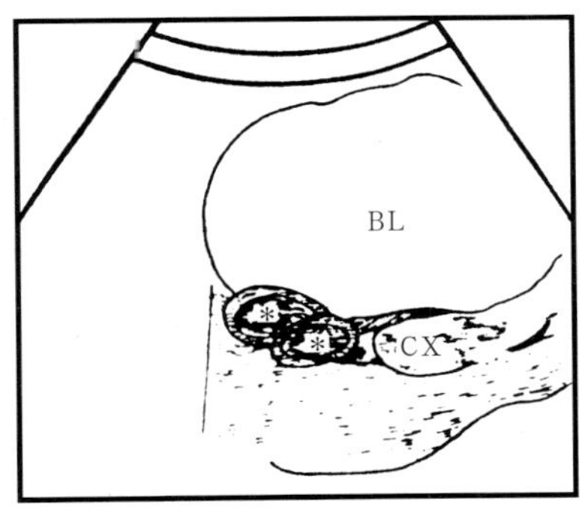

BL- 膀胱 CX- 宫颈残端
* * - 缩小的病灶

图 8-3-68 经化疗治疗后病灶缩小

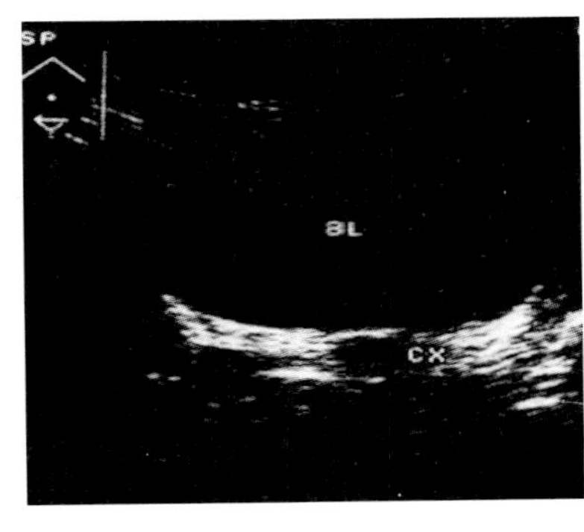

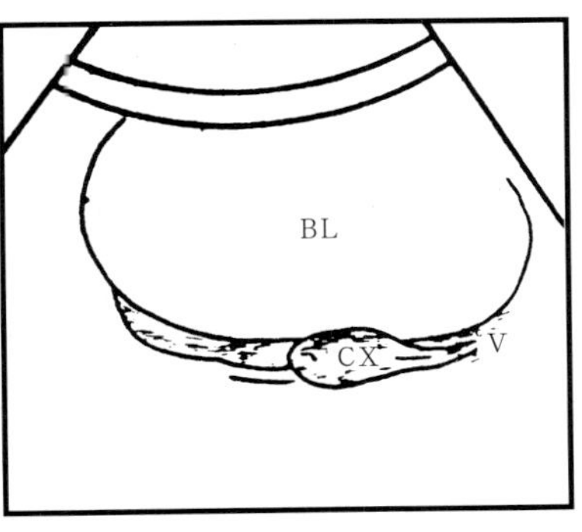

BL- 膀胱 CX- 宫颈
V- 阴道

图 8-3-69 经过 5 个疗程化疗后病灶消失

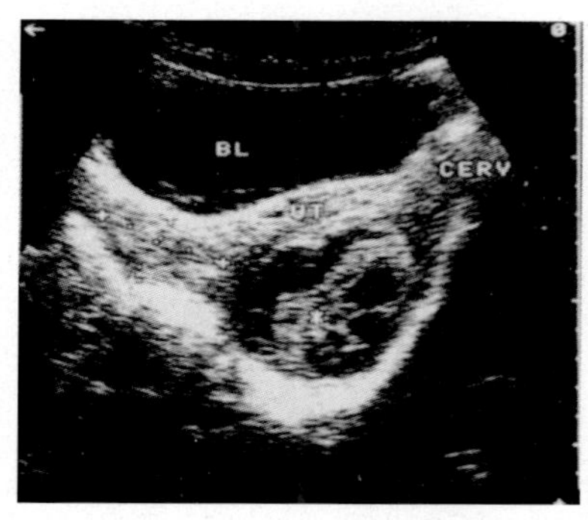

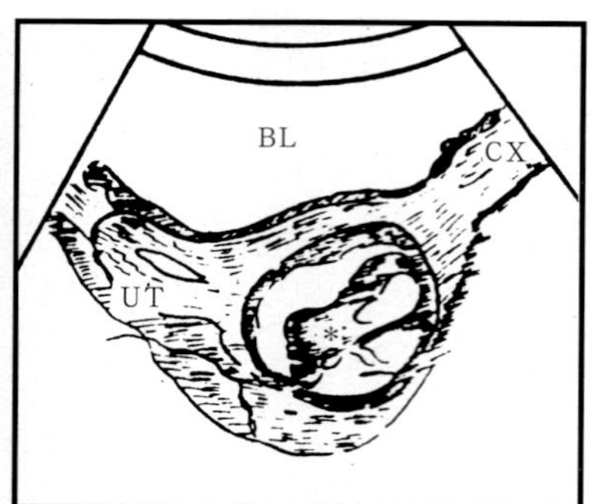

子宫下段后壁突出一大出血性病灶

UT-子宫　CX-宫颈

BL-膀胱　＊-下段后壁病灶

图 8-3-70 恶性葡萄胎出血病灶

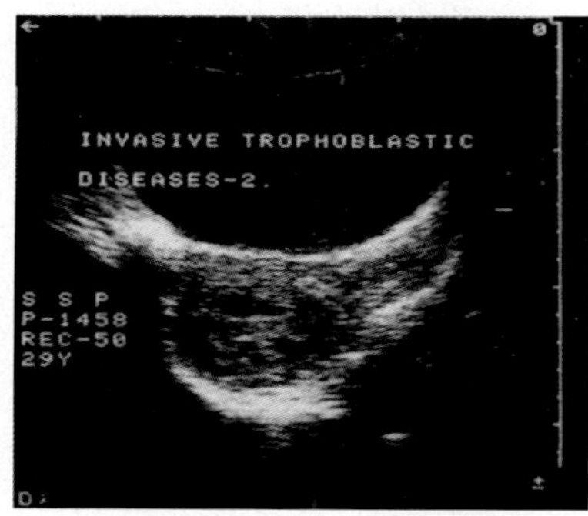

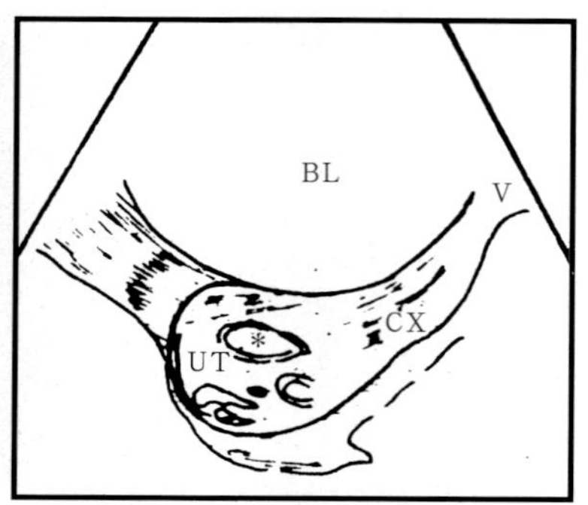

病灶明显缩小

UT-子宫　CX-宫颈

V-阴道　BL-膀胱

＊-病灶明显缩小

图 8-3-71 上图病例两个疗程化疗后

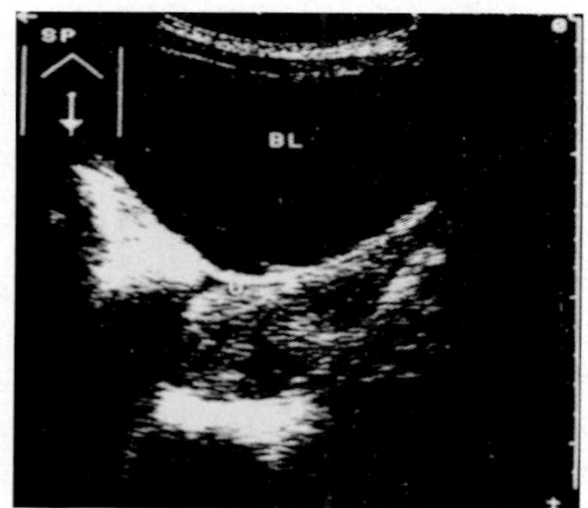

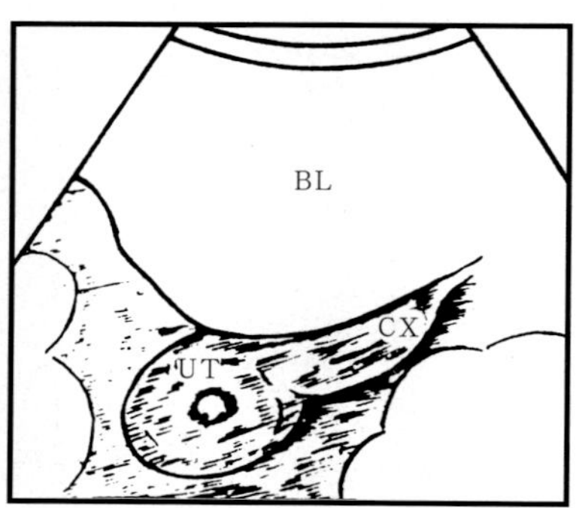

宫壁内病灶已消失

UT-子宫　CX-宫颈

BL-膀胱

图 8-3-72 经 5 个疗程化疗后

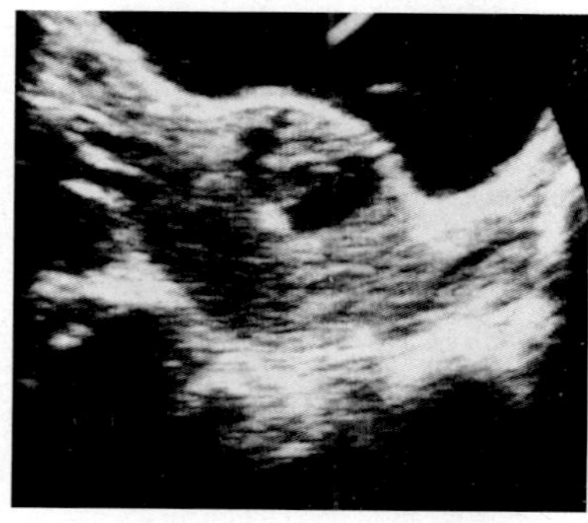
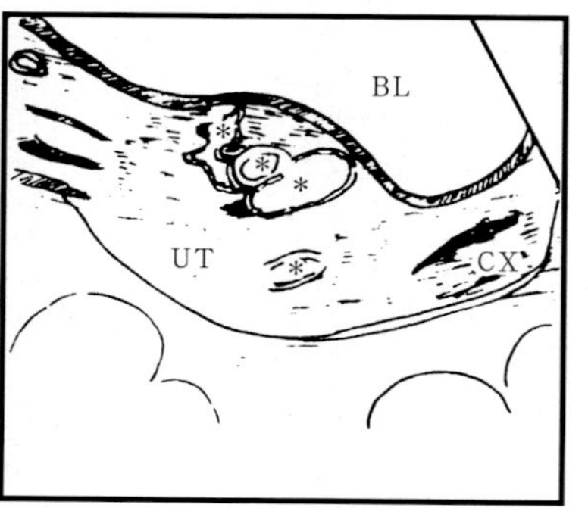

子宫增大饱满，前壁见一较大出血性病灶

UT-子宫　CX-宫颈

BL-膀胱　＊-出血病灶

图 8-3-73 恶性葡萄胎前壁病灶

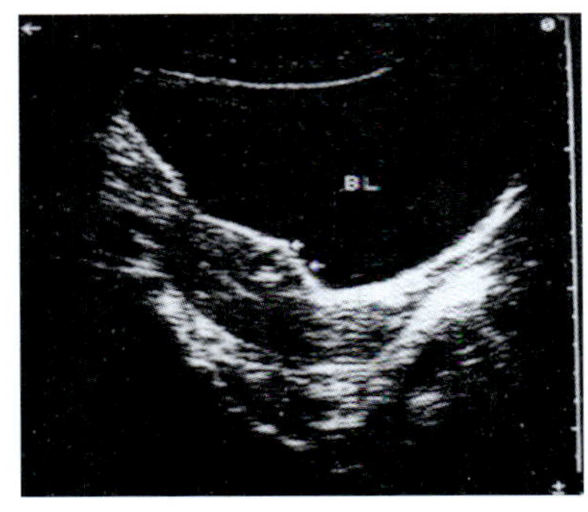

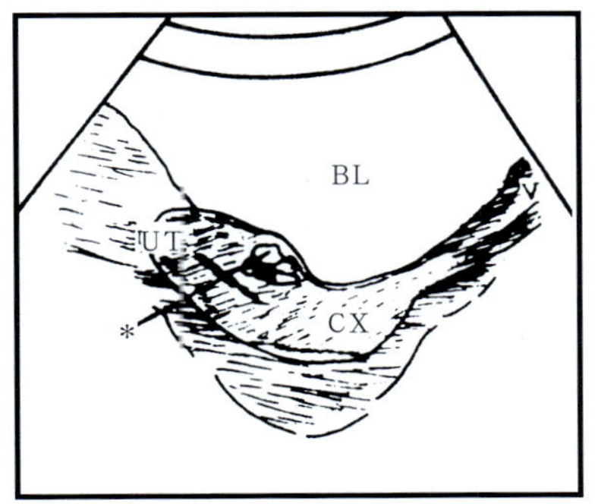

子宫与病灶同步缩小
UT-子宫 CX-宫颈
*-病灶 BL-膀胱

图 8-3-74 上图病例经 2 个疗程化疗后

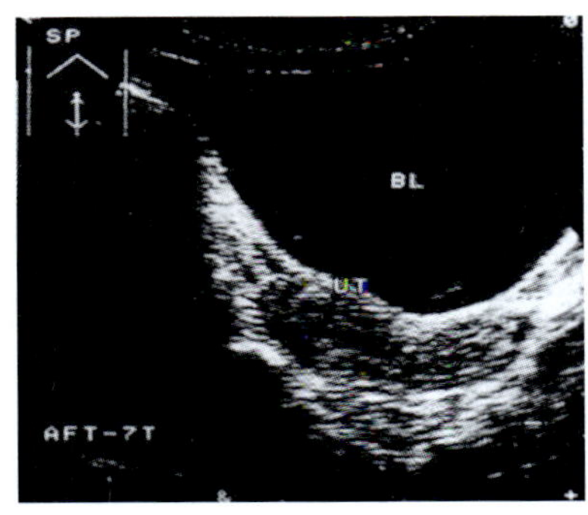

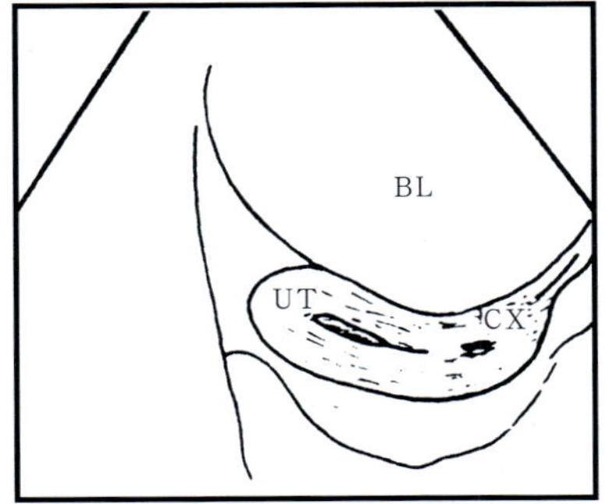

子宫恢复正常，病灶消失
UT-子宫 BL-膀胱

图 8-3-75 经 7 个疗程化疗后

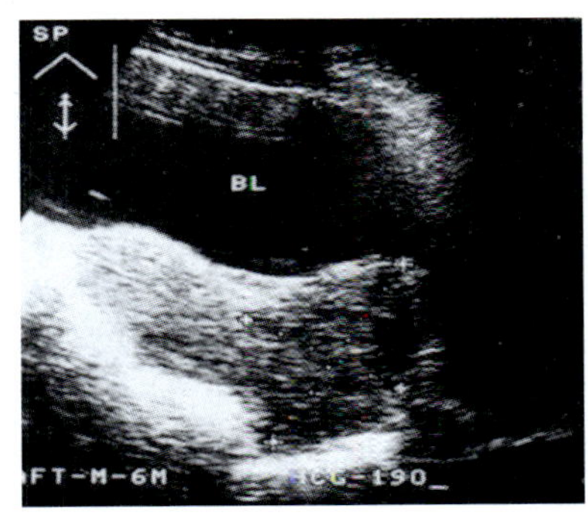

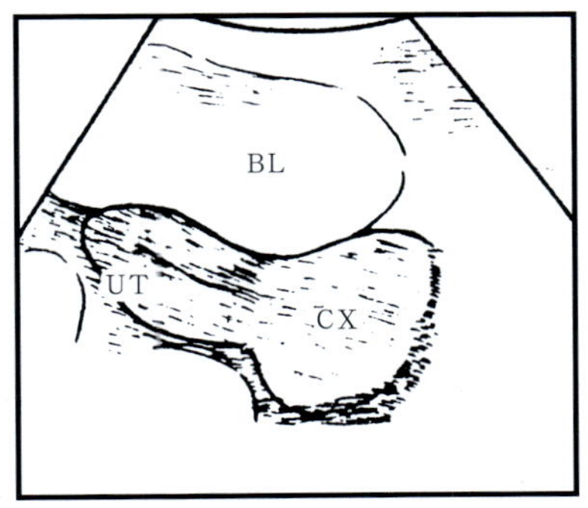

纵切面，水泡状胎块排除后一个月见子宫颈迅速增大，回声衰减很像宫颈癌，并侵犯左宫旁
UT-子宫 CX-宫颈病灶
BL-膀胱

图 8-3-76 恶性葡萄胎宫颈转移

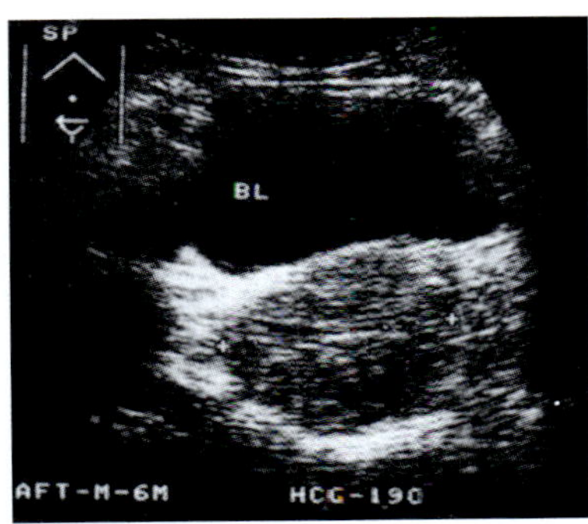

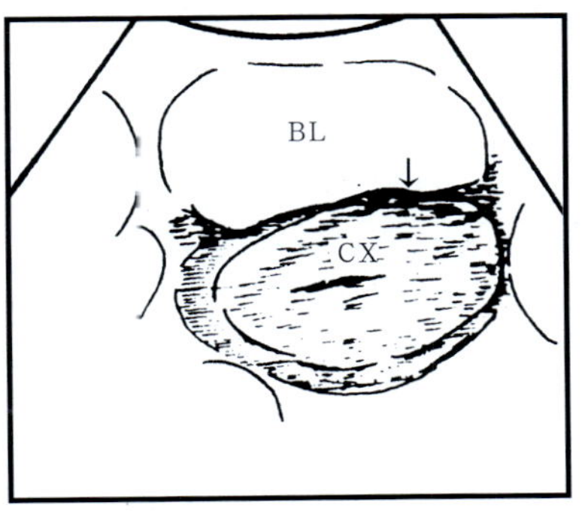

横切面，病灶侵犯宫颈，宫颈增大，此为横切面病变侵犯宫颈旁并向膀胱突起
BL-膀胱 CX-宫颈
↓-所指病变向膀胱突起，并侵犯宫颈

图 8-3-77 恶性葡萄胎（上司一病人）

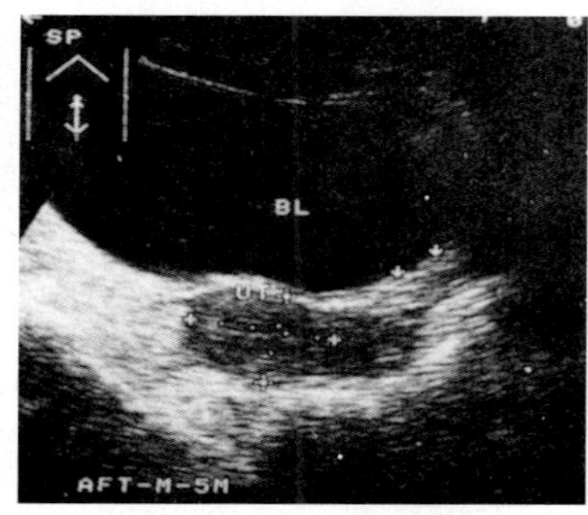

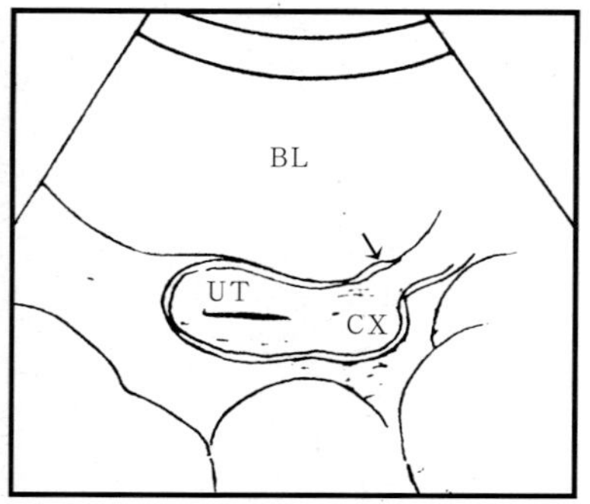

子宫与宫颈均缩小
UT- 子宫 BL- 膀胱
↓ - 缩小的病灶

图 8-3-78 上同一病例经过全身与局部化疗后

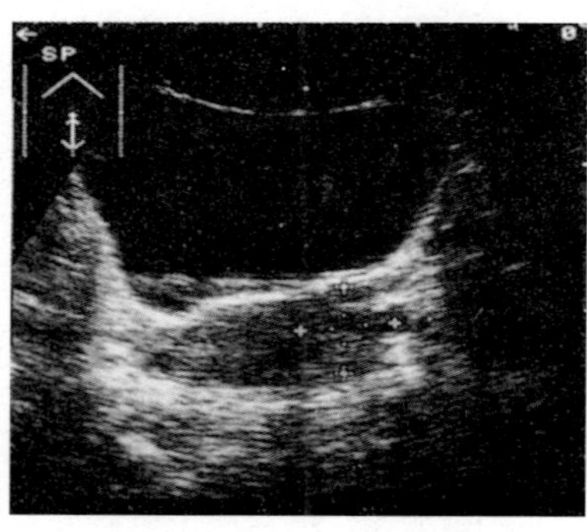

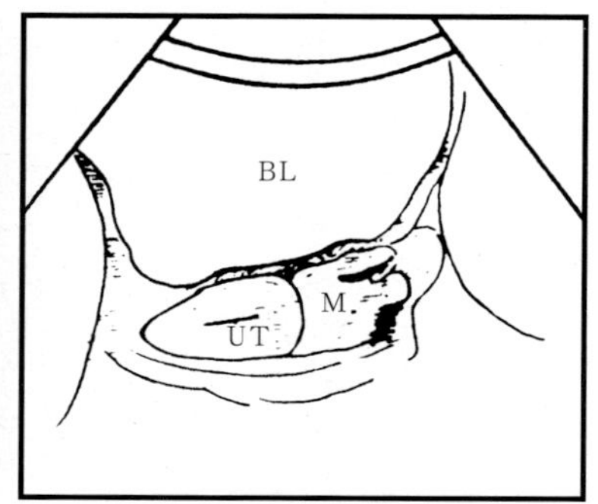

子宫缩小，左宫旁侵犯缩小
M- 左宫旁侵犯包块缩小
UT- 子宫

图 8-3-79 上同一病例的子宫横切

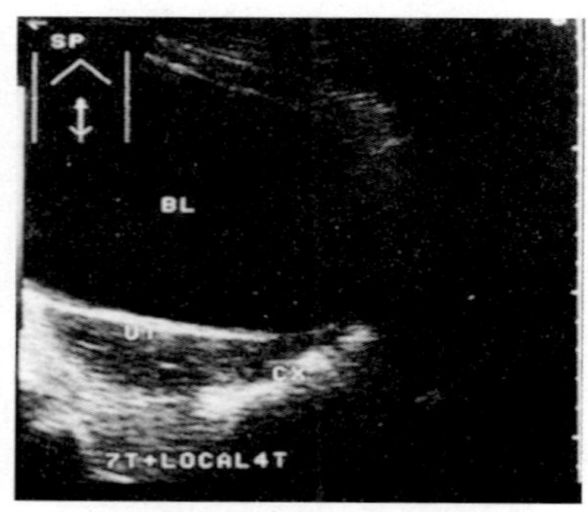

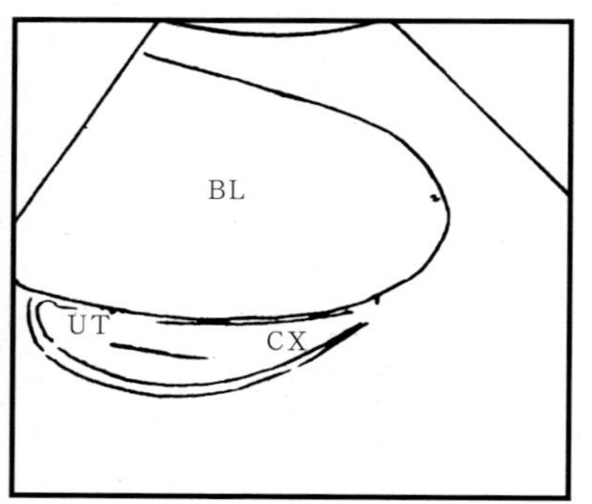

病灶完全消失

图 8-3-80 上同一病例经 7 个疗程化疗及 4 个局部化疗后

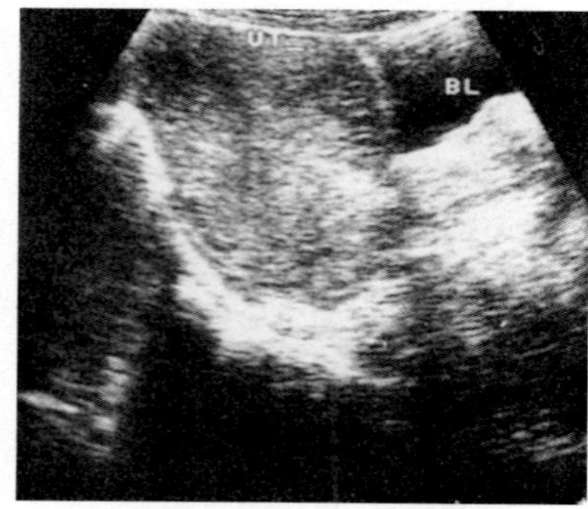

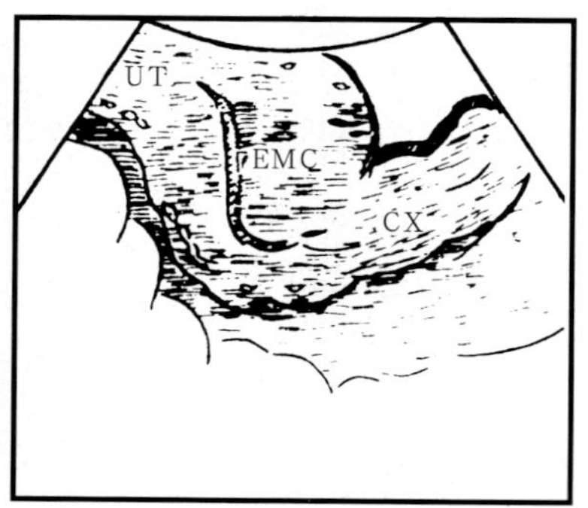

葡萄胎刮宫后，子宫增大饱满，回声稍低，粗糙
UT- 子宫 EMC- 子宫腔
CX- 宫颈

图 8-3-81 葡萄胎（刮宫后）

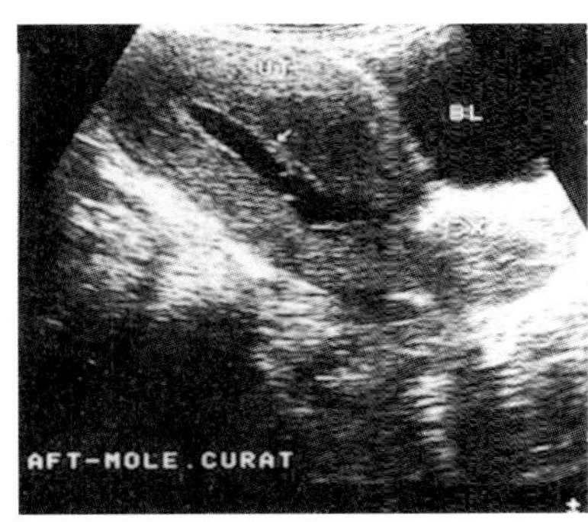

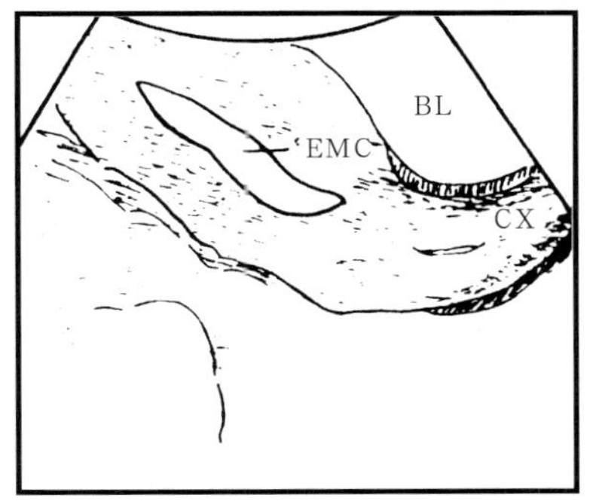

宫腔常出现宫腔裂隙内有血液或分泌物

UT-子宫 EMC-子宫腔

BL-膀胱 CX-宫颈

图 8-3-82 葡萄胎（刮宫后）

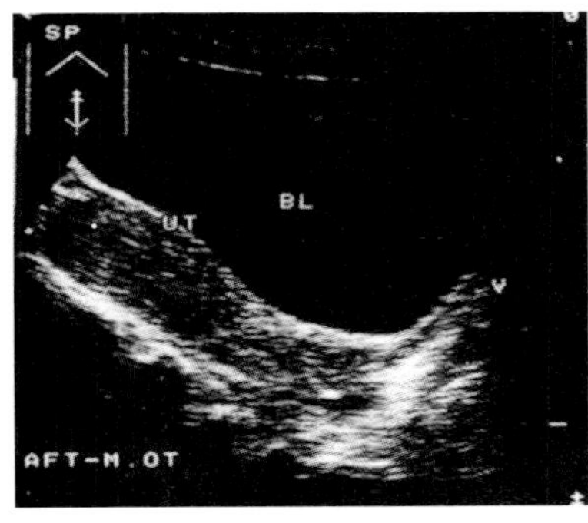

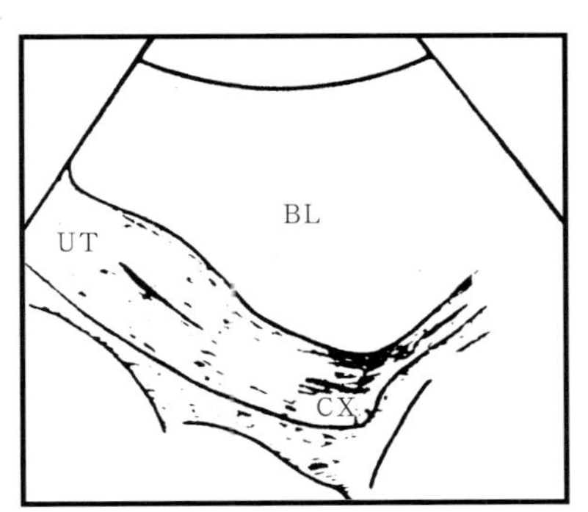

子宫复旧良好，肌壁均匀无裂隙，预示葡萄胎流产后预后良好

UT-子宫 CX-宫颈

BL-膀胱 V-阴道

图 8-3-83 葡萄胎（刮宫后一周）

四、胎盘部位滋养细胞肿瘤

胎盘部位滋养细胞肿瘤（placental site trophoblastic tumor，PSTT）是近年来新命名的一种滋养细胞肿瘤，是一种兼有良、恶性内涵的滋养细胞肿瘤，并正式与葡萄胎、恶葡和绒毛膜癌并列，成为第四种滋养细胞疾患。临床罕见。

1.病理 PSTT是来源于胎盘种植部位的中间型滋养细胞肿瘤。肿瘤实性增大，多局限于子宫内呈结节状或息肉样向宫腔内突入或侵入子宫肌层呈浸润性生长，界限不清，一般倾向良性行为，可长期存留于子宫内，少数恶变可破溃穿孔。肿块质软，切面白色或黄色，肿瘤血管丰富，显著扩张。

免疫组化检查：由于中间细胞以分泌人胎盘泌乳素HPL为主，故呈强阳性表达，而HCG为弱阳性或阴性。

2.临床表现 PSTT多发生在生育年龄妇女，可出现闭经，不规则阴道出血，持续少量亦可大出血，多继发于足月产后、流产后及葡萄胎后，大多数为良性，约10%～15%可发生恶变，预后不佳，死亡率约20%。

(1) 妇科检查：半数以上子宫增大如孕8～16周，表现凸凹不平，较软。

(2) 血清HCG检查：23%正常范围，46%轻度升高，31%中度升高（< 40 000U/L），低于绒毛膜癌（> 20 000U/L）。

确诊需靠诊刮及切除的子宫标本，PSTT常合并肾病综合征。

3.超声检查

(1) 子宫大小随病史长短而定，多数子宫增大如孕2～4个月妊娠大小，外形不规则凹凸不平。

(2) 子宫回声不均，强弱不一，灶界限不清。

(3) 血流很丰富，低阻血流（彩图8-3-86～8-3-88）。

第四节 子宫颈癌的超声诊断

随超声技术的进展及临床应用的经验积累，超声已成为宫颈癌辅助诊断不可缺少的工具，它可补充临床检查之不足，即部分临床不能查到的盆腔脏器内部情况，譬如，宫颈管内及宫腔内癌组织侵犯范围，观察膀胱、直肠受侵情况。

一、子宫颈鳞状上皮癌（简称子宫颈癌）

1.病理

（1）外观分型

①糜烂型：宫颈仅见有糜烂，尚看不出瘤肿。

②浸润型：癌组织向深部浸润，形成厚而均匀的灰白色硬块，主要向宫颈壁内浸润，所以宫颈往往增大且硬，表现粗糙。

③外生型：癌组织向外生长，故宫颈明显增大，呈菜花状。

④溃疡型：癌组织向深部浸润，坏死脱落，形成明显凹陷空洞性溃疡，表现凹凸不平。

⑤未分型：癌组织即向表面生长又向深部浸润。

（2）扩散及转移

①直接扩展：这是最常见的扩展方式，癌组织直接或经淋巴管侵犯邻近组织或器官，阴道穹窿部最易受害，受侵后向阴道扩展更为迅速。子宫两旁组织疏松，淋巴管极为丰富，故癌组织必先累及宫旁组织。浸润型晚期癌组织可向颈管及宫腔内突进。宫颈前方有较厚的宫颈韧带，起到一定保护作用，但因关系密切膀胱常常受侵。最后可侵犯直肠。晚期病例癌组织可侵犯到骨盆壁及阴道口。

②淋巴转移：主要沿宫颈旁组织中小淋巴管转移到闭孔及髂内外血管区淋巴管，然后转至髂总，腹主动脉淋巴结。甚至向上达锁骨或逆行至腹股沟淋巴结者，此多为晚期病人。

③血行转移：少见，可沿血循环转移至肝、肺、骨骼或脊柱。

2.临床表现 子宫颈癌是妇女中最常见的癌瘤之一，发病多在35～55岁间。

（1）临床症状

①阴道恶臭分泌物：初期可无味，一旦感染即出现恶臭味，量多如淘米水样或血水。

②阴道出血：子宫颈癌早期有很长一段时间无任何症状，以后出现接触性出血。流血为不规则性，时多时少。晚期癌肿可引起大出血。

③痛疼：癌组织阻塞宫颈，引流不畅，可形成不等量的宫腔积脓，病人多有下腹胀痛或不适。晚期病人，癌组织侵犯闭孔神经，骶神经丛或骨盆壁则可引起明显痛疼。髂血管及淋巴受压可引起下肢肿胀及痛疼。

④其他症状：癌组织向宫颈旁生长可压迫输尿管，引起输尿管及肾盂积水，病人可出现腰胀痛；侵犯膀胱则可出现尿痛、尿血或形成膀胱阴道瘘；癌组织侵犯直肠可引起血便、直肠坠感或排便困难。

（2）妇科检查：原位癌及早期侵润癌不易被肉眼识别，晚期则可辨别属于何种类型。阴道三合诊检查对了解宫颈旁受侵范围至关重要，依此做出临床分期。此外，宫颈刮片、阴道镜、宫颈活体组织检查均为必不可少的步骤。

（3）临床分期

0期：癌组织局限于宫颈上皮内，又称为原位癌。

Ⅰ期：癌组织直径在2cm左右，但仍局限于子宫颈。

Ⅱ期：癌组织侵犯超越宫颈，宫旁未受侵或受侵但未达盆壁，阴道受侵但未达其下1/3。

Ⅲ期：癌组织达盆壁，侵犯阴道下1/3或输尿管受压。

Ⅳ期：癌组织侵犯超越盆腔或侵犯膀胱，直肠黏膜。

3.超声诊断 子宫颈癌早期，宫颈形态无明显变化，超声图像无阳性发现。随宫颈癌肿的进展，宫颈肿大其形态发生变化，超声即可发现异常，但宫颈癌并无特异性表现，因此不能单独依靠超声做出诊断，必须结合病理及临床资料，方可获得确诊。如前所述，超声起着重要辅助诊断作用，可以将临床看不到的子宫颈癌内部、宫腔内部、膀胱及直肠内部情况做一全面了解。

（1）子宫外形：早期病变很小，子宫外形无明显异常。癌组织增生，宫颈逐渐胀大、凹凸不平，声像图开始见到异常，子宫呈倒置现象，即宫体小而宫颈肥大（图8-4-1～8-4-4）。常见图像有以下三种：

①菜花型：宫颈呈靴状肥大，回声衰减下端边缘不太清晰，含光斑（图8-4-5、8-4-6，彩图8-4-13）。

②结节型：宫颈肥大，实性，不规则，反光加强，含光斑（图8-4-7～8-4-11）。

③浸润型：癌组织向宫颈内侵犯，因常有坏

死脱落故宫颈呈空洞，宫颈增大并不明显，含光斑或光条。

如癌组织阻塞宫颈管则形成宫腔积脓或积液，使子宫增大（图8-4-12，彩图8-4-14）。

（2）子宫内回声：子宫颈菜花型及浸润型癌肿区回声较衰减，而结节型回声较前二者强，边界可不规则。在宫颈癌组织中常可见反光强的光斑或光条，推测为癌组织坏死，机化或有钙质沉着的回声（图8-4-7，图8-4-10）。此种光斑或光条频繁出现在子宫癌组织中，虽非为本疾病的特有现象，但在超声检查中如发现宫颈增大组织中出现此类回声时应提高警惕。宫颈口被阻塞时，宫腔内积脓、积液情况下可将宫腔内癌组织侵犯情况清晰显示出来（图8-4-11，彩图8-4-15）。

（3）子宫旁组织受侵声像图：自耻骨联合上方做一横切面或向左方向略倾斜探头则可观察到宫旁侵犯。一般宫颈与子宫多偏向患侧或严重的一侧，宫旁侵犯范围不易精确划定，仅可粗略估计。宫旁受侵区为低回声，如合并炎症水肿则加重衰减程度。宫旁受侵常累及主要韧带，在子宫颈下方两骶韧带区亦可见受侵后的低回声。如阴道穹窿有癌组织侵犯则可见阴道上端变厚、凹凸不平。

（4）泌尿系统的受侵声像图：宫颈癌组织体积增大，前方可侵犯膀胱筋膜及黏膜，可见膀胱受侵黏膜部分突起包块，低回声，黏膜水肿。可应用膀胱镜做进一步检查。如果增大的宫颈癌组织压迫输尿管，则会使输尿管扩张及肾盂积水。

（5）直肠受侵：直肠受侵可见不规则衰减包块突向直肠，水灌肠后可显示清晰。

（6）肝转移：较少见，经血循转移至肝内，可见肝内多个“牛眼状”病灶或混合性肿块。

超声检查亦是放射治疗期间或放射治疗后追访的理想方法。放疗前后加以比较可观察其疗效。

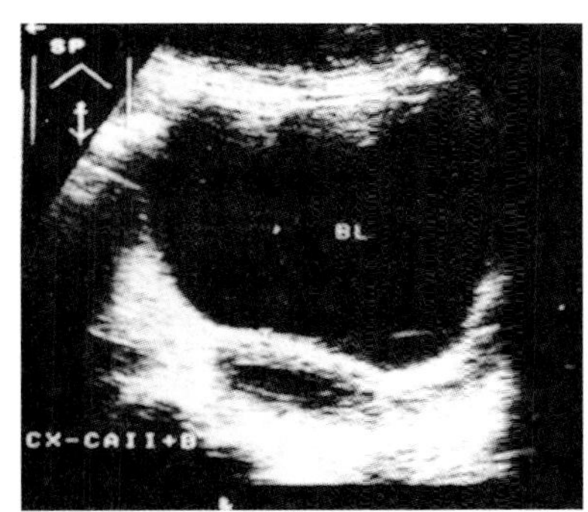

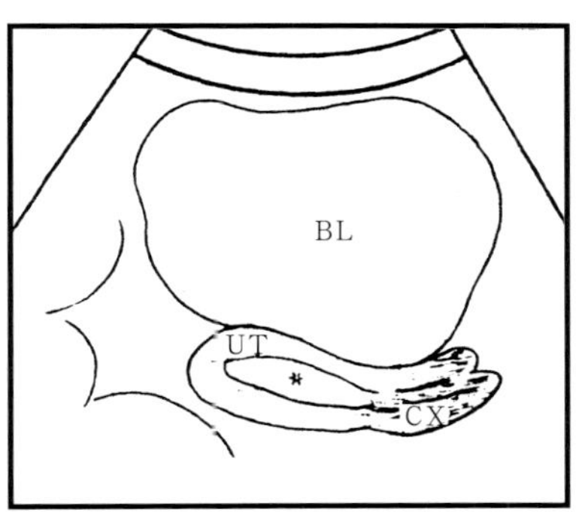

图8-4-1 子宫颈癌Ⅱ期

纵切面，59岁宫颈癌，宫颈并未见增大，但宫腔内有少量积液

UT-子宫 BL-膀胱

CX-宫颈

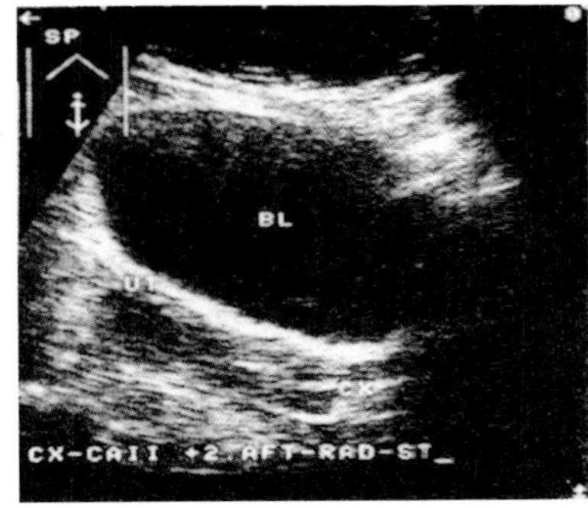

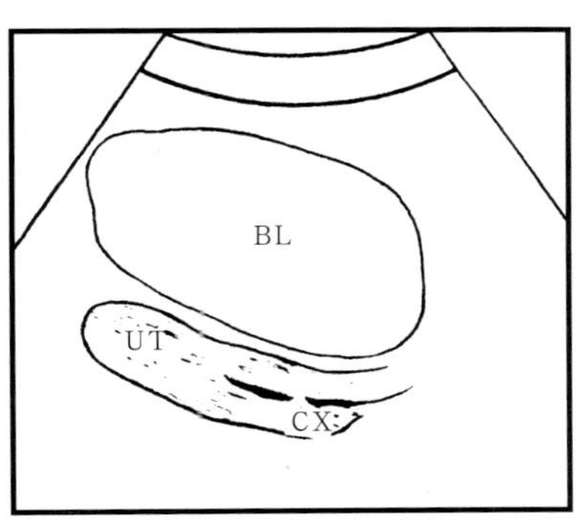

图8-4-2 宫颈癌Ⅱ期

纵切面，放疗后宫颈已缩小，颈管内有光条

UT-子宫 CX-宫颈

BL-膀胱

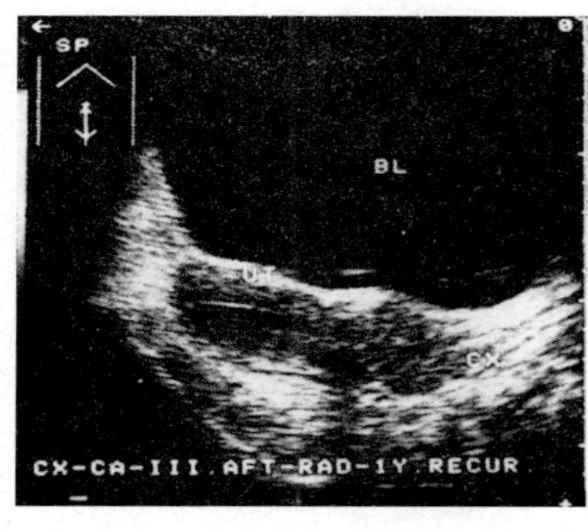

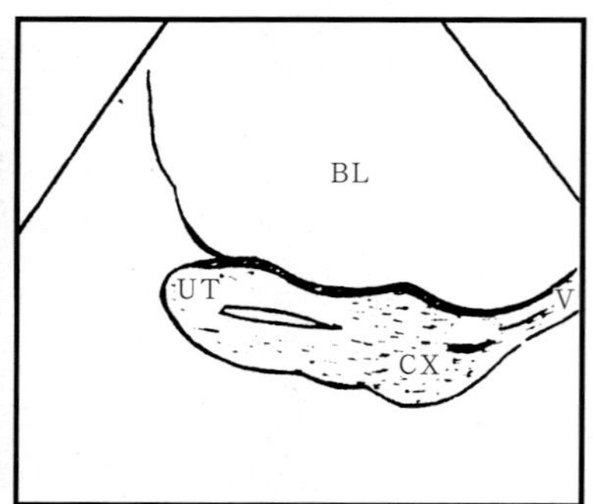

纵切面，子宫颈轻度增大，宫腔内少量积液

UT-子宫　CX-宫颈

V-阴道　BL-膀胱

图 8-4-3 宫颈癌Ⅲ期放疗后1年复犯

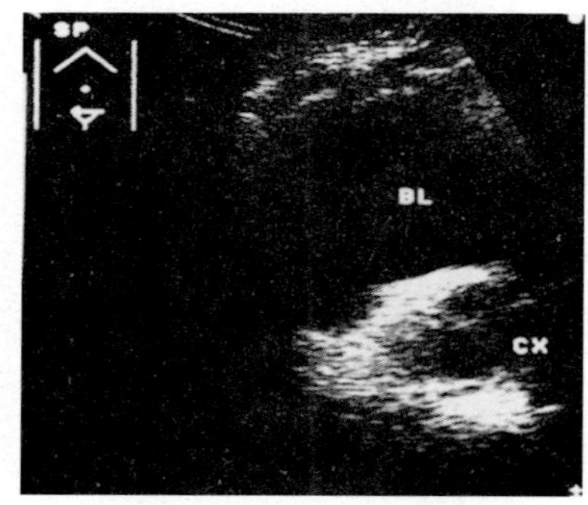

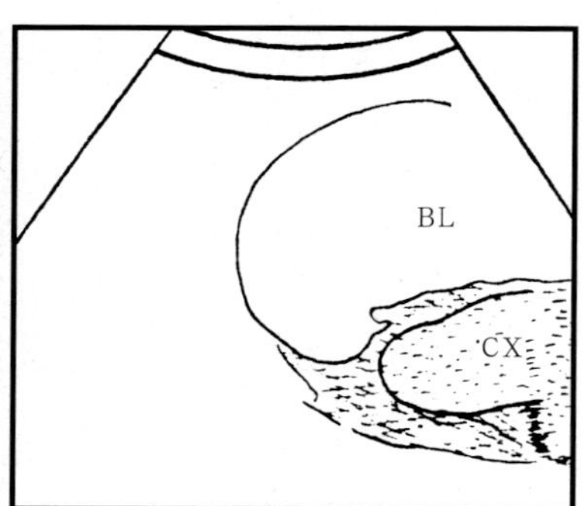

横切面，子宫颈偏于左侧左宫旁有侵犯

CX-宫颈　BL-膀胱

图 8-4-4 宫颈癌Ⅲ期

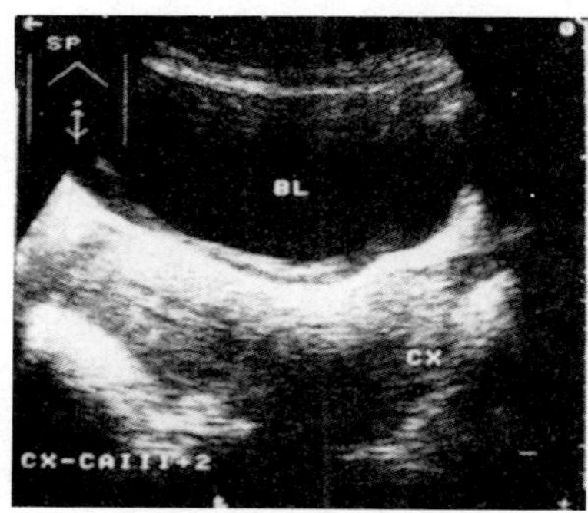

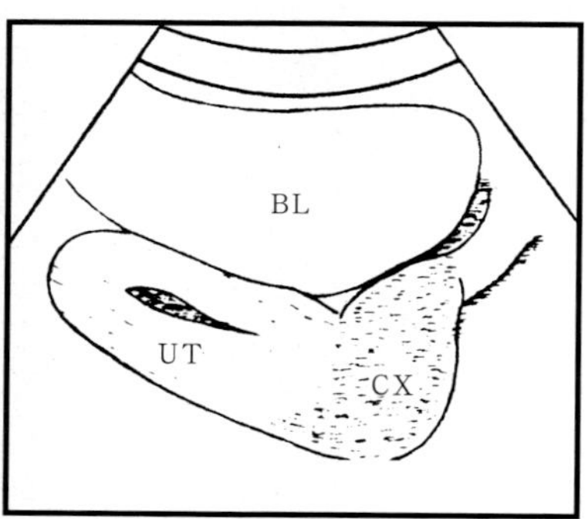

纵切面，宫颈癌为菜花型，子宫亦饱满，宫颈明显增大

UT-宫体　BL-膀胱

CX-宫颈肥大（菜花形病灶）

图 8-4-5 宫颈癌Ⅲ期

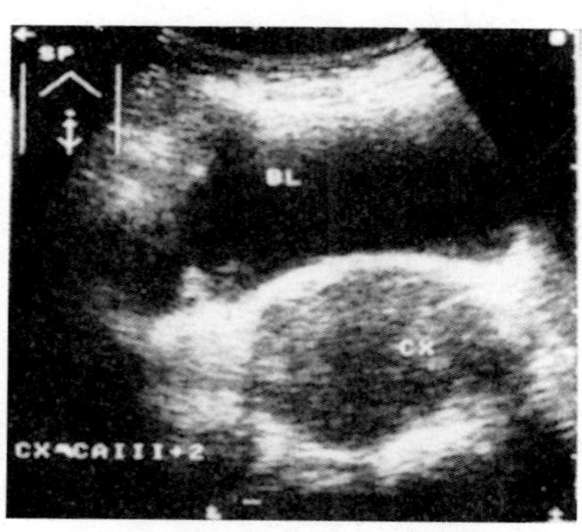

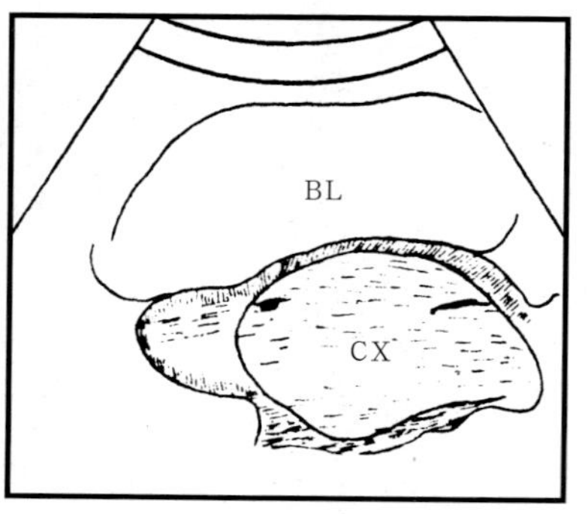

横切面，患妇46岁，菜花样宫颈癌为Ⅲ期

CX-宫颈　BL-膀胱

图 8-4-6 上病例宫颈癌的横切面

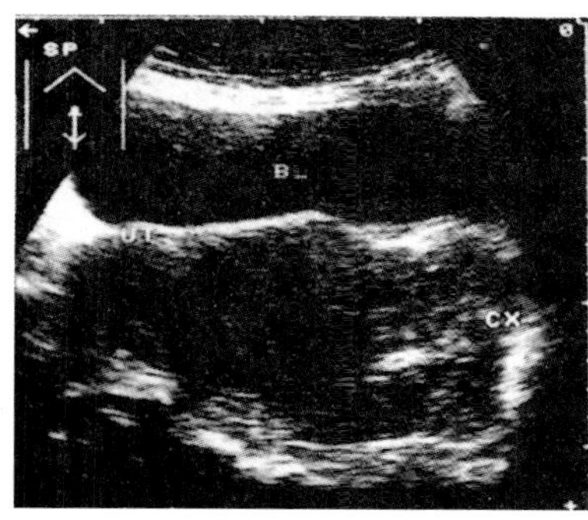

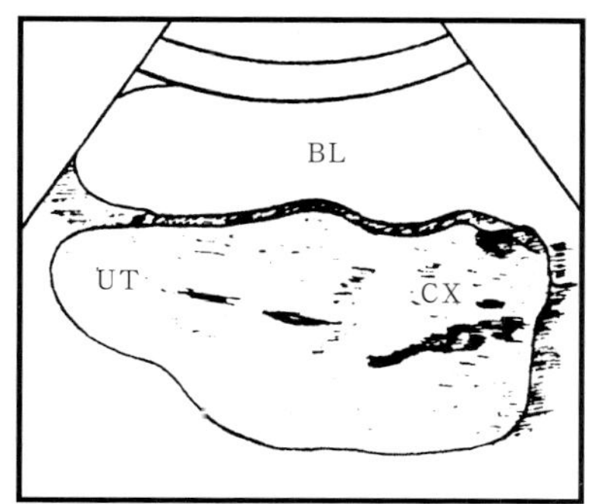

图 8-4-7　节结型子宫颈癌Ⅱ期

纵切面，子宫颈增大而宫体亦增大，宫颈癌组织内见光斑光条

UT-子宫　CX-宫颈

BL-膀胱

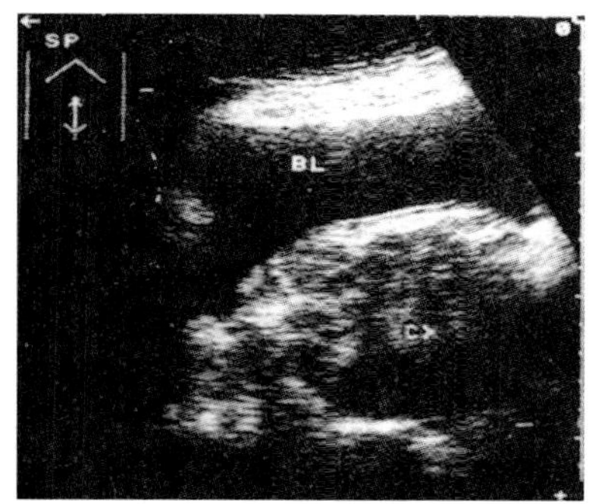

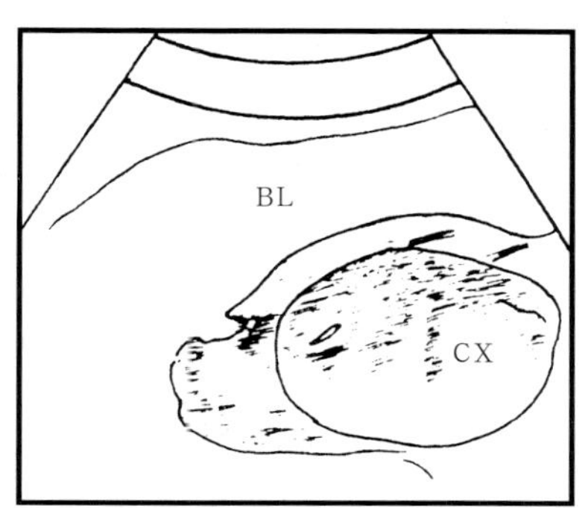

图 8-4-8　上病例宫颈癌横切面

横切面，子宫颈癌呈节结状，明显增大向两侧盆壁侵犯以左侧为重

BL-膀胱　CX-宫颈

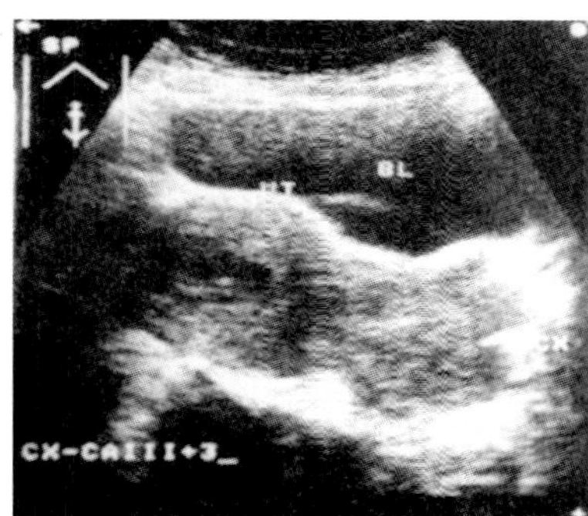

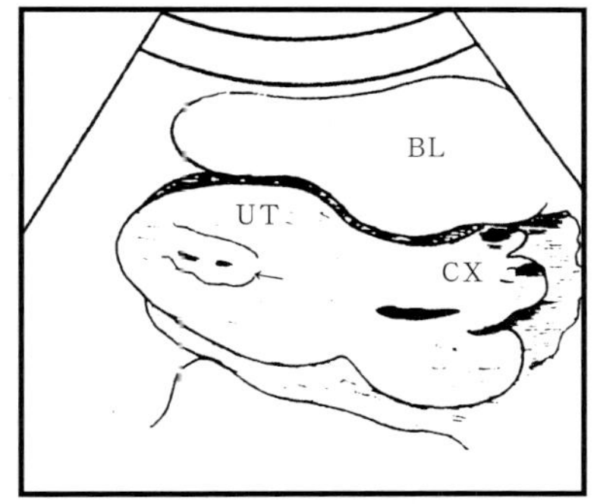

图 8-4-9　子宫颈癌Ⅲ期晚

纵切面，宫颈癌为结节状，其病变处有多个光斑，子宫腔内少量液体

UT-子宫　CX-宫颈

BL-膀胱

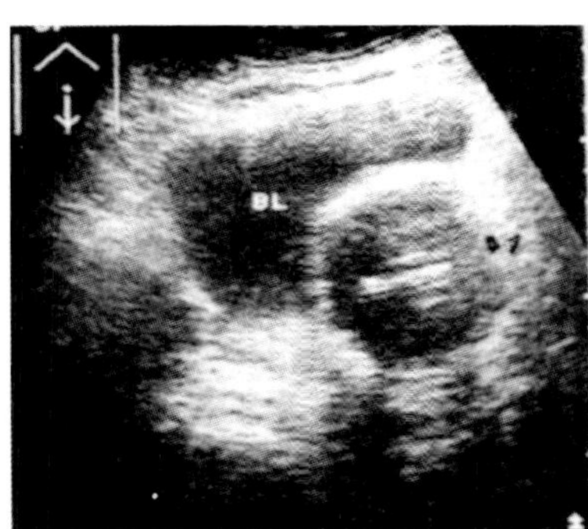

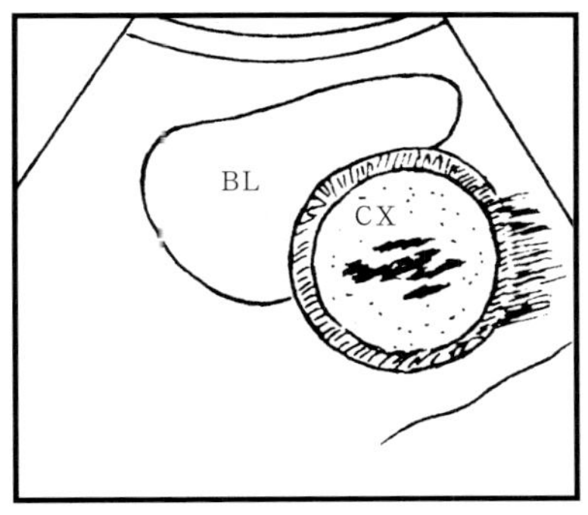

图 8-4-10　子宫颈癌Ⅲ期横切面

上同一病人，横切面，宫颈偏左，左宫旁受侵，宫颈癌组织内有光斑

CX-宫颈　BL-膀胱

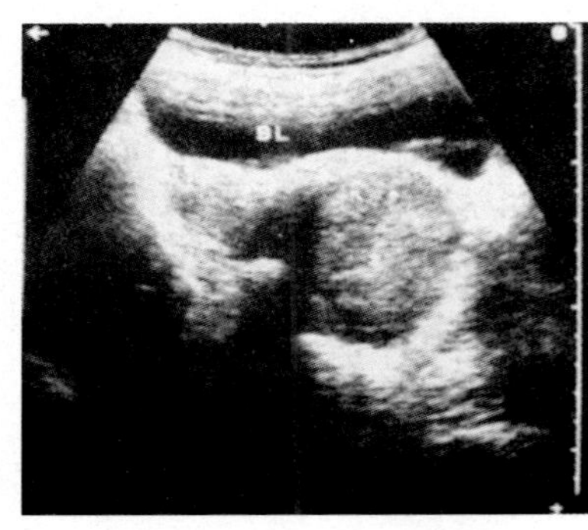

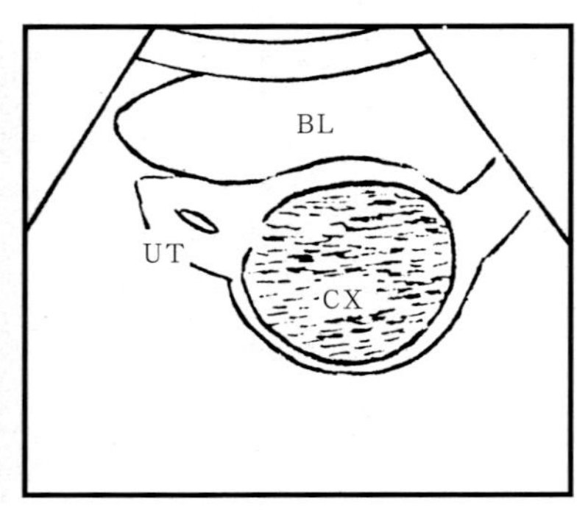

纵切面，节结型宫颈癌，54岁，子宫体很小，子宫颈呈球样增大，呈衰减型

UT-子宫　CX-宫颈

BL-膀胱

图 8-4-11 子宫颈癌Ⅲ期

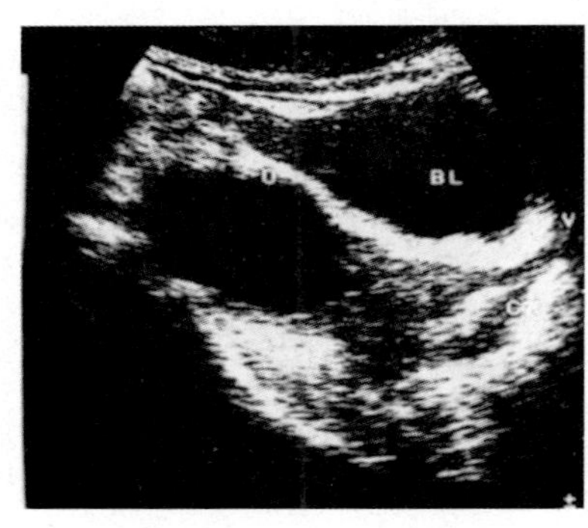

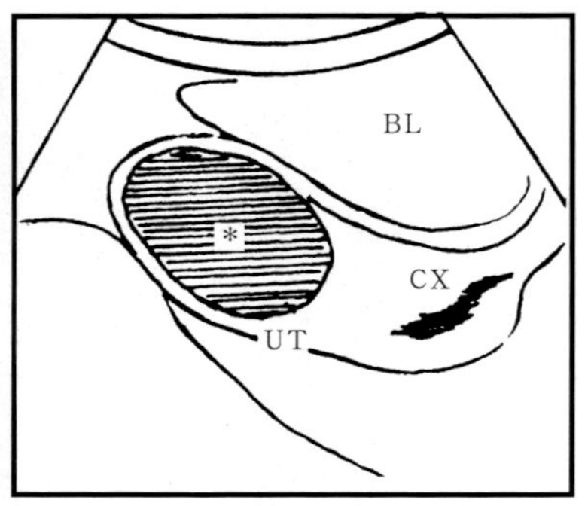

纵切面，因宫颈肿大，堵塞了颈管通路而致宫腔积液

UT-子宫　CX-宫颈

BL-膀胱　＊-宫腔积液

图 8-4-12 子宫颈癌Ⅲ期

二、子宫颈平滑肌肉瘤

平滑肌肉瘤为子宫肉瘤中最多见者，原发于子宫平滑肌，可位于宫颈，但位于宫体者比位于宫颈者高5~15倍。少见继发于子宫肌瘤者称为子宫肌瘤肉瘤变性。恶变率约0.4%~0.8%。

1.病理　肿瘤发生于肌层内，质地脆而软，有包膜或弥漫生长界限消失，剖面鱼肉状，血流较丰富。

2.临床表现　多见于青年妇女，肿瘤生长快，可大量出血。

3.超声诊断

（1）子宫体正常，内见宫腔波。

（2）子宫颈呈球样增大肿块。

（3）肿块回声衰减。

（4）肿块内有较丰富低阻血流（彩图8-4-16，彩图8-4-17）。

三、子宫颈透明细胞癌

此瘤来源于副中肾管上皮透明细胞，属乳头状囊腺类，含致密的结缔组织似纤维瘤，质硬致密。

1.临床表现　出血量多，宫颈肥大，脆糟。多见于青年妇女。

2.超声诊断　宫颈增大，实质性，血流丰富，子宫体正常大小（彩图8-4-18，彩图8-4-19）。

四、子宫颈葡萄状肉瘤

来源于中肾管上皮，少见，恶性度极高。多见于成年，子宫远端透明质软，圆形膨大呈葡萄状故名。

1.临床表现　阴道出血，宫颈膨大呈葡萄状。

2.超声诊断　子宫体正常大小或不规则，宫颈肥大，回声衰减，血流丰富。

五、子宫颈微偏腺癌（MDA）

是一种较特异的，少见的宫颈腺癌，占宫颈腺癌的1%～3%。

1.临床表现　缺乏特异性，但病人多以大量稀薄黏液白带来院就诊。妇科检查可发现子宫颈异常增大，可比正常宫颈大数倍，肿瘤呈向内生性快速发展，因癌变部位较深，常在5mm以上，如通过宫颈深部活检，可获确诊。取材表浅易漏诊。

2.超声检查

（1）子宫颈异常肿大。

（2）肿大的子宫颈内有多个小囊肿、小囊多深度浸润。

（3）病变部位血流丰富（彩图8-4-20，彩图8-4-21）。

六、子宫颈恶性滋养细胞肿瘤

子宫颈恶葡或绒癌是由宫体部病变转移而来，滋养细胞肿瘤历史，血HCG升高，阴道出血。

超声诊断：子宫颈肥大，回声衰减，血流丰富，低阻。

第五节　阴道肿瘤的超声诊断

一、阴道囊肿

1.临床表现　阴道囊肿多为包涵囊肿中肾管囊肿，前者囊肿较小，患者多无症状，无重要临床意义。中肾管囊肿可发生在阴道、卵巢冠及阔韧带等处，发生在阴道部者称阴道囊肿。卵巢冠、阔韧带等部囊肿可与阴道囊肿相通，此时囊肿较大，自阴道向盆腔延伸，可引起性交困难、疼痛及分娩梗阻。单纯性阴道囊肿多位于阴道侧前壁，多为单个，直径2～5cm，囊内含浆液性或乳白色液体。

2.超声诊断　阴道内可见椭圆形囊肿，壁薄光滑，内为无回声区，使阴道扩张。一般小型囊肿或位于阴道下段者超声不易发现（图8-5-1至8-5-3，彩图8-5-4）。

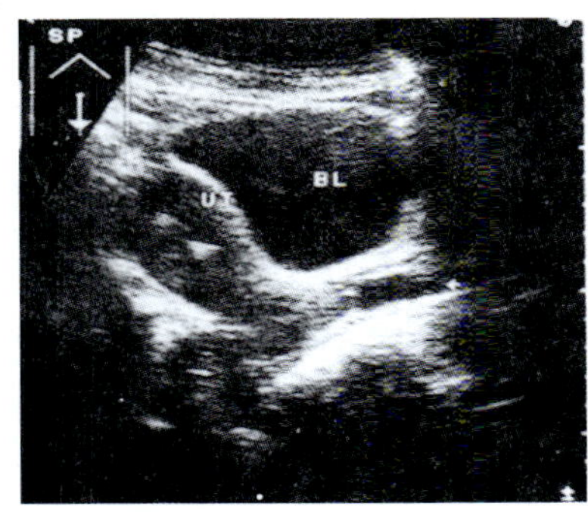

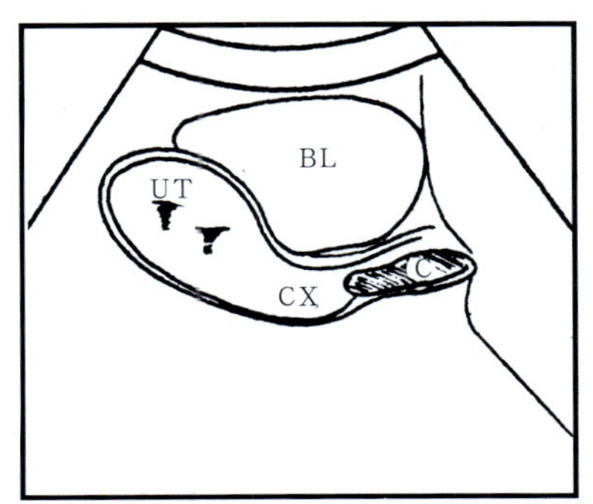

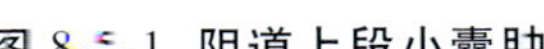

纵切面，阴道上段后壁见一扁圆形液性区

UT-子宫　CX-宫颈

BL-膀胱　C-囊肿

图8-5-1　阴道上段小囊肿

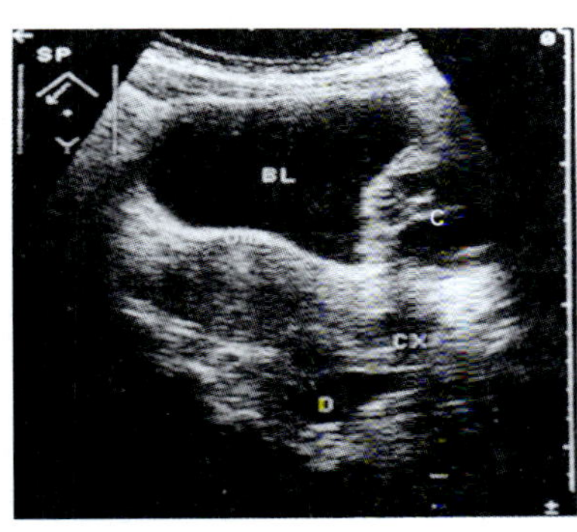

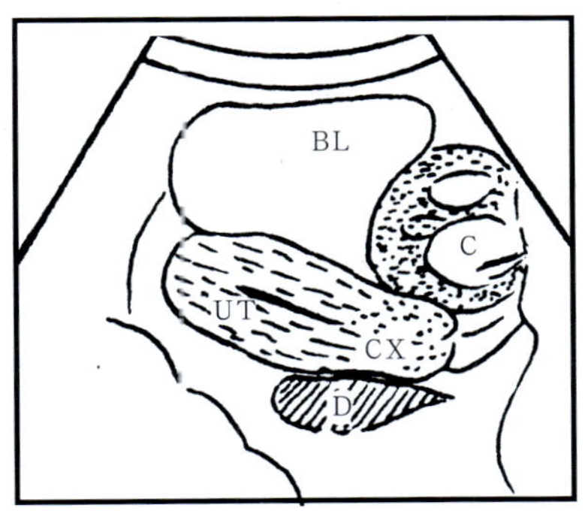

纵切面，子宫颈前上方突出一圆形囊肿，壁厚有膈

BL-膀胱　UT-子宫

CX-宫颈　C-阴道囊肿

D-直肠凹内含液区

图8-5-2　阴道上段前壁囊肿

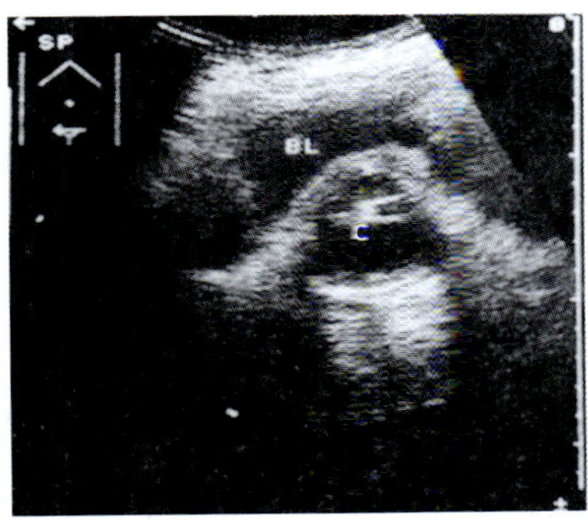

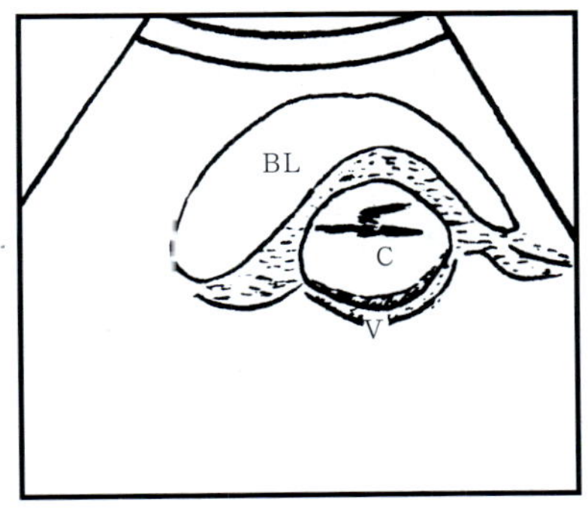

阴道囊肿横切面，壁较厚有膈，含液体

BL-膀胱　V-阴道

C-阴道囊肿

图8-5-3　和上图同一病例

二、阴道实性肿瘤

1.阴道良性实性肿瘤 较少见，包括纤维瘤、纤维肌瘤、乳头状瘤、血管瘤等，其中纤维及纤平滑肌瘤来源于阴道结缔组织和平滑肌层，多单个生长，好发于阴道前壁中段，可发生于任何年龄，肿瘤较小时无临床症状，肿瘤长大可出现白带增多、下坠感及膀胱直肠压迫症状。

2.恶性阴道肿瘤 包括阴道癌、绒癌及肉瘤阴道透明细胞癌等。

(1) 阴道透明细胞癌：为阴道内衰减包块(图 8-5-5)。

(2) 阴道转移癌：多继发于宫颈癌。超声可见穹窿部隆起包块，实质性，与子宫颈相连，表面不光滑，回声衰减（图 8-5-6，图 8-5-7）。

(3) 阴道肉瘤：一般分为两种：一为葡萄状肉瘤(胚胎性横纹肌肉瘤)，常见于3岁以内儿童，多发生于阴道上部或宫颈附近，为粉红色水肿息肉状肿物，大者充满阴道，恶性度极高；另一为平滑肌肉瘤，为发生在阴道后壁的浸润性硬结节，可使阴道狭窄，预后不佳。超声可见阴道正常形态被破坏，阴道内低回声肿块，边缘不规则，血流丰富（图 8-5-8）。

(4) 绒毛膜癌：几乎全部由子宫绒癌转移而来，阴道内病灶呈紫蓝色有韧性结节，从数毫米至 5 厘米直径，单发或多发，破溃后大出血。

位于阴道上 1/3 部肿瘤可检出，多为回声衰减实性肿块，表面不光滑，病灶周边及内部血流信号丰富，多可测得动脉频谱（图 8-5-9）。

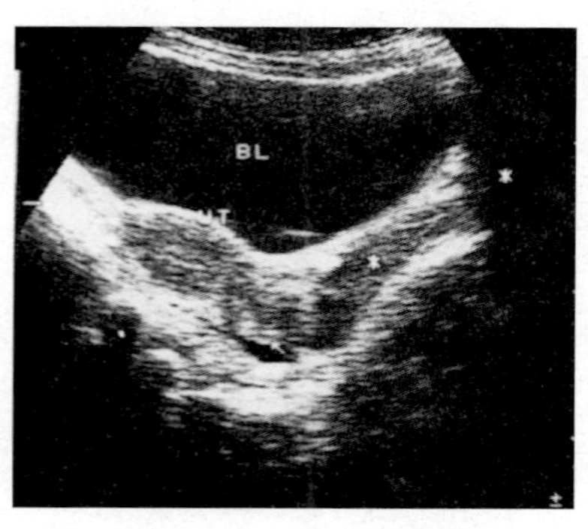

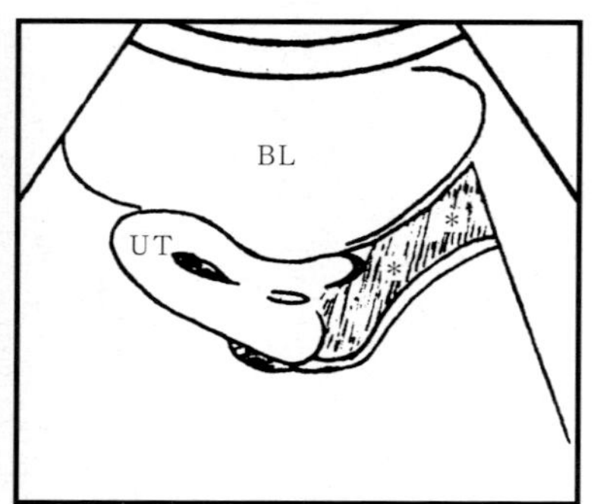

纵切面：子宫颈下方阴道后壁一厚层衰减实性区为癌组织

UT-子宫 BL-膀胱

＊＊-阴道透明细胞癌

图 8-5-5 阴道透明细胞癌

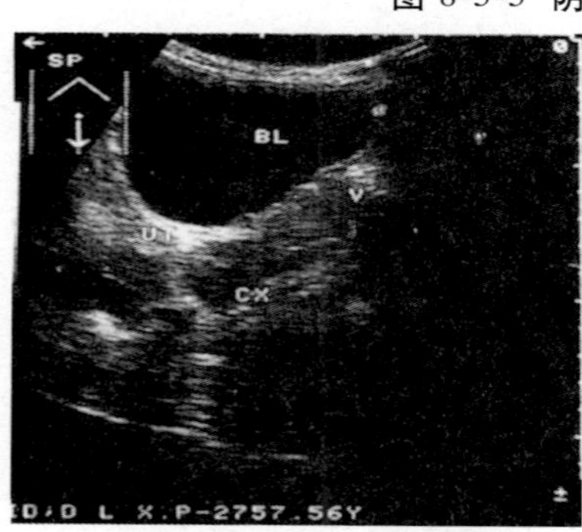

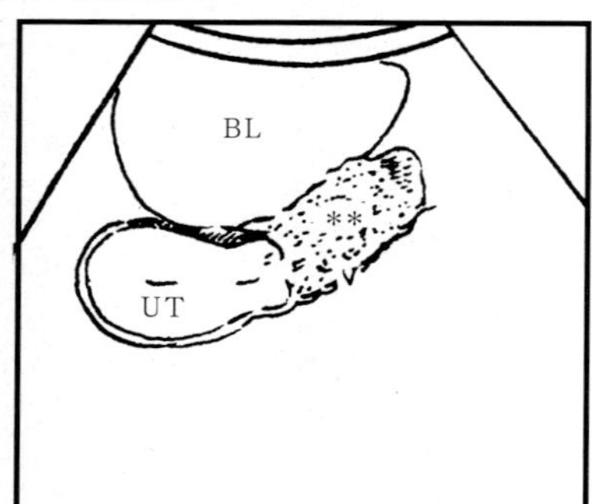

纵切面，由宫颈癌蔓延而来，阴道内见一长形实性包块，形态不规整

UT-子宫 V-阴道

＊＊-阴道内病灶 BL-膀胱

图 8-5-6 阴道鳞状上皮癌

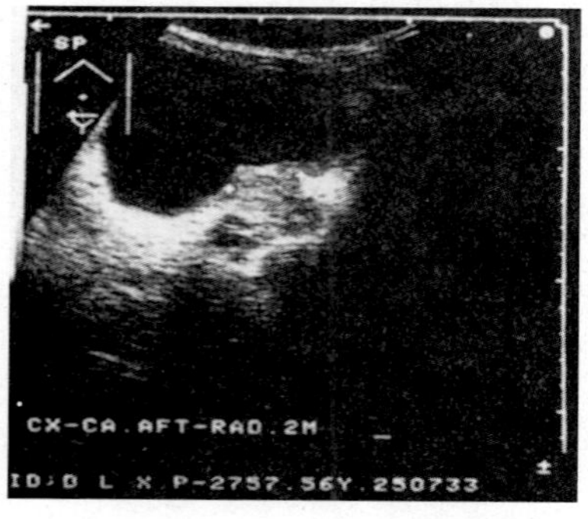

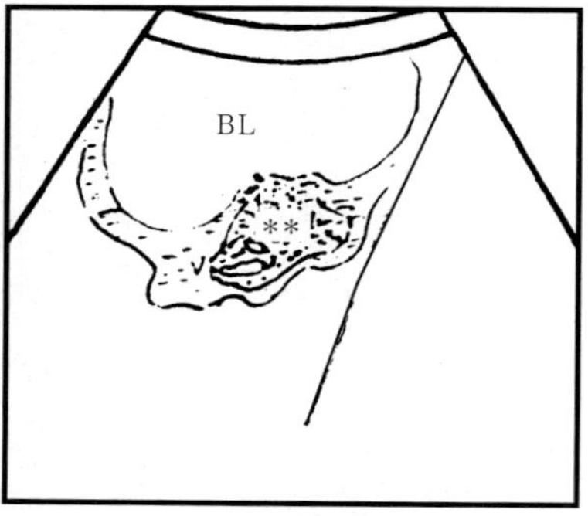

上一病例横切面，膀胱后方肿瘤组织形态不规整

BL-膀胱 ＊＊-癌组织

V-阴道

图 8-5-7 阴道鳞状上皮癌

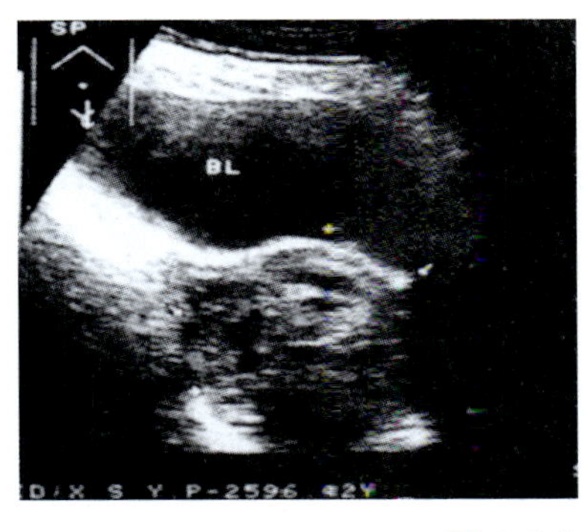

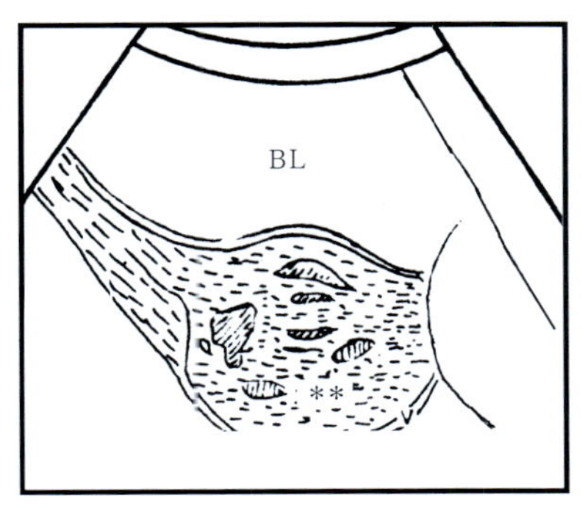

阴道内一实性圆形肿物，含多个衰减区

BL-膀胱 ＊＊-阴道肉瘤

图 8-5-8 阴道肉瘤

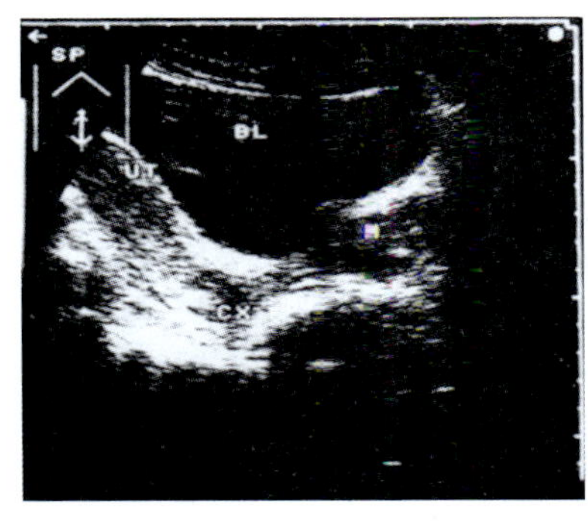

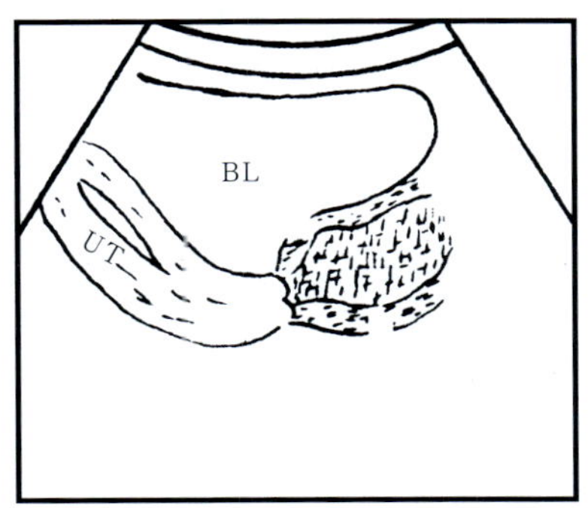

纵切面，子宫正常大小，阴道上段见一衰减包块，血流丰富

UT-子宫 BL-膀胱

M-阴道绒癌（转移瘤）

图 8-5-9 阴道绒癌（转移瘤）

第六节 卵巢非赘生性囊肿的超声诊断

卵巢非赘生性囊肿亦为常见的卵巢疾病，并非为卵巢肿瘤，而是一特殊性囊性结构。可来自卵巢的卵泡或黄体（月经期、妊娠期及滋养细胞瘤），是一种潴留性囊肿，多能自行消失。此外，尚有非赘性非生理性囊肿：有卵巢的“巧克力”囊肿、类瘤样的卵巢冠囊肿、多囊卵巢综合征、黄素囊肿、输卵管积水、卵巢血肿等，一并在本节内描述以便于鉴别。

一、卵泡囊肿

为生理性卵泡成熟后，移向卵巢边缘，成熟的卵泡长大至1.8～2.5cm，可以排卵。如果卵泡成熟后不破裂或闭锁，卵巢持续增大，使卵泡腔液体潴留就会形成卵泡囊肿。多发生在生育期。卵泡囊肿外观如水泡，突出于卵巢表面，常为单发性，囊壁光滑，壁薄透明，内充满清亮的黄色液体。一般大小为1～3cm直径，偶可达5～6cm。此种囊肿大多数无临床症状，逐渐自然吸收。偶有持续分泌雌激素引起宫内膜增生，使子宫不正常出血。囊肿增大时，可有患侧不适感或发生扭转甚至积血破裂而引起内出血急腹症，此时不易与异位妊娠区别。

超声图像可见附件区有一薄壁的小囊肿，单侧性最大很少超过5cm直径，内含清亮液（图8-6-1）。

二、黄体囊肿

黄体囊肿最为常见，属生理性在月经周期及妊娠期均可见到。正常黄体囊肿开始时直径仅1.2～1.7cm，以后逐渐消失。妊娠早期黄体继续增大而形成妊娠黄体囊肿，直径可达3cm大小，个别可增至10cm直径。声像图同上，早孕期过后，逐渐消退（图8-6-2，彩图8-6-3）。

三、黄素囊肿

此为滋养细胞疾患合并的一种特殊卵巢囊肿。由大量绒毛膜促性腺激素刺激引起，常为双侧性、多囊性，分膈，表面凹凸不平，壁薄，内含清亮液体，大小差异悬殊（图8-6-4）。

超声图像可见滋养细胞疾患。

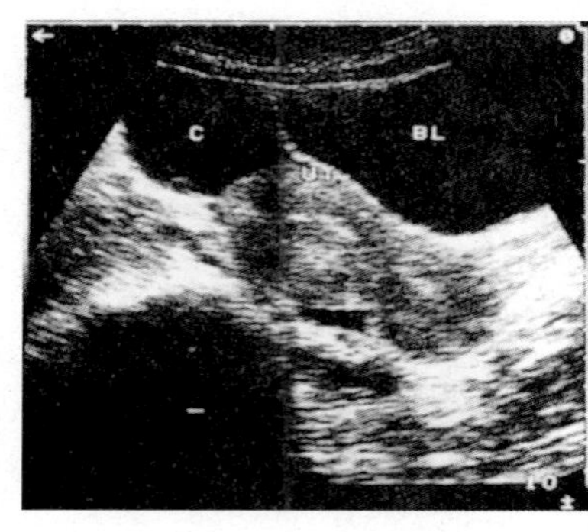

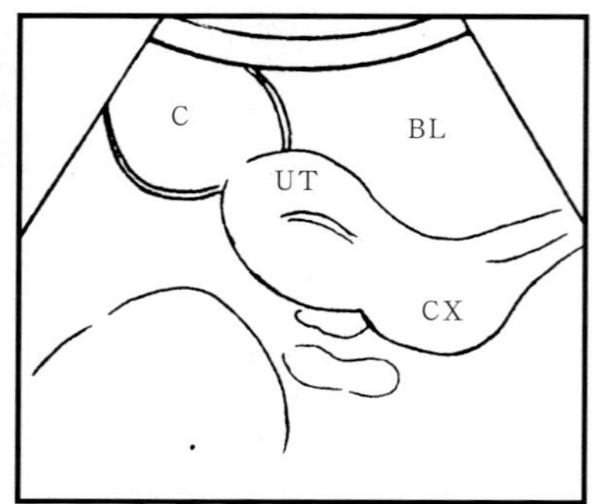

纵切面，月经第16天，子宫上方见一单纯囊肿，直径约3cm，内含清亮液

UT-子宫　BL-膀胱

C-卵泡囊肿　CX-宫颈

图 8-6-1 卵泡囊肿

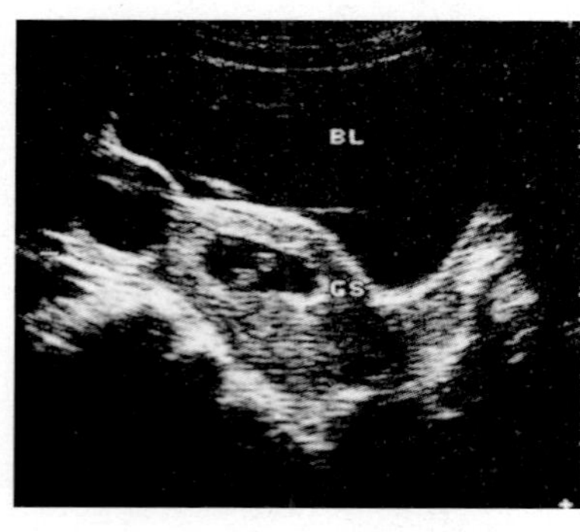

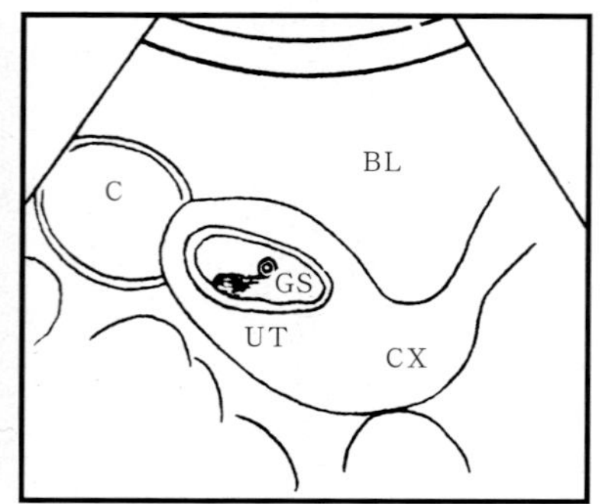

早孕可见胎囊，其上方见一小黄体囊肿

GS-胎囊　UT-子宫

BL-膀胱　C-黄体囊肿

CX-宫颈

图 8-6-2 妊娠黄体囊肿

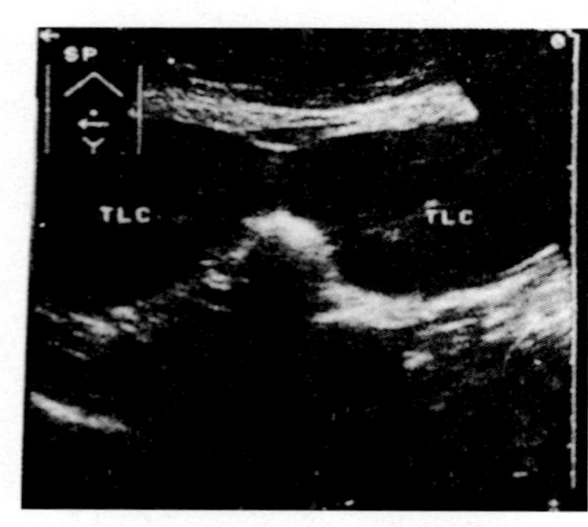

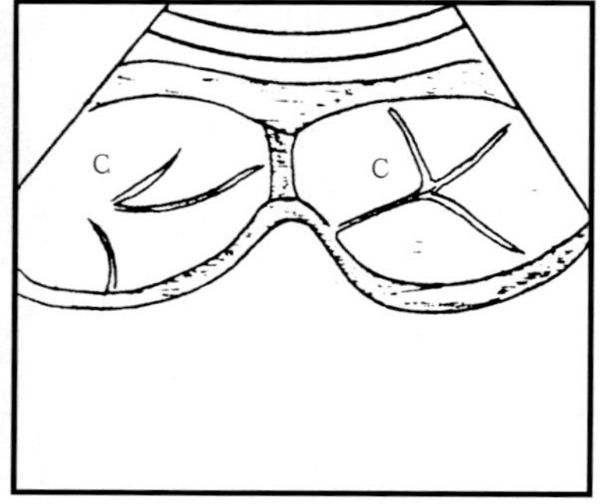

子宫上方见两个较大黄素化囊肿，内含车轮状分隔，此病人为葡萄胎患者

TLC（C）-黄素化囊肿

图 8-6-4 双侧黄素囊肿

四、多囊卵巢综合征

少见，其临床表现及病理改变极其复杂，除两侧卵巢多囊性增大外，临床常伴有月经稀发或闭经、不孕、多毛、肥胖等症状，故称为多囊卵巢综合征。两侧卵巢增大，比正常可大1～4倍，外观珍珠样白色，有光泽，包膜紧张、光滑、增厚，触之有张力、囊性感。双侧卵巢增大可不一致，亦有不增大者。切面：包膜一致性增厚，膜下有许多小囊肿，多少不等，多者排列成行可达数十个。囊肿大小不等，一般不超过1cm。囊肿内面光滑，腔内含清亮液。子宫较小。

超声图像可见双侧性卵巢增大（1～4倍），包膜厚而回声略强，包膜下有许多小囊肿，多少不等，直径多不超过1cm。囊肿内面光滑含清亮液。子宫正常大小或小于正常，内膜可见（图 8-6-5，彩图 8-6-6）。

五、卵巢血肿

根据血肿形成时间不同，可分为卵泡血肿及黄体血肿。

1.卵泡血肿　成熟的卵泡膜层破裂，引起出血或血液流入卵泡腔内。肉眼见卵巢含一出血性小囊，临床检查可触及一增大的囊性卵巢，有压痛。除非血肿破裂，否则无明显临床症状。超声可见一侧卵巢囊性扩大，内含光点或液面。

2.黄体血肿　与卵泡血肿类似，血肿累及黄体腔，血肿破裂可发生内出血和急腹症，重者表现如同输卵管妊娠破裂。超声检查一侧卵巢囊性增大，大小不一，大者可达4～8cm，内含液平面往往下方为密集光点，上层为清亮液。多数黄体血肿卵巢增大内含絮状物及血液。

以上血肿结局可以不同，除上述破裂外，可继发感染，自行消退，机化，液化或形成潴留囊肿（彩图8-6-7～8-6-9，图8-6-10，图8-6-11）。

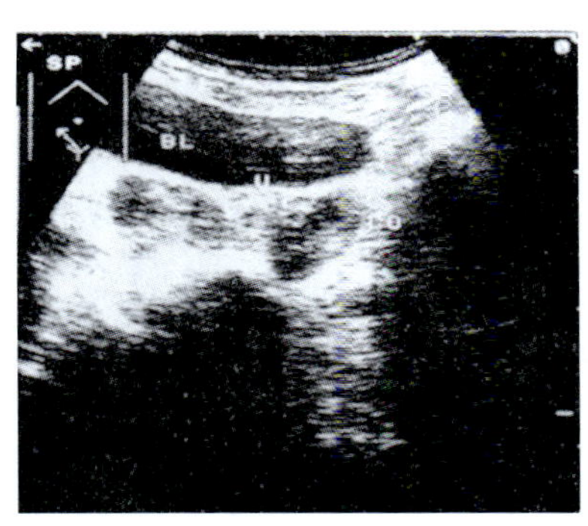

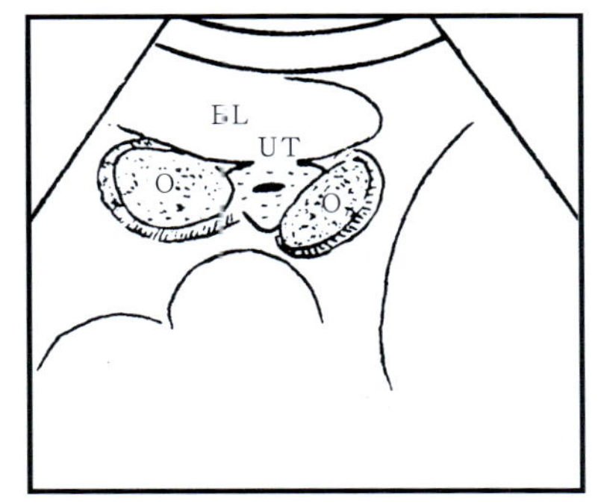

横切面，子宫较小，两侧可见大于子宫两倍的卵巢，包囊较厚

BL-膀胱　UT-子宫

O-两侧增大卵巢

图8-6-5　多囊卵巢综合征

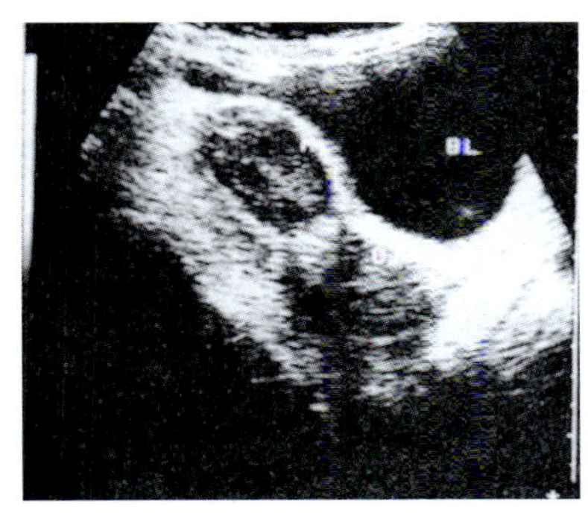

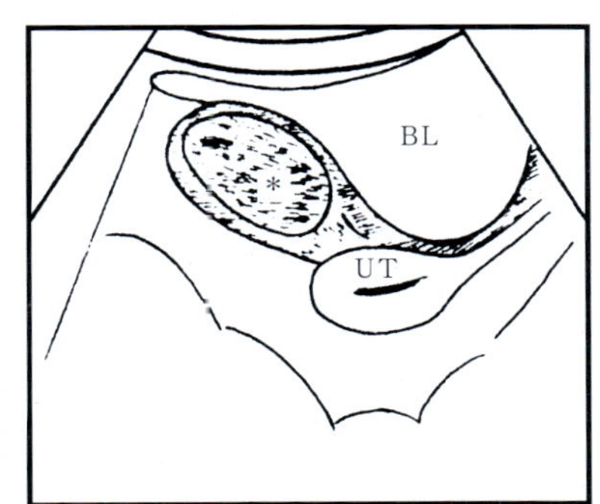

子宫之右上方见一增大卵巢内有出血

UT-子宫　＊-卵巢出血

BL-膀胱

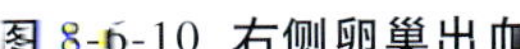

图8-6-10　右侧卵巢出血

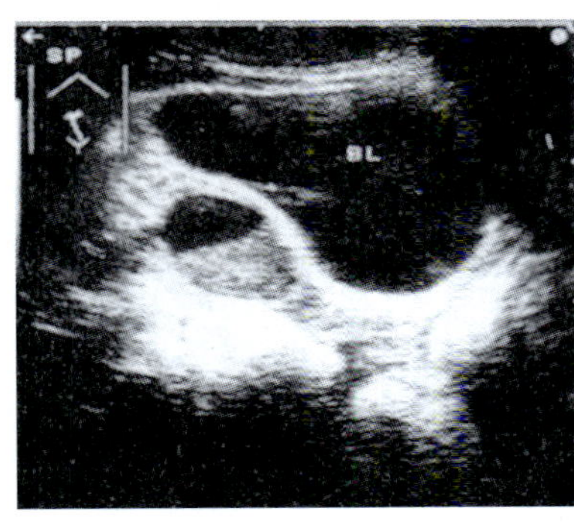

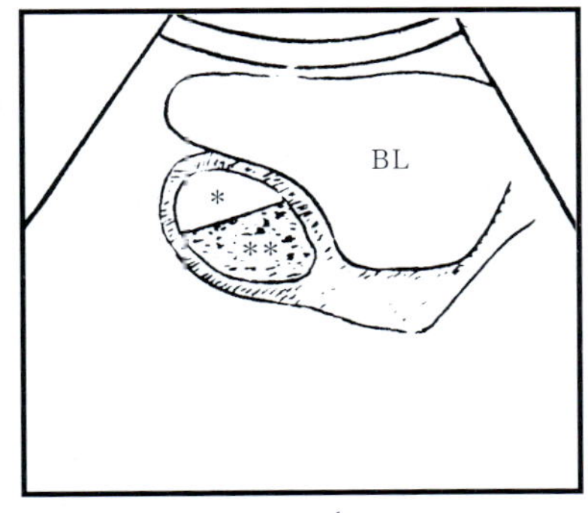

子宫右侧见一小囊肿，其内含液，平面下方为血，上方为清亮液

BL-膀胱　C-卵巢血囊肿

＊-清亮液　＊＊-血液

图8-6-11　卵巢黄体血肿

六、卵巢冠囊肿

卵巢冠囊肿属于类瘤样病变，约占附件肿物的10%。卵巢冠乃是午非氏体遗迹，位于输卵管与卵巢门的两叶阔韧带之间的输卵管系膜内。其远侧盲端扩大成较大囊肿。输卵管被拉长，伏于囊壁上，可见伞端，卵巢正常。

超声图像可见卵巢冠囊肿为单房、薄壁的囊性肿物，内为无回声液性区。小者可位于子宫旁或位于直肠窝内，大者多位于子宫上方，与膀胱相邻，其间仅有一很薄的膈，容易与较大卵巢单纯囊肿相混淆，注意必须找出患侧卵巢则诊断可成立（图8-6-12，彩图8-6-13）。

七、卵巢子宫内膜囊肿（又称“巧克力”囊肿）

子宫内膜可侵犯许多器官，卵巢为最易受侵犯器官，约占外在性内膜异位症的80%。卵巢胀大而成为出血性囊肿，又称“巧克力”囊肿（图8-6-14），超声图像请见子宫内膜异位症章节。

八、其他非赘生性囊肿

如腹膜囊肿、输卵管积水等，均应与卵巢囊肿相鉴别，参见前图7-7-20（图8-6-15～8-6-19）。

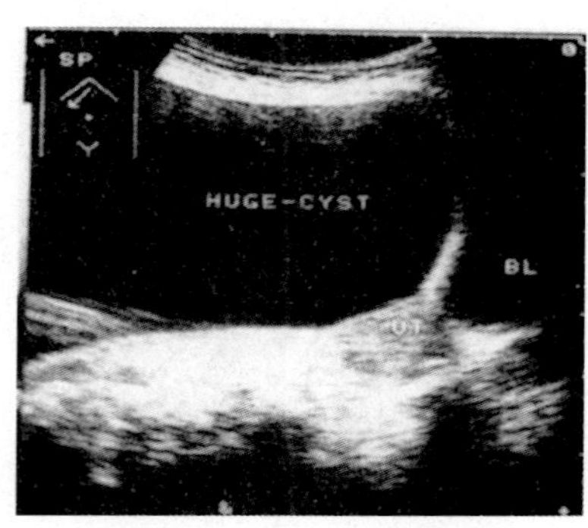

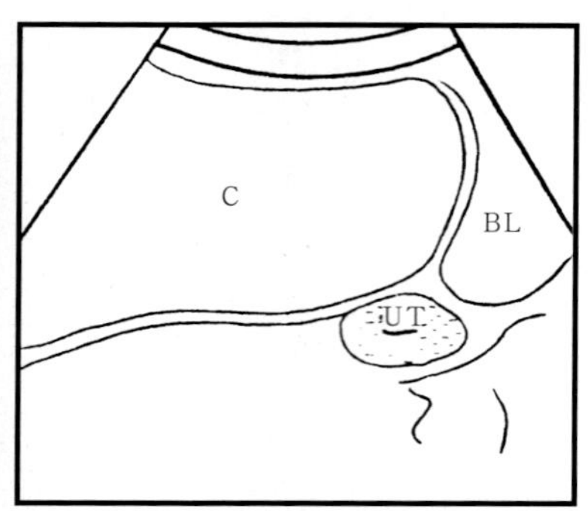

子宫之上方见一大囊肿，囊液清亮与膀胱以一薄膈相邻，可见此侧卵巢

UT-子宫　BL-膀胱

C-卵巢冠囊肿

图 8-6-12 卵巢冠囊肿

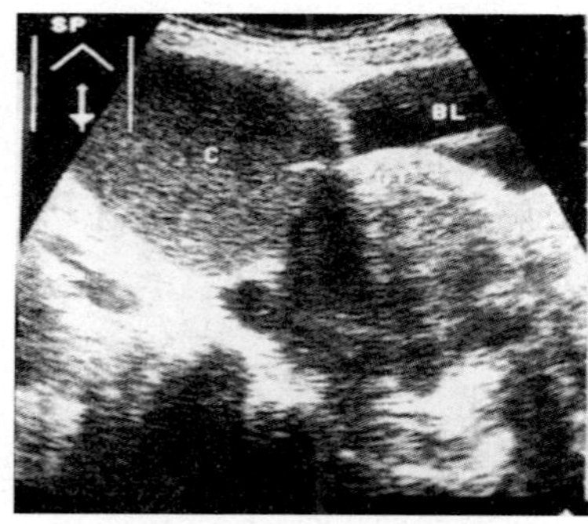

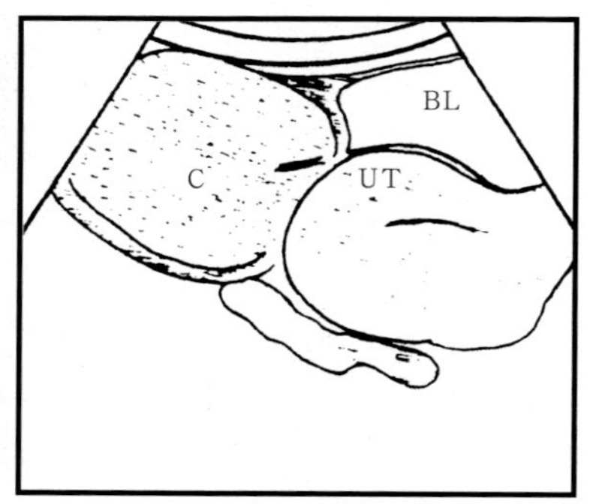

纵切面，子宫球样增大，回声不均，其上方见一囊肿含密集光点

UT-子宫　BL-膀胱

C-巧克力囊肿

图 8-6-14 “巧克力”囊肿合并肌腺病

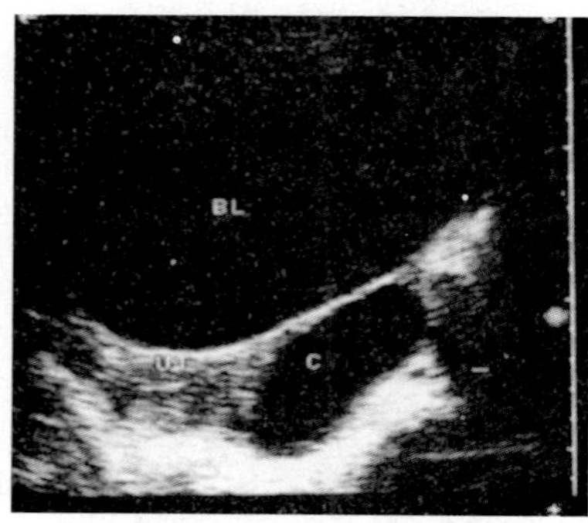

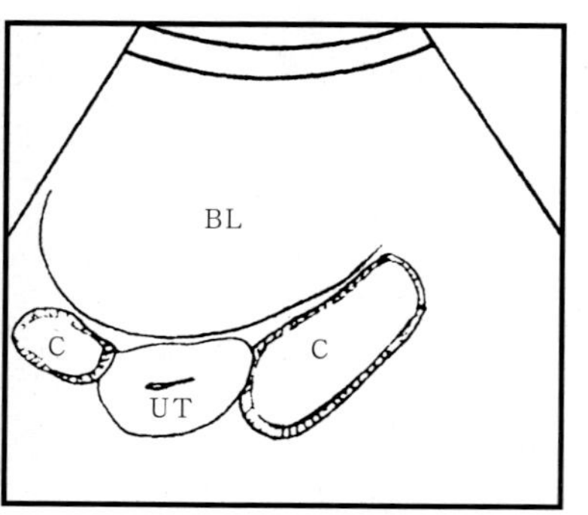

左侧输卵管积水为长圆形，右侧积水较小

UT-子宫　BL-膀胱

C-双侧输卵管积水

图 8-6-15 输卵管积水

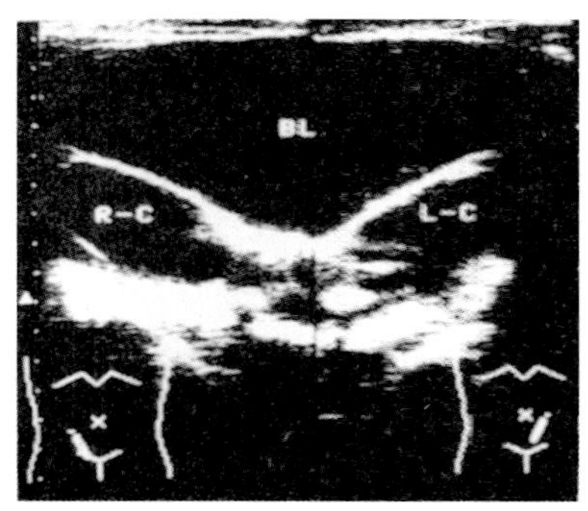

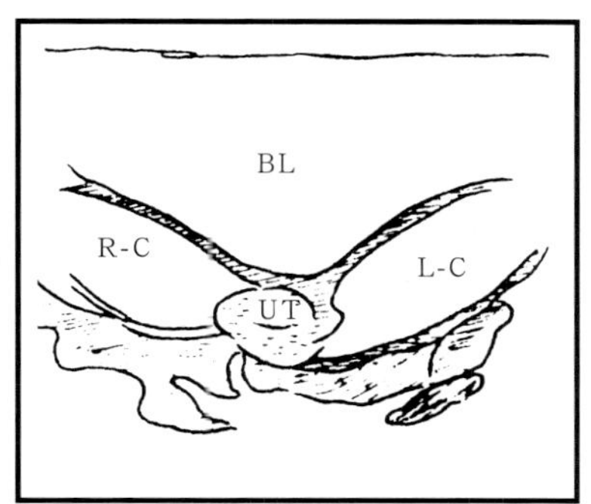

图 8-6-16　双侧输卵管积水

子宫之两侧上方见长圆形囊性肿物

UT- 子宫　BL- 膀胱

R-C- 右侧输卵管积水

L-C- 左侧输卵管积水

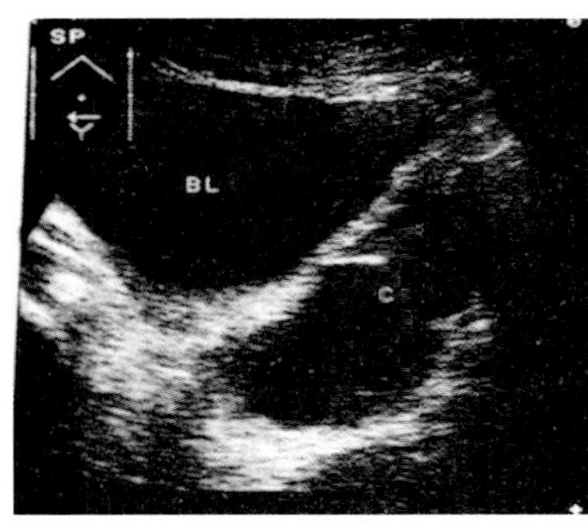

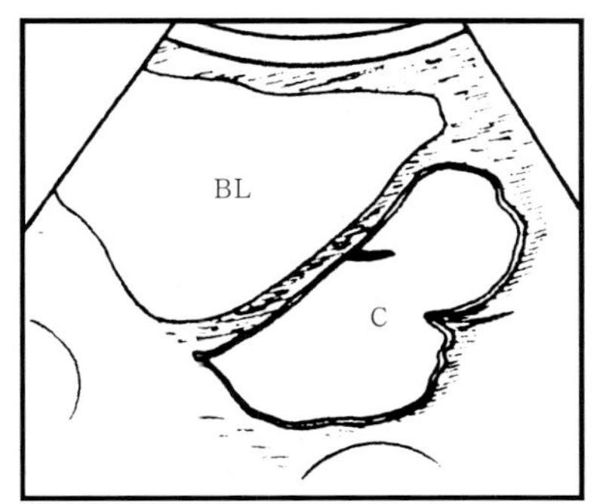

图 8-6-17　左侧输卵管积水

左侧一长圆形囊肿

BL- 膀胱　C- 输卵管积水

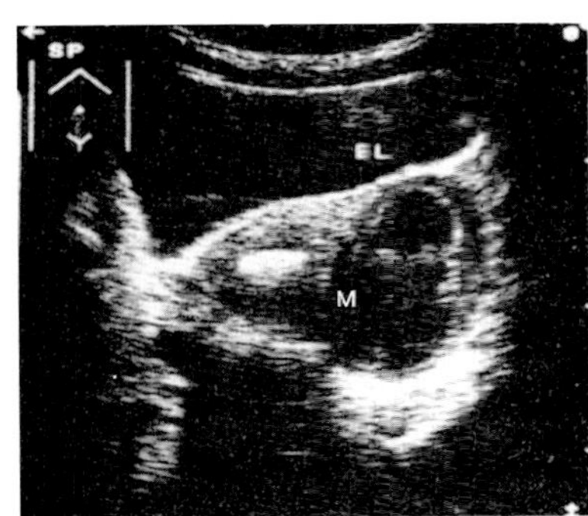

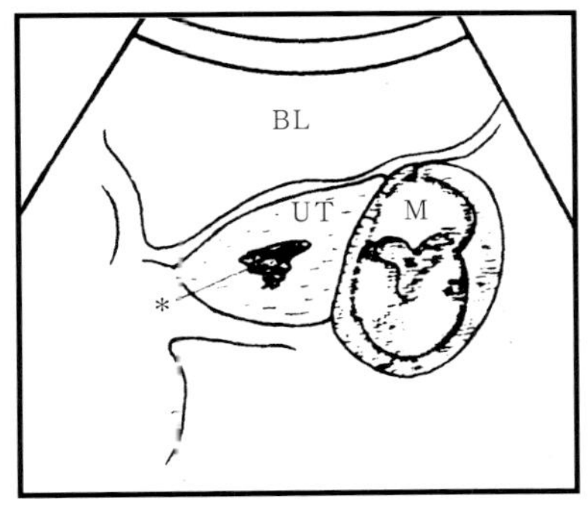

图 8-6-18　左侧附件炎性包块

横切面，子宫腔内见节育器，子宫左侧一混合性包块为输卵管卵巢脓肿

UT- 子宫　＊ -IUD

M- 炎性包块　BL- 膀胱

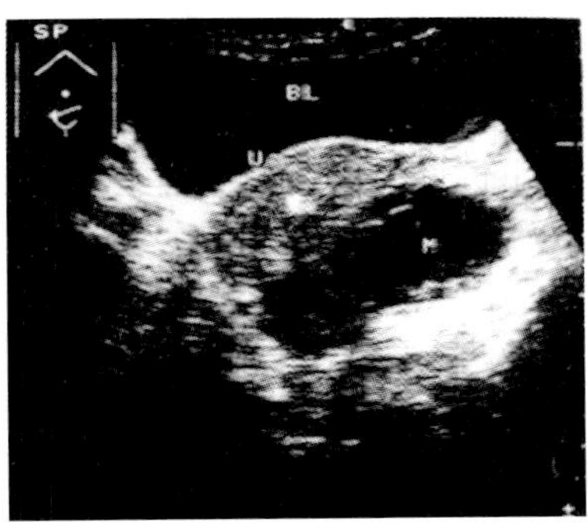

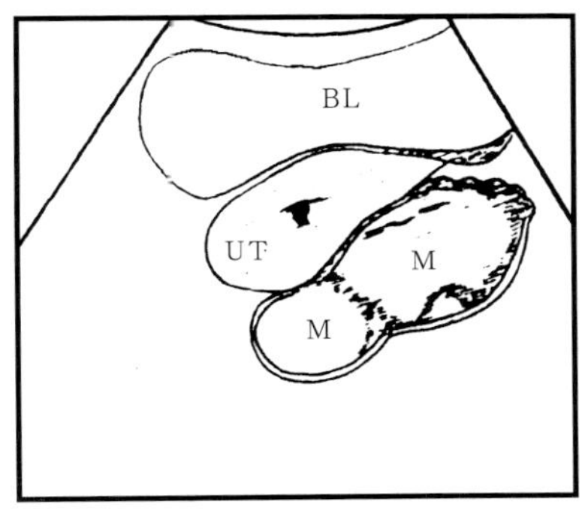

图 8-6-19　输卵管卵巢脓肿

横切面，子宫之左后方见一哑铃状囊肿，内含混浊回声，此为脓肿消炎后好转

UT- 子宫　M- 炎性包块

BL- 膀胱

第七节　卵巢赘生性肿瘤的超声诊断

卵巢是人体中较小的器官，但可发生多种类型的肿瘤，其无论在组织发生上、病理形态上以及临床表现上均非常复杂。除原发肿瘤外，尚有转移肿瘤：有囊性、混合性、实性、一侧性、双侧性、良性、恶性及功能性等。卵巢肿瘤多数为囊性（约占80%），实性较少见。良性与恶性之比为9∶1。卵巢恶性肿瘤占妇科恶性肿瘤的15%。

超声图像与各种类型卵巢肿瘤的大体剖面的形态有极其良好的相关性，实际上超声图像即为肿瘤大体标本各个切面的投影。各种类型卵巢肿瘤均有其个自的特殊形态，这样特殊形态亦反映到超声图像上，因此，在推测卵巢肿瘤的种类与性质上是可行性的。例如，卵巢黏液性囊腺瘤与癌，浆液性囊腺瘤与癌，纤维瘤、勃伦那瘤、畸胎瘤等均有各个特殊形态。可以使超声医师做出正确判断。虽然如此，但也有相当部分卵巢肿瘤其形态没有特异性，在诊断上带来困难。

由于卵巢肿瘤种类复杂和多样性，往往给超声工作者带来困惑。作者将所有常见的各种卵巢肿瘤，根据形态学的分析和影像学角度分为以下五类进行描述。

一、卵巢肿瘤的影像分类

卵巢肿瘤的影像基本上可分为以下五类。

（1）浆液性囊腺瘤及囊腺癌。

（2）黏液性囊腺瘤及囊腺癌。

（3）卵巢良性囊性畸胎瘤与低分化畸胎瘤。

（4）卵巢实性及偏实性肿瘤。

（5）卵巢转移癌。

二、卵巢肿瘤的临床表现

卵巢肿瘤早期无任何症状，仅在肿瘤长大或晚期时才出现症状。

1.症状

（1）下腹不适感：多为最初症状，由于肿瘤本身重量或肿瘤移动时牵扯韧带，致使下腹坠胀感。

（2）盆腔内肿物：患者发现下腹肿物或感到腹部胀大。

（3）月经紊乱：多数卵巢肿物并不引起月经紊乱，少数具内分泌功能肿瘤可引起月经紊乱。

（4）腹痛：多在肿瘤发生蒂扭转或破裂时出现腹痛，尤其是突然腹疼。此外，恶性卵巢肿瘤晚期多引起腹痛、腿痛。

（5）压迫症状：巨大卵巢肿瘤可压迫横膈引起呼吸困难、心悸。如合并大量腹水，或麦格综合征均可引起压迫症状。

（6）恶病质：卵巢恶性肿瘤晚期可出现重病容，显著消瘦，面部痛苦貌，贫血及衰竭状态。

2.体征

（1）腹内肿块：小型卵巢肿瘤须经双合诊才能扪到，肿物超过手拳大时可在腹部触及。如足月妊娠子宫大小者，称为巨大卵巢肿瘤，常见于多房的黏液性囊腺瘤或癌。肿瘤无触痛，恶性者多不活动。

（2）腹水症状：出现腹水常为恶性肿瘤的征兆，但良性卵巢肿瘤如纤维瘤等亦可出现腹水。但恶性肿瘤患者腹水生长迅速，且多为血性。

（3）内分泌症状：如多毛，阴蒂肥大，嗓音变粗为卵巢男性化肿瘤，青春期前出现第二性征早熟。绝经期后又有月经来潮等可能为粒颗层细胞瘤。

三、良性与恶性卵巢肿瘤声像图鉴别

卵巢肿瘤的良、恶性在声像图上可以做出鉴别见表8-1（图8-7-1、8-7-2），但最终还须靠病理诊断。

表8-1　卵巢肿瘤良性、恶性声像图鉴别

	良性卵巢肿瘤	恶性卵巢肿瘤
囊实性	绝大多数为囊性	混合性或实性
肿瘤壁	壁薄、清楚、整齐	肿瘤壁厚薄不均、不清晰、凸凹不平、不规则
腹　水	无腹水（少数例外）	多数伴腹水
内回声	较单纯，囊内分隔薄而均匀多为无回声区，内壁光滑，或有小乳头	肿瘤内回声复杂，奇形怪状，有实性、混合性和囊区，分隔厚薄不均，大实块，多发乳头，多房状，多隔，多种多样回声

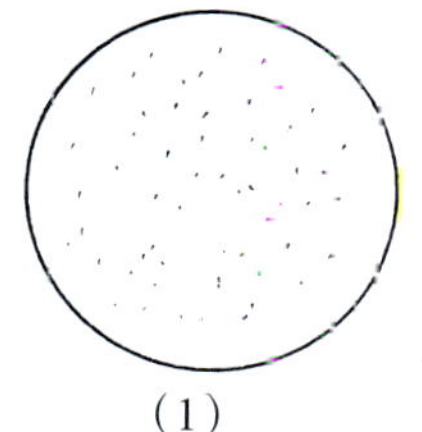
(1)

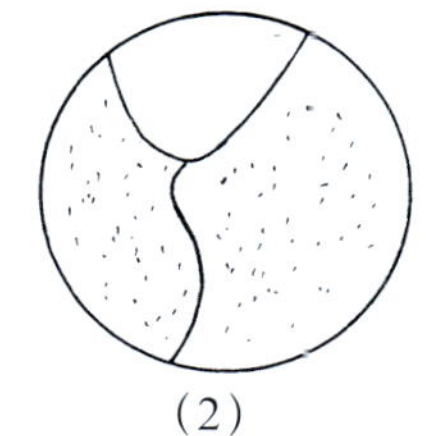
(2)

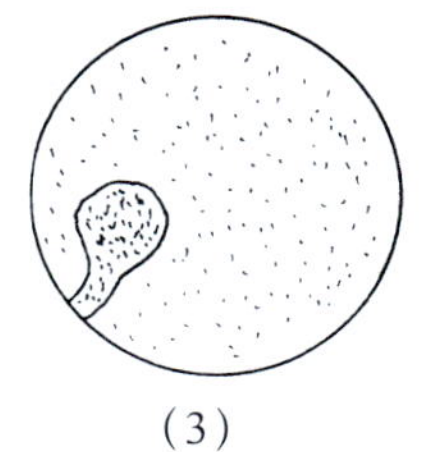
(3)

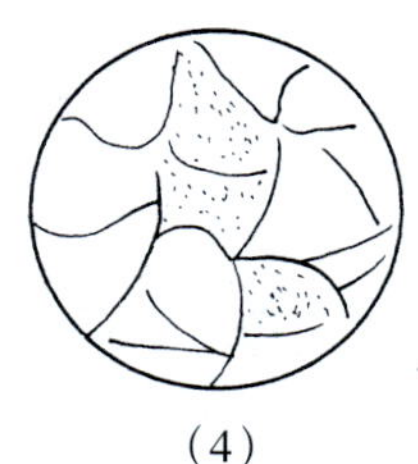
(4)

图 8-7-1　良性卵巢囊性肿瘤超声图像示意图

（1）单纯性卵巢囊肿，其中含液性暗区或有少许颗粒，壁薄光滑
（2）卵巢囊肿内见少量分隔，光滑，壁亦薄，少许颗粒
（3）卵巢囊肿内有单个小乳头，有少许颗粒
（4）卵巢囊肿内有较多光滑分隔，壁亦光滑，有少许颗粒

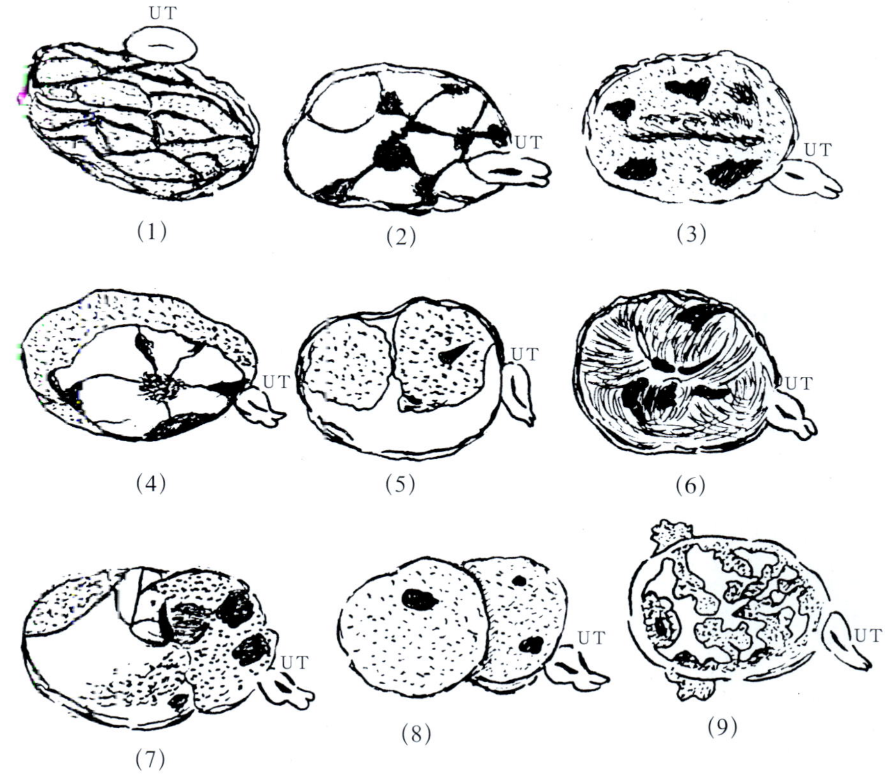

图 8-7-2　部分卵巢恶性肿瘤超声图像示意图

（1）卵巢囊性肿瘤：内为网状分隔，不光滑，粗细不均，囊壁较厚，多见于黏液性囊腺癌

（2）卵巢囊性肿瘤：内有分隔，粗细不均，尤其在分隔交界处出现较大的结节状实性肿块，多见于浆液性囊腺癌

（3）卵巢实性肿瘤：瘤内以实性为主，回声可衰减或中等质密或疏松常含有退行性小囊，多见于卵巢实性肿瘤

（4）卵巢囊性肿瘤：围绕囊肿内壁，有一层较厚的实质性衬里，亦可见少量分隔，多见于浆液性囊腺癌

（5）卵巢囊肿：内壁突出大块状实质性结节，或多个乳头其余部分可为囊液或少量分隔，实性块有时可充满囊腔，多见于浆液性囊腺癌

（6）卵巢囊肿：内为须发样分布，由一主干伸出许多须条状物交织成网或排列成梳状，此梳状结构漂浮在囊液中，多见于黏液性囊腺癌

（7）卵巢囊肿实囊混合：囊内含有实性区、分隔、或强回声光团、面团征或脂液分层等，结构较复杂。多见于恶性畸胎瘤

（8）双侧实质性卵巢肿瘤：双侧性，回声中等或衰减，较大肿瘤常在子宫上方靠拢，含有小的退化囊亦有较大的或多数的囊，多见于卵巢转移瘤

（9）卵巢囊性肿瘤：内壁乳头丛生，塞满囊腔时则回声偏实，较疏松状多见卵巢子宫内膜样癌

四、常见的各种卵巢肿瘤的超声诊断

1.浆液性囊腺瘤及囊腺癌(上皮性肿瘤) 浆液性囊腺瘤，为最常见肿瘤。约占卵巢所有肿瘤的20%～30%，但具有较高的恶性变倾向，约有45%～50%变为恶性。肿瘤常为单侧，约1/4为双侧，好发于30～40岁间。肿瘤图像，良性的结构简单，恶性的形态复杂。

（1）病理

①单纯性浆液性囊腺瘤：囊肿大小不一，较黏液性者小，表面光滑，蓝灰色，圆或长圆形。切面多为单房（60%），壁光滑，内含物为淡黄色液体，囊液混浊。

②浆液性乳头状囊腺瘤：瘤体外表光滑，呈圆或椭圆形，有少量隔，房内多个小乳头，乳头多少不等可穿透囊壁向外蔓延。少数为外生乳头，常伴腹水，肿瘤种植可引起所谓的“浆液性乳头状瘤病”。另外一种形式为较小疣状乳头覆盖内壁。

③浆液性囊腺癌：浆液性囊腺瘤恶变或原发性浆液性囊腺癌多表现为双侧性，表面粗糙或有粘连。切面呈偏实性，囊内多被增生的乳头所充塞，其乳头有较大者呈大实性肿块；或溶合呈衬里状厚层实区，质脆易碎裂，常伴有出血坏死，内容呈浆液血性。外生性乳头或内生乳头可破壁向盆腔周围蔓延，常包围子宫而成复杂肿瘤包块。

（2）超声诊断

①单纯性浆液性囊腺瘤：浆液性囊腺瘤直径小时（<直径3cm）常为单纯性，但囊液混浊；如腺瘤中等大小时可出现少量乳头须警惕有恶性可能；如已形成浆液性囊腺癌时，囊内出现片状小疣状乳头或实性大块状乳头，或溶合成衬里状；晚期乳头可塞满囊腔（图8-7-3）。

②浆液性乳头状囊腺瘤：单房或有少量的隔，有单个或少数内生性乳头，轮廓清晰。另一种形式为囊肿的壁较厚，内壁不平，呈毛刷样，实际此为小疣状乳头，覆盖部分内壁，乳头较大者突出（图8-7-4～8-7-6，彩图8-7-7，彩图8-7-8）。

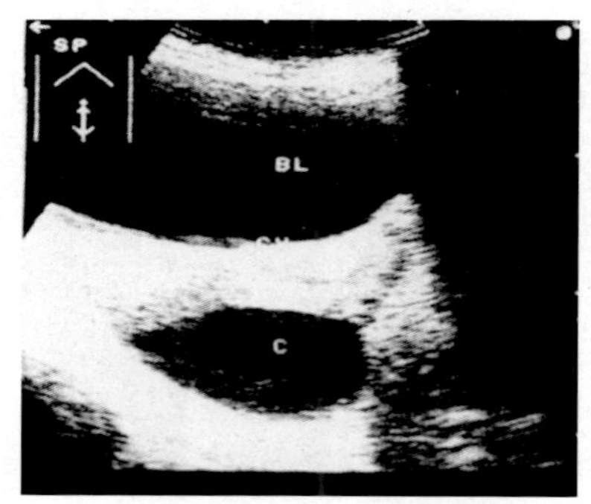

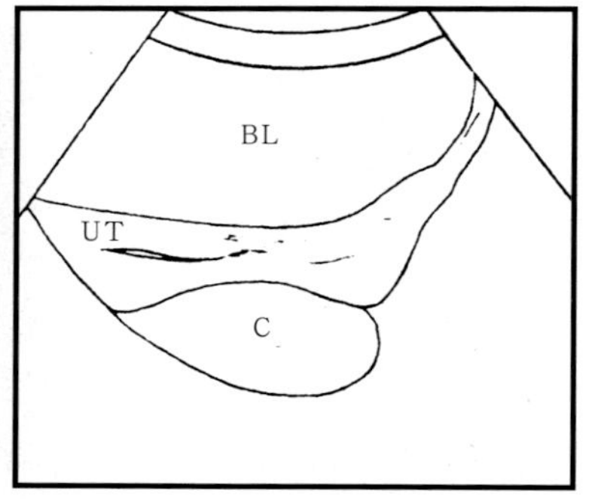

纵切面：子宫之后方可见一长圆性囊肿，囊内有少量颗粒

UT-子宫　C-囊肿　BL-膀胱

图8-7-3 单纯浆液性囊腺瘤

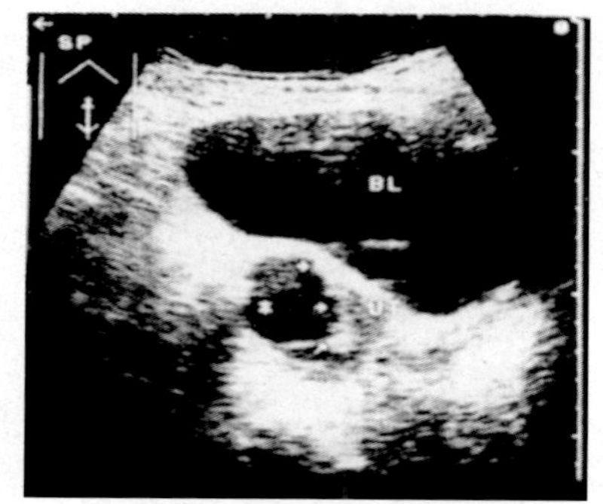

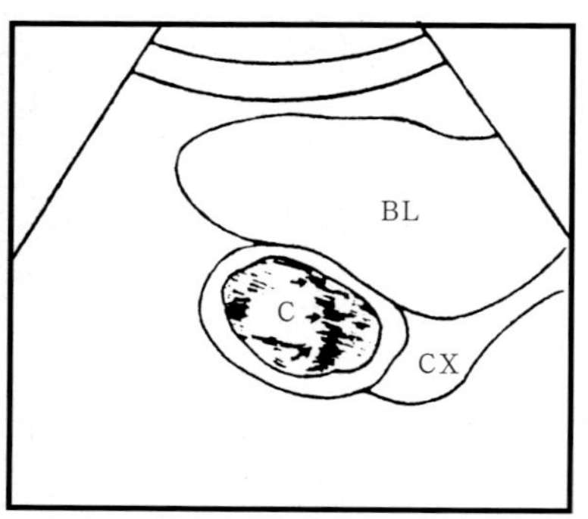

纵切面，在子宫右上方可见一小型囊肿，囊液略混浊，内壁呈毛刷状，回声如箭头所指

UT-子宫　CX-宫颈

C-囊肿　BL-膀胱

图8-7-4 小疣状乳头状浆液性囊腺瘤

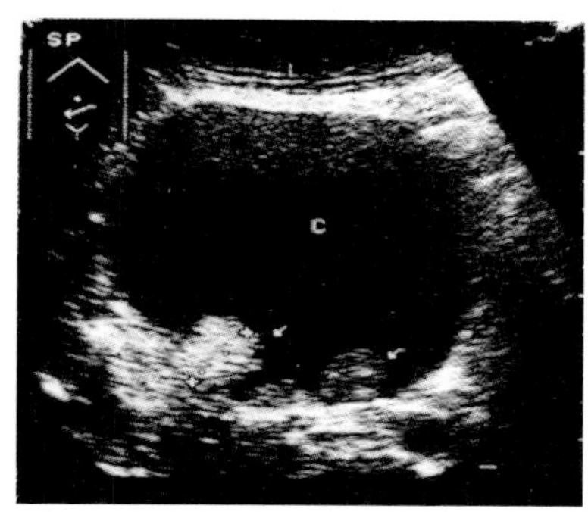

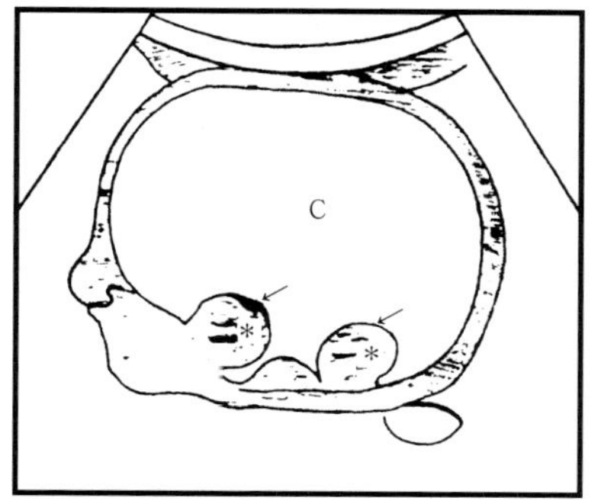

横切面，圆形卵巢囊肿，从囊肿后壁突出数个乳头，如箭头所指，囊液有少许颗粒
C- 卵巢囊肿　＊ - 乳头

图 8-7-5　卵巢乳头状浆液性囊腺瘤

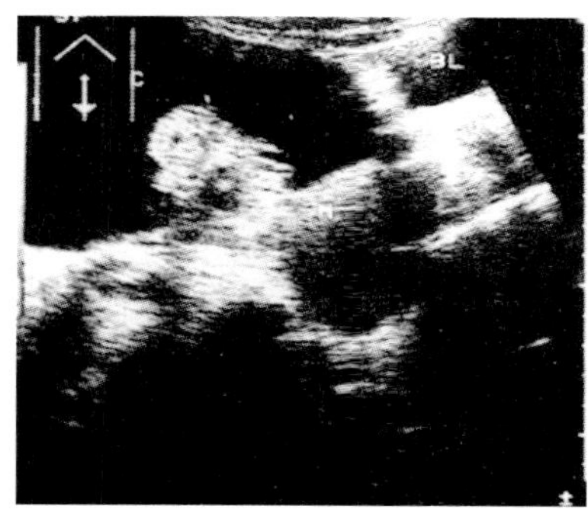

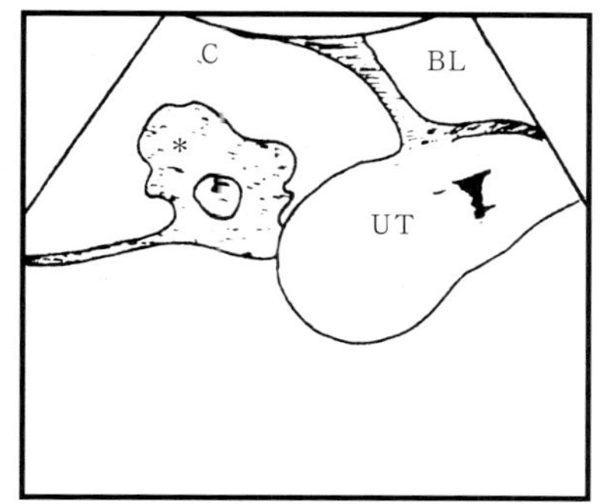

纵切面，子宫后倾位其上方见一囊肿，从囊内壁突出一乳头，基底较宽
UT- 子宫　BL- 膀胱
C- 囊肿　＊ - 乳头

图 8-7-6　卵巢乳头状浆液性囊腺瘤

③浆液性囊腺癌：常为囊实性，囊壁较厚，内回声较复杂，本癌特点为囊内壁上突出较大实性块，量多时呈偏实性包块；或内层隆起一层很厚的实性区似囊内衬里；少量囊内隔局部变厚呈厚薄不均状；如乳头向壁外生长则在子宫周围及盆腔内蔓延形成盆腔内复杂的实囊性肿块，并常合并腹水（图 8-7-9～8-7-16，彩图 8-7-17～8-7-23）。

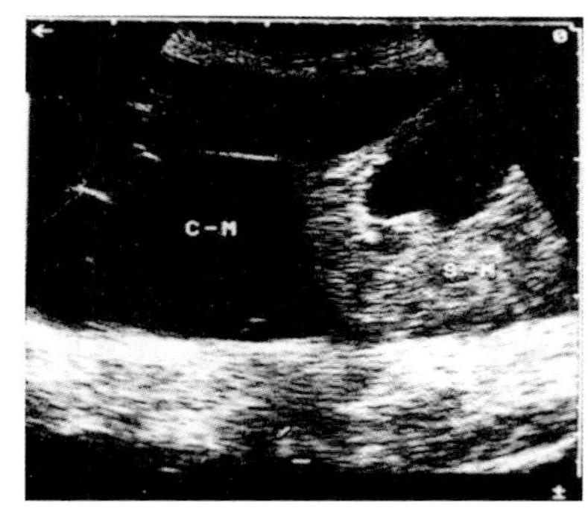

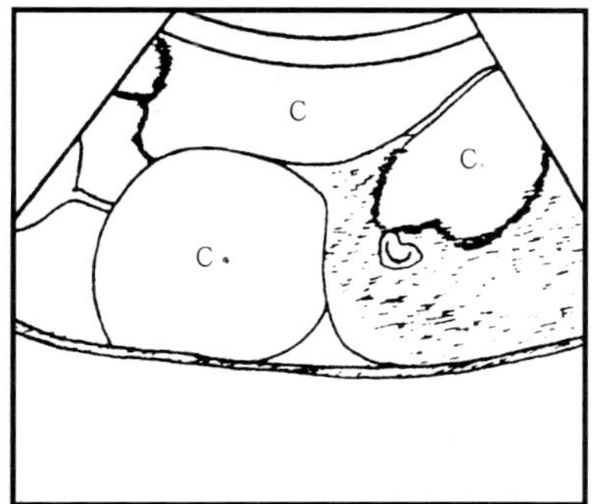

肿瘤纵切面，有一大囊肿，可看清囊壁，内含少量分隔，从隔及内壁生长出实性区域亦有囊性区
SM- 实性区　C- 囊肿

图 8-7-9　卵巢浆液性囊腺瘤

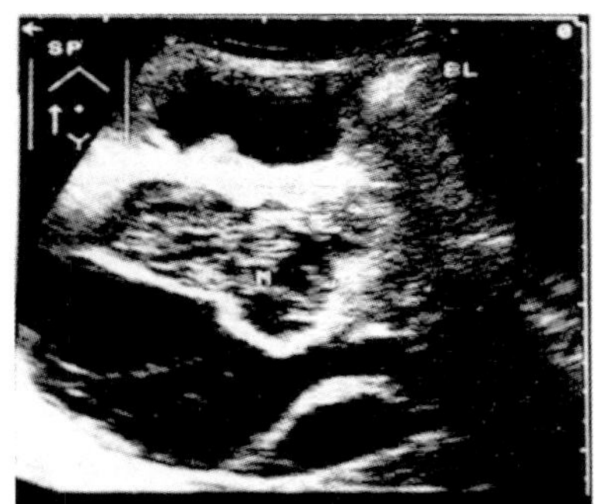

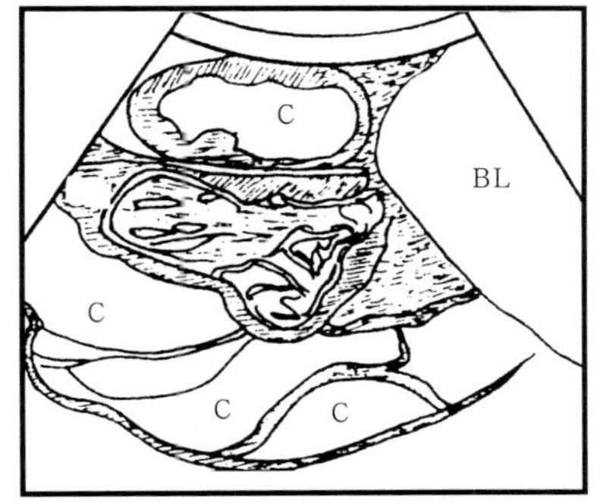

右侧纵切面，囊较大，囊壁清楚，囊内少量分隔较粗，并有大块实性区，隔间可见囊区可见血流。
BL- 膀胱　SM- 实性区
C- 囊肿　BL- 膀胱

图 8-7-10　卵巢浆液性囊腺瘤

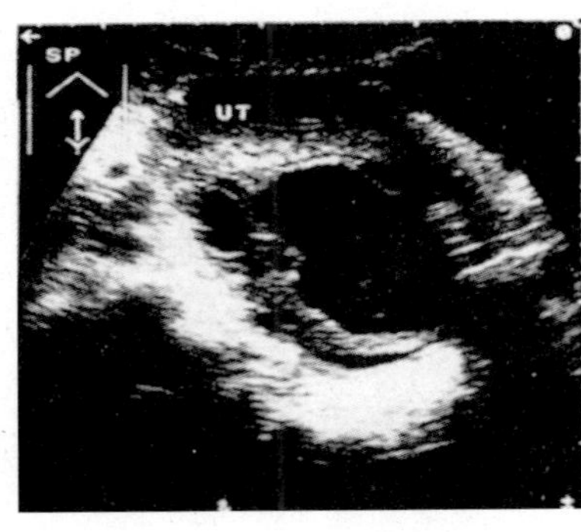

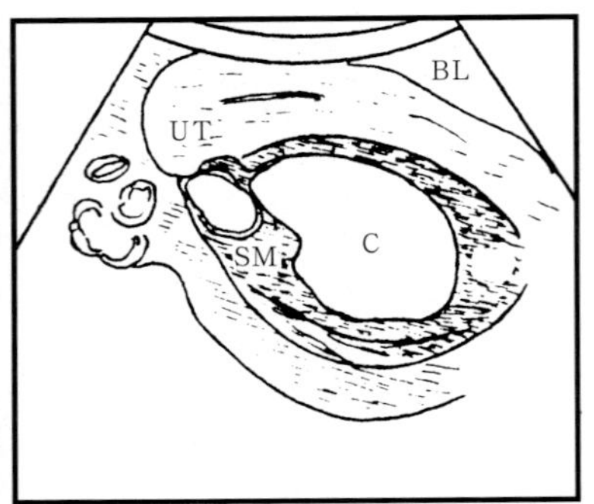

图 8-7-11 卵巢浆液性囊腺癌

纵切面，上方为子宫，子宫后方可见一囊性肿物，有较厚的实性衬里及囊性区

UT- 子宫　SM- 实性区

C- 囊肿　BL- 膀胱

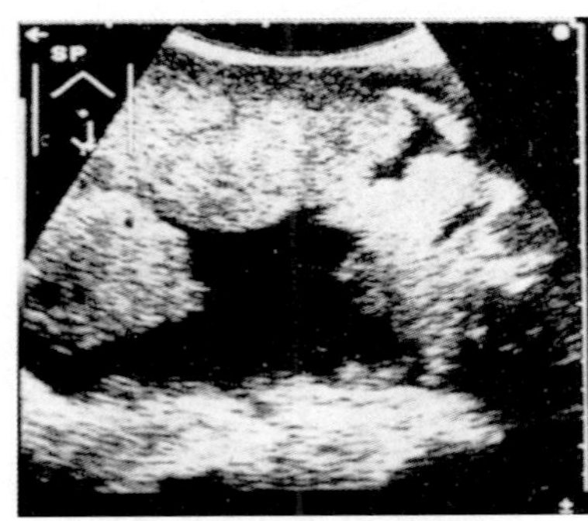

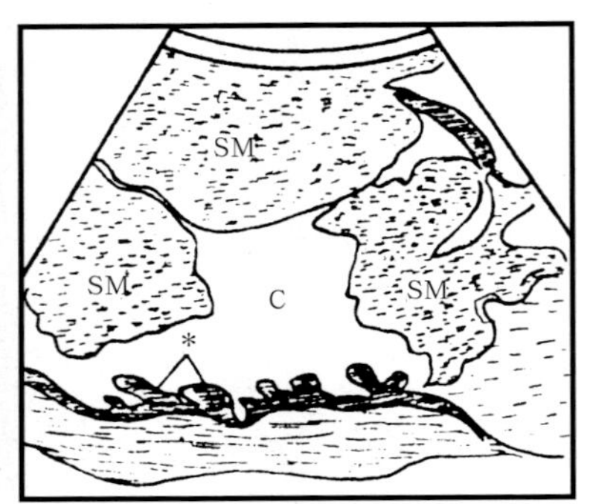

图 8-7-12 卵巢浆液性囊腺癌

大囊内由内壁突出3个大块状实性肿块，互相融合，其余部分为囊液

SM- 囊内大块实性区

* - 由囊内壁突出小乳头

C- 囊区

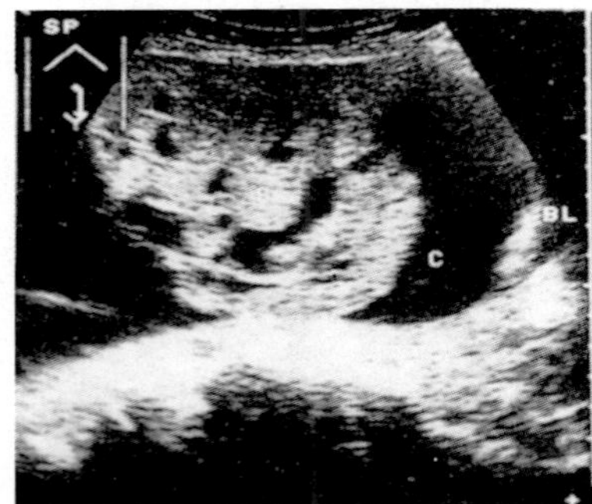

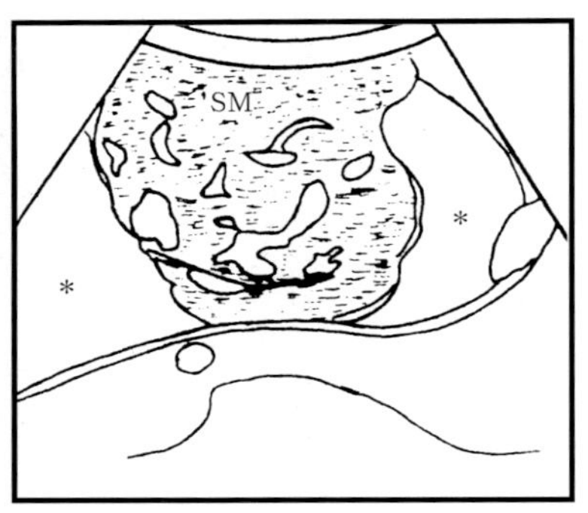

图 8-7-13 卵巢浆液性囊腺癌

纵切面，大囊肿囊壁清楚，由前壁向内突出一实质性肿块，内含囊区

* - 囊内囊区　SM- 实性肿块

BL- 膀胱

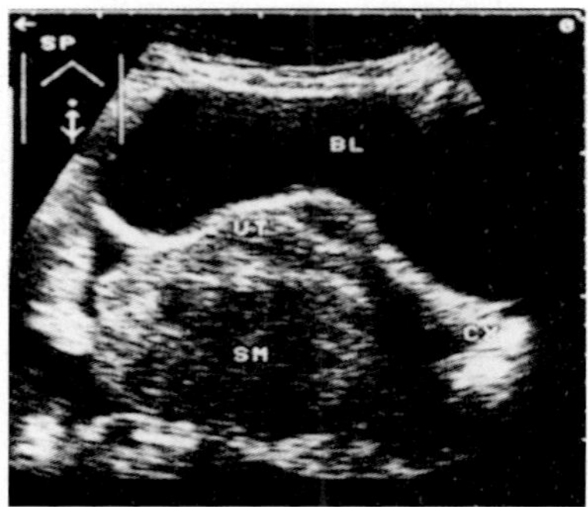

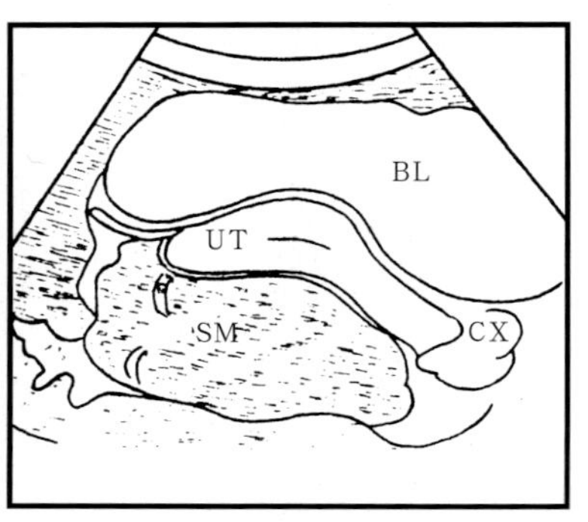

图 8-7-14 卵巢浆液性囊腺癌

纵切面，子宫后方见一以实性为主混合肿瘤，其实块周围见囊液

UT- 子宫　BL- 膀胱

CX- 宫颈　SM- 实性块

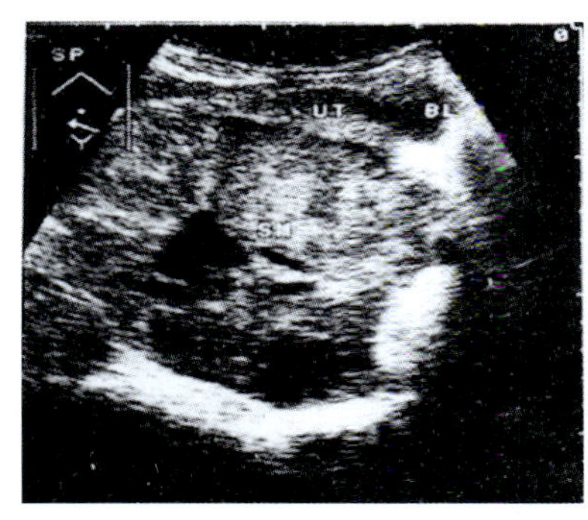

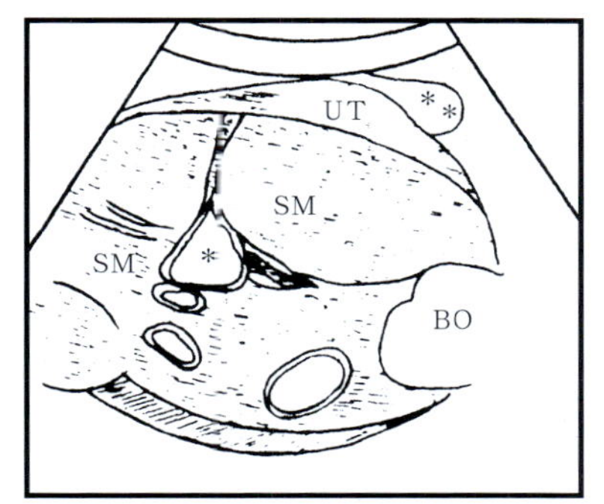

横切面，囊肿偏实性，囊壁清楚，内为实性肿块填塞，尚有少量液性区

UT-子宫　SM-实性肿块

BO-肠管　＊-囊区

＊＊-膀胱

图 8-7-15　卵巢浆液性囊腺癌

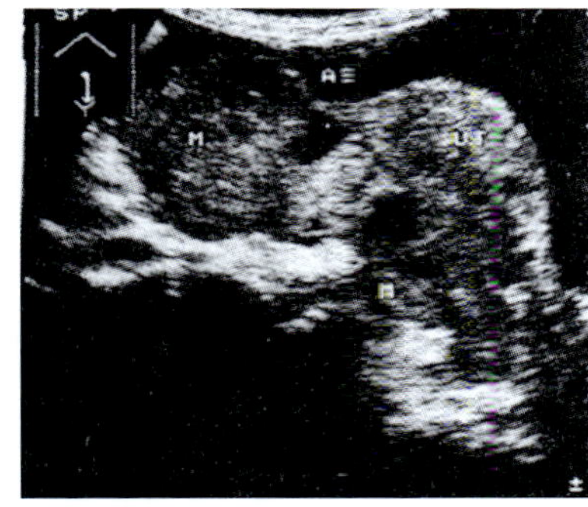

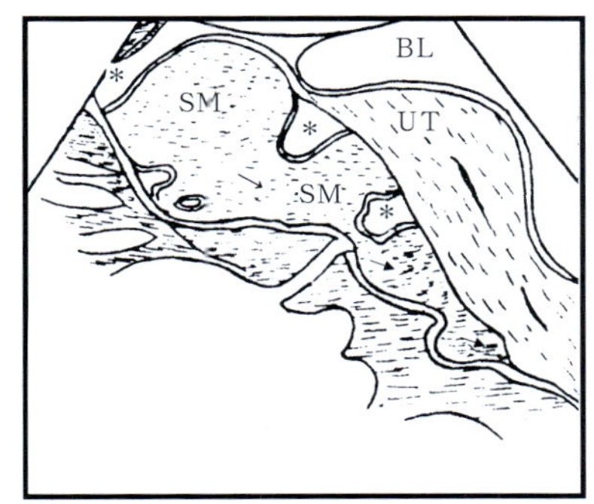

纵切面，子宫后方见一偏实性、混合性肿物，自直肠窝上延至子宫上方从后方包围子宫，实区间有囊区

UT-子宫　BL-膀胱

SM-实性区　＊-囊性区

↓-箭头所指自子宫后上方肿物直伸入直肠凹

图 8-7-16　卵巢浆液性囊腺癌（外生性）

2.黏液性囊腺瘤及囊腺癌

（1）病理：黏液性囊腺瘤亦为常见的一种卵巢良性肿瘤，约占卵巢肿瘤的15%～25%。肿瘤生长缓慢，其恶变率为5%，发生年龄为中年妇女。绝大多数为单侧。偶尔自然破裂或手术中破裂而造成肿瘤广泛种植，形成腹腔黏液瘤病。黏液性囊腺瘤的最大特点是从少量隔到极多量隔呈多房状。内含浓稠或稀薄液体、胶冻或藕粉样黏液，是一种糖蛋白。囊内壁光滑。良性瘤有时虽然很大但内部结构却较简单，恶性瘤内部结构则很复杂。囊内隔相交叉处可出现实质性结节，囊壁或隔厚薄不均，腺上皮突出形成极多微小房腔，切面表现海绵状或蜂窝状。可见或多或少血流，少见乳头增生（彩图 8-7-24）。

（2）超声诊断：本腺瘤除单纯外均以隔房为主，恶性肿瘤以隔房编织成为各种奇形怪状图像，隔过多时叠加成实性但较疏松。

①单纯型黏液性囊腺瘤：囊肿小型或中等大小，圆形，囊壁光滑较厚（图 8-7-25）。囊为单房（少数）或少量隔或房，隔光滑而均匀（图 8-7-26～8-7-28）。囊内为液性区，含较密或稀疏光点，有时可见到梭状胶冻体是囊内蛋白聚集物。需要与较大的巧克力囊肿鉴别（图 8-7-29）。

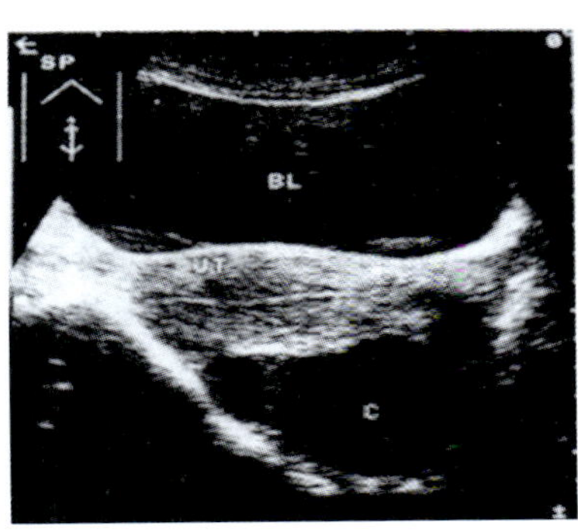

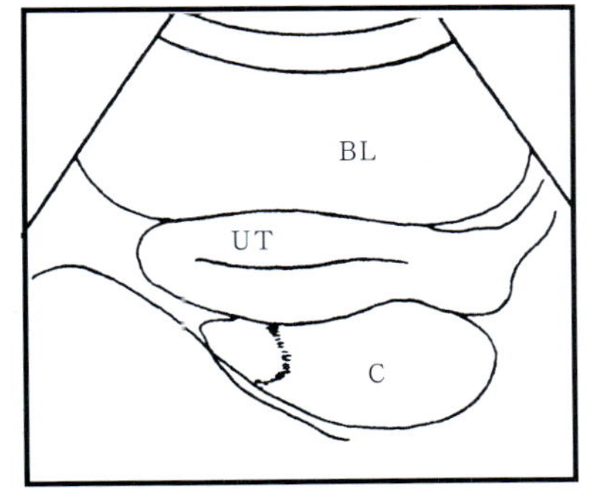

纵切面，子宫之后方见一长圆形囊肿，靠上端可见一隔，壁略厚

图 8-7-25　卵巢单纯黏液性囊腺瘤

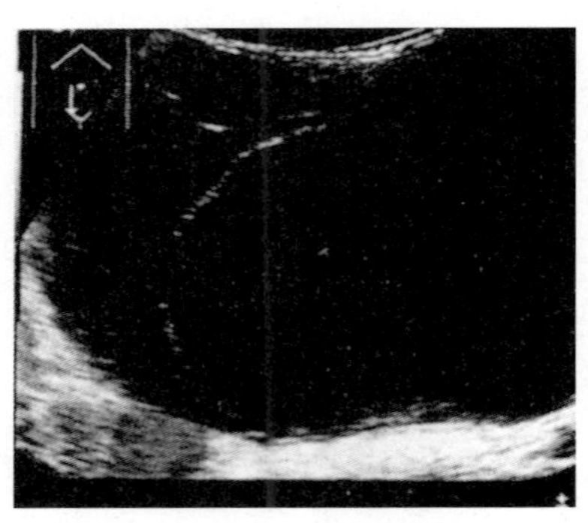
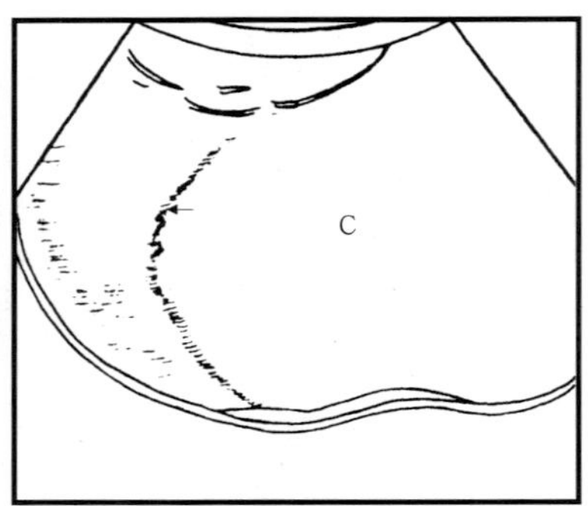

图 8-7-26 卵巢黏液性囊腺瘤

较大囊性肿物，可见囊壁，囊内少量光滑的隔，其中可见少许光点

C- 较大囊肿

↓ - 箭头所示为隔

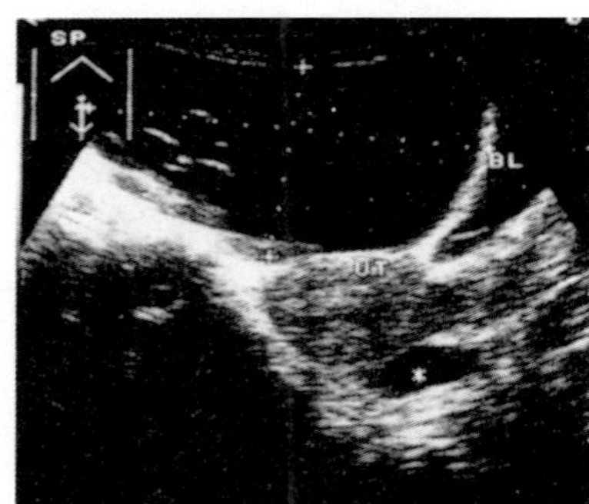

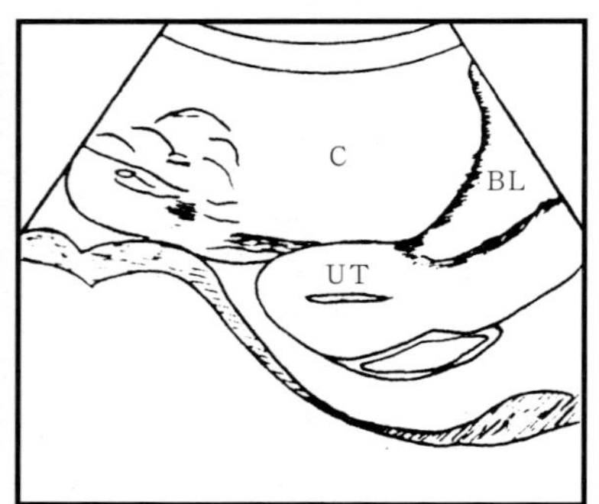

图 8-7-27 卵巢黏液性囊腺瘤

子宫水平位，子宫上方可见一囊肿，其上角有小网状隔，光滑

UT- 子宫　BL- 膀胱

C- 囊肿

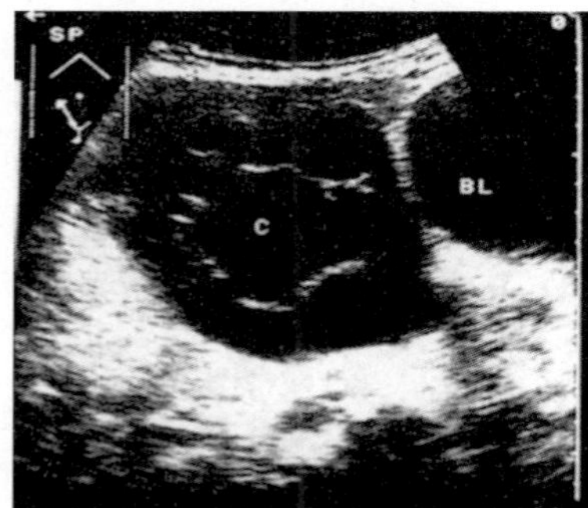

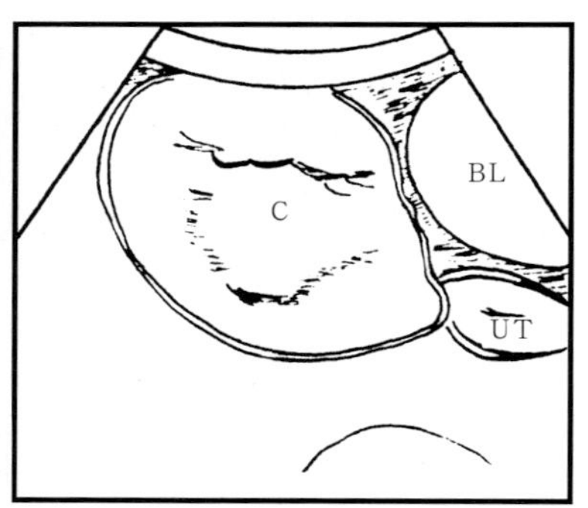

图 8-7-28 卵巢黏液性囊腺瘤

纵斜切，子宫右上方见一中等大囊肿，内有环状光滑的隔

C- 囊肿　UT- 子宫

BL- 膀胱

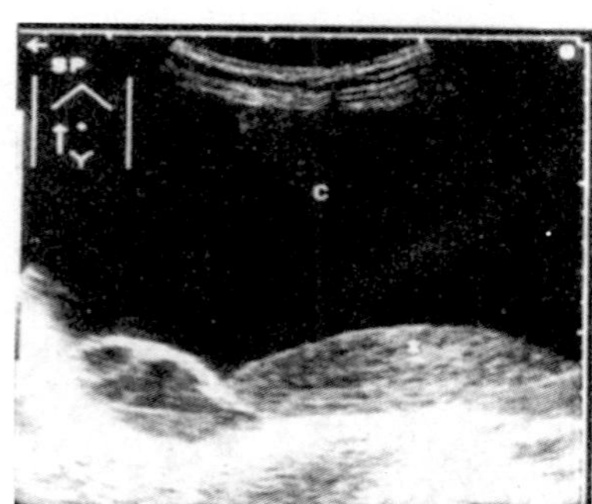

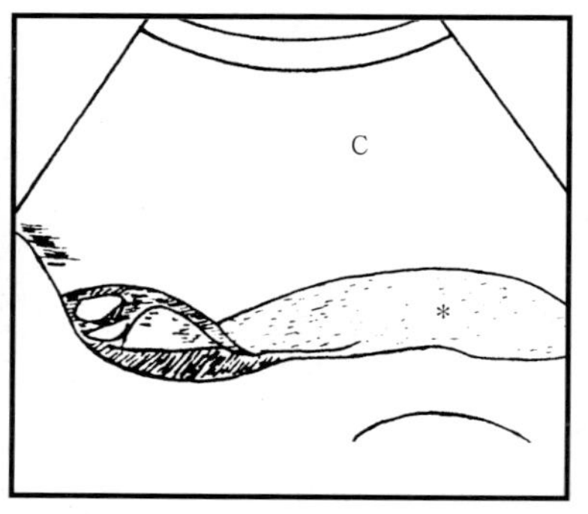

图 8-7-29 卵巢黏液性囊腺瘤

右侧纵切，较大囊肿上方后壁见少量隔，后壁内见一梭状胶冻体，此为囊内黏蛋白聚集而成，囊内已看不到光点

C- 大囊肿上方后壁为小隔

* - 胶冻体

②多隔性黏液囊腺瘤超声诊断：囊肿内多隔多房，但隔薄而光滑均匀。多房内均含液性回声，部分房内有密集颗粒，部分房内为清亮液体（图 8-7-30～图 8-7-33，彩图 8-7-34，彩图 8-7-35）。如瘤体内回声繁杂不均，结构紊乱，则为交界性囊腺瘤（彩图 8-7-36，彩图 8-7-37）。

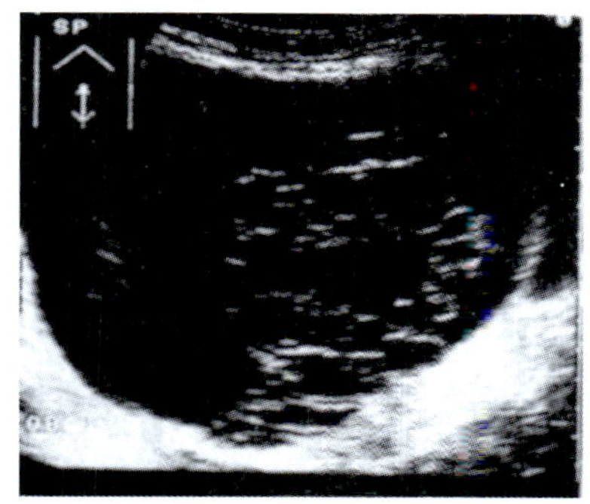

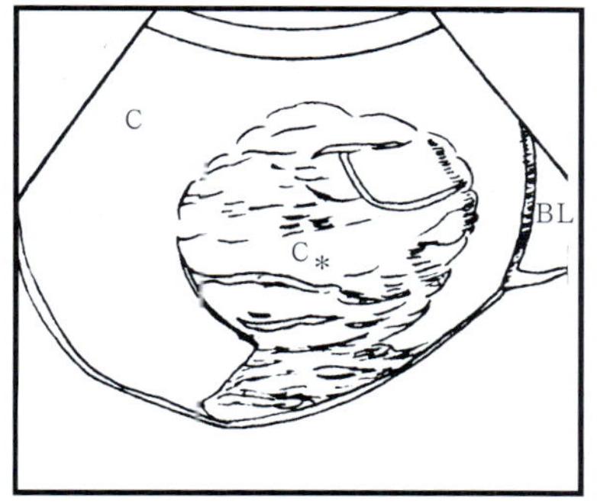

斜切面，大囊肿内见一环形网状结构，以隔为主构成，囊液尚清亮

C-囊肿　C＊-囊内网状结构

BL-膀胱

图 8-7-30　卵巢黏液性囊腺瘤

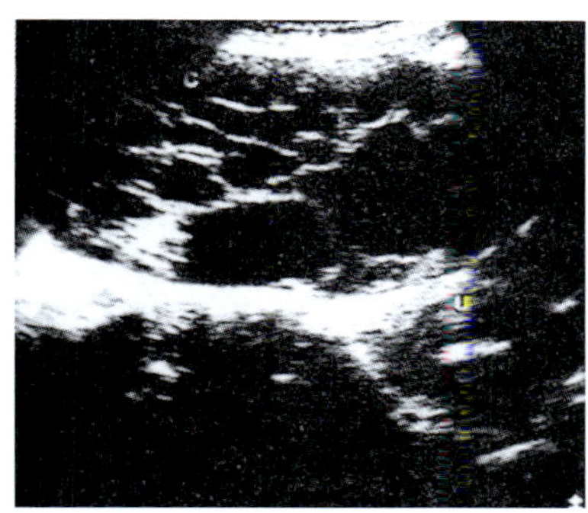

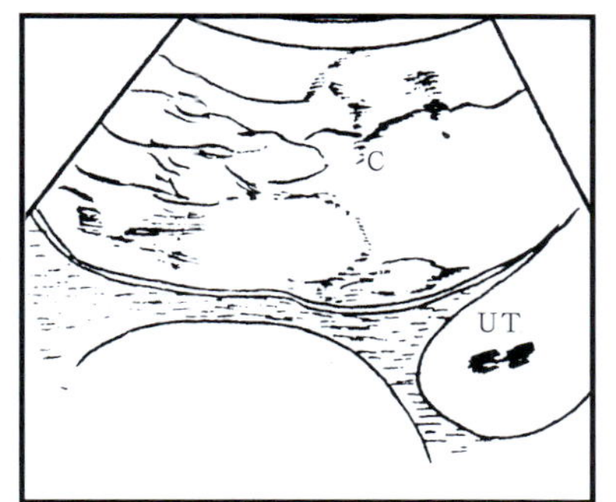

子宫上方见一多隔囊肿，隔尚均匀

UT-子宫　C-多隔囊肿

图 8-7-31　卵巢黏液性囊腺瘤

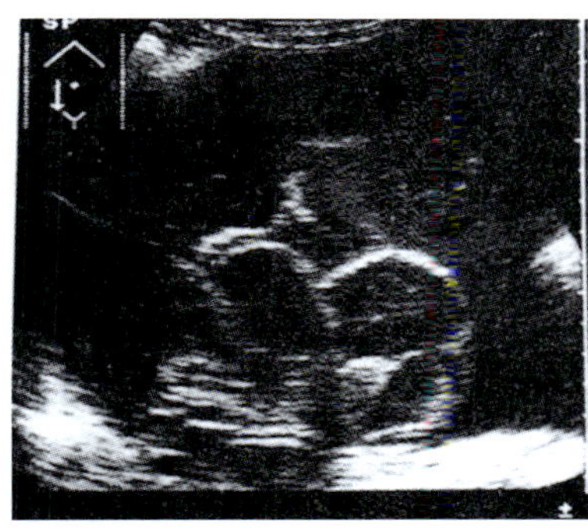

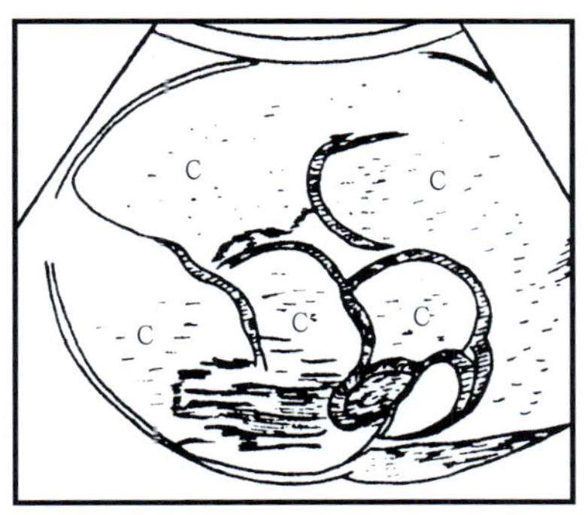

右侧纵切面，见一较大囊性肿物，其中有多个隔呈网状，隔尚均匀光滑，囊液中有较多光点分布不均

C-囊区

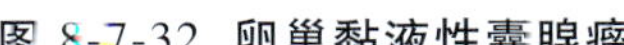
图 8-7-32　卵巢黏液性囊腺瘤

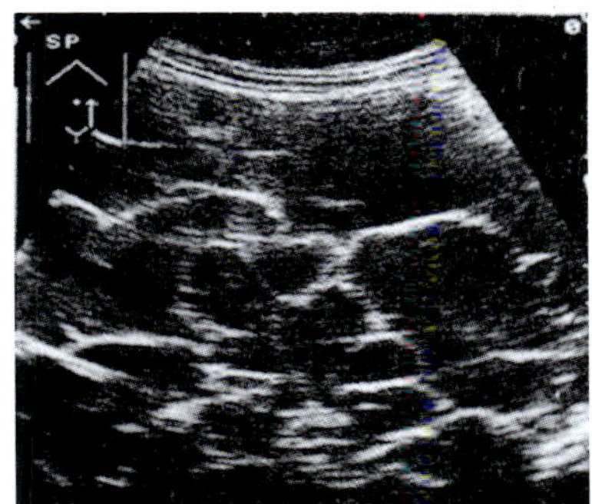

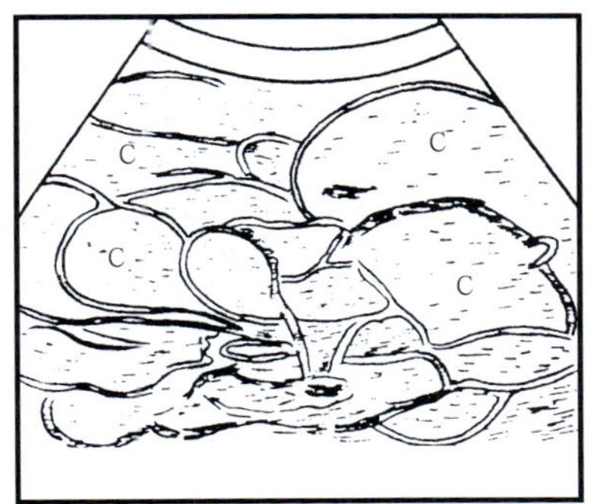

纵切面，见一较大囊肿，内含多隔，隔内含较多光点（蛋白颗粒），隔尚均匀

C-多膈囊肿

图 8-7-33　卵巢黏液性囊腺瘤

③黏液性囊腺癌超声诊断：黏液性囊腺癌在多隔多房基础上变得更为复杂，但均以隔为主构成各式各样的形态，可见以下形式：a.密集网格状；b.芦苇状；c.羽毛状（由一主干两边伸出游离的发状条漂在囊液中）；d.绵絮状（似一薄层烂绵絮）；e.多隔叠加呈实性块，但较疏松；f.孤独较大乳头状，但很疏松；g.螃蟹状（中央较实四边伸出发状条）见图 8-7-38～8-7-45，彩图 8-7-46～8-7-50。

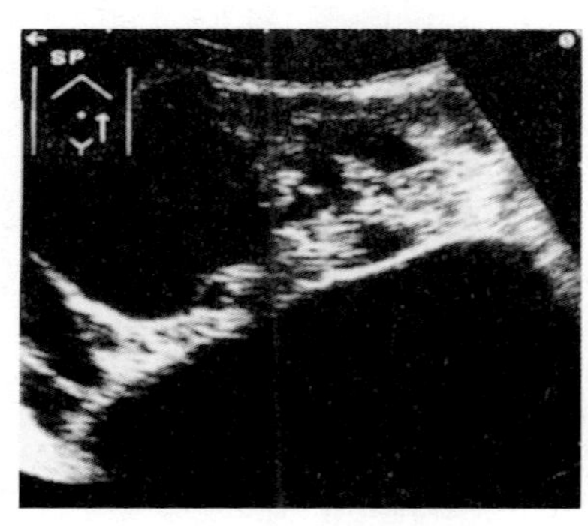

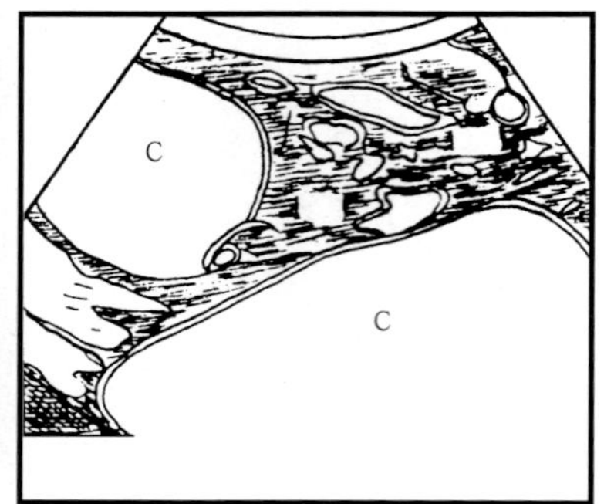

左侧纵切面，大囊肿，囊内结构复杂内含多隔，从隔上突出偏实性块见星点血流

SM- 实性块 C- 囊性区

图 8-7-38 卵巢黏液性囊腺癌

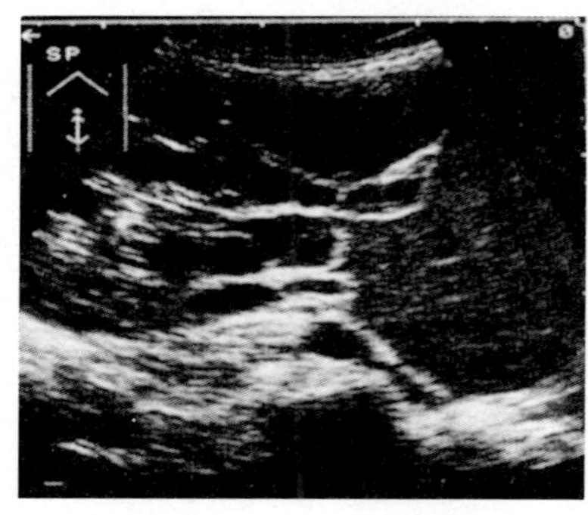

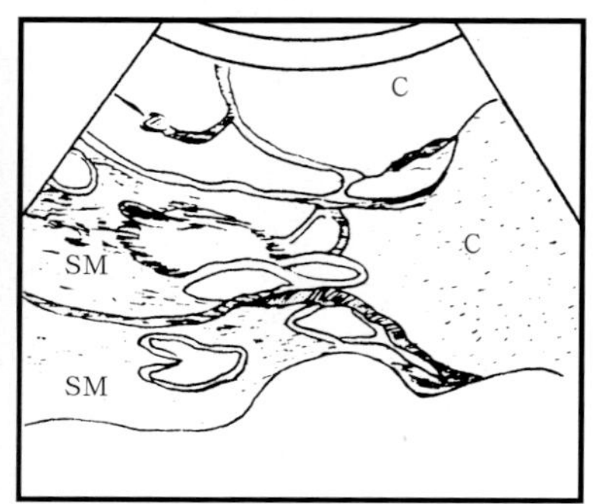

较大囊肿，多隔，粗细不均，有区域多数隔叠加而成偏实性区，大隔房内有密集光点

SM- 实性区

C- 叠区含密集光点

图 8-7-39 卵巢黏液性囊腺癌

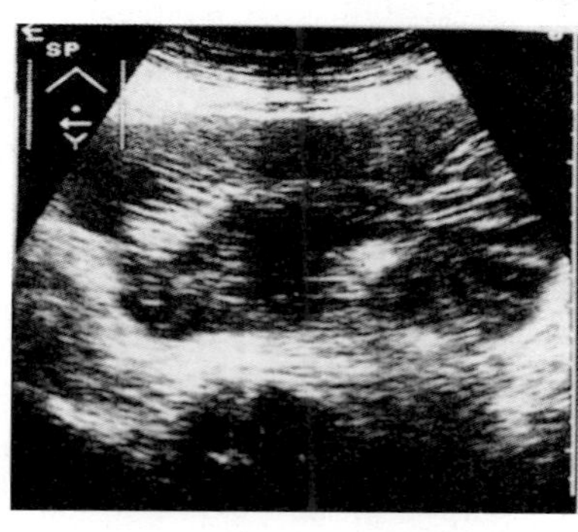

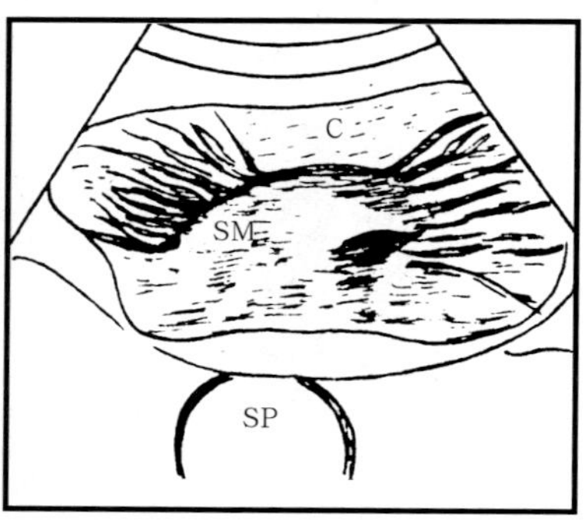

横切面，椭圆形囊肿，内有放射性隔，囊液内含密集光点，有实性区似螃蟹状

SM- 实区 SP- 脊柱

C- 囊区含多数放射性隔

图 8-7-40 卵巢黏液性囊腺癌

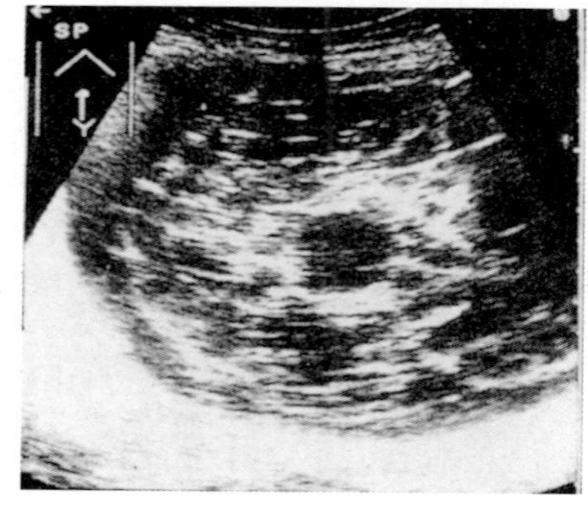

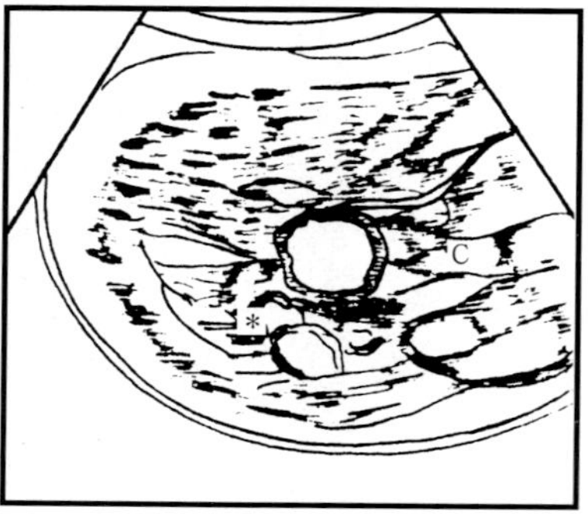

纵切面，大囊内结构比较复杂主要以隔为主，围绕一个光环构成错综复杂一大多隔网团区，呈偏实性

C- 多隔囊肿 ＊ - 偏实性区

图 8-7-41 卵巢黏液性囊腺癌

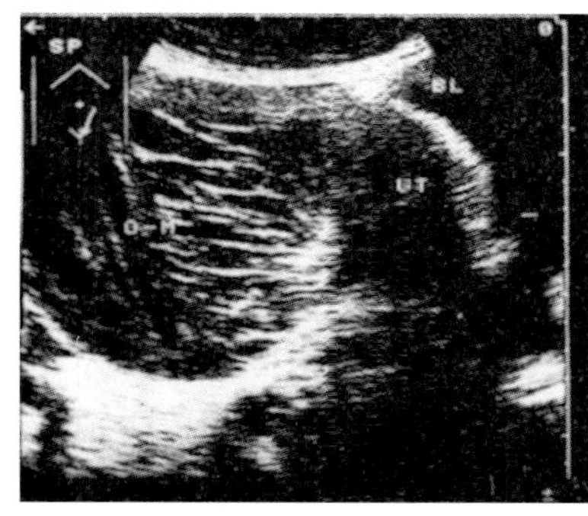

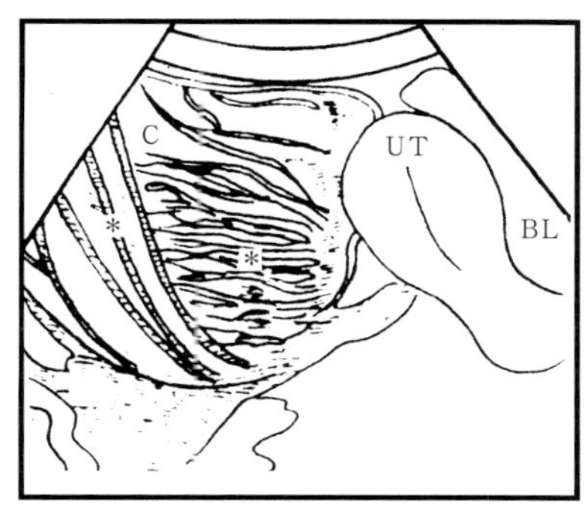

图 8-7-42　卵巢黏液性囊腺癌

纵切面，子宫之后上方可见一多隔囊肿，囊壁清晰，囊内有芦苇丛生状多数隔，横竖不一，隔间有囊区芦苇状

UT-子宫　BL-膀胱

C-多隔囊肿　＊-多隔

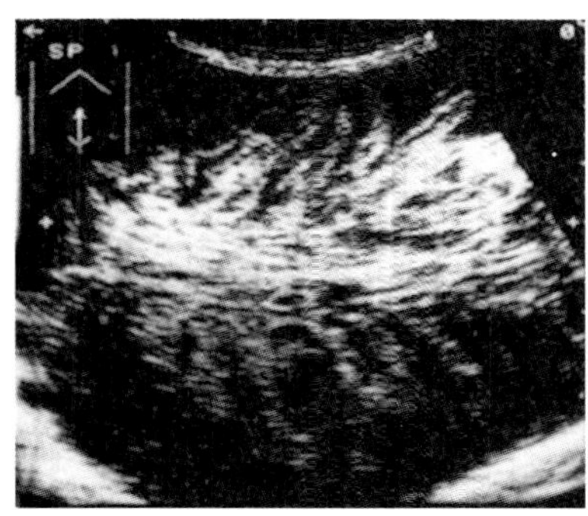

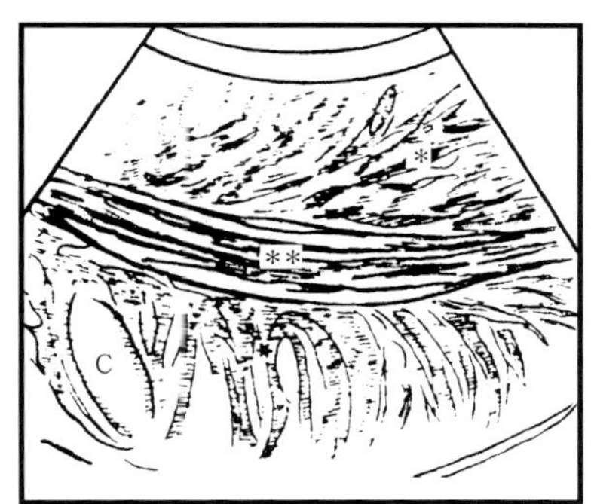

图 8-7-43　卵巢黏液性囊腺癌

纵切面，大囊内多隔结构复杂，有一主干，从主干伸出许多游离须状隔，在囊液中漂浮，隔间有液区似羽毛状

＊＊-主干　＊-须状隔

C-囊区

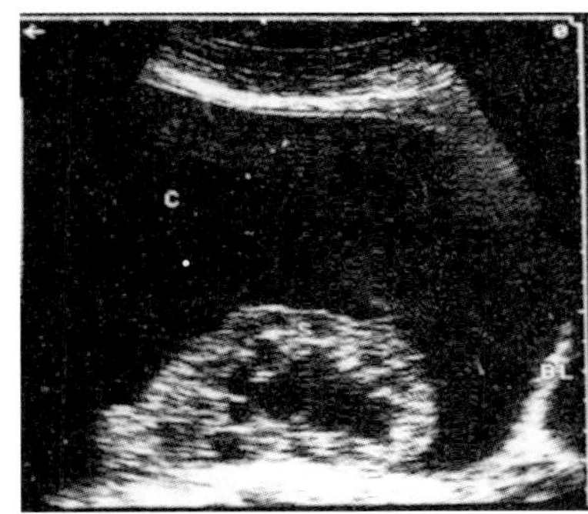

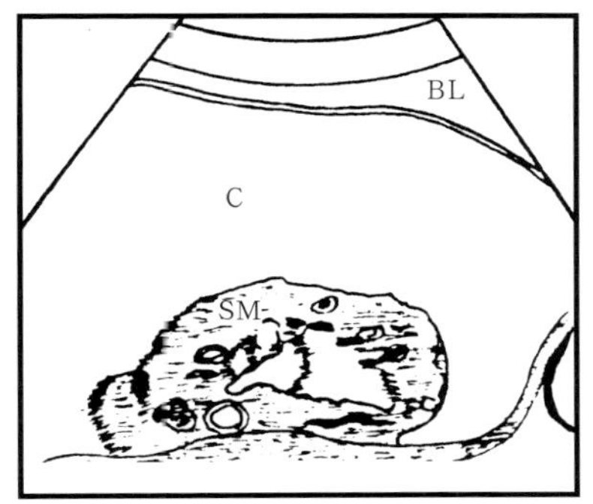

图 8-7-44　卵巢黏液性囊腺癌

纵切面，大囊肿内从后方内壁突出一孤立包块，较疏松，内含囊区，实区亦由小隔叠加而成，这是黏液性囊腺癌一种特殊情况，囊液清亮孤独呈乳头状形态

C-大囊肿　SM-实性区

BL-膀胱

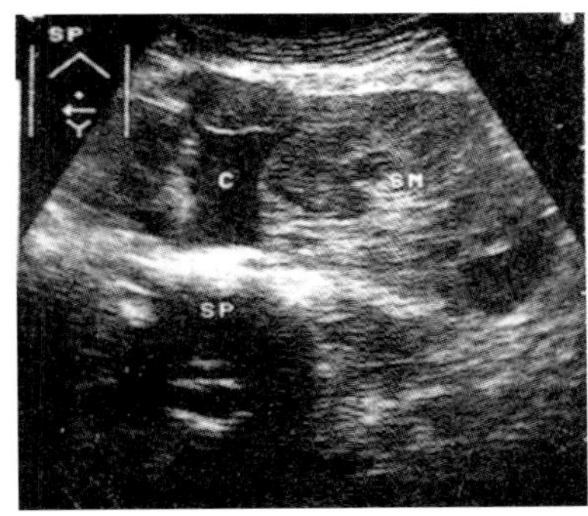

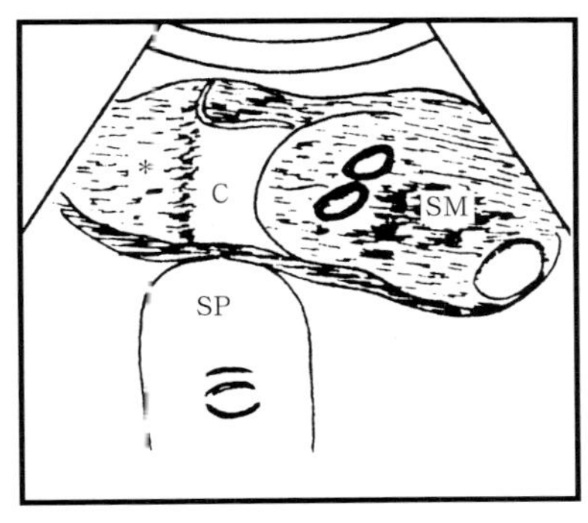

图 8-7-45　卵巢黏液性囊腺癌

横切面，子宫上方见一长圆形囊肿，囊内见一偏实性肿块，肿块内见叠加隔，亦有囊区一种特殊型

SM-实性肿块　C-囊区

SP-脊柱

④腹腔黏液瘤病：多因囊壁破裂内容外漏，引起盆腹腔广泛的黏液瘤播散和种植，可侵犯肝、肾、肠等多个脏器及盆腹腔各个角落。本病为良性肿瘤但为恶性行为，声像图表现为：a.盆腹腔内可见多隔、多房病变区，无明显界限，与脏器粘连严重，病变很像黏液性囊腺癌特点需要鉴别。b.病变间隙可见液性区，含光点或小光斑，此为胶冻状物（彩图8-7-51～8-7-52，图8-7-53～8-7-56）。

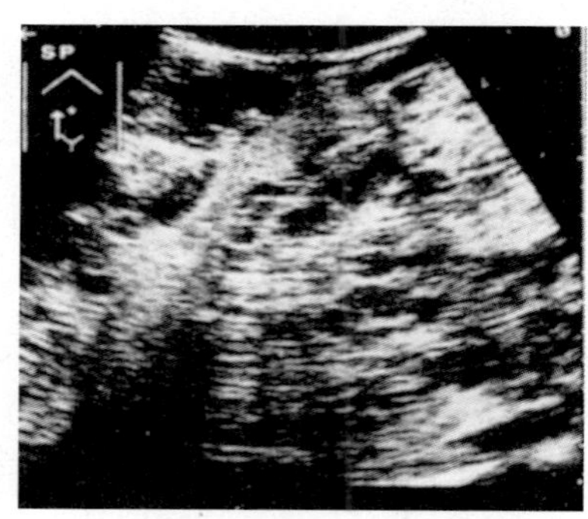

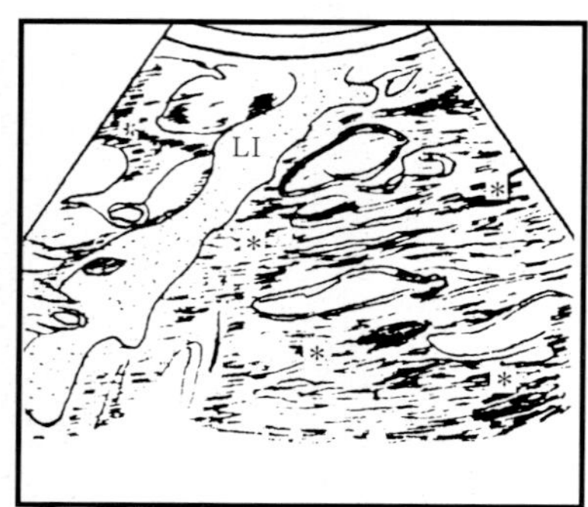

右侧纵切面，可见全腹为密集隔状结构所充满，淹没肝脏组织（仅见一长条状），此病人48岁，因患巨大黏液性囊腺瘤自发破裂，手术后因子瘤种植盆腔出现多隔肿物逐渐扩散漫延，经3次手术仍未制止，已波及盆腔与腹腔，并侵犯脏器，造成肠梗阻

LI-肝脏 C-囊区

＊-众多隔叠加几乎成实性

图 8-7-53 腹膜黏液瘤病

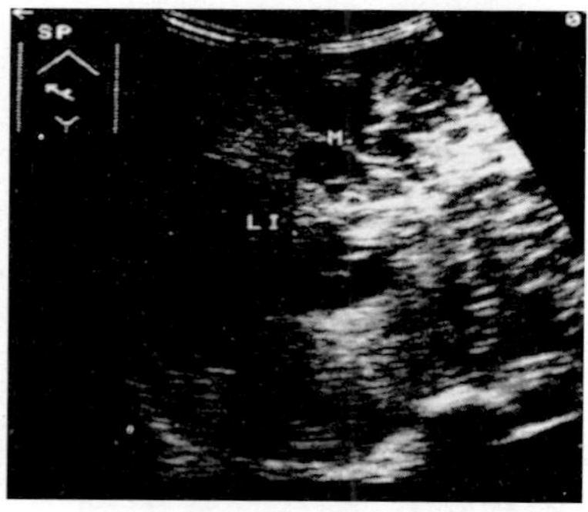

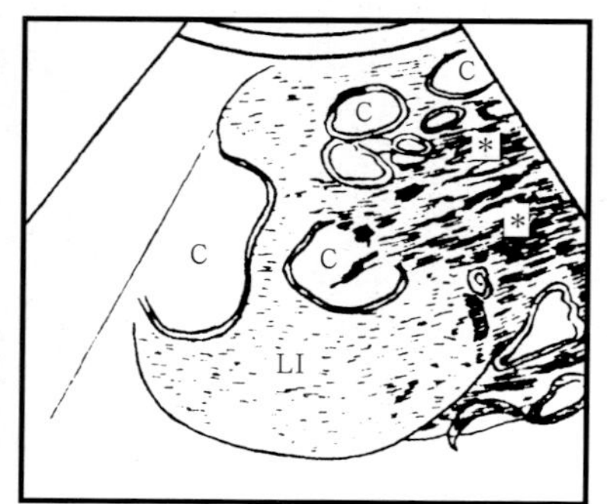

本病为良性肿瘤但却有着恶性肿瘤行为，可种植盆、腹腔各个角落及各脏器，图中可见瘤变已蔓延及肝脏

LI-肝脏 ＊-瘤组织

C-囊区

图 8-7-54 腹膜黏液瘤病（和上图为同病例）

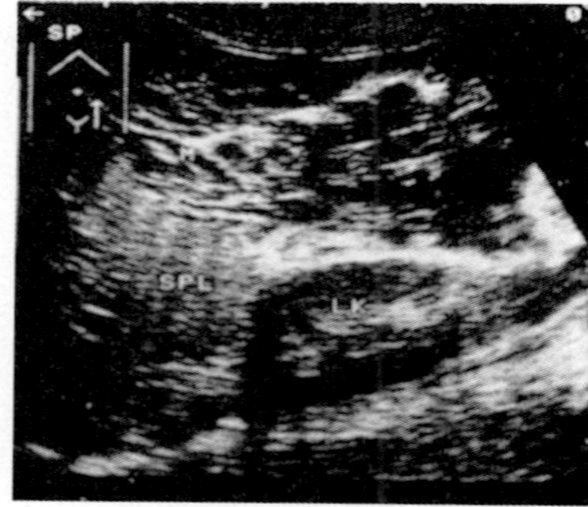

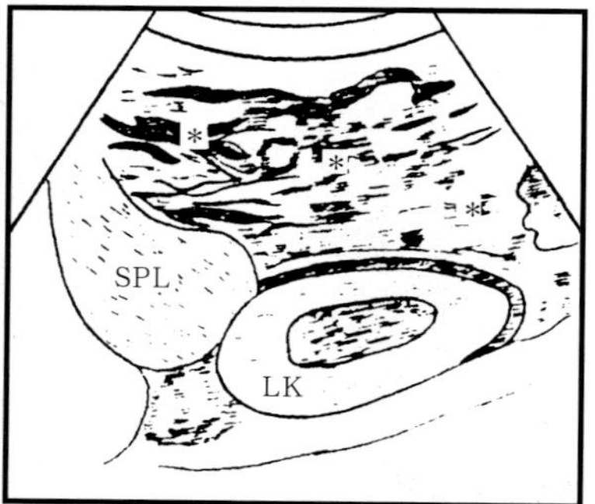

瘤组织蔓延至脾、肾区域

SPL-脾脏 LK-左肾

＊（M）-瘤组织

图 8-7-55 和上图为同病例

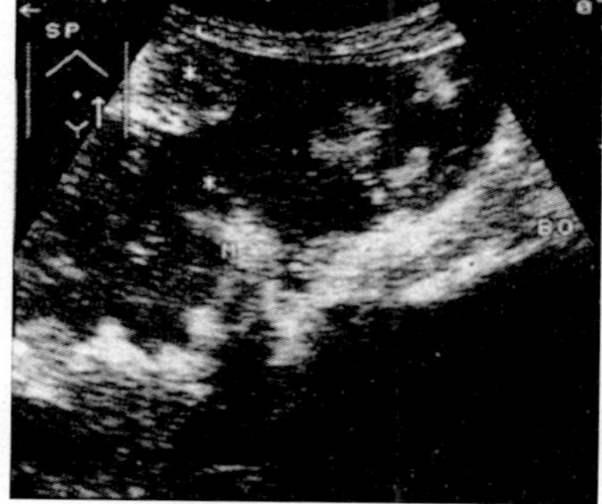

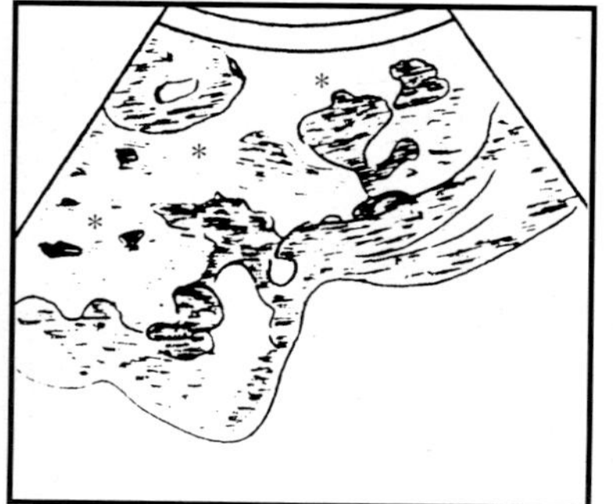

左髂凹内可见较大面积黏液性液区，内含光团、光斑及光点，此为黏液瘤分泌的胶冻状黏液

＊-胶冻状黏液，上方有肠管

图 8-7-56 和上图为同病例

3.畸胎瘤　分为良性畸胎瘤和恶性畸胎瘤。

良性囊性畸胎瘤为卵巢良性肿瘤常见的一种，发病率约占16.4%，少女多见，无特异临床症状，如有囊肿蒂扭转或恶性者可出现症状。

未成熟畸胎瘤又称恶性畸胎瘤，其发病率远较囊性者少，约占所有卵巢肿瘤的0.2%。患者多为年青女妇。

（1）病理：卵巢畸胎瘤来自三个胚层，常为单侧性，双侧性占10%～20%，瘤体中等大小，圆形，表面光滑，壁较厚，囊为含皮脂样物质，另外可含毛发、牙齿、骨骼，一般以含皮脂颗粒为主，本瘤特点即由皮脂颗粒构成各种各样图像，因此才出现声像图的各种类型，内壁可厚薄不均，常突出小结节，毛发由此而生。

良性畸胎瘤多见，恶变较少，恶变率约5%。

恶性畸胎瘤的瘤体较大，呈实性或半实性，切面瘤组织质软如脑髓状，有出血，坏死及脂类毛发样物。

（2）超声诊断：良性囊性畸胎瘤在声像图上有其特异表现，常见以下几种类型（图8-7-57）。

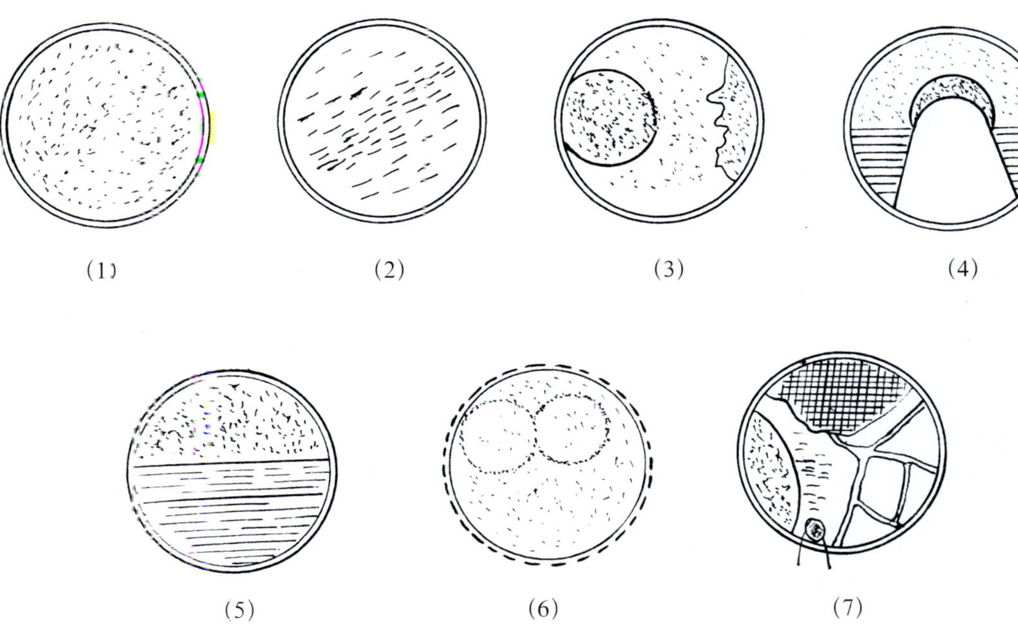

图 8-7-57　良性囊性畸胎瘤超声图像示意图

(1) 实性回声强型：囊壁不清，内为密集而回声强的肿块
(2)“散在短强光条型”：囊内含粗重短光条，反光较强，散在分布或呈短条群分布
(3) 面团征：脂类颗粒粘集在一起成一大光团或不规则光块，粘在内壁上
(4) 发团征：脂团内含发团，表现团上方为半弯月型反光强回声，后方衰减伴声影，有时团状物浮在液面上
(5) 脂液分层征：囊内有液平面，上方为脂类物，下层为液体，脂液分层
(6) 难辨型：囊内物与肠管回声相似，混在肠管内容易漏诊
(7) 低分化型：为实性肿块

实性回声强型。多为圆形或椭圆型，囊壁不清，多为单房，内含密集光点，回声较强，有时在内壁处见一薄层液性区（图8-7-58）。

囊内面团征。囊内出现一个或数个回声强的团块，多为圆形，也有不规则光块，可贴壁（图8-7-59～8-7-62）。

囊内发团征。囊内可见一圆形光团，其上方呈月芽形回声强的回声，其后方衰减并伴明显声影（此为脂类物团块包裹一团毛发构成），参见图8-7-63，图8-7-64。

囊内脂液分层征。上层为回声强，密集光点回声，此为一层脂类物；下层常为清亮液有时亦可见液内漂浮少量光点，两层之间为脂液分层平面，较大囊肿其液平面可随体位变动而变化（图8-7-65～8-7-68）。

粗重光点状。囊内含较粗重回声强光点，呈束状或散在分布（图8-7-69～8-7-71）。

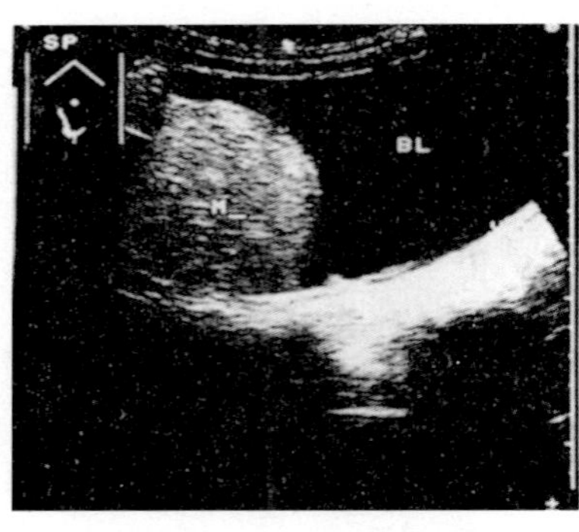

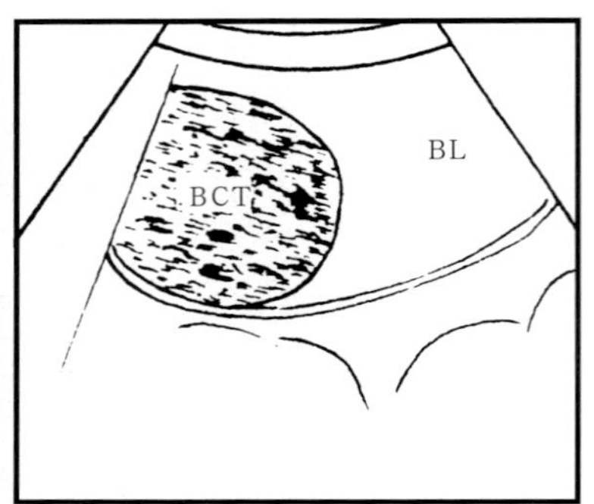

子宫右上方可见一圆型囊肿，内含回声强的密集光点似偏实性（实际为脂类充满）

BCT-良性囊性畸胎瘤

BL-膀胱

图 8-7-58 类囊型良性囊性畸胎瘤

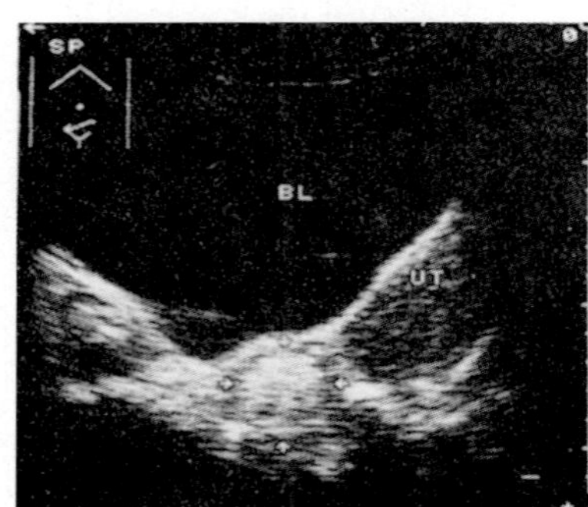

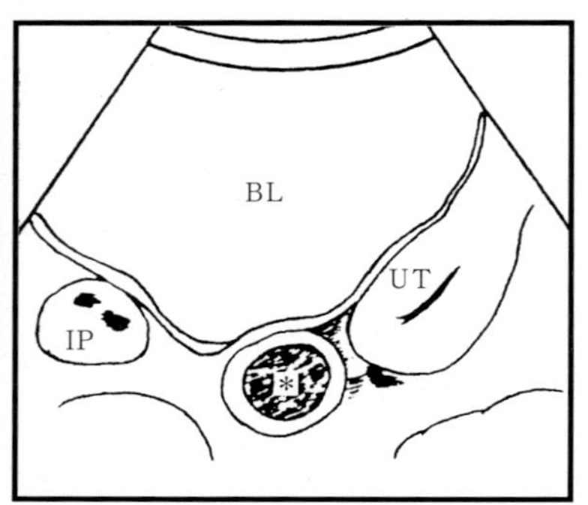

横切面，子宫略大，其右侧见一小型畸胎瘤，内为光团占据，周围有包膜

UT-子宫　BL-膀胱

IP-髂腰肌　＊-畸胎瘤

图 8-7-59 小型良性囊性畸胎瘤

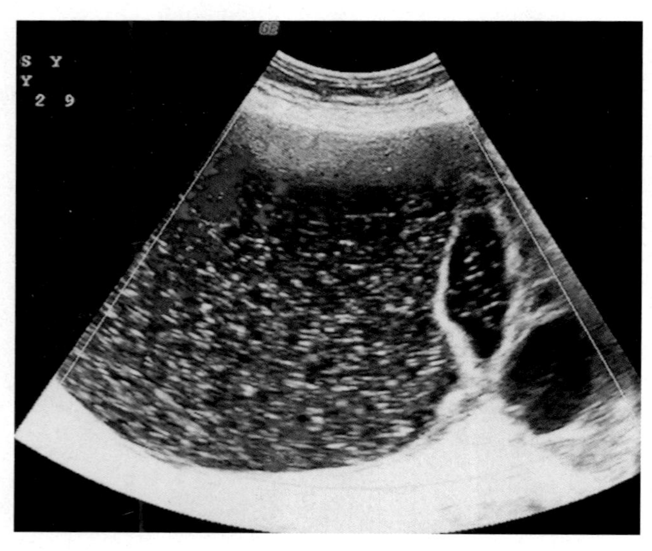

图 8-7-60 卵巢良性囊性畸胎瘤

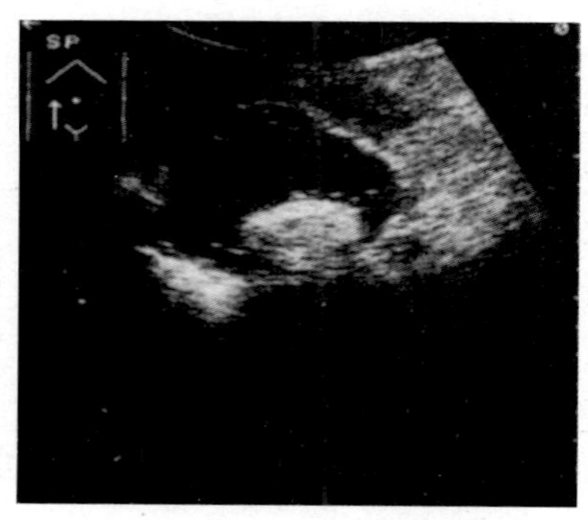

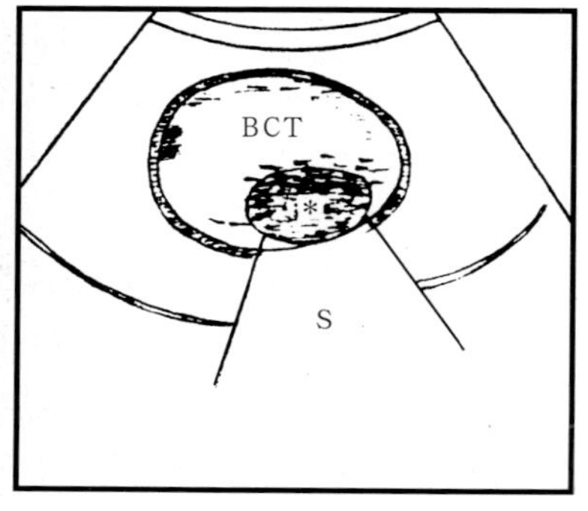

纵切面，囊肿内见一回声强光团为面团征，内含发团，其周围有粗光点伴声影

BCT-良性囊性畸胎瘤

＊-发团征　S-声影

图 8-7-61 良性囊性畸胎瘤

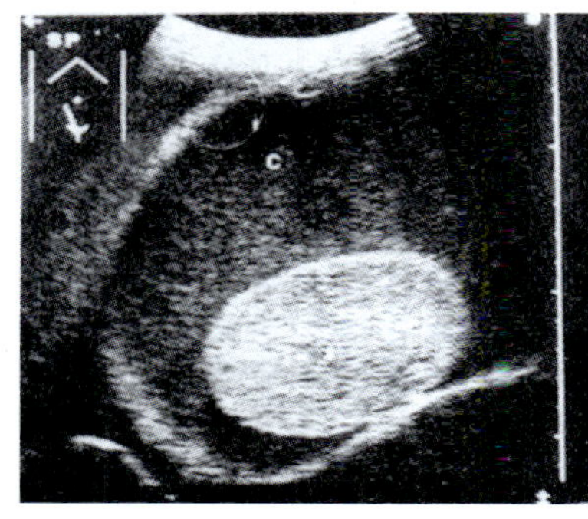

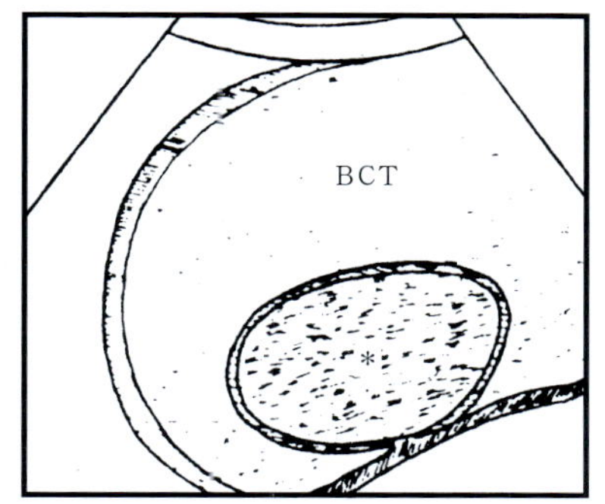

图 8-7-62 畸胎瘤面团征

纵切面，大囊肿，壁较厚而清楚，内含密集光点，其靠后壁处见一较大面团样回声强结构即面团征

BCT- 良性囊性畸胎瘤

＊ - 面团征

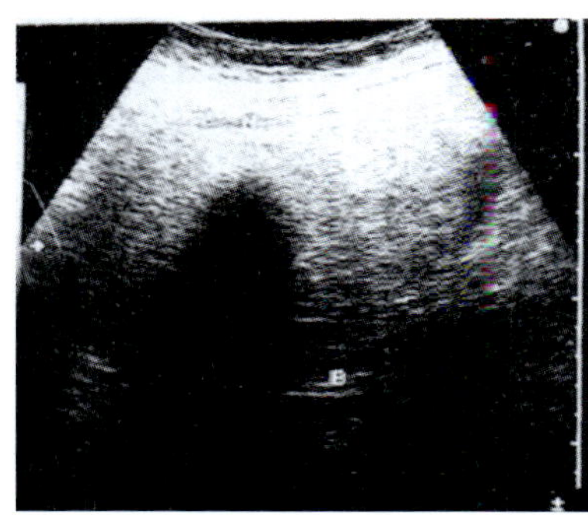

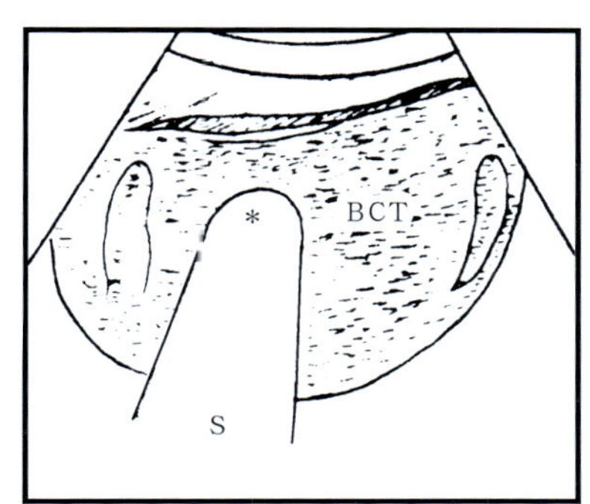

图 8-7-63 畸胎瘤面团征

大囊肿内充满反光强脂类光点，并见有黑色声影为发团征

BCT- 良性囊性畸胎瘤

＊ - 发团征 S- 声影

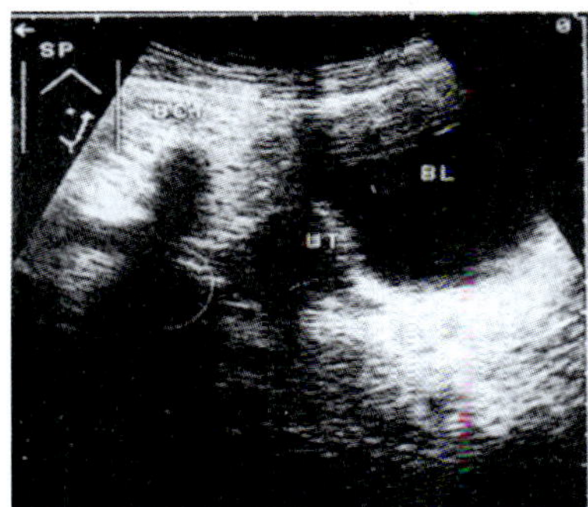

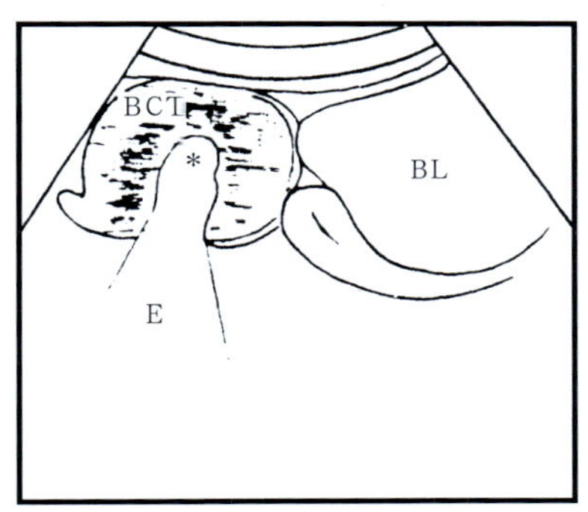

图 8-7-64 畸胎瘤发团征

囊肿内充满反光强光点与光条，其中央见一发团征并伴声影

BCT- 良性囊性畸胎瘤

UT- 子宫 BL- 膀胱

＊ - 发团征 S- 声影

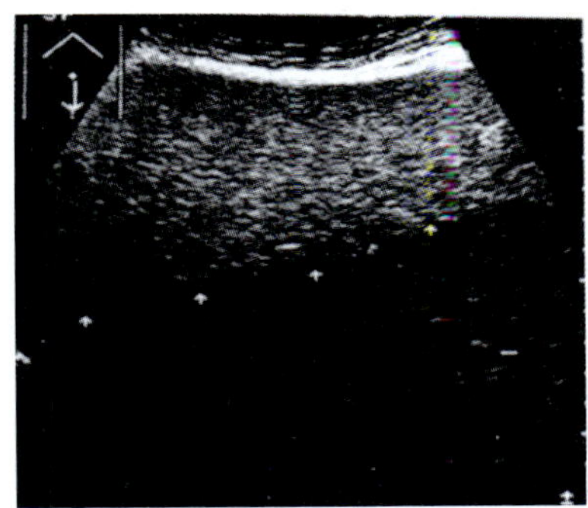

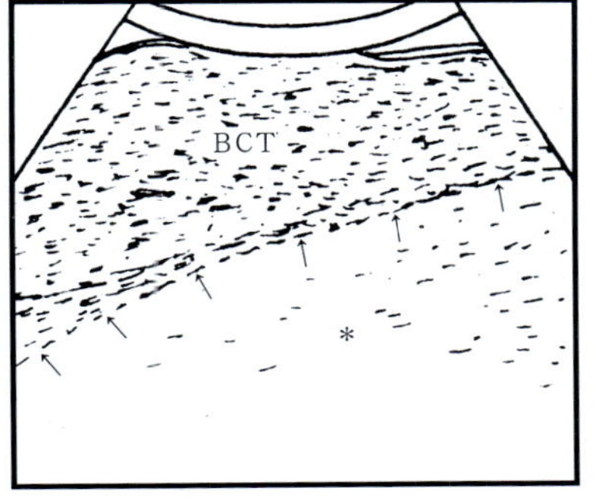

图 8-7-65 脂液分层型畸胎瘤

大囊肿内见有流动混悬液，图中出现液面，上方为脂层，下方为液层，因脂层比重轻故漂在上层

BCT- 脂液分层畸胎瘤

↑ - 所指为液面 ＊ - 液层

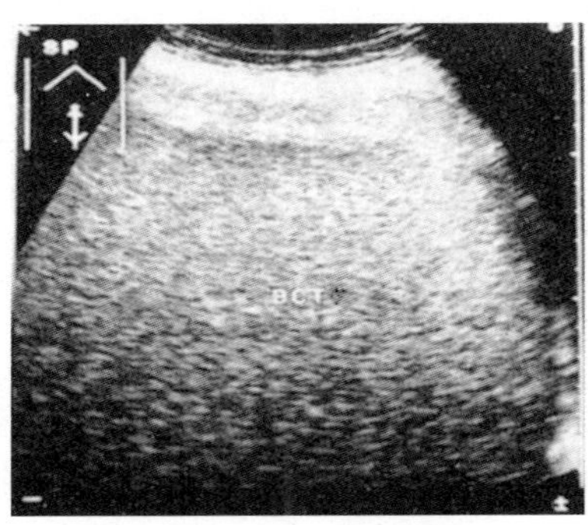

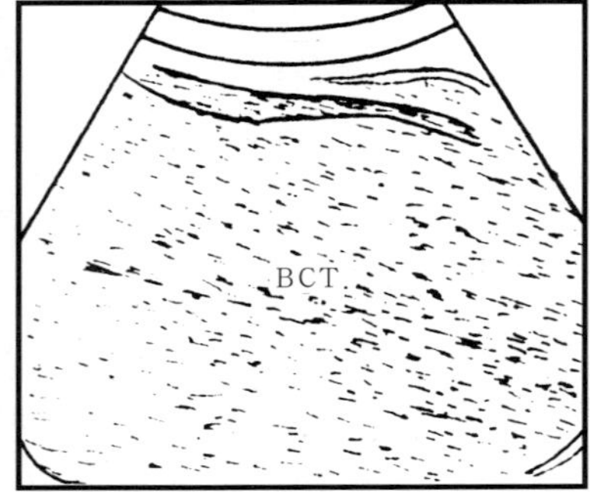

请病人活动后，再做B超，脂类颗粒混匀后，图像已见不到液面，病人静躺片刻后，脂类颗粒又上浮，脂液分层又出现

BCT- 良性囊性畸胎瘤

图 8-7-66 上图同一病例

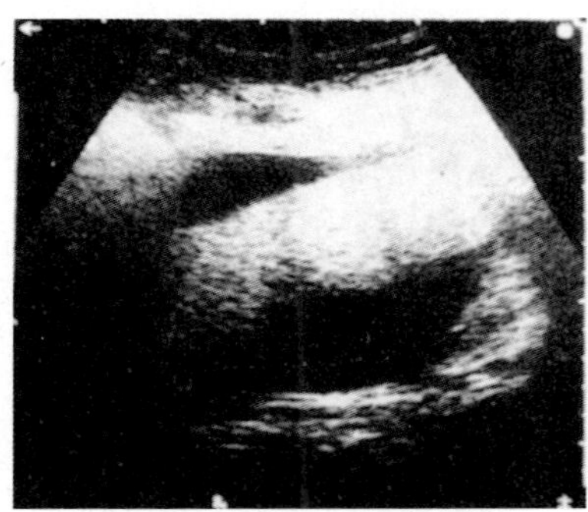

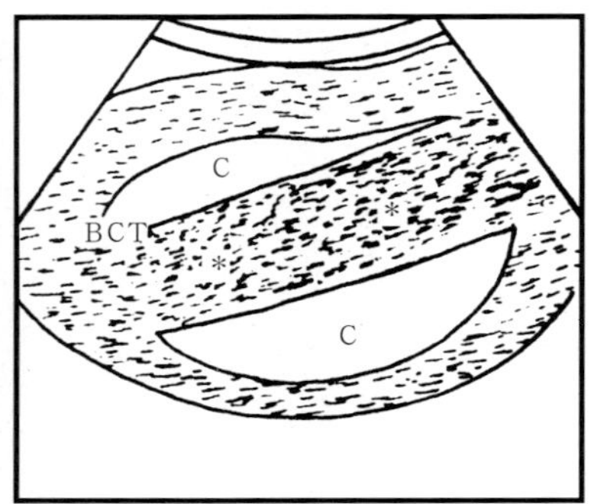

囊肿内中央横过一较宽反光强光带，其上下为液性区，此亦为脂液分层只是其分布较特殊

BCT- 良性囊性畸胎瘤

* * - 脂层 C - 囊区

图 8-7-67 脂液分层型畸胎瘤

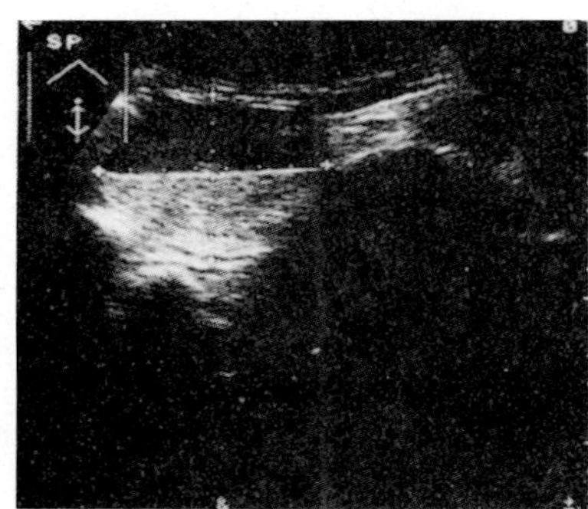

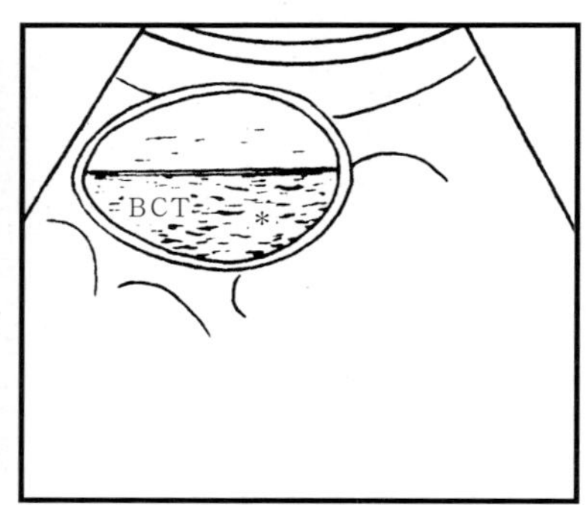

囊内见脂液分层，其下方为脂层，上方为液层，可能是由于比重不同囊肿扭转所致

BCT- 良性囊性畸胎瘤

* - 脂层

图 8-7-68 脂液分层型畸胎瘤

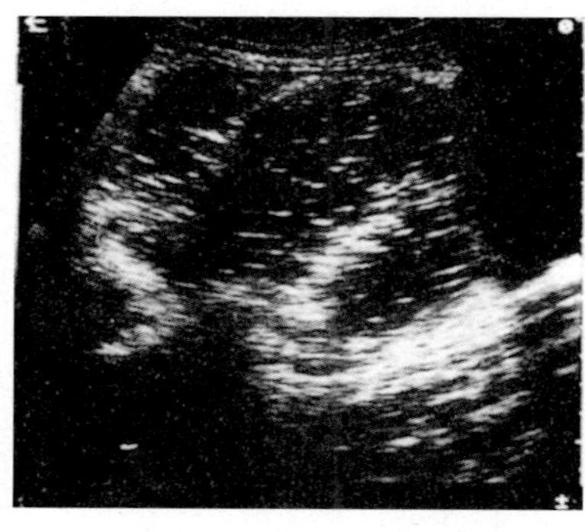

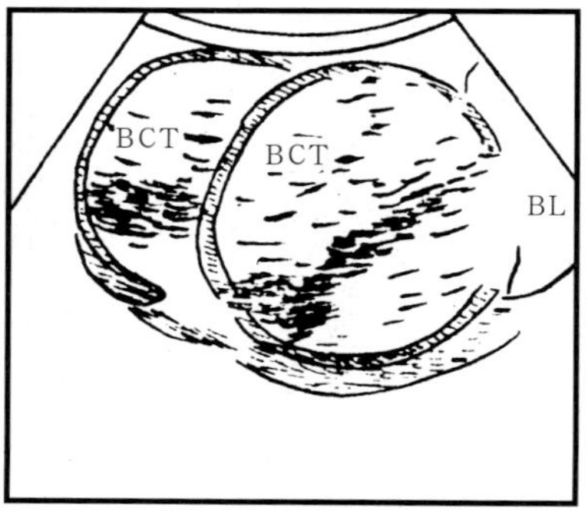

双侧畸胎瘤相重叠，囊内见呈束条状分布粗短光条，此种反光强粗光条为畸胎瘤的一个特征

BCT- 良性囊性畸胎瘤

BL- 膀胱

图 8-7-69 粗重光条群型畸胎瘤

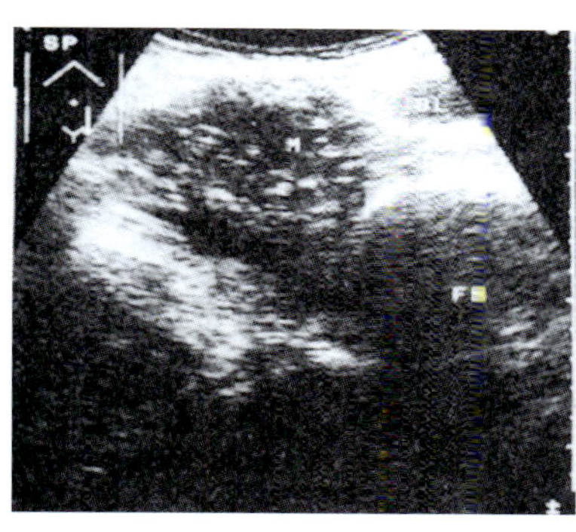

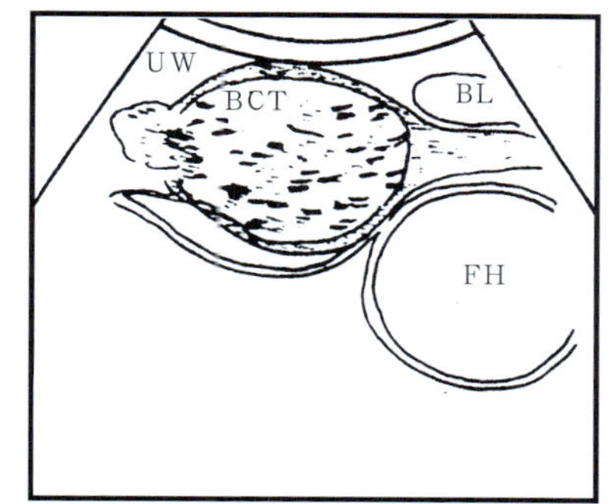

孕24周，其子宫左上方见一囊肿，内含粗光点，反光强
BCT-良性中性畸胎瘤
FH-胎头　UW-肌壁
BL-膀胱

图 8-7-70　粗重光点型畸胎瘤

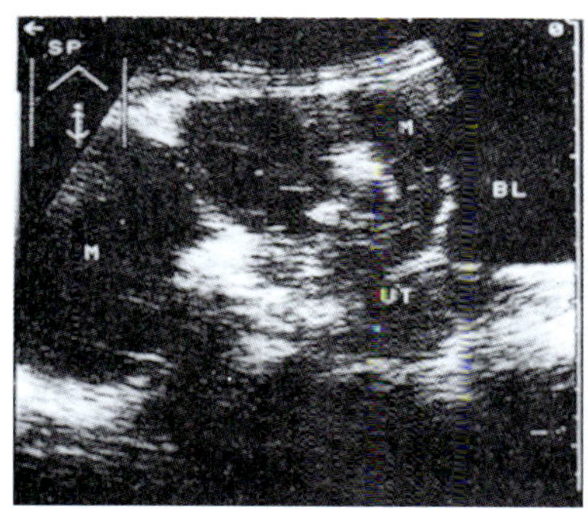

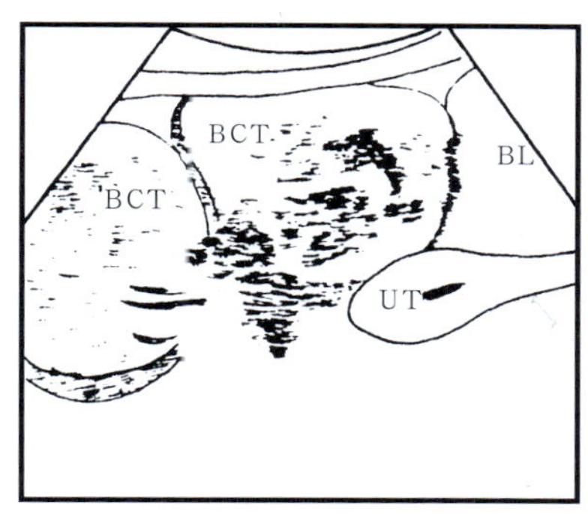

双侧囊肿内有反光强光团及光点
UT-子宫　BL-膀胱
BCT（M）-双侧畸胎瘤

图 8-7-71　双侧良性囊性畸胎瘤

难辨型。这种良性囊性畸胎瘤的内回声与肠管回声很相似，藏在肠中很容易被忽略，须仔细查找。

恶性瘤常为较大的偏实性或实性肿块，内含分隔、实区、囊区。如年青妇女在肿瘤中找到反光强光团、发团骨骼、牙齿或液中散在强的粗重光点则应考虑到恶性畸胎瘤的可能（图 8-7-72～8-8-74）。

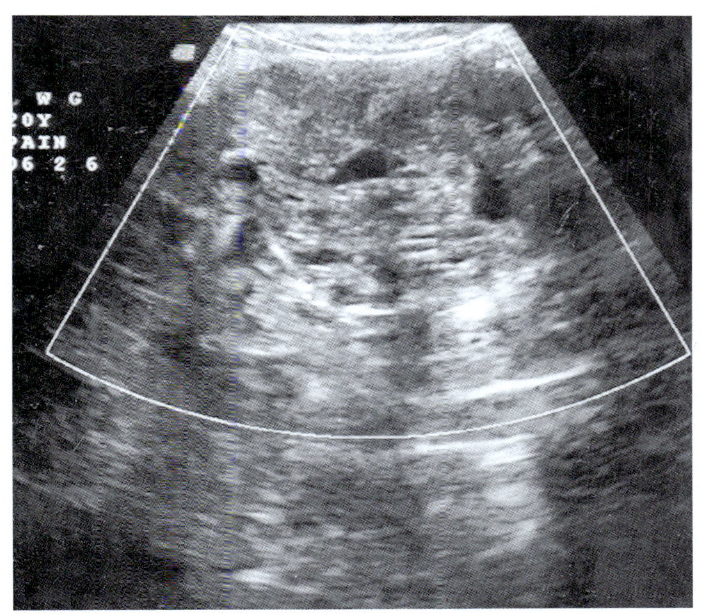

患者20岁，肿物很大，衰减回声偏实性

图 8-7-72　低分化性卵巢畸胎瘤

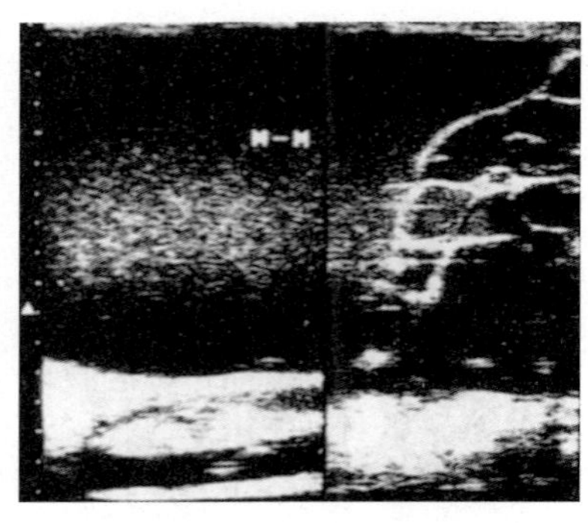

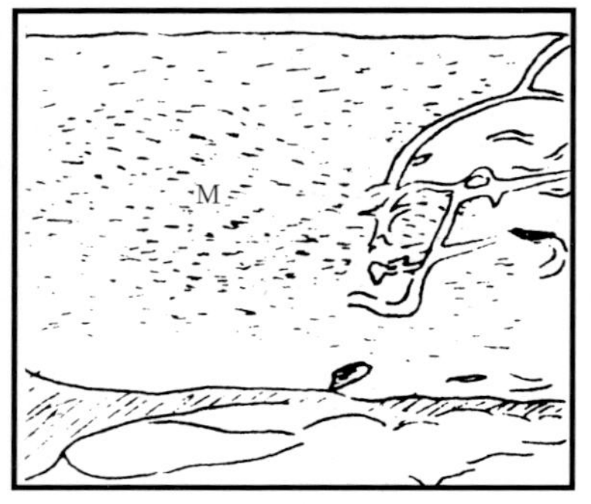

大囊肿内可见分隔及密集光点
M-囊性肿物，左侧有分膈

图 8-7-73 恶性畸胎瘤

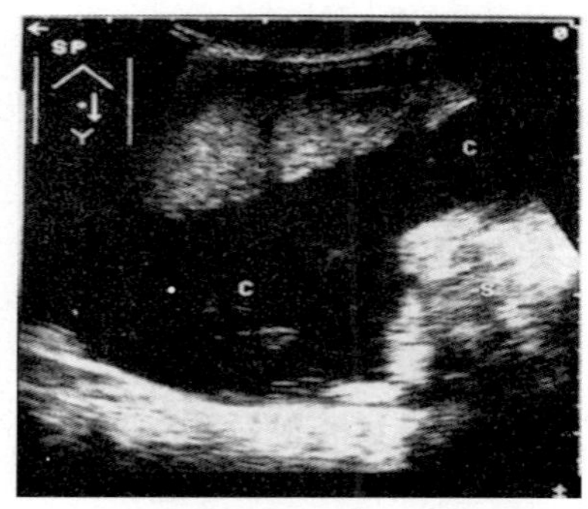

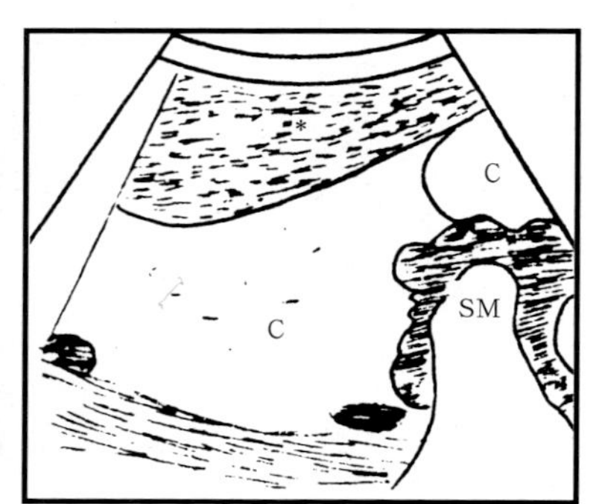

患者19岁少女，大囊肿内上方为脂肪层，左下方为实性区，其余部分为实性区

C-囊性区 ＊-脂层

SM-实区

图 8-7-74 恶性畸胎瘤（和上图为同一病例）

4.卵巢实性及偏实性肿瘤

(1) 卵巢纤维瘤（性索间质肿瘤）：国内统计其发病率为所有卵巢肿瘤的2%～3%，多见于绝经期妇女。

①病理：卵巢纤维瘤表面光滑，质硬，大小不等。其切面为实质、质密、交错的结缔组织囊，粉红或白色，可有退变小囊区，良性卵巢纤维瘤如果合并腹水及胸水就称为麦格综合征。腹胸水在切除肿瘤后自然消失，纤维瘤少有粘连。

②超声诊断：常为单侧，圆形，中等大小，囊壁不清，内回声为实性，较衰减，均质，可有钙斑伴声影亦有伴大片声影者，常可见退行小囊，有时可见大的退行囊。常合并腹水，约有1%～2%合并胸腹水称为麦格综合征（图 8-7-75，图 8-7-76，彩图 8-7-77，彩图 8-7-78）。

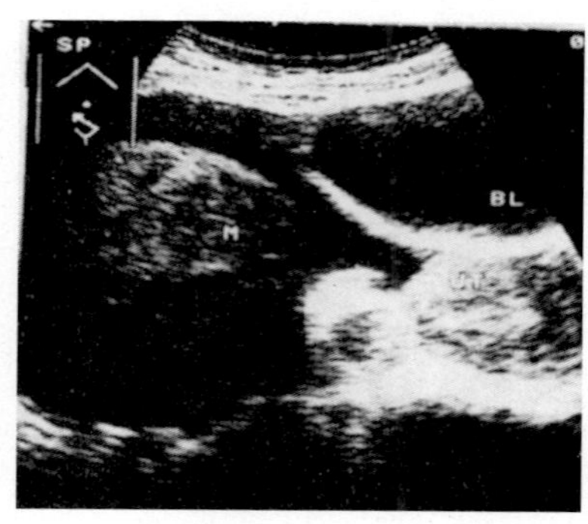

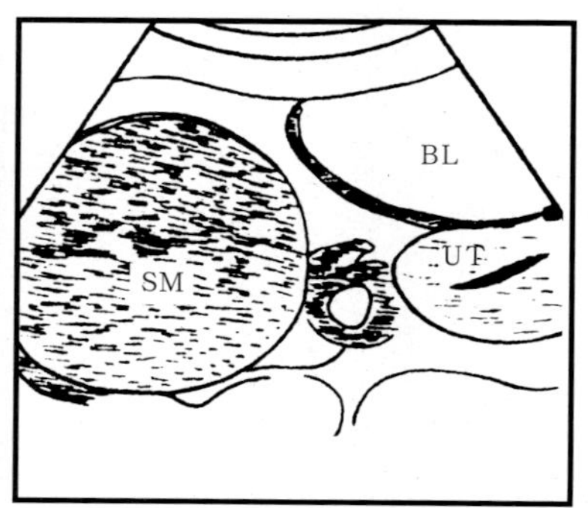

患妇生产后3个月，发现肿物与腹水。横斜切面，左侧见子宫，其右上方见一实性圆形肿物均匀回声较衰减，瘤体周围有腹水。病理证实为卵巢纤维瘤

BL-膀胱 UT-子宫

SM（M）-实性肿物

图 8-7-75 卵巢纤维瘤

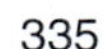

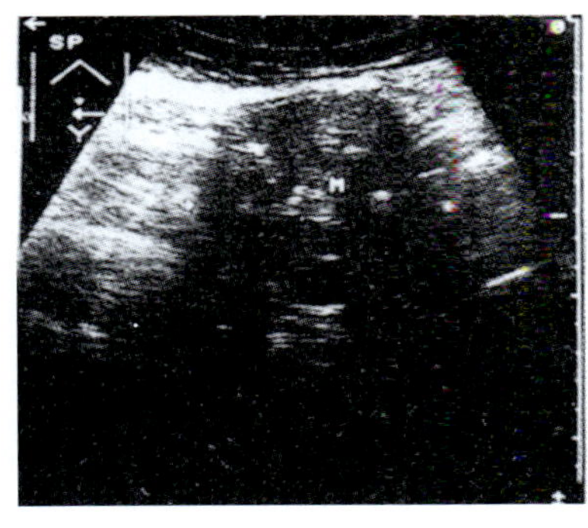

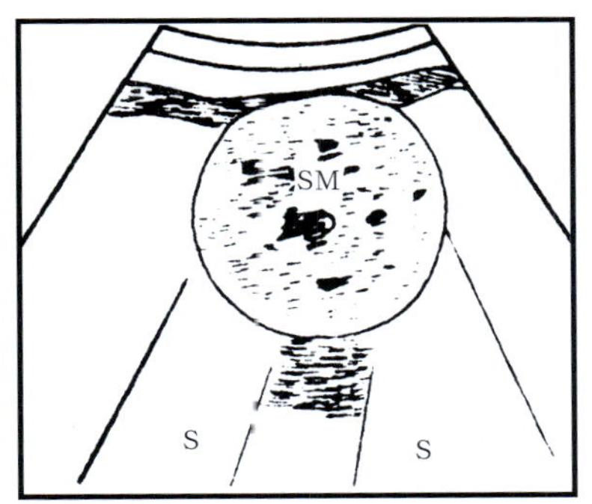

左横切面，见一实性圆形肿物，回声衰减，内有钙化光斑，并伴声影

SM（M）- 实性肿物

S- 声影

图 8-7-76 卵巢纤维瘤

（2）粒层细胞瘤及卵泡膜细胞瘤（来自性索细胞瘤）：这两种肿瘤都是具有内分泌功能的卵巢肿瘤，约占所有卵巢肿瘤的3%～6%。多见于绝经后妇女，临床可出现雌激素引起症状：年幼者可早熟，年老者出现子宫出血，生育年龄者月经不正常，子宫增大，内膜可呈腺瘤样增殖。卵泡膜细胞瘤多发生在绝经后。

①病理：大半为单侧性，大小不等，平均约为10～15cm直径。圆或肾形，表面光滑，质软。切面为实性有交错纤维梁状结构，常有微黄区域或呈黄色，有大小不等小囊，含液体或有出血灶。两种肿瘤切面上不易区分。

②超声诊断：肿瘤小时，可被充盈的膀胱推至髂凹内，故检查时髂凹三角必须为常规检查内容之一，以免漏诊；肿瘤可见包膜，内回声为实性但很疏松，有时很像水泡状胎块图像呈蜂窝状；肿瘤较大时可有退行囊出现；子宫增大，内膜增厚（图8-7-79～8-7-81，彩图8−7−82，彩图8−7−83，图8-7-84～8-7-85，彩图8-7-86，彩图8-7-87）。

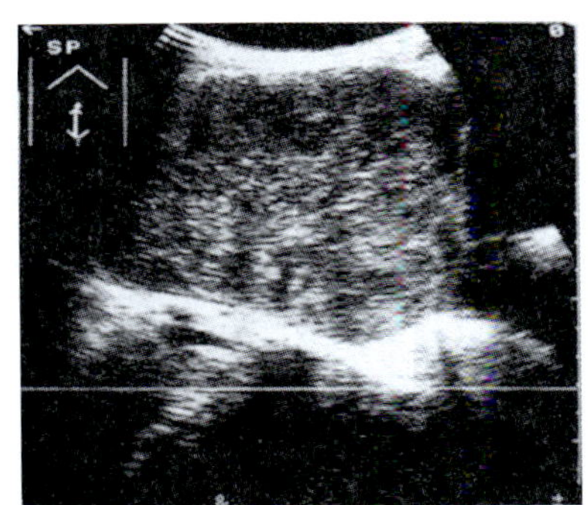

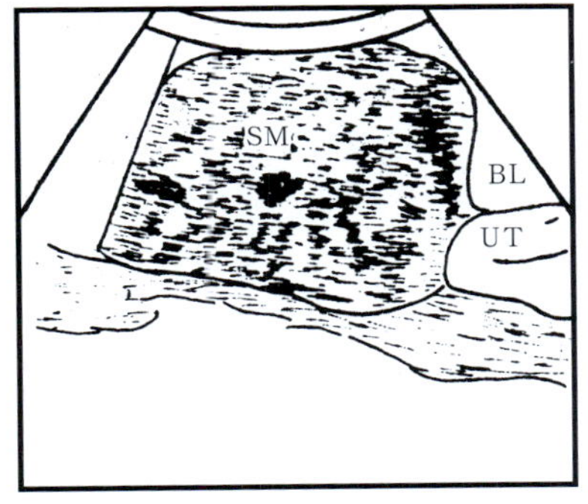

纵切面，子宫上方见一较大的实性肿物，但结构较疏松，回声不均匀

SM- 实性肿物 UT- 子宫

BL- 膀胱

图 8-7-79 卵巢粒层细胞瘤

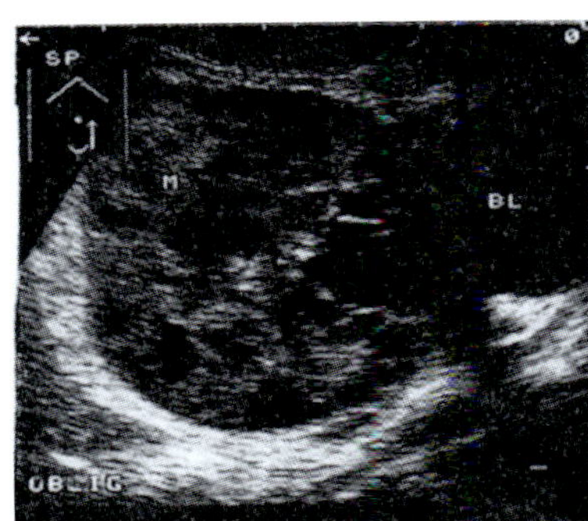

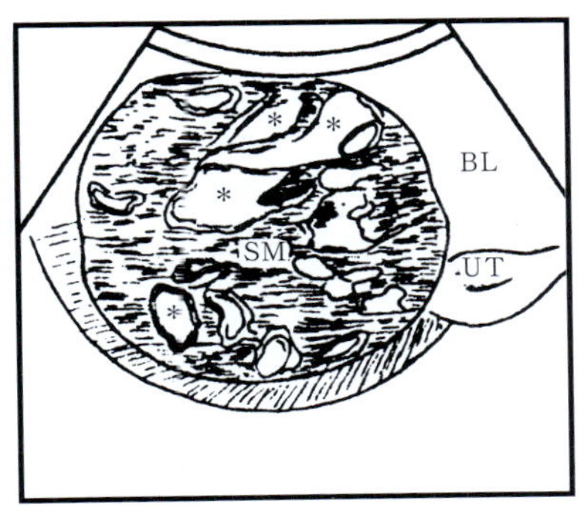

子宫上方可见一圆形偏实性肿物，结构疏松内含多处液性区

SM- 实性区 UT- 子宫

BL- 膀胱 ＊ - 囊区

图 8-7-80 卵巢粒层细胞瘤

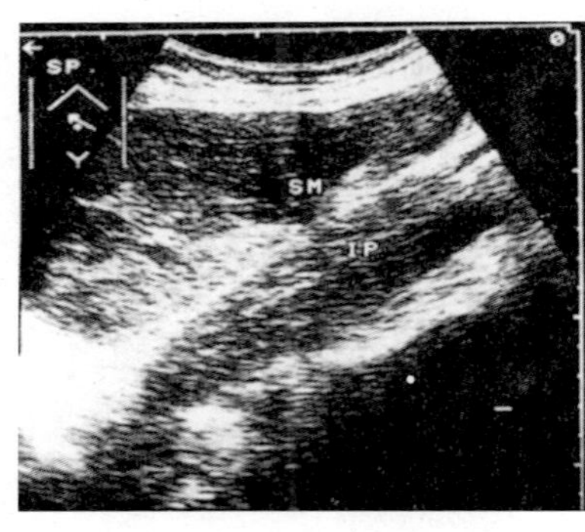

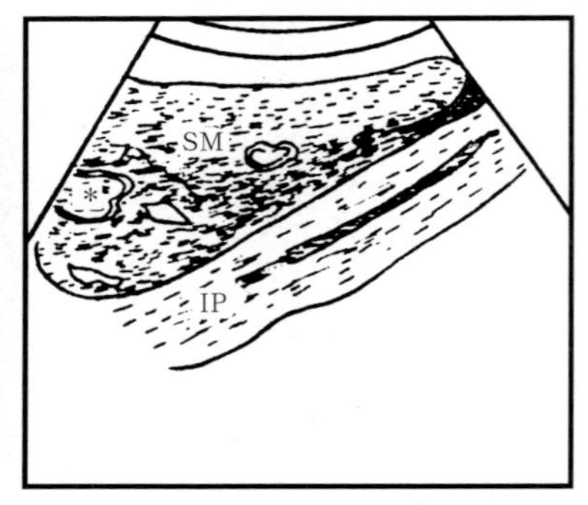

左侧髂凹可见到偏实肿物，内部结构疏松，回声不均匀

SM-实性肿物 IP-髂腰肌

*-疏松区

图 8-7-81 卵巢粒层细胞瘤

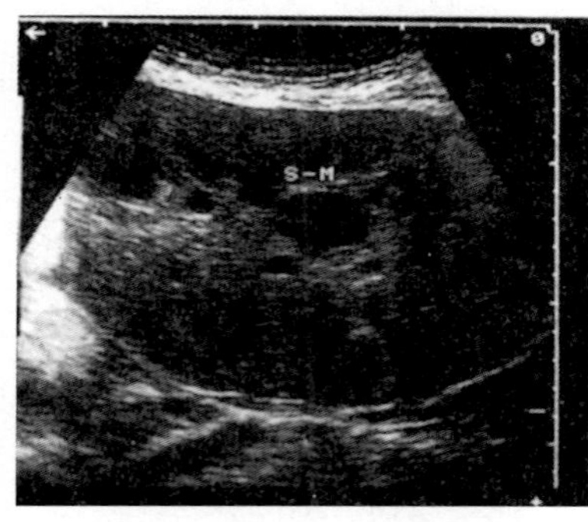

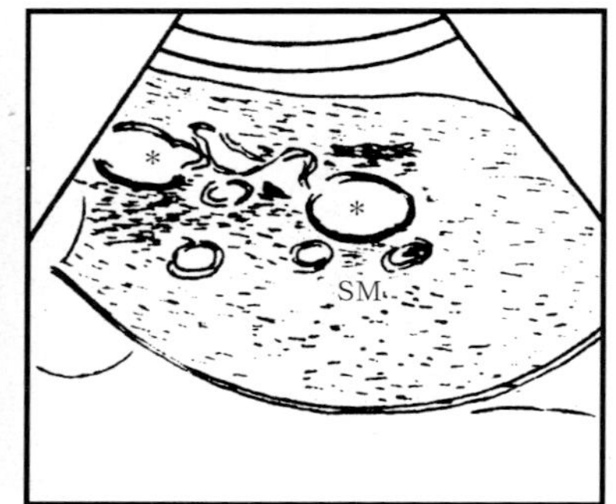

子宫右上方见一实性肿物，内含退行性变小囊

SM-实性卵巢肿物

*-退行小囊

图 8-7-84 卵巢卵泡膜纤维瘤

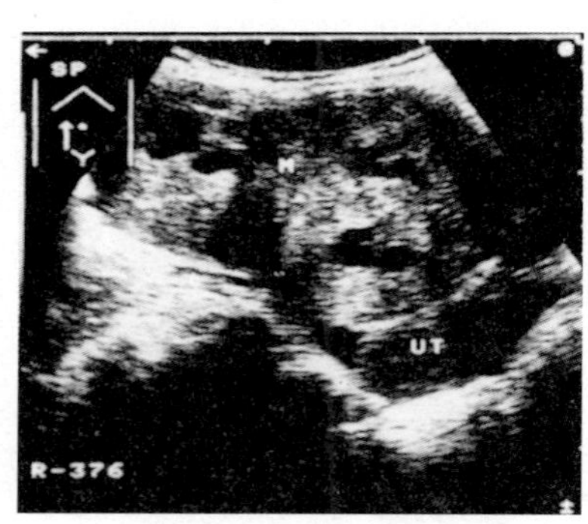

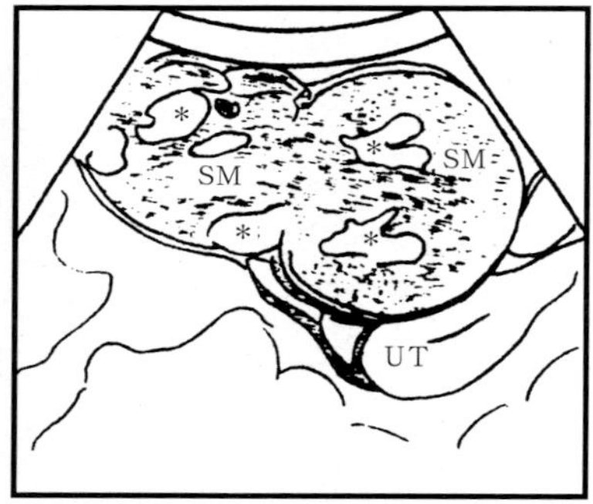

子宫上方见一实性肿物，回声强弱不均匀，内含小退行囊，周围有少量腹水

UT-子宫 SM-实性区

*-退行小囊

图 8-7-85 卵巢卵泡膜纤维瘤

(3)卵巢子宫内膜样癌(上皮细胞肿瘤)：其发生率占所有卵巢恶性肿瘤的21%。肿瘤预后较浆液性黏液性癌为佳，其5年生存率可达55%。

①病理：单侧双侧各半，中等大小，瘤壁外表光滑可有硬结节突起，如瘤组织突破则与周围粘连。切面：瘤体部分为实性，部分生有乳头状突起的囊腔，小部分为结缔组织，质地硬。切面灰白色脑质样，可见坏死与出血灶。

②超声诊断：此瘤以实性为主的混合瘤，可有隔，大部为实性区，少部分有囊液，无特异性，须从病理获得确诊（彩图 8-7-88～8-7-90）。

(4) 勃伦那瘤（属上皮细胞肿瘤）：勃伦那瘤为少见的实性良性肿瘤，来自副中肾体腔上皮，主要成分为纤维组织，仅占卵巢肿瘤的0.5%，多发生于40～50岁妇女，一般为单侧性，极少数恶性变。

①病理：肿瘤形态为圆形或椭圆形，中等大小，表面光滑，红褐色，切面粉红色，致密，恶变后切面为红色，结构变疏松，糟脆。良性瘤的切面与纤维瘤切面不易分辨。本瘤组织学上多数以包埋在纤维间质中的上皮细胞岛为特征，因此在声像图上表现深重衰减。

②超声诊断：中等大小实质性，内回声明显衰减，伴扇面形深重声影。此瘤须与卵巢纤维瘤做鉴别（图 8-7-91，图 8-7-92）。

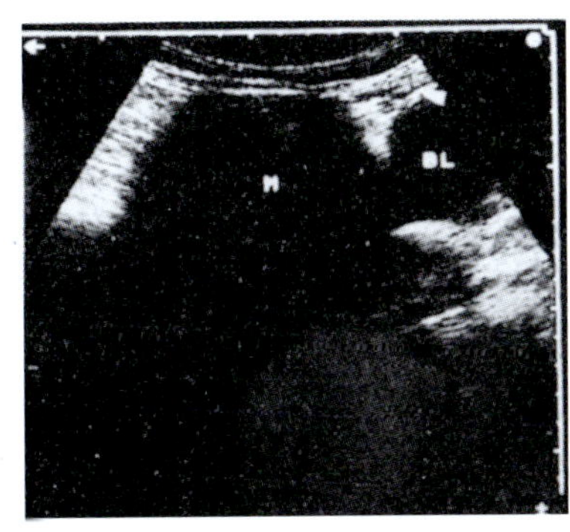

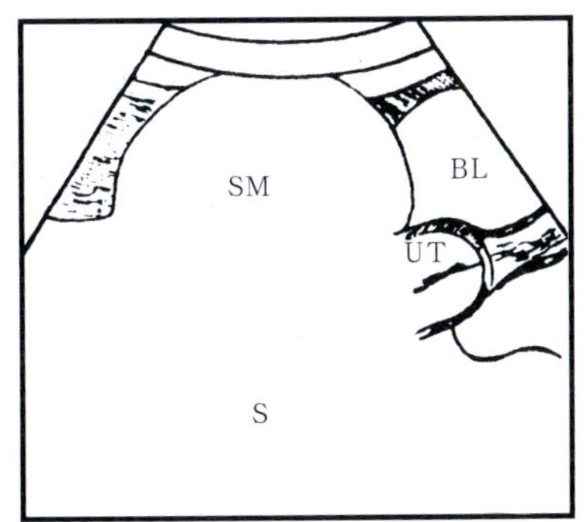

子宫上方可见一圆形肿物，回声深重衰减，其后方伴深重声影

UT- 子宫　SM- 实性肿物

BL- 膀胱　S- 声影

图 8-7-91　卵巢勃伦那瘤

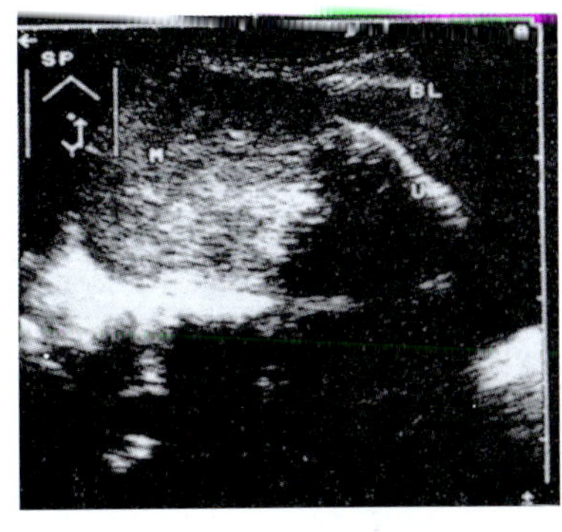

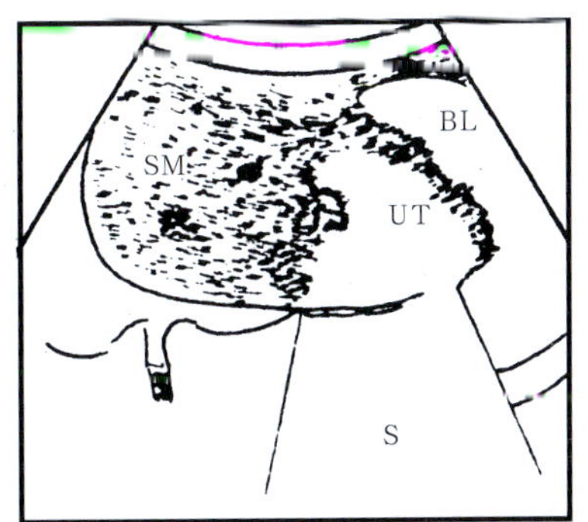

子宫上方见一实性肿物其上部回声较强，下部衰减并伴声影

BL- 膀胱　SM- 实性肿块

UT- 子宫　S- 声影

图 8-7-92　恶性卵巢勃伦那瘤

（5）透明细胞瘤（上皮细胞肿瘤）

此瘤来源于副中肾管上皮的透明细胞，少见，属乳头状囊腺瘤类而含有致密的结缔组织，可为实性或囊性亦称为囊腺纤维瘤，多发生在绝经前后。

超声诊断：本例为囊性卵巢肿瘤，囊壁薄，内壁突出多数乳头状，或有融化，与乳头状浆液性囊腺癌难分辨（彩图 8-7-93～8-7-96）。

（6）无性细胞瘤（生殖细胞肿瘤）：无性细胞瘤为恶性肿瘤，恶性程度不一。包膜完整者预后较好，多发生在 30 岁以下。

①病理：多为单侧性，瘤体呈圆形或椭圆形，由数厘米至50厘米不等。表面光滑较硬，大者因退变可变软，脆或囊性变。切面为灰红色，中等硬。

②超声诊断：以实性为主，有时呈肾形，或有小退行囊区（图 8-7-97）。

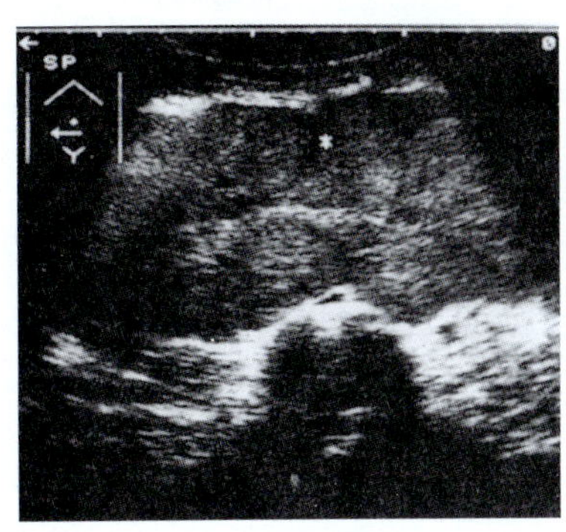

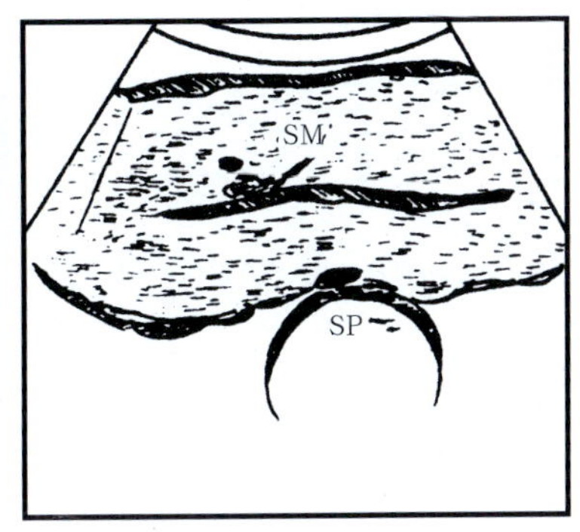

子宫上方见一长圆形实性肿物，中等回声较均匀，中央似有叶脉状光条

SM- 实性肿物　SP- 脊柱

图 8-7-97　卵巢无性细胞瘤

（7）卵黄囊瘤卵巢内胚窦瘤（生殖细胞肿瘤）：此瘤多发生于年轻妇女，单侧性，生长迅速，以实质性为主，预后不佳。

超声诊断：中等大小肿瘤，以实性为主混合肿瘤，肿瘤圆形或椭圆形，切面中央为实性，周边多个小囊（图 8-7-98，彩图 8-7-99～8-7-101）。

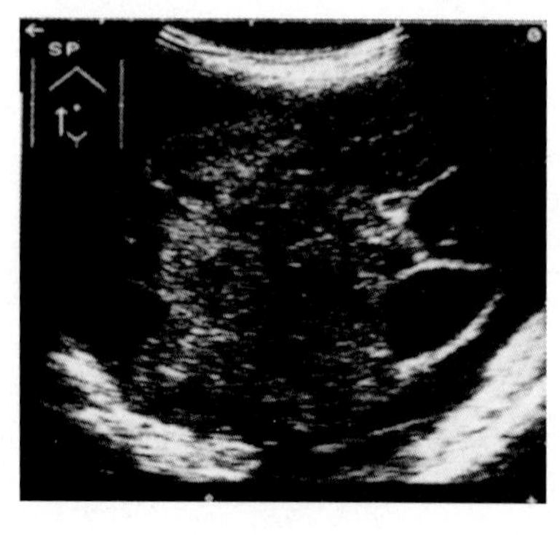

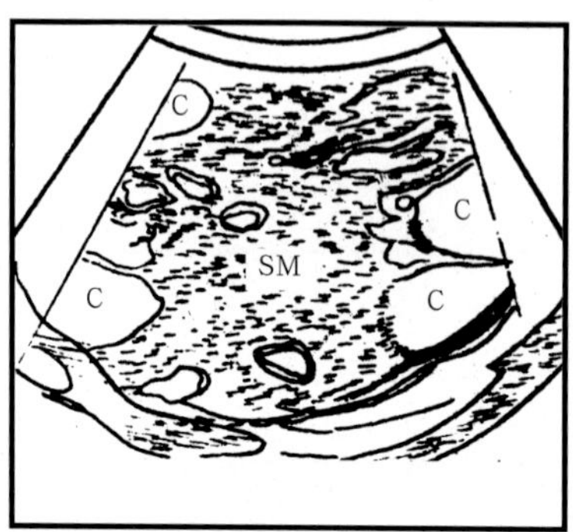

大而偏实性卵巢肿物，中央部分为实性块回声，不均匀，其周围为分隔，隔间含液体
SM- 实性区　C- 囊区

图 8-7-98　卵巢内胚窦瘤（卵黄囊肿瘤）

（8）卵巢转移瘤：来自其他器官的恶性卵巢肿瘤称为卵巢转移瘤。如胃、结肠等器官的原发癌转移到卵巢较转移到其他器官机会更多，称库肯勃格瘤，约占卵巢转移瘤的 80%。

①病理：几乎均为双侧性，多为手拳大小，表面光滑有光泽，较大者表面可呈脑回状或分叶肾形，在盆腔内无粘连。切面为实性致密，质密粉红色，可有退行小空囊，与纤维瘤，勃伦那瘤不易区分。

②超声诊断：a.双侧性实性肿瘤，较大时则二瘤多在子宫上方靠拢似哑铃状，中央有界限。b.二瘤包膜不清但有清晰轮廓。c.内回声多较衰减，亦有中等回声者，瘤体内有时可见退行性小囊，有时囊区较大（图 8-7-102～8-8-105，彩图 8-7-106，彩图 8-7-107）。

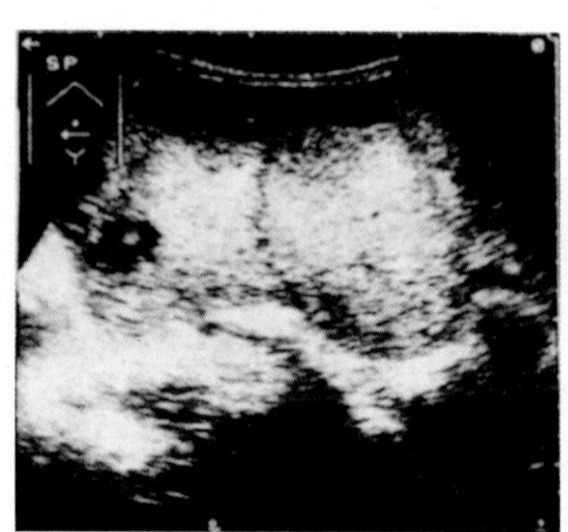

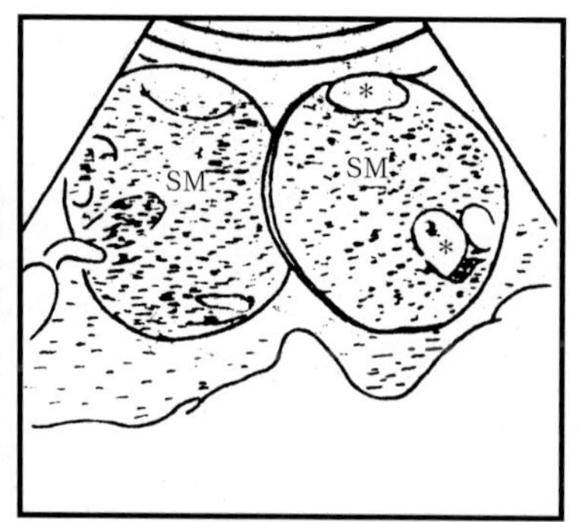

图中可见两个圆形实性肿物，互相靠近，反光较强，内有退化小囊
SM- 实性肿物　＊ - 退行小囊

图 8-7-102　卵巢双侧库肯勃格肿瘤

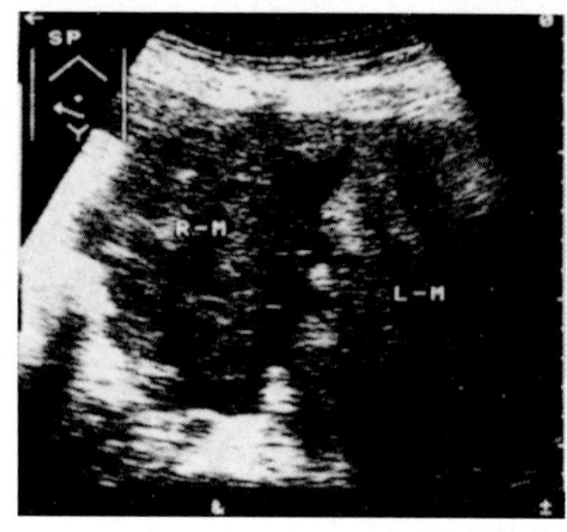

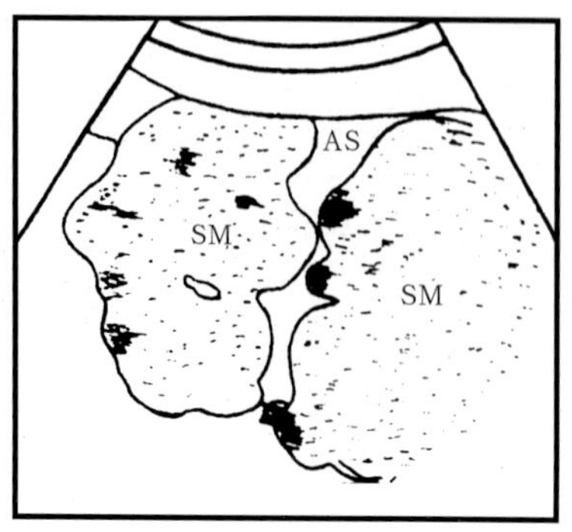

图中可见两个较大实性肿瘤，回声衰减，二肿瘤间可见腹水
SM- 实性肿瘤　AS- 腹水

图 8-7-103　卵巢双侧库肯勃格肿瘤

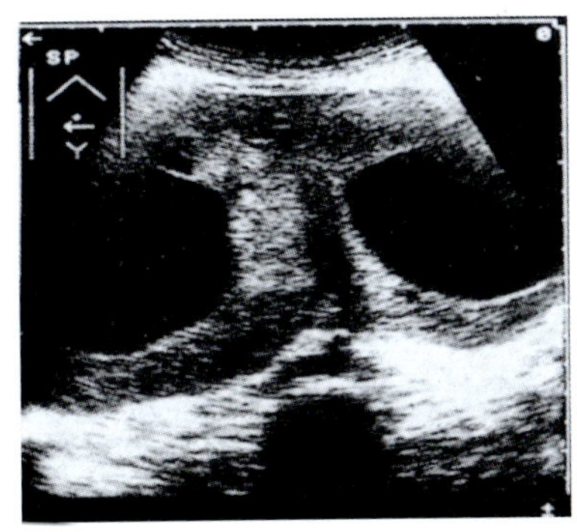

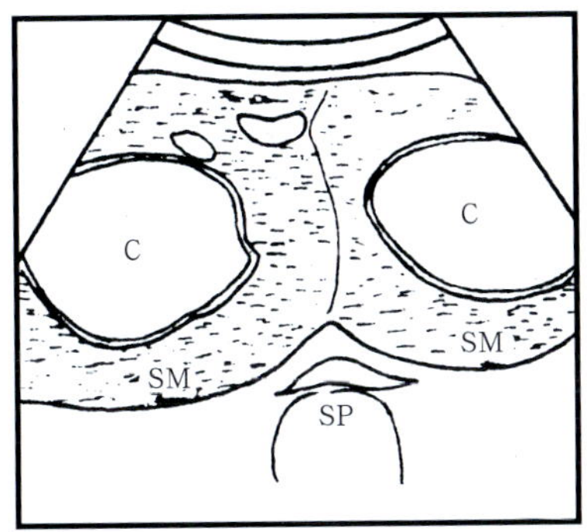

图中见两个较大肿瘤互相紧靠，各瘤中出现大退行性囊

SM- 实性区　SP- 脊柱

C- 大的退行囊区

图 8-7-104　卵巢库肯勃格肿瘤

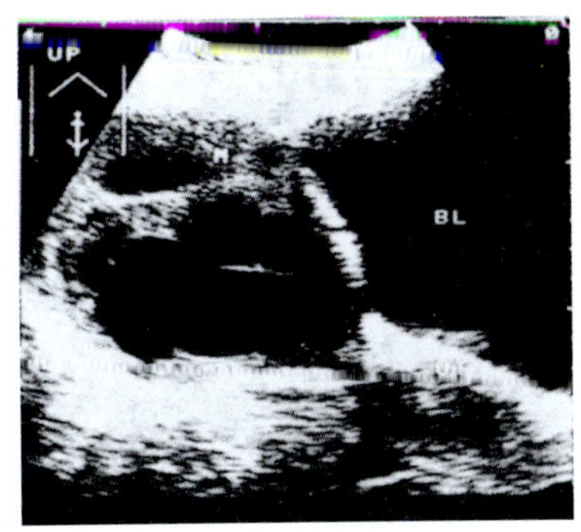

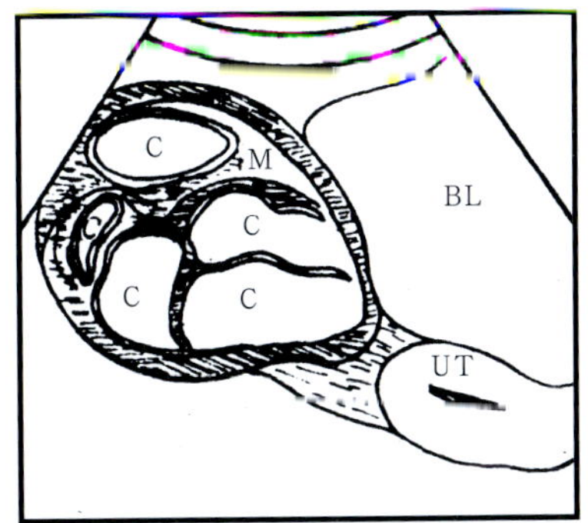

子宫上方可见囊性肿物，其中有大片囊性区及部分实性区

SM- 实性区　BL- 膀胱

C- 囊性区　UT- 子宫

图 8-7-105　卵巢库肯勃格肿瘤

第八节　输卵管癌的超声诊断

输卵管恶性肿瘤罕见，多见于绝经期后。临床出现阴道大量溢液为本病特点，溢液可为稀薄清亮或血性。溢液时下腹拧痛。同时发现盆腔肿块。

一、病理

原发性输卵管癌多为单侧，双侧者多属晚期，大体观察形态很特殊，输卵管增粗呈腊肠形或梨形。大小不一，从核桃至儿头大小，伞端可闭锁与输卵管积脓或积水相似，常有粘连。剖面呈灰白色乳头状，晚期呈树枝状向管腔突出，管腔有积液（彩图 8-8-1）。

二、临床表现

好发年龄在 40～60 岁，多有不孕史。

早期无症状，肿瘤发展时出现阴道排液、腹痛及盆腔肿块，即所谓输卵管癌“三联症”。

1. 阴道排液　为最常见症状，发生率在 30%～75%，排出清水样或血样。间歇性排液为本病重要临床特征。

2. 腹痛　半数有下腹痛，钝痛伴间歇绞痛。

3. 阴道出血　可能癌瘤坏死引起。

4. 下腹肿块　多为一侧，呈肠型或囊实性。

三、超声诊断

附件区见腊肠状或梨状肿物，混合性或偏实性，内有实区及囊区（图 8-8-2～图 8-8-3，彩图 8-8-4～8-8-6）。

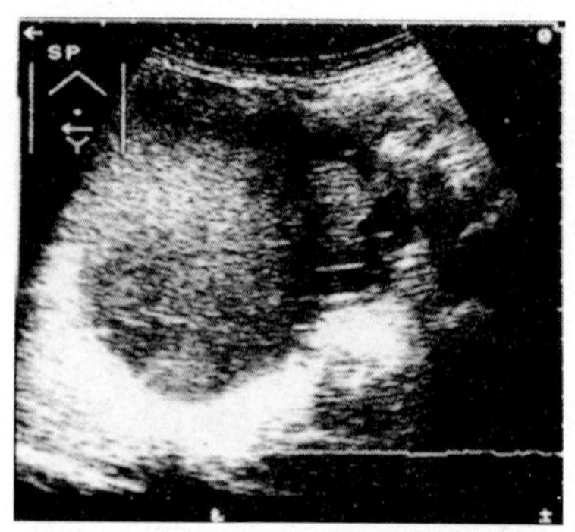

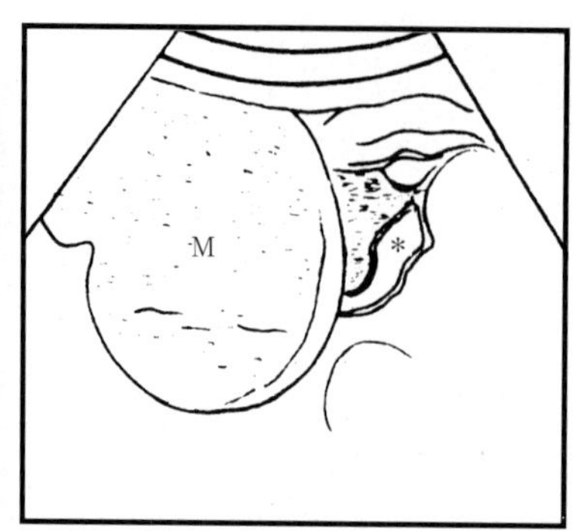

图 8-8-2 输卵管腺癌

横切面，子宫之右侧见一圆形偏实性肿瘤，内为密布光点。病理证实为输卵管腺癌

M- 输卵管肿瘤　* - 腹水

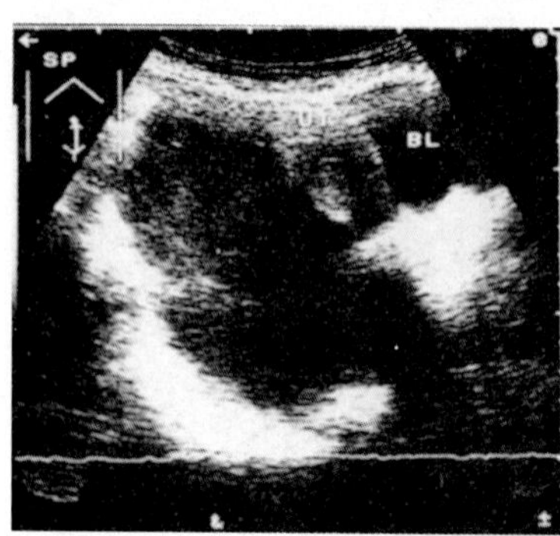

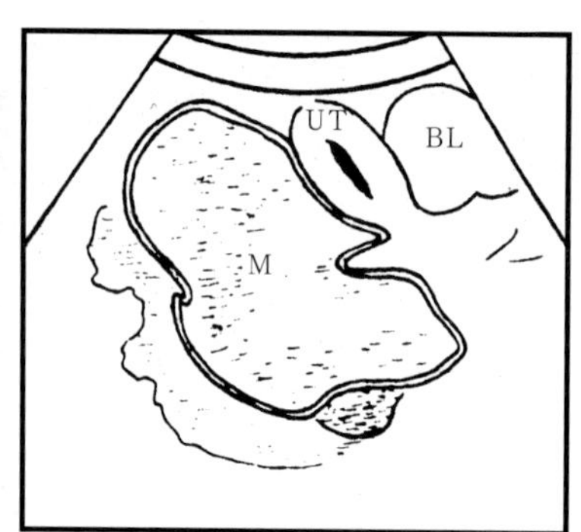

图 8-8-3 输卵管腺癌

纵切面，子宫后方见一肿物，界限不清，直肠窝内有腹水

M- 肿物　UT- 子宫

BL- 膀胱

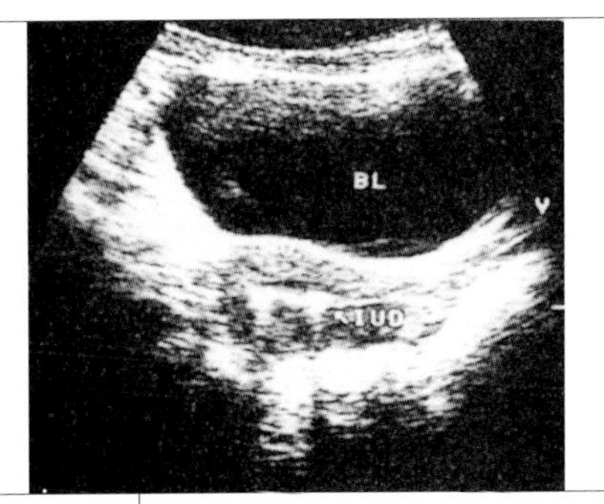

第九章

有关计划生育的超声诊断

- 宫内节育器的超声诊断
- 子宫损伤的超声诊断

21世纪仍面临人口增长与经济发展的大问题，计划生育依然为一项重要国策，避孕及中止计划外妊娠的需求有着不同寻常的使命。

第一节　宫内节育器的超声诊断

在我国，宫内节育器（Intrauterine Contraceptive Devices,IUD)是最常用的节育方法之一，据报道全世界约有5亿以上育龄妇女使用这种方法，在我国育龄妇女中约有1/2配带节育器。在超声检查应用于临床前，X线是检查宫内节育器的主要方法。此法虽可确定避孕器的存在，但不能判断节育器与子宫的确切关系。超声可观察节育器在宫腔内位置是否正常，有无下移、变形、嵌顿、外游及有无带器妊娠等，如果节育器外游远离子宫，被卷入肠管间，则超声诊断困难借助X线检查协助确诊。

一、正常位置宫内节育器

在超声图像中由于节育器的形态不同声像图显示亦不同，例如，金属形节育器纵切面表现为两个“锥”状回声，此为节育器的两个截面，上宽下窄，似彗星尾部，称为“彗尾”征；后倾后屈位子宫，横切面有时可见强回声环，如为T形节育器（缠钢丝）则可见宫腔内一串念珠状强回声，此种节育器常常上顶宫底下抵宫内口，占满宫腔。7形或T形节育器亦可见宫腔内为两条强回声带。其他各种节育器可表现各种不同形态，节育器悬尾为一强回声线（图9-1-1～9-1-7）。

节育器避孕效果主要取决于节育器在宫腔内的位置，其判断的标准有两种方法：其一为节育器上缘距宫底浆膜层的距离，标准为不超过2cm。另一种方法是子宫纵切面自宫颈内口至宫底浆膜层做一连线，如节育器上缘在连线中心点以上，表明节育器位置正常，若在中心点以下表明节育器下移。

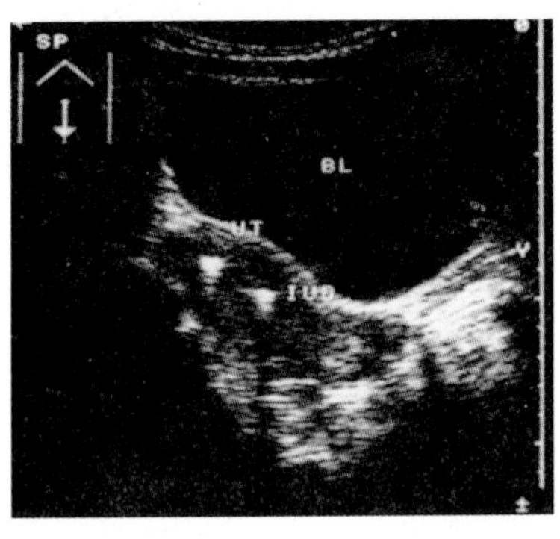

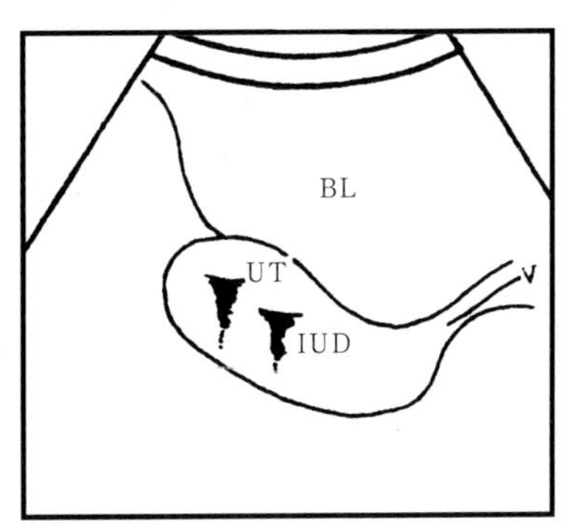

纵切面，子宫前位，节育环两截面呈“彗尾”征，位置正常

UT－子宫　IUD－节育器

BL－膀胱　V－阴道

图 9-1-1　宫内节育器

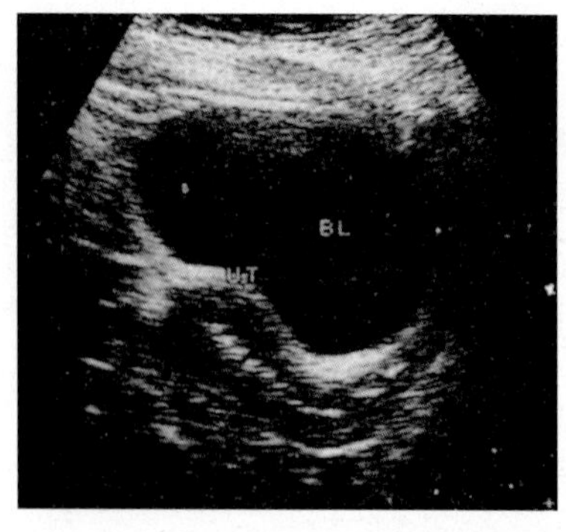

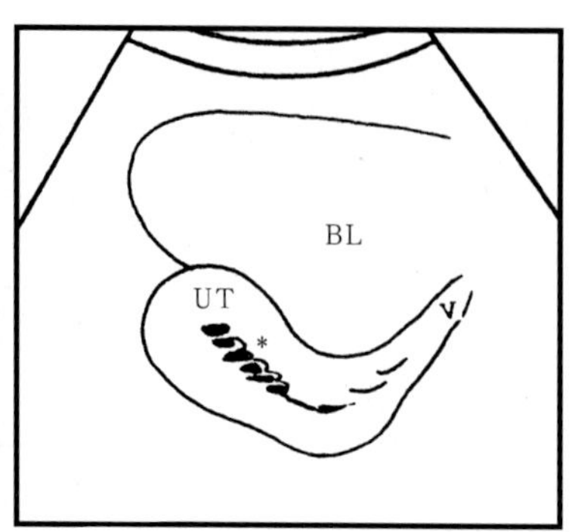

纵切面，子宫前位，宫腔内见一念珠状T形节育器，宫颈管内可见悬尾

UT－子宫　*-T形节育器

BL－膀胱　V-阴道

图 9-1-2 宫内T形节育器

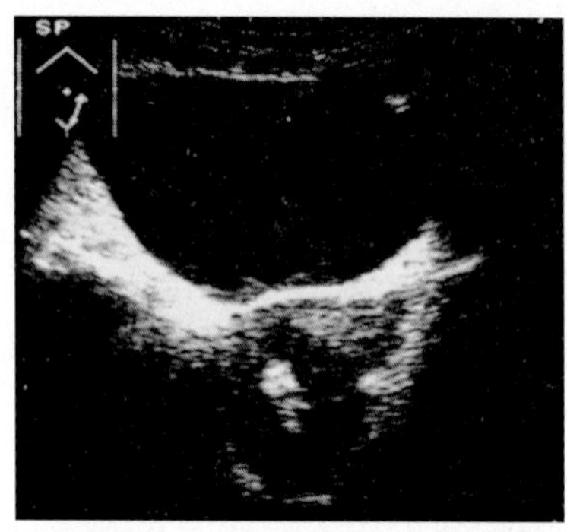

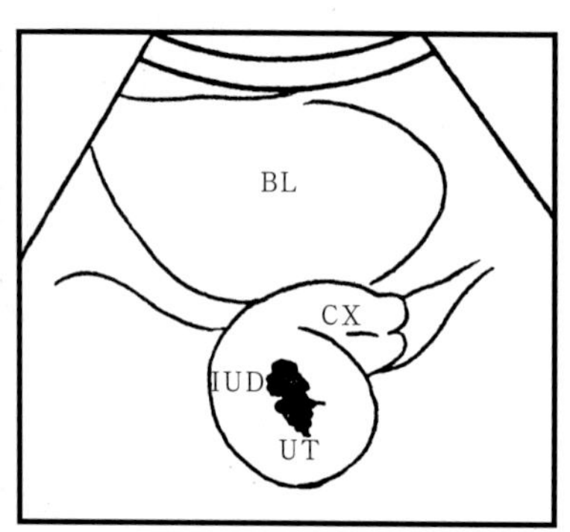

纵切面，子宫后屈位，宫腔内见节育器

UT-子宫　CX-宫颈

IUD-节育器　BL-膀胱

图 9-1-3 子宫后屈位宫内节育器

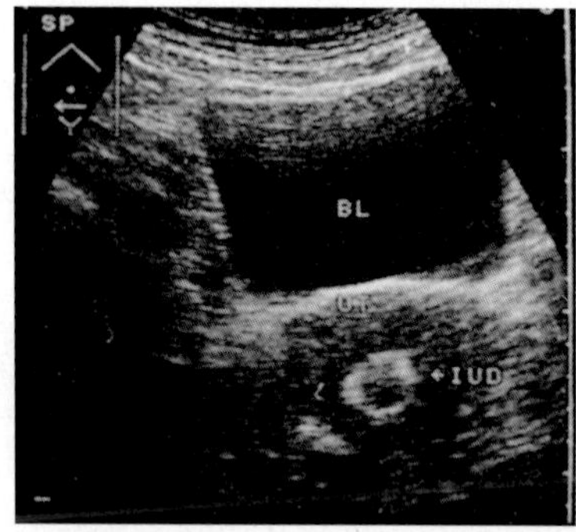

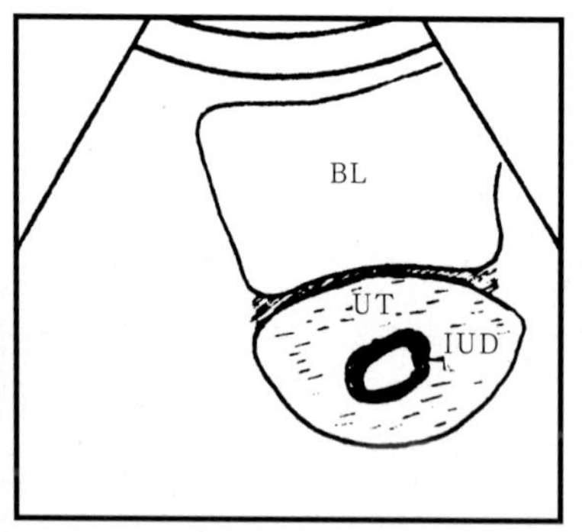

横切面，子宫腔内可见强回声环形节育环

UT-子宫　IUD-节育器

BL-膀胱

图 9-1-4 宫内节育器

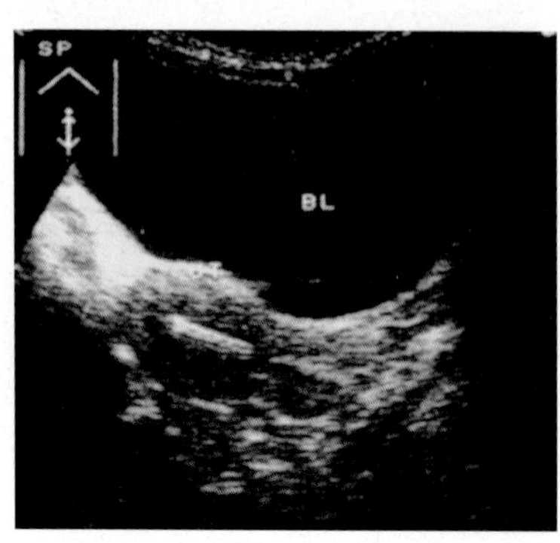

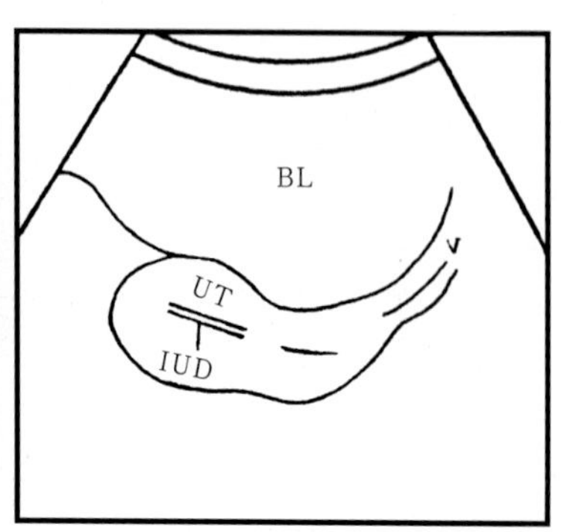

纵切面，子宫腔内见两条平行强回声线，为位置正常IUD

UT-子宫　IUD-节育器

BL-膀胱　V-阴道

图 9-1-5 宫内节育器

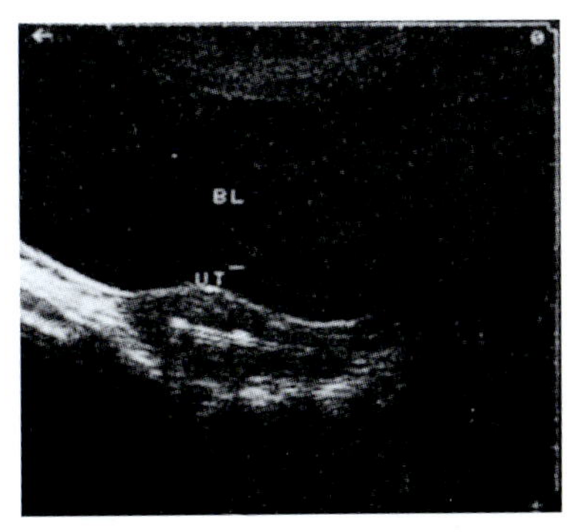

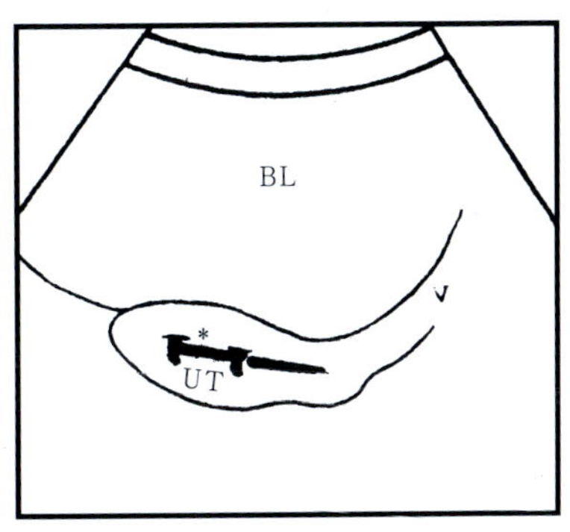

纵切面，宫内见一T形节育器及一环状节育器，位置均正常

UT-子宫　*-重复节育器

BL-膀胱　V-阴道

图 9-1-6　宫内重复节育器

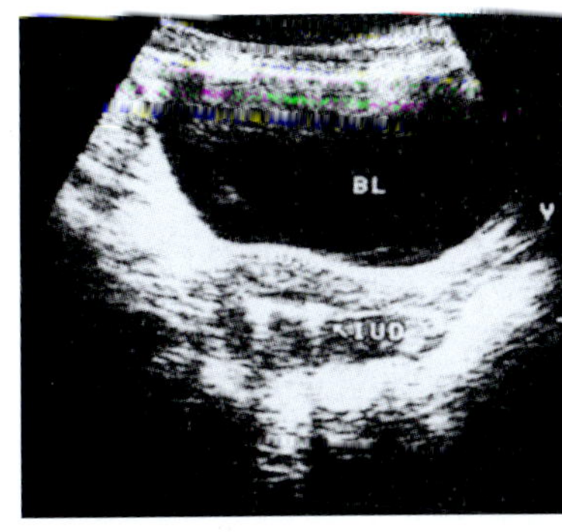

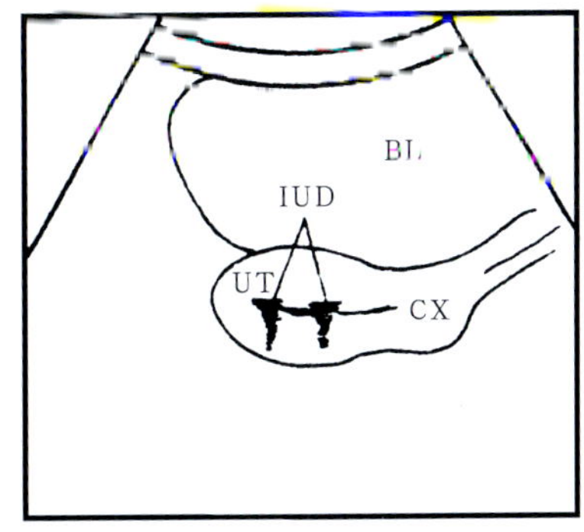

纵切面，子宫水平位，宫腔内见“彗尾”征，其下方见彗尾回声

UT-子宫　CX-宫颈

IUD-节育器　BL-膀胱

图 9-1-7　宫内节育器

二、节育器异常

1.节育器下移　节育器不在近宫底的宫腔内而下移，近宫颈或已达颈管，按上述子宫内节育器位置判断标准进行测量可获得诊断。

节育器下移则宫腔让出空位则可带器妊娠，一般多在节育器上方孕卵种植，亦有在节育环内种植者（极少），参见图 9-1-8，图 9-1-9。

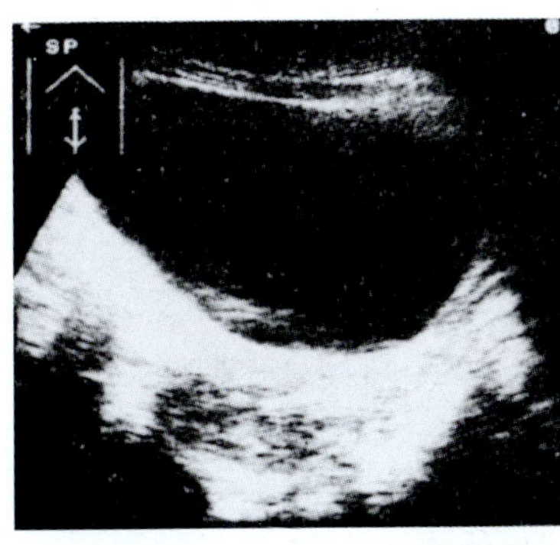

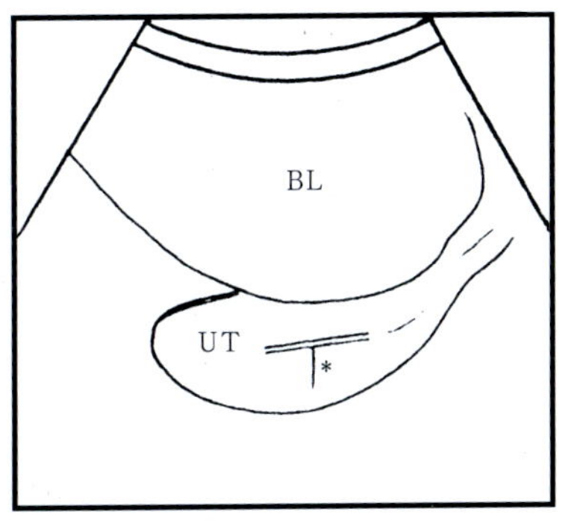

纵切面，子宫水平位，节育器下移，部分已进入宫颈管

UT-子宫　*-节育器

CX-宫颈　BL-膀胱

图 9-1-8　节育器下移

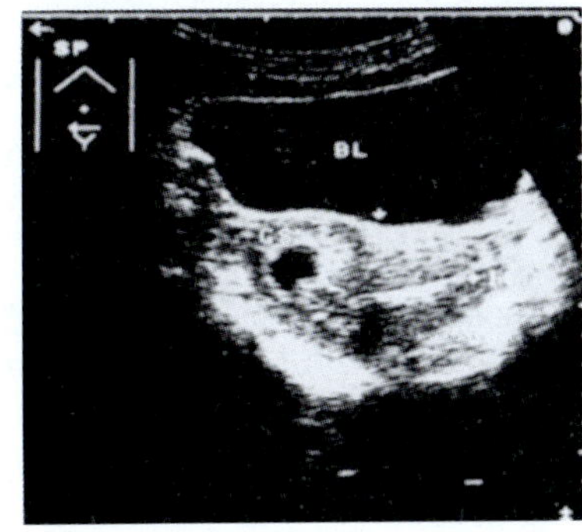

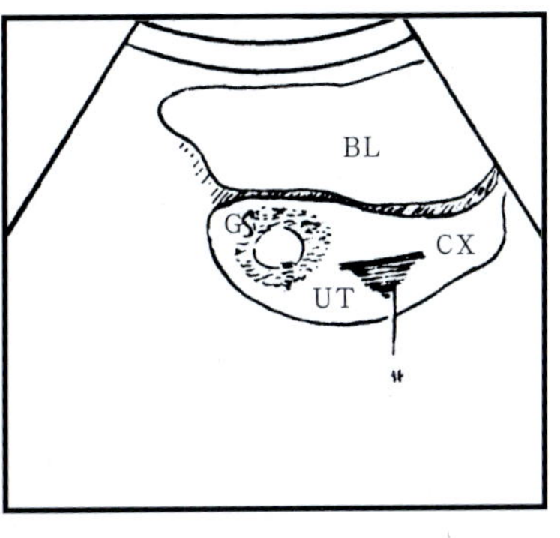

纵切面，宫内节育器下移，子宫底部可见一胎囊光环

UT-子宫　GS-胎囊

CX-宫颈　*-节育器

BL-膀胱

图 9-1-9　带器怀孕

2.节育器异位 由于上器时操作不当，绝经后子宫萎缩或节育器过大等原因，使节育器部分或完全嵌顿于宫肌，或外游至阔韧带、腹腔等部称为宫内节育器异位。声像图表现为节育器偏离宫腔中心部位，嵌入宫肌甚至穿透宫肌致使子宫穿孔，节育器外游至子宫以外。一些异位于腹腔、阔韧带的节育器，超声诊断困难，可借助X光检查或行碘油气腹双重造影以确诊（图9-1-10～9-1-15）。

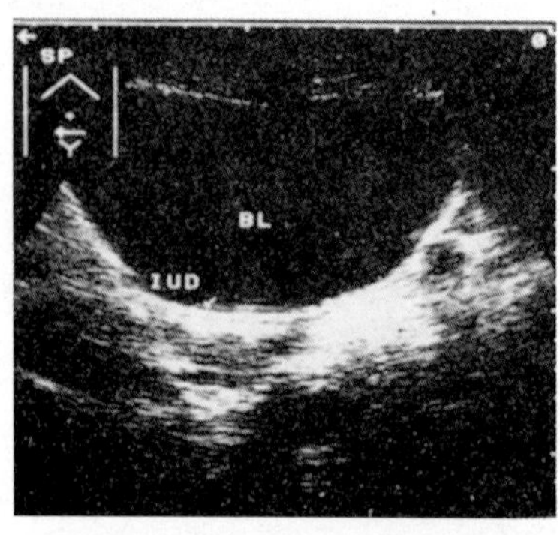

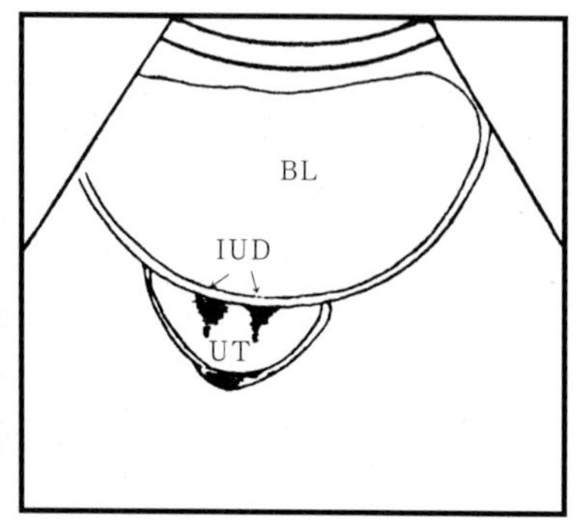

横切面，子宫前壁浆膜层下可见两个“彗尾”征

UT-子宫 BL-膀胱

IUD-节育器

图 9-1-10 宫内节育器嵌顿

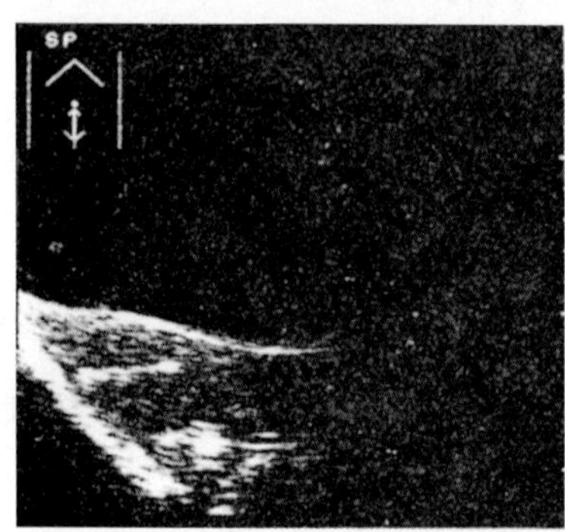

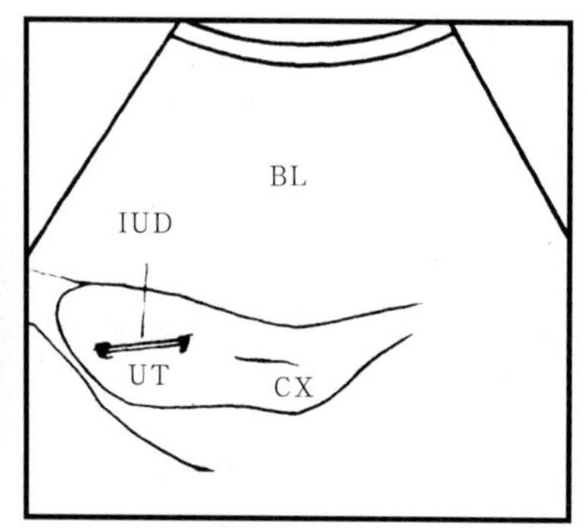

纵切面，子宫内节育器斜置于宫腔内，引起不正常出血

UT-子宫 CX-宫颈

IUD-节育器

BL-膀胱

图 9-1-11 宫内节育器异位

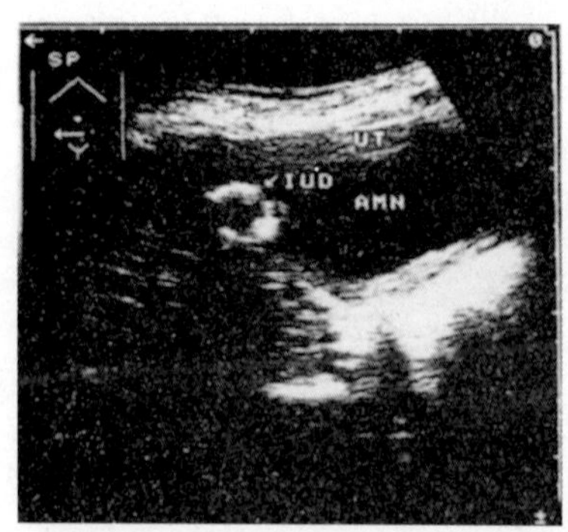

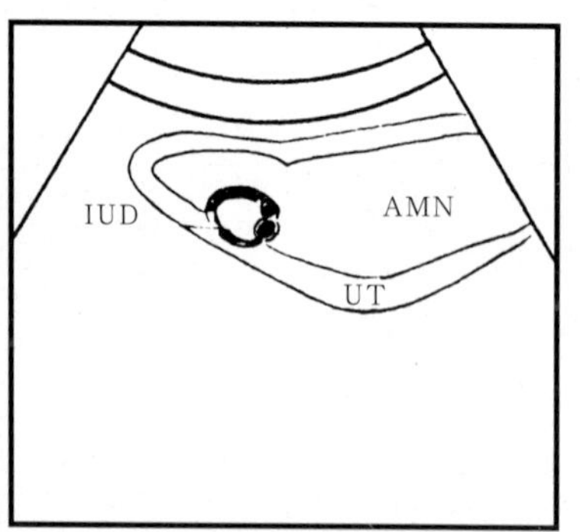

横切面，孕14周，子宫内可见羊膜腔，在子宫右角处可见节育环

UT-子宫 AMN-羊水

IUD-节育器（环）

图 9-1-12 节育器异位、宫内早孕

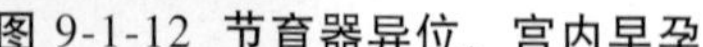

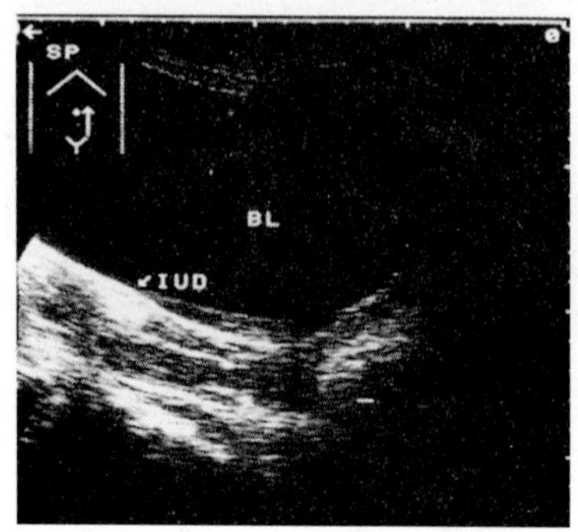

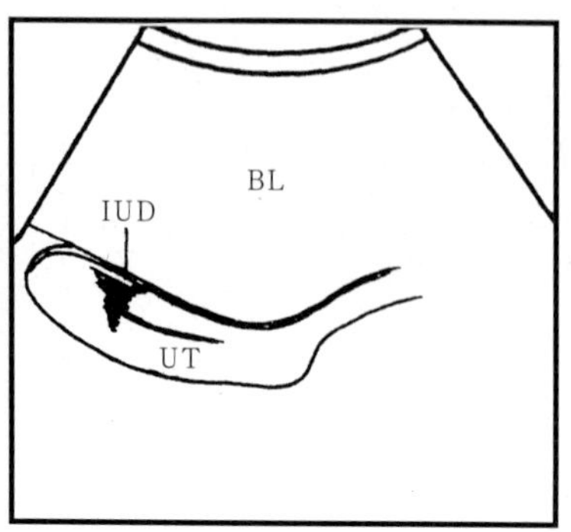

纵切面，子宫前位，宫内节育器嵌入前壁靠近浆膜层

UT-子宫 IUD-节育器

BL-膀胱

图 9-1-13 宫内节育器肌壁内嵌顿

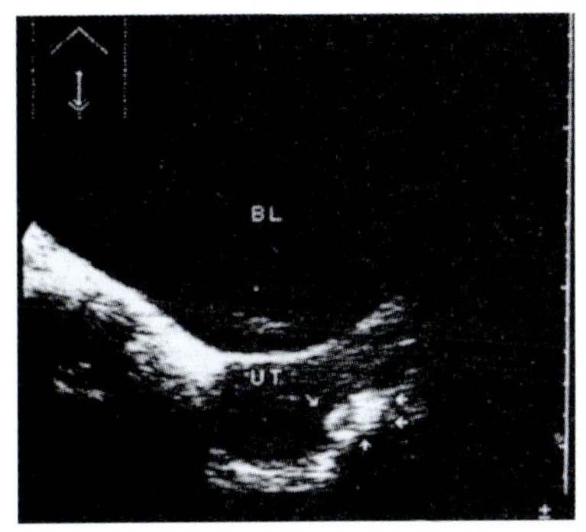

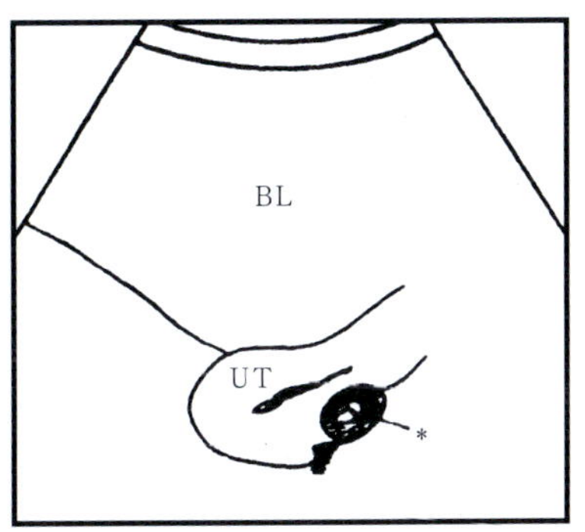

纵切面，节育器嵌顿于子宫肌层
UT- 子宫 *- 节育器
BL- 膀胱

图 9-1-14 宫内节育器外游

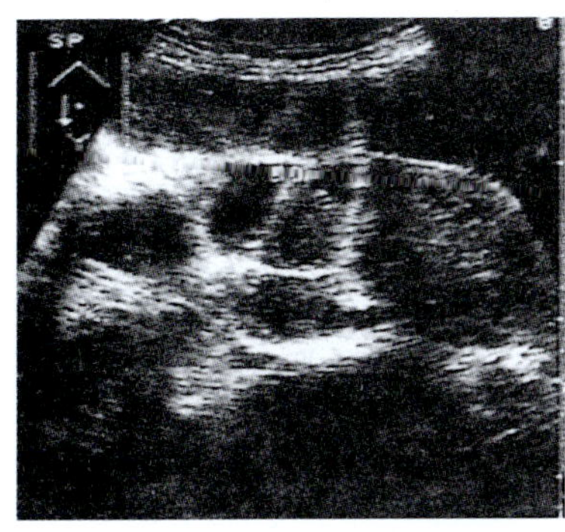

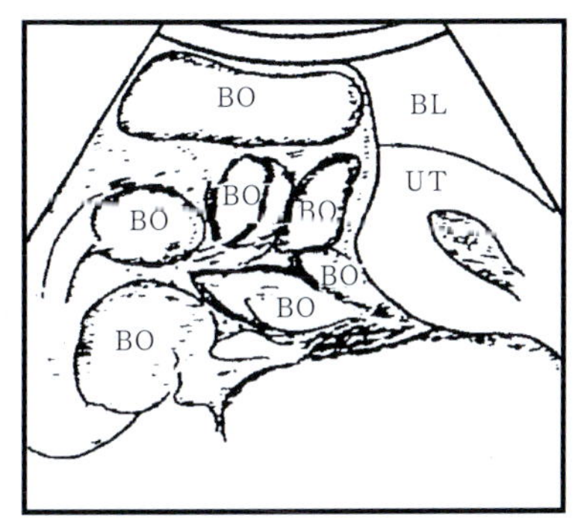

纵切面：可见子宫其前上方有液面的肠管
UT- 子宫 BL- 膀胱
BO- 有液面的肠管（肠梗塞）

图 9-1-15 输卵管结扎中损伤肠管造成肠梗阻

3. 节育器变形或断裂 节育器变形、断裂与节育器的质量和放置操作技术有关，也可发生于节育器与宫腔形态不适宜者，超声可见节育器扭曲失去原有形态、断裂，后方见彗尾征（图 9-1-16）。

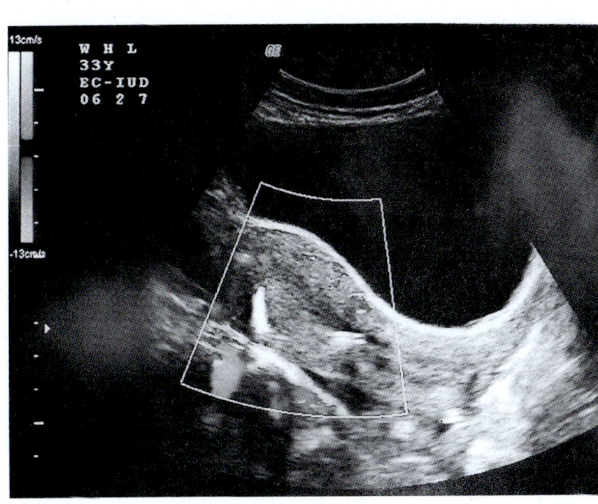

图 9-1-16 宫内节育器断裂、嵌顿于宫肌内

第二节 子宫损伤的超声诊断

因术者技术不熟练、哺乳期上节育器或人工流产等均可造成子宫损伤，多见子宫穿孔，轻者可无不良后果，严重者大网膜、脂肪垂、甚至肠管被吸入子宫内而造成严重后果，出现内出血、肠坏死、大出血，甚至危及生命。超声检查可以做出可靠诊断。

在超声图像中，小的穿孔未损伤血管时可不显示异常回声，或损伤处显示一强回声线条，此为吸宫时进入的气体；较重者网膜等组织自损伤处至宫腔内，显示一较粗的强回声带，损伤血管时可见子宫周围及盆腹腔无回声液体（图9-2-1～9-2-6，彩图9-2-7，彩图9-2-8）。

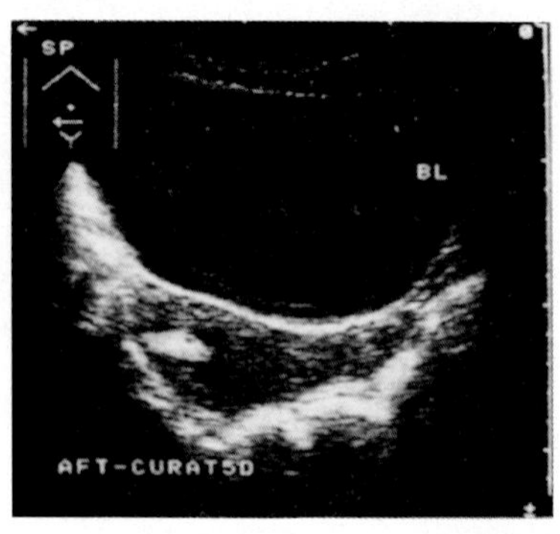

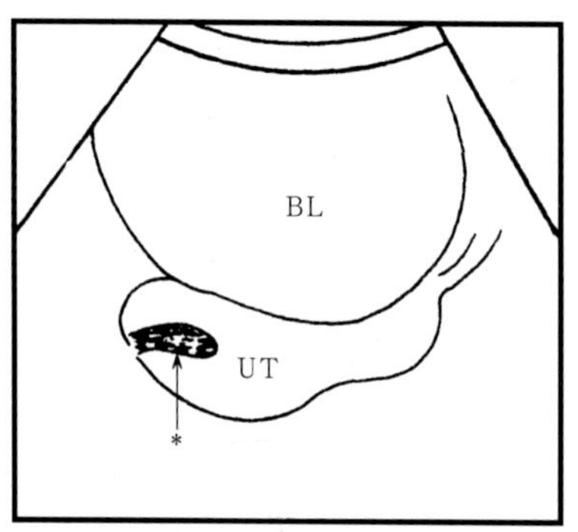

纵切面，子宫之右角见一强回声团突破浆膜层

UT-子宫 *-右角穿孔处

BL-膀胱

图 9-2-1 子宫穿孔

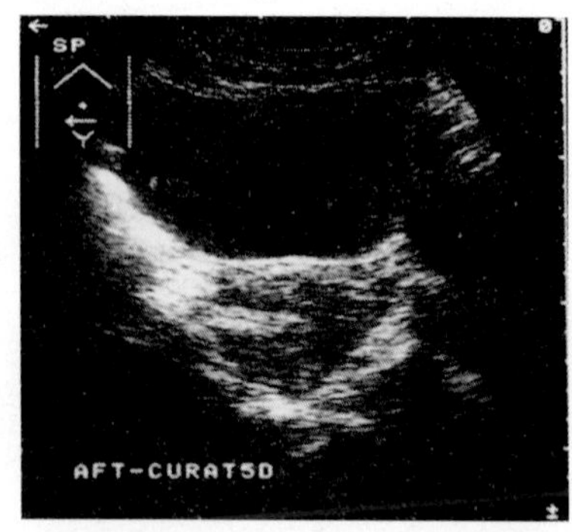

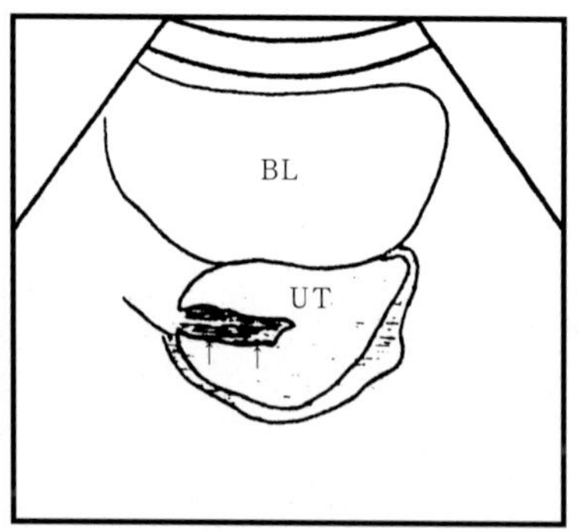

右角穿孔（损伤），反光强的粗光条为损伤区，损伤突破浆膜层

UT-子宫 BL-膀胱

↑ -所指为穿孔损伤口

图 9-2-2 上图同一病例的子宫横切面

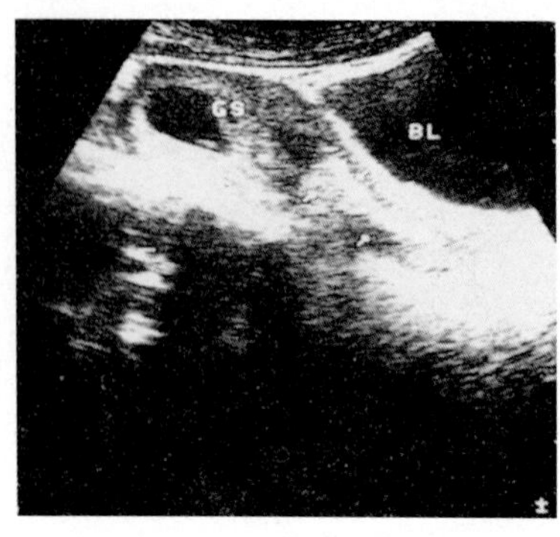

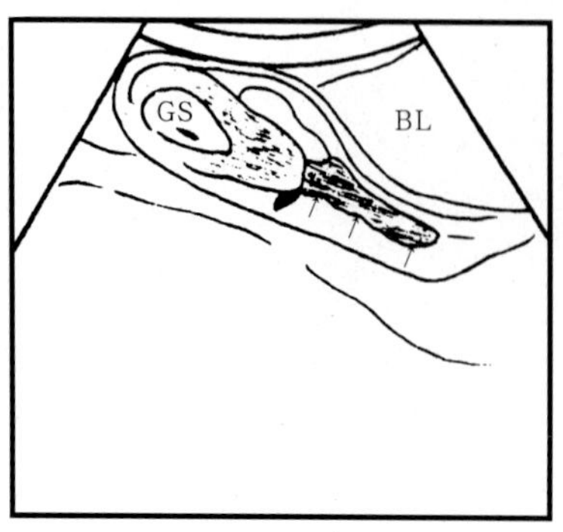

纵切面，早孕吸宫时子宫峡部穿孔，胎囊仍在宫腔内

UT-子宫 GS-胎囊

BL-膀胱 ↑ -损伤处

图 9-2-3 峡部穿孔

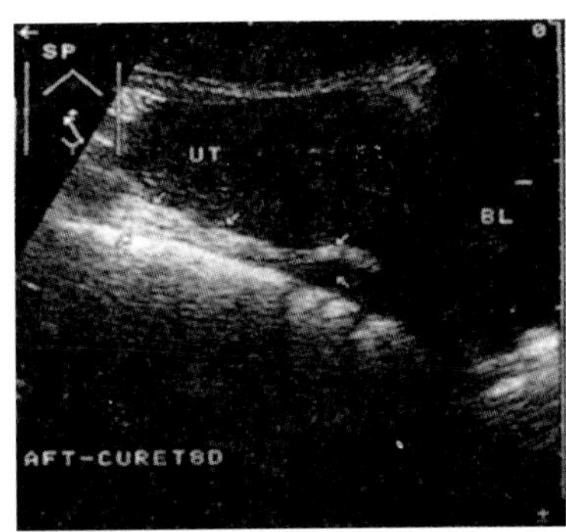

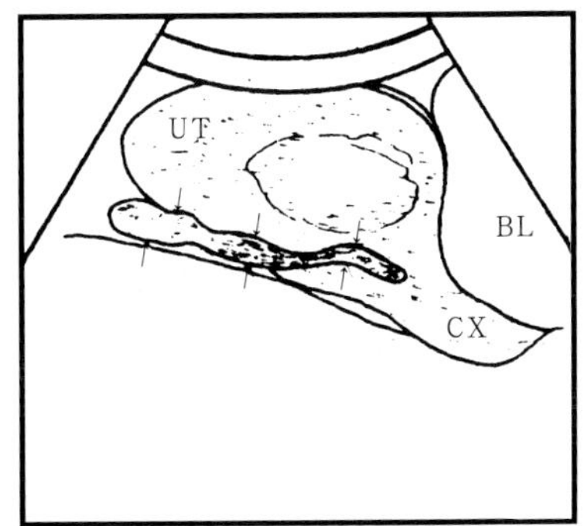

纵切面，吸宫时右后壁穿孔，后壁上方损伤向下延伸至内口，宫腔内见积血

UT-子宫 BL-膀胱

CX-宫颈 ↑-损伤处

图 9-2-4 右后壁穿孔

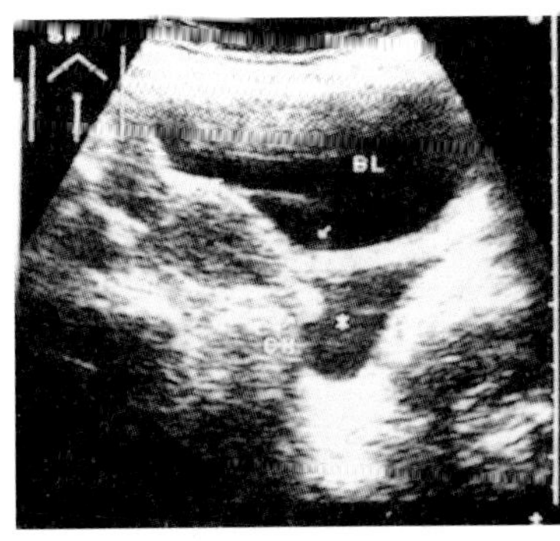

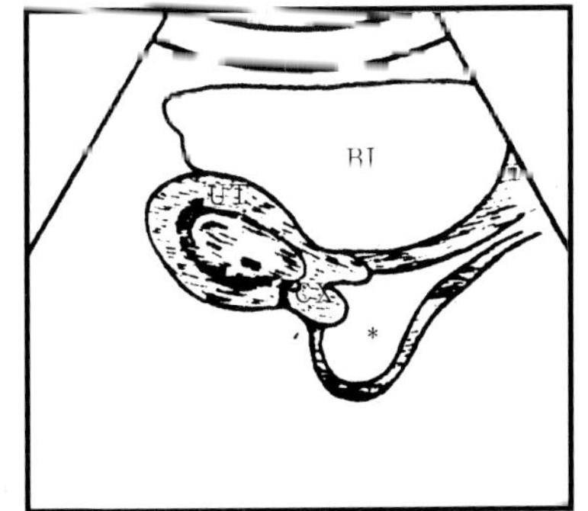

纵切面，吸宫致子宫峡部侧方穿孔，有出血积存下后穹窿

UT-子宫 CX 宫颈

↑-穿孔处 BL-膀胱

*-穹窿内积血

图 9-2-5 峡部穿孔

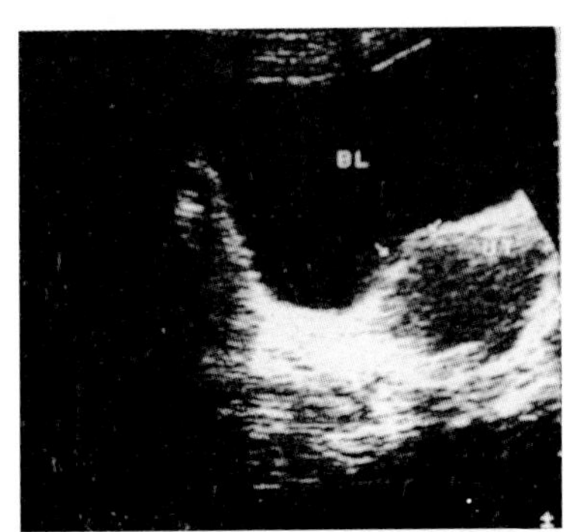

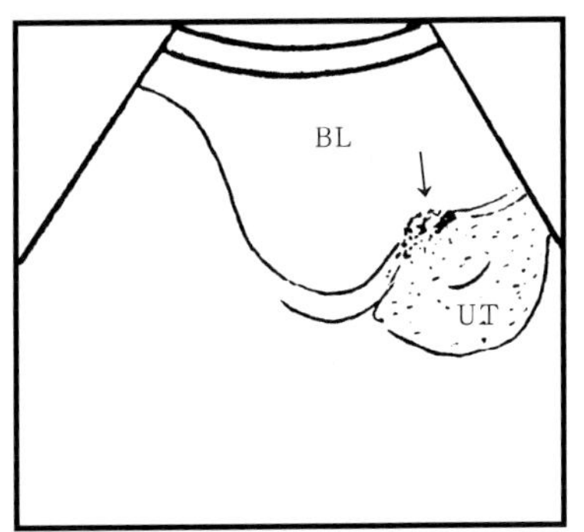

子宫底部穿孔，浆膜层断裂，宫缩时穿孔处隆起

BL-膀胱 UT-子宫

↑-穿孔处

图 9-2-6 宫底穿孔

4.盆腔炎症及肠梗阻 少数带节育器及人工流产有子宫损伤者，可因上行感染，发生子宫内膜炎、肌炎、附件炎，严重者引起盆腔脓肿和输卵管卵巢脓肿。如治疗不及时可因粘连引起肠梗阻。

超声图像：可见有关章节（图9-2-7）。

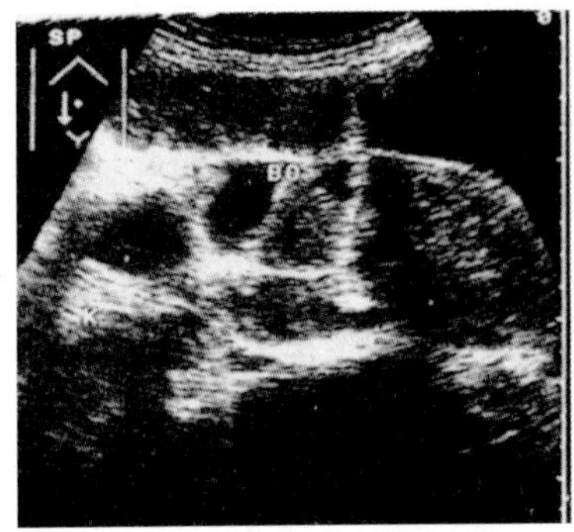

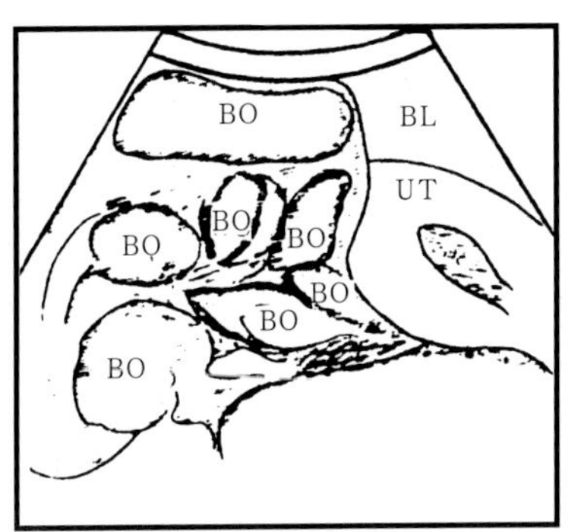

纵切面，可见子宫前上方有液面的肠管

UT-子宫 BL-膀胱

BO-有液面的肠管（肠梗塞）

图 9-2-7 输卵管结扎中损伤肠管造成肠梗阻

参 考 文 献

1.柯应夔.生理产科.第1版.北京：人民卫生出版社，1960

2.柯应夔.病理产科.第2版.北京：人民卫生出版社，1958

3.罗悦，等.202例女胎内生殖器初步测定结果.中华妇产科杂志，1990，25：244

4.贾建文，等.实时超声监测卵泡发育.中华物理医学杂志，1987，9：129

5.Athey PA,et al.Ultrasound in Obstertics and Gynecology p45.London,1981.

6.Sample WF,et al.Gray scale ultrasonography of the normal female pelvis.Radiology 1977,125：477

7.Haller JO,et al.Ultrasonography in pediatric gynecology and obstetrics.AM J Rrentgenol 1977,128：423

8.Zemlyns,et al.The length of the uterine cervix and its significance J Clin Ultrasound 1981,9：267

9.苏应宽，等.实用产科学.第1版.济南：山东科学技术出版社，1979：379

10.石应珊.超声多指标监测宫内胎儿生长状况.中华妇产科杂志，1990，25：164

11.林周璋，等.胎头双顶径.中华妇产科杂志，1980，2：112

12.曾正径，等.超声显像监测胎盘成熟度的改变与病理所见的对照研究.中国超声医学杂志，1991，7：60

13.丁玉莲，等.胎儿生物物理指标对围产儿预后的预测.中国医学影像技术，1990，6：22

14.闫国来，等.B型超声断层法判定胎儿发育.中华妇产科杂志，1986，2：113

15.Petrucha RA,et al.Relationship of placental grade to gestational age.Am J Obs & Gyn.1982,144：733

16.Spirt BA,et al.Sonognaphic anatomy of the normal placenta.J Clin Ultrasound.1979,204：207

17.Manning FA,et al.Qualitative amniotic fluid volume determination by ultrasound:antepartum detection of IUGR.Am J Obstet Gynecol.1981,139：254

18.Parulekar SG,et al.fetal bowel J Ultrasound Med.1991,10：153

19.Paulson EK,et al,Hyperechoic meconium in the third trimester fetus:An uncommon normal variant.J ultrasound Med.1991,10：677

20.Zador IE,et al.Nomograms for ultrasound visualization of fetal organs.J ultrasound Med.1988,7：183

21.Crvij MJ,et al.Ultrasonographic measurement of the yolk sac.Brit J Obs & Gyn.1982,89：931

22.Deter RL,et al.The use of ultrasound in the assessment of normal fetal growth:A review.J Clin Ultrasound.1981,9：481

23.周敏，等.B型超声诊断残角子宫妊娠.中华物理医学杂志，1994，6：52

24.郭惠民，等.输卵管间质部妊娠1例.中国超声医学杂志，1990，6：128

25.张国恒，等.B超诊断腹腔妊娠1例.中国超声医学杂志，1987，3：184

26.周方隆，等.宫内外同时妊娠1例.中华妇产科杂志，1986，21：75

27.戴钟英，等.异位妊娠的病因，早期诊断和治疗的研究的进展.中华妇产科杂志，1992，27：373

28.程玉芳，等.输卵管妊娠的超声显像诊断.中国超声医学杂志，1990，6：139

29.闻晖，等.胎盘的超声显像.中华物理医学杂志，1981，3：65

30.黄金林，等.胎盘早剥65例分析.中华物理医学杂志1992，27：144

31.宋鸿钊，等.近代滋养细胞肿瘤的研究进展.中华妇产科杂志，1993，28：476

32.方悦行，等.B型超声观察滋养细胞肿瘤185例的临床意义.中华妇产科杂志，1991，26：28

33.吴钟瑜.滋养叶疾病的超声诊断.国外医学妇产科学分册，1986，6：333

34.大久保仁，等.部分性葡萄胎的诊断与管理.国外医学妇产科分册，1987，1：31

35.杨秀玉，等.恶性滋养细胞所致盆腔动静脉瘘.中华妇产科杂志，1988，23：91

36.秦慕侠，等.B型超声对子宫绒毛膜上皮癌的诊断.中华物理医学杂志，1991，13：152

37.王元萼，等.完全性和部分性葡萄胎.中华妇产科杂志，1989，24：173

38.宋鸿钊，等.国际学术交流第四届世界滋养细胞疾患会议内容简介(一).中华妇产科杂志，1989，24：311

39.宋鸿钊，等.国际学术交流第四届世界滋养细胞疾患

会议内容简介(二).中华妇产科杂志，1989，24：376
40.周宏，等.胎儿脐带缠绕的超声诊断价值.天津医药，1992，20：236
41.庄依亮，等.实时超声诊断胎儿宫内死亡.国外医学妇产科分册，1981，1：10
42.穆莹，等.先天畸形的形成分类及常见类型.中华儿科杂志，1986，24
43.吴钟瑜，等.实时超声诊断胎儿畸形162例分析.中华妇产科杂志，1987，22：69
44.林周璋，等.胎儿腹部畸形的超声诊断.上海医学影像，1993，2：35
45.叶桂蓉，等.B超诊断胎儿水肿.中国超声医学杂志，1992，8：438
46.赵宝珍，枯萎卵的超声诊断.中国超声医学杂志，1992，8：445
47.北京协和医院妇产科.宫颈妊娠.中华妇产科杂志，1986，21：186
48.张和声，等.卵巢妊娠14例分析.实用妇产科杂志，1987，3：9
49.Chervenak KA, et al.The importance of karyo-type determination in a fetus with ventriculomegaly and spina bifida discovered during the third trimester,J Ultrasound Med 1986,5: 405
50.Graham D,et al.The role of sonography in the prenatal diagnosis and management of encephalocele.J Ultrasound Med 1982,1：111
51.Gadde SG,et al.Detection of open spina bifida by the lemen sign:Pathologic correlation.J Clin Ultrsound.1988,16：399
52.Levery JP,et al.Neural tube defdct discovered at routine ultrasound evaluation.J Clin Ultrasound 1980,8：55
53.Sander RC,et al.The principles and practice of ultrasonography in obstetrics and gynecology. 2nd.New York:1980,162
54.Herzog KA,et al.The detection of fetal meningocele and meningomyelocele by Bscan ultrasound:a case report,J Clin Ultrasound. 1975,3：307
55.Stiller RJ,et al.Congenital diaphragmatic hernia: Antenatal diagnosis and obstetrical management, JClin ultrasound.1985,13：12
56.Klingensmith W,et al.Diagnosis of ectopic cardis in the second trimester.J Clin Ultrasound.1988, 16：204
57.Pagliano M,et al.Echo-graphic diagnosis of omphalocele in the first trimester of pregnancy, J Clin Ultrasound.1990,18：658
58.Chervenak FA,et al.A sonognaphic study of fetal Cystic Hygromas J Clin Ultrasound 1985, 13：311,313：311,315
59.Adam AH,et al.Prenatal diagnosis of fetal lymphalic system abnormalities by ultrasound. J Clin Ultrasound 1989,7：361.
60.Herbert WNP,et al.Perinatal management of conjoined twins,Am J Perinatal 1983,1：58
61.Blum E,et al.Early Second-Trimester Sonogaphic Diagnosis of thoracopagust twins.J Clin ultrasound 1986,14：207,208
62.Schmidt W,et al.Antepartum ultrasonographic diagnosis of conjoined twins in early pregnancy. Am J Obstet Gynecol 1981,139：961
63.Wood MJ,et al.Real-time ultrasound diagnosis of conjoined twins J Clin Ultrasound 1981, 195，197
64.Weiner CP,et al.Sonographic Diagnosis of cloverleaf skull and thanatophoric Dysplasia in second Trimeater.J Clin ultrasound 1986,14： 463
65.Woo J.S.k,et al.Ultrasonic Evaluation of osteogenesis Imperfecta Congenita in utero.J Clin ultrasound 1983,11：336
66.Williams RS,et al.Ultrasonic diagnosis of cervical pregnancy.JCU,1982,10：454
67.Graham MF,et al.First trimester abdominal pregnancy.JCU,1978,5：321
68.Jafzi SZ,et al.Sonographic detection of interstitial pregnancy.JCU,1987,15：253
69.Rogers WF,et al.Chronic ectopic pregnancy ultrasonic diagnosis.JCU,1978,5：257
70.Alan LD.Early detection of congenital heart disease in prenatal life.Clin Obstet Gynaecol 1983:507,14
71.Huhta JC.Fetal examination in Huhta JC, Ludomirsky S(eds):Color Doppler of Congenital Heart Disease in Childrens and Adults. Futura Publishers,New York,NY,1987,pp 109, 116
72.Kleinman CS,Copel JA,Hobbins JC.Combined echocardiographic and Doppler assessment of fetal congenital atrioventricular block.Br J Obstet Gynecol 1987,94：967,974
73.张珏华.盆腔炎性肿块的超声诊断.临床医学影像杂志，1992，3:68
74.程玉芳.卵巢巧克力囊肿的超声显像诊断(附49例报告).中华物理医学杂志，1988，10：146
75.宋伊丽，等.卵巢巧克力囊肿的超声显像诊断.中国医学影像技术，1991，7：54
76.闻晖.超声显像诊断子宫肿瘤.临床医学影像杂志，

1992，3：66

77.Green W M,et al.Twin pregnancy in a bicornuate uterus.J C U,1979,7：303

78.Jones T B,et al.Sonographic characteristics of congenital uterine abnormalities and associated pregnancy.J C U.1980,8：437

79.Walzer A,et al.Sonographic appearance of a prolapsing submucous leiomyoma,JCU,1983,11:102

80.朱世亮.多囊卵巢综合征的超声图像探索.中华物理医学杂志，1982，4：15

81.刘桂馨，等.卵巢冠囊肿.中华妇产科杂志，1990，25:226

82.郑宗英，等.腹膜假粘液瘤的超声声像图诊断及其病理基础，中国超声医学杂志，1992，8：440

83.卞风英，等.卵巢恶性肿瘤的B超诊断.中国超声医学杂志，1990，6：92

84.Fleischer AC,et al.Color Doppler Sonography of ovarian masses:A multiparameter analysis.J ultrasound Med,1993,12，41

85.Fleischer AC,et al.Transvaginal Color Doppler sonography of ovarian masses.J ultrasound Med,1991,10：56

86.吴钟瑜.超声检查在出生缺陷诊断中的意义.中国实用妇科与产科杂志，2005，21：513

87.李胜利.胎儿畸形的产前超声检查.中华医学超声杂志（电子版），2005，2：5

88.曹泽毅.中华妇产科学.北京：北京人民卫生出版社，1999

89.陈其能，等.B超诊断胎儿羊膜带综合征1例.中华妇产科杂志，2003，38：198

90.黄晓微，等.超声在双胎输血综合征中的应用.国外医学妇产科学分册，2004，31：159

91.滕想，等.彩色多普勒血流动力学指标预测胎儿缺氧的价值.中国妇幼保健，2006，21：1959

92.张劲松.超声诊断胎儿畸形70例分析.中国妇幼保健，2005，20：3171

93.范玉龙，等.彩超诊断胎儿先天性肺囊性腺瘤样病变1例.中国医学影像技术，2005，21：1880

94.孔军.超声诊断胎儿中枢神经系统畸形的价值.中国妇幼保健，2004，19：100

95.徐加英，等.超声诊断双胎纸样儿1例.中国医学影像学杂志，2002，10：453

96.赵月虎，等.经阴道彩色多普勒超声在盆腔静脉淤血症中的诊断价值.中国超声诊断杂志，2006，1：27

97.卓忠雄，等.假性动脉瘤的超声诊断价值.激光杂志，2005，26：96

98.段丽.周围动脉假性动脉瘤的彩色多普勒血流现象诊断.现代中西医结合杂志，2003，12：308

99.邓姗，等.胎盘部位滋养细胞肿瘤的研究进展.中华妇产科杂志，2002，37：316

100.阿瓦古丽，等.宫颈微偏腺癌1例报道.复旦大学（医学版），2004，31：648

101.Sentilhes L,et al.Amniotic band syndrome：pathogenesis,prenatal diagnosis and neonatal management.J Gynecol Obstet Biol Reprod (Paris).2003,32(8 Pt 1)：693

102.Kalache KD,et al.Three-dimensiona ultrasonographic reslicing of the fetal brain to assist prenatal diagnosis of central nervous system anomalies.J Ultrasound Med.2006,25:509

103.Phillips JJ,et al.Dandy-Walker Malformation Complex:Correlation Between Ultrasonographic Diagnosis and Postmortem Neuropathology. Obster Gynecol.2006,107：685

104.Perz Cruet MJ,et al.Treatment of dissecting pseudoaneurysm of the cervical carotid artery using a wall stent and detachable coils:case report [J].Neurosurgery,1997,40：622

105.Bermudezc LC,et al.Placental types and twin-twin transfusion syndrome.Am J Obstet Gynecol,2002,187：489

106.Benirschke K.Placental site trophoblastic tumor (PSTT) initially misdiagnosis as cervical carcinoma.Pathol Res Pract,1997,193：233

107.Gillspie AM,et al.Placental site trophoblastic tumor:a rare but potentially curable cancer. Br J Cancer,2000,82：1186

108.Lawrence M,et al.Cervical Ectopic Pregnanc, diagnosis with endovaginal ultrasound examination and successful treatment with methotrexate.Arch Fam Med,2000,9：72

109.Hayashi I, et al.Reappraisal of orthodox histochemistry for the diagnosis of minimal deviation adenocarcinoma of the cervix [J].Am J Surg Pathol,2000,24：559

附录：

彩色超声及标本图片

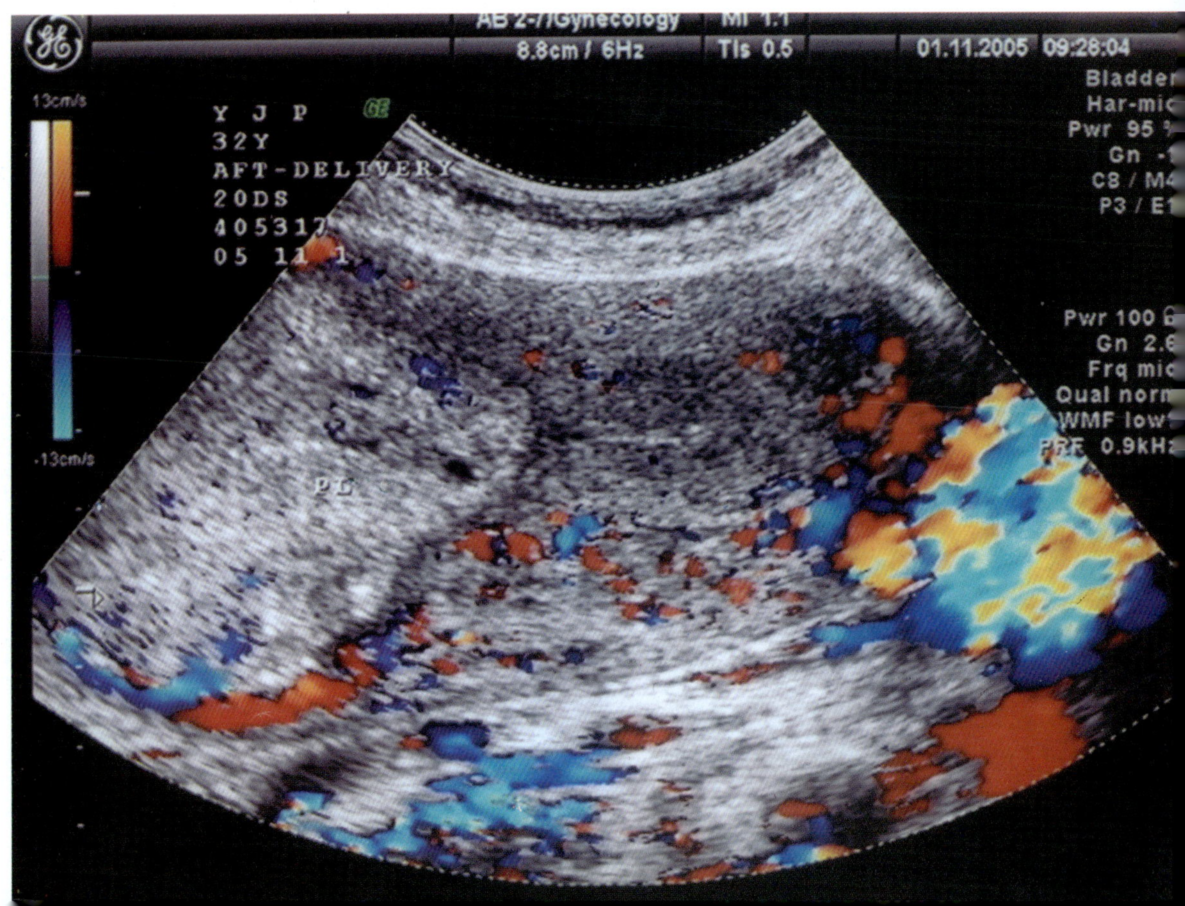

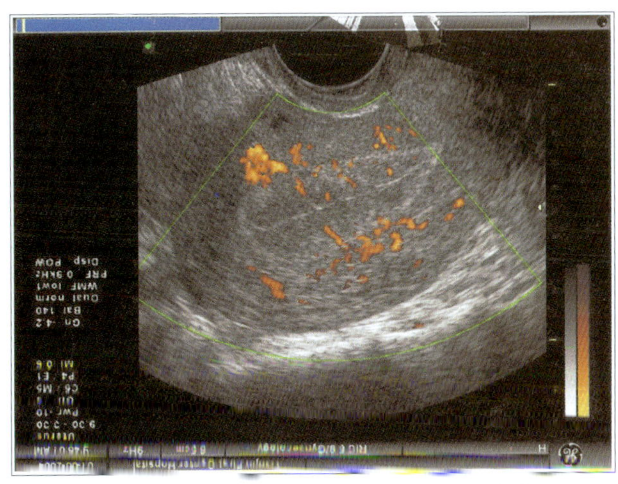

彩图 3-2-22　子宫放射状动脉及螺旋动脉

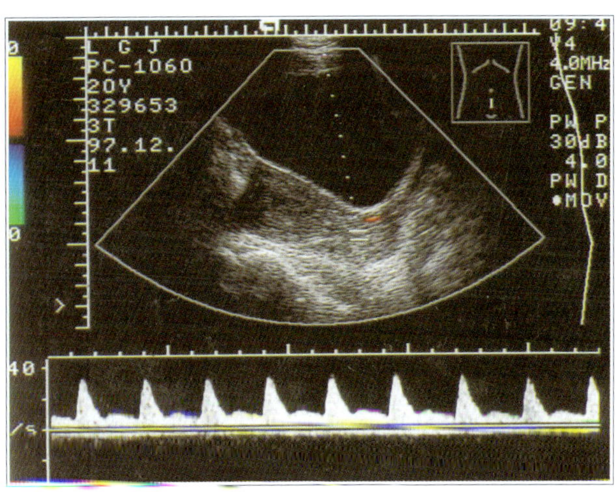

彩图 3-2-23　子宫动脉及频谱

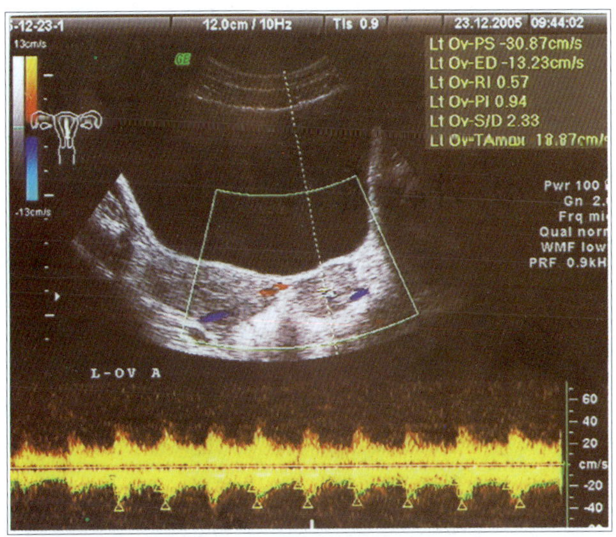

彩图 3-2-29　卵巢动脉及频谱

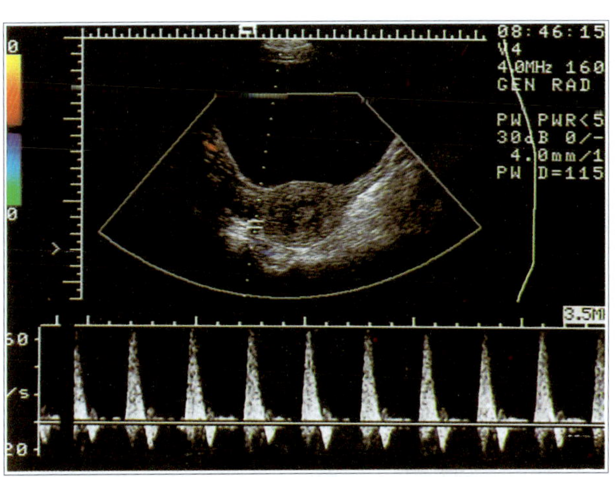

图 3-3-17　髂内动脉

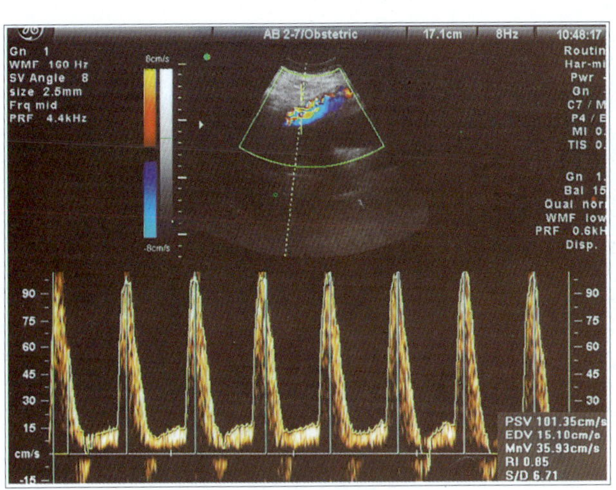

彩图 3-3-18　髂外动脉

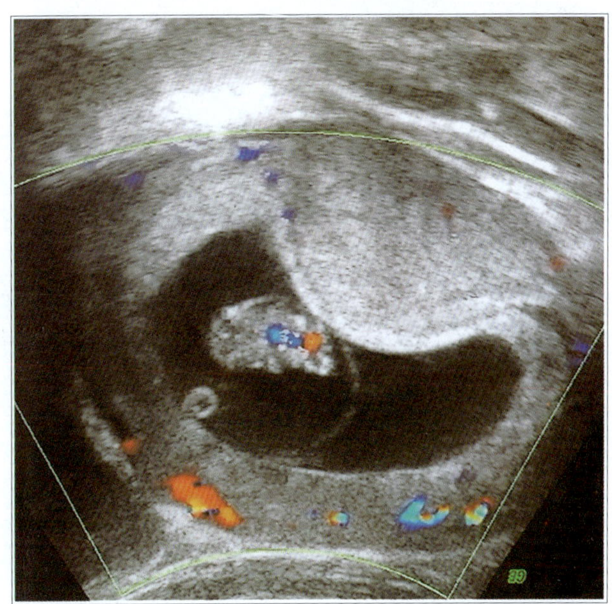

彩图 4-1-10　孕 10 周，胎囊、胎芽、胎心

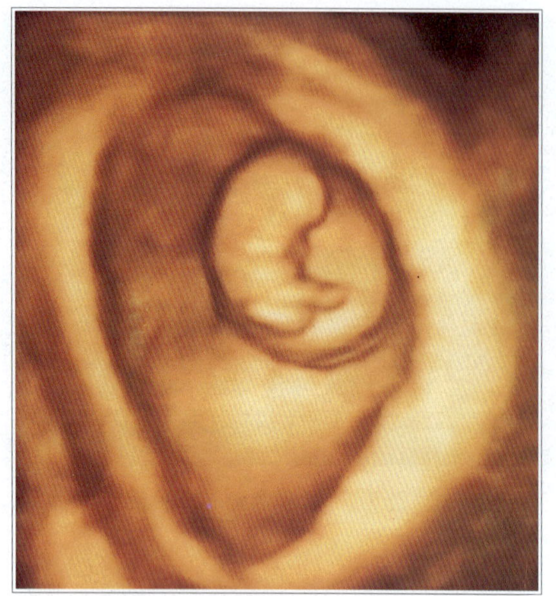

彩图 4-1-11 孕 10 周，胎芽三维图像

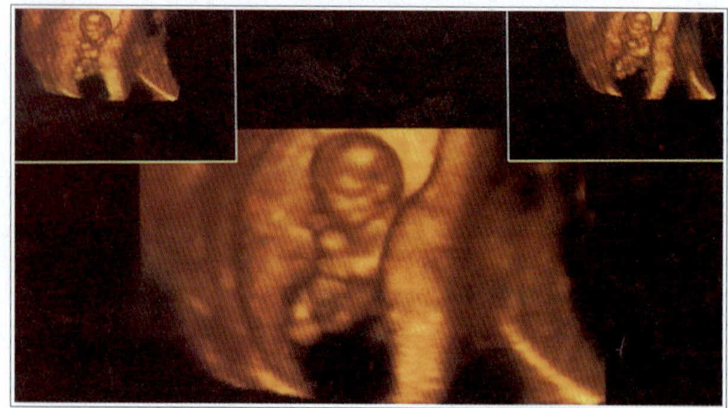

彩图 4-1-12 孕 12 周，胎芽三维图像

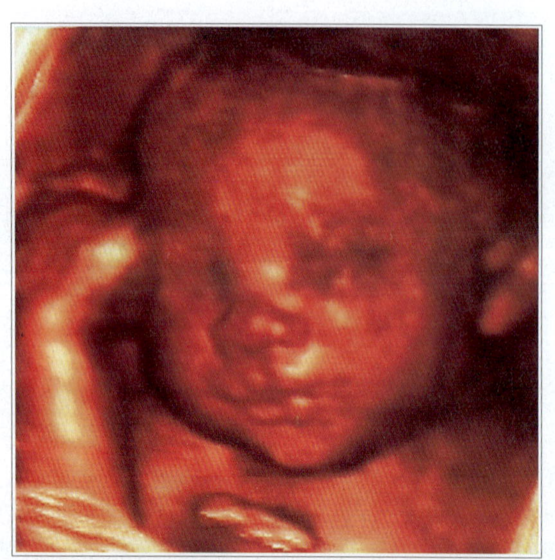

彩图 4-2-10 孕 40 周，胎儿面部三维图像

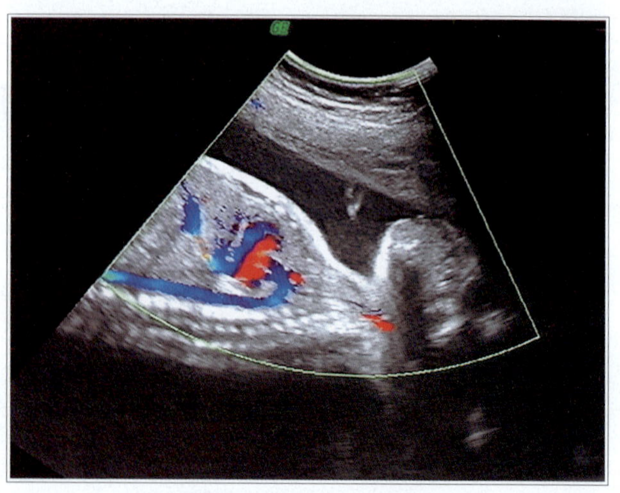

彩图 4-2-18 胎儿主动脉

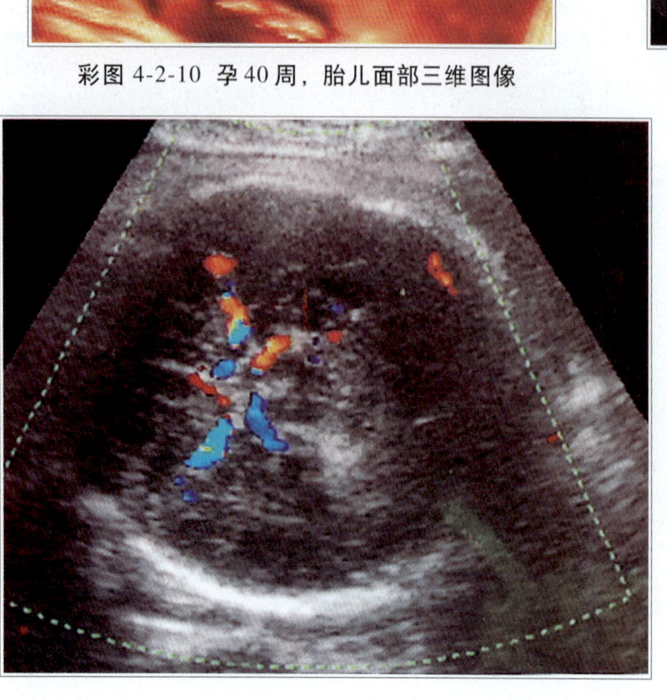

彩图 4-3-15 胎儿脑部 Wills 环

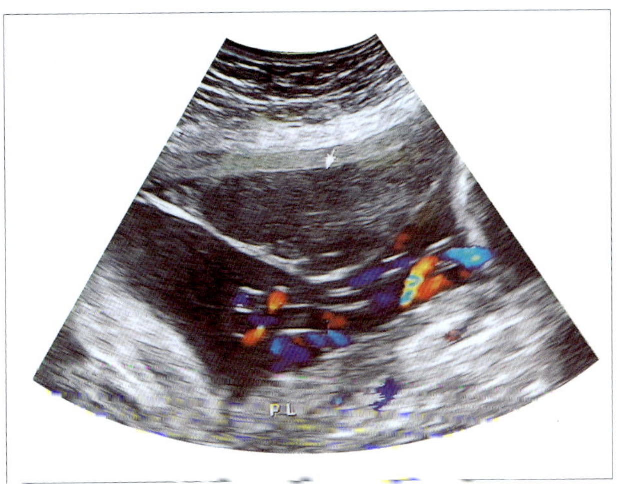

彩图 5-1-7 先兆流产
胎膜分离，胎膜后有积血

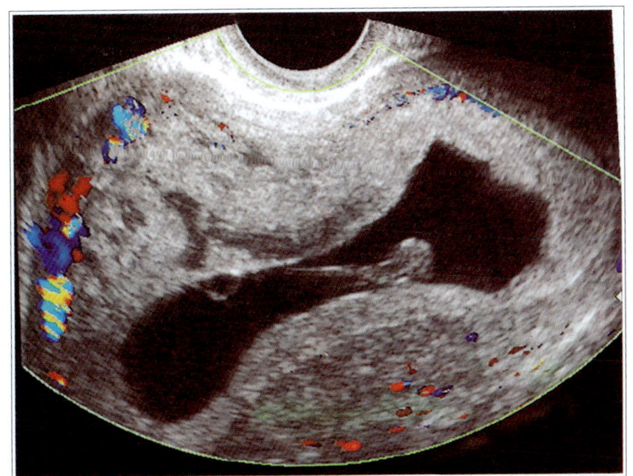

彩图 5-1-16 早孕观察
胎芽已萎缩，可见卵黄囊萎小

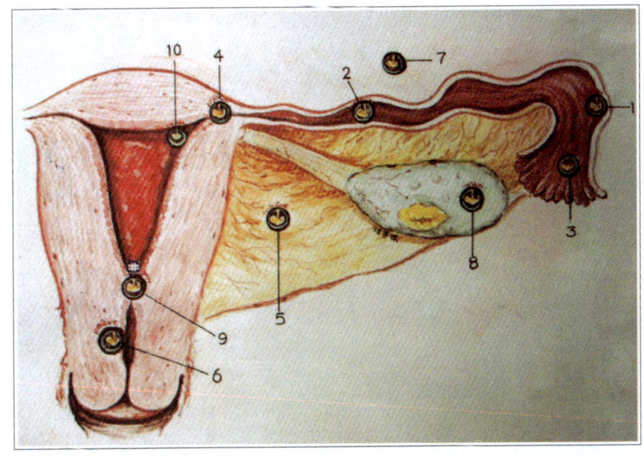

彩图 5-2-1 异位妊娠示意图

1. 输卵管壶腹部妊娠
2. 输卵管峡部妊娠
3. 输卵管伞部妊娠
4. 输卵管间质部妊娠
5. 残角子宫妊娠
6. 子宫颈妊娠
7. 腹腔妊娠
8. 卵巢妊娠
9. 子宫峡部妊娠
10. 子宫角妊娠

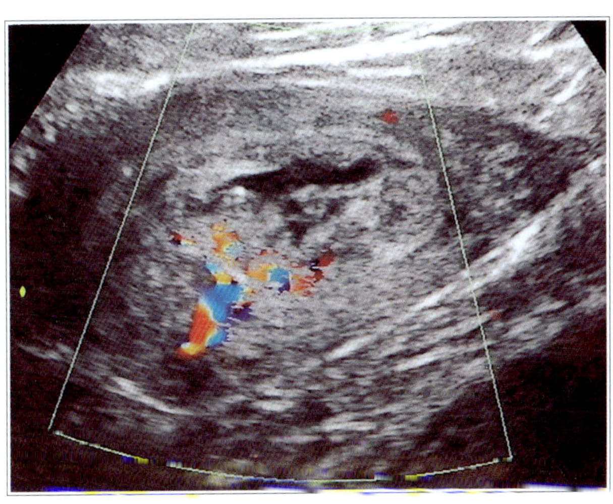

彩图 5-1-15 滞留流产
宫内结构紊乱可见滋养叶血流

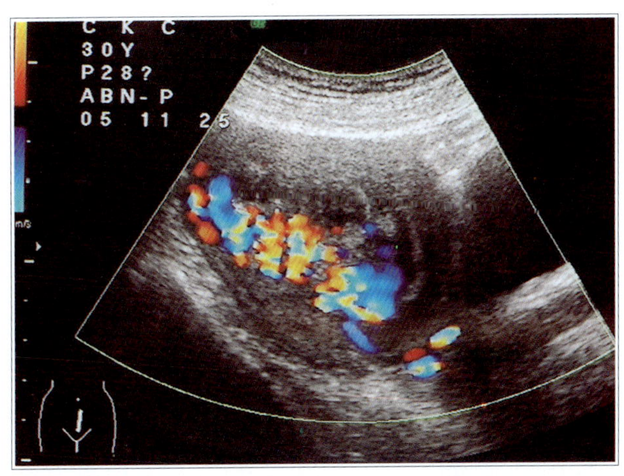

彩图 5-1-17 滞留流产
宫内结构紊乱，有丰富滋养血流，须与滋养叶疾病鉴别

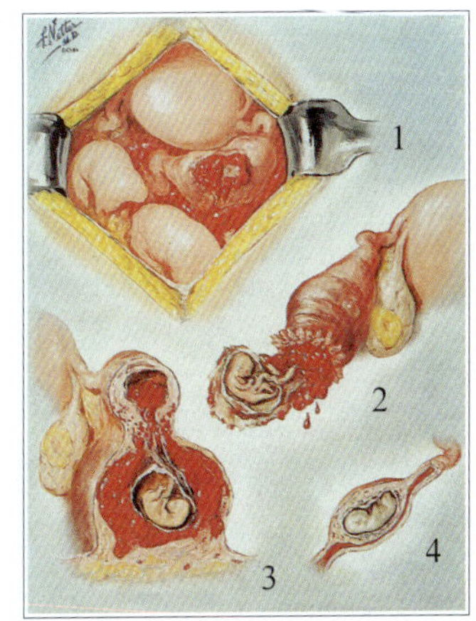

彩图 5-2-2 输卵管妊娠示意图

1. 输卵管妊娠破裂
2. 输卵管妊娠流产
3. 输卵管妊娠破裂进入阔韧带内
4. 输卵管妊娠未破

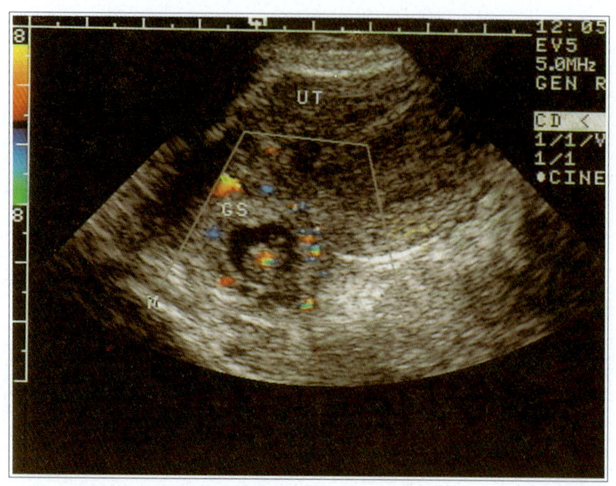

彩图 5-2-7 输卵管妊娠（胎囊型）

经阴道超声检查，在子宫右宫底可见一胎囊，内见胎芽及胎心搏动

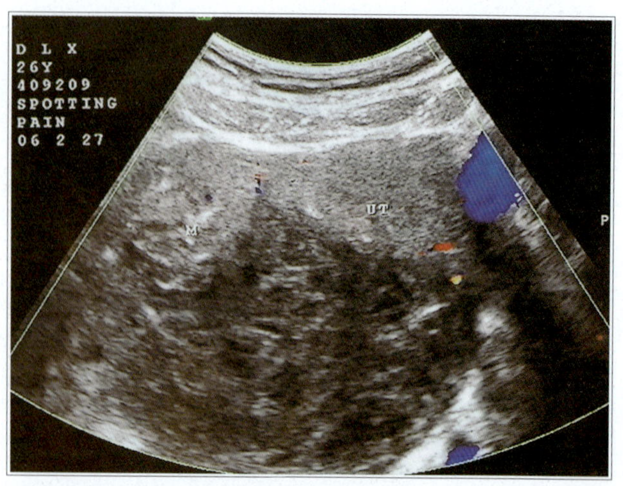

彩图 5-2-12 输卵管妊娠（衰减包块型）

淋漓出血腹痛　UT－子宫　M－包块，后方大血肿

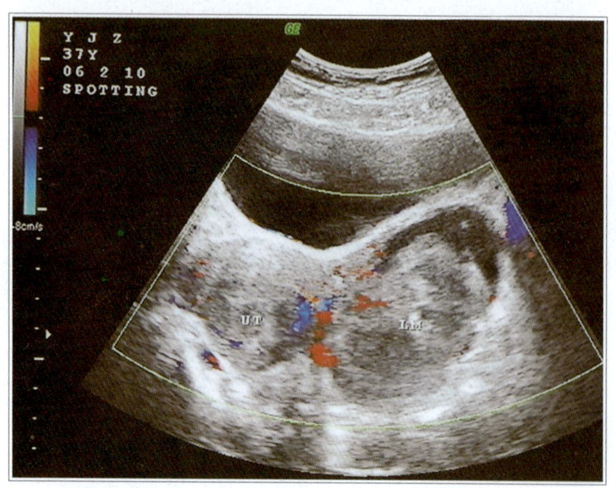

彩图 5-2-18 输卵管妊娠（实性包块型）

孕妇 37 岁，阴道淋漓出血 3 个月，下腹痛，血 HCG1100，子宫（UT）饱满，左侧见一实性包块，周围有液体，血流不丰富。手术证实为陈旧性输卵管妊娠

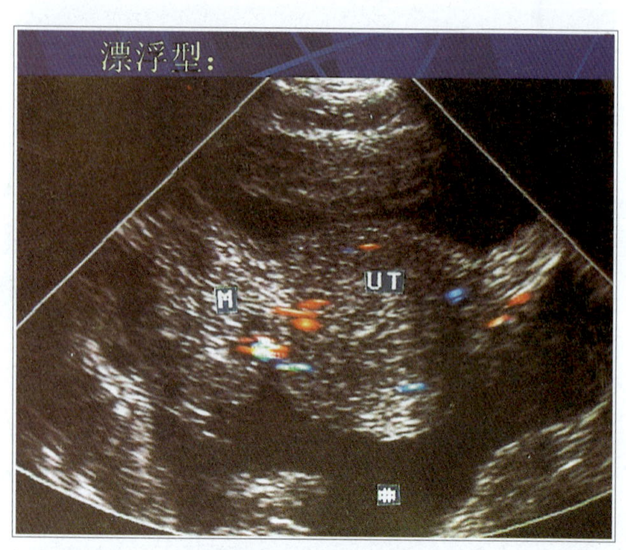

彩图 5-2-23 输卵管妊娠（漂浮型）

子宫饱满，周围血液包围，右侧包块（M）为破裂血肿

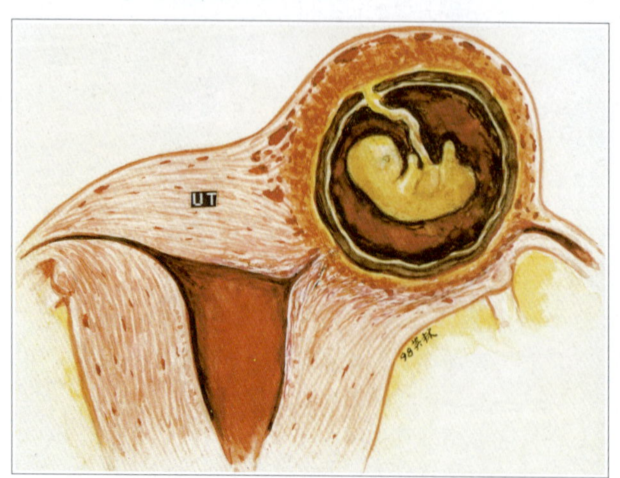

彩图 5-2-31 输卵管间质部妊娠示意图

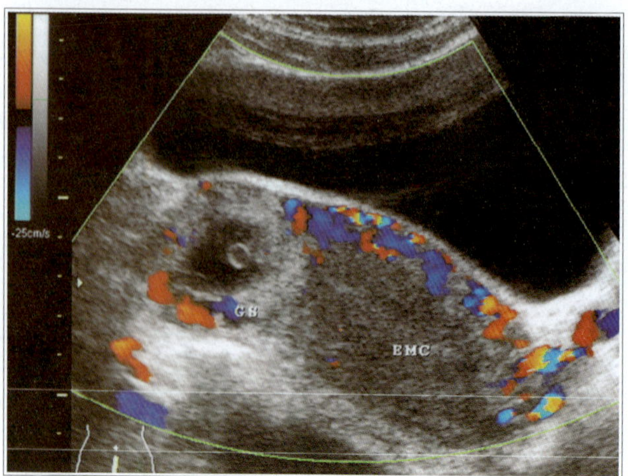

彩图 5-2-35 输卵管间质部妊娠纵切面

极靠近宫底见胎囊，内含卵黄囊

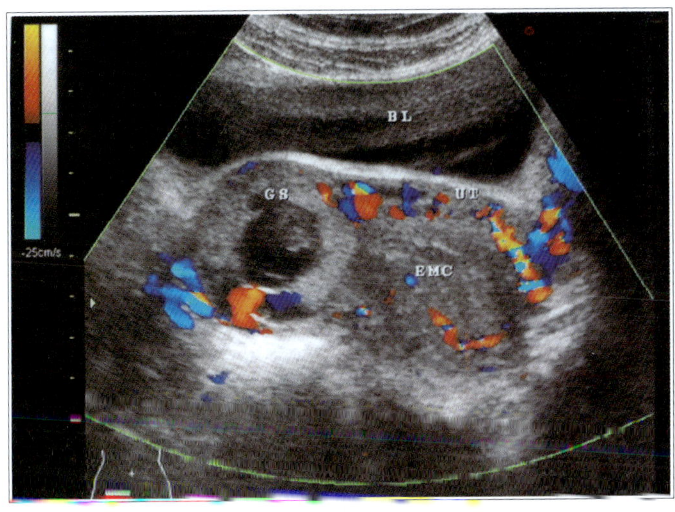

彩图 5-2-36 输卵管间质部妊娠横切面

子宫右角突起，见一胎囊，内含胎芽

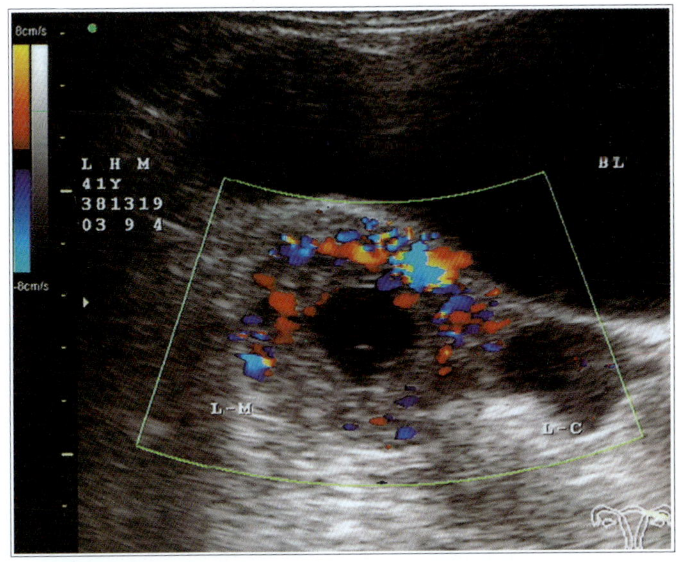

彩图 5-2-40 卵巢妊娠

孕妇闭经 60 天，阴道出血

横切面：子宫左侧见一圆形包块，中央有胎囊，未见胎芽，卵巢壁血流丰富

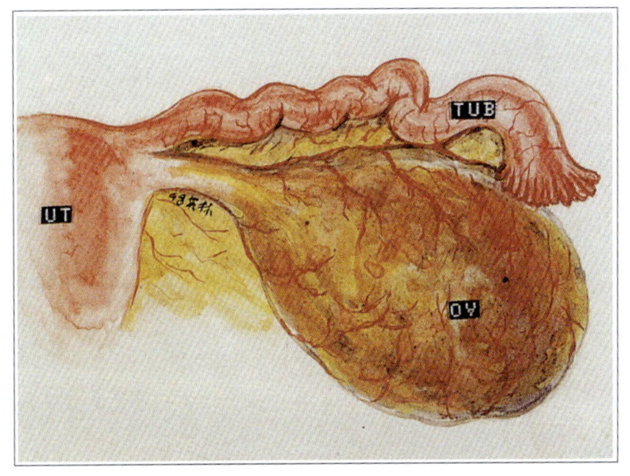

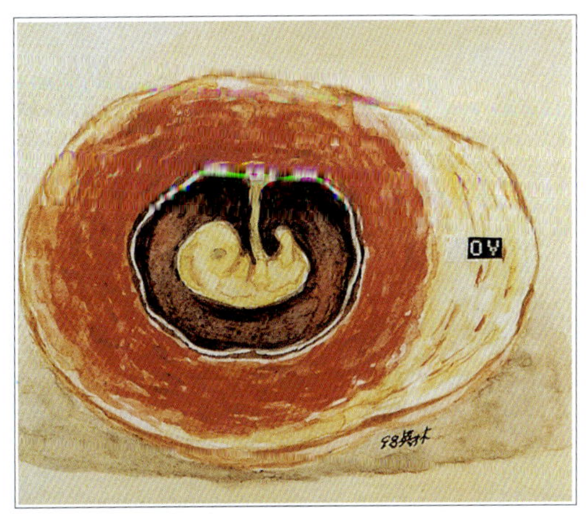

彩图 5-2-38 卵巢妊娠示意图

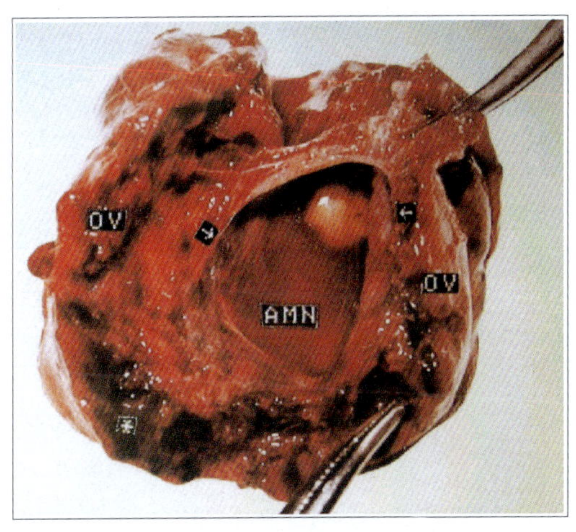

彩图 5-2-41 卵巢妊娠手术标本

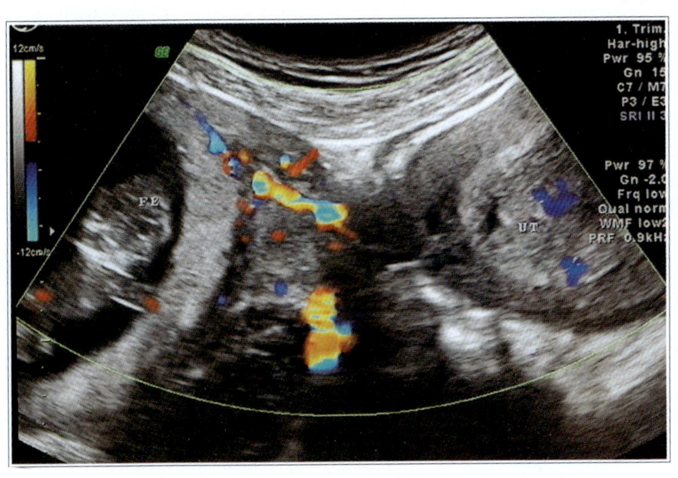

彩图 5-2-49 残角子宫妊娠

孕 13 周，左侧子宫饱满增大内含团块状蜕膜，右侧见一残角子宫妊娠，可见均匀薄肌壁内胎盘及活跃胎儿子宫与残角子宫的一蒂相连

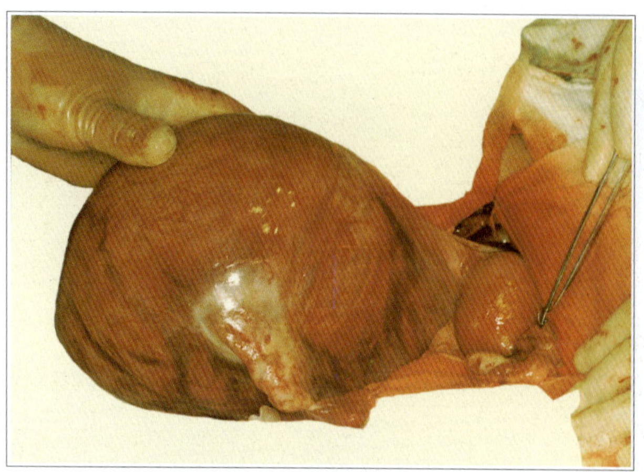

彩图 5-2-50 残角子宫孕 16 周

术中见右侧为主子宫，右侧为庞大的残角妊娠子宫，与主子宫以一蒂相连

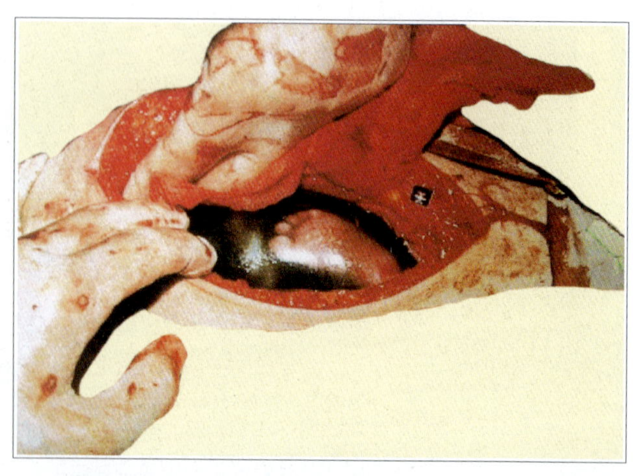

彩图 5-2-51 残角子宫妊娠

慢性破裂继发腹腔妊娠，开腹时腹腔内见大胎囊，并清楚看见胎足

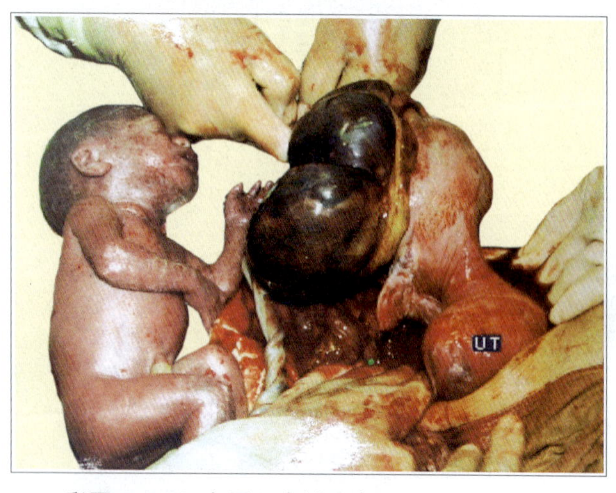

彩图 5-2-52 上同一病例开腹

可见主子宫（UT）、残角子宫与主子宫的一蒂相连，胎盘附于残角子宫底部，胎儿未见异常

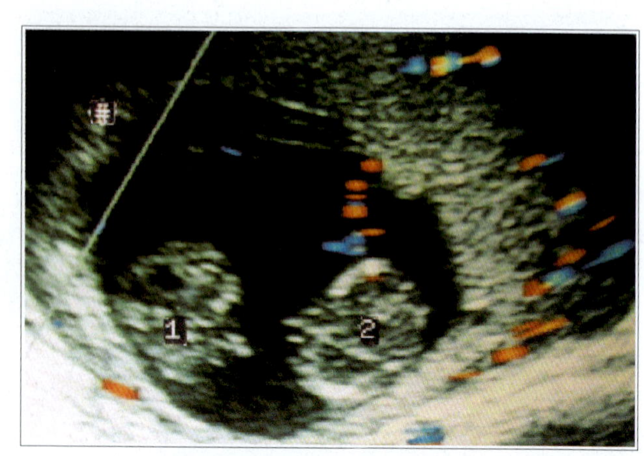

彩图 5-2-59 宫角妊娠（双胎）

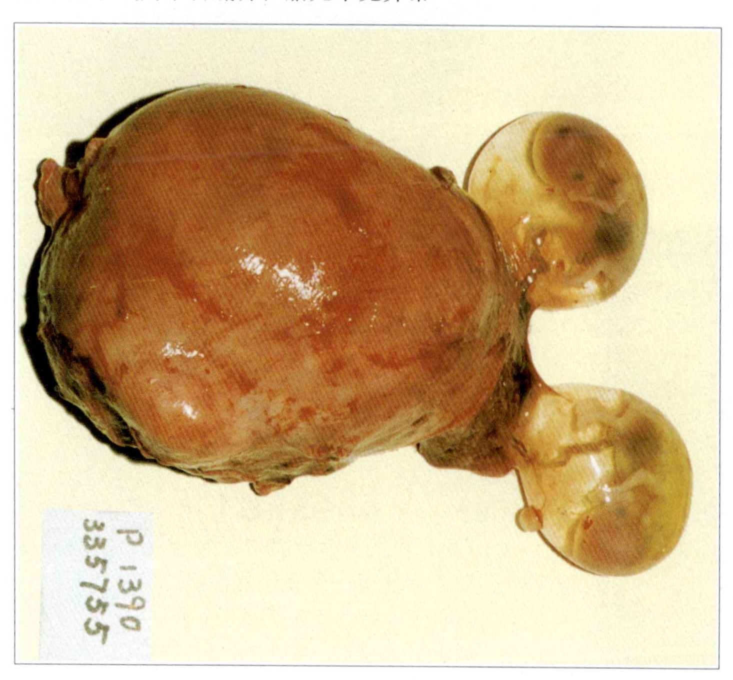

彩图 5-2-60 上同一患妇子宫半切标本

子宫角肌壁薄弱处两胎囊被挤出

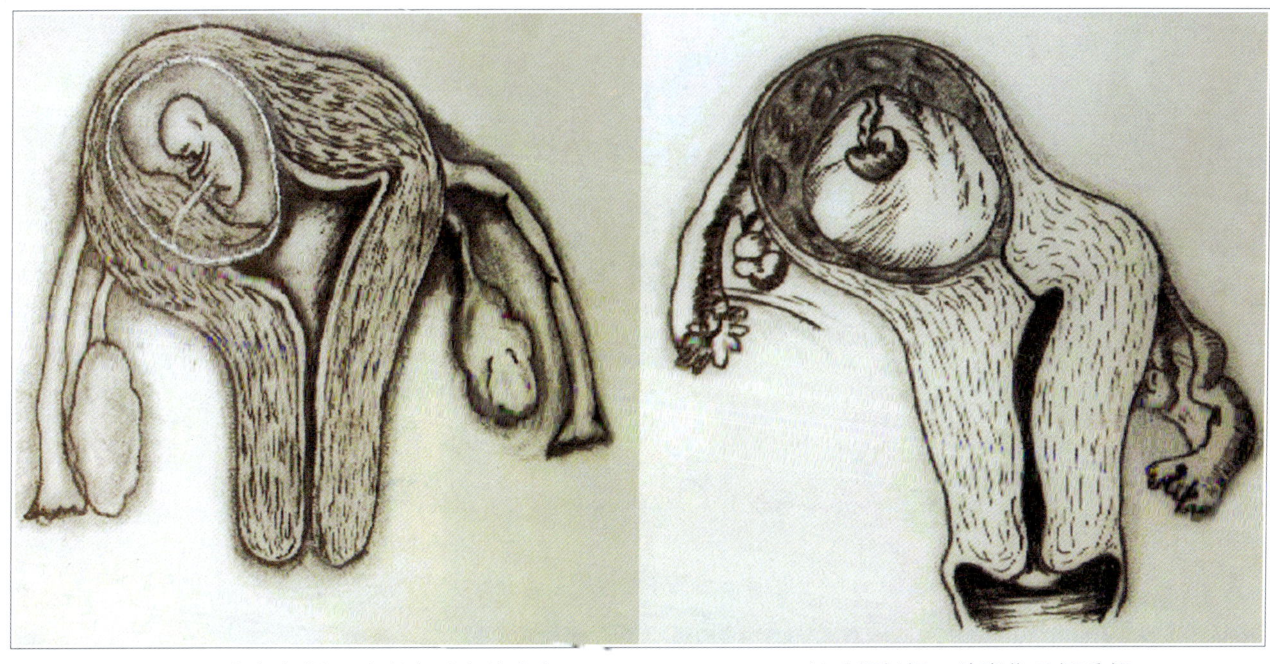

宫角妊娠，胎囊在子宫腔内角部，外有肌壁

间质部妊娠，胎囊位于间质部，外侧肌壁几乎消失

彩图 5-2-61　**宫角妊娠、输卵管间质部妊娠示意图**

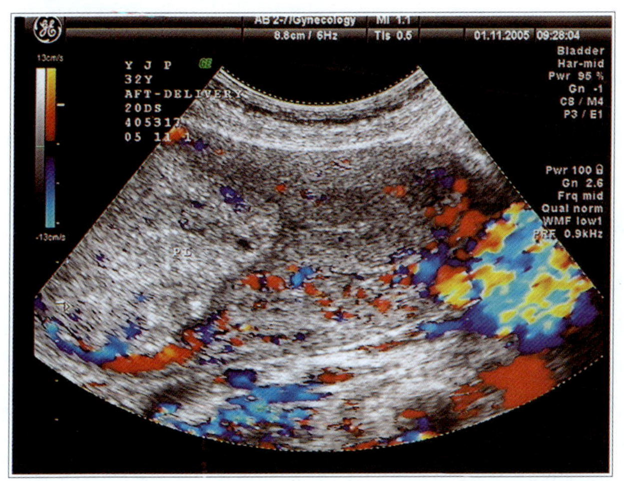

a.横切面：子宫横径较宽，右侧宫角大部分为胎盘占据，宫壁很薄右侧为子宫并见宫波，血流丰富

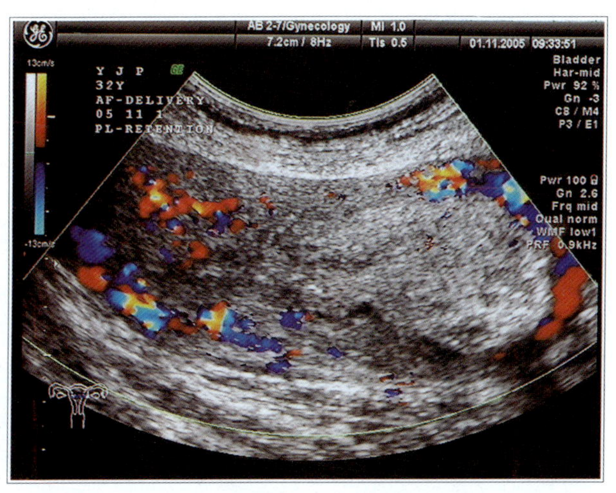

b.纵切面：子宫靠右侧见大面积胎盘组织，但尚可见肌壁及血流。手术后证实为胎盘粘连滞留

彩图 5-2-62　**宫角妊娠生产后22天，胎盘不能剥离**

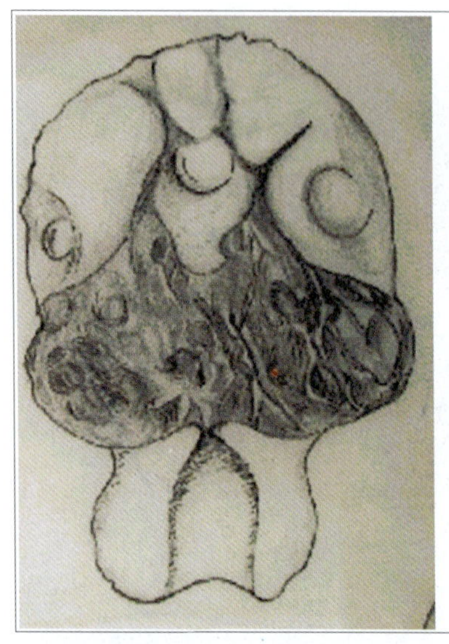

胎囊种植子宫腔下段,内口未开，子宫呈梭形

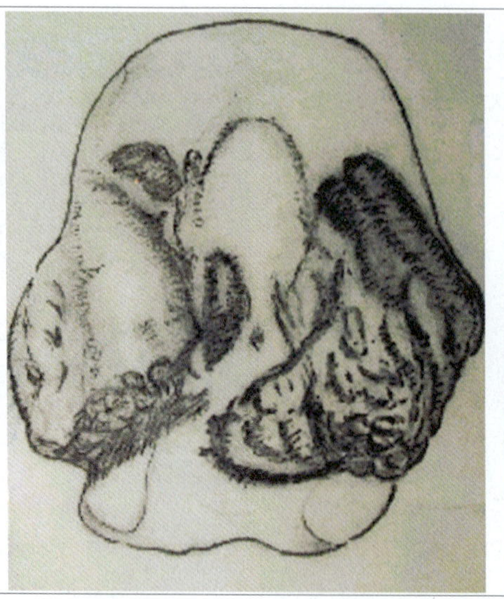

胎囊种植子宫峡，内口开，子宫呈梭形

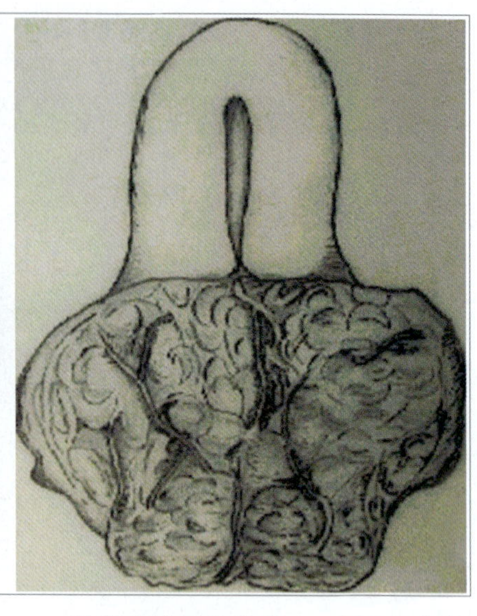

胎囊种植子宫颈管内，子宫呈烧瓶状

彩图 5-2-63 子宫下段、子宫峡部及宫颈妊娠示意图

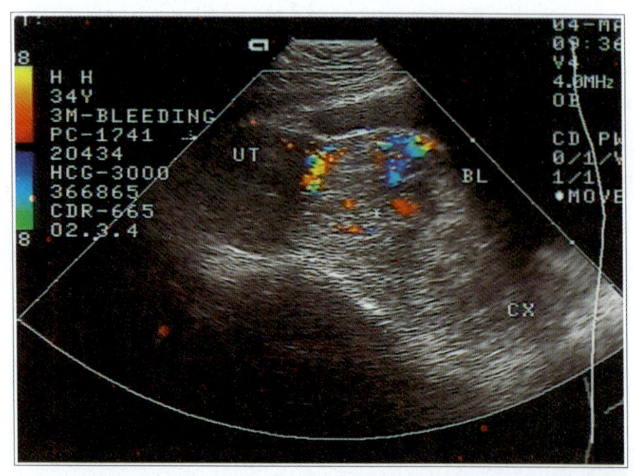

彩图 5-2-64 子宫峡部妊娠

宫颈膨大，内是胚胎组织，胎囊不完整，其上方宫腔清晰

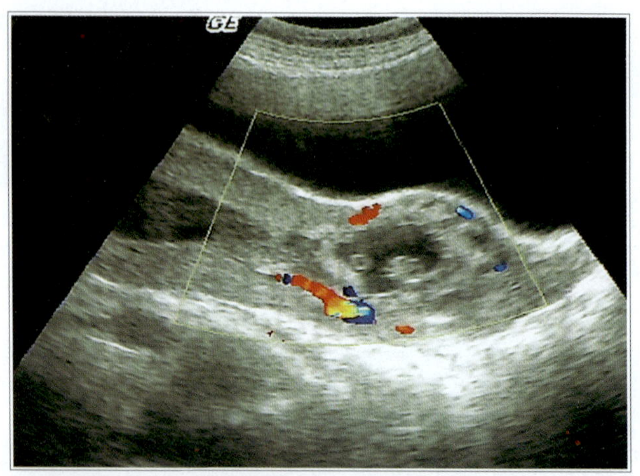

彩图 5-2-68a 宫颈妊娠

子宫纵切面，闭经45天，胎囊位于宫颈管内，胎芽清晰，胎心可见

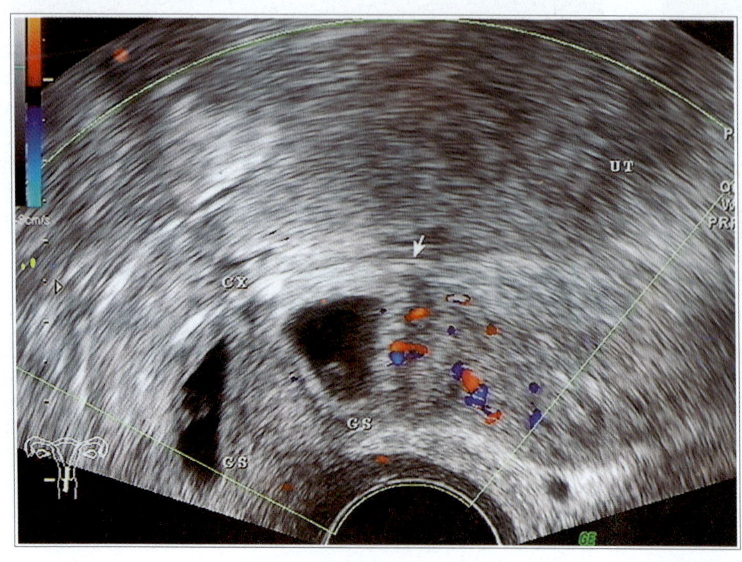

彩图 5-2-68b 双胎宫颈妊娠

经阴道超声所见，双胎囊内均见胎芽及胎心搏动

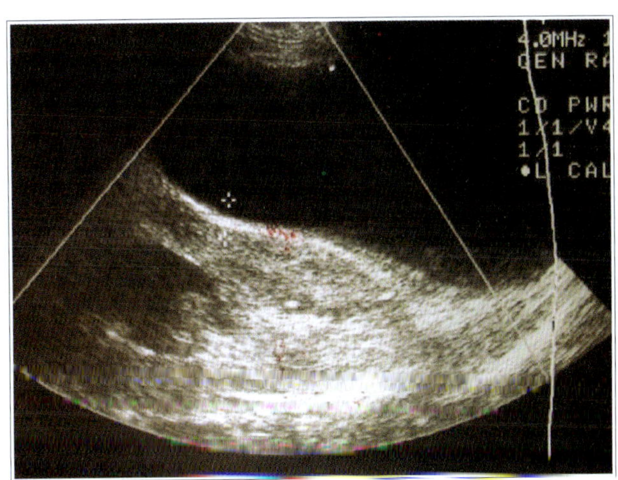

彩图 5-2-70　子宫下段妊娠

子宫下段膨隆内含胎物，宫腔内可见胎囊并含团块（患妇有剖宫产史）

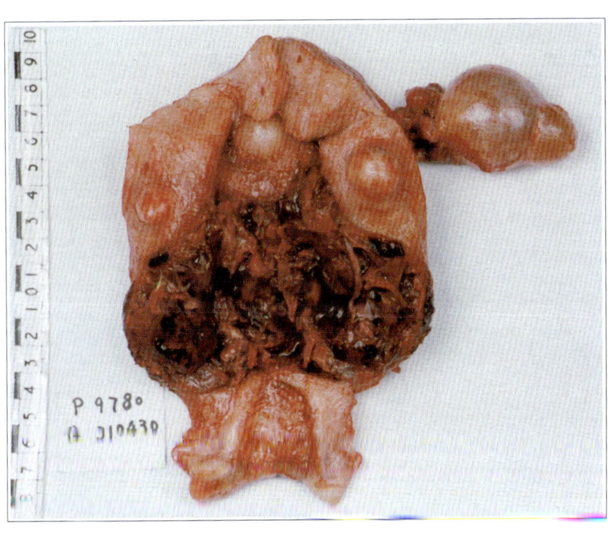

彩图 5-2-71　子宫下段妊娠

孕妇曾做剖宫产，此二次妊娠胎囊种植在子宫腔下段，绒毛侵入伤口裂隙，子宫颈完好，内口未开

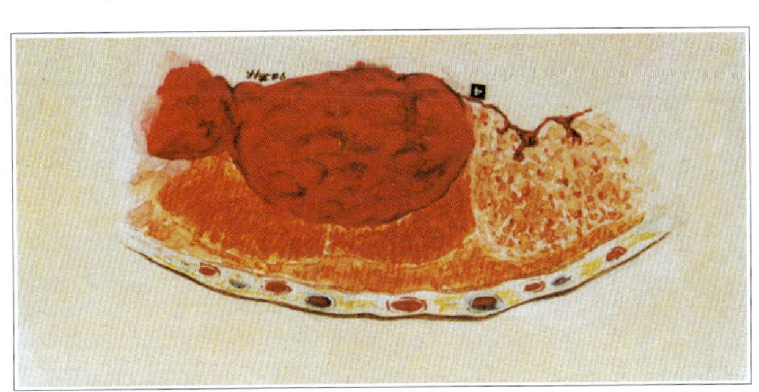

彩图 5-3-20　胎盘早剥示意图（矢状面）

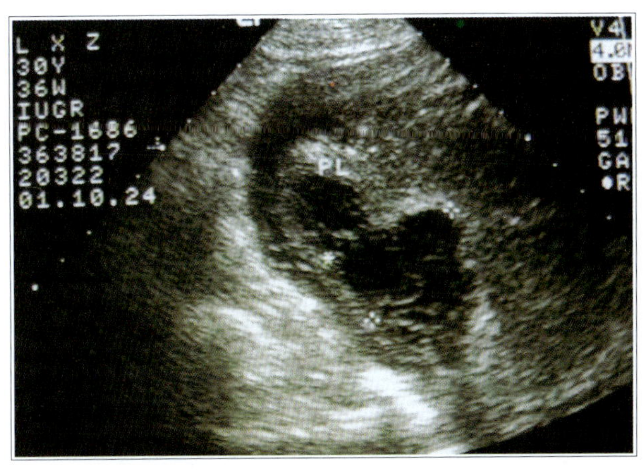

彩图 5-3-28　慢性胎盘早期剥离

孕36周，妊高征，胎盘后方见一血肿其边缘较厚，胎儿发育迟缓

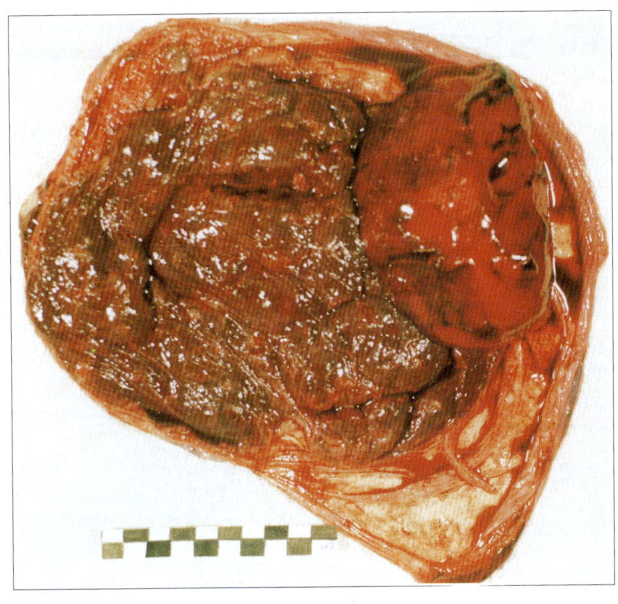

彩图 5-3-29　胎盘早期剥离标本

右侧见一血肿，压迫胎盘呈凹陷区

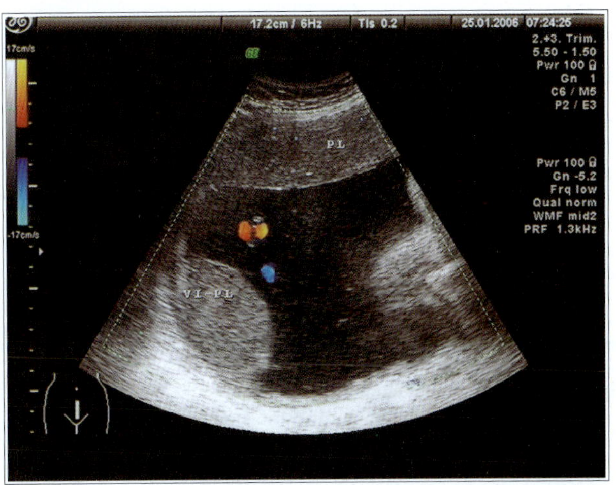

彩图 5-3-36　副胎盘

孕妇37岁，孕30周，图中可见前壁胎盘，距离主胎盘一段距离见一副胎盘（VI−PL）

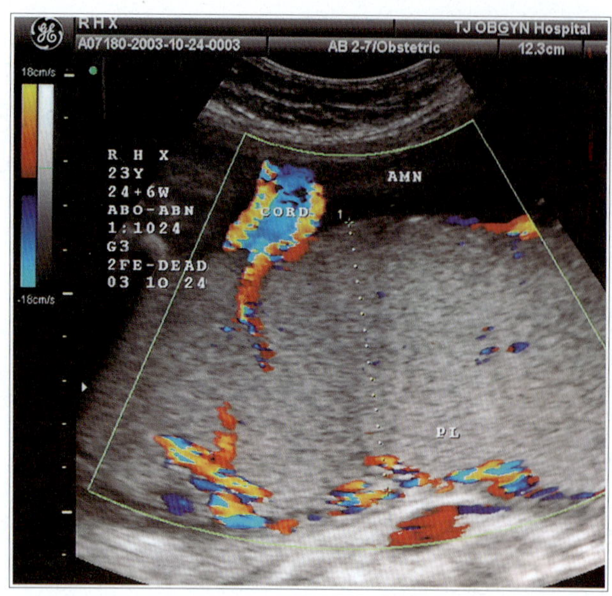

彩图 5-3-46a ABO 血型不合

孕妇23岁，24周$^{+6}$，ABO溶血效价为1∶1024孕妇曾有两次死胎

超声检查：巨大的厚胎盘，厚62mm，分布面积较广

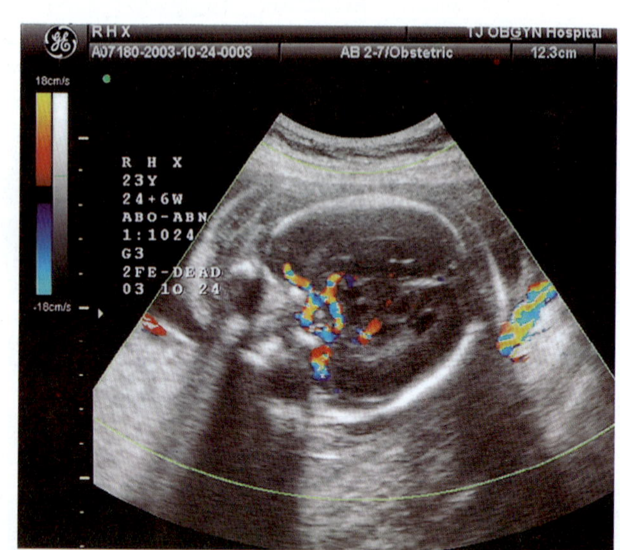

彩图 5-3-46b 胎儿头颅

头皮高度水肿，脑底部Willim氏环清晰可见

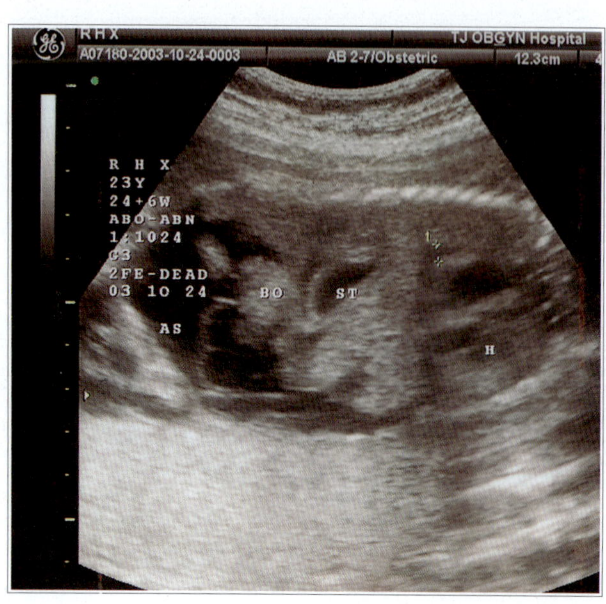

彩图 5-3-46c 同一胎儿

可见腹腔室内大量腹水，心包积液

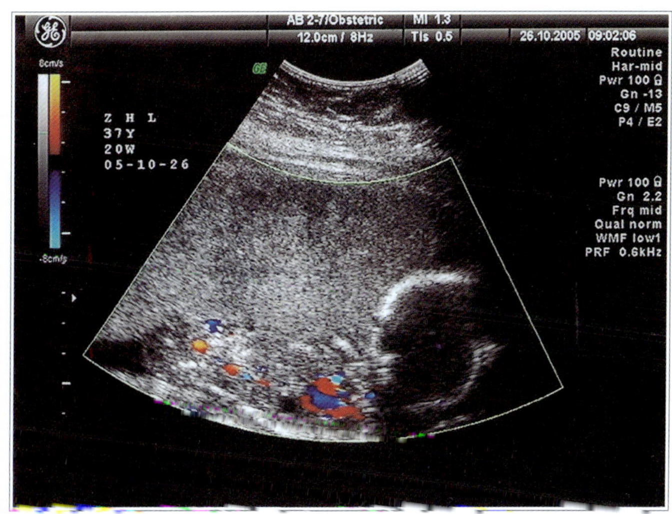

彩图 5-3-47 巨大胎盘

孕妇37岁，孕20周，胎盘高度水肿，占居宫腔绝大部分将胎儿挤至一角落，胎头变形

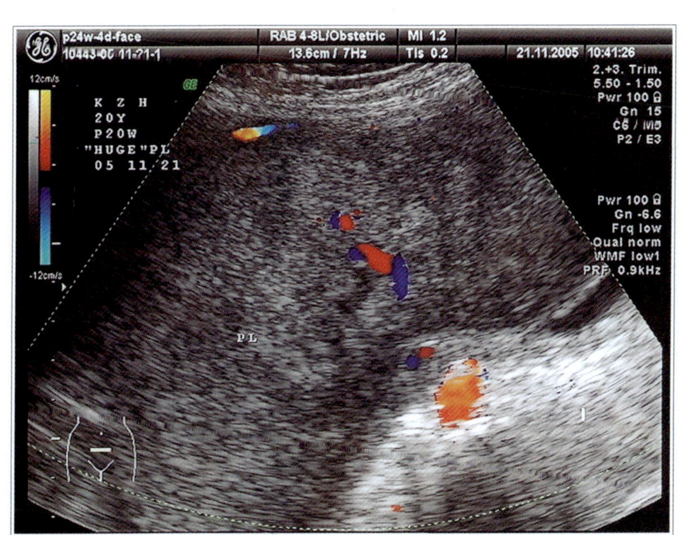

彩图 5-3-48 巨大胎盘

孕妇20岁，孕20周，超声发现巨大高度水肿胎盘，占据宫腔4/5，胎儿被挤在一角，活动受限，胎盘高度水肿似一水袋

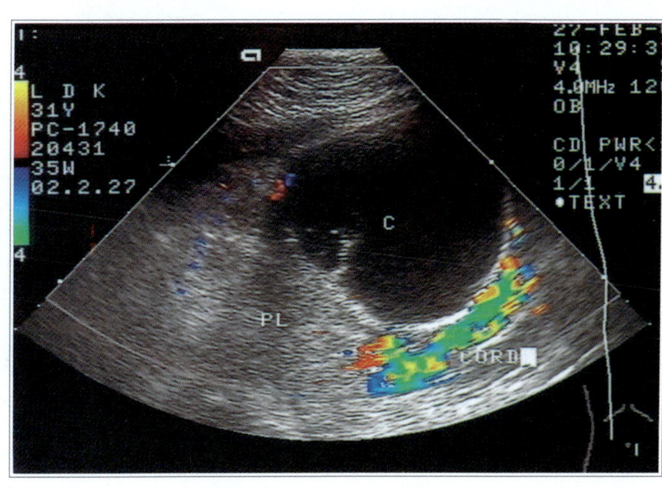

彩图 5-3-52 胎盘囊肿

孕35周后壁胎盘，其上方见一较大囊肿

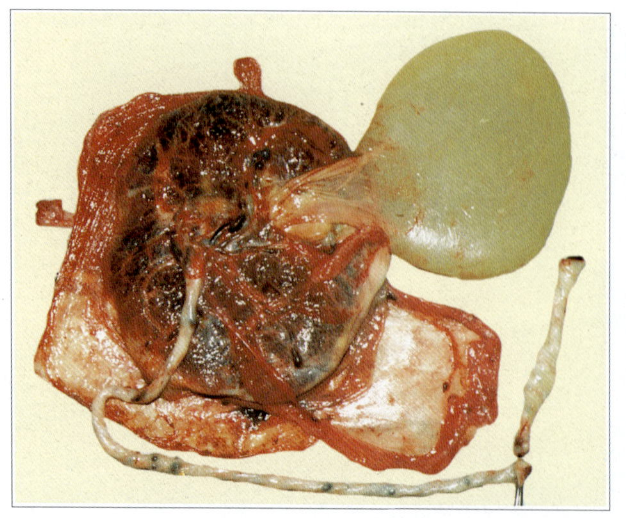

彩图 5-3-53 生产后检查胎盘，其子面见一胎盘囊肿

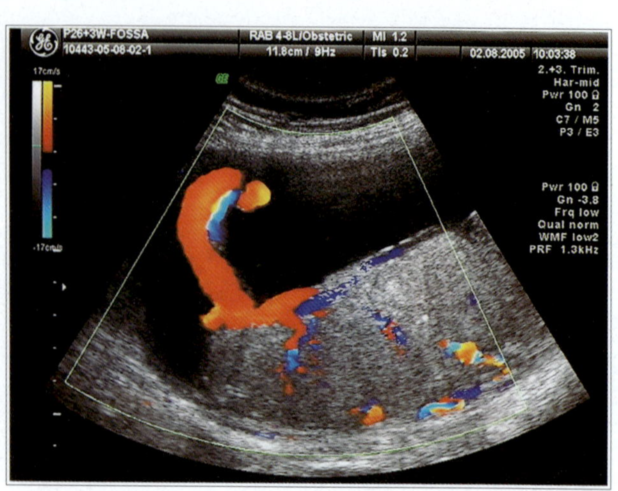

彩图 5-3-54 脐带在边缘进入胎盘

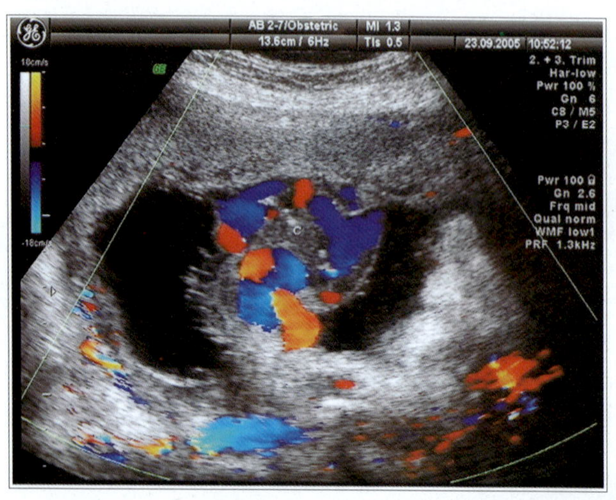

彩图 5-3-62 胎盘绒毛血管瘤

孕 36 周，前壁胎盘，突出一实性肿块，内含丰富血液其周围多根脐带围绕

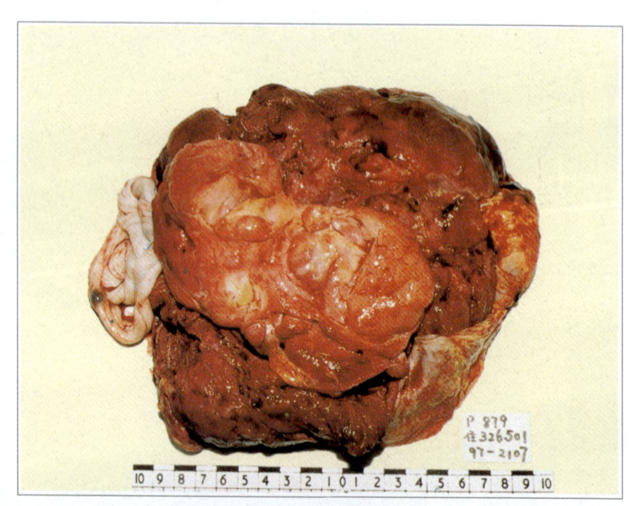

彩图 5-3-63 胎盘绒毛血管瘤

产后胎盘子面突出一实性肿块，即为血管瘤

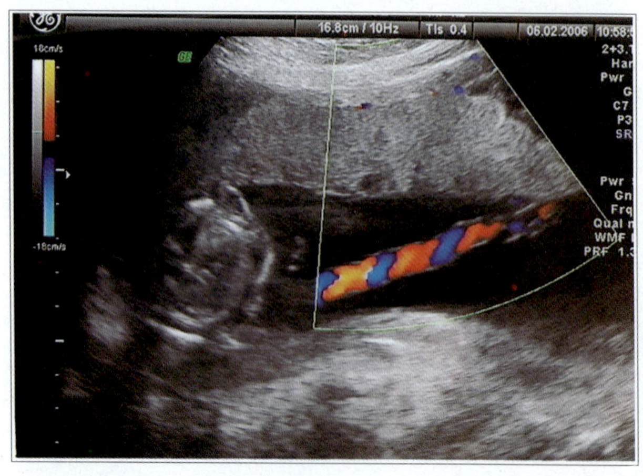

彩图 5-3-67 脐带较短

脐带在胎儿至胎盘之间绷紧，数次检查均未见变化

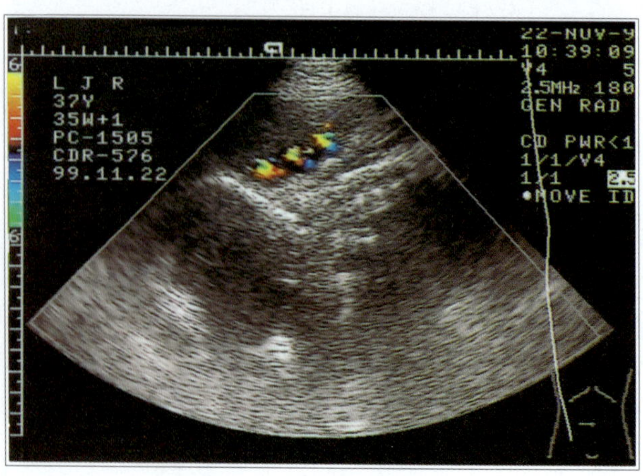

彩图 5-3-74 脐绕颈三周

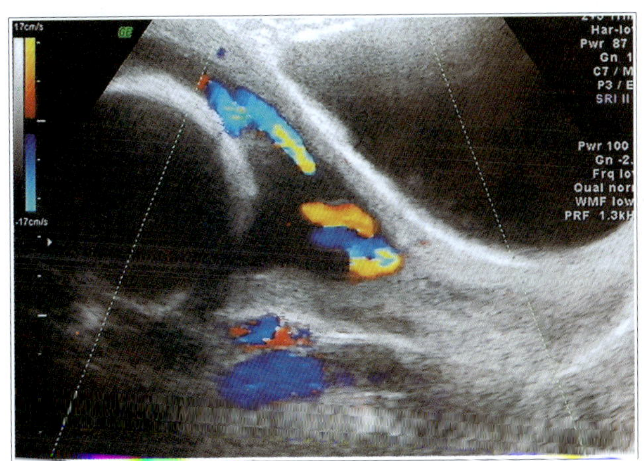

彩图 5-3-80　脐带先露

中期妊娠，前羊水内可见脐带漂浮

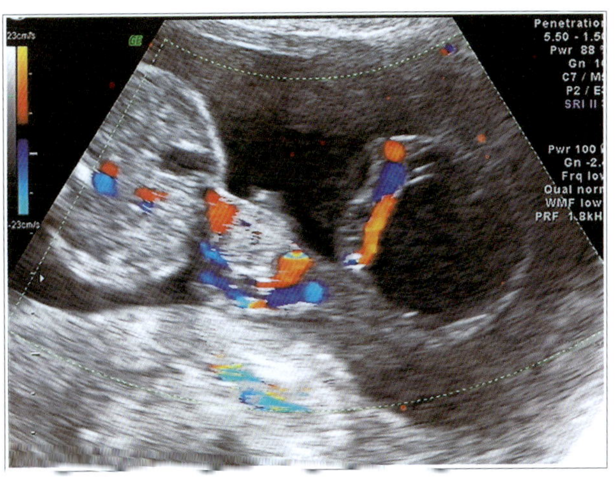

彩图 5-3-87　脐带囊肿

真性脐带囊肿，脐带根部较粗大，回声较强，血流丰富，离胎腹6～7cm处见一较大囊肿，囊壁上周围多条血管

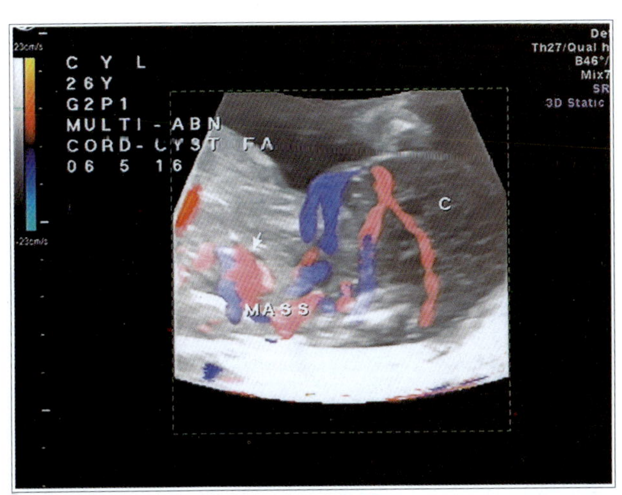

彩图 5-3-88　三维玻璃体模式

右侧为胎儿腹部（FA），右侧见囊肿（C）壁上多条脐血管

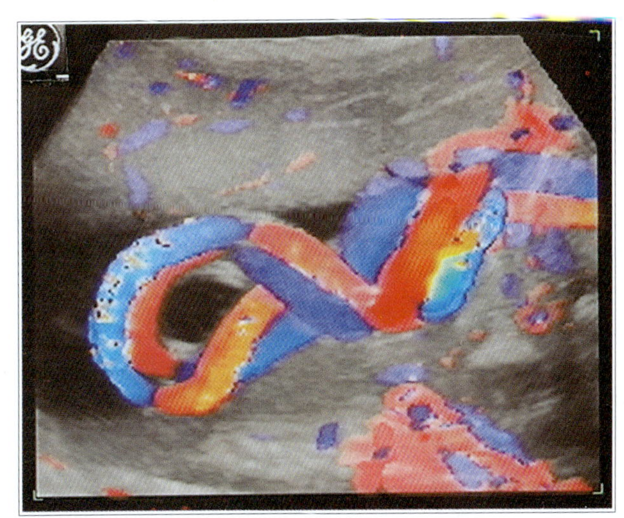

彩图 5-3-90　单脐动脉

三维玻璃体模式可见一条动脉，一条静脉

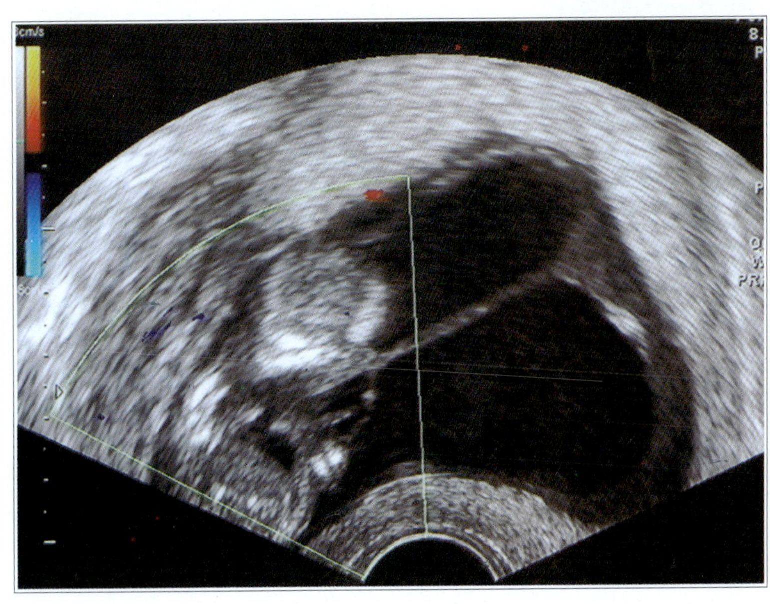

彩图 5-3-91　羊膜带综合征

孕 4^{+} 个月，羊膜带缠绕胎儿，使胎儿发育异常

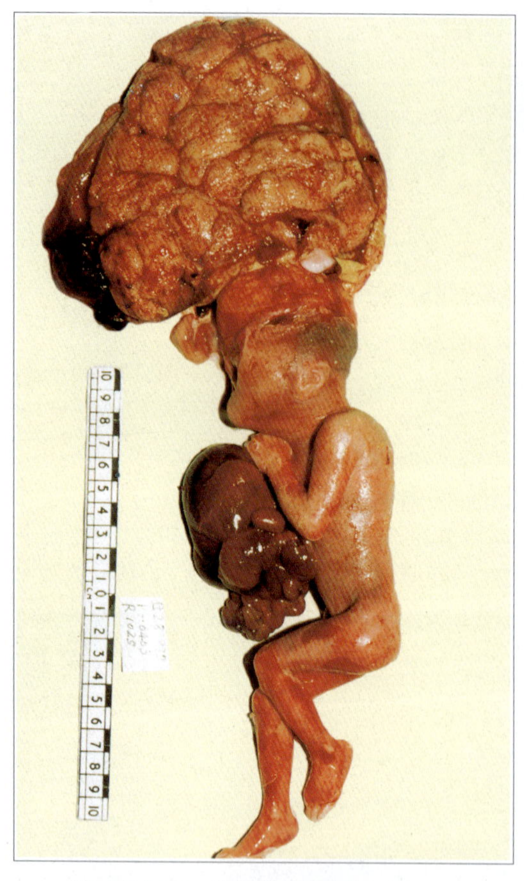

彩图 5-3-92 羊膜带综合征标本

胎儿头部与胎膜、胎盘粘连，头颅骨及颜面部破坏，合并腹裂

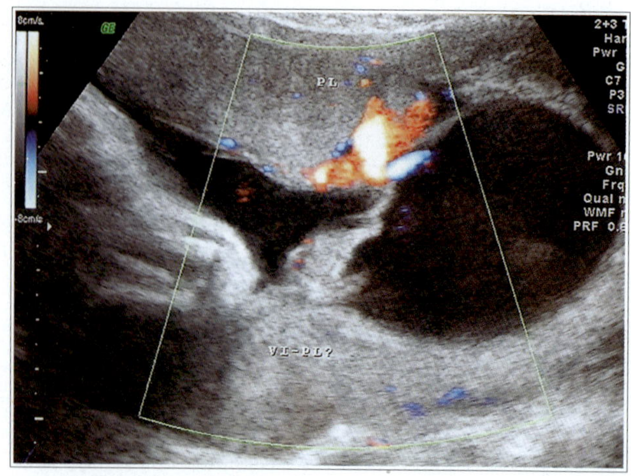

彩图 5-3-93 羊膜片

前壁胎盘，后壁可见副胎盘，由副胎盘分离出一羊膜片，胎儿未见异常

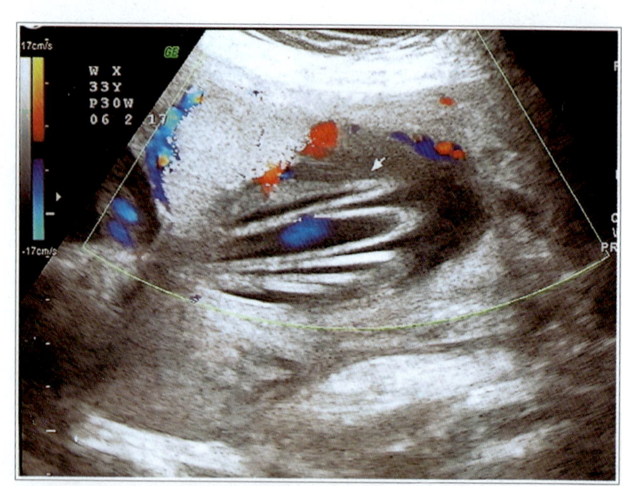

彩图 5-3-94 羊膜带

在羊膜腔内可见数条羊膜带，围绕呈扇状在羊水中飘动，胎儿未见异常

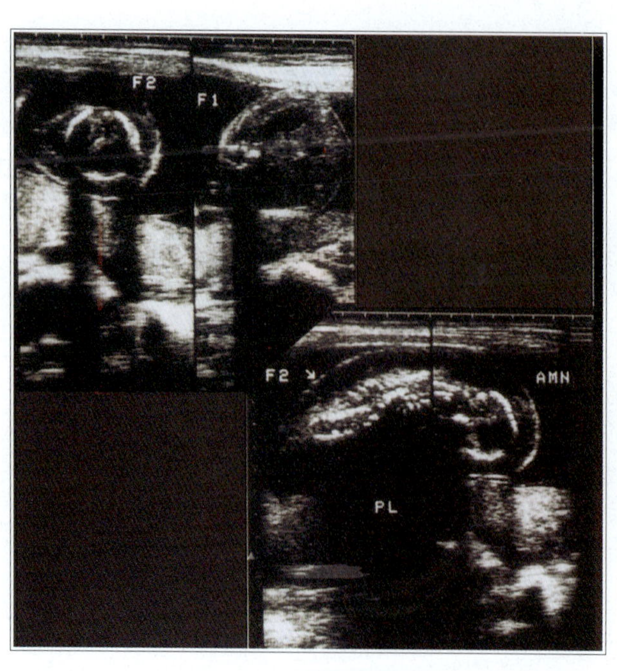

彩图 5-5-10 无心儿Ⅰ型

左上：双胎，F1为正常胎儿，F2为无心儿（Ⅰ型）

右下：无心儿纵切，见似茧，有头颅骨、脊柱

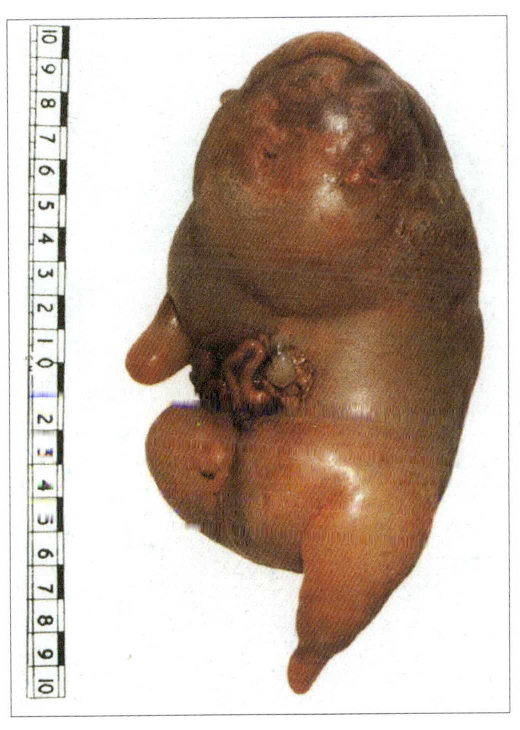

彩图 5-5-11 Ⅰ型无心儿标本

胎儿头部、躯干、肢体均有，但均发育不全

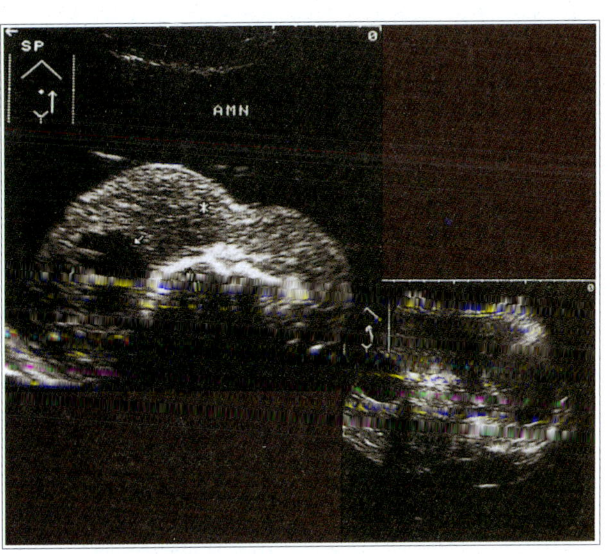

彩图 5-5-12 Ⅱ型无心儿

胎儿呈一椭圆形包块，中央可见发育不良骨骼，周围为水肿软组织及退行囊，为最多见的一种

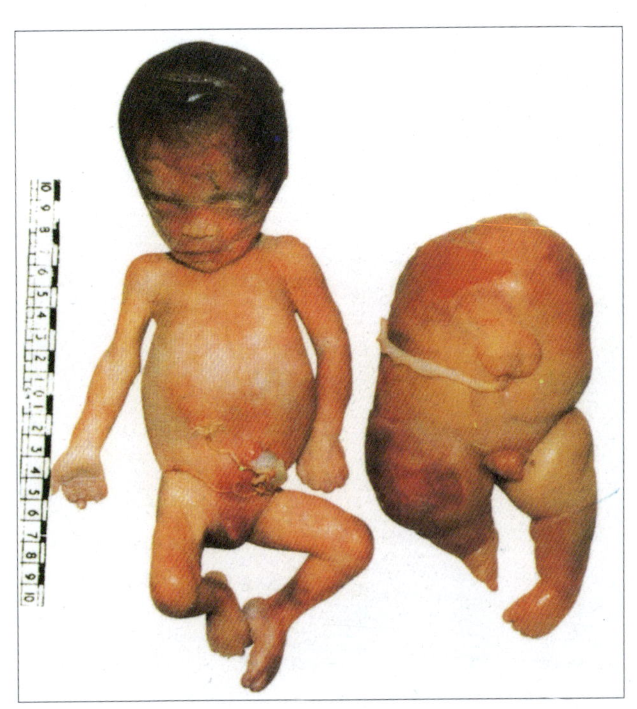

a.双胎之一为无心儿，从腹部以上均未发育，下肢发育不全

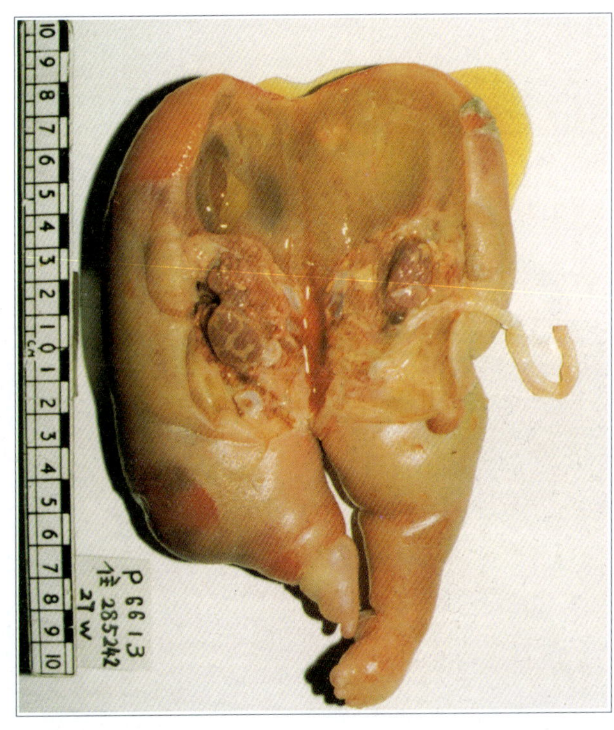

b.切开腹部可见发育不全两肾及发育不全小肠，软组织高度水肿

彩图 5-5-13 Ⅱ型无心儿标本

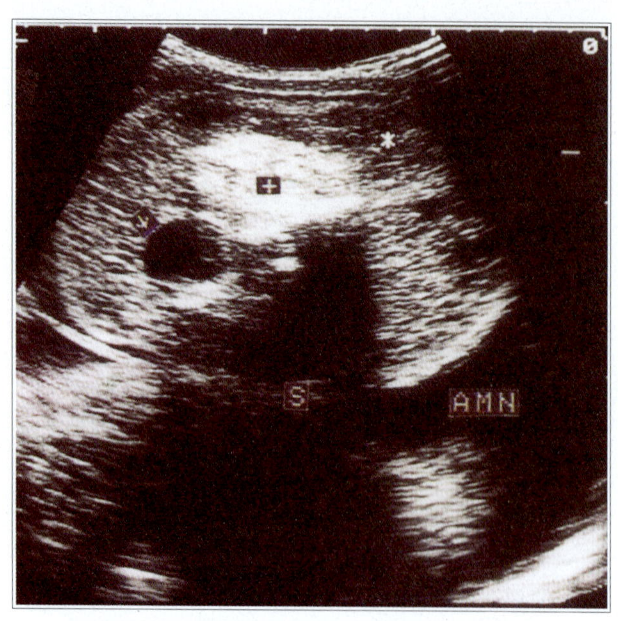

彩图 5-5-14 Ⅲ型无心儿

仅有胎头，无躯体，无心脏，此类无心儿少见。超声图见一圆球状包块，可见一软大骨块伴声影，周围为软组织高度水肿，并有退行囊，下方为一正常胎儿

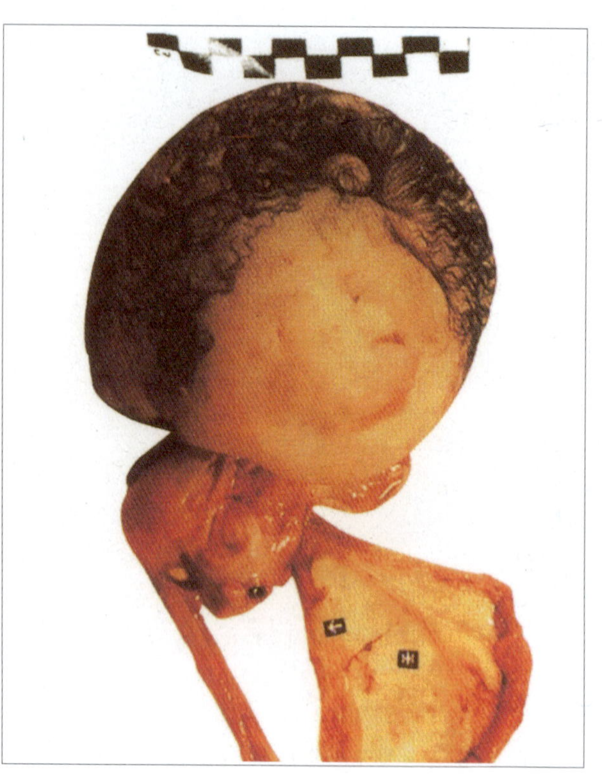

彩图 5-5-15 Ⅲ型无心儿标本

仅见一圆形胎头，面部发育不全，可见口鼻痕迹出生时蠕动，下方包块有发育不全小肠，无心脏，血源来自胎膜

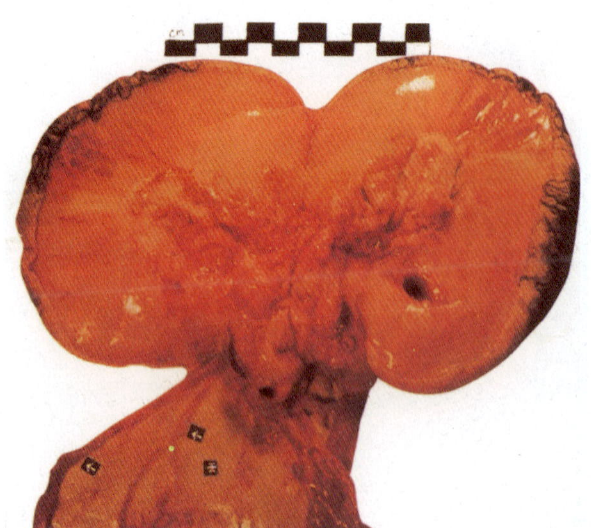

彩图 5-5-16 上同一标本

切开胎头，见中心有不规则骨骼，其周围为高度水肿软组织含小退行囊，其下方小包块内有小肠组织，其血管来自胎膜，如箭头所指

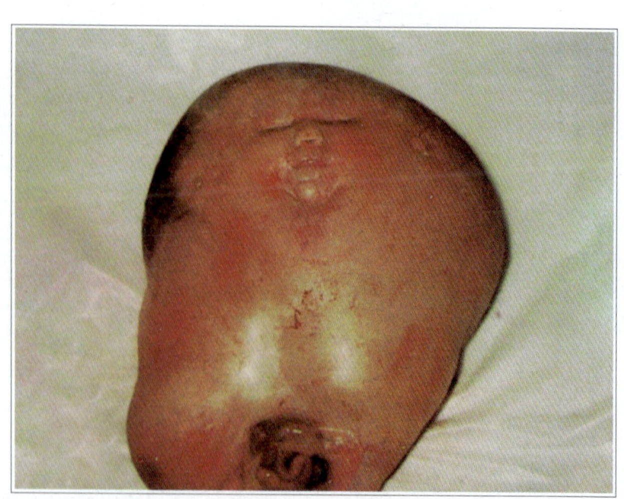

彩图 5-5-17 Ⅳ型无心儿

一无定形软组织块，有颜面痕迹，下方一孔露出小肠(摘自孔秋英等图像)

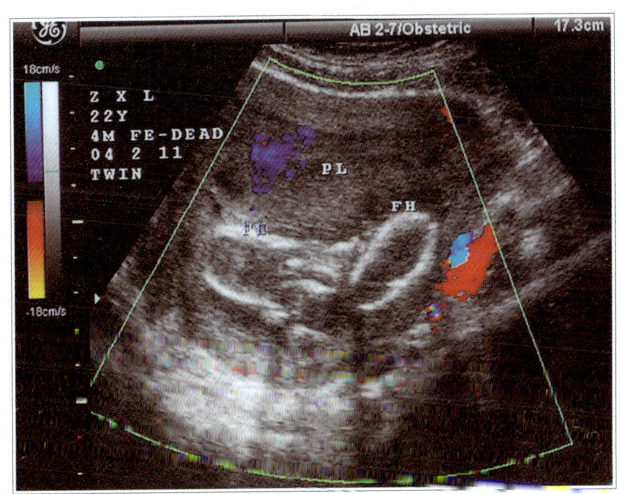

彩图 5-5-40　纸样胎儿

孕 17 周，双胎之一已死，萎缩为一纸样儿 FH- 为变形胎头　PL- 胎盘

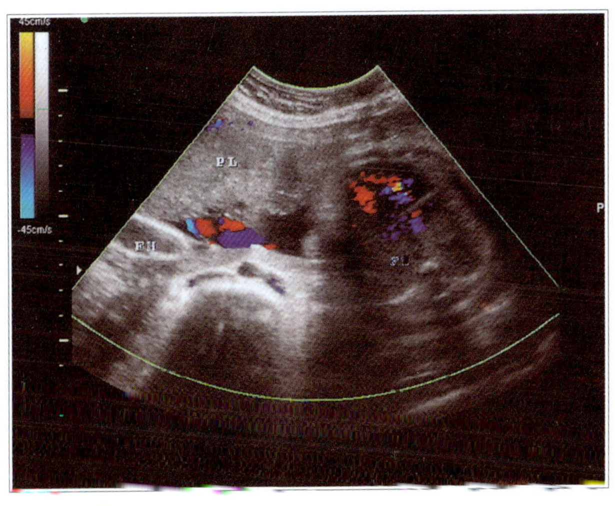

彩图 5-5-41　纸样胎儿

孕 25 周，双胎，正常胎儿略小于孕周。图像右侧可见一变形胎儿颅骨，其羊膜囊紧贴胎头，右侧见胎儿躯体，未见异常

FH- 纸样儿颅骨　FT- 为正常胎儿的躯体

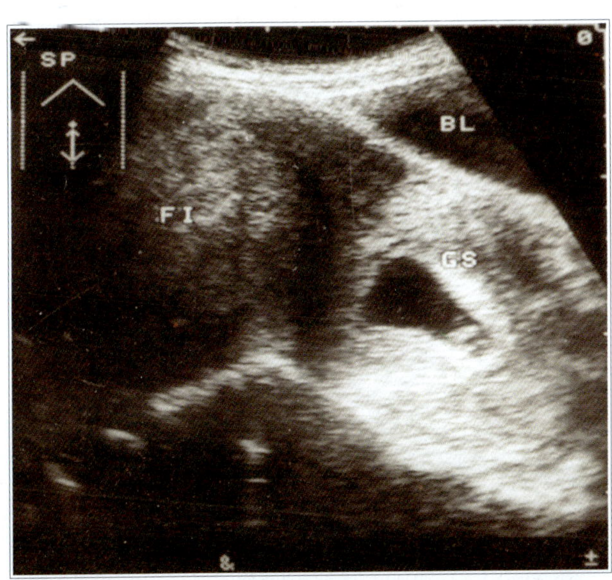

彩图 5-7-5　子宫肌瘤合并早孕

FI- 肌瘤　GS- 胎囊

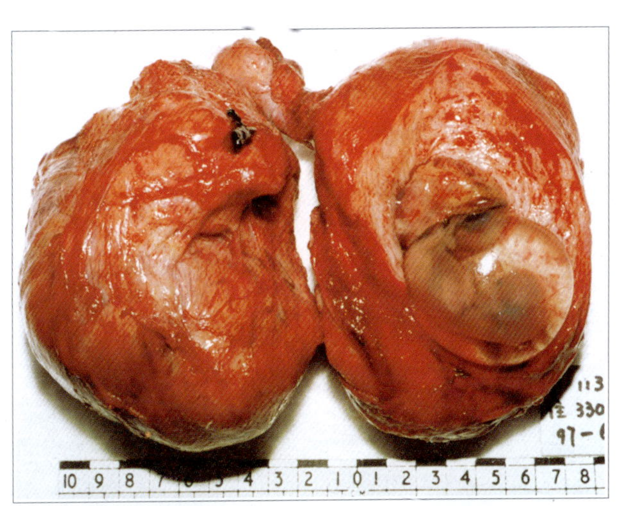

彩图 5-7-6　浆膜肌瘤合并妊娠标本

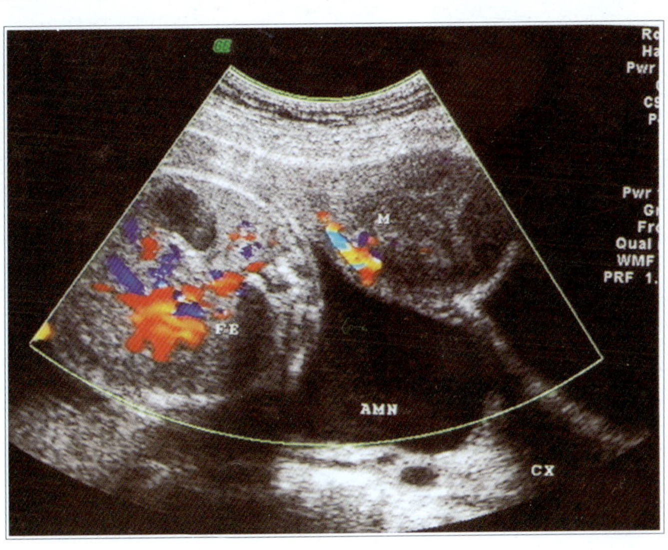

彩图 5-7-7　子宫肌瘤合并中期妊娠

M- 肌瘤　FE- 胎儿

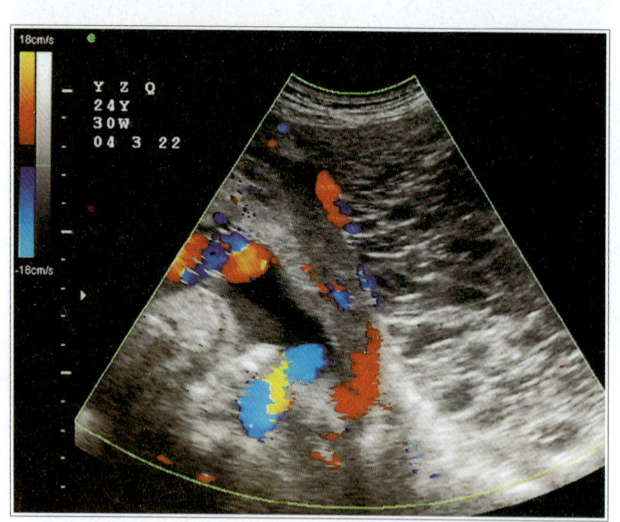

彩图 5-7-13 黏液性囊腺癌合并妊娠

左侧多房黏液性囊腺癌

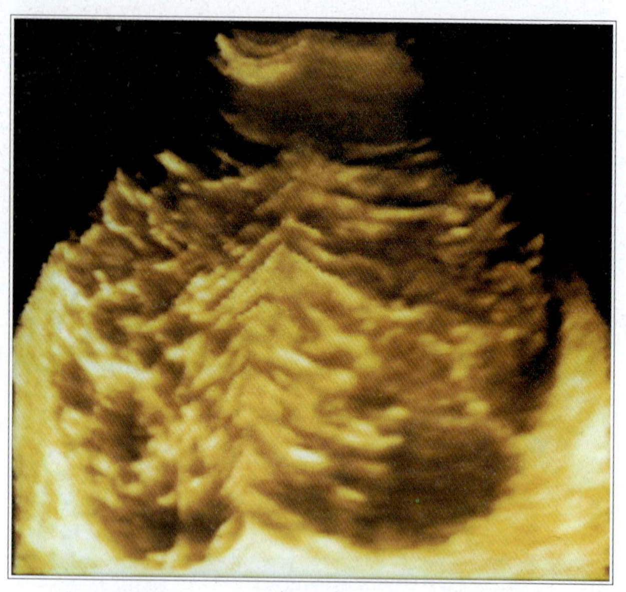

彩图 5-7-14 三维超声图像

黏液性囊腺癌，囊内多隔图像有立体感觉

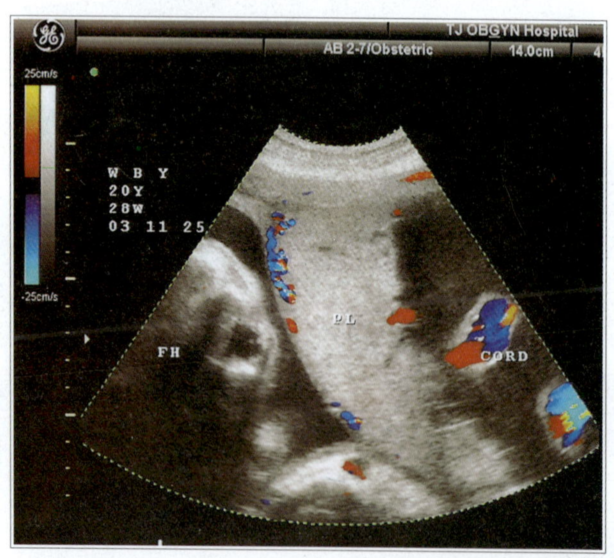

彩图 5-7-18 胎盘种植在纵隔上

纵隔子宫，胎盘附着在纵隔上生长，纵隔上可见血流 FH-胎头 PL-胎盘 Cord-脐带箭头所为纵隔

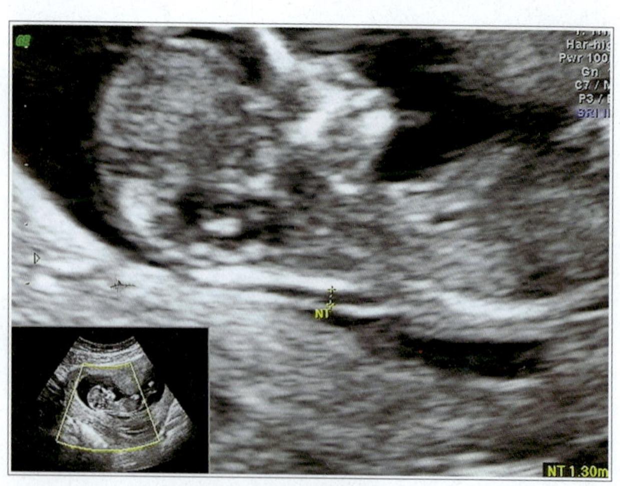

彩图 5-8-1

孕12周$^{+4}$，测量NT为1.30mm为正常厚度，NT为检查21-三体重要线索

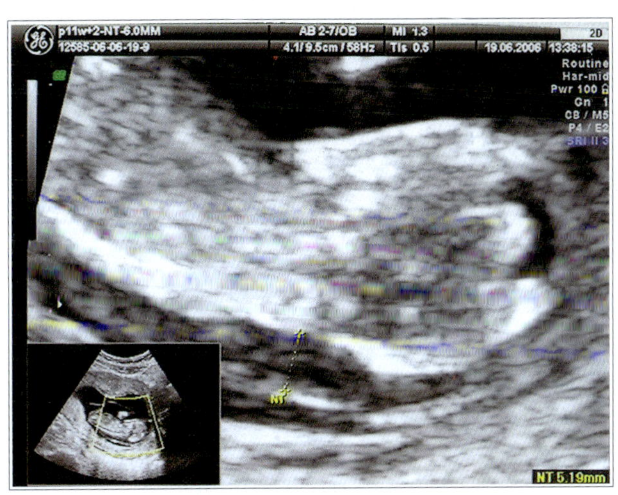

彩图 5-8-2
孕 11 周$^{+2}$　NT 为 5.19mm 染色体异常

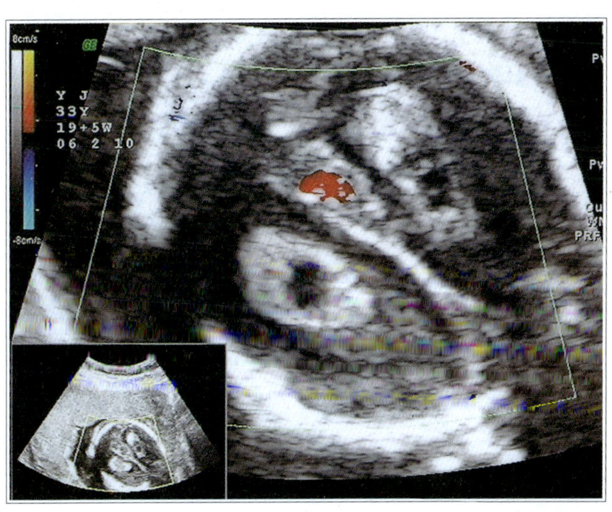

彩图 5-8-3　双侧脉络丛囊肿（常合并染色体异常）

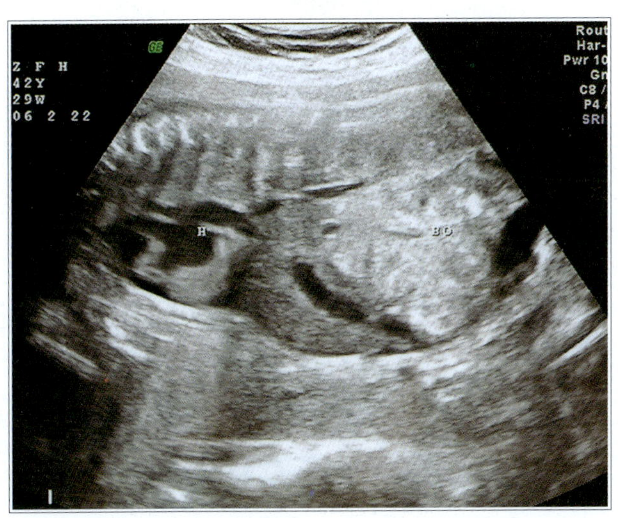

彩图 5-8-4　胎儿小肠回声增强（为染色体异常可能）

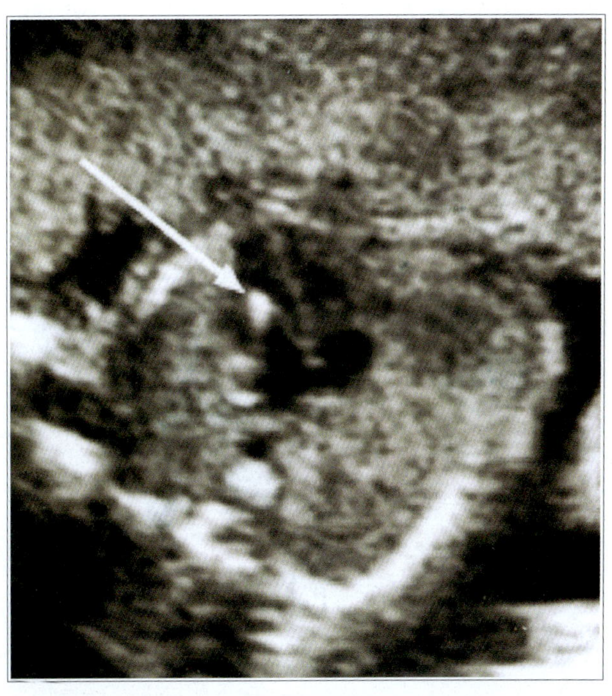

彩图 5-8-5　胎儿心内强回声灶

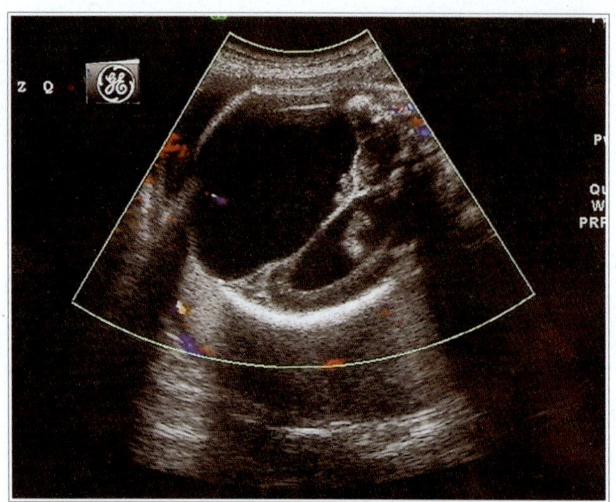

彩图 5-8-32 胎儿重度脑积水（二维图像）

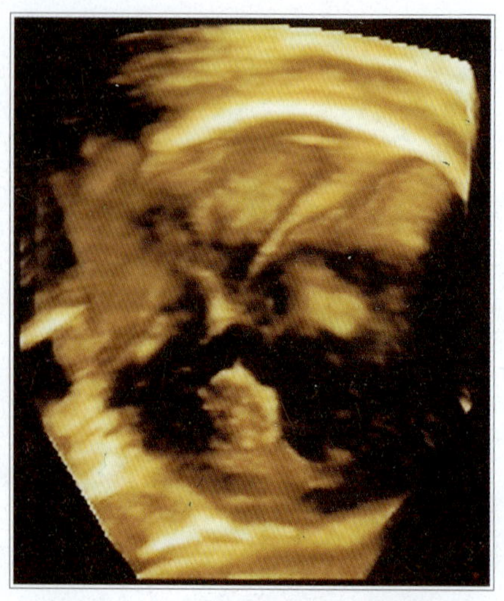

彩图 5-8-33 胎儿重度脑积水(三维图像)

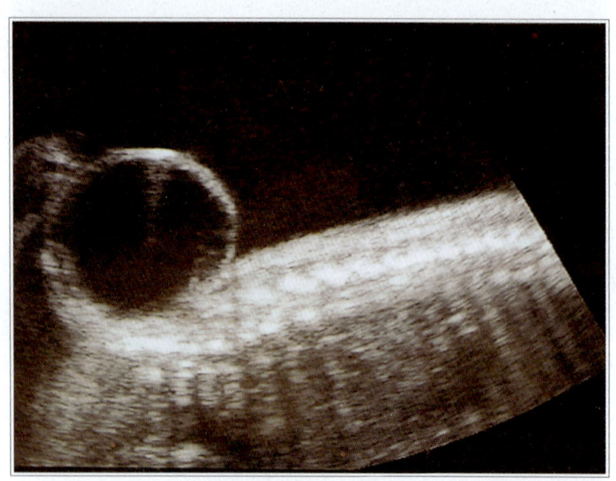

彩图 5-8-53 胎儿脊膜膨出

脊柱骶尾部外带缺失，由此突出一囊，张力大（二维图像）

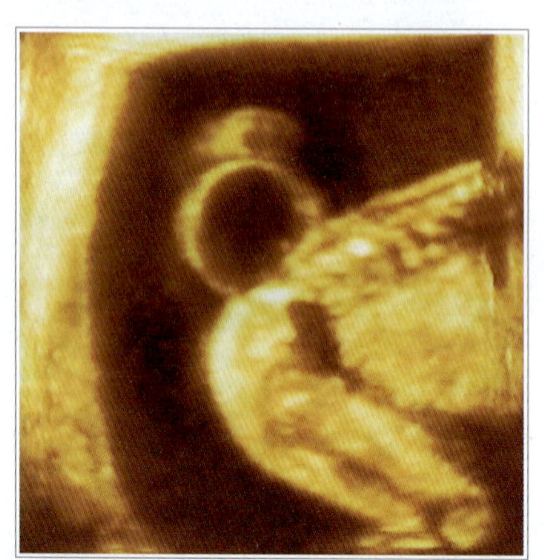

彩图 5-8-54 三维图像

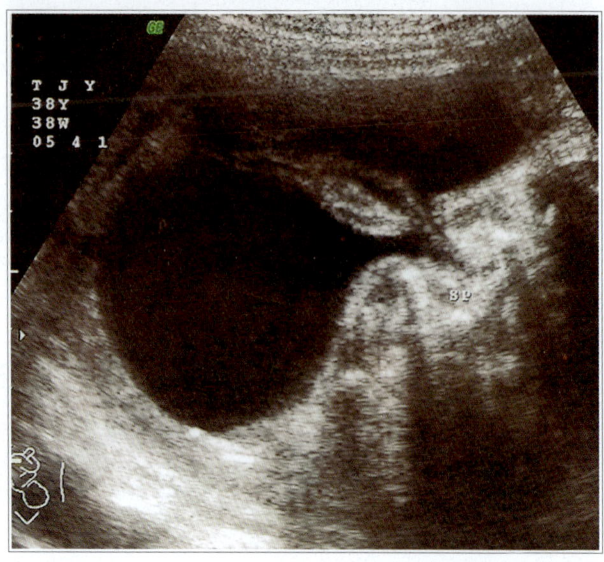

彩图 5-8-55 骶尾部脊膜膨出（二维图像）

横切面，骶尾部外带缺裂，由此突出一较大囊肿

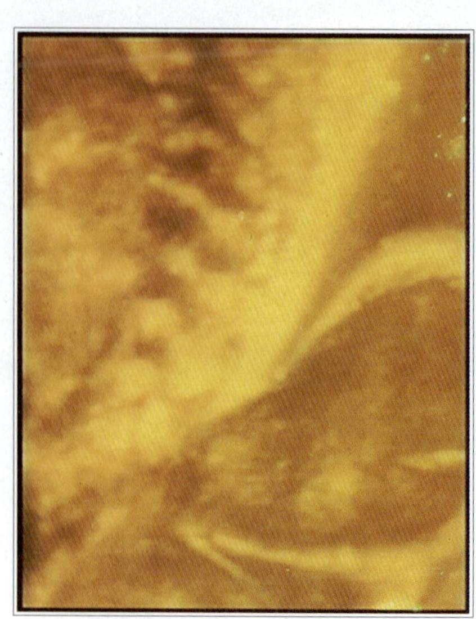

彩图 5-8-56 三维图像

脊柱侧切面，骶尾部突出一较大囊肿

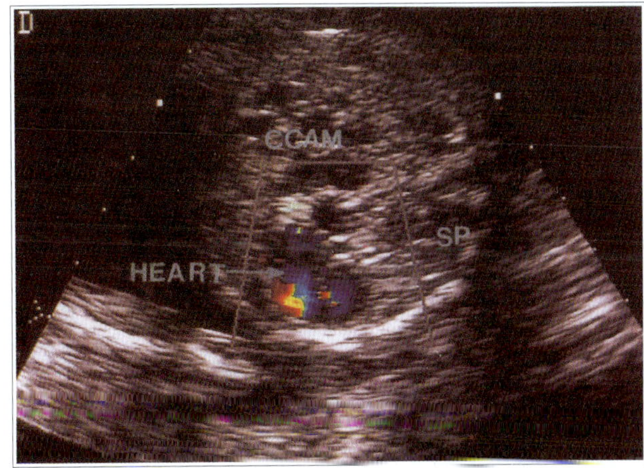

彩图 5-8-99 胎儿先天性肺囊腺瘤Ⅰ型

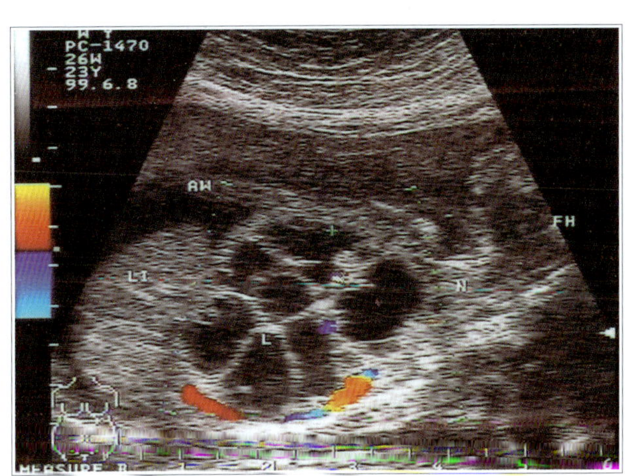

彩图 5-8-100 胎儿先天性肺囊腺瘤Ⅱ型

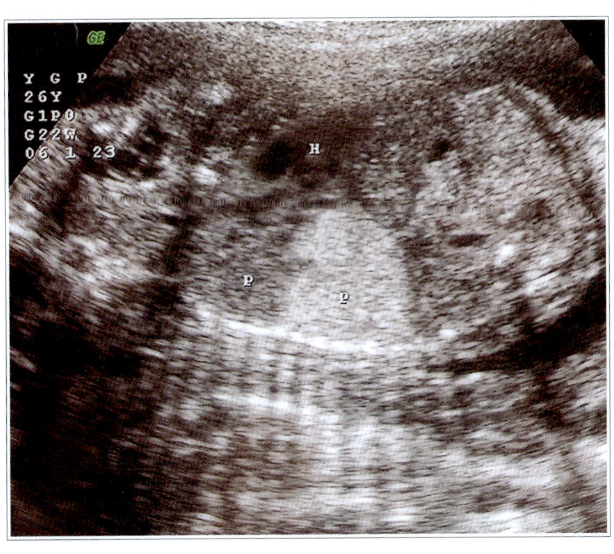

彩图 5-8-101 胎儿先天性肺囊腺瘤Ⅲ型
纵切；右肺一叶回声增强

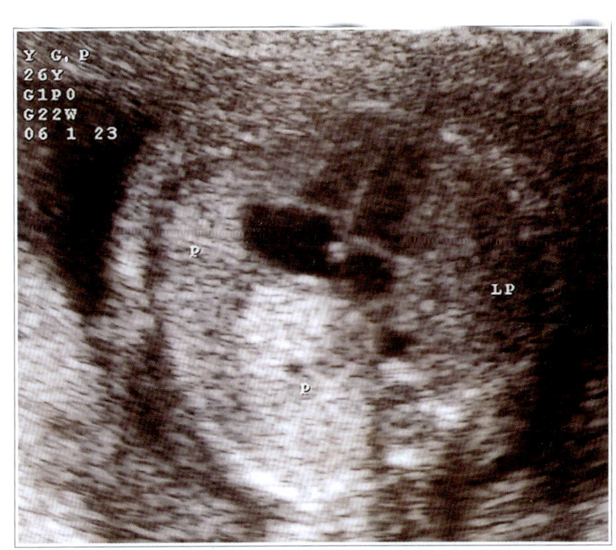

彩图 5-8-102 胎儿先天性肺囊腺瘤Ⅲ型
横切，右侧一叶肺回声增强，含1～2个小囊

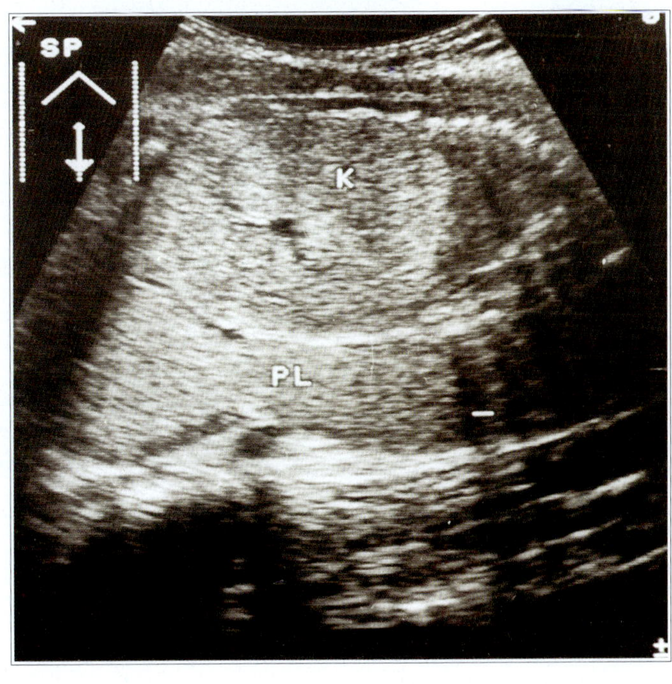

彩图 5-8-148 Potter Ⅰ型多囊肾

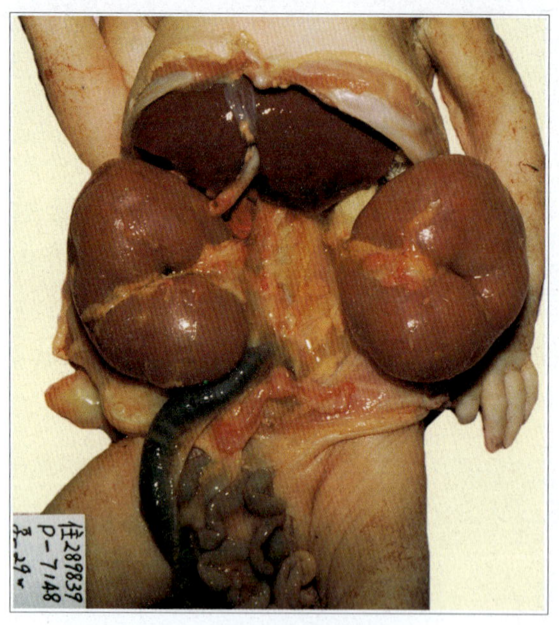

彩图 5-8-149 Potter Ⅰ型标本

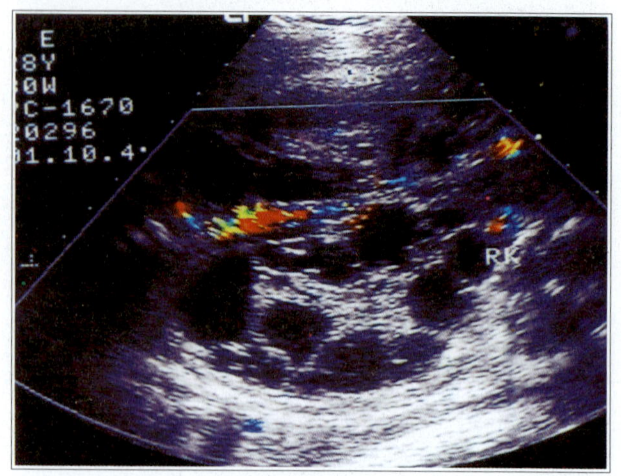

彩图 5-8-150 Potter Ⅱ型多囊肾

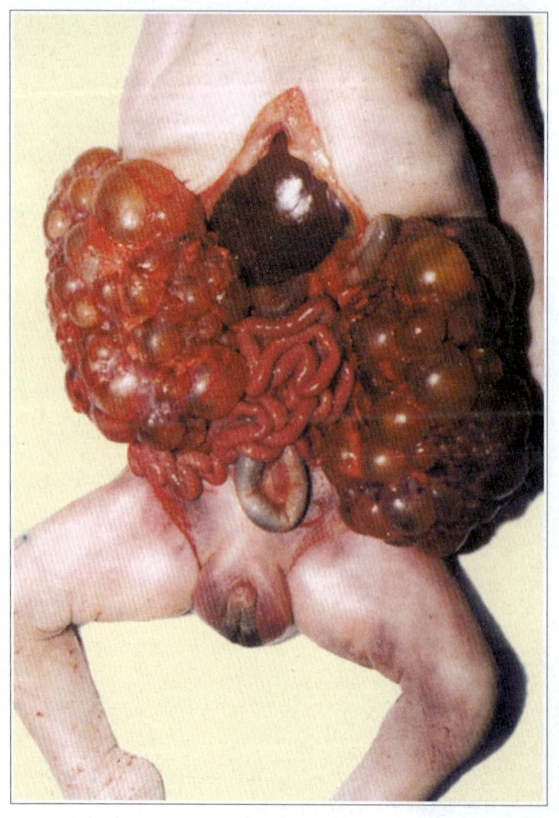

彩图 5-8-151 Ⅱ型多囊肾标本

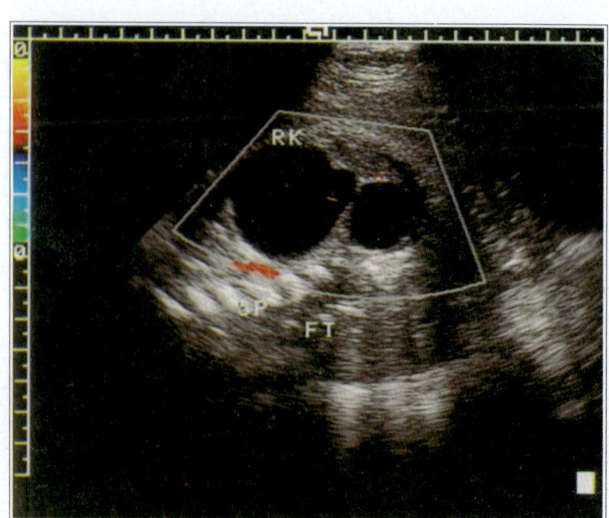

彩图 5-8-152 Ⅲ型多囊肾

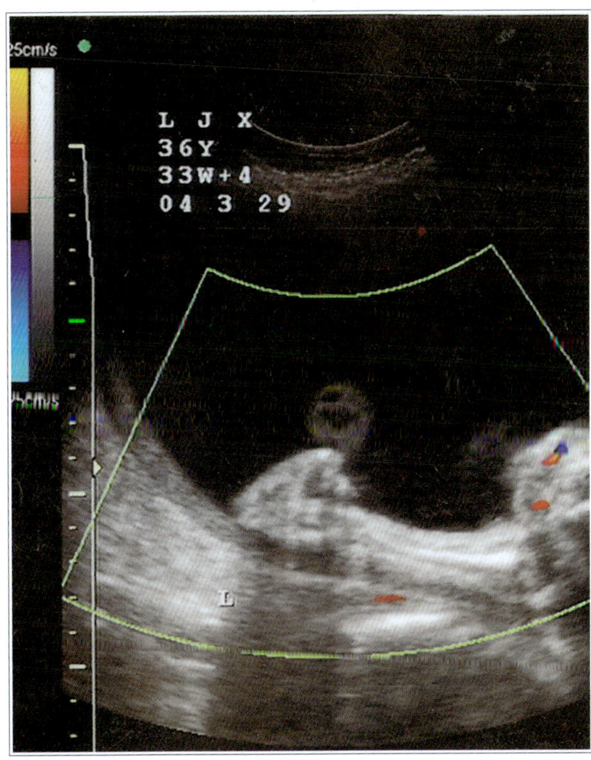

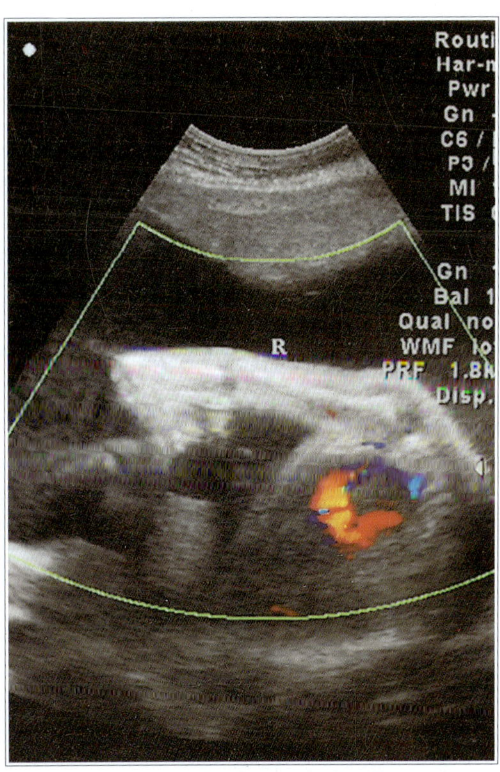

彩图 5-8-173 **胎儿前臂畸形**

仅见一挠骨，手腕内钩（左侧）· 右手畸形

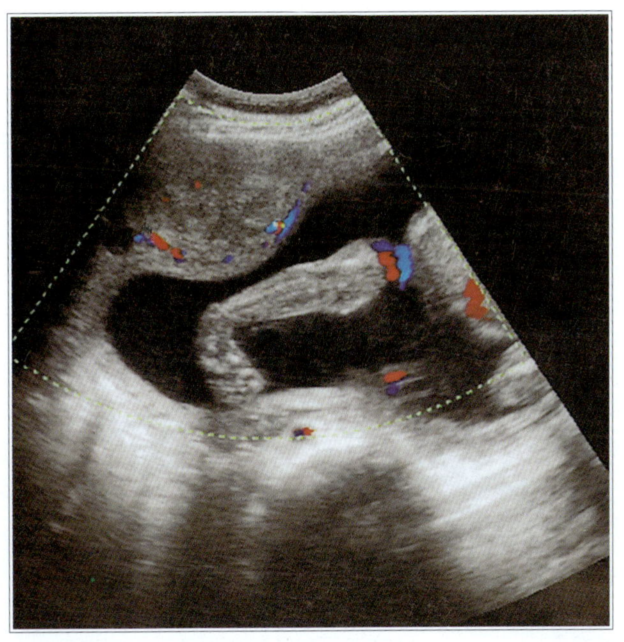

彩图 5-8-174 **胎儿足内翻**

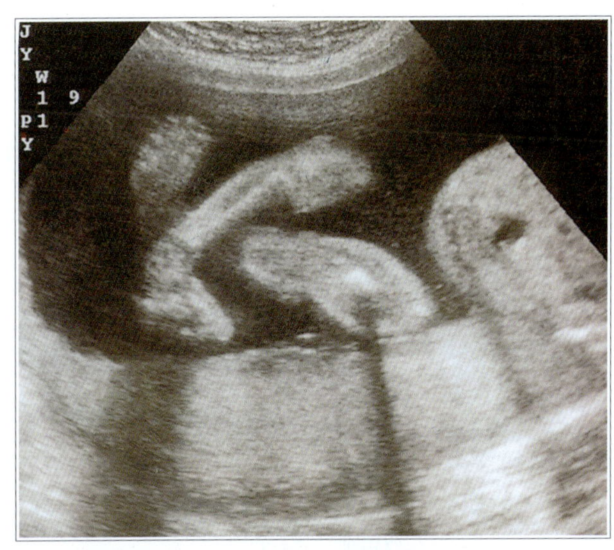

彩图 5-8-175 **胎儿双足内翻**

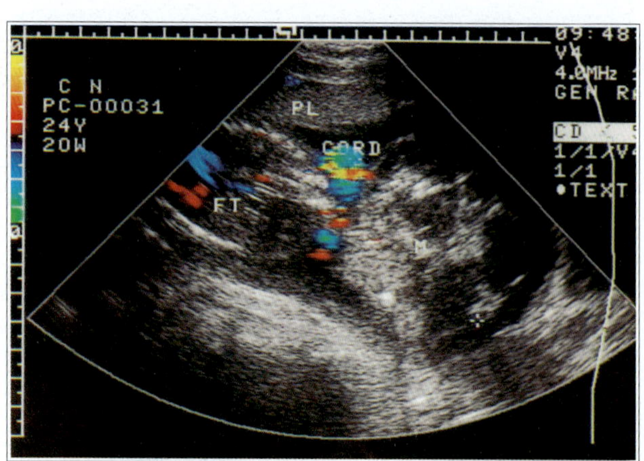

彩图 5-8-194 **胎儿骶尾部突出一不规则肿物**
病理，骶尾部低分化畸胎瘤

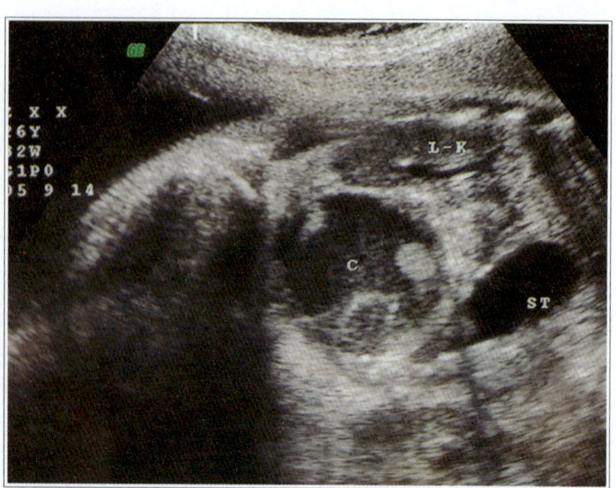

彩图 5-8-198 **胎儿卵巢畸胎瘤**

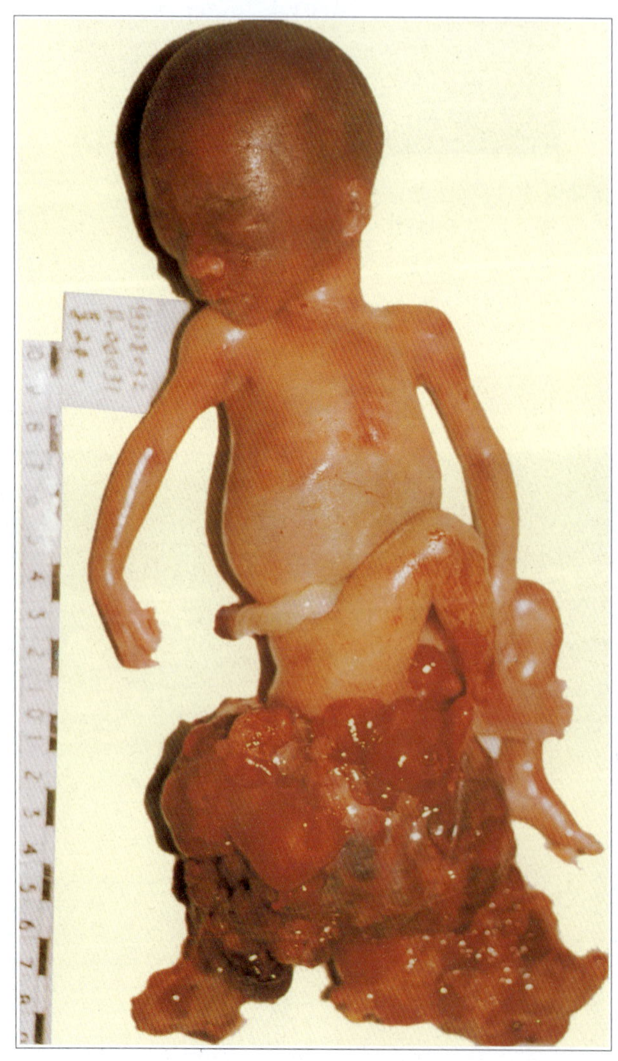

彩图 5-8-195 **标本**
骶尾部突出一不规则烂肉样肿物

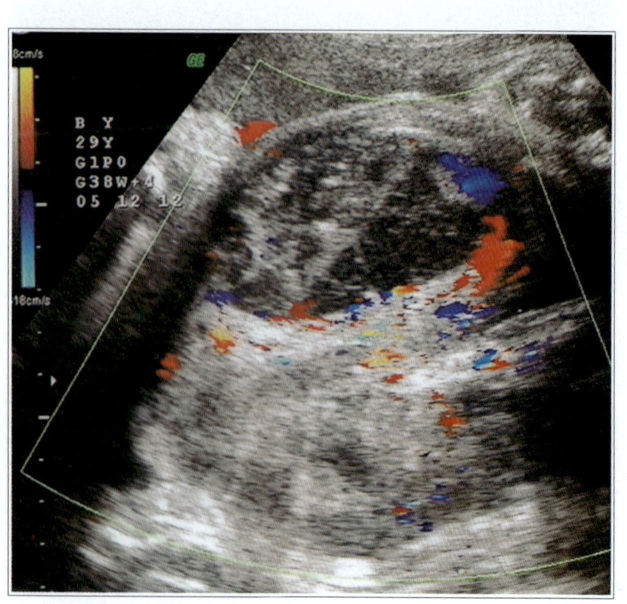

彩图 5-8-200
胎儿肝脏内见一较大占位病变，回声极不均匀

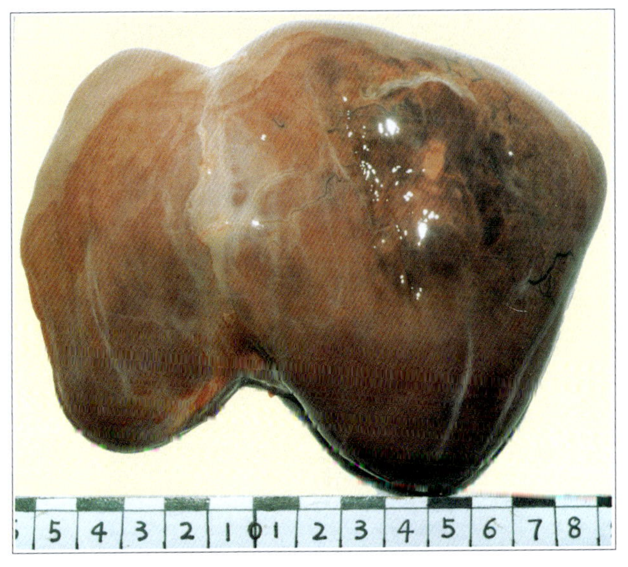

a.肝左叶增大，有占位病变，表面突出不平，呈紫色

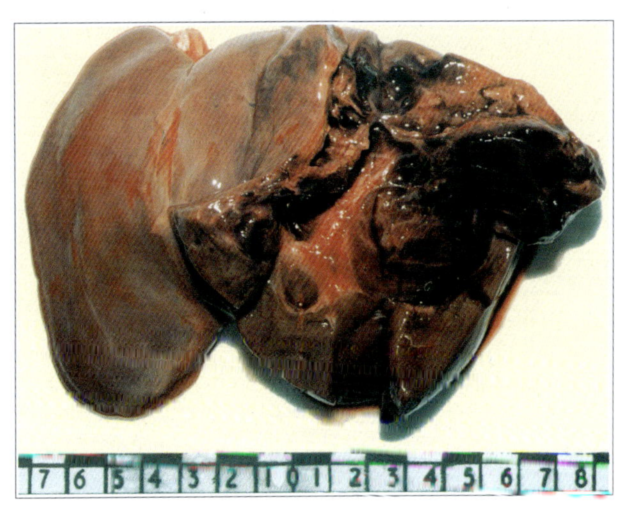

b.切开病变处有大量血块，病理，血肿

彩图 5-8-201 标本

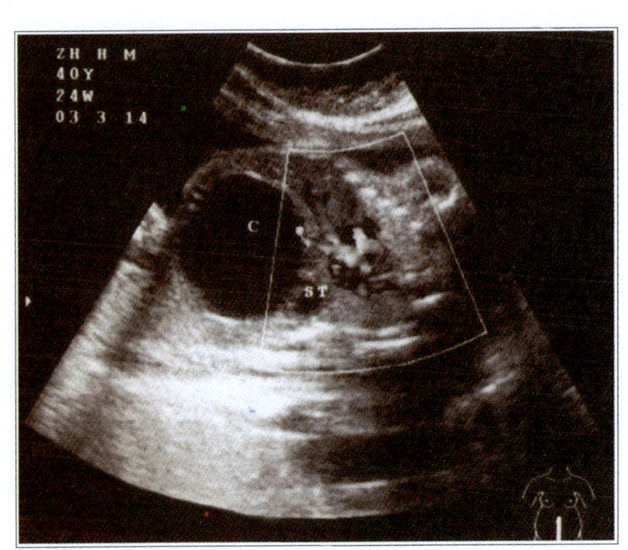

彩图 5-8-202 胎儿胆道大囊肿

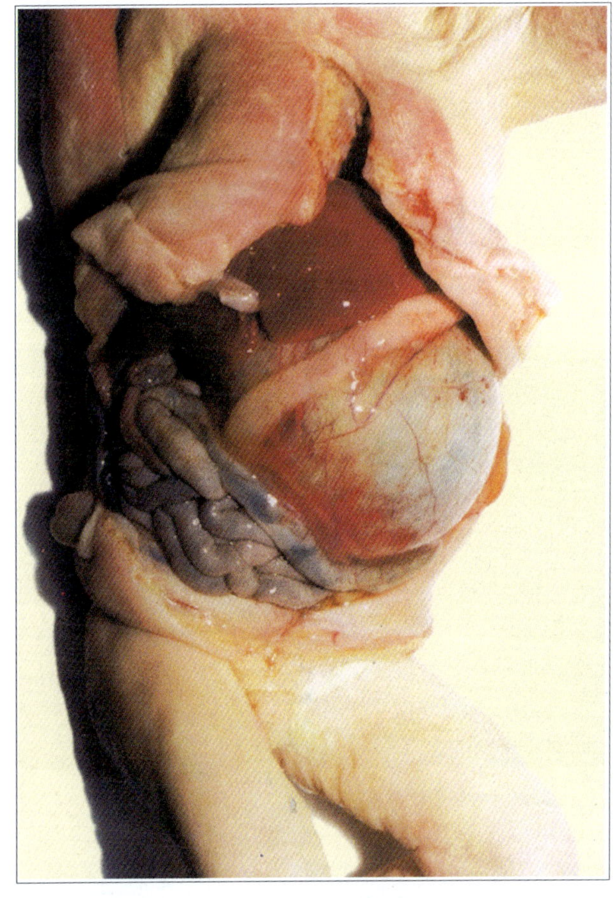

彩图 5-8-203 标本：胆道大囊肿

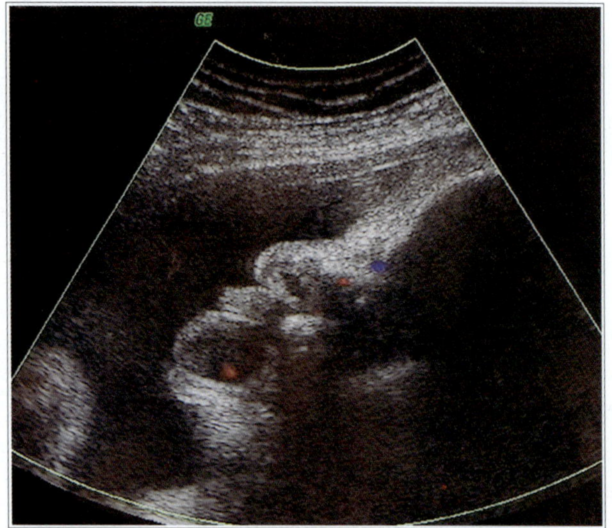

彩图 5-8-204 **胎儿口部含一较大实性肿物（有血流）**

病理：从牙龈生长肿物

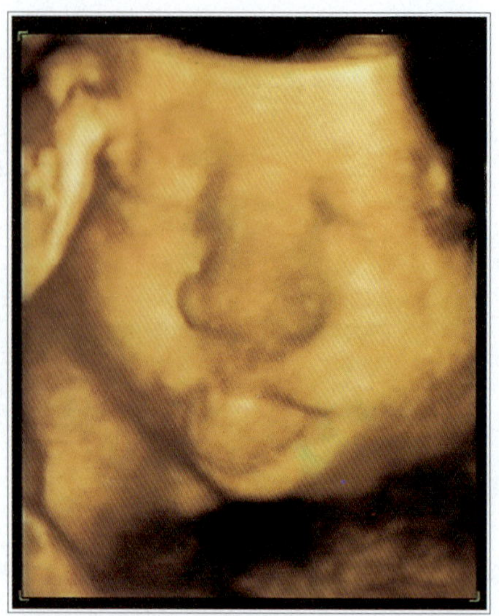

彩图 5-8-205 **三维图像**

可见口含一较大肿块（来源于间质细胞）

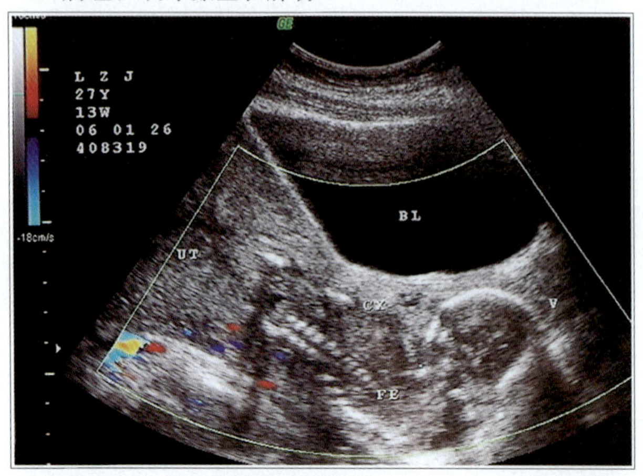

彩图 5-9-10 **宫内死胎**

胎死宫内，难免流产，胎儿已流至宫颈阴道内

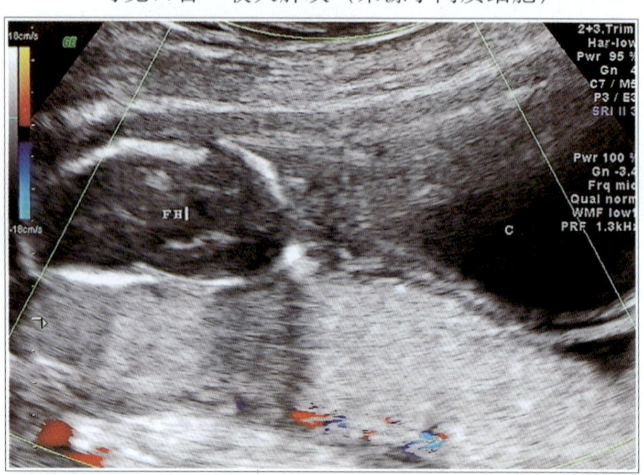

彩图 5-9-11 **宫内死胎**

孕 20 周，胎儿颅骨变形，塌陷，胎腹内见一大囊肿

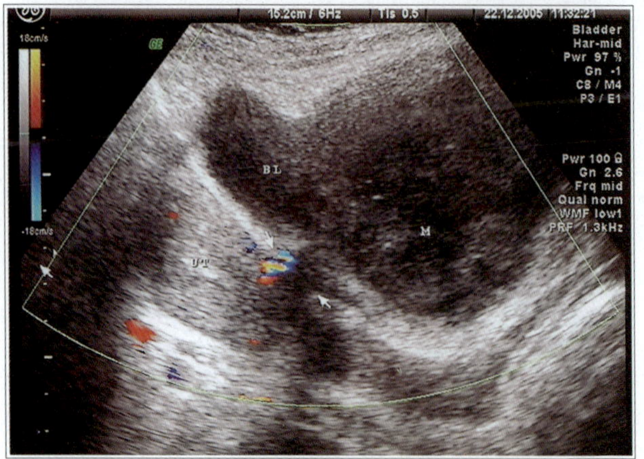

彩图 5-10-14 **盆腔大血肿**

患妇22岁，剖宫产后54天，产后曾有阴道多量出血，以后觉下腹胀痛，小便困难

纵切：子宫前位，伤口未愈合（如箭头所示），与上方一大囊性肿物相连，囊内有凝血块，未见血流

UT- 子宫　M- 血肿　BL- 膀胱

↑ - 箭头所指为未愈合伤口

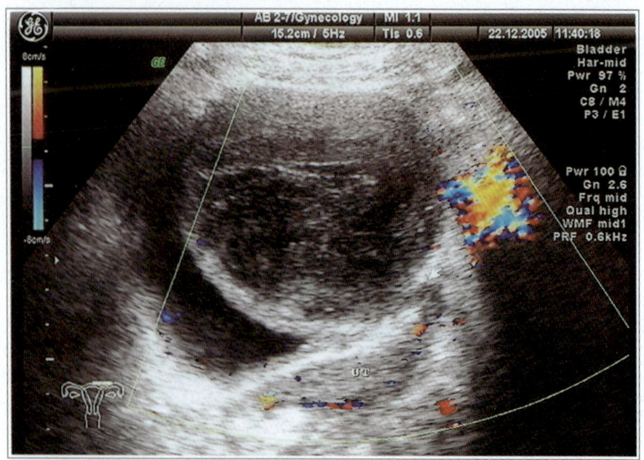

彩图 5-10-15 **横切**

在子宫上方可见一大血肿，较厚囊壁，内含凝血块，未见血流。左侧为被压膀胱

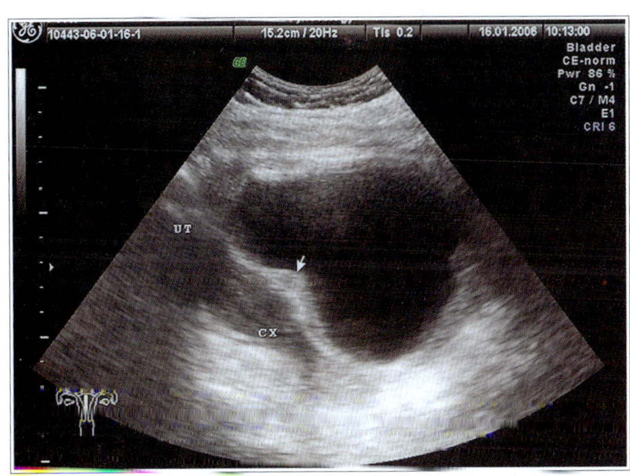

彩图 5-10-16 手术后

经手术抽吸及清理血肿后两周，可见血肿已消失，子宫大小正常前位，伤口处已愈合，伤口处浆膜略有水肿

UT-子宫 CX-宫颈

↓-箭头所指为伤口处，上方为充盈膀胱

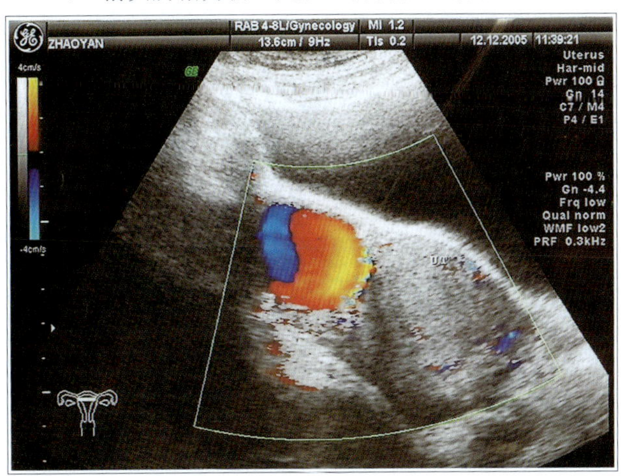

彩图 5-10-43

在彩色多普勒图像中可见动脉瘤内旋涡血流，并见子宫动脉上行支血流，与囊相接处发现动静脉瘘

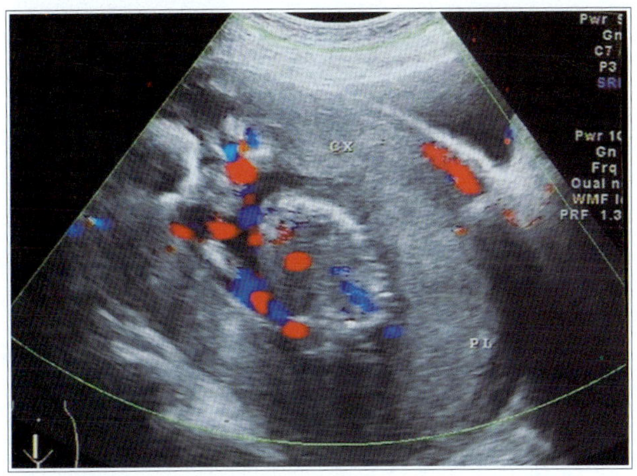

彩图 5-10-45 妊娠子宫嵌顿

孕16周：子宫Ⅲ度后屈位　纵切：宫颈呈细长状，位于妊娠子宫上方，可见宫颈波，子宫峡部显示很薄。胎儿宫内空间受限

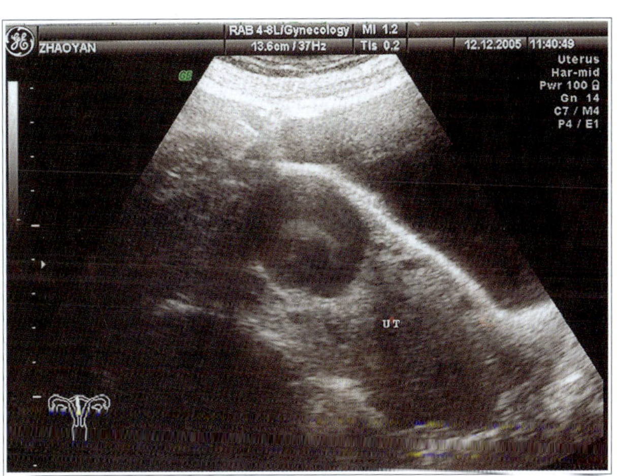

彩图 5-10-42 盆腔假性动脉瘤

患妇22岁，曾患了宫角妊娠，经阴道行刮宫术，两个月之后自觉右下腹胀痛，在子宫右角部发现一圆形囊性包块，囊液似有流动，此为子宫动脉受损形成假性动脉瘤

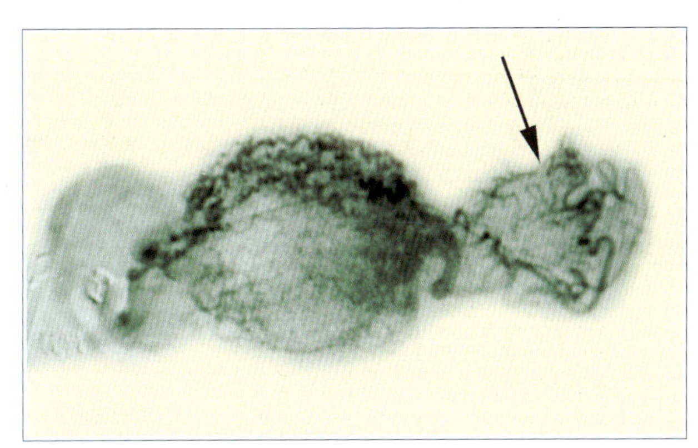

彩图 5-10-44 造影发现

子宫前侧壁血管扩张，流入假性动脉瘤内（箭头所指）

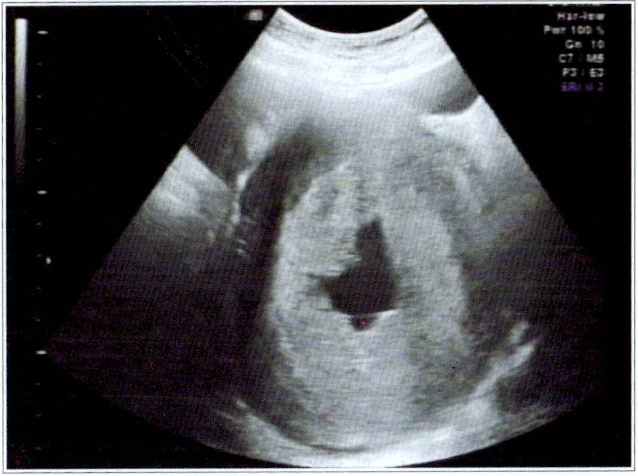

彩图 5-10-46

横切：宫颈位于子宫上方正中位置。可见胎盘、羊水

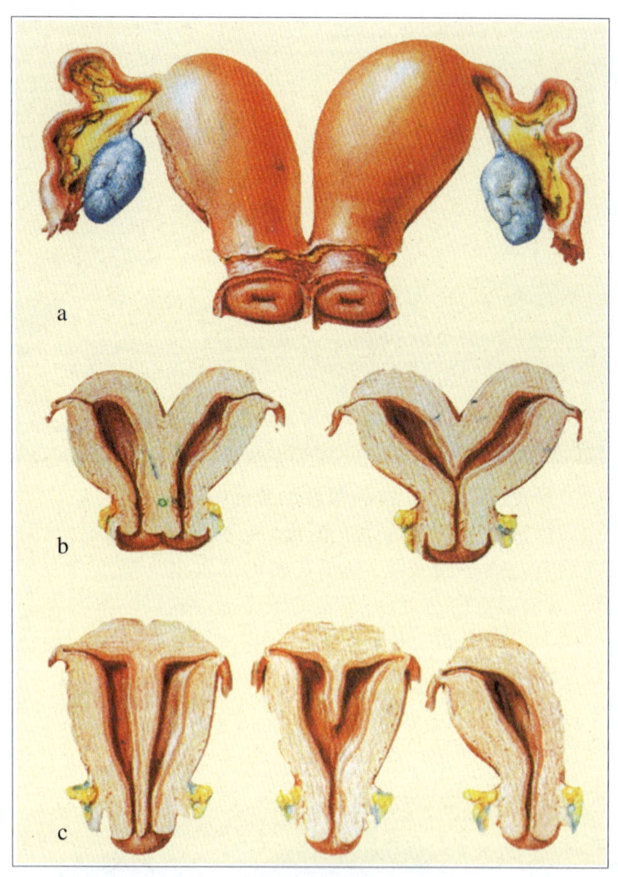

彩图 7-2-5
a.双子宫　b.重复子宫，双角子宫
c.完全纵隔，不全纵隔，单角子宫

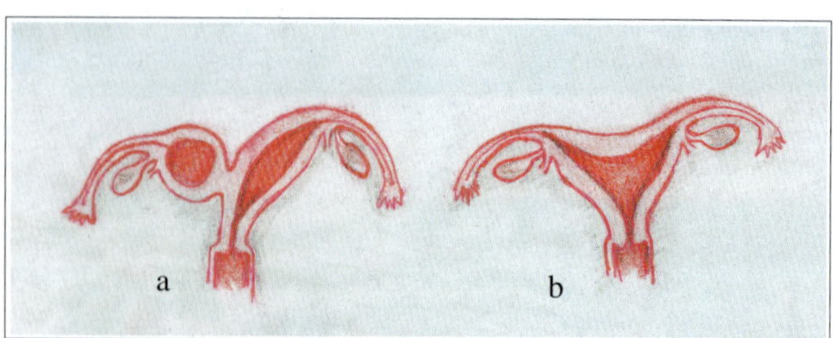

彩图 7-2-6
a.残角子宫　b.弧形子宫

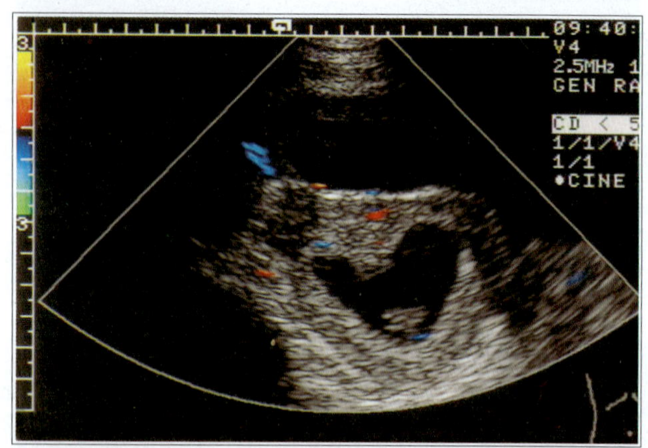

彩图 7-2-18 **弧形子宫妊娠**

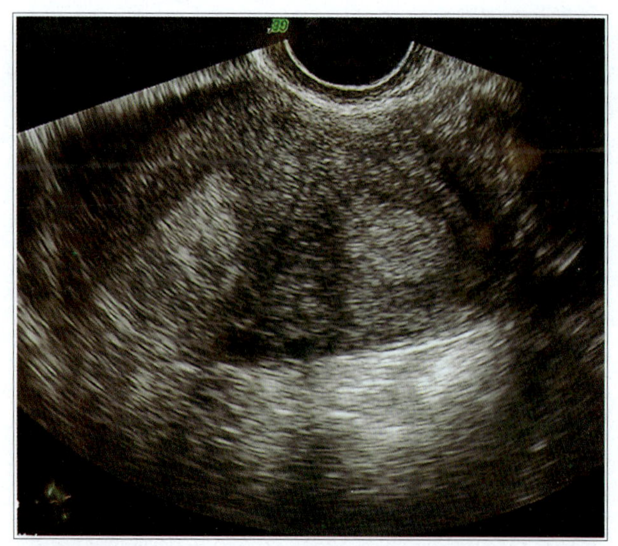

彩图 7-2-24 **子宫不全纵隔**
横切面：见两个宫波，中央有纵隔

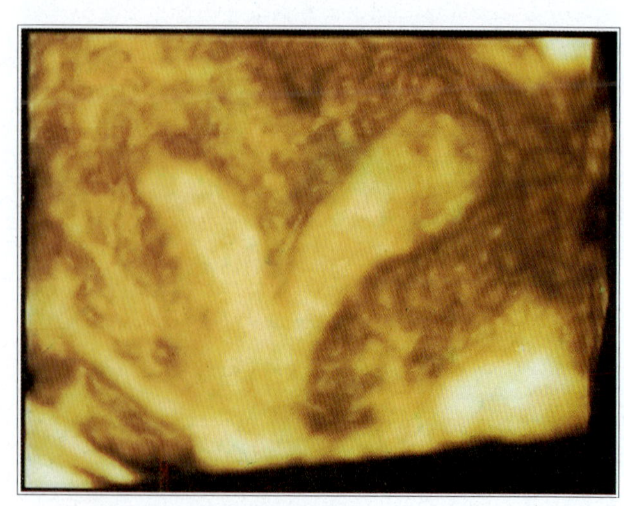

彩图 7-2-25 **三维图像**
可见宫腔冠状切面，中央不全纵隔，宫波分叉形

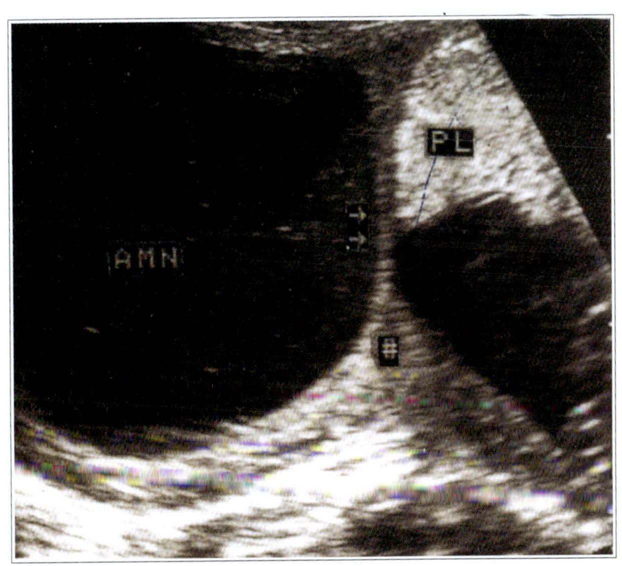

彩图 7-2-26　二维图像
孕中期，中央见纵隔（#）
PL- 胎盘 AMN- 羊水

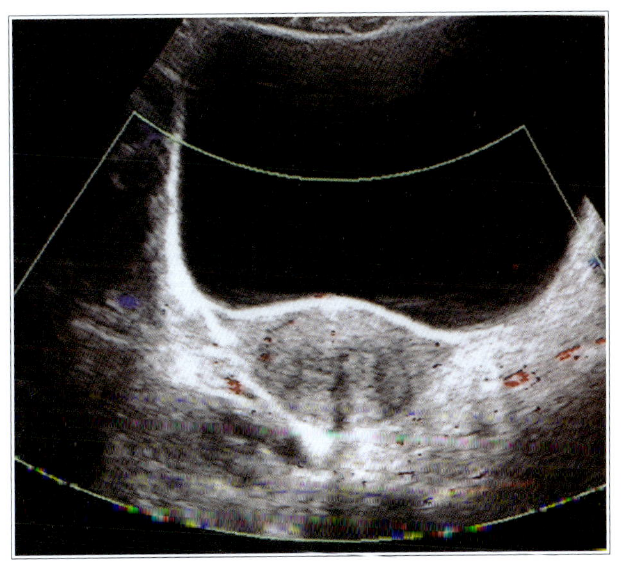

彩图 7-2-27　二维图像
子宫横切见两个宫波，两个宫颈波

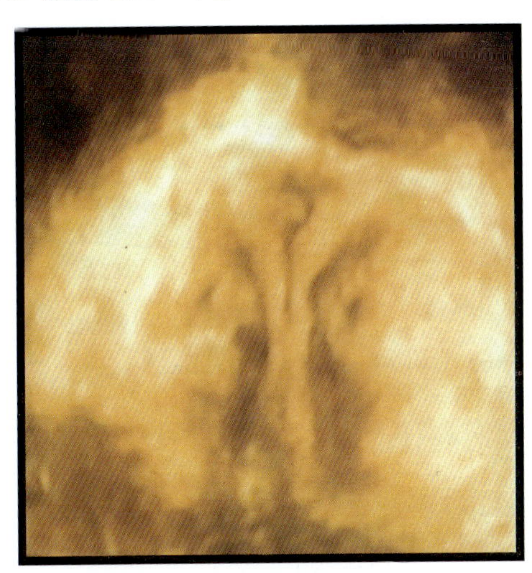

彩图 7-2-28　三维图像
经阴道检查可见两个宫腔波，两个宫颈波，此为完全性子宫纵隔

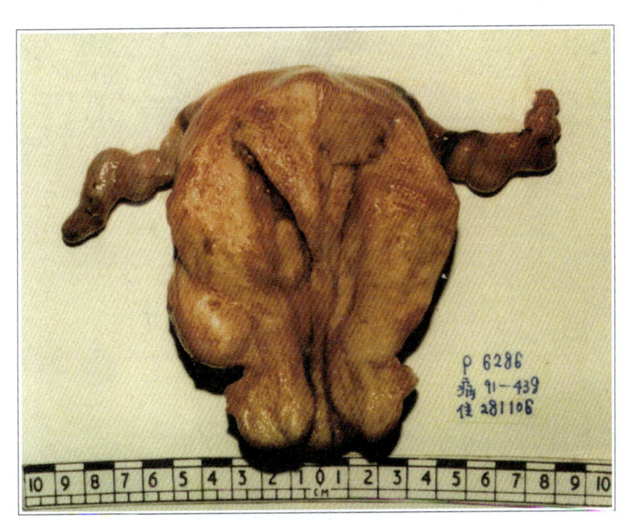

彩图 7-2-29　完全性子宫纵隔标本
可见纵隔从宫底呈三角形向下伸达子宫颈

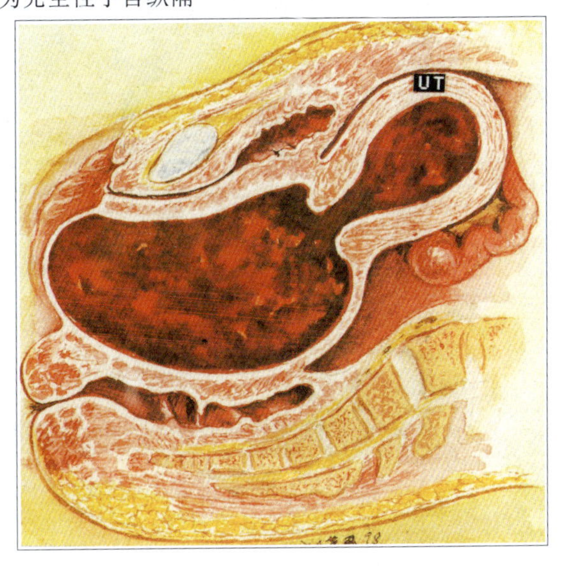

彩图 7-2-31 阴道闭锁示意图

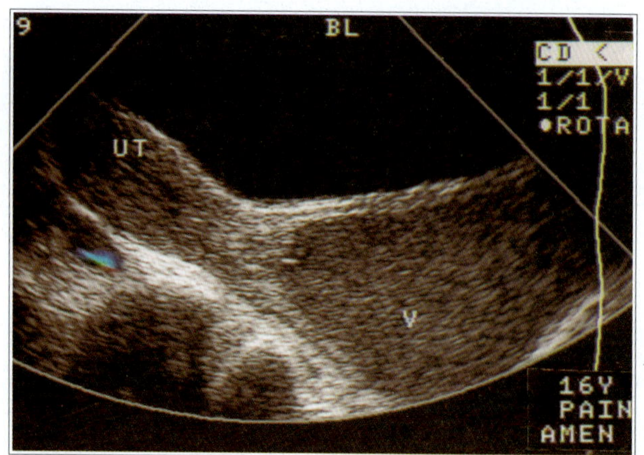

彩图 7-2-35 阴道闭锁
经血积存于阴道内，子宫腔尚无积血

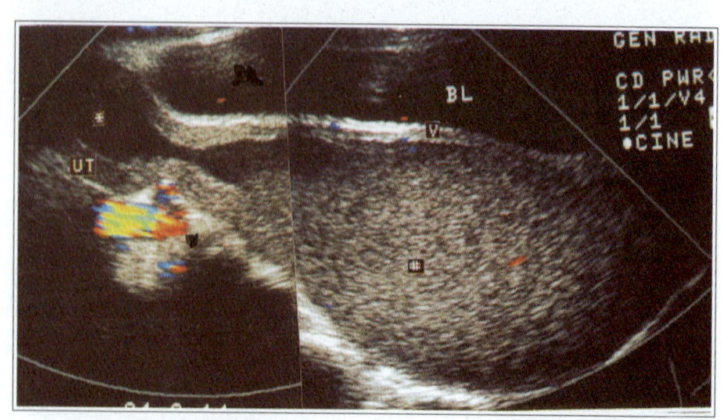

彩图 7-2-36 阴道闭锁
纵切面，阴道、宫颈管及宫腔内均有积血

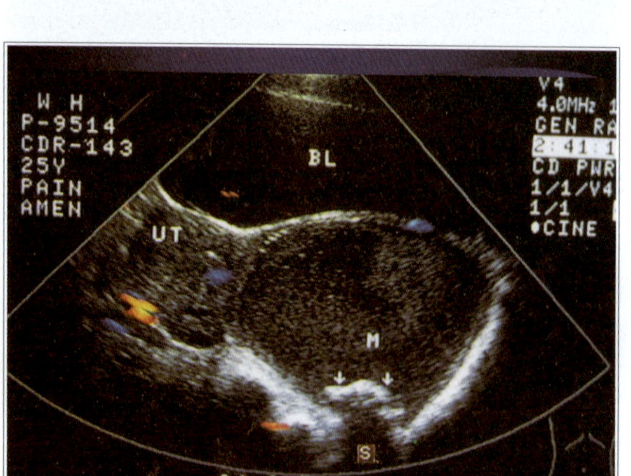

彩图 7-2-37 阴道闭锁
阴道内大量积血内可见结石伴声影

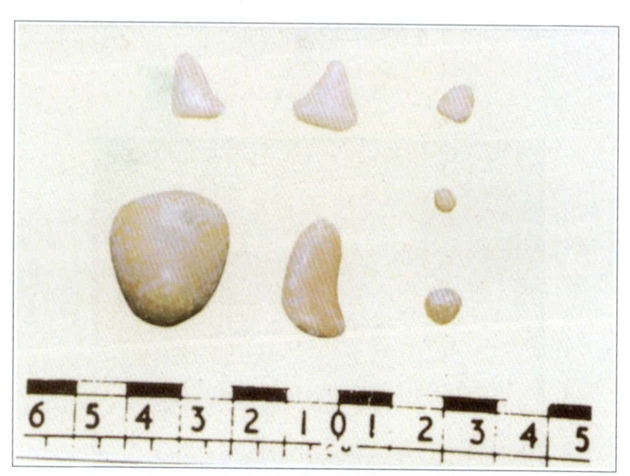

彩图 7-2-38 手术中发现7块结石

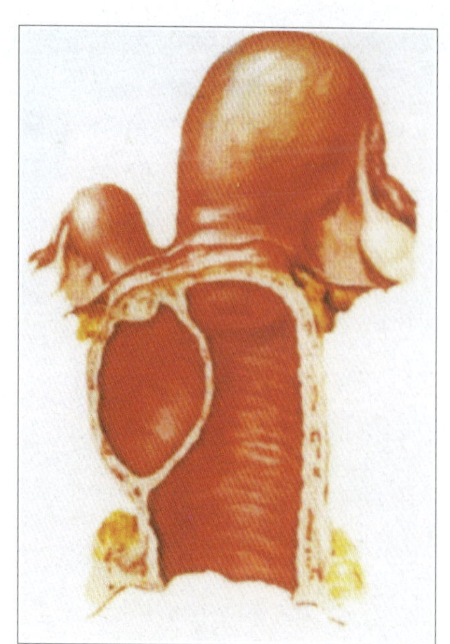

彩图 7-2-40 阴道斜隔综合征示意图

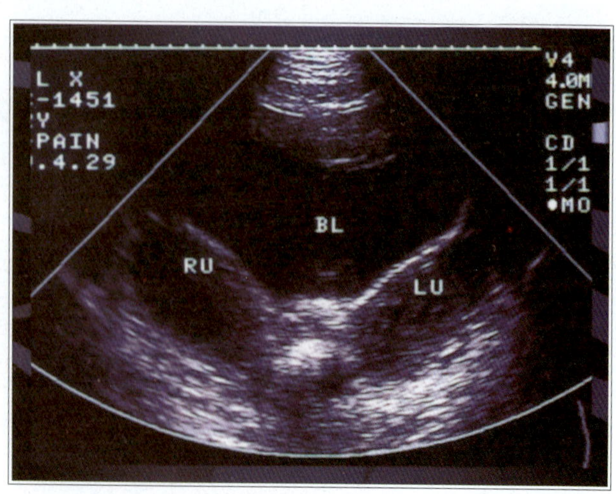

彩图 7-2-41 阴道斜隔综合征
宫底横切见两个宫体，宫颈见两个宫颈波

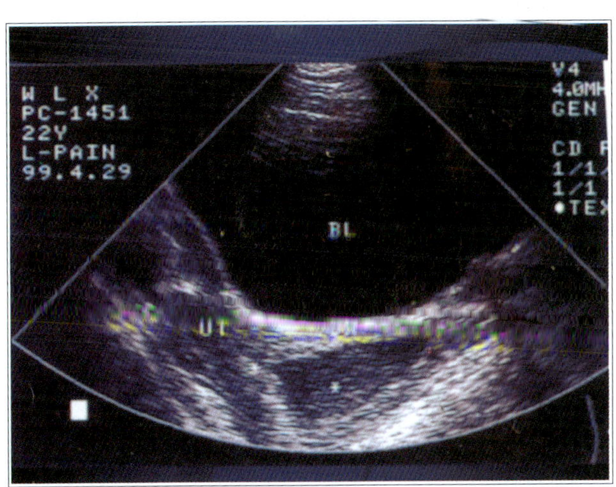

彩图 7-2-42 阴道斜隔综合征

纵切面，子宫下方囊性占位

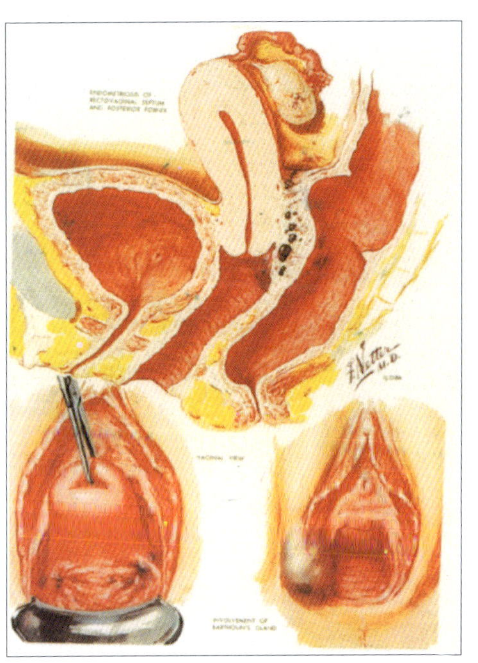

彩图 7-3-1 子宫内膜异位病灶在阴道直肠隔及阴道

下图左：阴道直肠隔内膜异位病灶

下图右：后穹窿及小阴唇病灶

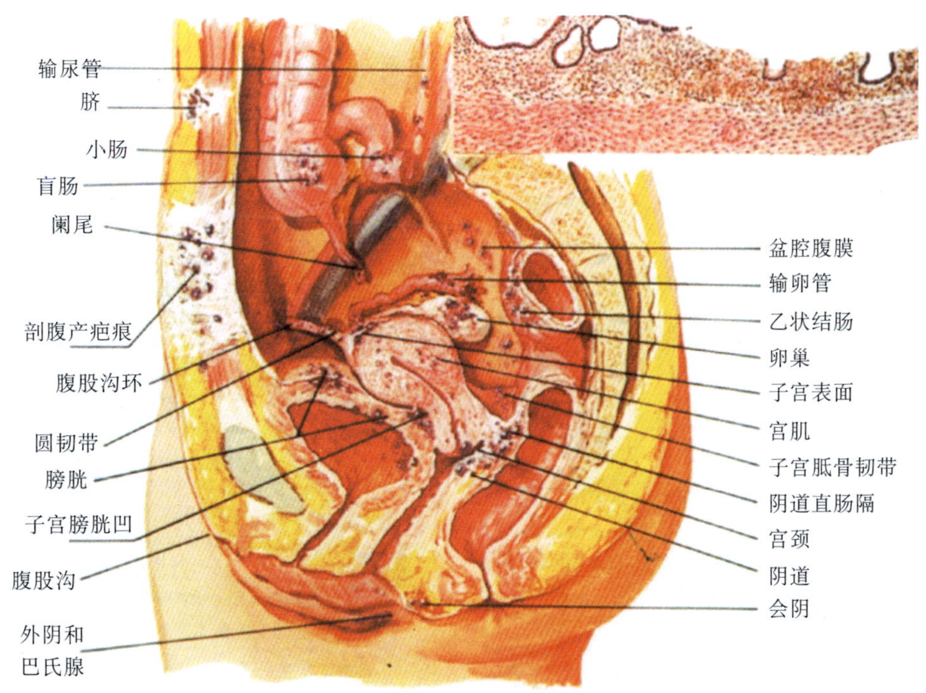

彩图 7-3-2 子宫内膜异位病灶的分布

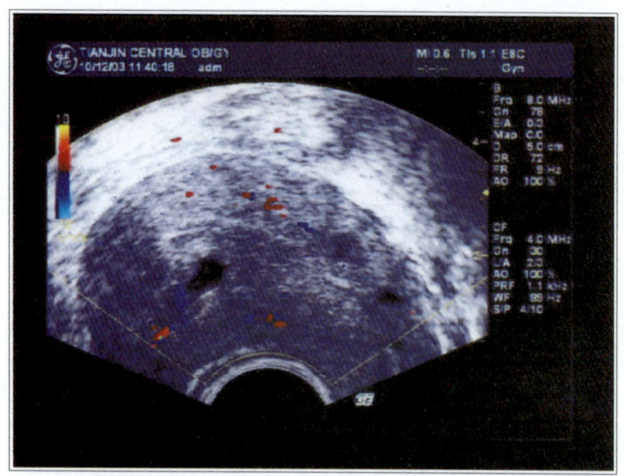

彩图 7-3-11 **异位症子宫**

月经期闭肌壁内有数个小血池，此类病人痛经严重

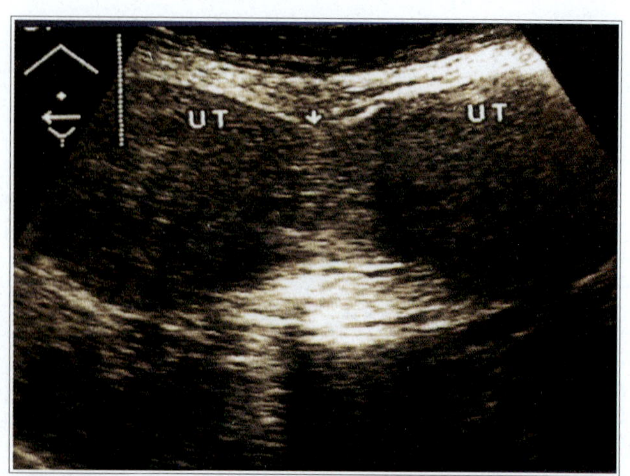

彩图 7-3-12 **子宫内膜异位症**

双角子宫，宫体肥大，痛经明显

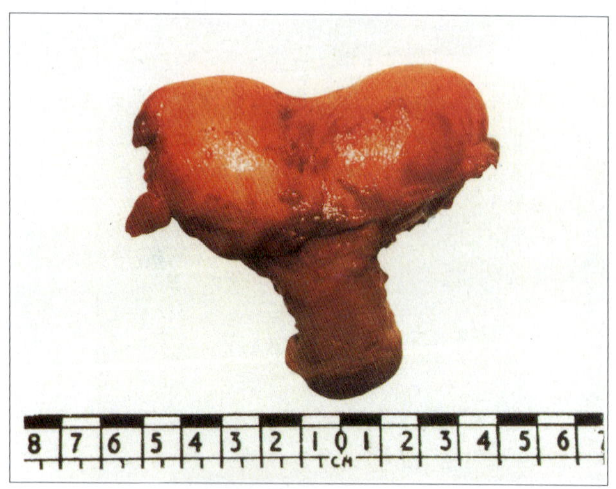

彩图 7-3-13 **双角子宫标本**

宫体肥大，一个宫颈

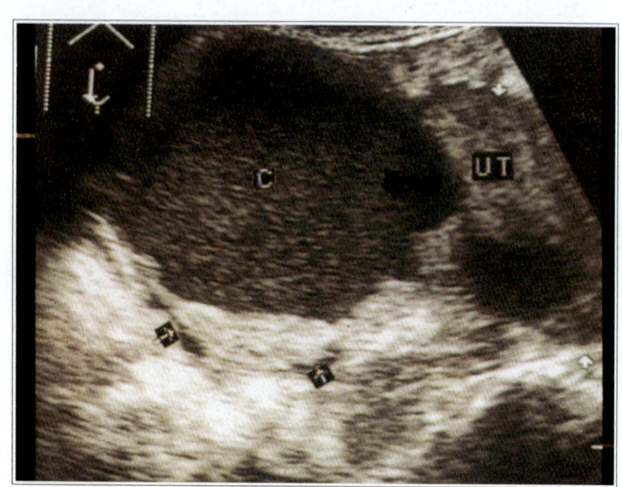

彩图 7-3-30 **卵巢子宫内膜囊肿**

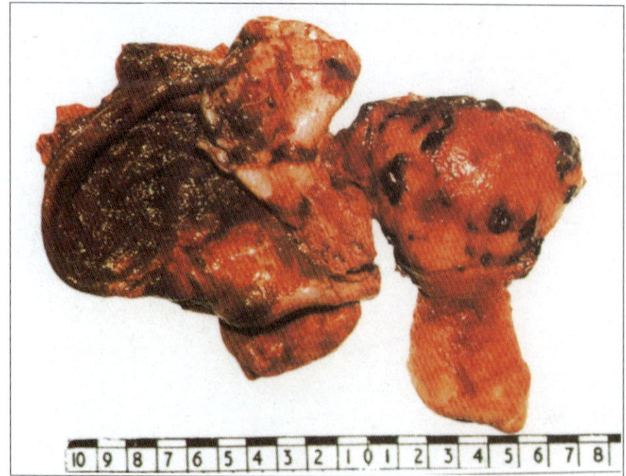

彩图 7-3-31 **手术后标本**

囊肿已破，囊内含巧克力色病灶，子宫表面多个病灶

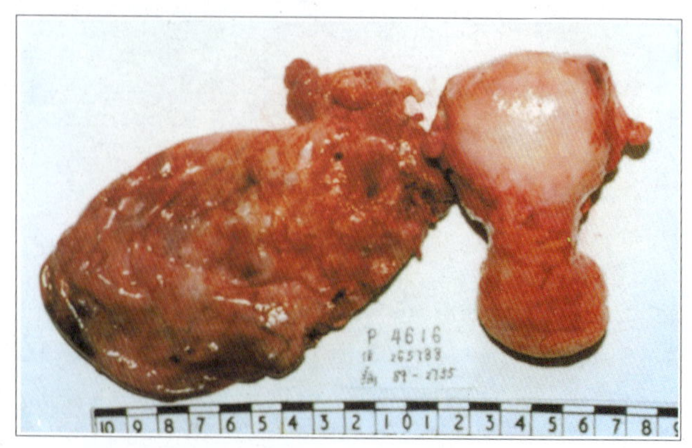

彩图 7-3-32 **"巧克力"囊肿剥离**

"巧克力"囊肿完整剥离标本，囊壁由纤维结缔组织构成

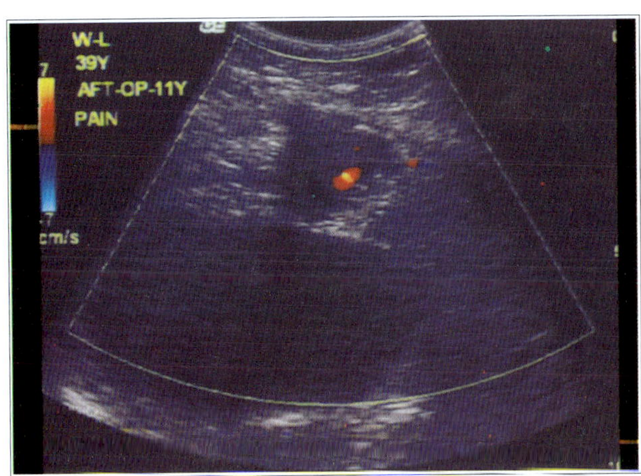

彩图 7-3-34 腹壁内膜异位病灶
剖宫产后 11 年，腹部出现硬结周期性疼痛

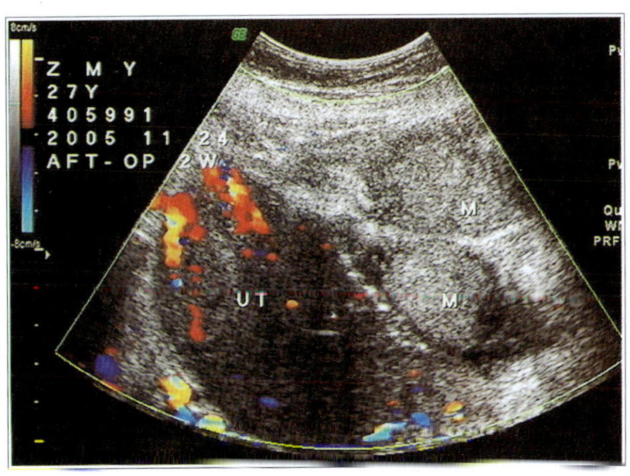

彩图 7-7-2 盆腔炎症
剖宫产后伤口感染，伤口处可见两个脓肿
UT- 子宫　M- 脓肿

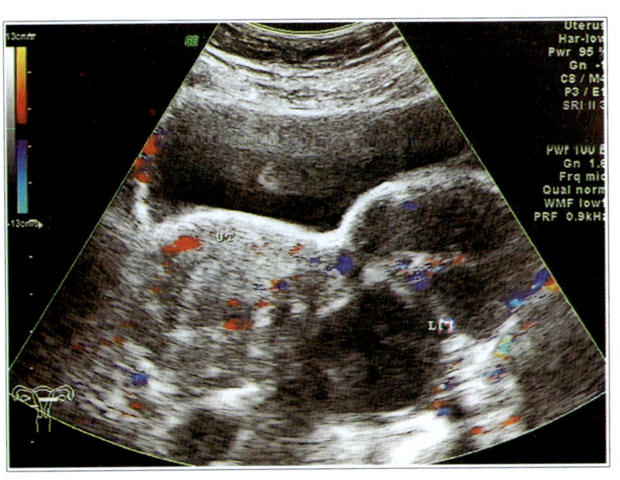

彩图 7-7-8 左侧输卵管卵巢脓肿
UT－ 子宫　LM－ 左侧炎性包块

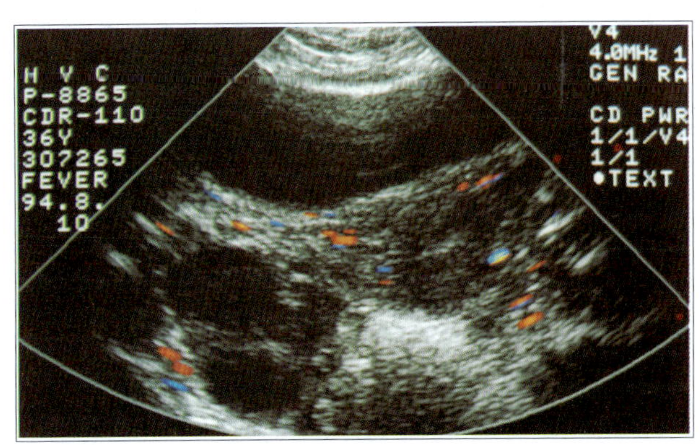

彩图 7-7-9 输卵管卵巢脓肿（右侧）

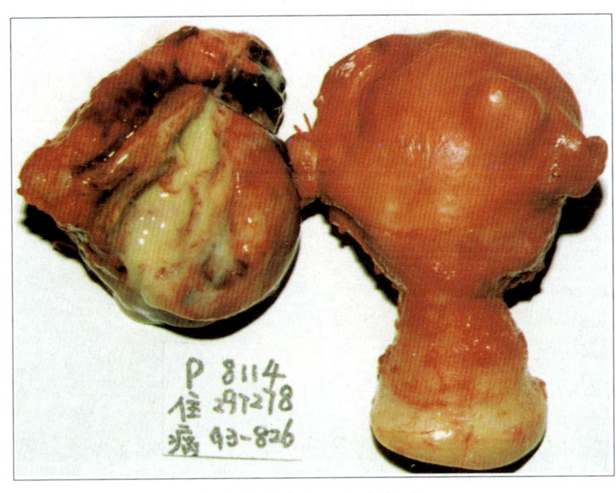

彩图 7-7-10 输卵管卵巢脓肿标本

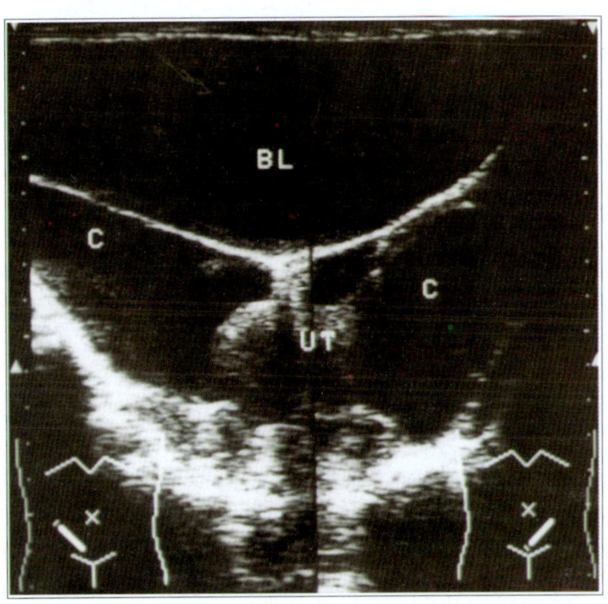

彩图 7-7-11 输卵管积水（双侧）

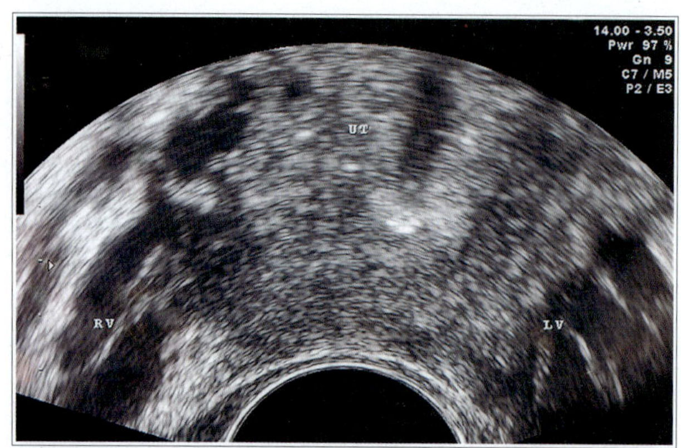

彩图 7-8-1 二维图像盆腔静脉淤血综合征

子宫饱满，两侧宫旁见多个扩张静脉血管，直径多数 > 1cm

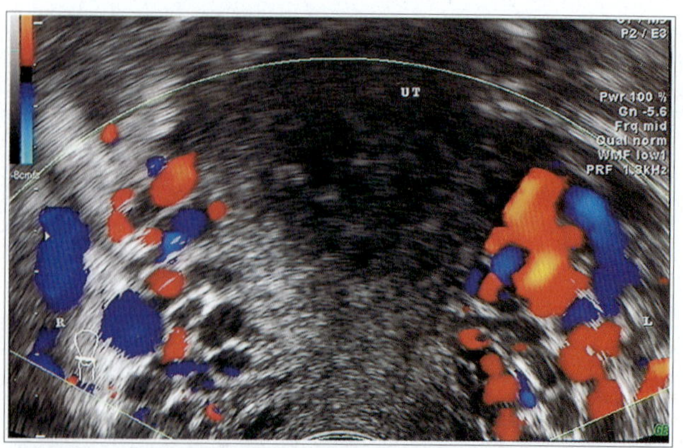

彩图 7-8-2 彩色多普勒成像

饱满子宫两旁多数扩大的静脉频谱

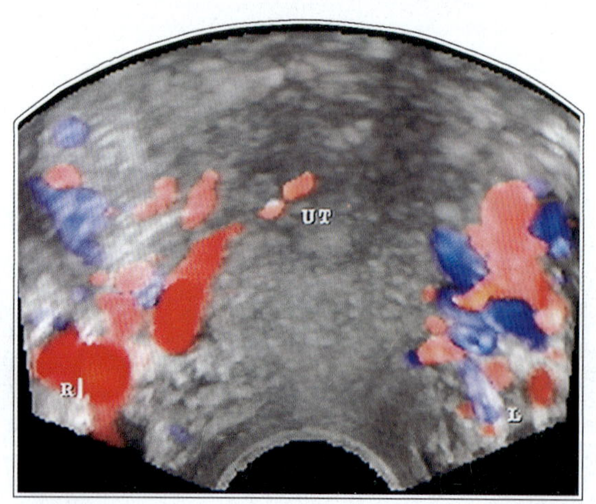

彩图 7-8-3 三维透明体检查

子宫两旁大片静脉丛

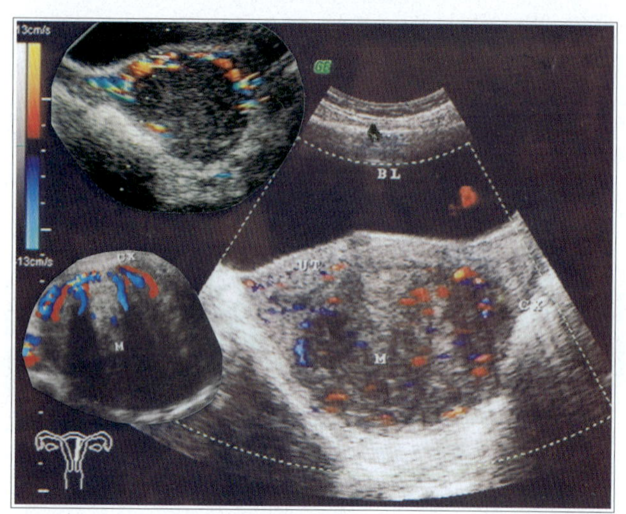

彩图 8-1-2 子宫肌瘤血流分布不同

左上图：肌瘤包膜血流

左图：肌瘤内伸入树枝样血流

右图：肌瘤内较丰富星点状血流

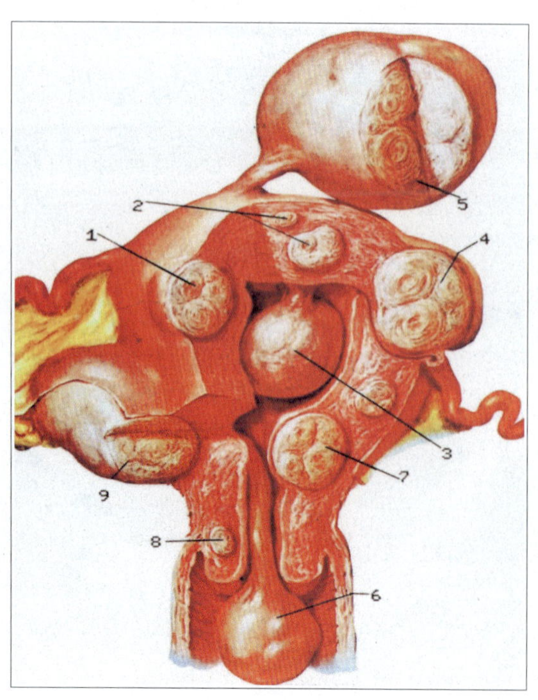

彩图 8-1-1 子宫肌瘤的分布示意图

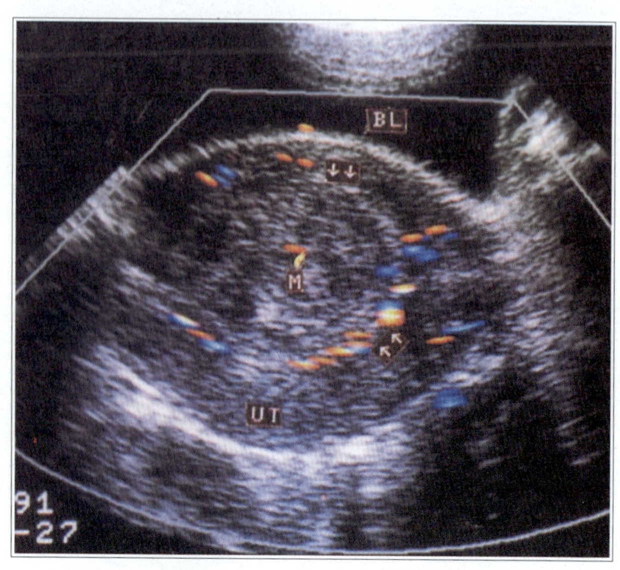

彩图 8-1-7 肌间肌瘤，其包膜内环行血流

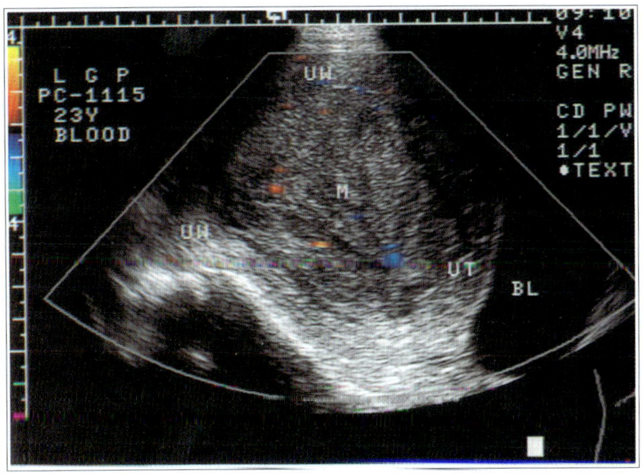

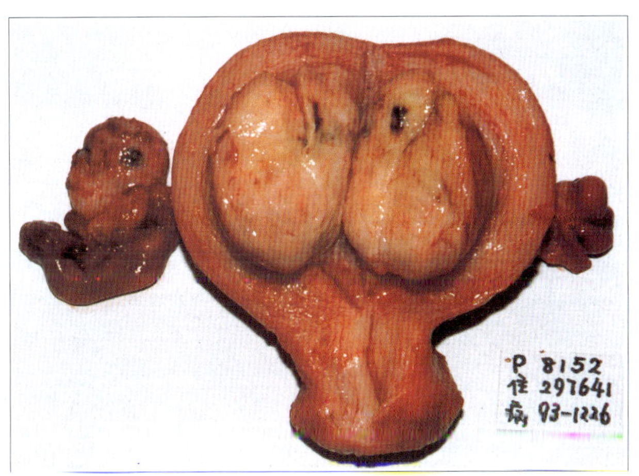

彩图 8-1-14 黏膜下子宫肌瘤

彩图 8-1-13 上图标本

黏膜下子宫肌瘤标本剖面，肌瘤周围可见内膜

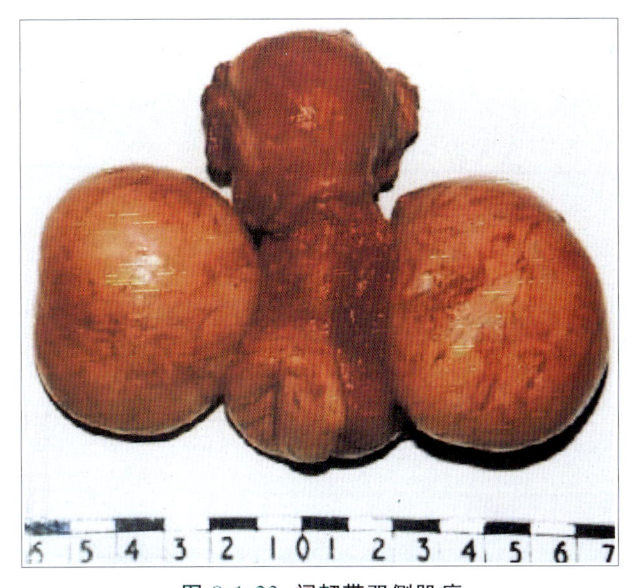

图 8-1-23 阔韧带双侧肌瘤

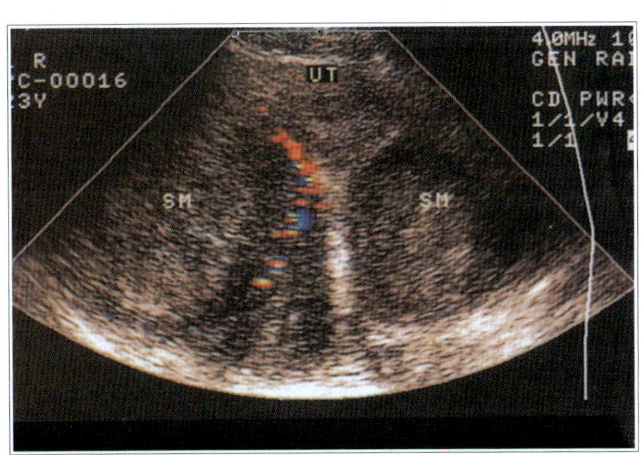

图 8-1-22 阔韧带内双侧肌瘤

UT- 子宫 SM- 肌瘤

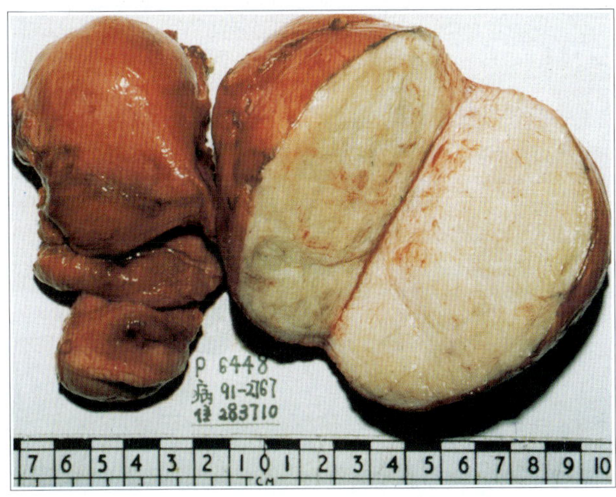

彩图 8-1-25 浆膜下肌瘤（玻璃样变）

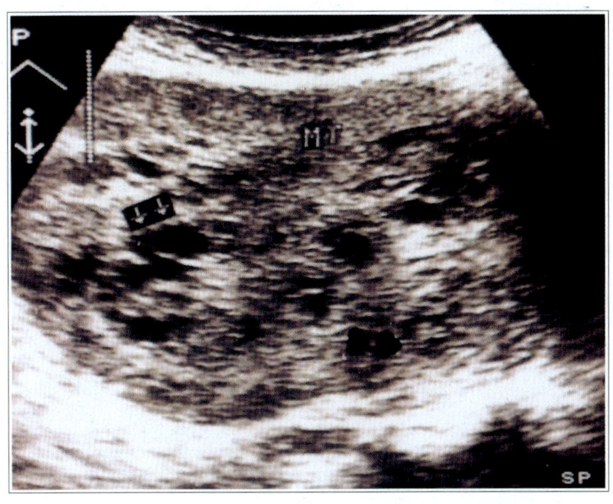

彩图 8-1-28 子宫后方较大肌瘤，多处囊性变

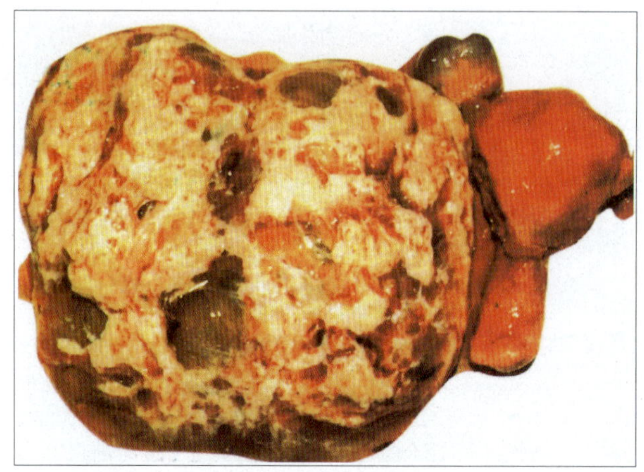

彩图 8-1-29 子宫肌瘤囊性变样本
剖面，多个囊变含透明黏液物

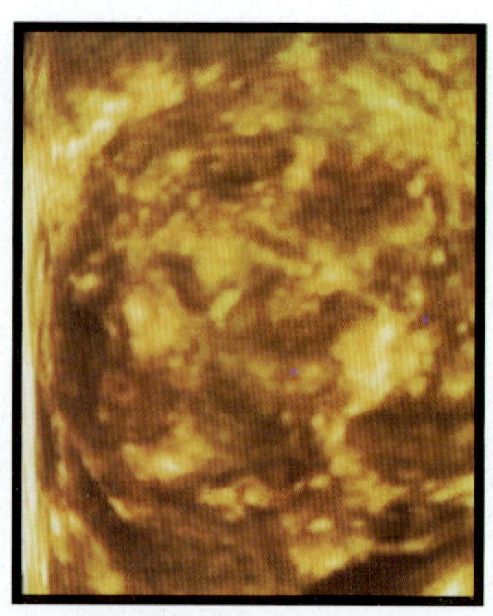

彩图 8-1-30 三维扫描
肌瘤囊变三维图像

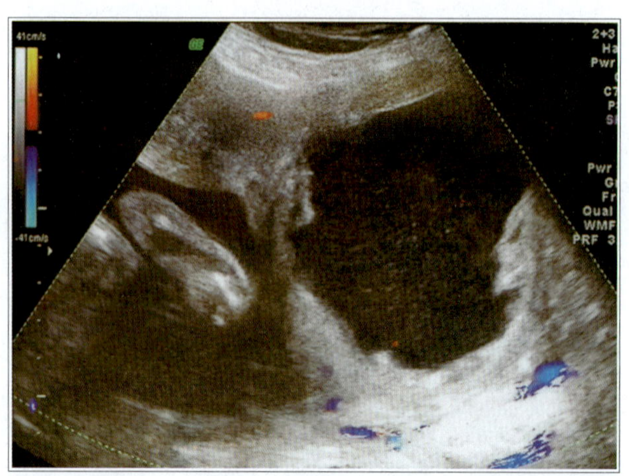

彩图 8-1-31 子宫肌瘤大囊性变合并中期妊娠

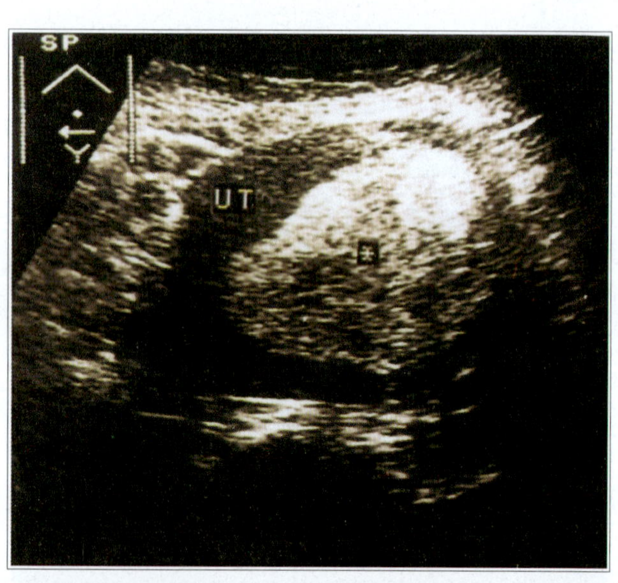

彩图 8-1-34 子宫肌瘤脂肪变

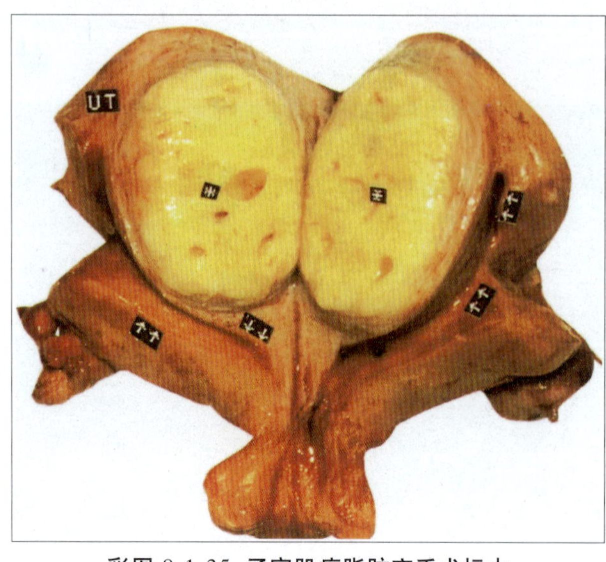

彩图 8-1-35 子宫肌瘤脂肪变手术标本

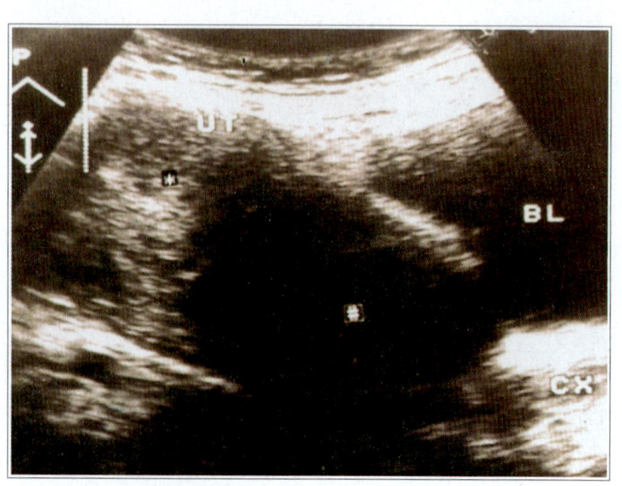

彩图 8-1-39 肌瘤红色样变
衰减区为红色样变

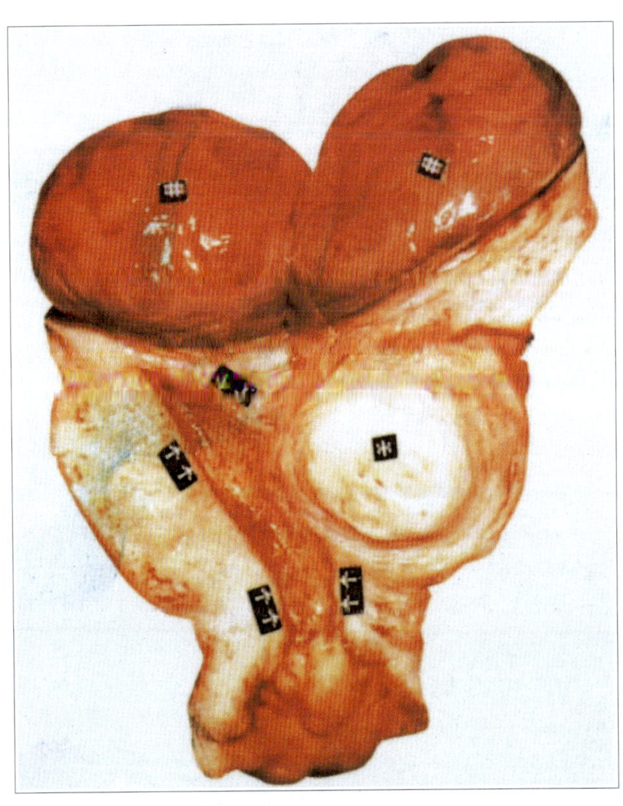

彩图 8-1-40 肌瘤红色样变色如牛肉 #
*- 玻璃样变 # 箭头所指为宫腔

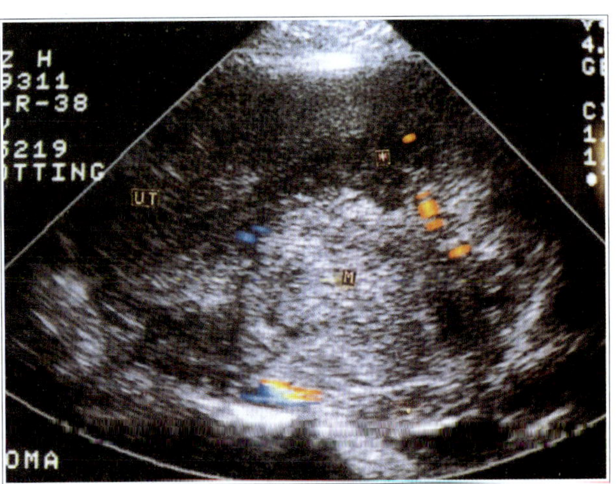

彩图 8 1-42 子宫肌瘤肉瘤样变

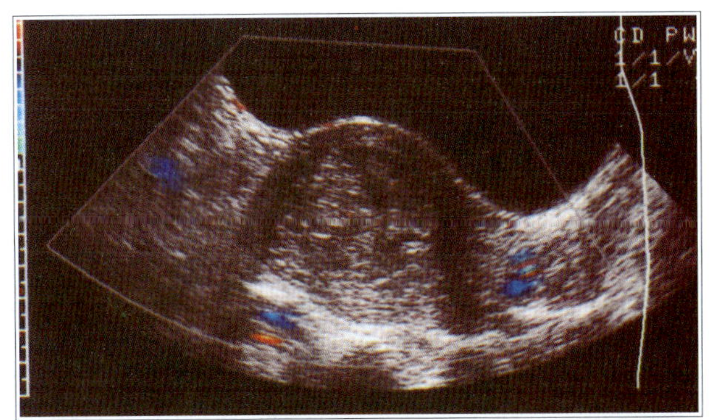

彩图 8-1-43 子宫肌瘤
肌瘤界限清楚

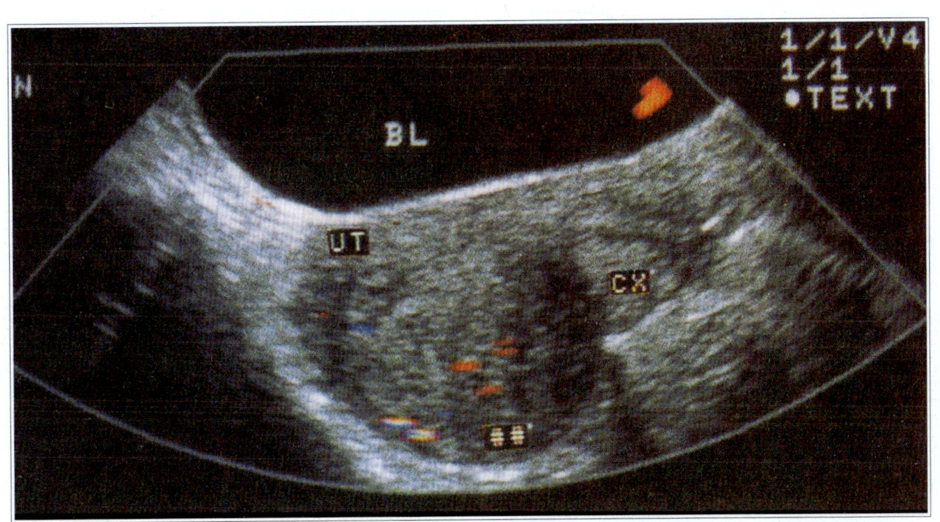

彩图 8-1-44 肌腺瘤：界限不清，宫波前移

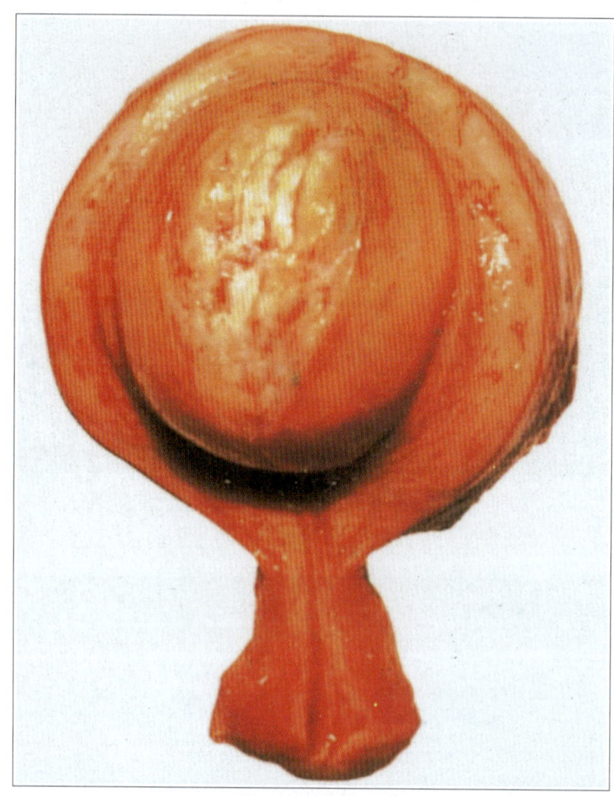
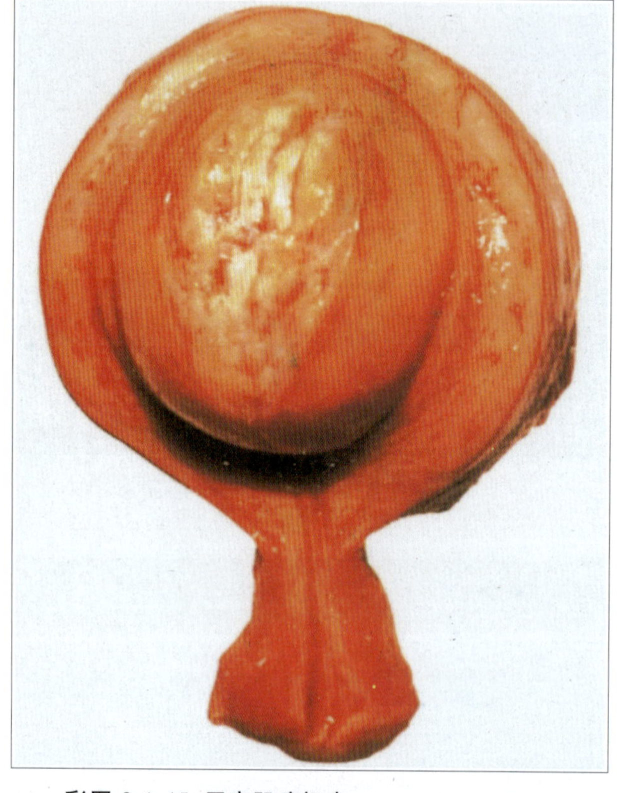

彩图 8-1-45 **子宫肌瘤标本**
剖面肌瘤界限清楚

彩图 8-1-46 **肌腺瘤**
肌腺瘤成圆块状增厚，但无界限，肌层含蓝色小病灶

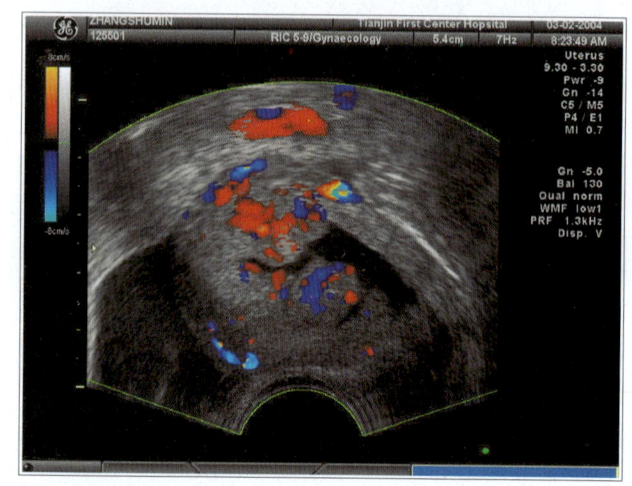

彩图 8-2-8
经阴道超声检查，子宫增大，内膜癌肿侵及子宫后壁浆膜层

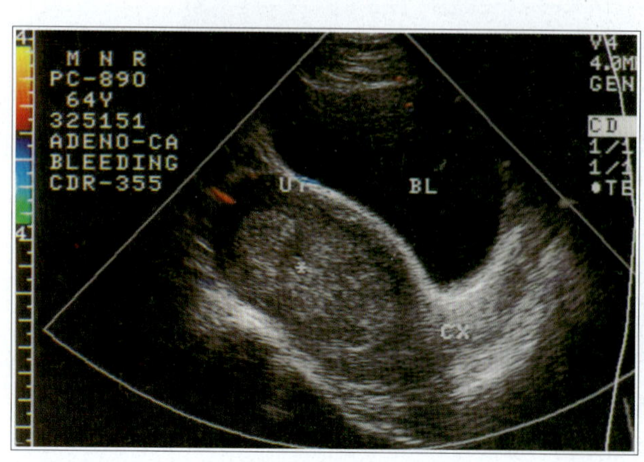

彩图 8-2-9 **子宫体腺癌Ⅱ期**

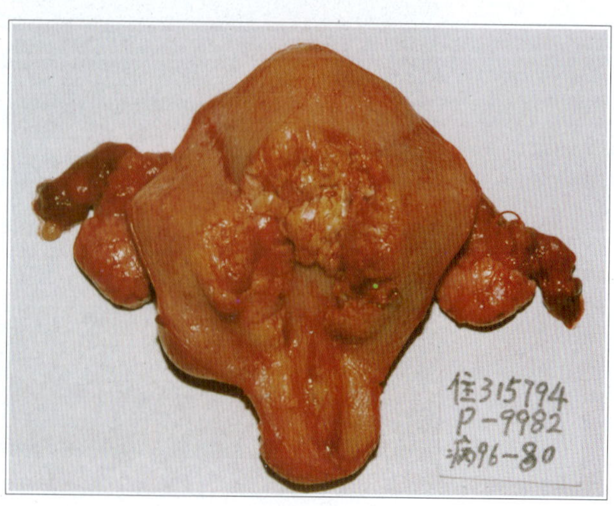

彩图 8-2-10 **切下标本宫腔内癌组织**

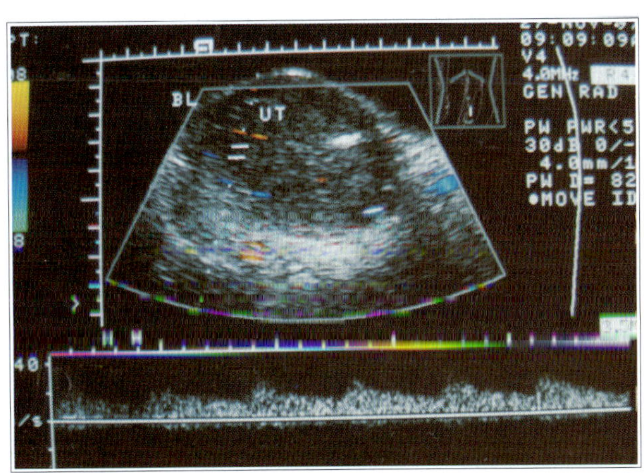

彩图 8-2-11 **子宫体腺癌Ⅲ期 RI＜0.5**

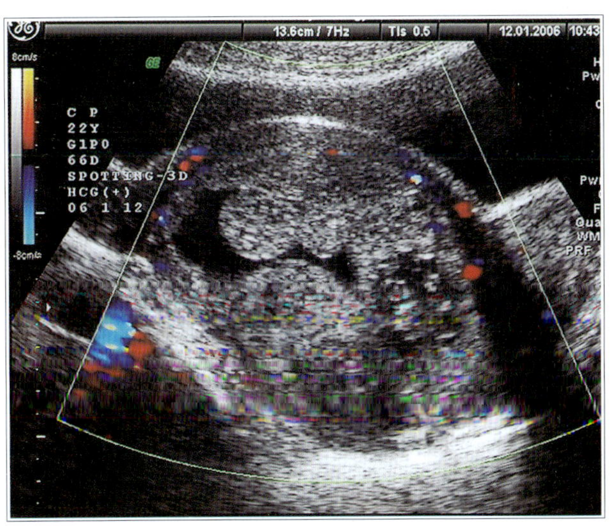

彩图 8-3-12 **水泡状胎块**

子宫内蜂窝状结构，血流分布在肌壁上，RI0.51

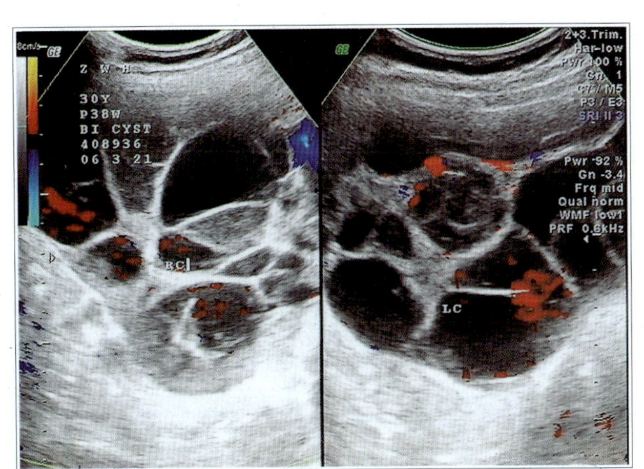

彩图 8-3-13 **双侧黄素囊肿**

囊内隔上有血流

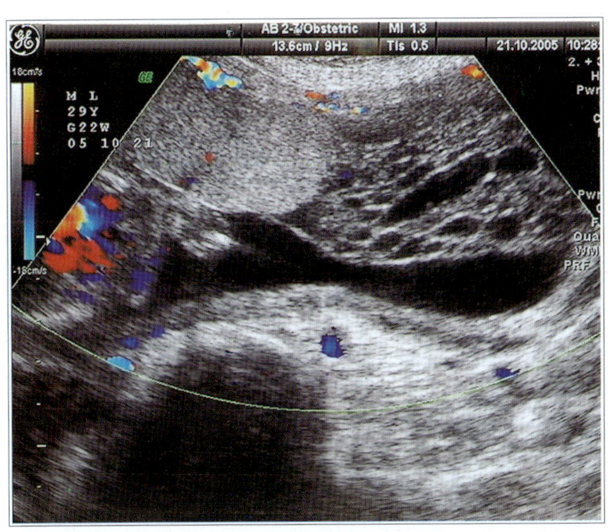

彩图 8-3-16 **水泡状胎块与胎儿共存**

孕22周　声像图右侧为正常胎盘，左侧为水泡状胎块

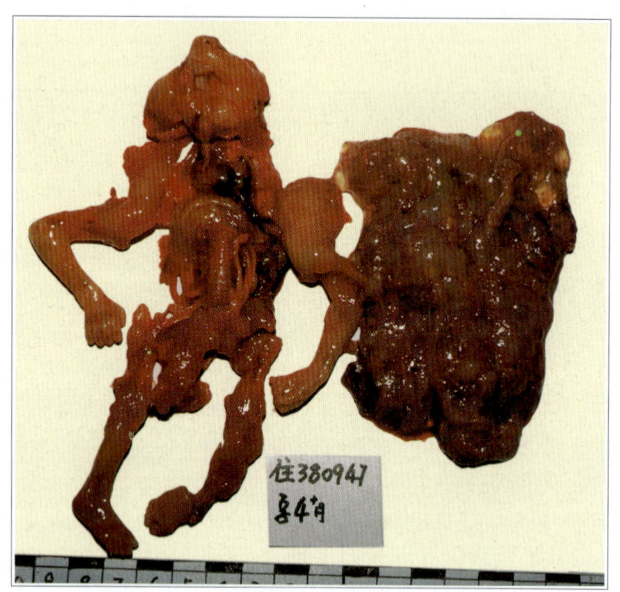

彩图 8-3-17 水泡状胎块与胎儿共存标本

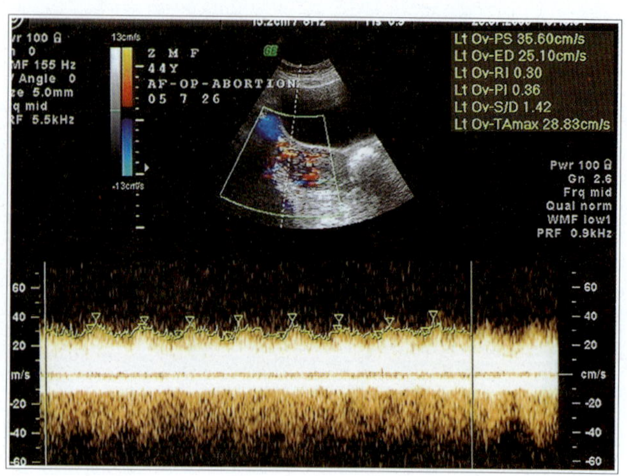

彩图 8-3-43a 绒癌

子宫饱满，右侧血流极丰富，右宫旁区受侵

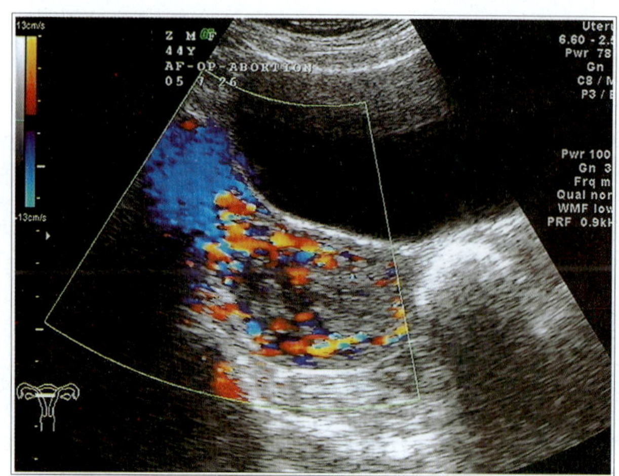

彩图 8-3-43b 绒癌

滋养层频谱阻力指数 0.30

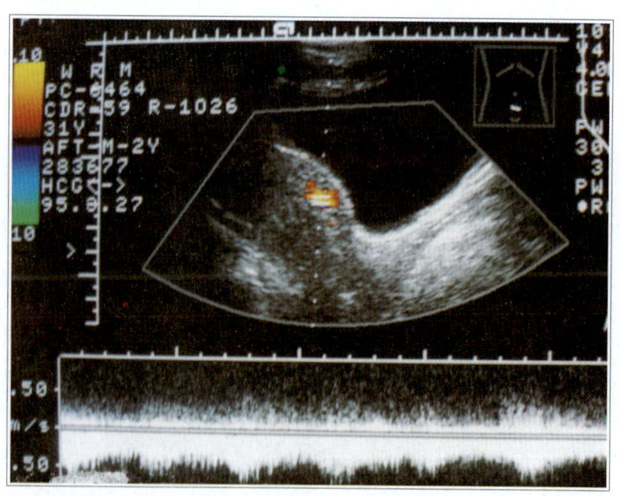

彩图 8-3-44 恶性葡萄胎

病灶区可见参差不齐的动静脉瘘频谱

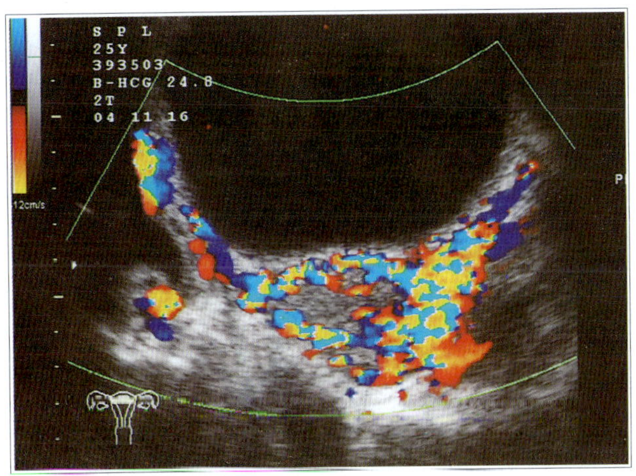

彩图 8-3-56 恶性葡萄胎：宫旁受侵

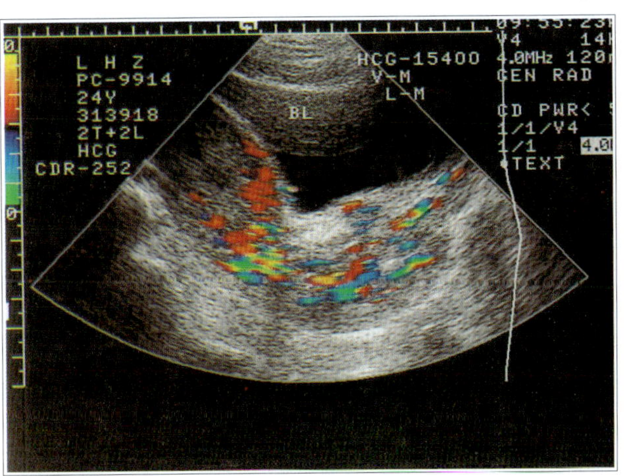

彩图 8-3-57 恶性葡萄胎，宫颈、阴道受侵

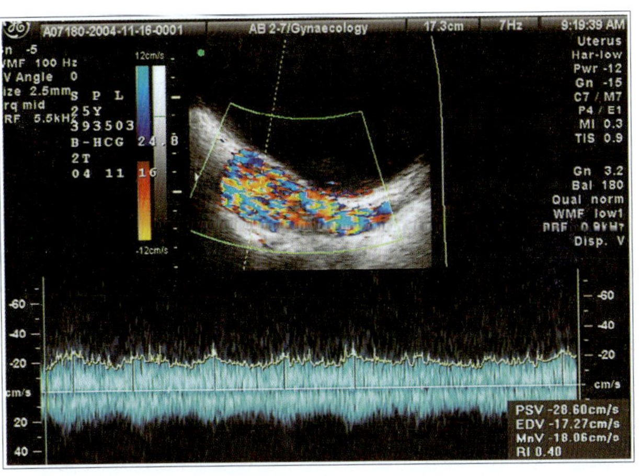

彩图 8-3-84 恶性葡萄胎

经两个疗程化疗，子宫血流仍极丰富RI为0.41频谱为滋养层血流

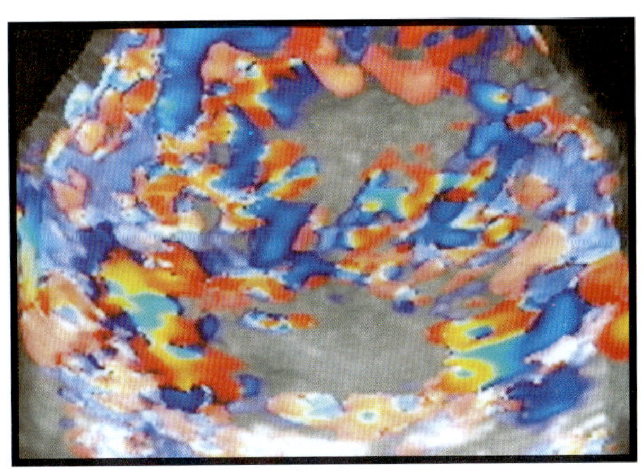

彩图 8-3-85 三维透明体模式扫描

可见子宫体血流极其丰富

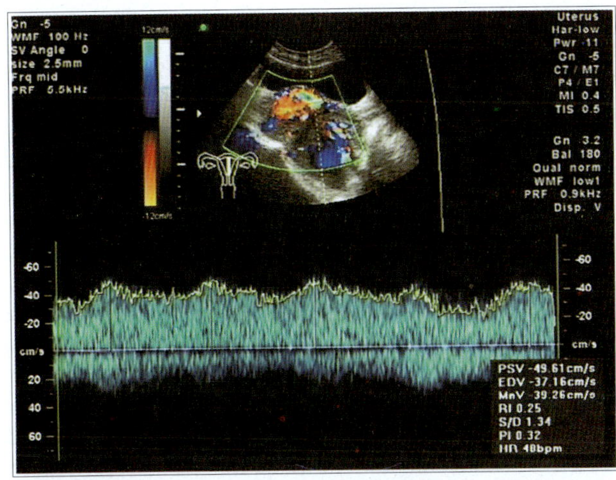

彩图 8-3-86 胎盘部位滋养细胞肿瘤

患妇36岁，生产后2年阴道出血来院，发现子宫不规则增大，血液丰富，频谱为滋养层血流RI为0.25

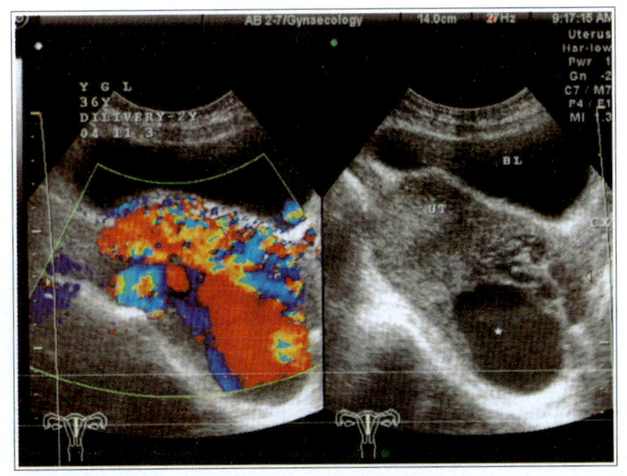

彩图 8-3-87 胎盘部位滋养细胞肿瘤

患妇36岁，生产后2年，因阴道出血，血HCG1800来院检查

超声：子宫增大，回声不均，有大空洞及小空洞，大空洞亦充满流动血液，RI为0.25，而HCG弱阳性或为阴性

免疫组织检查：人胎盘泌乳素HPL呈强阳性表达，而HCG为弱阳性或阳性表达

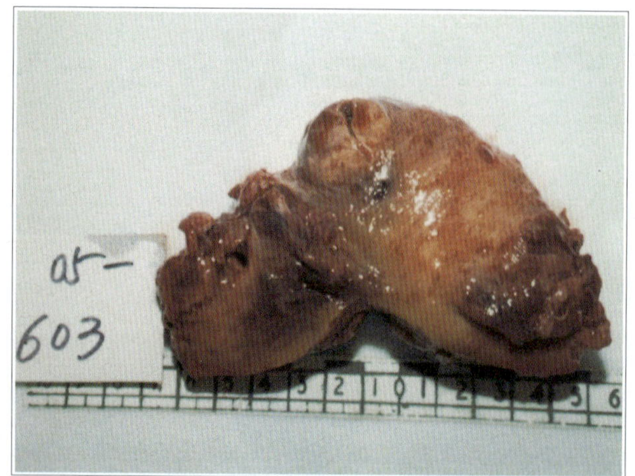

彩图 8-3-88 胎盘部位滋养细胞肿瘤标本

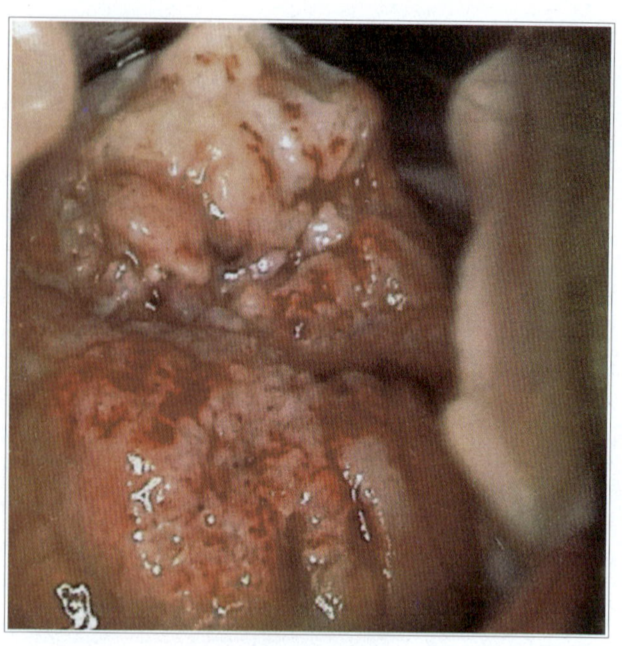

彩图 8-4-13 子宫颈鳞状细胞癌
病理，大细胞型。(阴道镜所见菜花型)

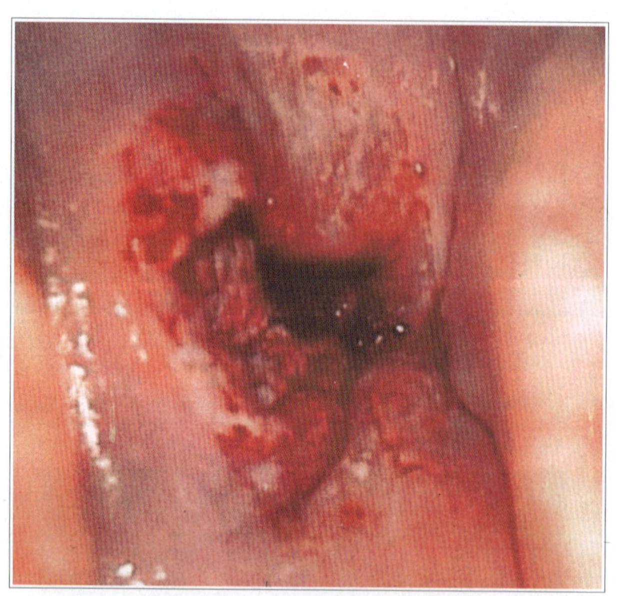

彩图 8-4-14 宫颈癌（浸润型）

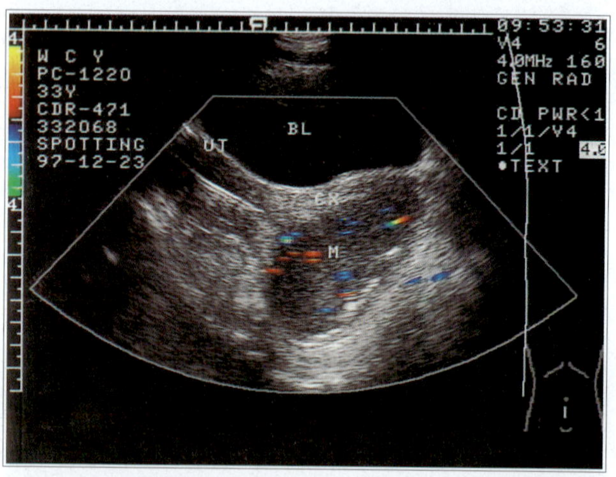

彩图 8-4-15a 子宫颈鳞状上皮癌（纵切面 LS，靴状）

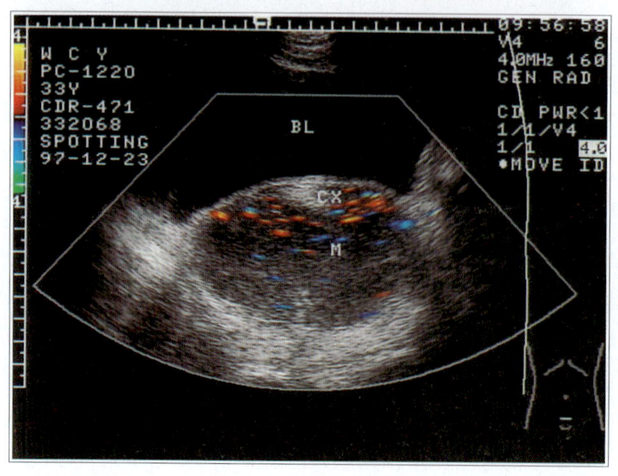

彩图 8-4-15b 子宫颈鳞状上皮癌（横切面 TS）

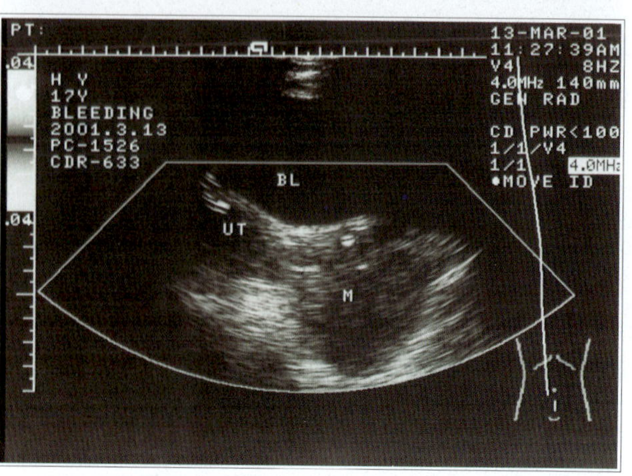

彩图 8-4-16a 子宫颈平滑肌肉瘤（LS）

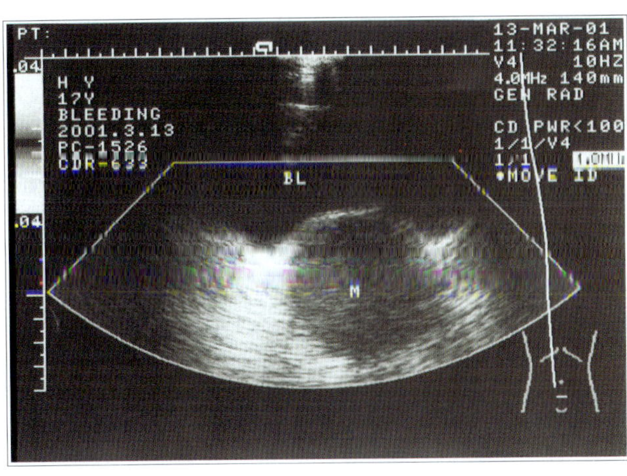

彩图 8-4-16b 子宫颈平滑肌肉瘤（TS）

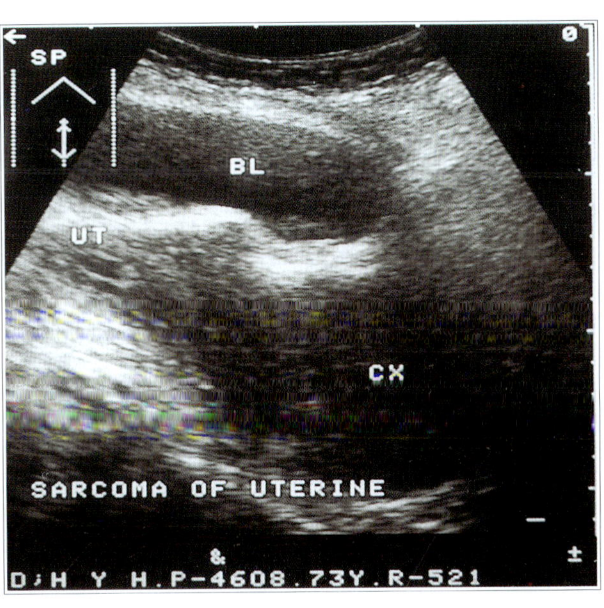

彩图 8-4-17a 子宫肉瘤延及宫颈（阴道 LS）

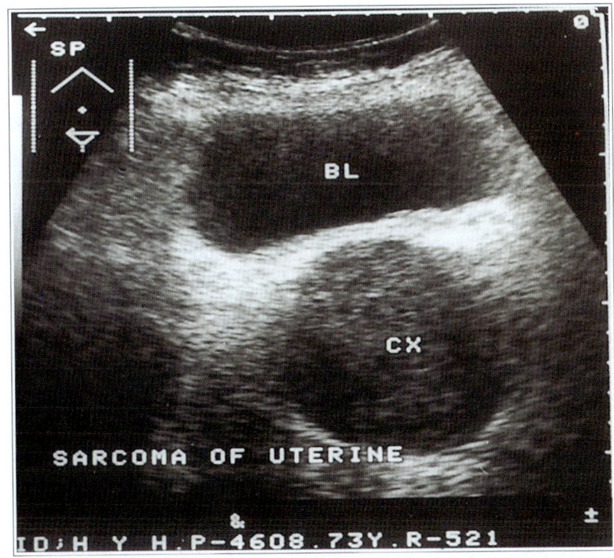

彩图 8-4-17b 子宫肉瘤延及宫颈（阴道 TS）

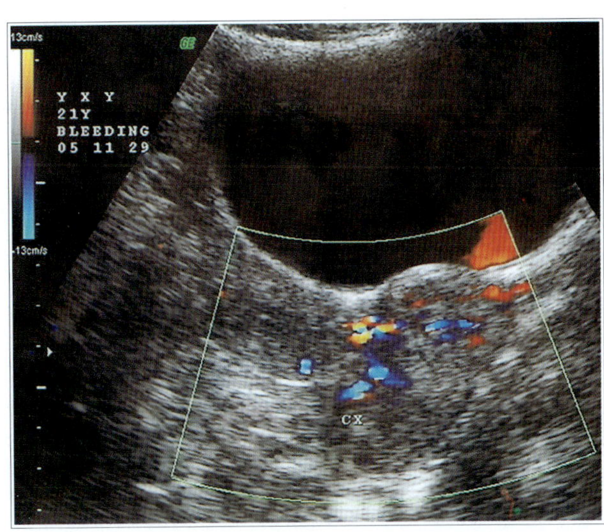

彩图 8-4-18 宫颈透明细胞癌（LS）

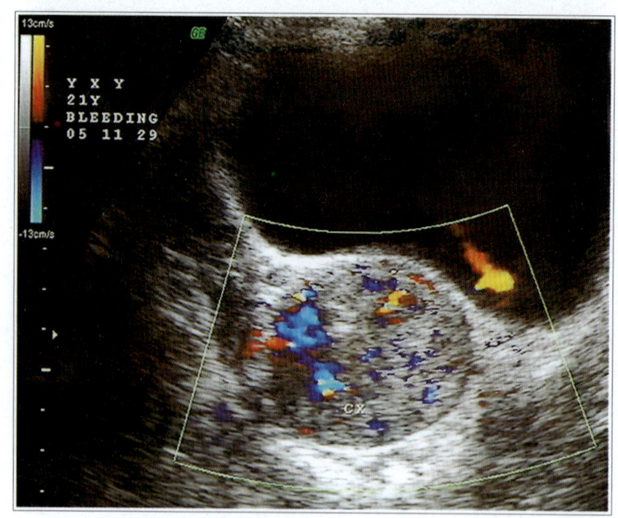

彩图 8-4-19 宫颈透明细胞癌,（TS）

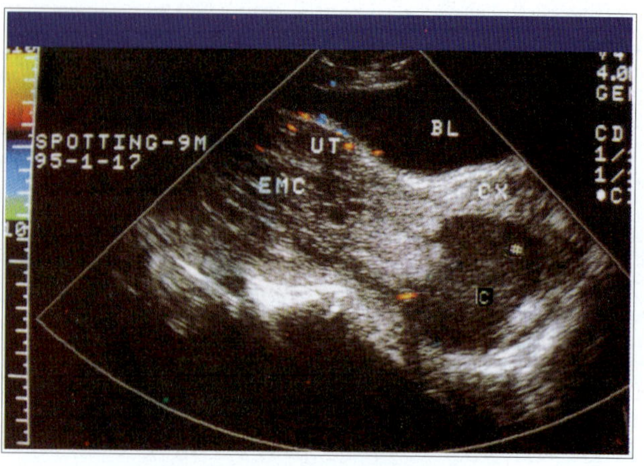

彩图 8-4-20 微偏子宫颈腺癌（LS）

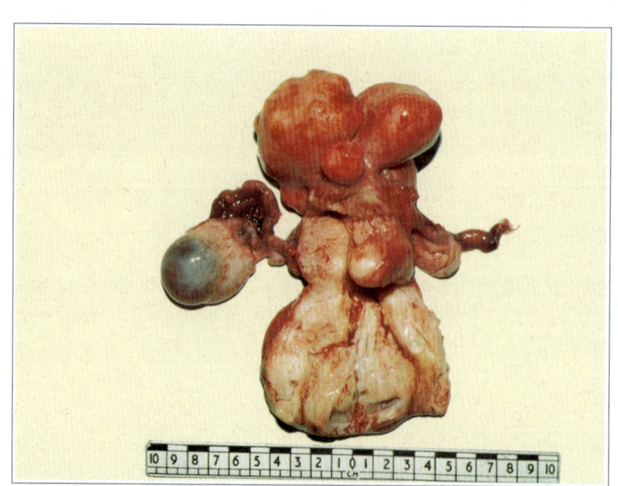

彩图 8-4-21 微偏子宫颈腺癌（标本）

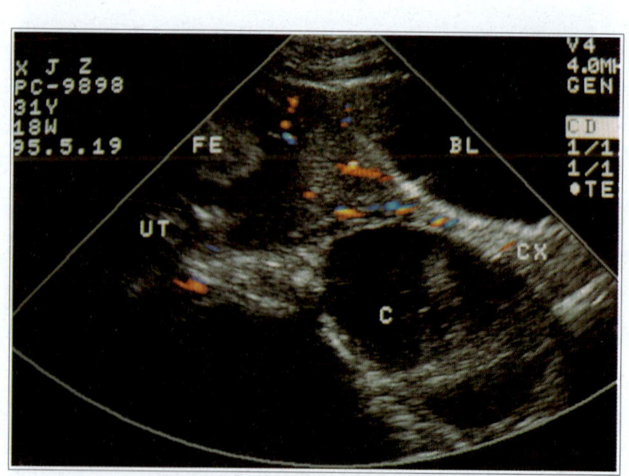

彩图 8-5-4 阴道囊肿合并中期妊娠

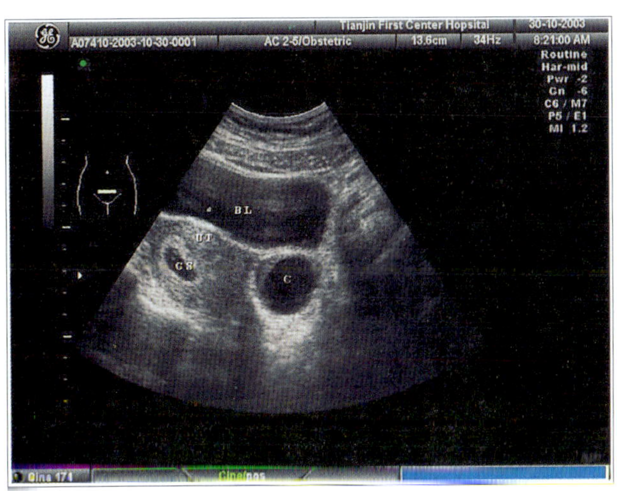

彩图 8-6-3 妊娠黄体

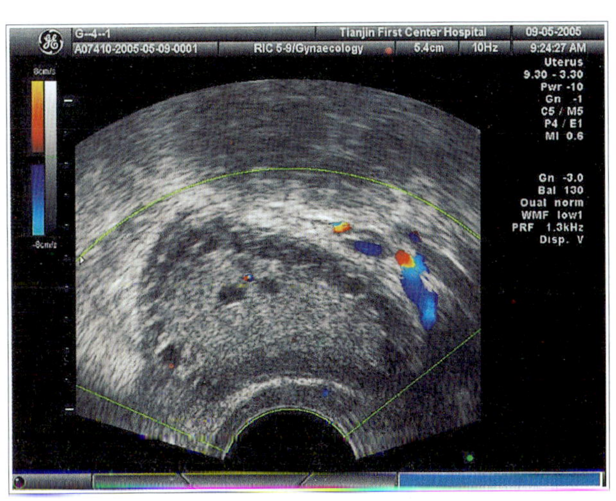

彩图 8-6-6 多囊卵巢

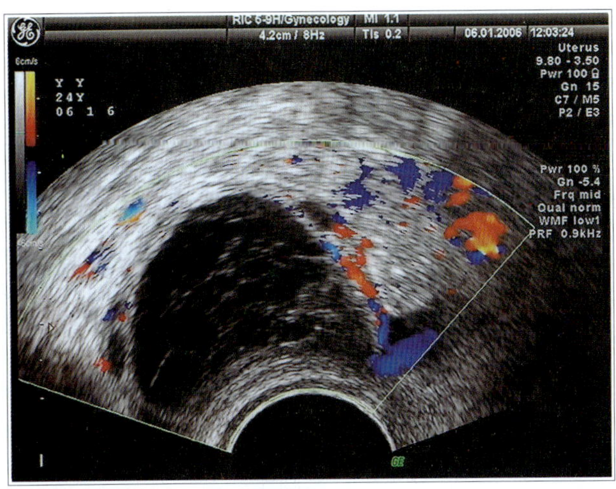

彩图 8-6-7 卵巢血肿

患妇24岁，突然右下腹胀痛，超声检查发现右侧卵巢囊性肿物，内见絮状物

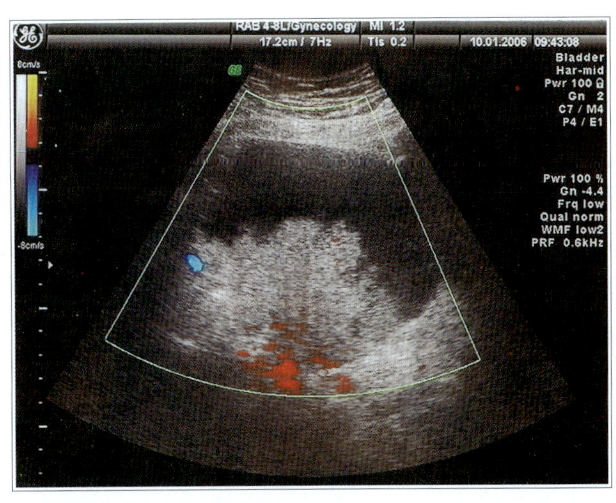

彩图 8-6-8 卵巢血肿

右侧卵巢囊肿，翻身活动时内含絮状物流动

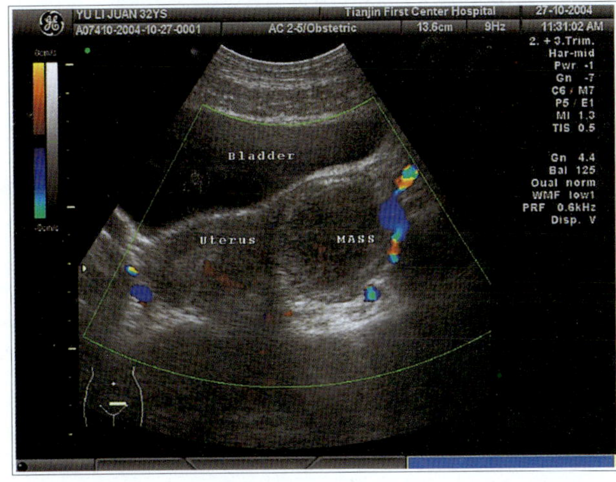

彩图 8-6-9 卵巢血肿

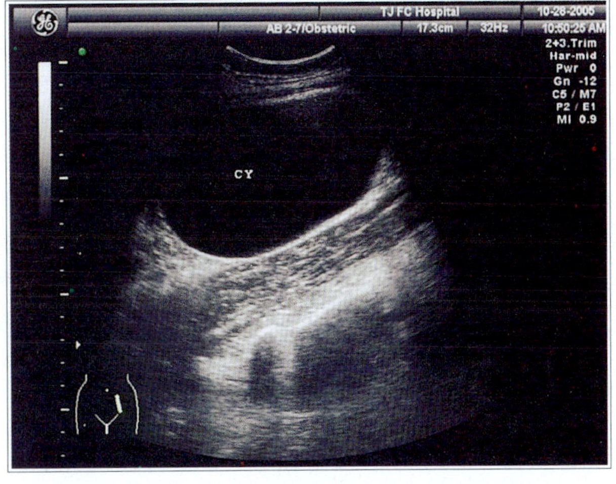

彩图 8-6-13 卵巢冠囊肿

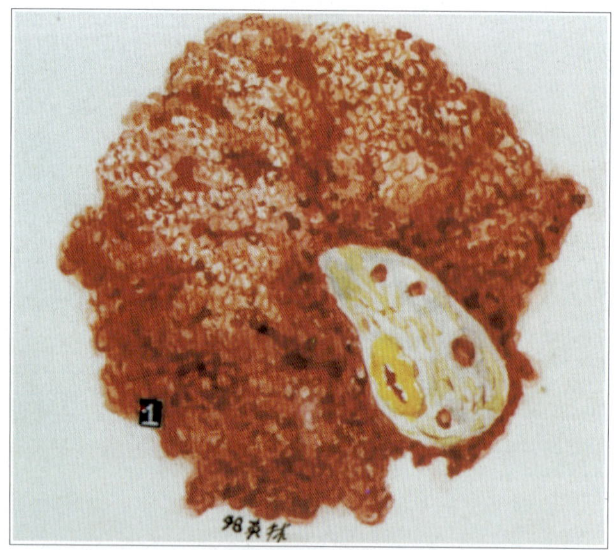

彩图 8-7-7 小疣状乳头成片覆盖囊肿内壁

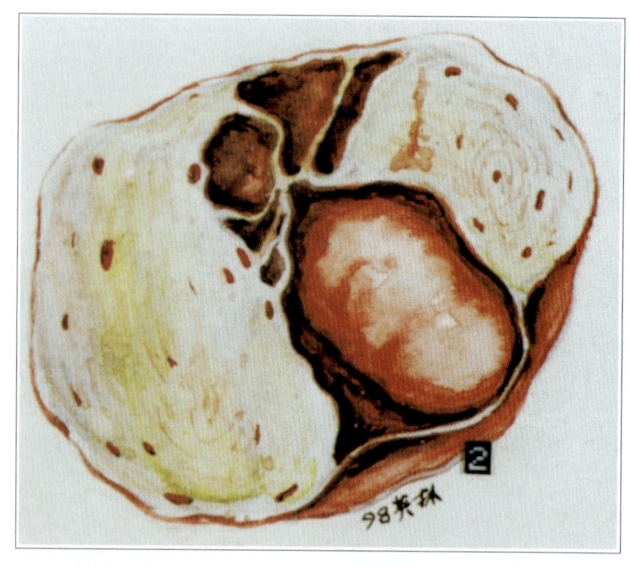

彩图 8-7-8 大乳头、大乳状浆液性囊腺癌

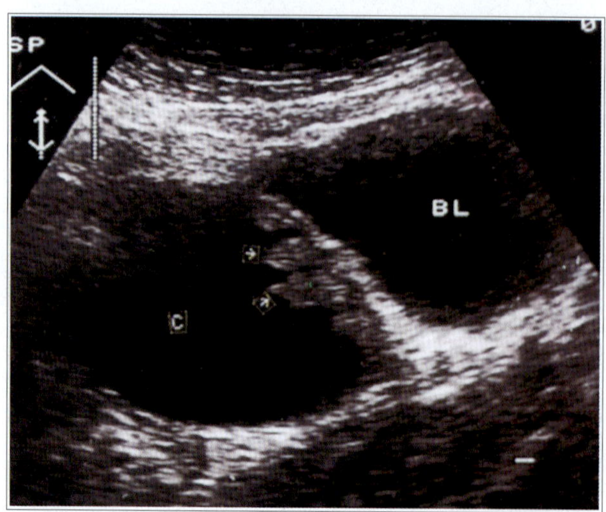

彩图 8-7-17 小疣状乳头状浆液性囊腺癌，囊内壁多个小乳头

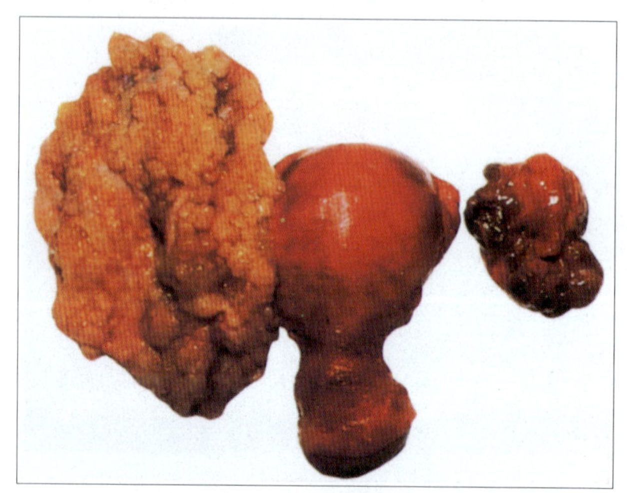

彩图 8-7-18 小疣状浆液性囊腺癌标本

内壁满布小疣状乳头

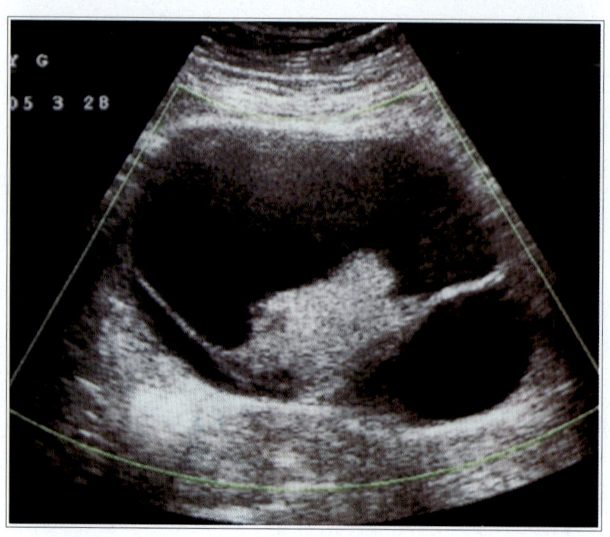

彩图 8-7-19 浆液性囊腺癌

囊内见较大块状乳头，有简单的隔

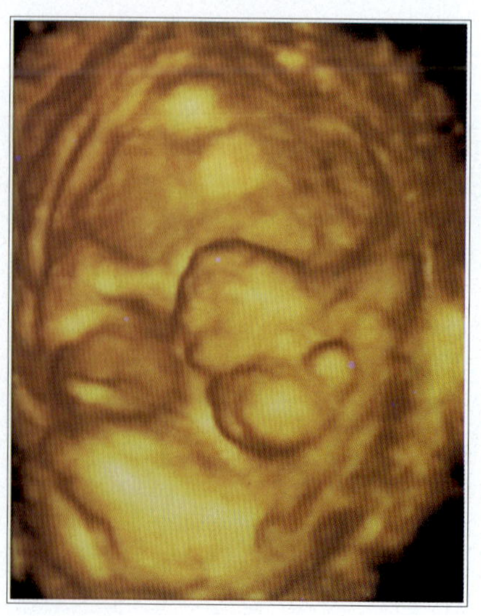

彩图 8-7-20 三维图像

可见囊内壁突出多个乳头立体图像

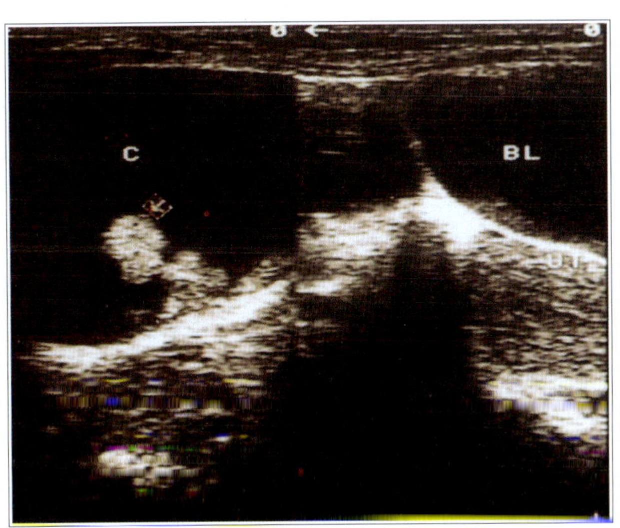

彩图 8-7-21 **囊内较单纯乳头**

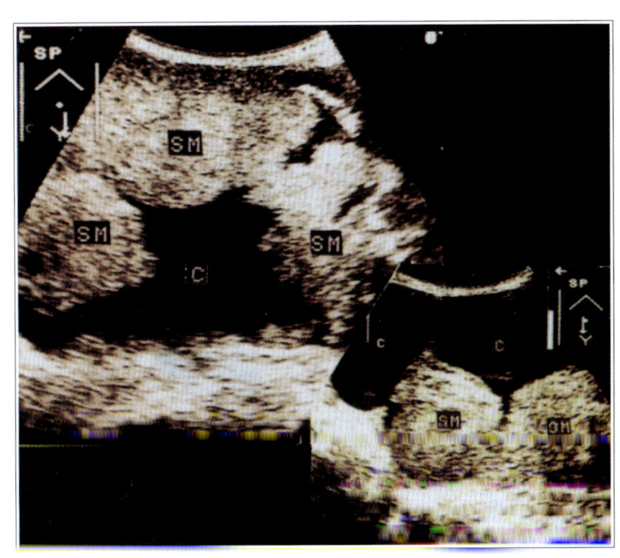

彩图 8-7-22 **浆液性囊腺癌**
囊内壁大块状乳头

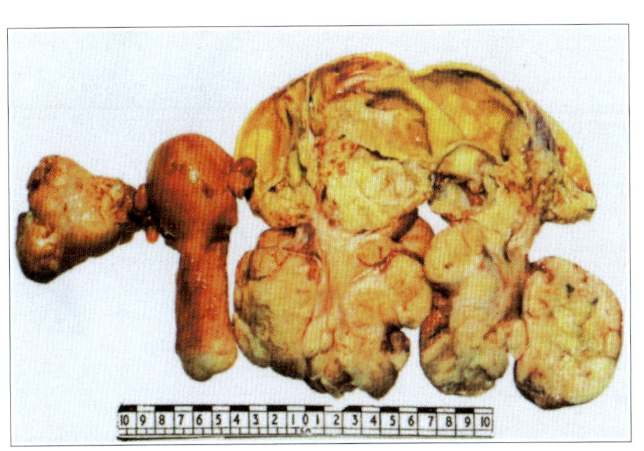

图 8-7-23 **浆液性囊腺癌标本**
剖面见多个实性块状乳头

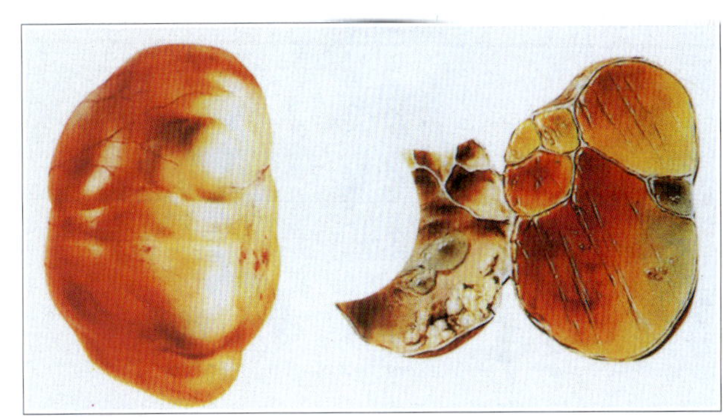

彩图 8-7-24 **黏液性囊腺瘤示意图**

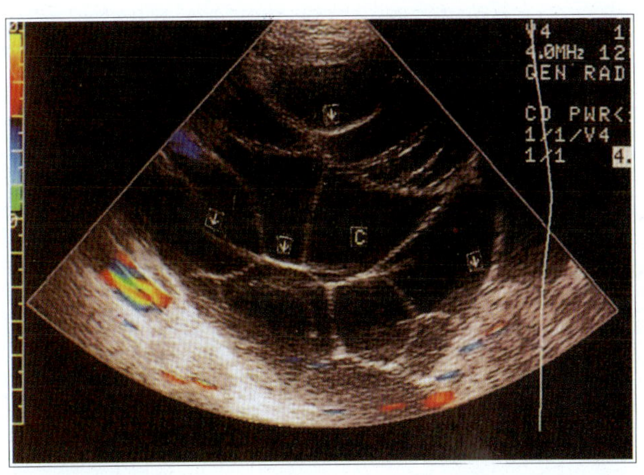

彩图 8-7-34 **囊内含细隔**

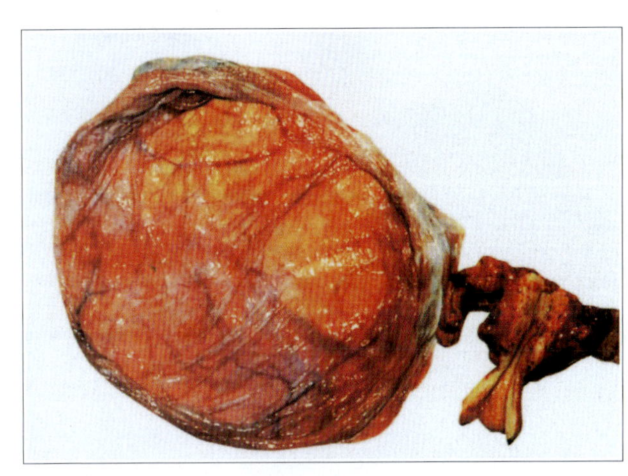

彩图 8-7-35 **术后标本囊内壁光滑**

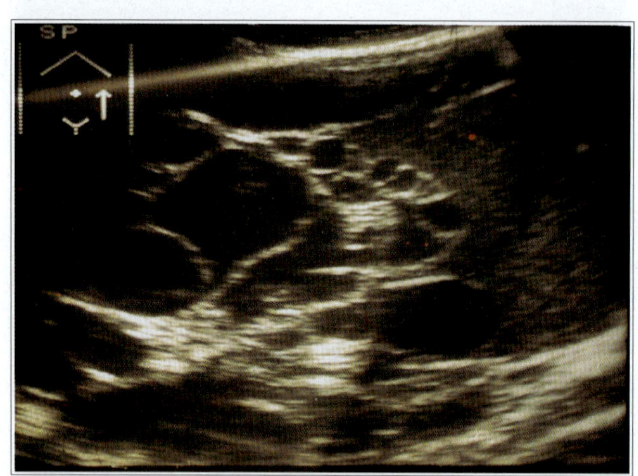

彩图 8-7-36 **交界性黏液性囊腺瘤**
囊内结构界于恶性、良性之间

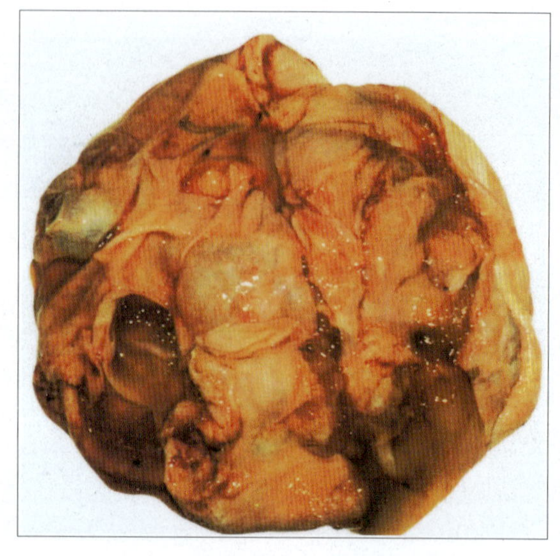

彩图 8-7-37 **交界性黏液性囊腺瘤标本剖面**

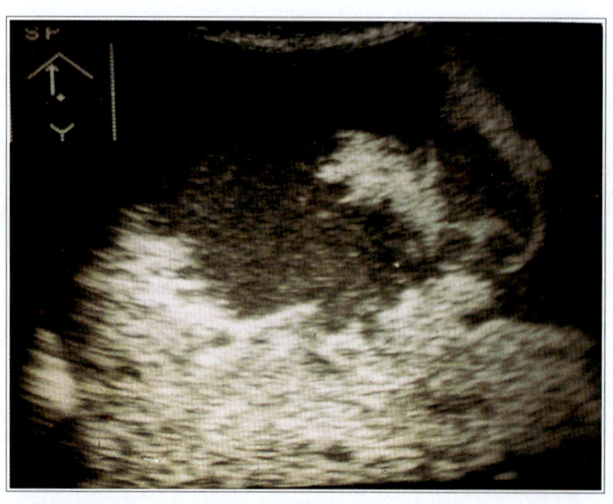

彩图 8-7-46 **黏液性囊腺癌**
囊内棉絮状图像

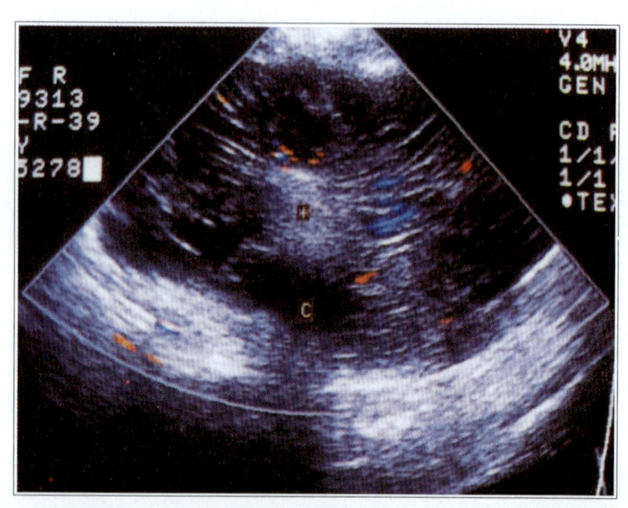

彩图 8-7-47 **黏液性囊腺瘤**
囊内呈螃蟹状结构

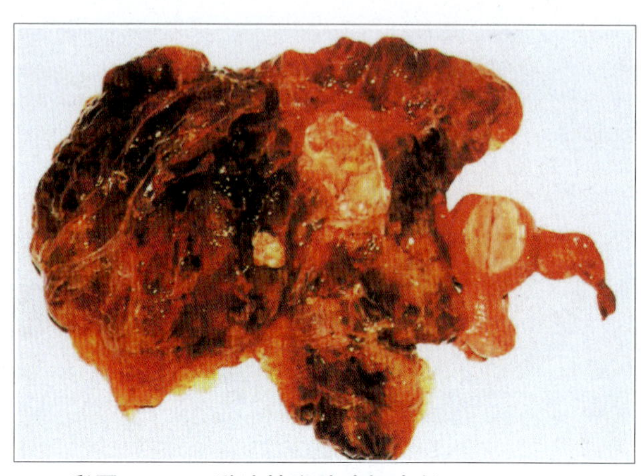

彩图 8-7-48 **黏液性囊腺癌标本剖面**

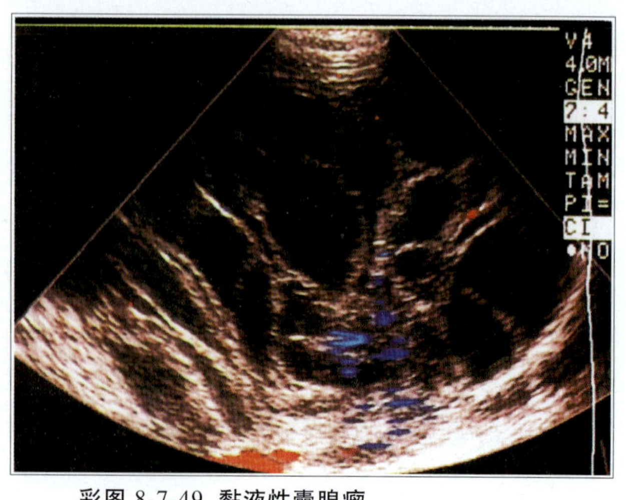

彩图 8-7-49 **黏液性囊腺瘤**
多隔交错

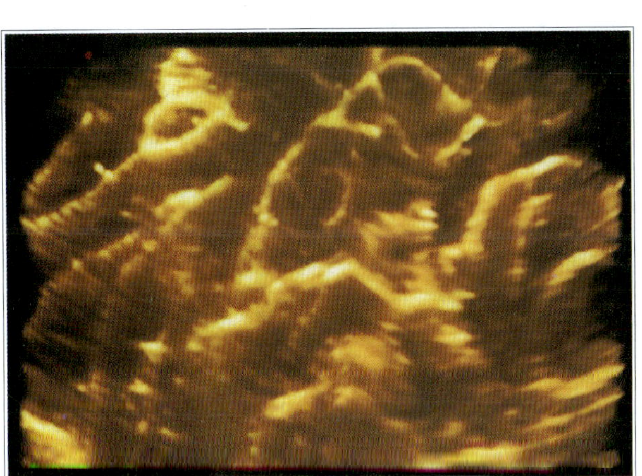

彩图 8-7-50 三维图像
可见囊内多隔立体图像

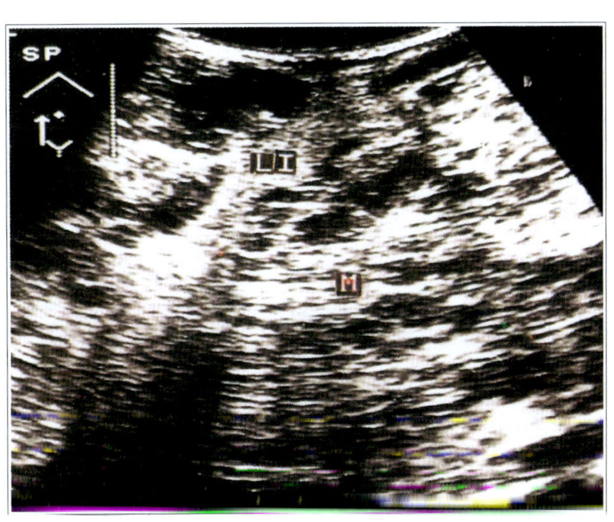

彩图 8-7-51 卵巢黏液瘤病晚期

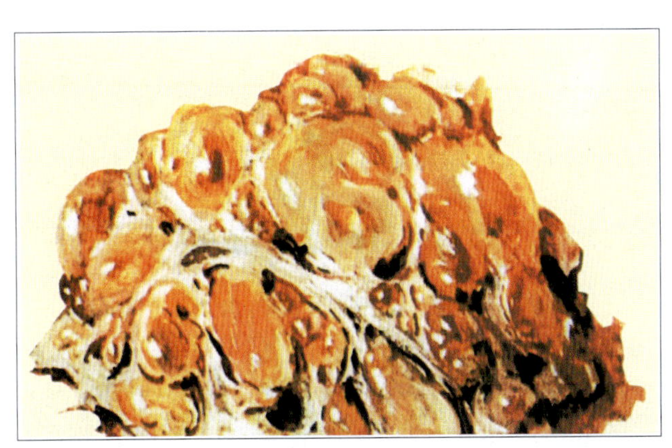

彩图 8-7-52 卵巢黏液瘤病标本示意图

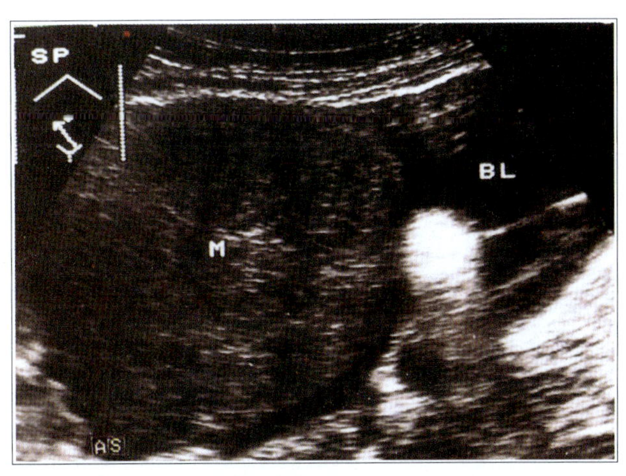

彩图 8-7-77 卵巢纤维瘤
实性肿物、回声较衰减，周围有腹水包围、肿物活动

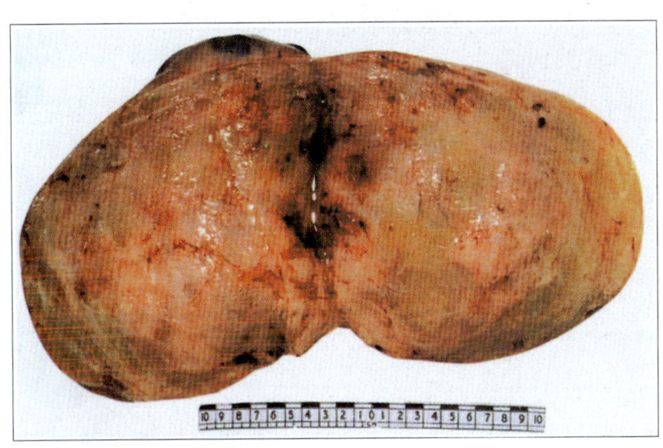

彩图 8-7-78 卵巢纤维瘤标本
剖面，实性质密

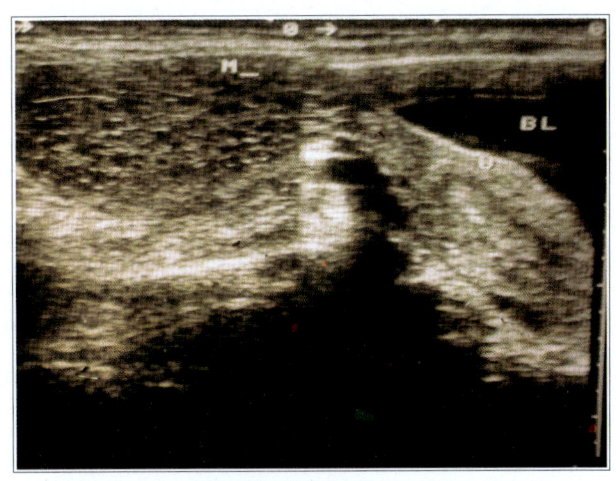

彩图 8-7-82 卵巢粒层细胞瘤
右髂凹内见一长圆形包块、囊内回声呈水泡状、子宫内膜略厚

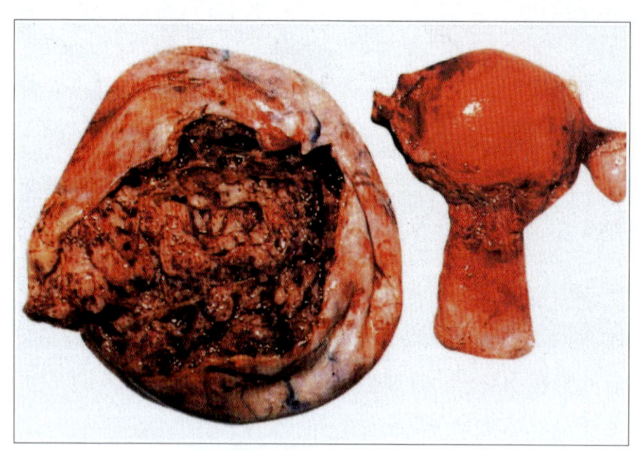

彩图 8-7-83 卵巢粒层细胞瘤标本
囊内多个小囊

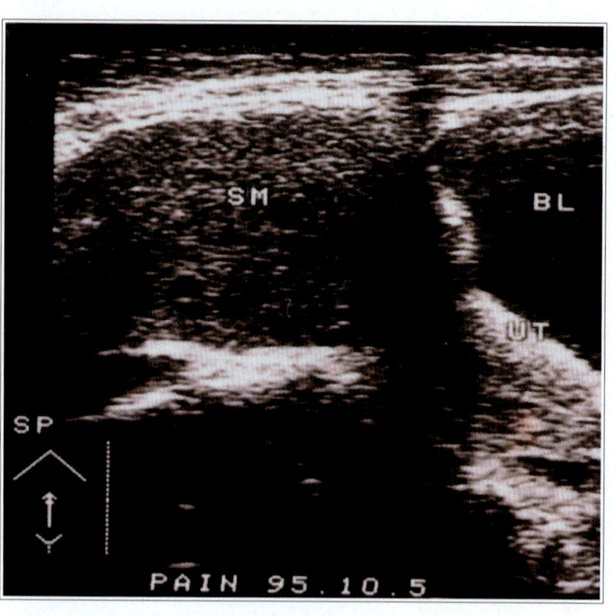

彩图 8-7-86 卵泡膜细胞瘤

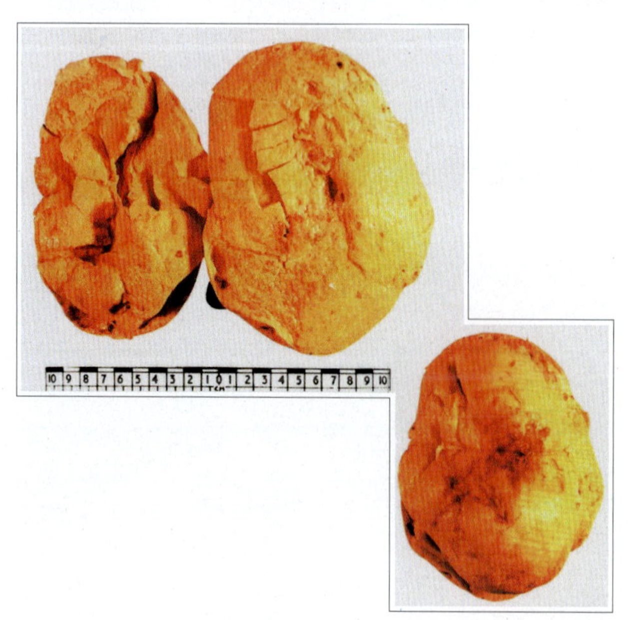

彩图 8-7-87 手术标本

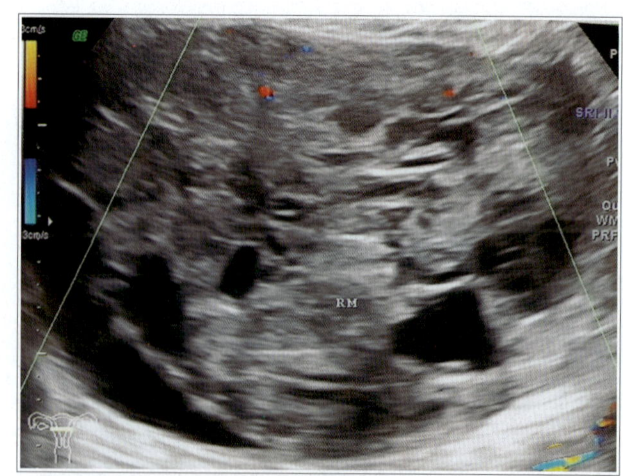

彩图 8-7-88 卵巢子宫内膜样癌
肿物为实囊性、多个乳头拥挤在囊肿内，含有小液性区

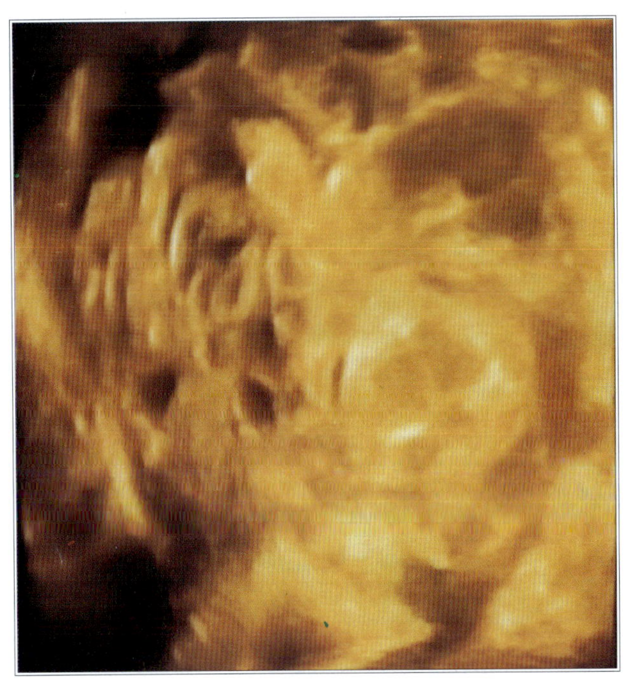

彩图 8-7-89 三维图像呈实囊性，立体形态

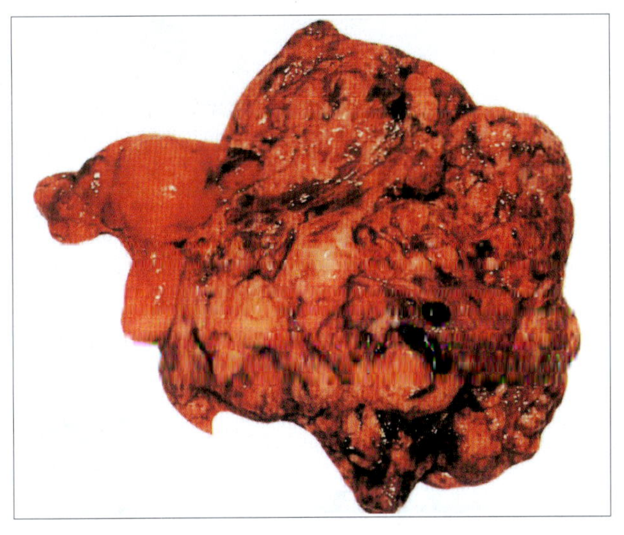

彩图 8-7-90 卵巢子宫内膜样癌标本
偏实性内含多个乳头状结构

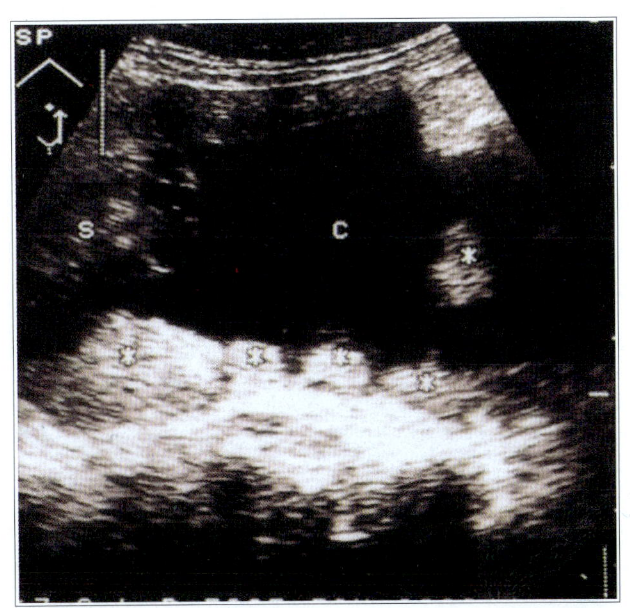

彩图 8-7-93 卵巢透明细胞癌囊内壁多个乳头

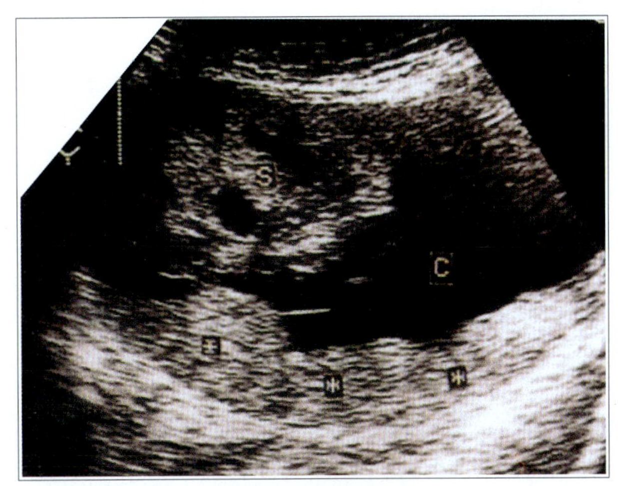

彩图 8-7-94 卵巢透明细胞癌

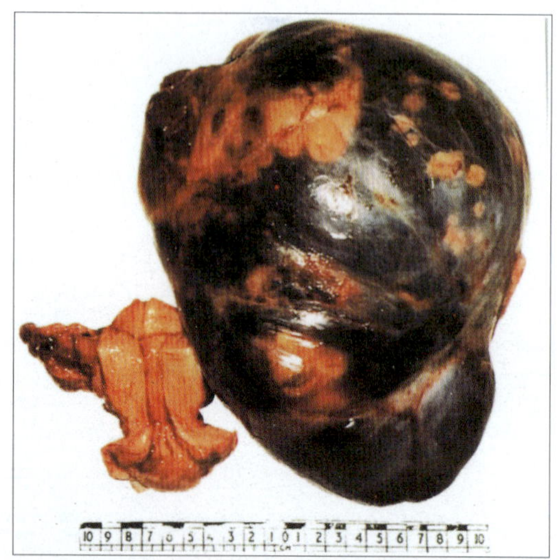

彩图 8-7-95 **卵巢透明细胞癌标本**
囊壁较厚，内含血性囊液，内壁可见多个乳头

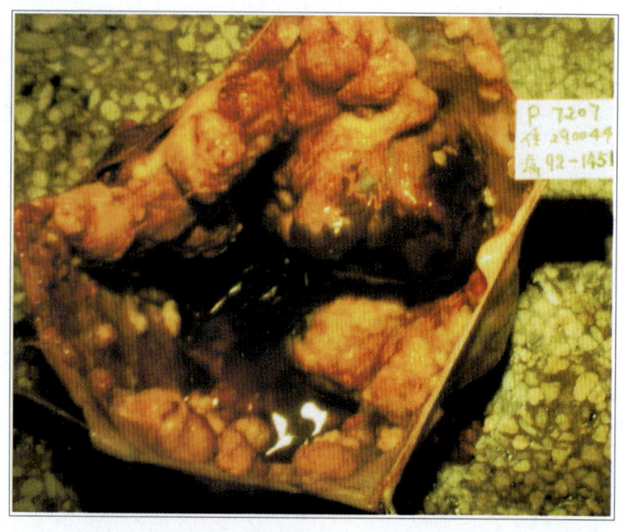

彩图 8-7-96 **切开囊壁**
可见血性囊液，内壁多个乳头病变

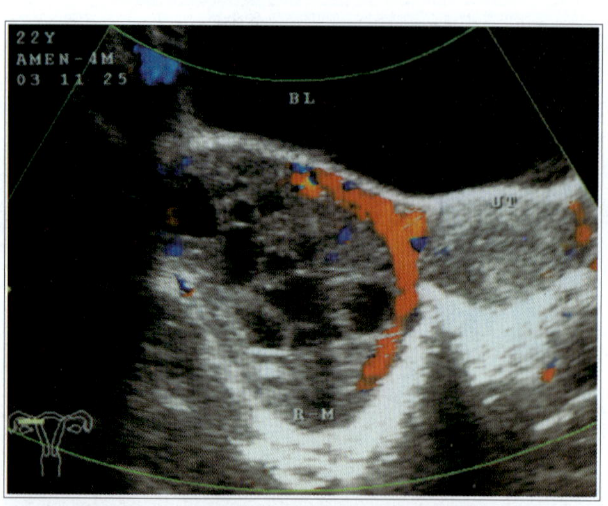

彩图 8-7-99 **卵巢卵黄囊肿瘤（又称内胚窦瘤）**

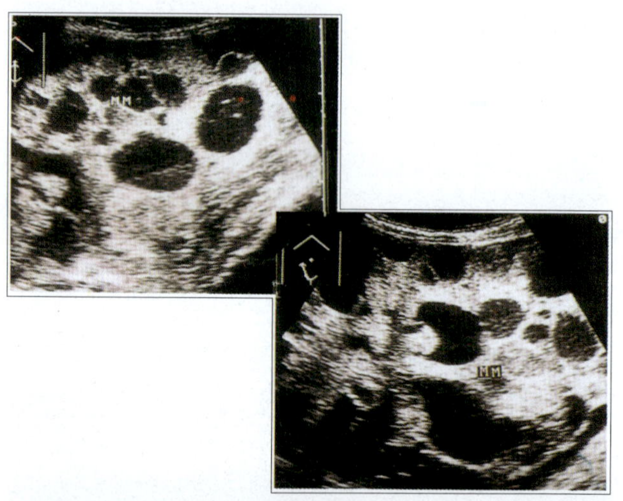

彩图 8-7-100 **卵巢卵黄囊肿瘤**
实性基础上含多个小囊

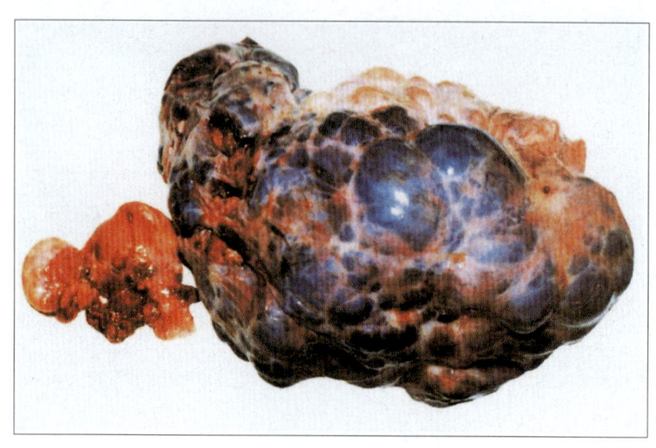

彩图 8-7-101 **卵巢卵黄囊肿瘤标本**
表面多个小囊

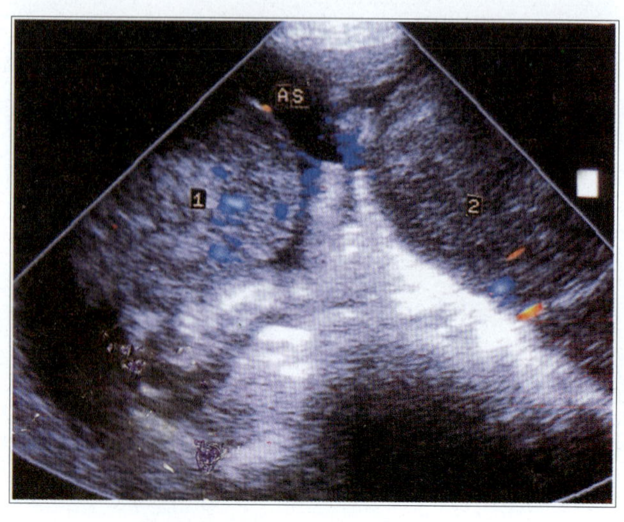

彩图 8-7-106 **卵巢转移性肿瘤**
几乎为双侧性的实性

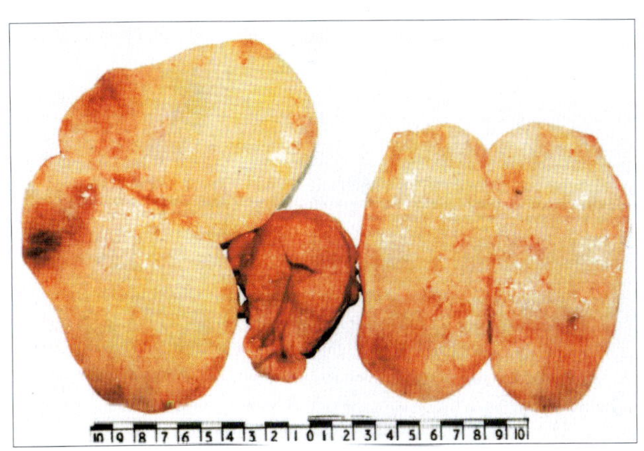

彩图 8-7-107 卵巢转移性肿瘤

标本两侧肿瘤均为实性

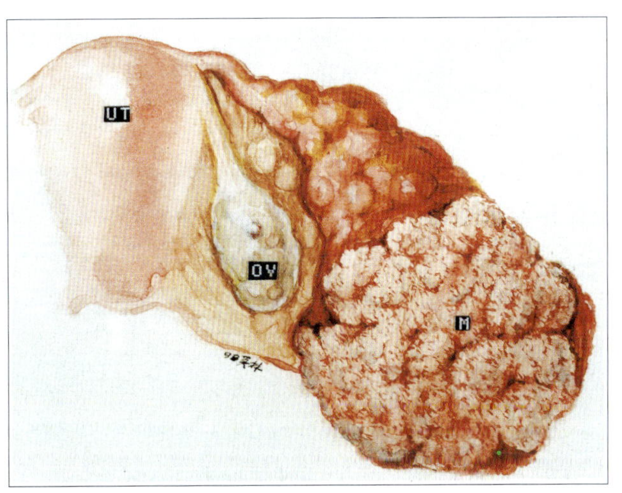

彩图 8-8 1 输卵管癌示意图

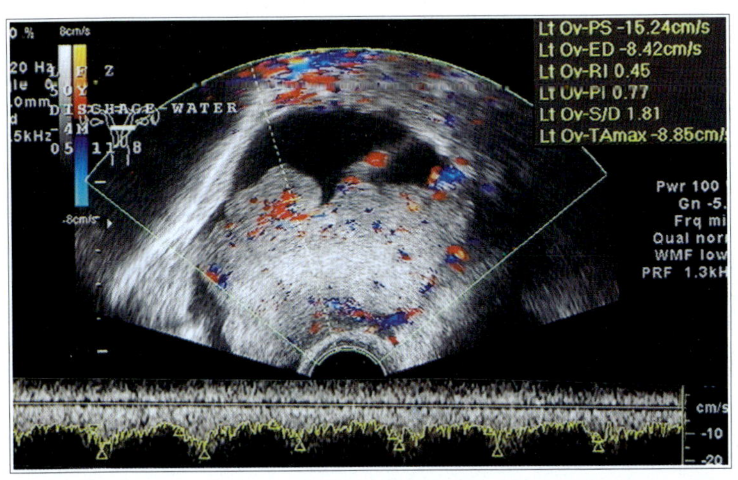

彩图 8-8-4 双侧输卵管癌

此为左侧输卵管癌，周围腹水围绕此病人，阴道溢液4个月

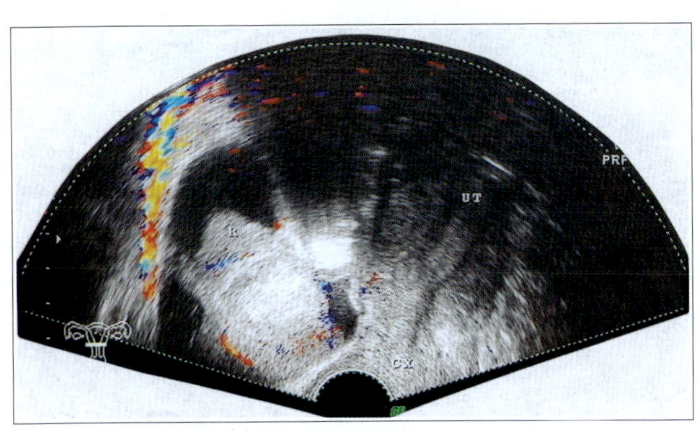

彩图 8-8-5 右侧输卵管癌，合并腹水

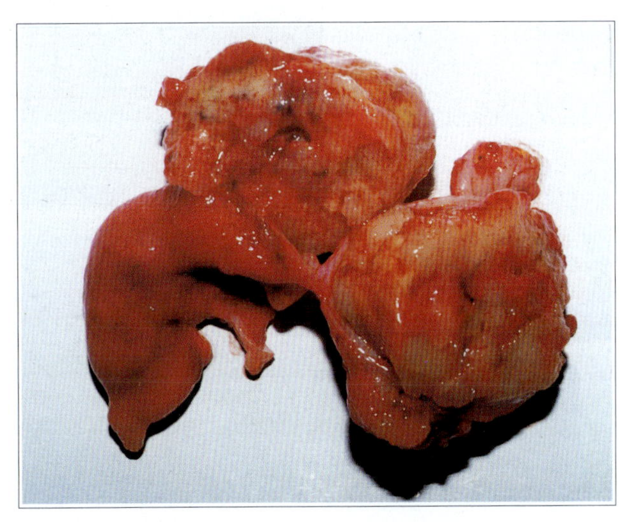

彩图 8-8-6 输卵管癌标本剖面

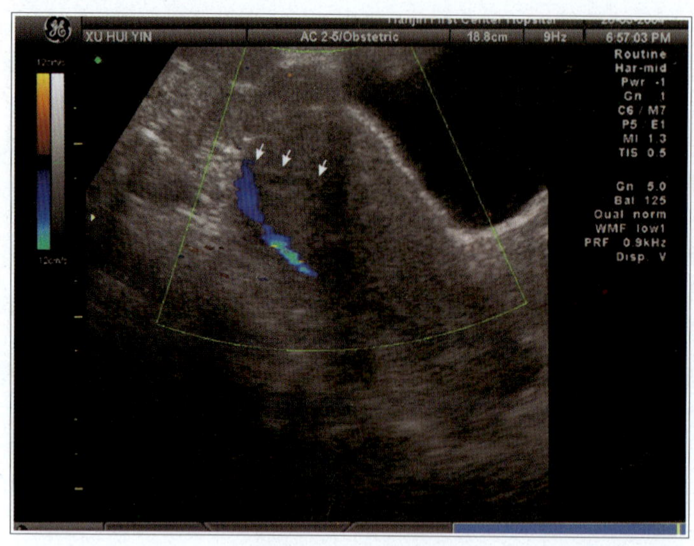

彩图 9-2-7 子宫穿孔

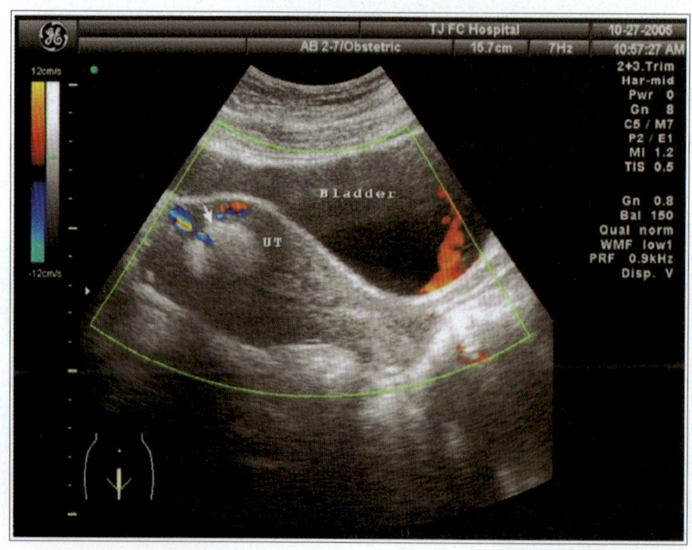

彩图 9-2-8 子宫穿孔，大网膜进入宫腔